Doenças Infecciosas no Feto e no Recém-Nascido

Diagnóstico e Terapêutica

Doenças Infecciosas no Feto e no Recém-Nascido

Diagnóstico e Terapêutica

Editores

Edna Maria de Albuquerque Diniz

Flávio Adolfo Costa Vaz (*in memoriam*)

Maria Esther Jurfest Rivero Ceccon

Vera Lúcia Jornada Krebs

Werther Brunow de Carvalho

Atheneu

Hospital das Clínicas Fmusp

MEDICINA USP

Instituto da Criança e do Adolescente Hospital das Clínicas - FMUSP

EDITORA ATHENEU

São Paulo — Rua Maria Paula, 123, 13º andar – Conjuntos 133 e 134
Tel.: (11) 2858-8750
E-mail: atheneu@atheneu.com.br

Rio de Janeiro — Rua Bambina, 74
Tel.: (21) 3094-1295
E-mail: atheneu@atheneu.com.br

PRODUÇÃO EDITORIAL: Equipe Atheneu
CAPA: FK Estudio
DIAGRAMAÇÃO: Know-How Editorial

CIP-BRASIL. Catalogação na Publicação
Sindicato Nacional dos Editores de Livros, RJ

D672
Doenças infecciosas no feto e no recém-nascido : diagnóstico e terapêutica / Edna Maria de Albuquerque Diniz ... [et al.]. - 1. ed. - Rio de Janeiro : Atheneu, 2024.

Inclui bibliografia e índice
ISBN 978-65-5586-784-8

1. Doenças transmissíveis em recém-nascidos. 2. Doenças transmissíveis na gravidez - Complicações e sequelas. 3. Feto - Doenças. 4. Infecções neonatais. I. Diniz, Edna Maria de Albuquerque.

24-87624 CDD: 618.9201
CDU: 616.9-053.31

Gabriela Faray Ferreira Lopes - Bibliotecária - CRB-7/6643
26/12/2023 02/01/2024

Diniz EMA, Vaz FAC, Ceccon MEJR, Krebs VLJ, Carvalho WB.
Doenças Infecciosas no Feto e no Recém-Nascido – Diagnóstico e Terapêutica

Edna Maria de Albuquerque Diniz

Professora Associada da Disciplina de Neonatologia do Departamento de Pediatria da Faculdade de Medicina da Universidade de São Paulo (FMUSP). Mestre em Pediatria e Doutora e Livre-Docente em Neonatologia pela FMUSP. Docente do Curso de Pós-Graduação *stricto sensu* do Departamento de Pediatria da FMUSP. Coordenadora de Pesquisa em Neonatologia do Hospital Universitário da Universidade de São Paulo (HU-USP).

Flávio Adolfo Costa Vaz (*in memoriam*)

Professor Emérito de Pediatria da Faculdade de Medicina da Universidade de São Paulo (FMUSP). Professor Titular da Disciplina de Neonatologia do Departamento de Pediatria da FMUSP.

Maria Esther Jurfest Rivero Ceccon

Mestre e Doutora pela Faculdade de Medicina da Universidade de São Paulo (FMUSP). Livre-Docente do Departamento de Pediatria da FMUSP. Professora Adjunta da Faculdade de Medicina da Universidade Federal de Uberlândia (FAMED-UFU). Ex-Chefe da Unidade de Cuidados Intensivos Neonatais-2 do Instituto da Criança e do Adolescente do Hospital das Clínicas da Faculdade de Medicina da Universidade de São Paulo (ICr-HC-FMUSP).

Vera Lúcia Jornada Krebs

Livre-Docente em Pediatria pela Faculdade de Medicina da Universidade de São Paulo (FMUSP). Mestre em Pediatria pela FMUSP. Doutora em Ciências pela FMUSP. Docente do Curso de Pós-Graduação *stricto sensu* do Departamento de Pediatria da FMUSP. Coordenadora de Pesquisa do Centro Neonatal do Instituto da Criança e do Adolescente do Hospital das Clínicas da Faculdade de Medicina da Universidade de São Paulo (ICr-HC-FMUSP).

Werther Brunow de Carvalho

Professor Titular da Disciplina de Terapia Intensiva/Neonatologia do Departamento de Pediatria da Faculdade de Medicina da Universidade de São Paulo (FMUSP). Coordenador da Pediatria do Hospital Santa Catarina, São Paulo/SP.

Alexandre Lopes Miralha

Neonatologista. Professor Adjunto IV de Pediatria da Faculdade de Medicina da Universidade Federal do Amazonas (UFAM). Mestrado em Doenças Tropicais e Infecciosas pela Universidade do Estado do Amazonas – Fundação de Medicina Tropical Dr. Heitor Vieira Dourado (UEA/FMT-HVD). Doutorado pela Faculdade de Medicina de Botucatu da Universidade Estadual Paulista (UNESP) (PGTOCO, área de Pediatria). Instrutor do Programa de Reanimação Neonatal da Sociedade Brasileira de Pediatria (SBP). Neonatologista Diarista da Cooperativa Pediátrica de Assistência Neonatal do Amazonas (COOPANEO/AM) na UCINCo da Maternidade Balbina Mestrinho. Neonatologista da Unidade de Terapia Intensiva Neonatal do Hospital Santo Alberto e do Hospital Maternidade Unimed Manaus.

Alfredo Elias Gilio

Professor Livre-Docente do Departamento de Pediatria da Faculdade de Medicina da Universidade de São Paulo (FMUSP). Médico Assistente da Divisão de Clínica Pediátrica do Hospital Universitário da Universidade de São Paulo (HU-USP). Médico Coordenador da Clínica de Imunizações do Hospital Israelita Albert Einstein.

Ana Cristina Aoun Tannuri

Professora Titular da Disciplina de Cirurgia Pediátrica e Transplante Hepático do Departamento de Pediatria da Faculdade de Medicina da Universidade de São Paulo (FMUSP).

Ana Maria Andréllo Gonçalves Pereira de Mélo

Médica Neonatologista da Divisão Pediátrica do Hospital Universitário da Universidade de São Paulo (HU-USP). Mestre em Pediatria pelo Departamento de Pediatria da Faculdade de Medicina da Universidade de São Paulo (FMUSP). Instrutora do Programa de Reanimação Neonatal da Sociedade Brasileira de Pediatria (SBP). Membro do Departamento de Neonatologia da Sociedade de Pediatria de São Paulo (SPSP). Médica Neonatologista do Hospital Samaritano Higienópolis, São Paulo. Coordenadora da Unidade de Terapia Intensiva Neonatal do Hospital Metropolitano Lapa, São Paulo.

Ana Maria de Ulhôa Escobar

Professora Associada do Departamento de Pediatria da Faculdade de Medicina da Universidade de São Paulo (FMUSP).

Ana Maria Revoredo da Silva Ventura

Professora Adjunta IV de Pediatria da Universidade do Estado do Pará (Aposentada). Médica Pediatra. Pesquisadora do Instituto Evandro Chagas, Laboratório de Ensaios Clínicos em Malária, Ananindeua/PA (Aposentada). Mestrado em Medicina Tropical pela Universidade Federal do Pará (UFPA). Doutorado em Medicina Tropical pela Fundação Oswaldo Cruz (Fiocruz).

Artur Figueiredo Delgado

Professor Livre-Docente do Departamento de Pediatria da Faculdade de Medicina da Universidade de São Paulo (FMUSP). Coordenador do Centro de Terapia Intensiva e da Equipe de Terapia Nutricional do Instituto da Criança e do Adolescente do Hospital das Clínicas da Faculdade de Medicina da Universidade de São Paulo (ICr-HC-FMUSP).

Bruno de Oliveira Rocha

Médico pela Universidade Federal da Bahia (UFBA). Mestrando em Medicina e Saúde pela UFBA.

Camila Sanson Yoshino de Paula

Mestre em Ciências e em Pediatria pela Faculdade de Medicina da Universidade de São Paulo (FMUSP). Especialista em Infectologia Pediátrica pela Sociedade Brasileira de Pediatria (SBP). Médica Assistente da Unidade de Infectologia Pediátrica do Instituto da Criança e do Adolescente do Hospital das Clínicas da Faculdade de Medicina da Universidade de São Paulo (ICr-HC-FMUSP). Médica Assistente da Unidade de Pediatria do Conjunto Hospitalar do Mandaqui. Supervisora do Programa de Residência Médica em Pediatria do Conjunto Hospitalar do Mandaqui.

Carlos Alberto Moreira-Filho

Professor Associado do Departamento de Pediatria da Faculdade de Medicina da Universidade de São Paulo (FMUSP). Coordenador do Laboratório de Genômica Pediátrica, LIM-36, do Hospital das Clínicas (HC) da FMUSP.

Carolina Batista

Master in International Health, Swiss Tropical and Public Health Institute (STPH) / University of Basel (Switzerland). International Course on Planning and Management of Reproductive Health Programmes, Institute of Tropical Medicine (ITM). Antwerp (Belgium). Advanced Certificate. Local Responses to HIV/AIDS through a Rights Perspective Royal Tropical Institute. Amsterdam, Netherlands. Health Care and Management in Tropical Countries. Swiss Tropical and Public Health Institute (STPH). Basel (Switzerland). Doctor of Medicine, M.D., Universidade Federal Fluminense. Rio de Janeiro (Brasil). Board Member – Lancet Migration Latin America. Board Member – Health in Harmony, Brazil. Member – Advisory Committee. Drugs for Neglected Diseases initiative (DNDi). Member – The Lancet COVID-19 Commission. Vaccine and Therapeutics Task Force. Member – Dengue Advisory Group. International Society of Neglected Tropical Diseases (ISNTD).

Cecília Nan Tsing Lin Yu

Médica Assistente do Centro de Terapia Neonatal II e Médica do Ambulatório de Telemedicina Integrado de Neonatologia – Instituto da Criança e do Adolescente do Hospital das Clínicas da Faculdade de Medicina da Universidade de São Paulo (ICr-HC-FMUSP). Mestre em Ciências da Saúde pelo Departamento de Pediatria da Faculdade de Medicina da Universidade de São Paulo (FMUSP).

Cristina Erico Yoshimoto

Médica Encarregada do Centro de Tratamento Intensivo Neonatal do Instituto da Criança e do Adolescente do Hospital das Clínicas da Faculdade de Medicina da Universidade de São Paulo (ICr-HC-FMUSP). Mestre em Ciências da Saúde pela Faculdade de Medicina da Universidade de São Paulo (FMUSP).

Daniela Matos Fiorenzano

Doutora em Ciências pelo Departamento de Pediatria da Faculdade de Medicina da Universidade de São Paulo (FMUSP). Médica Assistente do Centro de Terapia Intensiva Neonatal do Hospital das Clínicas da Faculdade de Medicina da USP (HC-FMUSP). Coordenadora Médica da UTI Neonatal da Maternidade São Luiz Star.

Denise Gomes Miyazato

Médica Assistente da Unidade Neonatal do Hospital Universitário da Universidade de São Paulo (HU-USP). Médica Responsável pelo Ambulatório de Prematuros do HU-USP.

Dóris Rocha Ruiz

Especialista em Odontopediatria pelo Conselho Regional de Odontologia de São Paulo (CROSP). Mestre em Ciências pela Disciplina de Endocrinologia da Faculdade de Medicina da Universidade Federal de São Paulo (UNIFESP). Doutora em Ciências pela Disciplina de Pediatria Neonatal e Terapia Intensiva Pediátrica da Faculdade de Medicina da Universidade de São Paulo (FMUSP).

Euler João Kernbichler

Médico Assistente da Unidade Neonatal do Hospital Universitário da Universidade de São Paulo (HU-USP).

Fabio Wainstein Silber

Médico pela Pontifícia Universidade Católica de São Paulo (PUC-SP). Residência em Pediatria pelo Hospital Infantil Darcy Vargas, São Paulo. Residência em Neonatologia pela Universidade de São Paulo (USP).

Fabíola Roberta Marim Bianchini

Médica Pediatra e Neonatologista.

Fabrício Stewan Feltrin

Assistant Professor do Departamento de Radiologia da University of Texas Southwestern (UTSW), Medical Center, Dallas, Texas.

Fernanda Marques de Deus

Médica pela Faculdade de Medicina da Universidade de São Paulo (FMUSP). Residência Médica em Pediatria e Neonatologia no Hospital das Clínicas da Faculdade de Medicina da Universidade de São Paulo (HC-FMUSP). Médica Assistente do Centro Neonatal do Instituto da Criança e do Adolescente do Hospital das Clínicas da Faculdade de Medicina da Universidade de São Paulo (ICr-HC-FMUSP).

Filumena Maria da Silva Gomes

Médica Pediatra. Doutora em Ciências pelo Departamento de Pediatria da Faculdade de Medicina da Universidade de São Paulo (FMUSP). Especialista em Pediatria pela Sociedade Brasileira de Pediatria (SBP). Médica Assistente do Departamento de Pediatria da FMUSP. Médica Assistente em Ensino de Pediatria nos Cursos de Medicina, Fisioterapia e Fonoaudiologia da FMUSP.

Gilmar de Souza Osmundo Junior

Médico Assistente do Departamento de Obstetrícia do Hospital das Clínicas da Faculdade de Medicina da Universidade de São Paulo (HC-FMUSP). Responsável pelo Ambulatório de HIV na Gestação. Mestre em Ciências pela FMUSP.

Giselle Garcia Origo Okada

Pediatra Neonatologista da Divisão de Clínica Pediátrica do Hospital Universitário da Universidade São Paulo (HU-USP). Presidente da Comissão Iniciativa Hospital Amigo da Criança no HU-USP. Coordenadora do Núcleo de Vigilância em Infecções Sexualmente Transmissíveis da Divisão de Vigilância Epidemiológica da Coordenadoria de Vigilância em Saúde (COVISA) da Secretaria Municipal de Saúde (SMS) da Prefeitura de São Paulo. Membro da Equipe Nacional de Validação de Certificação da Eliminação da Transmissão Vertical do HIV e/ou Sífilis para os Municípios, do Departamento de HIV/AIDS do Ministério da Saúde do Brasil.

Hátylas Felype Zaneti de Azevedo

Doutorado em Genômica e Bioinformática pela Universidade de São Paulo (USP). Mestrado em Biotecnologia pela USP. Bacharel em Ciências Biomédicas pela Universidade Federal de São Paulo (UNIFESP).

Heloísa Helena de Sousa Marques

Chefe da Unidade de Infectologia do Instituto da Criança e do Adolescente do Hospital das Clínicas da Faculdade de Medicina da Universidade de São Paulo (ICr-HC-FMUSP).

Irene Kazue Miura

Doutora em Pediatria pela Faculdade de Medicina da Universidade de São Paulo (FMUSP). Médica Hepatologista do Grupo de Transplante Hepático do Hospital Sírio-Libanês, Menino Jesus, A.C. Camargo e Samaritano em Higienópolis, São Paulo.

João Montoni

MBA em Gestão Econômica e Financeira de Negócios pela Fundação Getulio Vargas (FGV). Nefrologista Pediátrico e Pediatra pela Faculdade de Medicina da Universidade de São Paulo (FMUSP).

Joelma Queiroz Andrade

Especialista em Obstetrícia e Ginecologia. Especialista em Medicina Fetal pela Federação Brasileira das Associações de Ginecologia e Obstetrícia (FEBRASGO). Doutora em Medicina pela Faculdade de Medicina da Universidade de São Paulo (FMUSP). Médica da Clínica de Obstetrícia da USP.

Juliana Bottino Navarro

Medicina e Residência em Pediatria e Neonatologia pela Faculdade de Medicina de Botucatu da Universidade Estadual Paulista (UNESP). Neonatologista da Unidade Neonatal do Hospital Universitário da Universidade de São Paulo (HU-USP). Membro do Departamento de Neonatologia na Sociedade de Pediatria de São Paulo (SPSP). Coordenadora da Residência de Neonatologia do HU-USP.

Juliana Dumêt Fernandes

Professora Associada de Dermatologia da Universidade Federal da Bahia (UFBA). Chefe do Serviço de Dermatologia da UFBA. Doutorado e Pós-Doutorado em Dermatologia pela Faculdade de Medicina da Universidade de São Paulo (FMUSP).

Laura Emília Monteiro Bigelli Cardoso

Mestre em Ciências pelo Departamento de Pediatria da Faculdade de Medicina da Universidade de São Paulo (FMUSP). Médica Assistente e Encarregada do Setor Técnico do Centro de Terapia Intensiva-I do Instituto da Criança e do Adolescente do Hospital das Clínicas da Faculdade de Medicina da Universidade de São Paulo (ICr-HC-FMUSP).

Lisa Suzuki

Doutorado em Radiologia pela Faculdade de Medicina da Universidade de São Paulo (FMUSP). Residência em Radiologia pelo Instituto de Radiologia do Hospital das Clínicas da Universidade de São Paulo (HC-FMUSP). Research Fellow pelo Children's Hospital of Philadelphia. Coordenadora da Radiologia do Instituto da Criança e do Adolescente do Hospital das Clínicas da Faculdade de Medicina da Universidade de São Paulo (ICr-HC-FMUSP). Coordenadora da Radiologia Pediátrica do Grupo Fleury.

Luiz Antônio Nunes de Oliveira

Médico Patologista. Especialista em Imagem Pediátrica. Assistente do Instituto da Criança e do Adolescente do Hospital das Clínicas da Faculdade de Medicina da Universidade de São Paulo (ICr-HC-FMUSP).

Luiza Fortunato Visconti de Lima

Pós-Graduada em Perinatologia pelo Hospital Israelita Albert Einstein. Especialista em Pediatria Neonatal pelo Departamento de Pediatria da Faculdade de Medicina da Universidade de São Paulo (FMUSP). Residência Médica em Pediatria pelo Departamento de Pediatria da FMUSP. Médica Assistente do Centro Neonatal do Instituto da Criança e do Adolescente do Hospital das Clínicas da Faculdade de Medicina da Universidade de São Paulo (ICr-HC-FMUSP).

Marcelo Zugaib

Ex-Professor Titular do Departamento de Obstetrícia e Ginecologia da Faculdade de Medicina da Universidade de São Paulo (FMUSP). Ex-Research Fellow em Medicina Reprodutiva da University of California, em Los Angeles, Estados Unidos.

Márcia Wang Matsuoka

Doutorado pelo Instituto de Radiologia do Hospital das Clínicas da Faculdade de Medicina da Universidade de São Paulo (HC-FMUSP). Médica Assistente no Serviço de Diagnóstico (SADT) do Instituto da Criança e do Adolescente do Hospital das Clínicas da Faculdade de Medicina da Universidade de São Paulo (ICr-HC-FMUSP). Médica do Grupo de Ultrassonografia do Grupo Fleury Medicina Diagnóstica.

Marco Antonio Cianciarullo

Médico Assistente de Neonatologia da Divisão de Clínica Pediátrica do Hospital Universitário da Universidade de São Paulo (HU-USP). Mestre e Doutor em Pediatria pela Faculdade de Medicina da Universidade de São Paulo (FMUSP). Mestre e Doutor em Ciências pela FMUSP. Médico Neonatologista do Hospital Municipal e Maternidade Prof. Mário Degni.

Maria Augusta Bento Cicaroni Gibelli

Doutora pelo Departamento de Pediatria da Faculdade de Medicina da Universidade de São Paulo (FMUSP). Mestrado e Doutorado pelo Departamento de Pediatria da FMUSP. Especialista em Cuidados Paliativos pelo Instituto de Ensino e Pesquisa do Hospital Sírio-Libanês. Especialista em Gestão Hospitalar pela Fundação Getulio Vargas (FGV). Especialista em Educação e Saúde pelo Centro de Desenvolvimento de Educação Médica (CEDEM) da FMUSP. Mestre em Ciências pela FMUSP.

Maria Cássia Jacintho Mendes-Corrêa

Graduada em Medicina pela Faculdade de Medicina da Universidade de São Paulo (FMUSP). PhD em Doenças Infecciosas pela FMUSP. Professora Associada do Departamento de Moléstias Infecciosas e Parasitárias e Coordenadora do Ambulatório de Hepatites Virais do Hospital das Clínicas da Faculdade de Medicina da Universidade de São Paulo (HC-FMUSP). Chefe do Laboratório de Virologia do Instituto de Medicina Tropical da FMUSP.

Maria Cristina Domingues da Silva Fink (*in memoriam*)

Atuou no Instituto de Medicina Tropical da Faculdade de Medicina da Universidade de São Paulo (FMUSP).

Maria Cristina Korbage de Araujo

Mestrado e Doutorado em Pediatria pela Faculdade de Medicina da Universidade de São Paulo (FMUSP). Coordenadora Médica da Saúde Suplementar do Instituto da Criança e do Adolescente do Hospital das Clínicas da Faculdade de Medicina da Universidade de São Paulo (ICr-HC-FMUSP).

Maria Fernanda Bádue Pereira

Médica Assistente da Unidade de Infectologia do Instituto da Criança e do Adolescente do Hospital das Clínicas da Faculdade de Medicina da Universidade de São Paulo (ICr-HC-FMUSP).

Maria Helena Valente

Médica Pediatra. Doutora em Ciências pelo Departamento de Pediatria da Faculdade de Medicina da Universidade de São Paulo (FMUSP). Especialista em Pediatria pela Sociedade Brasileira de Pediatria (SBP). Médica Assistente do Departamento de Pediatria da FMUSP. Médica Assistente em Ensino de Pediatria nos Cursos de Medicina, Fisioterapia e Fonoaudiologia da FMUSP.

Mariana Schmidt Kreibich Faccin

Médica pela Universidade Regional de Blumenau (FURB). Especialista pela Associação Brasileira de Otorrinolaringologia e Cirurgia Cérvico-Facial (ABORL-CCF). Especialização em Otorrinolaringologia Pediátrica pelo Hospital das Clínicas da Faculdade de Medicina da Universidade de São Paulo (HC-FMUSP).

Marina Santos Peres

Médica Pediatra e Neonatologista. Assistente do Centro de Terapia Intensiva Neonatal I (CTIN-I) do Instituto da Criança e do Adolescente do Hospital das Clínicas da Faculdade de Medicina da Universidade de São Paulo (ICr-HC-FMUSP).

Marinete Marins Póvoa

Graduada em Farmácia e Bioquímica pela Universidade Federal Fluminense. Mestre em Parasitologia Médica e PhD em Epidemiologia de Malária pela London School of Hygiene and Tropical Medicine da University of London. Pesquisadora Titular da Seção de Parasitologia do Instituto Evandro Chagas do Ministério da Saúde.

Mário Cícero Falcão

Doutor em Pediatria pela Faculdade de Medicina da Universidade de São Paulo (FMUSP). Professor Colaborador do Departamento de Pediatria da FMUSP. Especialista em Nutrologia Pediátrica pela Sociedade Brasileira de Nutrição Parenteral e Enteral (SBNPE). Médico da Unidade de Terapia Intensiva Neonatal do Instituto da Criança e do Adolescente do Hospital das Clínicas da Faculdade de Medicina da Universidade de São Paulo (ICr-HC-FMUSP). Editor Associado da *Revista Brasileira de Nutrição Clínica*. Editor Executivo da *Revista Paulista de Pediatria*.

Marta Maria Galli Bozzo Mataloun

Doutora e Mestre em Ciências pela Faculdade de Medicina da Universidade de São Paulo (FMUSP). Neonatologista e Pediatra.

Michele da Silva Jordan Faleiros

Mestre em Ciências. Médica pela Faculdade de Medicina da Universidade de São Paulo (FMUSP). Especialista em Pediatria e Neonatologia pela Sociedade Brasileira de Pediatria (SBP). Médica Assistente da Seção de Neonatologia do Hospital Universitário da Universidade de São Paulo (HU-USP). Responsável Técnica pelo Banco de Leite Humano do HU-USP.

Nadia Sandra Orozco Vargas

Mestre e Doutoranda em Ciências da Saúde pelo Departamento de Pediatria da Faculdade de Medicina da Universidade de São Paulo (FMUSP). Médica Assistente do Centro de Tratamento Intensivo Neonatal do Instituto da Criança e do Adolescente do Hospital das Clínicas da Faculdade de Medicina da Universidade de São Paulo (ICr-HC-FMUSP). Médica Assistente da Unidade de Terapia Intensiva (UTI) Pediátrica e Neonatal do Hospital Municipal Infantil Menino Jesus. Coordenadora da Unidade Neonatal do Hospital Municipal Carmino Caricchio. Membro Ativo do Departamento Científico de Aleitamento Materno da Sociedade de Pediatria de São Paulo (SPSP). Instrutora do Programa de Reanimação Neonatal: Termo e Pré-Termo. Instrutora do Curso de Transporte Neonatal.

Nicole Lee Udsen Luis

Médica pela Faculdade de Medicina da Universidade de São Paulo (FMUSP). Especialista em Pediatria e Neonatologia pela Sociedade Brasileira de Pediatria (SBP). Residência Médica pelo Instituto da Criança e do Adolescente do Hospital das Clínicas da Faculdade de Medicina da Universidade de São Paulo (ICr-HC-FMUSP).

Patrícia Prado Durante

Neonatologista. Assistente do Centro de Terapia Intensiva Neonatal I do Instituto da Criança e do Adolescente do Hospital das Clínicas da Faculdade de Medicina da Universidade de São Paulo (ICr-HC-FMUSP).

Patrícia Zamberlan

Nutricionista pela Faculdade de Saúde Pública da Universidade de São Paulo (USP). Mestre, Doutora e Pós-Doutoranda em Ciências da Saúde pelo Departamento de Pediatria da Faculdade de Medicina da Universidade de São Paulo (FMUSP). Especialista em Terapia Nutricional Parenteral e Enteral pela Brazilian Society of Parenteral and Enteral Nutrition (BRASPEN)/Sociedade Brasileira de Terapia Parenteral e Enteral (SBNPE). Nutricionista da Equipe Multiprofissional de Terapia Nutricional do Instituto da Criança e do Adolescente do Hospital das Clínicas da Faculdade de Medicina da Universidade de São Paulo (ICr-HC-FMUSP).

Priscila Cristina João

Fisioterapeuta. Especialista em Fisioterapia Respiratória Neonatal. Mestre em Ciências da Saúde pelo Departamento de Pediatria da Universidade Federal de São Paulo da Escola Paulista de Medicina (UNIFESP/EPM). Doutoranda pelo Departamento de Pediatria da Faculdade de Medicina da Universidade de São Paulo (FMUSP).

Rafael Yoshida

Ortopedista Pediátrico da Associação de Assistência à Criança Deficiente (AACD). Chefe da Clínica de Mielomeningolocele da ACCD. Coordenador de Residência de Ortopedia Pediátrica da AACD. Membro da Sociedade Brasileira de Ortopedia Pediátrica (SBOP). Membro da Associação Brasileira de Reconstrução e Alongamento Ósseo (ASAMI).

Renata Amato Vieira

Médica Assistente do Centro de Tratamento Intensivo Neonatal 2 (CTIN 2) do Instituto da Criança e do Adolescente do Hospital das Clínicas da Faculdade de Medicina da Universidade de São Paulo (ICr-HC-FMUSP).

Renata de Araújo Monteiro Yoshida

Médica Assistente do Centro de Terapia Intensiva Neonatal do Hospital das Clínicas da Faculdade de Medicina da Universidade de São Paulo (HC-FMUSP). Mestre em Ciências da Saúde pela FMUSP.

Renata Cantisani Di Francesco

Professora Livre-Docente de Otorrinolaringologia da Faculdade de Medicina da Universidade de São Paulo (FMUSP). Médica Assistente da Divisão de Clínica Otorrinolaringológica da FMUSP. Responsável pela Otorrinolaringologia Pediátrica e Presidente do Departamento de Otorrinolaringologia da Sociedade Brasileira de Pediatria (SBP). Coordenadora do Núcleo de Estudos de Desenvolvimento e Linguagem da Sociedade de Pediatria de São Paulo (SPSP).

Ricardo Ferreira Bento

Professor Titular de Otorrinolaringologia da Faculdade de Medicina da Universidade de São Paulo (FMUSP). Diretor da Divisão de Otorrinolaringologia do Hospital das Clínicas da Faculdade de Medicina da Universidade de São Paulo (HC-FMUSP). Presidente do Comitê de Otologia e Otoneurologia da International Federation of Otorhinolaryngology Societies (IFOS). Membro do Board do Lancet Commission on Hearing Loss.

Rita do Socorro Uchôa da Silva

Médica Infectologista da Secretaria de Estado de Saúde do Acre. Coordenadora e Professora do Curso de Medicina do Centro Universitário Uninorte. Professora Adjunta I da Universidade Federal do Acre (UFAC). Preceptora do Programa de Residência Médica em Infectologia do Hospital das Clínicas do Acre/Fundação Hospital Estadual do Acre (FUNDHACRE).

Roberta Berardi

Médica Assistente do Centro de Terapia Intensiva Neonatal I do Instituto da Criança e do Adolescente do Hospital das Clínicas da Faculdade de Medicina da Universidade de São Paulo (ICr-HC-FMUSP).

Roberto Guarniero

Professor Sênior do Departamento de Ortopedia e Traumatologia da Faculdade de Medicina da Universidade de São Paulo (FMUSP).

Romy Schmidt Brock Zacharias

Médica Assistente do Centro de Tratamento Intensivo Neonatal I (CTIN-I) do Hospital das Clínicas da Faculdade de Medicina da Universidade de São Paulo (HC-FMUSP). Doutora em Ciências pela Faculdade de Medicina da Universidade de São Paulo (FMUSP).

Rossana Pulcineli Vieira Francisco

Professora Associada do Departamento de Obstetrícia e Ginecologia da Faculdade de Medicina da Universidade de São Paulo (FMUSP).

Rubens Feferbaum

Professor Livre-Docente em Pediatria. Especialista em Neonatologia e Nutrologia pela Sociedade Brasileira de Pediatria (SBP). Presidente do Departamento de Suporte Nutricional da SBP.

Rubens Vuono Brito Neto

Professor Associado de Otorrinolaringologia na Faculdade de Medicina da Universidade de São Paulo (HC-FMUSP).

Sandra Josefina Ferraz Ellero Grisi

Professora Titular de Pediatria da Faculdade de Medicina da Universidade de São Paulo (FMUSP). Presidente do Conselho Diretor do Centro de Desenvolvimento Infantil da FMUSP. Membro da Academia Brasileira de Pediatria.

Silvia Maria Ibidi

Mestre em Pediatria pelo Departamento de Pediatria da Faculdade de Medicina da Universidade de São Paulo (FMUSP). Chefe da Unidade de Neonatologia do Hospital Universitário da Universidade de São Paulo (HU-USP).

Suely Fazio Ferraciolli

Neurorradiologista do Instituto da Criança e do Adolescente do Hospital das Clínicas da Faculdade de Medicina da Universidade de São Paulo (ICr-HC-FMUSP) e no Dasainova (Dasa).

Suiane da Costa Negreiros do Valle

Médica Infectologista e Hemoterapeuta. Mestrado em Doenças Infecciosas pela Fundação de Medicina Tropical do Amazonas. Doutorado em Saúde Pública pela Faculdade de Saúde Pública da Universidade de São Paulo (USP).

Tania Regina Tozetto Mendoza

Doutora e Mestre em Ciências na Área de Medicina Tropical e Saúde Internacional pelo Instituto de Medicina Tropical da Faculdade de Medicina da Universidade de São Paulo (FMUSP) e Instituto de Ciências Biomédicas da Universidade de São Paulo (USP). Bióloga pela Faculdade de Ciências Experimentais da Universidade Presbiteriana Mackenzie. Bióloga Responsável pelo Setor Técnico do Laboratório de Virologia e Supervisora dos Programas de Análises Clínicas Avançadas do Programa de Bolsas de Especialização do Hospital das Clínicas da Faculdade de Medicina da Universidade de São Paulo (HC-FMUSP). Atua na Área de Métodos de Diagnóstico Molecular, Sorológico e Celular de Agentes Infecciosos, especialmente Viroses. Publicou cerca de 100 trabalhos científicos nacionais e internacionais na área até o momento.

Thaysa Moura Dias

Enfermeira Especialista em Unidade de Terapia Intensiva Neonatal e Pediátrica. Mestre em Ciências da Saúde pela Faculdade de Medicina da Universidade de São Paulo (FMUSP).

Thomaz Bittencourt Couto

Médico Assistente do Pronto-Socorro do Instituto da Criança e do Adolescente do Hospital das Clínicas da Faculdade de Medicina da Universidade de São Paulo (ICr-HC-FMUSP). Professor da Faculdade Israelita de Ciências da Saúde Albert Einstein. Residência Médica em Pediatria, Mestrado e Doutorado em Ciências pela Faculdade de Medicina da Universidade de São Paulo (FMUSP).

Uenis Tannuri

Professor Titular de Cirurgia Pediátrica do Departamento de Pediatria da Faculdade de Medicina da Universidade de São Paulo (FMUSP). Médico Assistente do Serviço de Cirurgia Pediátrica.

Valdenise Martins Laurindo Tuma Calil

Neonatologista. Mestre e Doutora em Pediatria pela Faculdade de Medicina da Universidade de São Paulo (FMUSP). Professora Colaboradora Médica do Departamento de Pediatria da FMUSP (Neonatologia). Médica Assistente do Centro Neonatal do Instituto da Criança e do Adolescente do Hospital das Clínicas da Faculdade de Medicina da Universidade de São Paulo (ICr-HC-FMUSP). Coordenadora Médica do Banco de Leite Humano do ICr-HC-FMUSP. Membro e Ex-Presidente do Departamento de Aleitamento Materno da Sociedade de Pediatria de São Paulo (SPSP). Membro Participante do Departamento de Aleitamento Materno da Sociedade Brasileira de Pediatria (SBP).

Vera Hermina Kalika Koch

Professora Livre-Docente do Departamento de Pediatria da Faculdade de Medicina da Universidade de São Paulo (FMUSP). Coordenadora-Geral da Comissão de Residência Médica (COREME), Unidade de Nefrologia Pediátrica, do Instituto da Criança e do Adolescente do Hospital das Clínicas da Faculdade de Medicina da Universidade de São Paulo (ICr-HC-FMUSP).

Virginia Spínola Quintal

Mestre e Doutora em Pediatria pela Faculdade de Medicina da Universidade de São Paulo (FMUSP). Médica Neonatologista do Banco de Leite Humano do Hospital Universitário (HU) da USP (1999-2019). Membro do Departamento de Aleitamento Materno da Sociedade de Pediatria de São Paulo (SPSP). Docente do Curso de Graduação em Medicina da Universidade Nove de Julho.

Zilda Najjar Prado de Oliveira

Professora Doutora de Dermatologia da Divisão de Dermatologia do Hospital das Clínicas da Faculdade de Medicina da Universidade de São Paulo (HC-FMUSP). Chefe do Ambulatório de Dermatologia Pediátrica do HC-FMUSP.

Agradecimentos

Agradecemos de maneira especial a todos os nossos mestres, que nos proporcionaram a base e a orientação necessárias relacionadas aos cuidados do recém-nascido. Sem eles, não teríamos tido a oportunidade de escrever este tratado.

Dedicamos este livro também a todo o grupo de profissionais da Disciplina de Neonatologia do Departamento de Pediatria do Hospital das Clínicas da Faculdade de Medicina da Universidade de São Paulo (HC-FMUSP), que diariamente compartilham seus conhecimentos e experiências no manejo do recém-nascido, inclusive naqueles com doenças infecciosas.

Agradecemos a todos os pacientes e suas famílias por permitirem uma integração e um cuidado humanizado durante sua permanência nas unidades dos Centros Neonatais.

Também gostaríamos de expressar nossa gratidão a todos os colaboradores que contribuíram para este livro, dedicando seu tempo à escrita de capítulos importantes para a elaboração desta obra.

A nossas famílias, um profundo agradecimento pelo apoio e espaço que nos proporcionaram para trabalhar na elaboração do conteúdo desta obra.

Os Editores

Prefácio

Entre os muitos aspectos da Medicina relacionados à Pediatria, sem dúvida, os problemas infecciosos que afetam os pequeninos são dos mais pertinentes e importantes. Neste texto, a abordagem técnica complexa exigida pelo assunto é combinada com o alto grau de humanismo característico dos autores, com destaque especial para a Professora Edna Maria de Albuquerque Diniz, que fez deste aspecto o verdadeiro mote de sua vida. A comunidade pediátrica celebra a publicação desta obra e, em nome de tantos profissionais e crianças que serão beneficiados por ela, expresso nosso sincero agradecimento.

Vicente Odone Filho

Professor Titular da Faculdade de Medicina
da Universidade de São Paulo (FMUSP) e Diretor Clínico do
Departamento de Oncologia Pediátrica do Instituto da Criança
e do Adolescente do Hospital das Clínicas da Faculdade de Medicina
da Universidade de São Paulo (ICr-HC-FMUSP)

Sumário

capítulo 1

Epidemiologia das Infecções Congênitas e Perinatais

- Edna Maria de Albuquerque Diniz
- Michele da Silva Jordan Faleiros
- Flávio Adolfo Costa Vaz (*in memoriam*)

Introdução

A situação epidemiológica das doenças transmissíveis tem apresentado mudanças significativas, observadas por meio dos padrões de morbimortalidade em todo o mundo. Esse grupo de doenças continua a oferecer desafios aos programas de prevenção, com a introdução de novas doenças, a exemplo da síndrome da imunodeficiência adquirida (Aids), ou de agentes que sofrem modificações genéticas.

Esse cenário reflete as transformações sociais ocorridas a partir da década de 1970, caracterizadas pela urbanização acelerada, migração, alterações ambientais e facilidades de comunicação entre continentes, países e regiões, entre outros fatores que contribuíram para o delineamento do atual perfil epidemiológico das doenças transmissíveis em todo o mundo.[1]

Esse fenômeno ficou evidente com a pandemia do novo coronavírus. Em 30 de janeiro de 2020, a Organização Mundial da Saúde (OMS) declarou o então surto do novo coronavírus uma Emergência de Saúde Pública de Importância Internacional (ESPII), ou seja, "um evento extraordinário que pode constituir um risco de saúde pública para outros países devido a disseminação internacional de doenças; e potencialmente requer uma resposta internacional coordenada e imediata". É a sexta vez na história que uma ESPII é declarada. As outras foram: pandemia de H1N1 em abril de 2009; disseminação internacional de poliovírus e surto de ebola na África Ocidental, em 2014; vírus da Zika e aumento de casos de microcefalia e outras malformações congênitas em 2016; e surto de ebola na República Democrática do Congo, em 2018.[2]

É consenso que a situação das doenças transmissíveis no Brasil, no período compreendido entre o início dos anos 1980 e o presente momento, corresponde a um quadro complexo que pode ser resumido em três grandes tendências: doenças transmissíveis com tendência declinante; doenças transmissíveis com quadro de persistência; e doenças transmissíveis emergentes e reemergentes.

O Brasil conseguiu erradicar a varíola em 1973 e a poliomielite em 1989. Classificam-se como doenças em franco declínio o sarampo, o tétano neonatal, a raiva humana, a difteria e o tétano acidental, muitas delas graças a estratégias de vacinação. A mesma tendência é observada para a doença de Chagas, endêmica há várias décadas no País, para a febre tifoide, além da oncocercose, a filariose e a peste, cuja ocorrência é restrita a certas áreas.

Apresentam incidência constante ao longo do tempo as hepatites virais, a leptospirose, as meningites, as leishmanioses e a esquistossomose. Embora persistindo com elevada magnitude, a taxa de incidência de tuberculose (todas as formas) declinou no período de 2000 a 2007, o que também é observado em relação às taxas de mortalidade. As leishmanioses (visceral e tegumentar) e a esquistossomose, além de elevadas prevalências, vêm expandindo sua área de ocorrência, em geral associada às modificações ambientais provocadas pelo homem, aos deslocamentos populacionais originados de áreas endêmicas e a insuficiente infraestrutura na rede de água e esgoto. A malária, dos anos 1960 até 1976, apresentava menos de 100 mil casos por ano. Nos anos seguintes, houve forte tendência a elevação da doença, em função da ocupação desordenada da região amazônica.

Na categoria das doenças emergentes e reemergentes, encontram-se a Aids (detectada no Brasil em 1980), a cólera (em 1991) e a dengue (reintroduzida em 1982). A sífilis ressurgiu como um problema de saúde pública no mundo todo, incluindo os países desenvolvidos.[1]

A seguir, serão abordadas algumas doenças relevantes para a saúde materno-infantil.

Sífilis congênita

As infecções sexualmente transmissíveis (IST) representam um problema de saúde pública em todo o mundo, na medida em que estão entre as infecções transmissíveis mais comuns e atingem potencialmente a saúde e a vida de milhões de pessoas. Um impacto direto ocorre especialmente sobre a saúde reprodutiva e infantil, ocasionando consequências como infertilidade e complicações na gestação e no parto, morte fetal e diversos agravos à saúde da criança. Além disso, um dos impactos indiretos da infecção por uma IST é o aumento do risco de transmissão sexual do vírus da imunodeficiência humana (HIV).

A estratégia 2016-2021 do setor global de saúde para as IST foi apresentada na Assembleia Mundial de Saúde, em 2016. Contempla a ampliação de ações e serviços baseados em evidências para reduzir o impacto das IST como problema de saúde pública até 2030, com metas de redução global de casos de sífilis e gonorreia, eliminação da sífilis congênita e ampliação da cobertura de imunização contra o papilomavírus humano (HPV).

Ainda segundo a OMS, o panorama da sífilis no Brasil não diverge do de outros países. Os números de casos são preocupantes, o que demonstra a necessidade de reforço às ações de vigilância, prevenção e controle da infecção.

A sífilis adquirida, agravo de notificação compulsória desde 2010, teve uma taxa de detecção de 54,5 casos por 100 mil habitantes em 2020. No mesmo ano, a taxa de detecção de sífilis em gestantes foi de 21,6 por mil nascidos vivos; a taxa de incidência de sífilis congênita, de 7,7 por mil nascidos vivos; e a taxa de mortalidade por sífilis congênita, de 6,5 por 100 mil nascidos vivos. Assim como no ano anterior, nenhuma Unidade da Federação (UF) apresentou taxa de incidência de sífilis congênita mais elevada que a taxa de detecção de sífilis em gestantes, o que pode refletir a melhora da notificação dos casos de sífilis em gestantes no País.[3]

Apesar de a incidência de sífilis congênita nos Estados Unidos ser menor que a brasileira, ela aumentou dramaticamente desde 2012. A incidência nacional de sífilis congênita em 2019, de 48,5 casos por 100 mil nascidos vivos, representa um aumento de 41% em relação a 2018 (34,3 casos por 100 mil nascidos vivos) e de 477% em relação a 2012 (8,4 casos por 100 mil nascidos vivos). Esse aumento é um espelho da incidência de sífilis primária e secundária entre mulheres de 15 a 44 anos, a qual aumentou 171,9% (de 3,2 para 8,7 por 100 mil mulheres).[4]

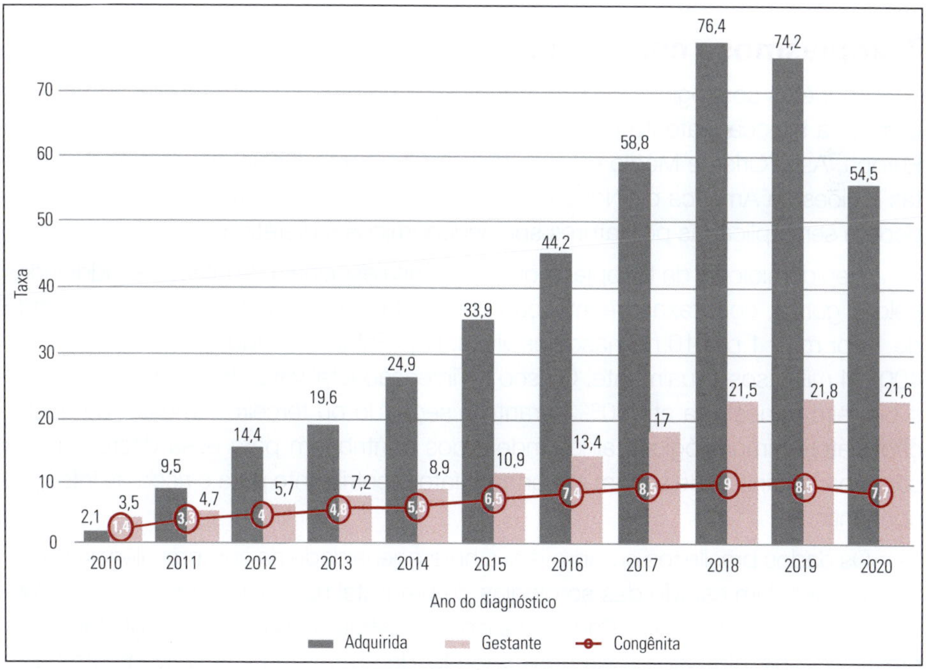

FIGURA 1.1 Taxa de detecção de sífilis adquirida (por 100 mil habitantes), taxa de detecção de sífilis em gestantes e taxa de incidência de sífilis congênita (por mil nascidos vivos), segundo ano de diagnóstico. Brasil, 2010 a 2020.

Fonte: Sistema de Informação de Agravos de Notificação (SINAN), atualizado em 30/06/2021.

Na Figura 1.1, observa-se a evolução das taxas de sífilis de 2010 a 2020 no Brasil. Nesse período, verifica-se que a taxa de incidência de sífilis congênita chegou a alcançar 9 casos por mil nascidos vivos em 2018, com queda nos anos seguintes, atingindo 7,7 casos por mil nascidos vivos em 2020. Já a taxa de detecção de sífilis em gestantes alcançou 21,8 casos por mil nascidos vivos em 2019, com queda discreta para 21,6 por mil nascidos vivos em 2020.

A sífilis adquirida teve sua taxa de detecção aumentada até 2018, quando atingiu 76,4 casos por 100 mil habitantes. Em 2019, nota-se redução da taxa de detecção, que chegou a 74,2 casos por 100 mil habitantes e em 2020 caiu para 54,5 casos por 100 mil habitantes. Verifica-se que no ano de 2020, em comparação com 2019, houve redução de todas as taxas.

Embora se observe uma diminuição dos casos de sífilis em quase todo o País, cabe ressaltar que parte dessa redução pode estar relacionada à identificação de problemas de transferência de dados entre as esferas de gestão do Sistema Único de Saúde (SUS), o que pode ocasionar diferença no total de casos entre as bases de dados municipal, estadual e federal de sífilis. O declínio no número de casos também pode decorrer de uma subnotificação dos casos no Sistema de Informação de Agravos de Notificação (SINAN), em razão da mobilização local dos profissionais de saúde ocasionada pela pandemia de Covid-19.[3]

Toxoplasmose congênita

Enquetes sorológicas sugerem que cerca de um terço da população mundial carrega a infecção latente pelo *Toxoplasma gondii*. A América Latina e partes da Europa, Ásia, Oriente Médio e África têm alta soroprevalência, ao contrário de certas regiões da América do Norte e Europa. Algumas das diferenças na prevalência podem ser explicadas por fatores socioeconômicos e dietéticos.

A epidemiologia da toxoplasmose congênita espelha a de infecções adquiridas pelo *T. gondii*, com taxas de infecção congênita dependentes do local e variando de 1 por mil a 1 por 10 mil nascidos vivos. Nos Estados Unidos, ocorrem cerca de 400 a 4 mil casos anualmente. O risco de infecção fetal varia de 5% a 25% durante o primeiro trimestre a até 90% durante o segundo ou terceiro trimestre da gestação. Fatores imunológicos ainda indefinidos contribuem para essa diferença, e a carga parasitária pode ser um importante fator contribuinte para o risco de infecção congênita.[5]

Os dados brasileiros comprovam a heterogeneidade na soroprevalência da toxoplasmose. Um estudo das sorologias de pré-natal na região de Botucatu e Polo Cuesta, no interior de São Paulo, analisou amostras de soro de 291 gestantes. A prevalência de infecção prévia observada foi de 26,5%, que é relativamente baixa quando comparada à de outras regiões do Brasil (41,9% a 91%) e semelhante à de países como Tailândia (28,3%) e Espanha (28,6%). Entretanto, a suscetibilidade das gestantes de 70,4% é elevada em comparação a outros estudos (22,1% a 25,5%) na mesma região.[6]

Outro levantamento epidemiológico, realizado no Estado de Santa Catarina, avaliou informações da toxoplasmose gestacional e congênita, com informações referentes às gestantes e às crianças notificadas como suspeitas e/ou confirmadas para toxoplasmose, no período de 2010 a 2020. Foram notificados 1.294 casos suspeitos de toxoplasmose gestacional, com 1.052 (95%) confirmados, e 636 casos suspeitos de toxoplasmose congênita, sendo 450 (70%) confirmados. O número de casos de toxoplasmose congênita suspeitos foi cerca de 50% inferior ao número de casos de toxoplasmose gestacional confirmados. A incidência da toxoplasmose congênita total no Estado foi de 4 casos por 10 mil nascidos vivos. Considerando-se as diferentes macrorregiões estaduais, observou-se grande divergência na incidência de toxoplasmose congênita, variando de 1,43 a 8,79 casos por 10 mil nascidos vivos. Enfatiza-se a alta incidência dos casos de toxoplasmose congênita entre as crianças indígenas, com o valor de 3,3 casos por 100 nascidos vivos.[7]

Citomegalovirose congênita

A citomegalovirose congênita (CMVc) é a infecção viral congênita mais comum ao redor do mundo. Em países desenvolvidos, a prevalência global estimada ao nascimento é de 0,65%, variando de 0,2% a 2,5%,[8] cerca de 7 por mil nascidos vivos[9] nos Estados Unidos, no Canadá, na Austrália e na Europa ocidental. Na América do Sul, África e Ásia, as taxas de CMVc tendem a ser maiores, de 10 a 20 por mil nascidos vivos.[10] É a maior causa de perda auditiva neurossensorial e a principal causa infecciosa de atraso de desenvolvimento neuropsicomotor nas crianças nascidas nesses países.[9]

Aproximadamente 85% a 90% dos bebês com CMVc são assintomáticos ao nascimento. Entretanto, 10% a 15% dessas crianças apresentarão problemas auditivos, visuais ou atraso de neurodesenvolvimento. Em contraste, 40% a 60% das crianças com CMVc sintomática que sobrevivem ao período neonatal apresentarão sequelas em longo prazo.[8,9,11]

Diferentemente do que ocorre em relação à toxoplasmose e à rubéola congênita, a imunidade materna para o citomegalovírus não protege o feto de adquirir a CMVc.[11] Altas taxas de CMVc têm sido consistentemente demonstradas em populações com alta soroprevalência materna.[8]

Há uma relação inversa entre a soropositividade para CMV e a posição socioeconômica, de modo que, em qualquer idade, a prevalência de citomegalovírus é maior em indivíduos de grupos socioeconômicos menos favorecidos. A soroprevalência em países altamente industrializados é relativamente baixa (≤ 50%) a intermediária (50% a 70%). Entretanto, há taxas variáveis de soropositividade entre grupos socioeconômicos em uma mesma região. A soroprevalência na França metropolitana, por exemplo, é de 43,7%, taxa bem maior do que na população com origem na África Subsaariana e do Norte (94,6%).[11] Além da condição socioeconômica, são fatores preditivos de soropositividade para o citomegalovírus o contato com crianças menores de 3 anos, especialmente se elas frequentam escola, e paridade mais alta.[12]

Rubéola congênita

Após a introdução de uma vacina efetiva contra a rubéola, no final dos anos 1960, e a difusão de seu uso, as taxas de infecção adquirida e da síndrome da rubéola congênita (SRC) caíram dramaticamente.[5] Em 2003, a OMS estabeleceu a meta de 1 caso de SRC por 100 mil nascidos vivos para eliminação da rubéola e da SRC nas Américas até 2010.[13]

Em 2004, a rubéola e a SRC foram declaradas eliminadas nos Estados Unidos e, em 2015, a Organização Pan-Americana da OMS anunciou que as Américas foram a primeira região do mundo a eliminá-las.

Entretanto, até 2017, 45 dos 194 países-membros da OMS ainda não haviam introduzido a vacinação contra a rubéola em seus programas. Consequentemente, mais de 100 mil crianças nascem com a SRC anualmente no mundo.[5]

Zika virus

Até a ocorrência de um surto nas Ilhas Yap, na Micronésia, o zika era raramente reconhecido como uma causa importante de doença em humanos. Em 2015, o *Zika virus* emergiu no Brasil e, meses depois, notou-se um aumento dramático nos casos de microcefalia congênita. Mais de 4 mil casos de microcefalia congênita foram identificados no Brasil e muitos foram associados a anormalidades graves cerebrais. O vírus se espalhou subsequentemente para a maioria das regiões da América Latina, com exceção do Chile e do Equador. A distribuição das infecções pelo *Zika virus* segue a de dois mosquitos vetores principais, *Ae. aegypti* e *Ae. albopictus*.

No final de 2016, o número de casos de zika e microcefalia congênita começou a declinar no Brasil e aumentar em outras áreas, como o Peru. No total, quase 800 mil casos de zika foram relatados na América do Sul e no Caribe, números provavelmente subestimados pelo fato de a maioria dos casos cursarem assintomáticos.[5]

Vírus da imunodeficiência humana

No Brasil, de 2007 até junho de 2021, foram notificados, no SINAN, 381.793 casos de HIV e, em 2020, foram diagnosticados 32.701 novos casos. Os casos de Aids em 2020 chegaram a 29.917, com uma taxa de detecção de 14,1 por 100 mil habitantes, totalizando, no período de 1980 a junho de 2021, 1.045.355 casos de Aids detectados no País.

Desde o ano de 2012, observa-se uma diminuição na taxa de detecção de Aids no Brasil, a qual passou de 22 por 100 mil habitantes (2012) para 14,1 por 100 mil habitantes em 2020, configurando um decréscimo de 35,7%.

No período de 2000 a junho de 2021, foram notificadas no Brasil 141.025 gestantes infectadas com HIV, das quais 7.814 no ano de 2020, com uma taxa de detecção de 2,7 por mil nascidos vivos. Embora se observe uma diminuição dos casos de Aids em quase todo o País (Figura 1.2), principalmente nos últimos anos, cabe ressaltar que parte dessa redução pode estar relacionada à subnotificação de casos, em virtude da mobilização local dos profissionais de saúde ocasionada pela pandemia de Covid-19.[14]

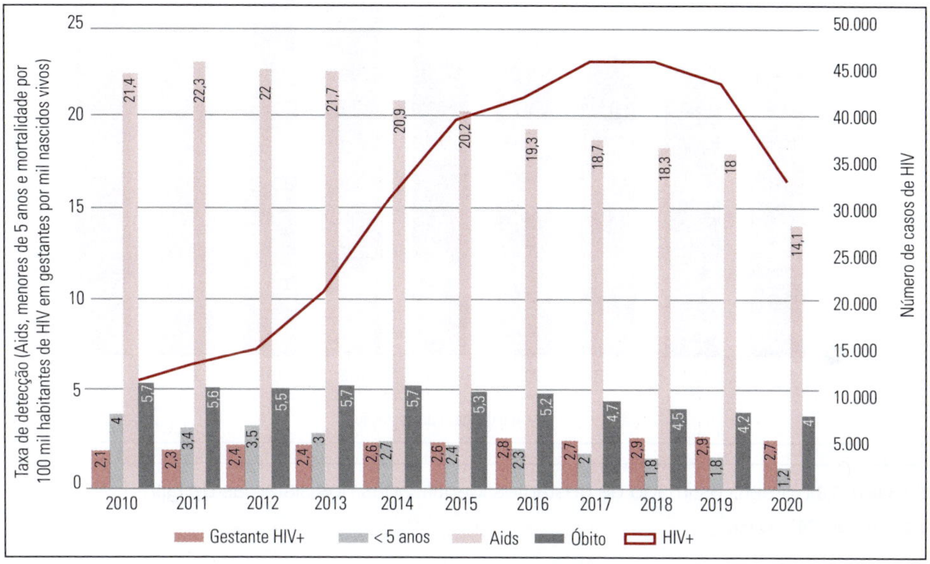

FIGURA 1.2 Figura-resumo: infeção pelo HIV em gestantes, Aids em menores de 5 anos, taxas de detecção de Aids, coeficiente de mortalidade por Aids e número de casos de HIV. Brasil, 2010 a 2020.

Fonte: SINAN/SVS/MS.

Estima-se que, no Brasil, aproximadamente 327 mil mulheres viviam com o HIV em 2018. Quando calculadas as proporções em relação ao número de pessoas vivendo com HIV (PVHIV), nota-se que as mulheres apresentavam resultados ligeiramente melhores que os dos homens nas etapas de diagnóstico, vinculação e retenção no serviço de saúde, porém demonstravam maiores perdas entre as etapas do cuidado contínuo e menor supressão viral quando comparadas aos homens. Assim, o acesso ao diagnóstico entre elas é maior, mas a vinculação e a retenção nos serviços, a retenção em terapia e a supressão viral são menores em relação às dos homens.

O olhar para o cuidado das gestantes vivendo com HIV (GVHIV) é imprescindível para atingir-se a meta da eliminação da transmissão vertical do HIV. A transmissão vertical (TV) do HIV, ou seja, a infecção da criança durante a gestação, ainda intraútero, no momento do parto ou pelo aleitamento materno, pode ser reduzida a menos de 2% se forem realizadas as medidas profiláticas preconizadas e normatizadas.

A Figura 1.3 apresenta o número estimado de gestantes identificadas nos sistemas de HIV, por ano de início da gestação, que variou de 7 mil gestantes em 2010 a 10,3 mil gestantes em 2018.[15]

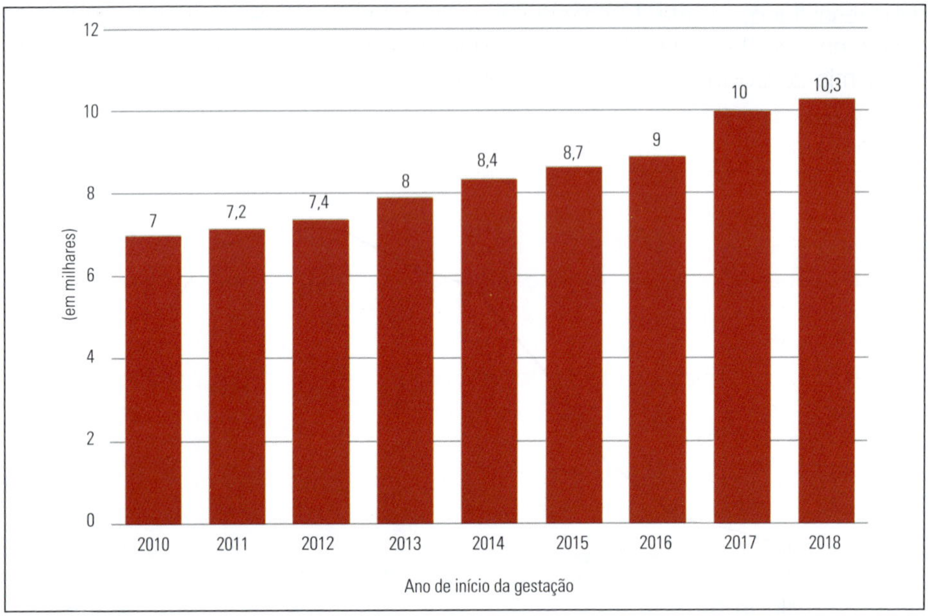

FIGURA 1.3 Número estimado de gestantes identificadas nos sistemas de HIV.
Fonte: Brasil, 2019.[15]

Em um período de dez anos, houve um aumento de 30,3% na taxa de detecção de HIV em gestantes: em 2010, registraram-se 2,1 casos por mil nascidos vivos e, em 2020, essa taxa passou para 2,7 por mil nascidos vivos. Esse aumento pode ser explicado, em parte, pela ampliação do diagnóstico no pré-natal e a melhoria da vigilância na prevenção da transmissão vertical do HIV.

A taxa de detecção de Aids em menores de 5 anos tem sido utilizada como indicador para o monitoramento da transmissão vertical do HIV. Observou-se que, apesar do aumento da detecção de HIV nas gestantes, houve queda na taxa de detecção de Aids em menores de 5 anos para o Brasil nos últimos dez anos, a qual passou de 4 casos por 100 mil habitantes em 2010 para 1,2 casos por 100 mil habitantes em 2020, o que corresponde a uma redução de 69,7%.[14]

Doença de Chagas

A doença de Chagas (DC), ou tripanossomíase americana, é uma patologia grave e de evolução crônica, constituindo ainda um problema de saúde pública importante na América Latina e representando uma das quatro maiores causas de mortes por doenças infecciosas e parasitárias. Tem sido classificada como enfermidade negligenciada pela OMS, com morbimortalidade elevada.[16-18]

É uma antropozoonose cujo agente etiológico é o *Trypanossoma cruzi* (*T. cruzi*), descrita em 1909 por Carlos Chagas, em todas as suas formas: no intestino de hemípteros, onde encontrou numerosos flagelados com características morfológicas de um tripanossomatídeo; e no sangue de uma criança portadora de anemia, febre, hepatoesplenomegalia e linfadenopatia.

O *Trypanosoma cruzi* é um protozoário flagelado pertencente à ordem Kinetoplastida, à família Trypanosomatidea e ao gênero *Trypanosoma*. São protozoários cujos membros apresentam: um flagelo e uma organela autorreplicável que contém DNA (cinetoplasto); e ciclo biológico de duas fases, uma no hospedeiro definitivo vertebrado (geralmente o homem) e a outra em um vetor invertebrado, o barbeiro (também conhecido como chupão ou chupança). Esses hospedeiros intermediários são insetos hemípteros, grandes, hematófagos estritos, da família Reduviidae e da subfamília Triatominae, com mais de 140 espécies diferentes; alguns só vivem em matas e outros alcançaram a área urbana, facilitando a contaminação dos humanos. O triatomíneo (barbeiro) se contamina ao se alimentar do sangue de um hospedeiro previamente infectado. No seu tubo digestivo, os parasitas se multiplicam e são eliminados nas fezes durante sua alimentação (hematofagia) ao picar o homem; entram na corrente sanguínea através da mucosa ou de soluções de continuidade na pele e infectam células do sistema fagocítico mononuclear do homem. No sangue circulante do hospedeiro vertebrado, esses protozoários se apresentam sob a forma de tripomatigotas, podendo infectar diversos tipos celulares, como macrófagos, fibras musculares esqueléticas, células da musculatura cardíaca e células da glia. O tempo decorrido desde a penetração na célula até a sua ruptura é de cerca de três a seis dias, variando de acordo com o tamanho da célula e a cepa do parasita.[19-23,26]

De acordo com o boletim epidemiológico da Secretaria de Vigilância em Saúde, Ministério da Saúde (MS), de 2022, a DC é endêmica em 21 países das Américas, atinge aproximadamente 6 milhões de pessoas, com incidência anual de 30 mil novos casos, e ocasiona, em média, 14 mil mortes/ano; e cerca de 8 mil recém-nascidos (RN) podem ser infectados durante a gestação. Segundo o MS, 70 milhões de pessoas vivem em áreas de exposição e correm o risco de contrair a doença sendo a sua prevalência mais alta na Bolívia, Argentina, Paraguai, Equador, El Salvador e Guatemala.[21-22,26]

Cabe lembrar que os principais meios de transmissão da DC para o homem são as fezes de insetos hematófagos infectados durante a picada (*Triatoma infestans* é o principal inseto vetor no Brasil), transfusão de sangue, via transplacentária-congênita, via oral (ingestão de alimentos contaminados com as fezes dos triatomíneos, carne crua ou malcozida de mamíferos infectadas pelo *T. cruzi*), por acidentes laboratoriais (uso de agulhas contaminadas).[17,23]

Com o controle da transmissão vetorial e transfusional, a transmissão vertical passa a ser um dos principais mecanismos de transmissão do *T. cruzi* no Brasil. A maioria das gestantes com DC é cronicamente infectada e assintomática, porém de risco elevado para parto prematuro, RN de baixo peso ao nascimento e natimortalidade.[24,25]

Após a introdução das ações de controle químico vetorial de maneira sistematizada, juntamente a intensa vigilância de triagem de doadores de sangue e tecidos, tem-se conseguido a redução do número de casos novos da DC. Assim, a melhoria das condições higiênicas nas habitações, a desinsetização e a educação sanitária têm contribuído para a diminuição da incidência da doença.[20-23]

O Consenso Brasileiro em Doença de Chagas da Secretaria de Vigilância em Saúde do Ministério da Saúde considera como melhor estratégia, para a identificação de transmissão vertical, a sua inserção no Programa Nacional de Triagem Neonatal. Desse modo, alguns autores recomendam a pesquisa de anticorpos anti-*T. cruzi* em todas as gestantes procedentes de zonas endêmicas ou com risco de infecção, em qualquer momento da gestação ou mesmo por ocasião do parto.[17-20,26]

Severe acute respiratory syndrome Coronavirus-2

Entre o final de 2019 e o início de 2020, surgiram em Wuhan, na China, vários casos de uma pneumonia inexplicável, cujos sintomas principais eram febre, tosse, fadiga e/ou dificuldade respiratória. O Centro Chinês de Controle de Doenças e Prevenção identificou, em 7 de janeiro de 2020, o vírus como um novo coronavírus, a partir da secreção da orofaringe de um paciente infectado. Além disso, a OMS declarou a doença como Emergência de Saúde Pública de Importância Internacional (ESPII) em janeiro de 2020 e considerou oficialmente a doença causada pelo novo CoV2 como devida a um novo coronavírus, denominando-a "Coronavirus Disease-2019 (Covid-19)". Em 11 de março de 2020, a OMS declarou a ocorrência de uma pandemia. Até 6 de abril de 2020, globalmente, havia mais de 1,2 milhão de casos confirmados de Covid-19 e 67 mil mortes.[27,28,30]

O coronavírus surgiu em 2003, originário de Guangdong, no Oriente Médio; em 2012, apareceu o coronavírus da síndrome respiratória do oriente (MERS), originário do Oriente Médio; e o Covid-19 surgiu em 2019, originalmente encontrado em Wuhan, como já mencionado. Todos esses três coronavírus são contagiosos e virulentos. Os coronavírus pertencem à família Coronaviridae, são caracterizados por serem vírus zoonóticos, e o morcego é a fonte original do coronavírus que causa *severe acute respiratory syndrome* (SARS) e síndrome respiratória do Oriente Médio. O novo coronavírus também procede de morcegos, especificamente do morcego crisântemo. Seu hospedeiro intermediário ainda não foi determinado, mas estudos mostraram que pode estar relacionado a animais selvagens, como pangolins ou cobras. Foram identificados sete coronavírus humanos (HCoVs): HCoV-229E, HCoV-OC43, HCoV-NL63, HCoV-HKU1, SARS-COV (que causa síndrome respiratória aguda grave), MERS-COV (que causa síndrome respiratória do Oriente Médio) e o mais recente, o novo coronavírus (que no início foi temporariamente nomeado 2019-nCoV e, em fevereiro de 2020, recebeu o nome de *severe acute respiratory syndrome Coronavirus-2* – SARS-CoV-2), responsável por causar a doença Covid-19 (Coronavirus Disease-2019).[27,30]

De acordo com Boletim Epidemiológico do Ministério da Saúde (MS), até o início de setembro de 2021 já haviam sido confirmados 219 milhões de casos da doença do novo coronavírus (Covid-19) no mundo e 4,55 milhões de mortes. O SARS-CoV-2 é um vírus altamente contagioso e pode causar, além da síndrome respiratória aguda grave, uma doença multissistêmica, com sinais e sintomas inespecíficos.[27-29]

Gestantes, fetos e RN representam uma população de alto risco para a aquisição da Covid-19. Os mecanismos de contaminação do feto ainda são controversos, bem como os fatores neonatais que podem influenciar na transmissão perinatal do vírus.[25-27] De acordo com dados epidemiológicos, estima-se que cerca de 116 milhões de crianças nascerão por ocasião da pandemia. Estudos ainda referem que o nascimento prematuro ocorre em cerca de 47% das gestantes com Covid-19 confirmada. As mulheres grávidas apresentam risco significativamente maior de evolução ruim em comparação com as mulheres não grávidas, provavelmente em razão das mudanças fisiológicas que ocorrem durante a gestação.[28,29,32]

De acordo com o Boletim Epidemiológico Especial do Ministério da Saúde, Secretaria de Vigilância em Saúde, da semana de 28/08/2022 a 03/09/2022,[32] até o final daquela semana epidemiológica foram confirmados 603.931.387 casos de Covid-19 no mundo. Os Estados Unidos apresentaram o maior número de casos acumulados (94.742.293), seguidos de Índia (44.456.535), França (34.626.425), Brasil (34.467.867) e Alemanha (32.247.828). Com relação aos óbitos, foram confirmados 6.493.867 no mundo até o dia 3 de setembro de 2022. Os Estados Unidos foram o país com maior número acumulado de óbitos (1.047.497), seguidos pelo Brasil (684.354), Índia (527.991), Rússia (376.832) e México (329.572). De acordo ainda com o Boletim, o coeficiente de incidência bruto no mundo foi de 76.134,81 casos para cada 1 milhão de habitantes. Quanto ao coeficiente de mortalidade (óbitos por 1 milhão de habitantes), o Brasil ocupa a nona posição.[32]

De acordo com a OMS, ao longo dos últimos 3 anos de pandemia foram registrados no mundo 765 milhões de casos e quase 7 milhões de mortes. No Brasil, mais de 700 mil pessoas morreram por causa do vírus. Após a vacinação mundial e nacional em massa contra a Covid-19, a pandemia foi controlada, com queda acentuada no número de casos novos e, consequentemente de óbitos. O Ministério da Saúde decretou o fim da emergência em saúde pública de importância nacional da Covid-19 em abril de 2023.[28,30,32,33]

Referências bibliográficas

1. Brasil. Ministério da Saúde. Situação epidemiológica das doenças transmissíveis no Brasil. In: Brasil. Ministério da Saúde. Secretaria de Vigilância em Saúde. Doenças infecciosas e parasitárias: guia de bolso. 8. ed. rev. Brasília: Ministério da Saúde; 2010.
2. Escritório Regional para as Américas da Organização Mundial da Saúde – Organização Pan-Americana da Saúde. Folha informativa sobre Covid-19: histórico da pandemia de Covid-19. [acesso em ago 2022]. Disponível em: https://www.paho.org/pt/covid19/historico-da-pandemia-covid-19.
3. Brasil. Ministério da Saúde. Secretaria de Vigilância em Saúde. Departamento de Doenças de Condições Crônicas e Infecções Sexualmente Transmissíveis. Boletim epidemiológico de sífilis. 2021 out (Ano V); (1 – N. Esp.). ISSN: 2358-9450.
4. Centers for Disease Control and Prevention. Sexually transmitted infections treatment guidelines. 2021. [acesso em jul 2022]. Disponível em: https://www.cdc.gov/std/treatment-guidelines/congenital-syphilis.htm.

5. Ostrander B, Bale JF. Congenital and perinatal infections. In: Vries LS, Glass HC, editors. Handbook of clinical neurology. 2019. v. 162 (3rd series). Neonatal neurology. Disponível em: https://doi.org/10.1016/B978-0-444-64029-1.00006-0.
6. Rodrigues NJL, Cruz TS, Zanini DS, Cunha CM, Menozzi BD, Abbade JF. Prevalência de toxoplasmose na população de gestantes no município de Botucatu e do Polo Cuesta: resultados parciais. V Simpósio Brasileiro de Toxoplasmose, II Simpósio Internacional de Toxoplasmose. Da saúde única para a saúde pública: o futuro das políticas para a toxoplasmose. Ministério da Saúde. Secretaria de Vigilância em Saúde. Departamento de Vigilância das Doenças Transmissíveis. Brasília; 2022.
7. Marzola PER, Schlindwein AD, Iser BPM. Epidemiologia da toxoplasmose gestacional e congênita em Santa Catarina. V Simpósio Brasileiro de Toxoplasmose, II Simpósio Internacional de Toxoplasmose. Da saúde única para a saúde pública: o futuro das políticas para a toxoplasmose. Ministério da Saúde. Secretaria de Vigilância em Saúde. Departamento de Vigilância das Doenças Transmissíveis. Brasília; 2022.
8. Angueyra C, Hatab HA, Pathak A. Congenital cytomegalovirus and zika infections. The Indian Journal of Pediatrics. 2020 Oct;87(10):840-5. Disponível em: https://doi.org/10.1007/s12098-020-03260-9.
9. Keymeulen A, De Leenheerb E, Goderisc J, Dhoogeb I, Smets K; The Flemish Society of Pediatrics' Neonatology and Perinatal Epidemiology Working Group for cCMV Infection. Congenital cytomegalovirus infection registry in flanders: opportunities and pitfalls. Acta Clinica Belgica. 2021;76(Issue 3). Disponível em: https://doi.org/10.1080/17843286.2019.1683262.
10. Kabani N, Ross S. Congenital cytomegalovirus infection. The Journal of Infectious Diseases. 2020;221(S1):S9-14.
11. Mussi-Pinhata MM, Yamamoto AY. Natural history of congenital cytomegalovirus infection in highly seropositive populations. The Journal of Infectious Diseases. 2020;222(S1):S15-22.
12. Navti OB, Al-Belushi M, Konje JC. Cytomegalovirus infection in pregnancy: an update. European Journal of Obstetrics & Gynecology and Reproductive Biology. 2021;258:216-22.
13. Prefeitura de São Paulo. Secretaria Municipal da Saúde. Coordenação de Vigilância em Saúde. Informe técnico síndrome da rubéola congênita. 2017. [Acesso em set 2022]. Disponível em: https://www.prefeitura.sp.gov.br/cidade/secretarias/upload/chamadas/sindrome_da_rubeola_congenita_1506112979.pdf.
14. Brasil. Ministério da Saúde. Secretaria de Vigilância em Saúde. Boletim epidemiológico de HIV/Aids. Brasília: Ministério da Saúde; 2021 dez. Disponível em: file:///C:/Users/willi/Downloads/Boletim%20Epidemiol%C3%B3gico%20Especial%20-%20HIV-Aids%202021.pdf.
15. Brasil. Ministério da Saúde. Relatório de monitoramento clínico das gestantes vivendo com HIV. Brasília: Ministério da Saúde; 2019. [acesso em set 2021]. Disponível em: https://portaldeboaspraticas.iff.fiocruz.br/wp-content/uploads/2020/09/relatorio_de_monitoramento_clinico_das_gestantes_vivendo_com_hiv_-_dezembro_2019_002.pdf.
16. Martins-Melo FR, Ramos AN, Alencar CH, Heukelbach J. Mortality from neglected tropical diseases in Brazil, 2000-2011. Bull World Health Organ. 2016;94(2):103-10.
17. Mendes EV. O cuidado das condições crônicas na atenção primária à saúde: o imperativo da consolidação da estratégia da saúde da família. Brasília: Organização Pan-Americana da Saúde. 2012. 512 p. Disponível em: https://bvsms.saude.gov.br/bvs/publicacoes/cuidado_condicoes_atencao_ primaria_saude.pdf.

18. Ministério da Saúde. Secretaria de Vigilância em Saúde. Doença de chagas: 14 de abril: dia mundial de combate à doença de Chagas. Boletim Epidemiológico. 2020;(N. Esp):1-45.
19. Ministério da Saúde. Secretaria de Vigilância em Saúde. Doença de chagas: 14 de abril: dia mundial de combate à doença de Chagas. Boletim Epidemiológico. 2021;(N. Esp):1-38.
20. Ministério da Saúde. Secretaria de Vigilância em Saúde. Territorialização e vulnerabilidade para doença de Chagas crônica: 14 de abril: dia mundial de combate à doença de Chagas. Boletim Epidemiológico. 2022;(N. Esp):1-51.
21. Dias JCP, Ramos Jr. AN, Gontijo ED, Luquetti A, Shikanai-Yasuda MA et al. II Consenso Brasileiro em Doença de Chagas. Epidemiol Serv Saúde. 2016;24(1):7-86.
22. Hotez PJ, Fujiwara RT. Brazil's neglected tropical diseases: an overview and a report card. Microbes Infect. 2014;16(8):601-6.
23. Vargas NSO, Diniz EMA. Doença de Chagas congênita. In: Vaz FAC, Diniz EMA, Ceccon MEJR, Krebs VLJ. Neonatologia. Barueri (SP): Manole; 2011. p. 115-20. (Coleção Pediatria. Instituto da Criança HC-FMUSP. Schvartsman BGS, Maluf Jr. PT, editores).
24. Freilij H, Altcheh J. Congenital Chagas' disease: diagnostic and clinical aspects. Clin Infect Dis. 1995 Sep;21(3):551-5.
25. Howard J, Rubio M. Congenital Chagas disease. I Clinical and epidemiological study of thirty cases. Bol Chil Parasit. 1968;23:107.
26. Gómez-Ochoa SA, Rojas LZ, Echeverría LE, Muka T, Franco OH. Global, regional, and national trends of Chagas disease from 1990 to 2019: comprehensive analysis of the global burden of disease study. Glob Heart. 2022 Aug 24;17(1):59.
27. Marques HHS, Carvalho WB, Silva CAA. Covid-19: em pediatria/neonatologia. São Paulo: Editora dos Editores Eireli; 2021. 348p.
28. World Health Organization. Coronavirus disease (Covid-19) pandemic. Disponível em: https://www.who.int/emergencies/diseases/novel-coronavirus-2019.
29. Chen N, Zhou M, Dong X, Qu J, Gong F et al. Epidemiological and clinical characteristics of 99 cases of 2019 novel coronavirus pneumonia in Wuhan, China: a descriptive study. Lancet. 2020;395(10223):507-13.
30. Saxena SK. Coronavirus disease 2019 (Covid-19): epidemiology, pathogenesis, diagnosis, and therapeutics. Singapore: Springer Nature Singapore; 2020. 213p.
31. Qu J, Cao B, Chen RC. Covid-19: the essentials of prevention and treatment. Amsterdã: Elsevier; 2021. 103p.
32. Brasil. Ministério da Saúde. Secretaria de Vigilância em Saúde. Boletim epidemiológico especial: Covid-19. Semana Epidemiológica 35, 28/08 a 03/09/2022. 125p.
33. Ministério da Saúde declara fim da Emergência em Saúde Pública de importância nacional pela Covid-19: https://www.gov.br/saude/pt-br/assuntos/noticias/2022/abril/ministerio-da-saude-declara-fim-da-emergencia-em-saude-publica-de-importancia-nacional-pela-covid-19.

capítulo 2

Sistema de Defesa do Feto e do Recém-Nascido

- Marco Antonio Cianciarullo
- Maria Esther Jurfest Rivero Ceccon

Introdução

Durante a vida intrauterina, a gestante desenvolve tolerância ao tecido fetal, expresso por genes maternos (próprios) e paternos (não próprios), o que promove um ambiente propício para o desenvolvimento sem riscos imunológicos.[29]

A prevenção da rejeição imunológica do feto requer adaptação local e imunológica da gestante, resultando num estado em que a resposta imune adaptativa está diminuída ou quase abolida. Em contraste, a resposta imune inata permanece intacta. Essas mudanças privilegiam o feto no sentido de providenciar defesas contra doenças.

A gestação, a partir da fertilização, passando pela implantação do embrião e pelo desenvolvimento dele até a fase fetal e, posteriormente, o nascimento, que resulta na transição do ambiente intrauterino estéril a ambiente externo rico em proteínas estranhas, faz com que o binômio mãe-filho (embrião-feto-recém-nascido) enfrente complexa demanda imunológica,[22] o que inclui:

- Supressão do sistema imune inato materno, para que possa ser implantado "enxerto" hemialogênico – com expressão de antígenos paternos, o qual seja protegido da resposta imune inflamatória materna.
- Proteção contra infecção, viral ou bacteriana, na interface materno-fetal.
- Mediação da transição normal de ambiente intrauterino estéril a um ambiente rico em antígenos estranhos, incluindo a pronta

colonização de micro-organismos na pele, trato respiratório e trato gastrointestinal que ocorre ao nascimento.

Imunologia materna e placentária – implantação do concepto

Embora a gestação humana seja um processo natural e essencial à perpetuação da espécie, do ponto de vista imunológico é marcado por uma grande contradição e dilema: ora necessita da supressão, ora necessita da indução da resposta imunológica.[35]

O feto, como mencionado, em condições normais seria rejeitado como tecido estranho. No entanto, isso não ocorre, em razão da supressão do sistema imune materno.[35]

A alteração do sistema imune materno inicia-se antes mesmo da própria fertilização. Ocorrem tanto alterações locais no endométrio como sistêmicas que favorecem o acolhimento do "aloenxerto" fetal. A progesterona, que induz a ovulação, também reduz a proliferação de células T e inibe a apresentação do antígeno celular.

Em relação ao sêmen, este apresenta efeito de imunomodulação no trato reprodutivo feminino. O plasma seminal induz a expressão de citocinas pró-inflamatórias, incluindo fator estimulante de granulócitos e monócitos (GM-CSF), interleucinas (IL) como IL-6 e IL-8 e a proteína 1 monocitária, no endométrio intrauterino. Essas moléculas induzem inflamação local com infiltrado celular, contendo macrófagos, neutrófilos e células dendríticas, que auxiliam no desarranjo do muco endotelial e, assim, é facilitada a aderência do blastocisto ao endométrio.[35]

O GM-CSF confere um efeito trófico para o embrião, promovendo o crescimento fetal e sua viabilidade. O sêmen também apresenta um fator imunossupressor, necessário para inibir a reação imunológica contra antígenos espermáticos.

Do lado materno, o tecido uterino produz mediadores inflamatórios e citocinas essenciais para que ocorra a implantação do embrião. A IL-6, o fator leucêmico inibitório (LIF), e a Interleucina-11 são essenciais para a implantação da placenta; e a IL-6 também tem possível papel de facilitar a decidualização placentária e o desenvolvimento do trofoblasto.[35]

Em resumo, uma série orquestrada de mecanismos pró-inflamatórios específicos e de alta tolerância sustenta a implantação e a sobrevivência precoce do aloenxerto fetal.

Imunidade inata do útero, placenta e líquido amniótico

De modo geral, a tarefa do sistema imune inato é de ser um escudo para o organismo humano contra a invasão de patógenos, pois, além de reduzir o número e a virulência de micro-organismos, coordena e estrutura a resposta imune adaptativa.[22]

O útero, a placenta e o líquido amniótico têm aspecto importante na imunidade inata materno-fetal, na medida em que exercem a função de sentinela na proteção do feto. Por isso, o útero precisa ser preservado estéril e, consequentemente, necessita de mecanismos de defesa.

Para manter a sua esterilidade, a cavidade uterina contém um sistema imune inato e eficaz de detecção da invasão microbiana. Assim, sob condições de invasão microbiana na cavidade uterina, detecta-se a ação desse sistema imune eficaz, que induz a expressão de mediadores que vão tentar preservar o feto do ambiente infectado e promove também o amadurecimento do pulmão fetal se ocorrer trabalho de parto prematuro.[22]

O tampão cervical uterino é uma barreira pós-concepção entre a vagina não estéril e a cavidade uterina normalmente estéril; contém proteínas e peptídeos antimicrobianos (APP), incluindo lactoferrina, lisozima e α-defensinas, cujo objetivo é a proteção contra a infecção microbiana ascendente.[13]

Células epiteliais do útero humano expressam receptores *toll-like* 1 a 9, os quais mediam a produção de IL-6 e IL-8. Essas citocinas têm papel importante no relaxamento cervical uterino e no início do trabalho de parto, bem como na produção de β-defensinas e interferon-β.[32]

O trofoblasto é uma camada de células fetais que mediam a implantação do embrião e o intercâmbio com a placenta, iniciando a circulação uteroplacentária. Essas células expressam os receptores *toll-like*[1,14] (TLR) 2 e 4. A ativação de TLR-2 nessas células induz apoptose, o que pode ser responsável pelo crescimento intrauterino restrito. Entretanto, a ativação de TLR-4 expressa na membrana plasmática resulta na produção de citocinas, podendo mediar a resposta materna a infecções.[4]

Já o líquido amniótico contém proteínas da fase aguda da inflamação, como CD14 solúvel e lipopolissacarídeo (LPS) ligado à proteína (LBP), que modulam a atividade endotóxica da LPS, e também contém outras proteínas do grupo das APP, incluindo lactoferrina e proteínas (PBI), que ampliam a permeabilidade bactericida, histonas e defensinas.[5,10,18,28]

O próprio trabalho de parto prematuro aumenta a concentração de fosfolipase A_2 (PLA_2), enzima que tem função importante contra bactérias Gram-positivas.[19]

Com todos os predicativos dos conteúdos múltiplos das APP, o líquido amniótico apresenta uma atividade antimicrobiana *in vitro* contra múltiplas espécies de bactérias Gram-positivas e negativas.

Desenvolvimento da imunologia fetal-neonatal

Durante a adaptação fetal à vida intrauterina, o sistema imune inato o protege da infecção e o auxilia a orquestrar a aquisição da resposta imune adaptativa protetora[22] (Figura 2.1).

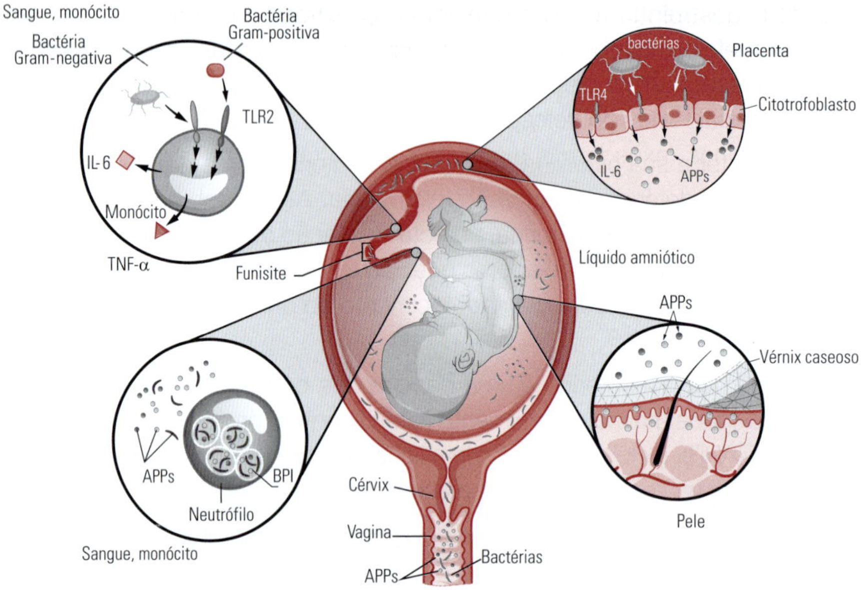

FIGURA 2.1 Sistema de defesa do organismo materno: resposta imune materna fetal a infecção.
Fonte: Adaptada de Wynn e Levy, 2010.[36]

Esses mecanismos inatos incluem:

- Barreiras protetoras, como o vérnix caseoso, que contém proteínas e peptídeos antimicrobianos e ácidos graxos.
- Desenvolvimento da regulação dos sinais do receptor *toll-like*.
- Expressão das proteínas da fase aguda na inflamação.
- Sistema complemento.
- Alterações nas funções de neutrófilos e monócitos.

Barreiras protetoras fetais e neonatais – epitélios e mucosas

Pele

A frágil pele do feto e do recém-nascido é a primeira barreira de proteção ao nascer. Em razão dessa fragilidade, até mesmo uma diminuta quebra na integridade pode ser porta de entrada de infecção.

O vérnix caseoso, produzido pelas glândulas sebáceas fetais durante o terceiro trimestre (recém-nascidos com idade gestacional inferior a 28 semanas não produzem vérnix) e composto de água (80,5%), lipídios (10,3%) e proteínas (9,1%), contém APP, incluindo lisozima, α-defensinas, ubiquitina e psoriasin, bem como ácidos graxos livres antimicrobianos que agem sinergicamente com as APP destruindo micro-organismos. O extrato de vérnix caseoso apresenta atividade antimicrobiana *in vitro* contra várias bactérias e fungos, incluindo *Escherichia coli* e *Candida albicans*.[33,34,38,39] Além disso, as células epiteliais da pele do recém-nascido expressam os peptídeos antimicrobianos catelicidina e β-defensinas (excedem a expressão em adultos) com sinergismo contra *Streptococcus* do grupo B.[8]

São algumas das funções do vérnix caseoso:

- Serve como barreira para a perda de água.
- Melhora o controle da temperatura.
- Serve como couraça, contendo antioxidante e APP.
- Mantém balanceado o pH da pele.
- Propicia estado apropriado para a colonização de organismos comensais no lugar de patógenos.

Ao nascimento, 50% de todos os recém-nascidos desenvolvem um *rash* cutâneo transitório, caracterizado por pápulas eritematosas, às vezes localizadas e às vezes difusas, conhecido como eritema tóxico neonatal. É causado por reação da pele neonatal à flora comensal, em particular *Staphyloccocus* sp. que colonizam a pele e frequentemente penetram no folículo piloso.

Outro mecanismo importante é a camada córnea da pele (a camada mais externa), que, além de prevenir a invasão microbiana, mantém a temperatura e reduz os riscos de desidratação por meio da prevenção da perda de água transcutânea. Nos recém-nascidos pré-termos, além da ausência de vérnix, há imaturidade cutânea pelo desenvolvimento incompleto da camada córnea. Estima-se que demore de uma a duas semanas após o nascimento para que a função da camada córnea do recém-nascido pré-termo esteja madura e, quando se trata de um pré-termo extremo, essa maturação da função pode demorar até oito semanas após o nascimento, o que possibilita maior risco para disfunção da barreira.[36]

Mucosa do trato intestinal

Normalmente, o trato intestinal fetal é banhado pelo líquido amniótico estéril deglutido na vida intrauterina. No entanto, após o nascimento, a mucosa intestinal apresenta uma colonização primária rápida, o que constitui um desafio inicial para o sistema imune neonatal.

O crescimento do papel da sinalização de receptores TL no intestino é caracterizado pelo desenvolvimento da imunidade inata, mediada pelo TLR no trato intestinal do feto e recém-nascido. Enterócitos no intestino delgado de feto humano expressam TLR2 e TLR4 em 18 a 21 semanas de gestação. Algumas pesquisas têm mostrado que vilos e criptas das células epiteliais intestinais expressam TLR4 e MD2, os quais são componentes-chaves do receptor para lipopolissacarídeos (LPS). A estimulação das células intestinais fetais com LPS resulta em produção de altos níveis de fator nuclear kβ (NF-kβ), com ativação e produção de quimiocinas comparadas com as células epiteliais intestinais de adultos.[22]

O desenvolvimento da expressão da imunidade inata do intestino neonatal tem importância, pois existem evidências do papel da endotoxina e da expressão do TLR4 intestinal durante uma das doenças que mais acometem o recém-nascido, principalmente o pré-termo, que é a enterocolite necrosante. Assim, a falha do recém-nascido em contrarregular a resposta ao LPS parece contribuir consideravelmente para a suscetibilidade a essa doença.[15,25]

A imunidade intestinal neonatal pode ser significativamente modificada pelo aleitamento materno, uma vez que o leite materno media a imunomodulação intestinal e, assim, as infecções subclínicas que gradualmente estimulam a memória imunológica a patógenos enquanto a inflamação é reduzida.[26]

O leite materno contém diversos fatores imunológicos, que incluem proteínas e peptídeos antimicrobianos, lactoferrina e lisozima. Apresenta fatores que podem modular os sinais de TLR, incluindo TLR2 e TLR4. A diminuição da reatividade do TLR2 ao nascimento facilita o estabelecimento da flora intestinal normal.

Mucosa respiratória

Estudos com ratos prematuros com 14 a 15 dias de gestação, que equivalem a 30 semanas de idade gestacional em humanos, mostram que a expressão de TLR2 e TLR4 nos pulmões imaturos dos ratos é quase indetectável, mas vão aumentando com o desenvolvimento pulmonar até o nascimento.[22] Algumas situações podem promover o início do desenvolvimento do pulmão, acelerando sua maturação (p. ex., na corioamnionite, infecção nas membranas placentárias e no líquido amniótico por bactérias que promovem a expressão de TLR, como a *E. coli* e *Streptococcus* do grupo B).

O corioamnionite induz também a produção de IL-6, citocina que valoriza a morfogênese e favorece a formação da árvore brônquica do pulmão fetal, promovendo um mecanismo pelo qual o sistema imune inato pode amadurecer o desenvolvimento da função respiratória durante uma infecção que resulta no parto prematuro.[27] Assim, a resposta mediada pelo TLR pode ser modulada pela infecção pulmonar.

O *Ureaplasma urealyticum*, que pode colonizar o trato respiratório neonatal, está associado a nascimento prematuro e desenvolvimento anormal do pulmão. Essa infecção tem atividade agonista do TLR2 e TLR4 e induz a produção de fator de necrose tumoral.

Os TLR2 e TLR4 agem diretamente ou em sinergismo com o LPS das bactérias, podendo ter papel importante na fisiopatologia da broncodisplasia pulmonar.[22] Em experimentos com ratos com 15 dias de gestação, quando aparece pela primeira vez a expressão do TLR4, dois dias depois de injetar-se LPS no líquido amniótico há resposta inflamatória mediada pelo TLR4 que altera a expressão da fibronectina da via aérea, inibindo o desenvolvimento da porção distal da via aérea e a alveolarização.[30] Dessa maneira, a resposta imune inata pode estar envolvida na broncodisplasia pulmonar.

Sistema hematológico

Ontogenia do sistema imune

As descrições do desenvolvimento do sistema imune fetal são relativamente limitadas, mas suficientes para determinar que o feto, até bem precoce durante a gestação, seja capaz de contar com a resposta imune inata. A imunidade adquirida, particularmente a capacidade de produzir resposta humoral, desenvolve-se mais lentamente e não é completamente funcional até depois do nascimento. Portanto, a ontogenia do sistema imune inicia-se precocemente no embrião, continua na vida fetal e apenas se completa vários anos após o nascimento.[6]

O sistema hematopoético é o primeiro sistema a ser formado no indivíduo, protagonizando a formação dos vasos (angiogênese) e a formação de sangue propriamente dita (hematopoese). O objetivo é de se estabelecer uma comunicação entre o embrião e a placenta, permitindo a circulação de nutrientes, basicamente oxigênio, para ele. Por volta de 22 a 24 dias de idade gestacional, inicia-se o batimento cardíaco e, efetivamente, a circulação sanguínea no embrião e seus anexos.[7]

Inicialmente, começa a eritropoese, que está relacionada à massa corpórea em desenvolvimento e crescimento e a sua demanda metabólica. No embrião, a massa corpórea ainda é pequena e a simples difusão de oxigênio é suficiente para as demandas metabólicas. Com o aumento da massa corpórea, de embrião a feto e deste ao recém-nascido, há necessidade de sistema de transporte de oxigênio mais eficaz. Ocorrem então adaptações e o desenvolvimento dos eritrócitos e sua molécula de hemoglobina, tudo para satisfazer as demandas de oxigênio.[7]

O primeiro sítio da hematopoese embrionária é uma estrutura extraembrionária: saco vitelínico. E o microambiente dessa estrutura é adequado somente à eritropoese, ou seja, outras linhagens celulares não são observadas.[7] É necessário ressaltar que a hematopoese inicialmente é extraembrionária e não existem células leucocitárias. Talvez exista uma razão para que esse evento ocorra, ou até mesmo uma correlação.

Na evolução do desenvolvimento do sistema hematopoético, ocorre migração dos sítios hematopoéticos, do saco vitelínico para o fígado, a partir da 6ª semana, com pico no 3º e no 4º mês de gestação e declínio progressivo durante o 6º e o 7º mês. A medula óssea inicia a síntese hematopoética a partir da 12ª semana de idade gestacional, tornando-se o principal sítio a partir da 24ª semana.[7]

Leucócitos neonatais

A massa de neutrófilos armazenada na medula óssea é definida pela massa de reserva neutrofílica e compreende todas as células do compartimento pós-mitótico

– metamielócitos, bastonetes e segmentados. Esse *pool* neutrofílico medular, caracteristicamente e em especial em prematuros, é menor que no adulto.[3]

A medula óssea neonatal é deficiente na habilidade para aumentar o número de células progenitoras após a infecção.[24] Os progenitores celulares em recém-nascidos são significativamente menores e mais ativos no aspecto proliferativo, fazendo com que exista um equilíbrio entre a massa proliferativa neutrofílica (compartimento mitótico, representado por mieloblastos, promielócitos e mielócitos) e a massa de reserva neutrofílica (compartimento pós-mitótico, representado por metamielócitos, bastonetes e segmentados). E essa menor quantidade de estoque medular limita a capacidade de aumentar a produção de neutrófilos durante o estresse.[24]

Além da insuficiente capacidade do recém-nascido em produzir neutrófilos, os neutrófilos produzidos apresentam uma deficiência funcional. A função adequada do neutrófilo consiste no reconhecimento de patógenos, na aderência ao endotélio vascular, na migração ao sítio de infecção, na fagocitose e na morte intracelular do patógeno invasor, passos que serão descritos a seguir.[24]

Reconhecimento do patógeno

O limitado reconhecimento do patógeno pelo recém-nascido basicamente se deve à diminuída expressão do receptor *toll-like*, principalmente TLR4, o que limita nessa faixa etária a resposta a bactérias que contêm LPS. A expressão baixa desses receptores em recém-nascidos explica por que bactérias com LPS na sua parede podem estimular monócitos a produzir citocinas como TNF-α, IL-1 e IL6.[11]

Entretanto, quando se trata do TLR2, observa-se que este se expressa de modo semelhante em recém-nascidos e adultos. No entanto, a cascata de eventos que ocorrem após a ligação do TLR2 está enfraquecida. A ligação do LPS no TLR4 em neutrófilos neonatais é insuficiente para desencadear o sinal intracelular do fator mieloide de diferenciação do antígeno 88 (MyD88).[2,31,37] Essa resposta, conhecida como cega, é atribuída parcialmente ao sistema de adenosina neonatal.

No sangue neonatal, existe alta concentração de adenosina circulante e as células sanguíneas neonatais são altamente sensíveis à ligação ao receptor de adenosina. O aumento da atividade da adenosina faz com que a concentração de AMPc do citosol aumente, com consequente inibição do LPS na produção de TNF-α. O decréscimo na produção de citocinas pró-inflamatórias limita a habilidade do sistema imune neonatal de ser ativado e reforçado na infecção bacteriana.[24]

Aderência vascular

A menor aderência ao endotélio vascular decorre da menor expressão de L-selectina na superfície dos neutrófilos. A perda da expressão sugere inabilidade do neutrófilo em aderir ao endotélio vascular. Outras proteínas que fazem parte da aderência leucócito-endotélio, como LFA-1 e Mac-1 (também conhecida como CD11b/CD18), estão também reduzidas.[24]

Quimiotaxia

Após a aderência ao endotélio vascular, o neutrófilo precisa realizar o movimento da diapedese e responder a estímulo para que ocorra a migração direcionada ao sítio da infecção, num processo chamado quimiotaxia.[24]

A diapedese ocorre por conta da polimerização de proteína do citoesqueleto do neutrófilo, por meio da polimerização da actina monomérica G em filamento actina F. A reorganização do citoesqueleto dos neutrófilos produz força para a sua deformação, adesão e migração. Os recém-nascidos a termo demonstram quantidades suficientes de actina F, no repouso, em relação aos adultos. No entanto, quando estimulados não há aumento considerável das proteínas actina F.

A quimiotaxia decorre da presença de fatores quimiotáticos e na resposta do neutrófilos a esses fatores. A deficiência de quimiotaxia dos neutrófilos neonatais está associada a uma resposta inadequada. Como consequência, a limitada deformidade do neutrófilo diminui a diapedese e a menor resposta dos neutrófilos aos quimiotáticos reduz a quimiotaxia.[24] A quimiotaxia está reduzida em 60% na 1ª semana de vida, mas chega aos valores normais do adulto após a 2ª semana.[24]

Fagocitose

A fagocitose requer certa coordenação e função de múltiplos processos celulares. Somente ocorre porque os leucócitos apresentam diversos receptores diferentes que reconhecem os componentes microbianos e a induzem.[15] Esses receptores reconhecem sistemas de proteínas plasmáticas, por exemplo o sistema complemento, os quais interagem com os patógenos a fim de marcá-los para depois serem englobados (fagocitados) pelos neutrófilos.

A habilidade dos neutrófilos em fagocitar partículas estranhas é altamente dependente das proteínas plasmáticas do soro. Essa relativa deficiência na fagocitose está relacionada também ao tamanho das partículas infectantes. Neutrófilos neonatais e adultos têm similar habilidade na fagocitose de bactérias como *Staphylococcus aureus* e *Escherichia coli*, enquanto os de recém-nascidos têm menor capacidade de fagocitose de fungos do tipo *Candida*. Parece que essa dificuldade em fagocitar a *Candida* é decorrente da dificuldade de englobar partículas grandes. Essa deficiência relativa na fagocitose de partículas maiores é resolvida após a 2ª semana de vida em associação à maturação da resposta quimiotáxica.[24]

Morte intracelular

Após a fagocitose da bactéria, forma-se o fagossomo. A partir daí, os neutrófilos produzem uma série de produtos tóxicos que ajudam a matar o micro-organismo englobado. Os mais importantes produtos tóxicos são peróxido de hidrogênio (H_2O_2), ânion superóxido (O_2^-) e o óxido nítrico (NO), que são diretamente tóxicos para as bactérias. São gerados por NADPH oxidases lipossomais e outras enzimas, em processo denominado respiração oxidativa. Algumas proteínas que compõem o sistema NADPH estão reduzidas nessa faixa etária, o que dificulta a resposta do neutrófilo neonatal.[24]

Além da diminuição da função dos neutrófilos, ocorre também exaustão do número de neutrófilos da medula óssea durante processos infecciosos, provocando quadro de neutropenia. Pode ser observada frequentemente durante a sepse neonatal precoce, particularmente causada pelo *Streptococcus* do grupo B.

A insuficiência quantitativa de neutrófilos neonatais e a insuficiência qualitativa (menor reconhecimento do patógeno, menor aderência ao endotélio vascular, menor deformidade prejudicando a diapedese, menor resposta à quimiotaxia, menor expressão dos receptores para a fagocitose, depressão do metabolismo oxidativo e consequente menor destruição bacteriana) são consideradas as causas mais importantes para o aumento da suscetibilidade a infecção.[22,24]

A combinação das deficiências neutrofílicas com as deficiências da síntese de imunoglobulinas e com a deficiência do sistema complemento resulta em maior suscetibilidade a infecção sistêmica por patógenos encapsulados, como o *Streptococcus* do grupo B, *Staphylococcus* e *Klebsiela* sp., os quais requerem opsonização para a fagocitose e morte bacteriana.[6]

Monócitos, macrófagos e células dendríticas

A principal atividade dessas células fagocíticas, além da fagocitose, é a de preparar o antígeno patogênico aos linfócitos e/ou destruí-lo. No entanto, essa atividade é dependente da secreção de citocinas, principalmente INF-γ; IL-12 e IL-18. E a reduzida síntese dessas citocinas nos recém-nascidos pode resultar no aumento da suscetibilidade a infecção por bactérias intracelulares.[6]

Plasma neonatal – adenosina e proteínas da fase aguda da inflamação

Dentro do plasma neonatal, há várias proteínas solúveis com papel importante na imunidade inata, as quais estão em menores concentrações quando comparadas às do adulto. Por exemplo, os componentes do sistema complemento estão diminuídos e variam de 10% a 70% dos níveis adultos. A deficiência no complemento pode contribuir com a inabilidade do recém-nascido em limitar a replicação de cepas bacterianas no sangue, e os componentes do sistema complemento também têm papel importante na imunidade adaptativa, contribuindo para uma limitação na resposta adaptativa neonatal.[22]

No feto, a condição metabólica é caracterizada por baixa tensão de oxigênio. Esta, por sua vez, pode ser exacerbada por prolongado trabalho de parto, contrações uterinas e estresse fetal, o que modula precocemente a resposta da síntese de citocinas. A hipóxia aumenta a produção de IL-6 e IL-8, citocinas importantes no trabalho de parto, e limita a produção de TNF-α.

A adenosina, outro metabólito endógeno que tem sua concentração elevada durante a hipóxia, apresenta propriedades imunomoduladoras. Por meio da ativação dos receptores A_3 da adenosina em células mononucleares neonatais, a alta concentração de adenosina inibe TLR-2, que media a produção de TNF-α.

A concentração plasmática de proteínas da fase aguda da inflamação produzidas no fígado sofre mudanças drásticas durante os primeiros dias de vida do recém-nascido, provavelmente refletindo a exposição inicial a micro-organismos. A análise histológica do eritema tóxico que ocorre na primeira semana de vida mostra macrófagos da pele que ingerem a bactéria e produzem IL-1.

A produção de IL-6 também é elevada, excedendo os níveis basais do adulto, fato que induz os hepatócitos a sintetizar e secretar proteínas da fase aguda da inflamação. Essas proteínas incluem: lectina ligadora da manose (MBL), CD14 solúvel, proteína C reativa (PCR), proteína ligadora a LPS, todas com concentrações baixas ao nascimento, mas que se elevam na primeira semana de vida.

Sistema complemento

O principal elemento não celular da resposta imune inata é formado por grande quantidade de proteínas plasmáticas que reagem entre si e, uma vez ativadas, promovem:[15,36]

- Opsonização de patógenos e fagocitose.
- Solubilização e eliminação dos imunocomplexos, minimizando a resposta inflamatória.
- Interação entre os sistemas imunes, adaptativo e inato, na medida em que induzem a proliferação e a ativação das células B.
- Alteração do tônus vascular para facilitar o recrutamento e a ativação dos leucócitos.
- Iniciação da cascata de coagulação.
- Produção de citocinas pró-inflamatórias.

Tudo isso com o objetivo de ajudar no combate à infecção.

A ativação do sistema complemento inicia-se no local da infecção e induz uma série de eventos inflamatórios. Esse sistema se ativa por meio de cascata enzimática, a exemplo da antiga cascata de coagulação. Nessa cascata, o substrato do sistema complemento secretado como precursor inativo sofre uma clivagem proteolítica, que o fragmenta e ativa. Esse fragmento ativado, por sua vez, cliva e ativa o próximo precursor inativado, promovendo o efeito cascata.

Os produtos das reações de clivagem dos componentes do sistema complemento são designados por letras minúsculas adicionais, sendo o fragmento maior com a letra **a** e o menor com a letra **b**. Por exemplo, a clivagem de C4 produz o fragmento maior C4a, com propriedades inflamatórias fracas, e o fragmento menor

C4b, que se une à superfície do patógeno.[15] Por meio desses produtos, haverá mecanismos diferentes de ação:

1. Fragmentos grandes, "**a**", ativados funcionarão como quimioatraentes, recrutando e ativando fagócitos.
2. Fragmentos pequenos, "**b**", ativados vão se unir aos patógenos ("marcá-los"), opsonizá-los ("prepará-los para serem digeridos" ou "temperá-los") e, pelo reconhecimento específico dos receptores do complemento nos fagócitos, os patógenos são englobados e destruídos.
3. Haverá formação de componentes terminais por meio da polimerização, criando poros na membrana e, a seguir, lise bacteriana.

A ativação do sistema complemento pode ocorrer por três vias: via clássica, via da lectina (ligadora da manose) e via alternativa (Figura 2.2).

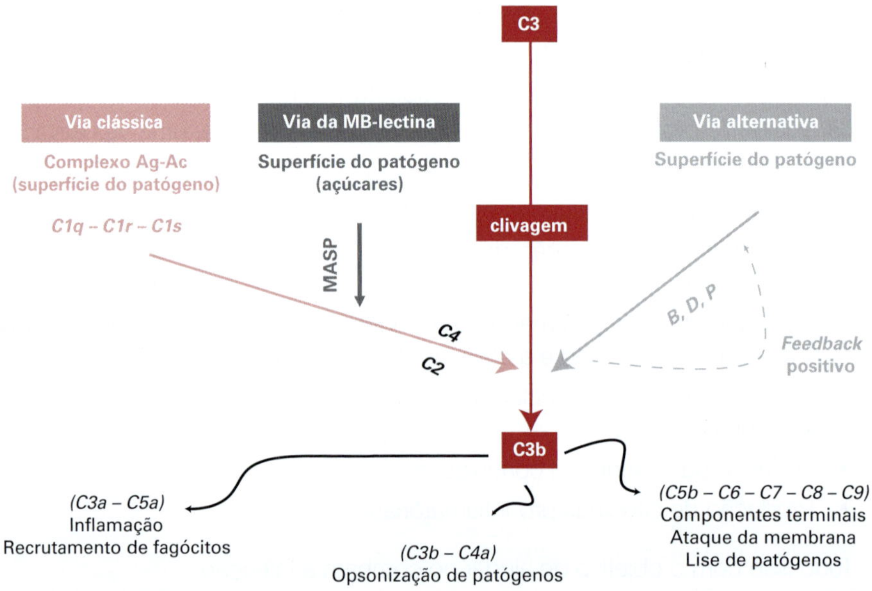

FIGURA 2.2 Sistema complemento – principais componentes da cascata e ações efetoras do complemento.
Fonte: Adaptada de Janeway et al., 2002.[15]

Características particulares da cascata do sistema complemento são importantes para a resposta imunológica fetal-neonatal:

1. Enquanto a especificidade da via clássica resulta da interação de antígenos e anticorpos, a ativação das vias alternativas e da via lectina é anticorpo

independente, e essas vias podem ser ativadas por estruturas como endotoxinas e polissacarídeos frequentemente expressos pelos patógenos.

2. Para fetos e recém-nascidos, que ainda não produzem IgG antígeno específico para reconhecimento imunológico, a via alternativa e a via da lectina podem ser fundamentais para iniciar as funções efetoras da cascata de complemento.[17]
3. A ativação da cascata do sistema complemento permite rápida amplificação de suas funções. E a via alternativa pode ser ampliada por meio do mecanismo de *feedback* positivo.
4. A ativação contínua da via alternativa requer rigorosa regulação do feto para evitar lesão tecidual durante a remodelagem do organismo.[40]

Entre as funções das três vias do sistema complemento, está a de promover uma série de reações para gerar uma protease denominada **convertase C3**. As convertases C3 formadas ligam-se à superfície do patógeno e clivam o C3 para gerar grandes quantidades de C3b, que é a principal molécula efetora do sistema complemento, e C3a, um peptídeo mediador de inflamação (Figura 2.2).

As moléculas C3b agem como opsoninas, unem-se ao patógeno e sinalizam-no para a destruição pelos fagócitos portadores de receptores para C3b. O C3b também se une à convertase C3 para formar a convertase C5, que produz o pequeno peptídeo C5a, o mediador mais importante na inflamação, bem como o grande fragmento C5b, que inicia os eventos tardios da ativação do sistema complemento.

Os eventos tardios da ativação do sistema complemento incluem uma série de reações de polimerização, nas quais os componentes terminais interagem entre si para formar o complexo de ataque à membrana, que cria poros nas membranas celulares de alguns patógenos, podendo resultar em sua morte (Figuras 2.3A e 2.3B).

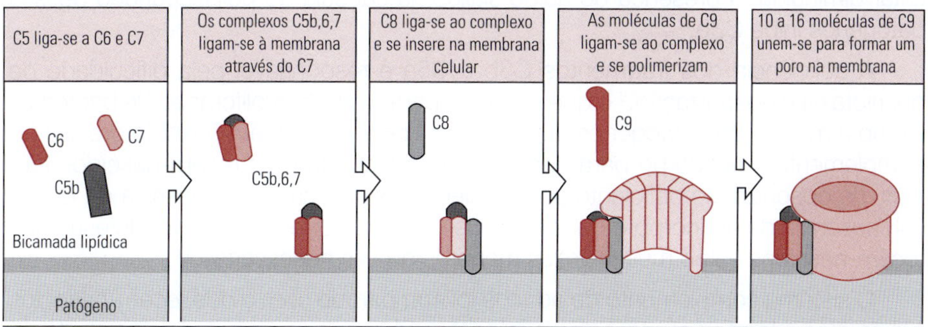

FIGURA 2.3A Ataque à membrana do patógeno – polimerização e formação do poro na membrana do patógeno.
Fonte: Janeway et al., 2002.[15]

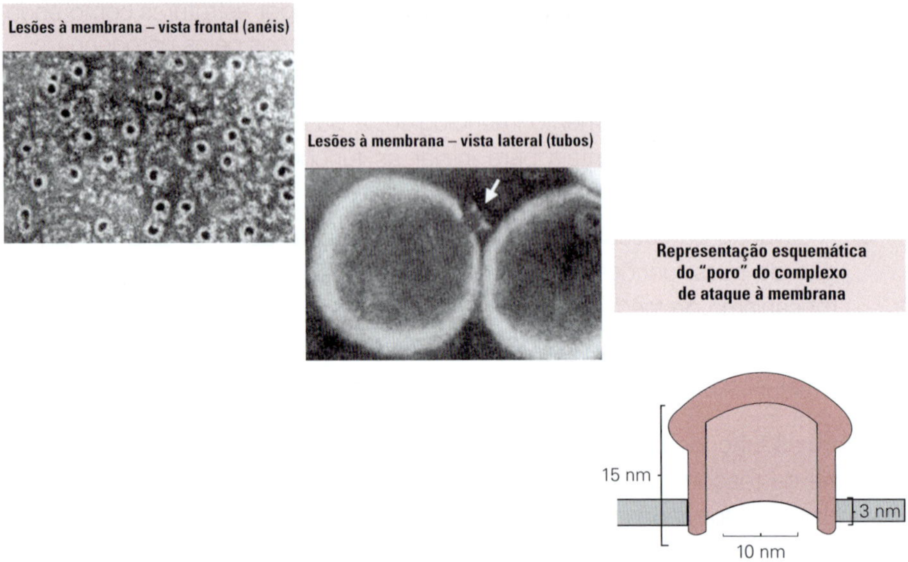

FIGURA 2.3B Ataque à membrana do patógeno – visão à microscopia eletrônica do poro da membrana do patógeno.
Fonte: Janeway et al., 2002.[15]

O sistema complemento aparece entre a 6ª e a 14ª semana da idade gestacional, de modo que todos os componentes estão presentes nos fetos a partir da 18ª semana. A concentração do complemento é dependente da idade gestacional, ou seja, quanto menor a idade gestacional, maior a deficiência.[6]

Além disso, as vias clássicas e alternativas têm atividade lenta, particularmente em recém-nascidos pré-termos. Os recém-nascidos têm dificuldade em opsonizar os principais agentes etiológicos causadores de sepse neonatal, sobretudo precoce – *Streptococcus agalactiae* e *Escherichia coli* –, pois, além de a via alternativa estar diminuída, a presença do ácido siálico na cápsula do polissacarídeo desses patógenos inibe C3b.[9]

A deficiência dos fragmentos C3b e C5a é responsável pela dificuldade de quimiotaxia e opsonização,[6] o que contribui para a rápida proliferação de bactérias. Como a maioria dos patógenos que causam doença no recém-nascido precisa do complemento e anticorpo para opsonização adequada e os recém-nascidos têm 40% de opsonização deficiente por deficiência fisiológica na via clássica de C1q e C4, ausência de anticorpo e baixo nível de C9, consequentemente as defesas dos recém-nascidos estão muitas vezes menores que as necessárias.[9]

O sistema complemento de adultos foi comparado com o dos recém-nascidos pré-termos e termos na vigência de infecção. Observou-se que a via clássica tanto em recém-nascidos a termo como em prematuros está mais baixa que nos adultos, e mais ainda que C8, que insere o complexo na membrana do patógeno, e C9, que desencadeia a polimerização, estão ainda mais diminuídas.

A via alternativa, que é a principal via de ativação do sistema complemento em recém-nascidos, está também diminuída. Em relação à via da lectina, ainda que precária no pré-termo, no recém-nascido a termo a sua função melhora e esta via pode ativar a via alternativa[36] (Figura 2.4).

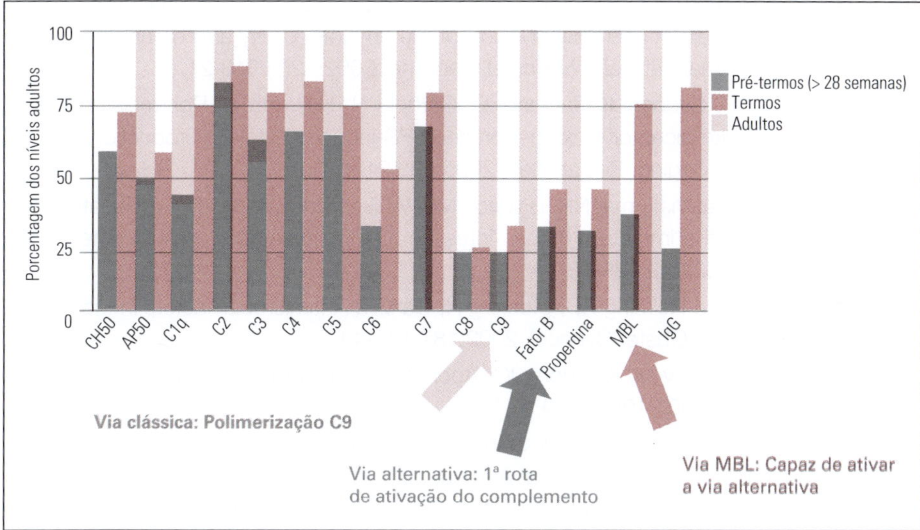

FIGURA 2.4 Comparação dos níveis de proteínas do sistema complemento (vias clássica, alternativa e MBL) e imunoglobulina em recém-nascidos pré-termos, termos e adultos na vigência de infecção.

Fonte: Wynn e Levy, 2010.[36]

Referências bibliográficas

1. Abrahams VM, Bole-Aldo P, Kim YM, Straszewski-Chaves SL, Chaiworapongsa T et al. Divergent trophoblast responses to bacterial products mediated by TLRs. J Immunolol. 2004;173:4286-96.
2. Al-Hertani W, Yan SR, Byers DM, Bertolussi R. Human newborn polymorphonuclear neutrophils exhibit decreased levels of MyD88 and attenuated p38 phosphorylation in responses to lipopolysaccharide. Clin Invest Med. 2007;30:E44-53.
3. Al-Mulla ZS, Christensen RD. Neutropenia in the neonate. Clin Perinatol. 1995;22:711-39.
4. Beijar EC, Mallard C, Powell TL. Expression and subcellular localization of TLR4 in term and first trimester human placenta. Placenta. 2006;27:322-6.
5. Cherry SH, Filler M, Harvey H. Lysozyme content of amniotic fluid. Am J Obstet Gyn. 1973;116:639-42.
6. Chirico G. Development of the immune system in neonates. J Arab Neonatal Forum. 2005;2:5-11.
7. Dame C, Juul SE. The switch fetal to adult erythropoiesis. Clin Perinatol. 2000;22(3):507-26.

8. Dorschner RA, Lin KH, Murakami M, Gallo RL. Neonatal skin in mice and humans expresses increase levels of antimicrobial peptides: innate immunity during development of the adaptive response. Pediatr Res. 2003;53:566-72.
9. Edwards MS, Kasper DL, Jenning HJ, Baker CJ, Weller AN. Capsular sialic acid prevents activation of the alternative complement pathway by type III, group B streptococci. J Immunol. 1982;128:1278-83.
10. Espinoza J, Romero R, Chaiworapongsa T, Kim JC, Yoshimatsu J et al. Lipopolysaccharide-binding protein in microbial invasion of the amniotic cavity and human parturition. Journal of Maternal-Fetal and Neonatal Medicine. 2002;12(5):313-21.
11. Förster-Waldl E, Sadeghi K, Tamandl D, Gerhold B, Hallwirth U, Rohrmeister K et al. Monocyte toll-like receptor 4 expression and LPS-induced cytokine production increase during gestational aging. Pediatr Res. 2005;58:121-4.
12. Fusunyan RD, Nanthakumar NN, Baldeon ME, Walker WA. Evidence for an innate immune response in the immature human intestine: toll-like receptors on fetal enterocytes. Pediatric Res. 2001;49:589-93.
13. Hein M, Valore EV, Helming RB, Uldbjerg N, Ganz T. Antimicrobial factors in the cervical mucus plug. Am J Obstet Gynecol. 2002;187:137-44.
14. Huppertz B, Kadyrov M, Kingdom JC. Apoptosis and its role in the trophoblast. Am J Obstet Gynecol. 2006;195:29-39.
15. Janeway CA, Travers P, Walport M, Shlomchik M. Imunobiologia O sistema imune na saúde e na doença. 5. ed. Porto Alegre: Artmed; 2002. cap 2. Imunidade Inata. p. 55-111.
16. Jilling T, Simos D, Lu J, Meng FJ, Li D, Schy R et al. The roles of bacteria and TLR4 in rat and murine models of necrotizing eneterocolitis. J Immunol. 2006;177:3273-82.
17. Kielgast S, Thiel S, Henriksen TB, Bjerke T, Olsen J, Jensenius JC. Umbilical cord mannan-binding lectin and infections in early childhood. Scan J Immunol. 2003;57(2):167-72.
18. Kim HS, Cho JH, Park HW, Yoon H, Kim MS, Kim SC. Molecular and structural immunology endotoxin-neutralizing antimicrobial proteins of the human placenta. J Immunol. 2002;168:2356-64.
19. Koyama M, Ito S, Nakajima A, Shimoya K, Azuma C, Suehara N. Elevations of group II phospholipase A2 concentrations in serum and amniotic fluid in association with preterm labor. Am J Obstet Gyn. 2000;183(6):1537-43.
20. LeBouder E, Rey-Nores JE, Rushmere NK, Grigorov M, Lawn SD, Affolter M et al. Soluble forms of toll-like receptor (TLR)2 capable of modulating TLR2 signaling are present in human plasm and breast milk. J Immunol. 2003;171:6680-9.
21. LeBouder E, Rey-Nores JE, Raby AC, Affolter M, Vidal K, Thornton CA et al. Modulation of neonatal microbial recognition: TLR-mediated innate immune responses are specifically and differentially modulated by human milk. J Immunol. 2006;176:3742-52.
22. Levy O. Innate immunity of the newborn: basic mechanisms and clinical correlates. Nature Reviews Immunology. 2007;7:379.
23. Lotz M, Gütle D, Walther S, Ménard S, Bogdan C, Hornef MV. Postnatal acquisition of endotoxin tolerance in intestinal epithelial cells. J Exp Med. 2006;203:973-84.
24. Melvan JN, Babgy GJ, Welsh DA, Nelson S, Zhang P. Neonatal sepsis and neutrophil insufficiencies. Int Rev Immunol. 2010;29(3):315-48.

25. Nanthakumar NN, Fusunyan RD, Sanderson I, Walker WA. Inflammation in the developing human intestine: a possible pathophysiologic contribution to necrotizing enterocolitis. Proc Natl Acad Sci USA. 2000;97:6043-8.
26. Newburg DS, Walker WA. Protection of the neonate by the innate immune system of developing gut and of human milk. Pediatr Res. 2007;61:2-8.
27. Nogueira-Silva C, Santos M, Baptista MJ, Moura RS, Correia-Pinto J. IL-6 is constitutively expresses during lung morphogenesis and enhances fetal lung explant branching. Pediatr Res. 2006;60:530-6.
28. Pacora P, Gervasi MT, Gomez R, Edwin SS, Yoon BH, Romero R. Lactoferrin in intrauterine infection, human parturition, and rupture of fetal membranes. Am J Obstet Gyn. 2000;183(4):904-10.
29. Poole JA, Claman HN. Immunology of pregnancy: implications for the mother. Clin Rev Allergy Immunol. 2004;26:161.
30. Prince LS, Dieperink HI, Okoh VO, Fierro-Perez GA, Lallone RL. Toll-like receptor signaling inhibits structural development of the distal fetal mouse lung. Dev Dyn. 2005;233:553-61.
31. Sadeghi K, Berger A, Langgartner M, Prusa AR, Hayde M, Herkner K et al. Immaturity of infection control in preterm and term newborns is associated with impaired toll-like receptor signaling. J Infect Dis. 2007;195:296-302.
32. Schaefer TM, Desouza K, Fahey JV, Beagley KW, Wira CR. Toll-like receptor (TLR) expression and TLR-mediated cytokine/chemokine production by human uterine epithelial cells. Immunology. 2004;112:428-36.
33. Tollin M, Bergsson G, Kai-Larsen Y, Lengqvist J, Sjovall S, Griffiths W et al. Vernix caseoso as a multi-component defense system based on polypeptides, lipids and their interactions. Cell Mol Life Sci. 2005;62(19-20):2390-9.
34. Tollin M, Jagerbrink T, Haraldsson A, Agerberth B, Jorvall H. Proteome analysis of vernix caseoso. Pediatr Res. 2006;60:430-4.
35. Williams CB, Eisenstein EM. Immunology of the fetus and newborn. In: Avery's diseases of the newborn. 9th ed. Elsevier Saunders; 2012. p. 445-67.
36. Wynn JL, Levy O. Role of innate host defenses in susceptibility to early onset neonatal sepsis. Clin Perinatol. 2010;37(2):307-37.
37. Yan SR, Qing G, Byers DM, Bortolussi R. Role of MyD88 in diminished tumor necrosis factor alpha production by newborn mononuclear cells in response to lipopolysaccharide. Infect Immun. 2004;72:1223-9.
38. Yoshio H, Tollin M, Gudmundsson GH, Lagercrantz H, Jörnvall H, Marchini G, Agerberth B. Antimicrobial polypeptides of human vernix caseosa and amniotic fluid: implications for newborn innate defense. Pediatr Res. 2003;53:211-6.
39. Zasloff M. Vernix, the newborn and innate defense. Pediatr Res. 2003;53:203-4.
40. Zipfel PF, Würznerc R, Skerkaa C. Complement evasion of pathogens: common strategies are shared by diverse organisms. Molecular Immunology. 2007;44(16):3850-7.

capítulo 3

A Saliva do Recém-Nascido
– Composição, Microbiota e Sistema de Defesa

- Dóris Rocha Ruiz
- Rubens Feferbaum
- Edna Maria de Albuquerque Diniz

Introdução

A cavidade oral é constituída por múltiplas estruturas e tecidos que estão sempre numa relação dinâmica. Enquanto cada estrutura oral desempenha sua função, todas são colonizadas por micro-organismos e imersas constantemente na saliva. A saliva é um fluido corporal de composição complexa, constituída por uma combinação específica de secreções das glândulas salivares maiores, menores e acessórias, contribuindo para a proteção e o equilíbrio da cavidade oral e do sistema digestório. Essa proteção salivar é assegurada por solutos, orgânicos e inorgânicos, por peptídeos e proteínas específicos. Entretanto, esse biofluido disponível do corpo humano interage constantemente com mudanças do ambiente interno e externo, como tecidos moles e duros, alimentos, bebidas, ar e micro-organismos.[1]

A composição e as funções do fluido salivar ainda não são completamente compreendidas, havendo a necessidade de mais pesquisas para total esclarecimento. A saliva contribui para algumas funções orais na fase neonatal, entre elas: digestão, tamponamento, ação antibacteriana, lubrificação do epitélio oral e deglutição; em fases seguintes, a mastigação e a fala. Na presença de dente natal ou neonatal, há a função salivar de remineralização e prevenção da desmineralização do esmalte dentário. Acrescenta-se que a função salivar pode constituir também um papel significativo, controlando e/ou modulando os danos oxidativos na cavidade oral.[2,3]

A microbiota oral faz interface com o sistema imunológico do hospedeiro humano e tem um papel importante não apenas na saúde da cavidade oral, mas também na saúde sistêmica. O largo espectro de moléculas presentes na saliva fornece informações valiosas para aplicações de diagnóstico clínico, fazendo com que a saliva seja reportada na literatura como um "espelho da saúde do corpo" ou "uma janela sobre o estado de saúde". Portanto, é considerada um excelente biomarcador não invasivo que serve como ferramenta valiosa e atraente no monitoramento da saúde e na avaliação de risco, diagnóstico, prognóstico, monitoramento e prevenção de doenças.[4]

Ressalta-se que o trato aerodigestivo humano inclui a cavidade oral, a faringe, o esôfago, as passagens nasais e os seios da face e abriga uma diversidade de espécies bacterianas, patógenas ou não. Compreender a composição e a função específica do microbioma oral, bem como essa integração, é importante para compreender a saúde e as doenças, uma vez que os locais do trato aerodigestivo são frequentemente colonizados por patógenos bacterianos comuns e estão associados a doenças prevalentes caracterizadas por disbiose.[5]

Secreção e composição salivar

As glândulas salivares podem ser classificadas pelo seu tamanho em maiores e menores. As glândulas maiores compreendem três glândulas em pares: a parótida, o submandibular e as glândulas sublinguais. As menores são distribuídas por toda a cavidade oral na mucosa oral e labial, palato e língua.

As glândulas salivares também podem ser classificadas de acordo com a natureza histoquímica da saliva secretada em serosa, mucosa e mista. A saliva serosa é uma secreção aquosa fina, rica em íons e enzimas; a saliva mucosa é mais viscosa em razão da presença de mucina, que é uma glicoproteína; e a saliva mista apresenta secreções mistas: serosa e mucosa.[6]

A composição salivar é o resultado da produção salivar dessas várias glândulas e normalmente apresenta aproximadamente 99% de água e 1% de substâncias orgânicas e inorgânicas. Por volta de 90% da composição salivar é secretada pelas glândulas maiores e 10% pelas menores (Figura 3.1).

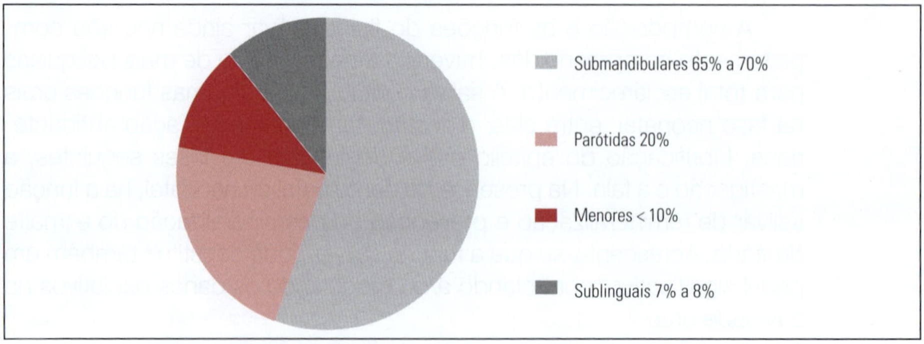

FIGURA 3.1 Contribuições de diferentes glândulas salivares na composição salivar não estimulada.

Embora a maioria dos compostos orgânicos na saliva sejam produzidos localmente nas glândulas salivares, algumas moléculas passam para a saliva através do sangue. Várias vias, tanto intra quanto extracelulares, possibilitam que as moléculas sejam transportadas a partir do sangue para a saliva. As biomoléculas entram na saliva por difusão passiva de moléculas lipofílicas (como hormônios esteroides) ou pelo transporte ativo de proteínas via ligação do ligante de receptores. A composição de cada tipo de glândula é fundamental para o equilíbrio da cavidade oral; por exemplo, as glândulas salivares menores contribuem com 7% a 8% do volume total diário de saliva e produzem quatro vezes mais imunoglobulinas que as demais glândulas salivares. A composição inorgânica da saliva é diferente do plasma, embora seja derivada deste. Estão presentes os íons de cálcio, sódio, fosfato, potássio, cloro, fluoretos, hidrogênio, magnésio, complexos iônicos do flúor, fosfato inorgânico, bicarbonato e tiocionato. A composição da saliva também inclui grande número de compostos orgânicos, como: ureia, amônia, ácido úrico, glicose, colesterol, ácidos gordos, triglicerídeos, fósforo, lipídios neutros, glicolipídios, aminoácidos, hormônios esteroides e proteínas que ajudam na proteção dos tecidos da cavidade oral, incluindo as mucinas, estaterinas, amilases, aglutininas, glicoproteínas, lisozimas, peroxidases, proteínas ricas em prolina e imunoglobulinas (IgA, IgG e IgM). Fatores não imunes incluem: lactoferrina, lisozima, mieloperoxidase, histatinas, cistatinas, mucina G1 e G2 e defensinas. A saliva também contém uma variedade de componentes antimicrobianos e fatores de crescimento. Constantes pesquisas são necessárias para evidenciar se a análise de alterações no fluxo e composição salivar poderá ser utilizada no monitoramento de recém-nascidos, uma vez que a saliva contém inúmeras informações relacionadas aos estados emocional, hormonal, imunológico, neurológico, nutricional e metabólico[1-10] (Figura 3.2).

A produção de saliva do recém-nascido está diretamente relacionada à hidratação, à condição de saúde e ao peso corporal.[11] De modo geral, a composição salivar depende não só do tipo e do tamanho da glândula, mas também fortemente do fluxo salivar, da intensidade e do estímulo simpático ou parassimpático de produção de cada glândula, variando também para cada pessoa e em momentos diferentes do dia e da sua vida, sujeita a variações circunstanciais. Há comprovada influência do ritmo circadiano na produção salivar.[12] Por exemplo, durante o sono e no repouso, o fluxo salivar diminuirá naturalmente. Todavia, próximo às refeições e sob estímulo gustativo ou mecânico, há um aumento do fluxo salivar. Da mesma maneira, as contribuições de cada glândula também variam no decorrer do dia, como no sono, repouso ou estímulo. Destaca-se que o recém-nascido não tem um ciclo circadiano regulado, embora tenha sido observado um aumento diurno em cortisol no final da tarde e em correspondência com o tempo de nascimento. O ritmo circadiano adrenal adquirido no útero pode ser arrastado por eventos endocrinológicos ao nascimento.[13]

Estudos em adultos mostraram que a secreção salivar é iniciada por impulsos nervosos induzidos reflexivamente e que o controle da salivação depende da liberação de neurotransmissores pelas terminações nervosas das glândulas salivares.[2]

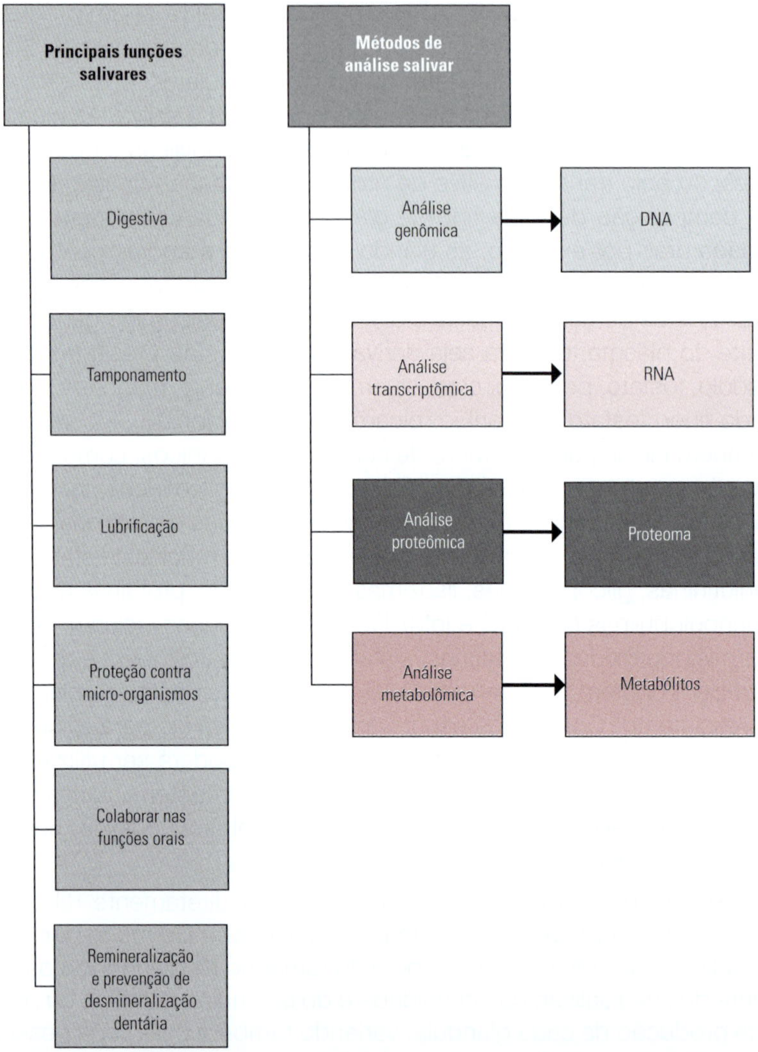

FIGURA 3.2 Saliva – principais funções e métodos de análise salivar.

A saliva é formada em dois estágios: a secreção primária; e a saliva total. A secreção primária é a saliva que ocorre no ácino das glândulas salivares e que sofrerá modificações posteriores à medida que passa através do sistema de ductos, resultando num produto único de todas as glândulas salivares maiores e menores presentes na cavidade oral, tornando-se a "saliva total". A saliva total poderá conter transudados das mucosas, expectoradas por secreções brônquicas e nasais, soro e derivados do sangue de lesões orais, bactérias, produtos bacterianos, vírus e fungos, células epiteliais descamadas, outros componentes celulares e restos alimentares (leite materno, fórmula ou demais alimentos).[14]

Microbiota oral do recém-nascido

A saliva é estéril ao penetrar na cavidade oral, contudo é constantemente contagiada por micro-organismos e, quando amostrada, observa-se uma microbiota salivar diversa e individual.[15] Assim, a cavidade oral é importante porta de entrada para micro-organismos no corpo humano. Todo tipo de alimento, inclusive o leite materno, ao entrar na boca é misturado com saliva em seu caminho para o estômago e o trato intestinal; da mesma forma, o ar passa pelo nariz e pela boca em seu caminho para a traqueia e os pulmões. Em contrapartida, os micro-organismos que colonizam superfícies da cavidade oral têm uma probabilidade significativa de se espalhar em superfícies epiteliais contíguas para outros sítios adjacentes.[16]

A colonização inicial dos micro-organismos na cavidade oral era tradicionalmente reportada como acontecendo apenas após o nascimento. Todavia, alguns estudos alertam para o início do microbioma humano antes mesmo do nascimento, pela observação da presença na placenta de *Streptococcus, Fusobacterium, Neisseria, Prevotella* e *Porphyromonas.* Essa recente evidência aponta para uma forte conexão entre o ambiente placentário e o microbioma oral.[17-18]

Hurley e colaboradores (2019)[19] realizaram um estudo sobre a microbiota oral neonatal levando em consideração que existem trocas microbianas iniciais da mãe para o neonato, ao nascimento e logo após o nascimento, as quais são consideradas fundamentais para a instalação da microbiota infantil. Nesse estudo, os autores monitoraram 84 recém-nascidos a termo nascidos através do parto normal e da cesariana, coletando amostras salivares na 1ª, 4ª e 8ª semana de vida e aos 6 meses e 1 ano de idade. Observaram que a microbiota oral do recém-nascido diferiu significativamente pelo tipo de parto até 1 semana de vida, mas a modalidade de nascimento não teve qualquer influência sobre a microbiota oral do lactente além dessa idade. A diversidade da microbiota oral dos recém-nascidos permaneceu relativamente estável desde o nascimento até as 8 semanas de idade. Os autores concluíram que o tipo de parto não teve efeito sobre a microbiota oral dos lactentes após 4 semanas de idade e que a microbiota oral dos lactentes continuou a se desenvolver durante todo o primeiro ano de vida.

Ferretti e colaboradores (2018)[20] reportaram que a aquisição e o desenvolvimento do microbioma infantil seriam essenciais para estabelecer uma simbiose hospedeiro-microbioma saudável, havendo uma constante e complexa interação entre a genética do hospedeiro e as condições ambientais para que o microbioma oral suporte suas funções no corpo humano, incluindo a facilitação da absorção de nutrientes, a modulação do sistema imunológico e a proteção contra organismos patogênicos. A esse respeito, na fase neonatal, para moldar o microbioma oral inicial do recém-nascido, existe uma provável combinação de diferentes fontes de microbioma da mãe, incluindo as orais, intestinais, vaginais, cutâneas, acrescidas as fontes do leite materno e dos alimentos iniciais, além da transmissão de microbiomas de outros membros familiares e cuidadores em hospitais e em domicílio. Dessa forma, a identificação da microbiota oral neonatal torna-se complicada porque o recém-nascido pode ter tido contato com diferentes tipos de micro-organismos. A presença de diversos micro-organismos pode ser apenas transitória na cavidade oral na fase neonatal, dependendo das condições encontradas durante seu metabolismo e crescimento.

Nardi e colaboradores (2021)[21] afirmaram, em revisão sistemática da literatura, que o tipo de parto, a exposição materna a antibióticos durante o parto, a saúde materna classificada como excesso de peso, o diabetes *mellitus* gestacional e o tipo de alimentação poderiam estar correlacionados a alterações no microbioma oral inicial neonatal. Entretanto, mais estudos são necessários para aprofundar o conhecimento e a compreensão sobre o microbioma oral do recém-nascido, a fim de possibilitar o desenvolvimento de estratégias preventivas e terapêuticas de apoio à gestante.

Rotimi e Duerden (1981)[22] observaram, em estudo com 22 recém-nascidos a termo na África, o desenvolvimento da flora bacteriana durante a primeira semana de vida e reportaram que a microbiota oral na fase neonatal era altamente dinâmica e sofria rápidas mudanças em sua composição. Nos recém-nascidos a termo desse estudo, os *Estreptococos Viridans* e *Streptococcus salivarius* foram as espécies mais frequentemente encontradas na cavidade oral e já estavam presentes 8 horas após o nascimento; na sequência, *S. albus* e *Neisseria* spp. foram isolados mais tarde, ainda no primeiro dia, e as espécies anaeróbias *Veillonella* e *Bifidobacterium* apareceram no segundo dia.

Em outro estudo com 22 recém-nascidos pré-termo na África, Rotimi e colaboradores (1985)[23] verificaram que a flora oral era composta predominantemente por cocos Gram-positivos, observando no sexto dia a colonização de *Streptococcus salivarius* em 17 recém-nascidos pré-termo, de *Streptococcus viridans* em 14 recém-nascidos pré-termo, de *Staphylococcus albus* em 16 recém-nascidos pré-termo e de *Streptococcus do Grupo D* em 11 recém-nascidos pré-termo. A *Candida* spp. também colonizou a cavidade oral em 17 dos 22 recém-nascidos pré-termo no sexto dia. Nenhum organismo anaeróbio foi isolado no primeiro dia, porém no terceiro dia, em 6 recém-nascidos pré-termo, foram observados *Veillonella* spp. e *Bifidobacterium* spp. e, em 3 recém-nascidos pré-termo, foram observados *Eubacterium* spp., *Pseudomonas* spp. e *Proteus* spp. como colonizadores transitórios.

Nelson-Filho e colaboradores (2013)[24] avaliaram a dinâmica da colonização microbiana da cavidade oral de 81 recém-nascidos brasileiros saudáveis, esfregando suavemente cotonetes esterilizados sobre a superfície da língua, mucosa bucal, processo alveolar e palato, entre 10 minutos e 53 horas após o nascimento; e revelaram após o processamento microbiológico a contagem de unidades formadoras de colônias de estreptococos, estafilococos e bacilos aeróbios Gram-negativos. Entre 10 minutos e 8 horas, foram detectados os *Staphylococcus epidermidis* em 30,7% das amostras; entre 8 e 16 horas, foram detectados os *S. epidermidis* em 69,5% e os *Streptococci* em 56,5% das amostras. Entre 16 e 24 horas, foram detectados *S. epidermidis*, *Streptococci* e *S. aureus* em 77,78%, 85,18% e 37,03% das amostras, respectivamente. Entre 24 e 53 horas, foram detectados *S. epidermidis* em 88,89%, *Streptococci* em 94,4% e *S. aureus* em 33,3% das amostras. *S. mutans* não foram encontrados em nenhuma das amostras. Os pesquisadores desse estudo sugeriram que devem ser realizadas medidas de higiene rigorosas por parte da mãe e da equipe de enfermagem e que estes devem ser instruídos para evitar ou pelo menos retardar a ocorrência de infecções causadas por micro-organismos em recém-nascidos. Adicionalmente, que procedimentos hospitalares devem ser assépticos e intervenções invasivas devem ser minimizadas.

Diversos fatores perinatais podem contribuir para o desenvolvimento e o estabelecimento da microbiota intestinal infantil. Todavia, a amamentação é reconhecida como um dos fatores mais influentes na composição do microbioma intestinal neonatal, com potencial de desempenhar repercussões à saúde em outros ciclos da vida. Moossavi e colaboradores (2019)[25] realçaram que o leite materno contém uma comunidade complexa de bactérias que podem ajudar a semear a microbiota intestinal infantil, favorecendo a imunidade e a saúde infantil. Esses autores afirmaram que existem diversos fatores maternos, infantis e ambientais que podem influenciar interativamente a composição da microbiota do leite materno. Dentre esses fatores, citaram a cavidade oral do lactente, ao demonstrarem que pela inoculação retrógada algumas bactérias do leite materno se originam na cavidade oral infantil. O mais surpreendente é que reportaram que a extração do leite materno por bomba e a amamentação indireta estariam consistentemente associadas a mudanças na composição da microbiota do leite materno, destacando a importância das práticas de amamentação. Da mesma forma, Al-Shehri e colaboradores (2016),[26] em estudo molecular usando sequenciamento do gene 16S-rRNA, afirmaram que o microbioma oral dos lactentes amamentados exclusivamente com leite materno tem características distintas do dos alimentados com fórmula; e concluíram que o modo de alimentação influencia o desenvolvimento da microbiota oral, e isso pode ter implicações para a saúde humana em longo prazo. Foram detectadas diferenças nos perfis bacterianos de lactentes amamentados exclusivamente e lactentes alimentados com fórmula. Demonstraram que as comunidades bacterianas orais foram dominadas pelo filo Firmicutes em ambos os grupos, havendo uma maior prevalência do filo Bacteroidetes nos infantes alimentados com fórmula do que em infantes amamentados. Em contraste, as actinobactérias e a proteobactérias foram mais prevalentes na saliva dos amamentados do que nos alimentados com fórmula. Esses autores observaram uma alta prevalência de *Bifidobacterium* spp. nos amamentados exclusivamente e esclareceram que essas bactérias estão entre os primeiros micro-organismos anaeróbios a atingir altas concentrações dentro do trato gastrointestinal, sendo essas bactérias fundamentais para o metabolismo dos oligossacarídeos do leite humano. Observaram também alterações na microbiota oral ao longo do tempo, com tendência de aumento da abundância de *Streptococcus* spp. entre 4 e 8 semanas de vida em ambos os grupos, talvez destacando a importância dinâmica dessas bactérias na cavidade oral.

Sistema de defesa

Acredita-se que exista uma total interação entre o estabelecimento e o desenvolvimento da imunidade do recém-nascido com a precoce aquisição microbiana. Essa interação no início da vida entre o microbioma e o hospedeiro humano é responsável – por características das funções imunológicas inatas e adquiridas no pós-natal e o desenvolvimento fisiológico que influencia a saúde futura. A cavidade oral serve como um ponto de entrada inicial para a colonização da microbiota oral e intestinal; portanto, torna-se um local do corpo facilmente acessado para avaliação da comunidade microbiana e marcadores biológicos usados para diagnosticar, prever e monitorar doenças orais e sistêmicas.[18]

O microbioma humano funciona como uma rede microbiana complexa e coordenada que reside em todas as superfícies da mucosa, da pele, da cavidade oral, do trato gastrointestinal, do trato respiratório e do sistema reprodutivo, gerando repercussões globais na saúde do indivíduo. O microbioma oral abrange uma microbiota diversa, composta, segundo estudos com indivíduos adultos, por mais de 700 micro-organismos, incluindo bactérias, fungos e vírus.[16,18] Bactérias orais colonizadoras são altamente adaptadas aos vários nichos ambientais encontrados dentro da boca e podem resistir a agentes estressores, como o pH e o estresse oxidativo, e assim contribuir para a instalação de alguma doença oral.[27] Entretanto, esses micro-organismos, ao penetrarem na cavidade oral, enfrentam uma forte barreira: a saliva, que apresenta células e moléculas na sua composição atuando de maneira complexa e efetiva sobre diversas espécies de bactérias, fungos e vírus.[28]

Nogueira e colaboradores (2012)[29] relataram a presença na saliva de anticorpos IgA salivares reativos a vários antígenos de *Streptococcus mitis* e *Streptococcus mutans* ao nascimento (70 recém-nascidos a termo e 53 recém-nascidos pré-termo). Os níveis de IgA ao nascimento foram 2,5 vezes maiores nos recém-nascidos a termo do que nos pré-termo. Esse fato poderia influenciar o estabelecimento da microbiota oral neonatal, acrescida a possibilidade de que os níveis dos anticorpos salivares estejam relacionados à prematuridade.

Borges e colaboradores (2015),[30] levando em consideração que as imunoglobulinas secretoras presentes nas superfícies da mucosa oral representariam a primeira linha de defesa do sistema imunológico adaptativo contra desafios infecciosos, realizaram um estudo no qual não observaram diferenças no nível de imunoglobulina A (IgA) e imunoglobulina M (IgM) salivares ao nascimento entre recém-nascidos termo e pré-termo. Esses autores descreveram que, até os três meses de vida, a média de IgA salivar continuou similar entre os recém-nascidos termo e pré-termo, mas a média de IgM salivar foi significativamente maior em recém-nascidos pré-termo do que em recém-nascidos termo. Os antígenos dos *Streptococcus* orais foram também mais detectados e com bandas mais intensas nos recém-nascidos pré-termo do que nos recém-nascidos a termo, especialmente no terceiro mês de vida. Demonstraram dessa forma que o padrão da resposta de IgA salivar a antígenos de *Streptococcus* parece ser influenciado pela idade gestacional, o que poderia refletir o nível de maturidade imunológica do sistema imunológico da mucosa oral.

Saliva como meio de diagnóstico

A detecção precoce de uma doença desempenha um papel crucial para o planejamento do tratamento e prognóstico. O largo espectro de compostos presentes no microbioma oral pode fornecer informações e ferramentas para aplicações de diagnóstico clínico neonatal e infantil. Acredita-se que achados salivares baseados nas análises genômica, proteômica, transcriptômica e metabolômica levem a informações complementares e poderosas sobre o estado de saúde e doença. De fato, um único biomarcador salivar não será suficiente como uma fonte de confiança para permitir que investigadores definam a patogênese de uma doença; contudo, o uso combinado de biomarcadores salivares poderá fornecer poderosas informações com precisão e especificidade para o diagnóstico de doenças e o monitoramento do estado de saúde e doença.[14,31] O DNA isolado a partir da saliva tornou-se uma alternativa atraente para o uso em estudos genéticos e é amplamente utilizado em muitas aplicações em pesquisas visando favorecer o desenvolvimento de métodos de diagnóstico, prognóstico e terapêuticas eficazes desde a tenra idade. A vantagem principal da utilização do fluido salivar para o diagnóstico em substituição ao sangue é o acesso fácil à boca por meio de uma coleta não invasiva.[32,33]

Xiao e colaboradores (2020)[18] salientaram que o uso do microbioma oral para o avanço da saúde humana dependerá de uma validação adicional de biomarcadores microbianos específicos para doenças e de sua incorporação em programas de diagnóstico e prevenção que são sensíveis e específicos, com entrega rápida de resultados e custo-benefício para ampla implementação. Com a complementaridade das ciências ômicas, a avaliação salivar neonatal tende a alcançar mais relevância na medicina e nas demais áreas da saúde.

Yen e colaboradores (2021)[11] ressaltaram que as amostras de saliva são passíveis de análise em plataformas proteômicas e transcriptômicas emergentes mesmo em volumes quantitativamente limitados, como acontece na fase neonatal. No entanto, a saliva do recém-nascido apresenta desafios únicos para o investigador. Salientaram ser essencial que a saliva seja estabilizada imediatamente após a coleta para evitar a destruição de biomarcadores de enzimas degradativas presentes na orofaringe. Ressaltaram que a orofaringe é uma rica fonte de micro-organismos simbióticos e potencialmente patogênicos e que, no recém-nascido pré-termo, essa colonização microbiana é potencialmente modificada pela prematuridade, pelo atraso na alimentação enteral, pela presença de tubos não estéreis e pelas hospitalizações prolongadas. Aconselharam a aquisição adequada de amostras e que o processamento, a estabilização e o conhecimento sobre plataformas analíticas sejam padronizados para uma integração bem-sucedida. Também abordaram a importância de se compreender o impacto do conteúdo microbiano salivar em plataformas como o sequenciamento de RNA (*RNASeq*) e como contornar a contaminação potencial.

Pineda-Martínez e colaboradores (2016)[34] destacaram que níveis anormais de imunoglobulinas (IgM, IgA ou IgE) podem ser encontrados como resultado da resposta neonatal a infecções congênitas, sepse, alergias, estresse ou exposição a toxinas ambientais. Portanto, a detecção de níveis anormais dessas imunoglobulinas pode ser útil para a identificação precoce de riscos à saúde do recém-nascido. Os resultados desse estudo mostraram que imunoglobulinas na saliva podem ser adequados biomarcadores salivares para programas de triagem neonatal durante a primeira semana de vida.

A infecção congênita por citomegalovírus é a infecção viral congênita considerada a principal causa não genética de perda auditiva neurossensorial e uma causa importante de deficiências do neurodesenvolvimento. Aproximadamente 90% dos recém-nascidos infectados são assintomáticos ao nascimento. Essa infecção congênita por citomegalovírus deve ser confirmada o mais cedo possível, sendo possível a recomendação da utilização do ensaio por reação em cadeia da polimerase (PCR) em amostras de saliva de recém-nascidos para o diagnóstico da infecção por citomegalovírus.[35,36]

A saliva, por meio do exame *reverse transcription polymerase chain reaction* (RT-PCR), tem sido descrita como recurso eficaz na detecção do *severe acute respiratory syndrome coronavirus 2* (SARS-CoV-2 – Covid-19) em crianças, tendo demonstrado desempenho semelhante aos *swabs* nasofaríngeos, além de vantagens como baixo custo, monitoramento do curso da doença, não ser invasivo e evitar contato próximo com profissionais de saúde.[37,38]

Análise salivar e prematuridade

Castagnola e colaboradores (2011)[39] mostraram em estudo que a análise das proteínas na saliva de recém-nascidos pré-termo poderia representar uma maneira não invasiva de obter informações preciosas sobre os mecanismos moleculares de desenvolvimento das estruturas orais fetais. Acreditava-se que a boca de um feto fosse um órgão passivo que alcançava a maturação fisiológico-anatômica após o parto; porém, esse estudo revelou um novo conceito, no qual as glândulas salivares podem ter função específica durante a vida intrauterina. O estudo também revelou na saliva de recém-nascidos pré-termo mais de 40 tipos de proteínas não detectadas em saliva de adultos.

Maron e colaboradores (2010)[40] afirmaram que as análises genômicas salivares fornecem um meio não invasivo de avaliar a progressão do desenvolvimento no recém-nascido pré-termo. Enfatizaram que essa técnica poderia fornecer uma grande quantidade de dados em uma única amostra. Em particular, demonstraram a natureza dinâmica dos genes expressa como parte dos sistemas de neurodesenvolvimento e digestivo nas primeiras semanas de vida pós-natal dos nascidos pré-termo. Embora a obtenção da alimentação oral e o avanço da idade pós-natal estejam inerentemente ligados, nos resultados desse estudo as análises bioinformáticas revelaram que a expressão genética foi mais estatisticamente e significativamente afetada pela idade pós-natal do que pelo estado alimentar.

Iyengar e colaboradores (2014),[41] com base na literatura que afirmara que a proteína C reativa poderia ser utilizada como biomarcador para monitoramento dos casos de sepses, complicações pós-cirúrgicas e inflamações neonatais, realizaram um estudo em que mostraram que essa proteína poderia ser detectada na saliva dos recém-nascidos, podendo ser previstos limiares séricos anormais dela.

Sesso e colaboradores (2014)[42] reportaram que o nível salivar da imunoglobulina A (IgA) poderia ser influenciado pela prematuridade e que as interleucinas apresentavam uma associação significativa e positiva com infecção (IL10) e com estresse (IL-6). Nesse estudo, os níveis médios e a frequência de detecção das citocinas foram significativamente maiores nos nascidos pré-termo do que nos nascidos a termo e pareceram ser influenciados pela situação de estresse e/ou desafio antigênico microbiana. Além disso, as citocinas salivares foram detectadas nas primeiras horas após o nascimento e os seus níveis diminuíram após 3 meses de vida. Os autores confirmaram a necessidade de novos estudos sobre o sistema imunológico da mucosa, utilizando-se a saliva como fonte de diagnóstico por meio da identificação de biomarcadores do estado do sistema imunológico.

O cortisol é descrito como um hormônio esteroide resultante do eixo hipotálamo-pituitária-adrenal e é essencial à vida, porque controla o biorritmo e estimula a imunidade. É também considerado o hormônio do estresse, porque ativa respostas do corpo diante de emergência e de dor para ajudar na resposta física aos problemas. Os níveis de cortisol na saliva e no plasma têm sido muito estudados nos recém-nascidos pré-termo, sendo constantemente sugerida na literatura a possibilidade de seu uso para avaliação do estresse neonatal. O estresse neonatal pode causar alterações fisiológicas, morfológicas e bioquímicas, como a geração de radicais livres. O excesso da geração de radicais livres é controlado por antioxidantes, entretanto o recém-nascido, em especial o recém-nascido pré-termo, apresenta capacidade limitada dessa proteção antioxidante. Esse desequilíbrio entre a produção de espécies reativas e a defesa antioxidante pode levar aos recém-nascidos pré-termo as doenças induzidas por espécies reativas de oxigênio, como a síndrome do desconforto respiratório, a displasia broncopulmonar, a hemorragia intra e periventricular, a leucomalácia periventricular, a enterocolite necrosante ou retinopatia da prematuridade.[43-48] Brummelte e colaboradores (2015)[49] coletaram amostras salivares de crianças com idade de 7 anos que nasceram pré-termo e a termo durante atividades cognitivas no laboratório (3 etapas: antes, durante e após a tarefa) e em casa em dias sem aula (4 etapas: ao acordar, no meio da manhã, à tarde e ao deitar à noite) e sugeriram que a dor/estresse neonatal contribuiriam para alteração na função do eixo hipotálamo-pituitária-adrenal até a idade escolar em crianças muito prematuras.

Ivars e colaboradores (2017)[50] afirmaram que o ritmo circadiano do cortisol salivar é estabelecido com a idade corrigida de um mês em nascidos pré-termo e concluíram que o estabelecimento do ritmo circadiano do cortisol salivar estaria relacionado à idade gestacional, e não à idade pós-natal, e não estaria relacionado à regularidade comportamental. O estudo de Chou e colaboradores (2011),[51] analisando a relação do cortisol salivar e do cordão umbilical em 51 recém-nascidos pré-termo tendo a saliva e o sangue coletados imediatamente após o nascimento e os níveis de cortisol medidos por radioimunoensaio, demonstrou que os níveis de cortisol salivar e plasmático foram correlacionados. Todavia, Maas e colaboradores (2014)[52] advertiram, em revisão sistemática da literatura, que a substituição do cortisol plasmático por cortisol salivar ainda não poderia ser recomendada em recém-nascidos pré-termo, em razão da concordância insatisfatória entre os métodos utilizados nos respectivos estudos, e sugerem a necessidade de mais estudos sobre o tema.

Considera-se essencial o correto planejamento das estratégias transdisciplinares baseadas nos parâmetros biológicos dos recém-nascidos pré-termo, a fim de que os profissionais de saúde tenham a capacidade de compreender os mecanismos fisiológicos dinâmicos envolvidos em morbidade e mortalidade neonatal. Desse modo, Ruiz e colaboradores (2021)[53] sugeriram integrar a especialidade de odontopediatria à equipe multiprofissional neonatal, visando realizar o exame morfológico e funcional do sistema estomatognático com condutas favoráveis ao crescimento e o desenvolvimento craniofacial infantil, bem como fornecer aconselhamentos antecipatórios aos familiares para promover saúde oral nos primeiros meses de vida. Evoluindo com essa filosofia, acrescidos os relatos da literatura científica expostos neste capítulo, revela-se a saliva como uma possibilidade de amostras biológicas. Fomenta-se que no futuro sejam incluídas, no exame orofacial neonatal, ferramentas de diagnóstico salivar como uma possibilidade prática, não invasiva e eficaz para auxiliar o monitoramento da saúde e o diagnóstico precoce de doenças no período neonatal. Essa ação de interpretação dos componentes salivares poderá ajudar os recém-nascidos pré-termo a se adaptarem a sua atividade fisiológica para atender às exigências de um ambiente em constante mudança.

Considerações finais

A busca de metodologias de diagnóstico em tempo hábil, de baixo custo, precisos e não invasivos é um esforço de urgência entre os neonatologistas. Detecção de patologias em seus estágios iniciais pode afetar significativamente o desconforto ao recém-nascido, prognóstico, intervenção terapêutica, as taxas de sobrevivência e de reincidência. Diagnóstico e monitorização muitas vezes exigem procedimentos invasivos dolorosos, como biópsias e exame de sangue, acrescentando estresse e sofrimento. Além disso, a dificuldade de avaliação e mensuração da dor e do estresse em recém-nascidos figura como uma barreira ao tratamento adequado da dor nas Unidades de Terapia Intensiva Neonatais. Desse modo, a saliva, de acordo com as descobertas baseadas em evidências do microbioma oral e dos biomarcadores moleculares, poderá oferecer oportunidades promissoras para a avaliação clínica da condição de ambos os recém-nascidos (a termo e pré-termo), contribuindo para uma boa saúde oral e global, bem-estar e qualidade de vida dos indivíduos.

Referências bibliográficas

1. Benn AM, Thomson WM. Saliva: an overview. N Z Dent J. 2014 Sep;110(3):92-6. PMID: 25265747.
2. Fejerskov O, Kidd E. The role of saliva. In: Bardow A, Lagerlof F, Nauntofte B, Tenovuo J, editors. Dental caries: the disease and its clinical management. 2nd ed. Oxford: Blackwell Munksgaard; 2008. p. 189-207.
3. Douglas CW, Naylor K, Phansopa C et al. Physiological adaptations of key oral bacteria. Adv Microb Physiol. 2014;65:257-335. doi: 10.1016/bs.ampbs.2014.08.005. Epub 2014 Nov 4.
4. Baker JL, Mark Welch JL, Kauffman KM, McLean JS, He X. The oral microbiome: diversity, biogeography and human health. Nat Rev Microbiol. 2023 Sep 12. doi: 10.1038/s41579-023-00963-6. Epub ahead of print. PMID: 37700024.
5. Escapa IF, Chen T, Huang Y et al. New insights into human nostril microbiome from the expanded human oral microbiome database (eHOMD): a resource for the microbiome of the human aerodigestive tract. mSystems. 2018 Dec 4;3(6):e00187-18. doi: 10.1128/mSystems.00187-18. PMID: 30534599; PMCID: PMC6280432.

6. Carpenter GH. The secretion, components, and properties of saliva. Annu Rev Food Sci Technol. 2013;4:267-76. doi: 10.1146/annurev-food-030212-182700. Review.
7. Chen Z, Feng S, Pow EH et al. Organic anion composition of human whole saliva as determined by ion chromatography. Clin Chim Acta. 2014 Aug 30;438C:231-5. doi: 10.1016/j.cca.2014.08.027.
8. Yoshizawa JM, Schafer CA, Schafer JJ et al. Salivary biomarkers: toward future clinical and diagnostic utilities. Clin Microbiol Rev. 2013 Oct;26(4):781-91. doi: 10.1128/CMR.00021-13.
9. Zolotukhin S. Metabolic hormones in saliva: origins and functions. Oral Dis. 2013 Apr;19(3):219-29. doi: 10.1111/odi.12015. Epub 2012 Sep 21.
10. Chen Z, Feng S, Pow EH et al. Organic anion composition of human whole saliva as determined by ion chromatography. Clin Chim Acta. 2015 Jan 1;438:231-5. doi: 10.1016/j.cca.2014.08.027. Epub 2014 Aug 30.
11. Yen E, Kaneko-Tarui T, Maron JL. Technical considerations and protocol optimization for neonatal salivary biomarker discovery and analysis. Front Pediatr. 2021 Jan 26;8:618553. doi: 10.3389/fped.2020.618553. PMID: 33575231; PMCID: PMC7870796.
12. Wang Z, Shen M, Liu X et al. Characteristics of the saliva flow rates of minor salivary glands in healthy people. Arch Oral Biol. 2014 Nov 29;60(3):385-92. doi: 10.1016/j.archoralbio.2014.11.016.
13. Iwata O, Okamura H, Saitsu H et al. Diurnal cortisol changes in newborn infants suggesting entrainment of peripheral circadian clock in utero and at birth. J Clin Endocrinol Metab. 2013 Jan;98(1):E25-32. doi: 10.1210/jc.2012-2750. Epub 2012 Nov 12.
14. Pfaffe T, Cooper-White J, Beyerlein P et al. Diagnostic potential of saliva: current state and future applications. Clin Chem. 2011 May;57(5):675-87. doi: 10.1373/clinchem.2010.153767. Epub 2011 Mar 7.
15. Belstrøm D. The salivary microbiota in health and disease. J Oral Microbiol. 2020 Feb 4;12(1):1723975. doi: 10.1080/20002297.2020.1723975. PMID: 32128039; PMCID: PMC7034443.
16. Dewhirst FE, Chen T, Izard J et al. The human oral microbiome. J Bacteriol. 2010 Oct;192(19):5002-17. doi: 10.1128/JB.00542-10. Epub 2010 Jul 23. PMID: 20656903; PMCID: PMC2944498.
17. Aagaard K, Ma J, Antony KM et al. The placenta harbors a unique microbiome. Sci Transl Med. 2014 May 21;6(237):237ra65. doi: 10.1126/scitranslmed.3008599. PMID: 24848255; PMCID: PMC4929217.
18. Xiao J, Fiscella KA, Gill SR. Oral microbiome: possible harbinger for children's health. Int J Oral Sci. 2020 Apr 30;12(1):12. doi: 10.1038/s41368-020-0082-x. PMID: 32350240; PMCID: PMC7190716.
19. Hurley E, Mullins D, Barrett MP et al. The microbiota of the mother at birth and its influence on the emerging infant oral microbiota from birth to 1 year of age: a cohort study. J Oral Microbiol. 2019 Apr 26;11(1):1599652. doi: 10.1080/20002297.2019.1599652. PMID: 32128038; PMCID: PMC7034431.
20. Ferretti P, Pasolli E, Tett A et al. Mother-to-infant microbial transmission from different body sites shapes the developing infant gut microbiome. Cell Host Microbe. 2018

Jul 11;24(1):133-45.e5. doi: 10.1016/j.chom.2018.06.005. PMID: 30001516; PMCID: PMC6716579.

21. Nardi GM, Grassi R, Ndokaj A et al. Maternal and neonatal oral microbiome developmental patterns and correlated factors: a systematic review: does the apple fall close to the tree? Int J Environ Res Public Health. 2021 May 23;18(11):5569. doi: 10.3390/ijerph18115569. PMID: 34071058; PMCID: PMC8197112.
22. Rotimi VO, Duerden BI. The development of the bacterial flora in normal neonates. J Med Microbiol. 1981 Feb;14(1):51-62. doi: 10.1099/00222615-14-1-51. PMID: 7463467.
23. Rotimi VO, Olowe SA, Ahmed I. The development of bacterial flora of premature neonates. J Hyg (Lond). 1985 Jun;94(3):309-18. doi: 10.1017/s0022172400061532. PMID: 3891849; PMCID: PMC2129488.
24. Nelson-Filho P, Borba IG, Mesquita KS et al. Dynamics of microbial colonization of the oral cavity in newborns. Braz Dent J. 2013;24(4):415-9. doi: 10.1590/0103-6440201302266.
25. Moossavi S, Sepehri S, Robertson B et al. Composition and variation of the human milk microbiota are influenced by maternal and early-life factors. Cell Host Microbe. 2019 Feb 13;25(2):324-35.e4. doi: 10.1016/j.chom.2019.01.011. PMID: 30763539.
26. Al-Shehri SS, Sweeney EL, Cowley DM et al. Deep sequencing of the 16S ribosomal RNA of the neonatal oral microbiome: a comparison of breast-fed and formula-fed infants. Sci Rep. 2016 Dec 6;6:38309. doi: 10.1038/srep38309. PMID: 27922070; PMCID: PMC5138828.
27. Douglas CW, Naylor K, Phansopa C et al. Physiological adaptations of key oral bacteria. Adv Microb Physiol. 2014;65:257-335. doi: 10.1016/bs.ampbs.2014.08.005. Epub 2014 Nov 4. PMID: 25476768.
28. Dawes C, Pedersen AM, Villa A et al. The functions of human saliva: a review sponsored by the World Workshop on Oral Medicine VI. Arch Oral Biol. 2015 Jun;60(6):863-74. doi: 10.1016/j.archoralbio.2015.03.004. Epub 2015 Mar 10. PMID: 25841068.
29. Nogueira RD, Sesso ML, Borges MC et al. Salivary IgA antibody responses to Streptococcus mitis and Streptococcus mutans in preterm and fullterm newborn children. Arch Oral Biol. 2012 Jun;57(6):647-53. doi: 10.1016/j.archoralbio.2011.11.011. Epub 2011 Dec 12. PMID: 22169809.
30. Borges MC, Sesso ML, Roberti LR et al. Salivary antibody response to streptococci in preterm and fullterm children: a prospective study. Arch Oral Biol. 2015 Jan;60(1):116-25. doi: 10.1016/j.archoralbio.2014.08.003. Epub 2014 Sep 1.
31. Pappa E, Kousvelari E, Vastardis H. Saliva in the "Omics" era: A promising tool in paediatrics. Oral Dis. 2019 Jan;25(1):16-25. doi: 10.1111/odi.12886. Epub 2018 Jun 11. PMID: 29750386.
32. Abdul NS, AlGhannam SM, Almughaiseeb AA, Bindawood FA, Alduraibi SM, Shenoy M. A review on salivary constituents and their role in diagnostics. Bioinformation. 2022 Oct 31;18(10):1021-8. doi: 10.6026/973206300181021. PMID: 37693919; PMCID: PMC10492514.
33. Schafer CA, Schafer JJ, Yakob M, Lima P, Camargo P, Wong DT. Saliva diagnostics: utilizing oral fluids to determine health status. Monogr Oral Sci. 2014;24:88-98. doi: 10.1159/000358791. Epub 2014 May 23. PMID: 24862597.

34. Pineda-Martínez S, Hernández-Islas JL et al. immunoglobulin concentrations in plasma and saliva during the neonatal period. Pediatr Neonatol. 2016 Jun;57(3):213-8. doi: 10.1016/j.pedneo.2015.06.005. Epub 2015 Oct 22. PMID: 26651610.
35. Chiopris G, Veronese P, Cusenza F et al. Congenital cytomegalovirus infection: update on diagnosis and treatment. Microorganisms. 2020 Oct 1;8(10):1516. doi: 10.3390/microorganisms8101516. PMID: 33019752; PMCID: PMC7599523.
36. Nicloux M, Peterman L, Parodi M, Magny JF. Outcome and management of newborns with congenital cytomegalovirus infection. Arch Pediatr. 2020 Apr;27(3):160-165. doi: 10.1016/j.arcped.2020.01.006. Epub 2020 Feb 29. PMID: 32127242.
37. Al Suwaidi H, Senok A, Varghese R et al. Saliva for molecular detection of SARS-CoV-2 in school-age children. Clin Microbiol Infect. 2021 Feb 19:S1198-743X(21)00084-7. doi: 10.1016/j.cmi.2021.02.009. Epub ahead of print. PMID: 33618013; PMCID: PMC7894096.
38. Yee R, Truong TT, Pannaraj OS et al. saliva is a promising alternative specimen for the detection of SARS-CoV-2 in children and adults. J Clin Microbiol. 2021 Jan 21;59(2):e02686-20. doi: 10.1128/JCM.02686-20. PMID: 33239380; PMCID: PMC8111155.
39. Castagnola M, Inzitari R, Fanali C et al. The surprising composition of the salivary proteome of preterm human newborn. Mol Cell Proteomics. 2011 Jan;10(1):M110.003467. doi: 10.1074/mcp.M110.003467. Epub 2010 Oct 13. PMID: 20943598; PMCID: PMC3013458.
40. Maron JL, Johnson KL, Rocke DM, Cohen MG, Liley AJ, Bianchi DW. Neonatal salivary analysis reveals global developmental gene expression changes in the premature infant. Clin Chem. 2010 Mar;56(3):409-16. doi: 10.1373/clinchem.2009.136234. Epub 2009 Dec 3. PMID: 19959617; PMCID: PMC2853178.
41. Iyengar A, Paulus JK, Gerlanc DJ, Maron JL. Detection and potential utility of C-reactive protein in saliva of neonates. Front Pediatr. 2014 Nov 21;2:131. doi: 10.3389/fped.2014.00131. eCollection 2014.
42. Sesso ML, Borges MC, Ferriani VP et al. Prospective evaluation of cytokine in saliva of preterm and fullterm neonates. Immunobiology. 2014 Nov;219(11):830-5. doi: 10.1016/j.imbio.2014.07.015. Epub 2014 Aug 10.
43. Van Hulle CA, Shirtcliff EA, Lemery-Chalfant K, Goldsmith HH. Genetic and environmental influences on individual differences in cortisol level and circadian rhythm in middle childhood. Horm Behav. 2012;62(1):36-42.
44. Waffarn F, Davis EP. Effects of antenatal corticosteroids on the hypothalamic-pituitary-adrenocortical axis of the fetus and newborn: experimental findings and clinical considerations. Am J Obstet Gynecol. 2012 Dec;207(6):446-54.
45. Chou IC, Lien HC, Lin HC et al. The relationship of salivary and cord blood cortisol in preterm infants. J Pediatric Endocriol Metab 2011;24(1-2):85-8.
46. Okamura H, Kinoshita M, Saitsu H et al. Noninvasive surrogate markers for plasma cortisol in newborn infants: utility of urine and saliva samples and caution for venipuncture blood samples. J Clin Endocrinol Metab. 2014 Oct;99(10):E2020-4. doi: 10.1210/jc.2014-2009. Epub 2014 Jul 31. PMID: 25078034.

47. O'Donovan DJ, Fernandes CJ. Free radicals and diseases in premature infants. Antioxid Redox Signal. 2004 Feb;6(1):169-76. doi: 10.1089/152308604771978471. PMID: 14713348.

48. Perrone S, Negro S, Tataranno ML, Buonocore G. Oxidative stress and antioxidant strategies in newborns. J Matern Fetal Neonatal Med. 2010;23 Suppl 3:63-5.

49. Brummelte S, Chau CM, Cepeda IL et al. Cortisol levels in former preterm children at school age are predicted by neonatal procedural pain-related stress. Psychoneuroendocrinology. 2015 Jan;51:151-63. doi: 10.1016/j.psyneuen. 2014.09.018. Epub 2014 Sep 28.

50. Ivars K, Nelson N, Theodorsson A et al. Development of salivary cortisol circadian rhythm in preterm infants. PLoS One. 2017 Aug 10;12(8):e0182685. doi: 10.1371/journal.pone.0182685. PMID: 28797126; PMCID: PMC5552292.

51. Chou IC, Lien HC, Lin HC et al. The relationship of salivary and cord blood cortisol in preterm infants. J Pediatr Endocrinol Metab. 2011;24(1-2):85-8. doi: 10.1515/jpem.2011.119. PMID: 21528822.

52. Maas C, Ringwald C, Weber K et al. Relationship of salivary and plasma cortisol levels in preterm infants: results of a prospective observational study and systematic review of the literature. Neonatology. 2014;105(4):312-8. doi: 10.1159/000357555. Epub 2014 Mar 5. PMID: 24603497.

53. Ruiz DR, Diniz EMA, Krebs VLJ, Carvalho WB. Orofacial characteristics of the very low--birth-weight preterm infants. J Pediatr (Rio J). 2021 Jan-Feb;97(1):96-102.

capítulo 4

Infecções da Gestante (Doenças Virais, Incluindo HIV, Bacterianas, Protozoários e Fúngicas) e suas Repercussões no Feto e no Recém-Nascido

- Joelma Queiroz Andrade
- Gilmar de Souza Osmundo Junior
- Rossana Pulcineli Vieira Francisco
- Marcelo Zugaib

No início do pré-natal, entre os exames de rotina para todas as gestantes, são solicitadas sorologias para sífilis, toxoplasmose, rubéola, vírus HIV, hepatite B e C. No 3° trimestre, os exames para sífilis e HIV são colhidos novamente. O momento ideal para a realização desses exames seria na preconcepção, já que intervenções importantes poderiam ser tomadas previamente à gestação.

Sífilis

A sífilis é uma doença sexualmente transmissível causada por uma bactéria, o *Treponema pallidum*, e sua evolução pode ser dividida em primária, secundária e terciária. Os casos de sífilis congênita evidenciam falhas na atenção durante o pré-natal, pois o diagnóstico precoce e o tratamento adequado da gestante são medidas relativamente simples e eficazes na prevenção da transmissão materno-fetal.

Há uma tendência em todo o mundo de aumento do número de casos de sífilis e de sífilis congênita. A Organização Mundial da Saúde (OMS) estima que, em 2016, houve 1 milhão de casos de gestantes infectadas por sífilis no mundo, com prevalência de 3,2% nas consultas de pré-natal. Em 2020, no Brasil, a taxa de detecção de sífilis na gestação foi de 21,6 casos por mil nascidos vivos, o que equivale a aumento de aproximadamente 7 vezes na última década. A incidência de sífilis congênita foi de 7,7 casos por mil nascidos vivos, havendo 186 casos de óbito infantil por sífilis congênita. As regiões Sul e Sudeste do Brasil foram aquelas com maiores taxas de sífilis na gestação e de sífilis congênita em 2020, sendo as maiores incidências de sífilis na gestação no Rio de Janeiro (74,6 casos por mil nascidos vivos) e em Porto Alegre (57,7 casos por mil nascidos vivos).

Em relação ao perfil epidemiológico dos casos de sífilis congênita no Brasil, as gestantes eram jovens, pardas em sua maioria e a maior parte delas tinha apenas ensino fundamental. Na grande maioria dos casos, tiveram acesso regular ao pré-natal, contudo apenas 55,1% das pacientes foram diagnosticadas durante o pré-natal. Ainda quanto à ocorrência de sífilis congênita, menos de 5% das gestantes foram tratadas adequadamente, e em aproximadamente 51% dos casos o esquema terapêutico da sífilis na gestação foi realizado inadequadamente, enfatizando a importância do tratamento adequado na prevenção da transmissão materno-fetal da doença.

A sífilis em gestante é de notificação compulsória no País desde 2005. A notificação e a vigilância são imprescindíveis para o monitoramento da transmissão vertical, cujo controle é o objetivo do plano para a redução da transmissão vertical da sífilis. Para fins de vigilância epidemiológica, é considerado caso de sífilis na gestação: gestante que durante o pré-natal apresente evidência clínica de sífilis e/ou sorologia não treponêmica reagente, com teste treponêmico positivo ou não realizado.

A sífilis primária caracteriza-se por lesão inicial denominada cancro duro, que aparece em média 21 dias após a infecção. Esse cancro é caracterizado por uma úlcera, única, indolor, com bordos endurecidos e fundo liso, e desaparece em torno de 4 semanas. As reações sorológicas treponêmicas para sífilis tornam-se positivas a partir da 3ª semana de infecção; e as não treponêmicas, a partir da 4ª ou 5ª semana após o contágio.

A sífilis secundária é marcada pela disseminação dos treponemas pelo organismo. Suas manifestações ocorrem de 6 a 8 semanas após o aparecimento do cancro. Posteriormente, podem surgir lesões papulosas palmoplantares, placas mucosas, adenopatia generalizada, alopecia e os condilomas planos, que desaparecem em aproximadamente 6 meses. As reações sorológicas são sempre positivas nesse período.

Após o desaparecimento das lesões secundárias, a sífilis entra em um período de latência. Na sífilis terciária, as manifestações podem aparecer de 2 a 40 anos depois. A sífilis latente corresponde ao período entre as primeiras manifestações da doença e o aparecimento da forma terciária, subdividindo-se em latente recente (menos de 1 ano de evolução), latente tardia (mais de 1 ano de evolução) e sífilis de duração indeterminada, que corresponde à maior parte dos casos diagnosticados na gestação.

Sífilis congênita

A transmissão vertical da sífilis ocorre pela passagem do treponema pela placenta. As manifestações da sífilis congênita são influenciadas por: idade gestacional da infecção materna, estágio clínico da doença (maior nos estágios precoces com maior bacteremia), realização do tratamento adequado e resposta imunológica fetal. A taxa de transmissão vertical é de 50% na sífilis primária e secundária e de 10% nas formas tardias. A doença congênita pode ocasionar abortamento, óbito fetal, prematuridade e recém-nascidos sintomáticos ou assintomáticos. A redução do fluxo placentário pela infecção da placenta é uma das principais causas do óbito fetal.

Os achados mais frequentes nos casos de sífilis congênita são hepatomegalia, trombocitopenia, anemia e ascite. A sífilis congênita não tratada relaciona-se ainda a lesões sequelares infantis, como surdez, ceratite e retardo mental.

Diagnóstico laboratorial

Toda gestante deve ser testada para sífilis na primeira consulta de pré-natal, no início do 3° trimestre do pré-natal (idealmente, entre 28 e 32 semanas) e na admissão para o parto. Atualmente, está disponível no serviço público o teste rápido para sífilis, com resultado em 15 a 20 minutos.

Os testes sorológicos para a sífilis são classificados em treponêmicos e não treponêmicos. Os não treponêmicos podem ser utilizados para rastreamento e monitorização da terapia, enquanto os treponêmicos não permitem o seguimento pós-tratamento. Os testes não treponêmicos mais utilizados são o *venereal disease research laboratory* (VDRL) e o *rapid plasma reagin* (RPR). A sensibilidade do teste na fase primária é de 78%, elevando-se nas fases secundária (100%) e latente (96%). Com mais de 1 ano de evolução, a sensibilidade cai progressivamente, fixando-se, em média, em 70%. Resultados falsos positivos podem ocorrer em razão da gestação, de doenças autoimunes e outras infecções.

Após o tratamento, o VDRL apresenta queda progressiva nas titulações, podendo permanecer reagente por longos períodos, mesmo após a cura da infecção. Os testes treponêmicos *fluorescent treponemal-specific antibody absorption* (FTA-Abs) e *treponemal-specific microhemagglutination test* (MTPHA), bem como os imunoenzimáticos (ELISA), são testes específicos, que confirmam o diagnóstico. A sensibilidade dos testes treponêmicos na sífilis adquirida é de 84% na fase primária, de 100% nas fases secundárias e latentes e de 96% na sífilis terciária. No Laboratório do Instituto Central do Hospital das Clínicas da Faculdade de Medicina da Universidade de São Paulo (HC-FMUSP), o rastreamento está sendo realizado pelos testes imunoenzimáticos automatizados e, se estes resultarem positivos, realiza-se o VDRL com titulação.

Tratamento

A penicilina é o único fármaco comprovadamente eficaz para o tratamento materno-fetal da sífilis, sendo que outros agentes antimicrobianos não são reconhecidos como opções terapêuticas válidas durante a gestação.

Para o tratamento da sífilis primária, secundária ou latente com menos de 1 ano de evolução, o Ministério da Saúde preconiza dose única de penicilina benzatina 2.400.000 UI IM (1.200.000 UI IM em cada glúteo). *Contudo, na cidade de São Paulo existe uma recomendação de que seja administrada dose total de*

4.800.000 UI IM, correspondendo a uma dose de 2.400.000 UI IM, que deve ser repetida em 7 dias.

Para a sífilis terciária ou com mais de 1 ano de evolução, ou de duração ignorada, a dose total é de 7.200.000 UI IM, com aplicação de 2.400.000 UI IM semanalmente, em 7 e 14 dias, até completar a dose total.

Deve-se ainda pesquisar HIV e demais infecções sexualmente transmissíveis e tratar todas as parcerias sexuais da gestante. Os parceiros sexuais devem ser tratados com dose única de penicilina G benzatina 2.400.000 UI, não sendo recomendada a realização de sorologia antes do tratamento.

O tratamento da sífilis materna será considerado inadequado nas seguintes situações:

1. Tratamento realizado com qualquer medicamento que não seja a penicilina.
2. Tratamento inadequado para a fase clínica da doença.
3. Instituição de tratamento dentro do prazo dos 30 dias anteriores ao parto.
4. Ausência de documentação de tratamento.
5. Ausência de queda dos títulos após tratamento adequado.

A alergia à penicilina tem prevalência de 5% a 10%, caracterizando-se por urticária, broncoespasmo e anafilaxia. Após um episódio de alergia à penicilina, novas exposições podem desencadear anafilaxia. Contudo, a única opção terapêutica eficaz durante a gestação é a penicilina, desse modo o Ministério da Saúde preconiza que gestantes com suspeita de alergia à penicilina sejam encaminhadas à imunologia, para realização de teste cutâneo diagnóstico e dessensibilização à penicilina.

O monitoramento pós-tratamento envolve realização mensal de teste não treponêmico (VDRL ou RPR), de preferência realizando-se sempre o mesmo teste, uma vez que os títulos do VDRL e do RPR não são equiparáveis entre si.

A resposta esperada após o tratamento adequado é a queda de, pelo menos, 2 titulações (p. ex., de 1:16 para 1:4) em até 3 meses após o tratamento.

O retratamento com 3 doses de penicilina G benzatina está indicado nas seguintes situações:

- Tratamento inicial inadequado (menos que 3 doses ou intervalo > 1 semana entre as doses).
- Aumento da titulação em 2 diluições (p. ex., de 1:4 para 1:16) em qualquer momento.
- Não redução da titulação em 2 diluições após 6 meses do tratamento inicial.
- Recorrência de sinais ou sintomas de sífilis.

A reação de Jarix-Herxheimer pode ocorrer de 2 a 12 horas após o tratamento. Caracterizada por febre, cefaleia e mialgia, é causada pela liberação de toxinas após a lise das bactérias. Esse quadro aumenta o risco de parto prematuro e de sofrimento fetal.

Virais

Rubéola

O vírus da rubéola é pertencente ao gênero *Rubivirus* e à família Togaviridae. O quadro clínico da doença caracteriza-se por exantema maculopapular puntiforme difuso, que se inicia na face, no couro cabeludo e no pescoço, espalhando-se, posteriormente, para todo o corpo. Febre baixa e linfadenopatia retroauricular, cervical e occipital geralmente antecedem o exantema e são sinais que colaboram para o diagnóstico diferencial de outras doenças exantemáticas.

A transmissão vertical do vírus da rubéola varia de acordo com a idade gestacional na qual ocorreu a infecção. Segundo alguns autores, a infecção materna durante o 1° trimestre pode acometer o feto em torno de 81%, variando de 67% a 90% até a 11ª semana de gestação. No 2° trimestre, esse risco atinge em torno de 39%, elevando-se para 53% no 3° trimestre, mas sem repercussões fetais importantes.[1]

A virose materna pode causar abortamento precoce ou tardio, óbito fetal, infecção congênita sem anomalia fetal, embriopatia e aparecimento tardio de defeitos. As alterações fetais observadas são: surdez; alterações oculares, como a catarata e o glaucoma; alterações cardiovasculares, principalmente a persistência do canal arterial; e alterações do sistema nervoso central, como o retardo do desenvolvimento neuropsicomotor. Poderão ocorrer manifestações clínicas ao nascimento, como hepatoesplenomegalia, icterícia, anemia hemolítica, meningoencefalite, miocardite, trombocitopenia e radioluscência óssea.[1]

A solicitação de sorologia para rubéola é rotina no pré-natal. Se a paciente for suscetível, deverá ser vacinada no puerpério, no momento da alta hospitalar. Se essas pacientes entrarem em contato com caso suspeito de rubéola deverão repetir a sorologia em 3 semanas. Na presença de soroconversão, os riscos deverão ser expostos para o casal, lembrando que as repercussões fetais graves só ocorrem durante o 1° trimestre.

Ultrassonografia na síndrome da rubéola congênita

Há poucos relatos de alterações ultrassonográficas na rubéola congênita, como ventriculomegalia, calcificações intracranianas e peritonite meconial. Crino demonstrou que 50% dos fetos expostos ao vírus da rubéola até a 8ª semana de gestação podem apresentar cardiopatia. Portanto, a avaliação ultrassonográfica do coração fetal, realizada por equipe médica treinada e com equipamentos de alta resolução, é necessária no seguimento dessas gestantes.[2]

Podem ser observadas as seguintes alterações: restrição do crescimento fetal, microcefalia, microftalmia, malformações cardíacas (estenose pulmonar, coarctação da aorta e defeitos de septo), catarata congênita, hidropisia fetal e espessamento placentário. Andrade e colaboradores descreveram sete casos de rubéola no 1° trimestre de gestação, com as seguintes alterações: hidrocefalia, agenesia do vérmis cerebelar, acrania, cardiopatia e crescimento fetal restrito.[3]

Vacina

Em 1996, a rubéola e a síndrome da rubéola congênita (SRC) foram incluídas na lista nacional de Doenças de Notificação Compulsória, pela Portaria n. 1.100, de 24 de maio daquele ano.

Os níveis de anticorpos induzidos pelas vacinas são mais baixos do que os produzidos pela doença adquirida naturalmente; e aproximadamente 95% das pessoas vacinadas convertem entre 14 e 28 dias após o recebimento da dose. Entretanto, como todas as vacinas, a duração da proteção é uma questão preocupante. Estudo realizado por Davidkin e colaboradores em 2008 mostrou que, após 20 anos, os níveis de anticorpos persistem somente em indivíduos que receberam 2 doses da vacina.[4]

A vacinação contra rubéola é o meio mais eficaz de prevenção. No atual calendário de vacinação do Programa Nacional de Imunizações do Ministério da Saúde, é aplicada de forma combinada com as vacinas contra o sarampo e a caxumba (vacina tríplice viral), aos 12 meses de vida, com uma segunda dose entre 4 e 6 anos de idade.[5]

A vacinação é recomendada para mulheres em idade fértil e nas maternidades no pós-parto e pós-aborto. O atendimento às adolescentes é um momento importante para verificar a imunidade para rubéola; e a paciente, se suscetível, deverá ser vacinada.[6]

Não é recomendada a sua utilização durante a gestação. As mulheres vacinadas deverão evitar a gravidez durante um período mínimo de 28 dias após a aplicação.

Em 2001, no Estado de São Paulo, houve campanha de vacinação em massa, na qual 6.473 gestantes foram vacinadas inadvertidamente. Após acompanhamento e triagem, 811 pacientes eram suscetíveis e foram acompanhadas até o momento do parto. As amostras de sangue de 27 recém-nascidos foram IgM reagentes para rubéola, e uma avaliação completa das crianças foi realizada e nenhuma apresentou acometimento sugestivo de SRC até o momento.[7]

Citomegalovirose

O rastreamento universal na gravidez não é recomendado; mas as gestantes funcionárias da área da saúde, educação infantil e imunodeprimidas devem ser rastreadas A maior fonte de contaminação das gestantes é pelo contato íntimo com filhos com quadro gripal.[1]

Como os outros membros da família Herpesviridae, o citomegalovírus (CMV) fica em estado latente no organismo após a primeira infecção. A imunidade adquirida não é completamente protetora, podendo ocorrer infecções secundárias durante a fase de latência.[1]

A transmissão materno-fetal é transplacentária, ocorre durante a viremia materna e pode seguir durante a primeira infecção (mais frequente) ou na infecção secundária (reinfecção com outro tipo do vírus ou após a reativação de uma infecção latente). A taxa de transmissão vertical varia com o tipo de infecção materna: entre 30% e 50% para as infecções primárias e entre 0,1% e 3% para as infecções secundárias.[1] A idade gestacional no momento da infecção materna tem um papel importante na taxa de transmissão vertical. Esta parece aumentar com a idade gestacional: 36% no 1° trimestre, 44% no segundo e 77,6% no último trimestre. Contudo, as consequências da infecção por CMV são mais graves quando a infecção materna ocorre antes das 20 semanas.[1]

A infecção por CMV é endêmica, ocorrendo ao longo de todo o ano e sem variações sazonais. O predomínio de anticorpos específicos para CMV aumenta com a idade e nos grupos socioeconômicos menos favorecidos. Em análise dos dados das gestantes atendidas na Clínica Obstétrica do HC-FMUSP, entre 2008 e 2010, 92,5% delas já eram imunes no início do pré-natal.

Na população na qual cerca de metade das grávidas não são imunes no início da gravidez, estima-se que 1% delas desenvolverá uma infecção primária, enquanto uma infecção secundária ocorrerá em cerca de 5% das grávidas imunes.[1]

O período de incubação da infecção por CMV é mal conhecido, mas estima-se que se situe num intervalo entre 3 e 12 semanas, e a maioria das infecções primárias é assintomática.[1] O diagnóstico da infecção materna por CMV se baseia na sorologia para detectar imunoglobulina G. A resposta com os anticorpos da classe IgM começa nos primeiros dias após a contaminação materna e atinge o pico durante o 1° mês, antes de desaparecer. A IgM pode ser detectada nos 3 primeiros meses após o início da infecção, embora também possa persistir por mais tempo.[2] Para classificar as infecções recentes como infecções que aconteceram há mais ou menos de 3 meses, pode-se usar a medida da avidez da IgG. Uma baixa avidez mostra uma fraca afinidade da IgG produzida recentemente. Assim, no início de uma infecção primária, os anticorpos mostram uma fraca avidez para o antígeno, mas, com o passar do tempo, essa avidez aumenta. O estudo desses parâmetros é útil na distinção entre infecção primária e secundária, bem como para a determinação da possível data da infecção materna.[2]

Ultrassonografia na infecção fetal

Não se trata de método sensível para o diagnóstico da infecção fetal. O feto anatomicamente normal pode estar infectado; e também a normalidade não prediz prognóstico desfavorável.

O espectro das lesões do sistema nervoso central é heterogêneo, com múltiplas alterações que podem aparecer tardiamente. As alterações da mielinização e dos giros cerebrais não são detectadas pelo ultrassom e a ressonância nuclear magnética (RNM) pode complementar essa avaliação. Já no diagnóstico das calcificações cerebrais, a ultrassonografia tem maior sensibilidade. De Vries e colaboradores, em 2004, estudaram 11 casos de recém-nascidos com infecção congênita por CMV e somente 3 tinham sido diagnosticados no período pré-natal.[3] A RNM forneceu informações adicionais ao exame ultrassonográfico, como polimicrogiria, displasia de hipocampo e anormalidades da substância branca periventricular.[3] Contudo, Malinger e colaboradores demonstraram que a neurossonografia é similar à RNM e melhor que a ultrassonografia no diagnóstico de alterações do sistema nervoso central. É referido por esses autores que a RNM realizada antes da 25ª semana de gestação pode não diagnosticar lesões que surgirem após essa idade gestacional, como a migração dos giros, que ocorrem após a 26ª semana. O exame realizado no final da gestação pode ser mais preciso.[4]

Picone e colaboradores, em 2008, concluíram que a RNM pode fornecer informações adicionais, como anomalias dos giros cerebrais, hipoplasia cerebelar e alterações da cortical. Referem que a RNM pode ser importante em duas situações: nos casos com anomalias do SNC, a RNM confirma os achados do ultrassom e em alguns casos revela outras anomalias, porém não modifica o prognóstico; e nos casos com alterações nos outros órgãos, sem acometimento do SNC, a RNM revelou alterações cerebrais em 7 de 14 casos analisados e, nessa situação, modificou o prognóstico do caso.[5] Enders e colaboradores (2001) observaram que os casos com alterações na ultrassonografia e com resultado positivo da pesquisa viral no líquido amniótico ou no sangue fetal foram os de pior prognóstico da doença fetal e do recém-nascido.[6]

As principais alterações ultrassonográficas já descritas são: ventriculomegalia, calcificações cerebrais, microcefalia, cardiomegalia, derrame pericárdico, hepatoesplenomegalia, calcificações hepáticas, ascite, intestino ecogênico, placentomegalia, restrição de crescimento fetal e hidropsia.[7]

O prognóstico dos recém-nascidos infectados é difícil de ser definido. O exame ultrassonográfico normal é um parâmetro utilizado para orientação dos casos.[8] Foi analisado o valor prognóstico da presença de anomalias ecográficas, bem como dos principais parâmetros biológicos no sangue de fetos infetados num estudo retrospectivo de 73 fetos infectados (PCR CMV positivo no líquido amniótico). O valor prognóstico da taxa de plaquetas, transaminases, gama-GT, a presença de uma viremia fetal e a presença de IgM específicos foram analisados. Em análise uni e multivariável, só a presença de uma trombocitopenia e a de uma anomalia ecográfica, qualquer que fosse, estavam associadas a um mau prognóstico. A realização de cordocentese pode ser justificada, não com finalidade diagnóstica, mas com finalidade prognóstica.[8]

Pesquisa do vírus no líquido amniótico

O diagnóstico de certeza da infecção fetal é obtido pela cultura do vírus ou, mais frequentemente, pela amplificação do genoma no líquido amniótico. O CMV coloniza o líquido amniótico por meio da infecção do rim fetal, após replicação do vírus no epitélio tubular, seguida de excreção na urina fetal. Após a soroconversão ou reativação, a excreção urinária do vírus dura em média de 6 a 8 semanas. Para a realização da amniocentese, esse intervalo deve ser respeitado, a fim de reduzir a taxa de falsos negativos da análise. Deverá ser efetuada depois das 21 semanas de gestação para que a diurese fetal já esteja bem estabelecida.[1]

A sensibilidade do *polymerase chain reaction* (PCR) varia entre 50% e 100% e a especificidade entre 67% e 100%.[1] A variabilidade da sensibilidade do PCR, de acordo com os estudos, explica-se não apenas por condições inapropriadas de colheita do líquido amniótico (LA) (menos de 6 semanas após soroconversão ou antes das 21 semanas de gestação), mas também pelas diferentes técnicas de PCR utilizadas. Qualquer que seja a técnica utilizada para o diagnóstico pré-natal da infecção fetal por CMV, a investigação viral é sempre efetuada ao nascimento. A detecção do vírus na urina dos recém-nascidos (RN) permanece a técnica de referência.[1]

Possibilidade de tratamento

Existem duas opções em estudo, para o tratamento da infecção fetal, no momento. A gamaglobulina hiperimune anti-CMV foi avaliada por Nigro e colaboradores, que publicaram os resultados de um ensaio clínico não randomizado. Entre 45 gestantes de fetos com resultados positivos de PCR no líquido amniótico, 31 receberam imunoglobulinas e 14 não receberam. A taxa de recém-nascidos sintomáticos foi de 1/31 no grupo tratado e de 7/14 no grupo não tratado. Em outro grupo sem confirmação da infecção fetal, 37 mulheres com primoinfecção foram tratadas até o momento do parto e 65 pacientes não receberam o tratamento. Enquanto 16% das mulheres tratadas tiveram recém-nascidos infectados, 40% das não tratadas tiveram esse desfecho.[10]

Já estudo randomizado não observou redução significativa da taxa de transmissão vertical entre grupos de gestantes com infecção primária e que fizeram uso ou não da imunoglobulina (33% e 40%, respectivamente).[11]

Outros estudos avaliaram o antiviral valaciclovir na dose de 8 g/dia e observaram uma redução da taxa de transmissão vertical do vírus de 31% para 11% no grupo que recebeu valaciclovir após infecção primária no 1° trimestre e no período periconcepcional.[12]

Hepatites virais

São provocadas por diferentes vírus com tropismo pelo tecido hepático e que apresentam características epidemiológicas, clínicas e laboratoriais semelhantes, porém particularidades distintas. Apresentam distribuição universal e, no Brasil, há variação regional na prevalência de cada um dos agentes etiológicos, com grande importância pelo número de indivíduos infectados e pelo risco de complicações.

Hepatite B

A infecção pelo HBV durante a gestação é usualmente leve e não está associada a mortalidade materna e fetal; e este vírus não é teratogênico. Tem sido associada a aumento da incidência de baixo peso ao nascimento e prematuridade.[1]

O rastreamento sorológico para hepatite B é recomendado para todas as gestantes no início da gravidez. Tem como principal finalidade a redução da hepatite crônica nos filhos de mães AgHBs-positivas. A infecção perinatal é a principal via de infecção em áreas de alta prevalência do vírus.[1]

As gestantes com AgHBs-positivo no soro podem transmitir esse vírus para o feto durante a gestação, no momento do parto e depois dele. Os principais fatores de risco para a transmissão materno fetal são a presença de replicação viral e a carga viral no sangue materno. O parto cesáreo parece não apresentar benefício e a amamentação não parece aumentar o risco.[1]

Se a mãe é portadora de AgHBs e AgHBe e o recém-nascido não receber a imunoprofilaxia no momento do parto, a possibilidade de infecção do recém-nascido é de 85% a 90%, enquanto as crianças de mães AgHbs-positivas e

AgHBe-negativas têm esse risco em torno de 32%. Pode ocorrer falha na profilaxia do recém-nascido em torno de 10% dos casos de filhos de mães AgHBS-positivas.[1]

A transmissão vertical do HVB ocorre em 9% a 39% dos recém-nascidos de mães com viremia elevada (> 8 log cópias/mL), apesar da vacinação e da imunoprofilaxia. Há estudos na literatura que utilizaram antirretrovirais como a lamivudina e o tenofovir no final da gestação para reduzir a carga viral materna e o risco de infecção do recém-nascido. O tratamento durante 6 a 8 semanas no final da gestação para redução da carga viral reduz o risco da transmissão materno-fetal.[2]

Foram descritas mutações no vírus que cursam com o não surgimento do AgHBe, o que não evidencia a replicação viral nesses casos. Os recém-nascidos desse grupo de gestantes apresentam risco elevado de hepatite fulminante nos primeiros meses de vida.[1]

A vacina disponível é constituída de antígenos de superfície do vírus B, obtidos por processo de DNA recombinante. É eficaz, segura e confere imunidade em cerca de 90% dos adultos e em 95% das crianças e adolescentes. A imunogenicidade é reduzida em neonatos prematuros, indivíduos com mais de 40 anos, imunocomprometidos, obesos, fumantes, etilistas, pacientes em programas de hemodiálise ou portadores de cardiopatia, cirrose hepática ou doença pulmonar crônica.[3]

É administrada em 3 doses, em intervalos de 0, 1 e 6 meses, por via muscular, no músculo deltoide em adultos e na região anterolateral da coxa em crianças menores de 2 anos. A revacinação é feita em caso de falha da imunização (títulos protetores < de 10 mUI/mL), que acontece em 5% a 10% dos casos.

O Programa Nacional de Imunizações normatiza a vacinação universal dos recém-nascidos e dos adolescentes (população menor que 20 anos) e também dos grupos populacionais vulneráveis, como: profissionais de saúde; bombeiros; policiais militares, civis e rodoviários envolvidos em atividade de resgate; carcereiros de delegacias e penitenciárias; usuários de drogas injetáveis e inaláveis; pessoas em regime carcerário; pacientes psiquiátricos; profissionais do sexo; populações indígenas (todas as faixas etárias); comunicantes domiciliares de portadores de HBsAg positivos; pacientes em hemodiálise; politransfundidos; talassêmicos; portadores de anemia falciforme; portadores de neoplasias; portadores de HIV (sintomáticos e assintomáticos); portadores de hepatite C; coletadores de lixo hospitalar e domiciliar; manicures e pedicures. Não há contraindicação à sua administração na gestação e não há trabalhos demonstrando qualquer risco de acometimento para o feto e o recém-nascido de mulheres vacinadas na gravidez. A vacinação não impossibilita o aleitamento materno, pois a vacina não contém partículas infecciosas do HBV.[3,4]

As gestantes devem ser vacinas durante a gravidez. A aplicação em adultos deve ser pela via intramuscular, no músculo deltoide, que tem maior taxa de soroconversão. O intervalo de tempo entre as doses é de 1 e 6 meses. A gestante que recebeu somente 1 dose da vacina deve completar o esquema de vacinação com mais 2 doses.[3,4]

Todos os profissionais de saúde devem ser vacinados contra HVB. Em caso de exposição a um material infectado pelo HVB, o profissional não vacinado deve receber 1 dose de HBIG nos primeiros 7 dias de exposição e, em seguida, iniciar o esquema de vacinação com 3 doses.[3]

Transmissão vertical

O principal fator associado à evolução para cronicidade da infecção pelo vírus da hepatite B é a faixa etária na qual a infecção ocorre. Quando a infecção aguda pelo HBV se dá no 1° trimestre da gestação, o risco de transmissão da infecção ao recém-nascido (RN) é pequeno, inferior a 10%; porém, quando a infecção ocorre no 2° ou 3° trimestres da gestação, a transmissão pode ocorrer em mais de 60% dos casos. Quando a gestante é portadora de infecção crônica por HBV, com perfil sorológico HBsAg/HBeAg positivo, há um grave risco para o RN. Sem a imunoprofilaxia adequada no momento do parto, a maioria das crianças recém-nascidas desenvolverá infecção aguda por HBV, com progressão para infecção crônica, além de complicações da doença hepática crônica na idade adulta. A administração de imunoprofilaxia reduz esse risco. Potencialmente, o HBV pode ser transmitido por fissura no mamilo, embora seja difícil comprovar o efeito exclusivo dessa via. A transmissão do HBV pelo leite materno vem sendo discutida há muito tempo, a partir da detecção do HBsAg em amostras de leite de mães infectadas. Estudos publicados antes da vacinação universal já mostravam que o aleitamento materno não era fator de risco maior para a transmissão do que o uso de fórmulas ou compostos lácteos. O leite materno em mães portadoras do HBV não representa risco adicional.

Todas as gestantes com hepatite B que apresentem níveis de HBeAg reagente, CV-HBV superiores a 200.000 UI/mL ou ALT > 2 x LSN devem receber terapia profilática com TDF 300 mg, 1 vez ao dia, VO, a partir de 28 a 32 semanas de gestação (3° trimestre).

Hepatite C

A infecção pelo VHC é uma doença que causa grande morbidade e mortalidade, não só no Brasil, mas em todo o mundo. Após mais de 20 anos de sua identificação, ainda não havia vacina para esse vírus e o tratamento estava sendo estudado. É assintomática em 75% dos casos e geralmente é de progressão lenta. Após 20 a 30 anos do quadro agudo, 10% a 20% das pessoas cronicamente infectadas desenvolvem cirrose e 1% a 5% dos casos evoluem para hepatocarcinoma.[1]

A infecção durante a gravidez não está relacionada a mudança no curso clínico da doença e comprometimento da gestação e até mesmo alteração da vitalidade fetal, exceção feita às gestantes com insuficiência hepática aguda fulminante ou quadro de cirrose avançada.[1]

Há relatos em estudos de risco elevado em pequenos para a idade gestacional, prematuridade, colestase gravídica e diabetes gestacional em gestantes portadoras do HCV.[1]

No HC-FMUSP, como hospital de referência para pré-natal de alto risco, o rastreamento universal é realizado e permite que as mulheres portadoras do HCV sejam acompanhadas pelo infectologista e tenham o seguimento de seus recém-nascidos.

O risco de transmissão vertical varia entre 2% e 8%, segundo diversos estudos, mas o mecanismo e o momento no qual ocorre ainda estão indefinidos. Mok e colaboradores, após avaliar o resultado da pesquisa viral por PCR no sangue de recém-nascidos de mães portadoras do HCV (com até 3 dias de vida), referem que 31% desses recém-nascidos estavam infectados com o vírus e, por isso, a infecção ocorreu durante a vida intrauterina. Os outros restantes foram considerados como infecção no momento do parto ou no período pós-natal.[2]

Foram descritos fatores que estão associados a uma maior taxa de transmissão para o feto e os recém-nascidos: a carga viral no sangue da mãe; a coinfecção com o vírus HIV; uso de drogas ilícitas; tempo de rotura das membranas ovulares acima de 6 horas; e monitorização fetal interna. Os procedimentos invasivos como amniocentese ou monitoração interna da vitalidade fetal são contraindicados nessas gestantes. Nas pacientes com resultado da reação em cadeia de polimerase positiva no sangue, o risco de transmissão para o recém-nascido após 6 horas de rotura prematura das membranas é de 8,6% e com a utilização de monitorização fetal interna é de 18,8%.[1]

O risco de transmissão pela amamentação é controverso. O HCV é encontrado no leite materno, mas a quantidade é muito baixa para infectar o recém-nascido; outra hipótese debatida é a de que o suco gástrico poderia inativar o vírus. Nas puérperas portadoras do HIV, é contraindicada a amamentação.[1]

Atualmente, tanto o American College of Obstetricians and Gynecologists quanto o American Academy of Pediatrics apoiam o aleitamento materno em mães infectadas pelo VHC. Na Clínica Obstétrica do HC-FMUSP e no Berçário Anexo à Maternidade, a decisão de amamentar tem sido escolha da mãe, após ampla discussão com o casal sobre os conhecimentos atuais da transmissão, bem como da dificuldade de se prever com mais precisão as probabilidades de infecção vertical.[3]

As gestantes com HCV são acompanhadas por uma equipe multidisciplinar composta de obstetra, infectologista, enfermagem e pediatra. São descritos casos de redução dos valores de TGO e TGP durante a gestação, provavelmente pela modificação do sistema imune nessa fase. Há relatos de redução dos níveis séricos da alanina aminotransferase e aumento da carga viral no sangue materno no 3° trimestre. Por isso, as gestantes infectadas pelo HCV durante a gravidez devem ser reavaliadas 6 meses ou mais após o parto. O tratamento da doença, nos casos indicados, é realizado após o parto. A ribavirina, um dos fármacos para o tratamento dessas pacientes, é contraindicada na gestação; quanto ao interferon, que também é utilizado, há poucos estudos sobre seu uso na gravidez.[1]

Vírus da imunodeficiência humana

A infecção pelo vírus da imunodeficiência humana (HIV) é considerada uma das principais pandemias dos tempos atuais. A infecção pelo HIV e a Aids vêm impondo contínuos desafios aos obstetras, clínicos, infectologistas e pediatras.

Nos últimos anos, a transmissão vertical do HIV tem sido reduzida drasticamente para níveis próximos a 1%, com a introdução de ações como: rastreamento universal no pré-natal, uso dos antirretrovirais para todas as gestantes vivendo com HIV, administração de antirretrovirais ao recém-nascido e supressão da amamentação.

A transmissão materno-fetal do HIV pode ocorrer durante a gestação, no trabalho de parto e parto, assim como no pós-parto, pelo aleitamento. Vários estudos têm evidenciado que a maioria dos casos de transmissão materno-fetal (cerca de 70%) ocorre durante o trabalho de parto e parto e que os 30% restantes ocorrem principalmente nas últimas semanas de gestação. O aleitamento materno representa risco adicional de transmissão de 7% a 22%.

Em estudo de base populacional, a transmissão vertical do HIV foi de 20% e 55% quando o diagnóstico da infecção pelo vírus foi feito durante ou após o parto, evidenciando que quando o diagnóstico é feito somente no momento do parto os riscos de transmissão vertical são expressivamente elevados.

A carga viral materna consiste no principal fator de risco para a transmissão vertical do HIV, sendo que em situações com carga viral inferior a 1.000 cópias/mL a transmissão vertical é possível, mas extremamente rara.

Outros fatores, como infecções genitais por *Chlamydia trachomatis*, *Neisseria gonorrhoeae* e vaginose bacteriana, aumentam a taxa de transmissão vertical. O consumo de drogas ilícitas, de álcool, o tabagismo, o ganho de peso insuficiente durante o pré-natal e fatores obstétricos como tempo de roturas das membranas ovulares superior a 4 horas contribuem para elevar esse risco.

No pré-natal, a quimioprofilaxia para infecções oportunistas deve ser indicada sempre que a contagem de linfócitos T-CD4 estiver abaixo de 200/mm^3:

- **CD4 < 200 cel/mm^3:** sulfametoxazol + trimetropina 800/160 mg, 3 vezes por semana.
- **CD4 < 100 cel/mm^3:** sulfametoxazol + trimetropina 800/160 mg, diariamente.
- **CD4 < 50 a 100 cel/mm^3:** sulfametoxazol + trimetropina 800/160 mg, diariamente, associados azitromicina 1.200 mg, 1 vez por semana.

A notificação dos casos de gestantes com HIV tem de ser feita, mesmo para as pacientes com o diagnóstico prévio à gravidez.

Com o diagnóstico da infecção pelo HIV estabelecido, a contagem de linfócitos T CD4+ e a carga viral da gestante são realizadas. A paciente é acompanhada por uma equipe multidisciplinar com infectologista, obstetra, enfermagem especializada, psicóloga e nutricionista, com orientação e avaliação familiar. A avaliação da condição geral de saúde da gestante é fundamental antes do início de terapias antirretrovirais, assim como a verificação das condições sociais e psicológicas dela e da família. A carga viral e a contagem de linfócitos CD4 são realizadas na primeira consulta de pré-natal e com 34 semanas de gestação; além disso, dosa-se novamente os níveis de CD4 e carga viral 4 semanas após a introdução ou modificação do esquema antirretroviral.

Profilaxia da transmissão vertical

Os principais objetivos da terapia antirretroviral (TARV) são inibir a replicação viral, evitar o aparecimento de resistência, retardar a progressão da doença e a imunodeficiência associada a esse vírus, sendo que a TARV está indicada a todas as gestantes vivendo com HIV. Considera-se como TARV adequada a combinação de três fármacos ativos que atuem em diversos pontos da replicação viral.

Para as gestantes que já faziam uso de TARV antes da gravidez e apresentam carga viral indetectável, deve-se manter o mesmo esquema terapêutico, desde que não contenha substância contraindicada na gravidez.

As recomendações atuais do Ministério de Saúde para a terapia antirretroviral de gestantes vivendo com HIV e virgens de tratamento incluem:

- **Idade gestacional > 13 semanas:** associação de tenofovir + lamivudina + dolutegravir.
- **Idade gestacional < 13 semanas:** associação de tenofovir + lamivudina + atazanavir/ritonavir, nos casos em que não houver genotipagem disponível ou casos com genotipagem evidenciando resistência ao efavirenz. Para pacientes com genotipagem disponível sem resistência viral, pode-se optar por tenofovir + lamivudina + efavirenz.

Espera-se que haja redução da carga viral em um log (ou 90%) em 4 a 8 semanas após o início da terapia. Caso não ocorra redução da carga viral, ou se esta for maior que 10 mil cópias, deve-se realizar a genotipagem do vírus e avaliar a adesão às medicações e a utilização correta delas, antes de modificar o esquema.

A avaliação dos níveis de carga viral materna com 34 semanas de gestação definirá a via de parto:

- **Carga viral com 34 semanas < 1.000 cópias/mL:** via de parto obstétrica.
- **Carga viral com 34 semanas desconhecida ou > 1.000 cópias/mL:** cesariana eletiva.

A administração rotineira de zidovudina (AZT) intraparto fez parte da assistência pré-natal das gestantes vivendo com HIV nas últimas décadas. Sabe-se, de fato, que a administração de AZT intraparto corresponde a redução significativa das taxas de transmissão vertical em pacientes com carga viral elevada (> 1.000 cópias/mL).

No entanto, estudos recentes demonstram que a administração de AZT intraparto em gestantes com carga viral indetectável não altera o risco de transmissão vertical. Desse modo, diversos protocolos mundiais, incluindo o do Centro de Controle de Doenças norte-americano (CDC) e o protocolo nacional do Ministério da Saúde brasileiro, orientam não administrar AZT intraparto em pacientes com carga viral indetectável. Portanto, a indicação de AZT intraparto fica condicionada à carga viral materna:

- **Carga viral indetectável:** pacientes em uso adequado de TARV que apresentem carga viral indetectável com 34 semanas de gestação NÃO necessitam de AZT intraparto.
- **Carga viral detectável (qualquer valor):** pacientes devem receber AZT intraparto.

Quando houver indicação de AZT, a dose inicial do ataque é de 2 mg/kg, na primeira hora e, depois, de 1 mg/kg por hora em infusão contínua até o clampeamento do cordão umbilical. Nos casos de cesárea eletiva, a recomendação é de administração durante 3 horas antes do início do procedimento.

Algumas recomendações são importantes na condução do trabalho de parto:

- Monitorar o trabalho de parto cuidadosamente, evitando toques repetidos.
- Conduzir o parto com ocitócitos.
- Evitar a realização de procedimentos invasivos durante o trabalho de parto e parto, como amniotomia e parto instrumentalizado. No entanto, em casos com indicação obstétrica precisa, não há contraindicação à realização de parto fórcipe.
- Evitar a episiotomia sempre que possível.
- Proceder à ligadura do cordão umbilical, sem ordenha, imediatamente após a expulsão do recém-nascido.

A operação cesariana deve ser realizada com medidas hemostáticas rigorosas, com menor sangramento possível; se possível, deve-se manter as membranas amnióticas íntegras até a retirada da criança (parto empelicado) e proceder à ligadura do cordão umbilical, sem ordenha, imediatamente após a retirada do recém-nascido.

No puerpério, a amamentação deve ser inibida com o enfaixamento das mamas durante 10 dias e com cabergolina 0,5 mg, 2 comprimidos, em dose única. A mãe e o recém-nascido devem ser colocados em alojamento conjunto.

Protozoários

Toxoplasmose

O agente etiológico é o *Toxoplasma gondii*, um protozoário que pode infectar mamíferos e algumas aves. O gato é o hospedeiro definitivo, no qual ocorre o ciclo reprodutivo; os outros animais, incluindo o homem, são hospedeiros intermediários.[1]

Estima-se que, ao redor do mundo, a cada ano, de 3 a 8 em cada mil nascidos vivos são infectados pelo *T. gondii*. Em São Paulo, um estudo analisando os casos sintomáticos no berçário anexo à maternidade do HC-FMUSP mostrou uma incidência de 2 em mil nascidos vivos.

A toxoplasmose congênita é geralmente causada pela transmissão vertical do *T. gondii* em gestantes negativas e que apresentam a doença durante a gravidez. Na parasitemia materna, os parasitas infectam e se multiplicam na placenta, ganhando então acesso à circulação fetal. Tem sido associada a abortamento, prematuridade, baixo peso ao nascer, bem como doença fetal disseminada.[1]

A ausência de anticorpos (IgG e IgM) específicos para *T. gondii* identifica as pacientes suscetíveis. A repetição sorológica para essas pacientes deve ser mensal ou bimensal, na tentativa de diagnosticar a soroconversão e possibilitar o início imediato da quimioprofilaxia da transmissão vertical.

Todas as gestantes suscetíveis devem receber orientações de como se evitar a toxoplasmose. As informações devem ser dadas pela equipe de saúde.

Essas medidas higiênicas e dietéticas englobam:

- Não ingerir carnes cruas ou malcozidas.
- Toda carne deve ser cozida até atingir temperatura superior a 67 °C.
- A água deve ser tratada ou fervida.
- Lavar frutas e verduras adequadamente com água corrente.
- Congelar derivados da carne.
- Ingerir embutidos bem cozidos.
- Usar luvas para manipular carnes cruas.
- Não utilizar a mesma faca para cortar carnes e outros vegetais ou frutas.
- Proteger os alimentos de moscas e baratas.
- Evitar contato com qualquer material que possa estar contaminado com fezes de gatos, como solo, gramados e caixas de areia.

Os gatos de estimação devem ser alimentados com carnes bem cozidas ou rações comerciais e suas fezes devem ser desprezadas diariamente, com lavagem do recipiente com água fervente. Com essa medida, o oocisto não se torna infectante, já que necessita de 24 horas, em temperatura ambiente, para atingir essa fase.[1]

Os anticorpos da classe IgG surgem após 2 semanas do início da infecção, atingem o pico com 6 a 8 semanas e persistem por período indefinido. Entretanto, os anticorpos da classe IgM podem ser detectados precocemente, com 1 semana de infecção, geralmente desaparecendo em torno de 12 semanas.[2]

As pacientes com sorologia suspeita de infecção aguda, IgG e IgM reagentes, devem ser encaminhadas para teste confirmatório em centro especializado. A presença de IgM nem sempre representa quadro agudo. Pode corresponder a um resultado falso-positivo de IgM ou persistência da imunoglobulina após uma infecção passada.[2]

Nos casos suspeitos da doença, recomenda-se o início imediato da profilaxia da transmissão vertical com espiramicina, na dose de 3 g, até descartar-se o caso como doença aguda; se isso não for possível, deve-se mantê-la até o final da gravidez. Esse fármaco pode ser utilizado no 1° trimestre da gravidez. Também nos casos suspeitos, orienta-se nova sorologia com teste diferente do rastreamento inicial. Os testes mais utilizados são a IgM imunofluorescência e o teste de avidez de IgG.

A avidez de IgG foi introduzida no rastreamento das infecções. Esse teste avalia a afinidade entre o anticorpo da classe IgG e o antígeno. Tem auxiliado na diferenciação de uma infecção recente de outra adquirida há algum tempo, uma vez que a afinidade do anticorpo pelo antígeno tende a aumentar com o intervalo de tempo. Dessa maneira, a presença de alta avidez permite definir que a infecção ocorreu há mais de 12 a 16 semanas, e a baixa avidez que a infecção ocorreu nos 3 meses anteriores.[3]

Embora esteja documentado que a alta avidez pode indicar infecção crônica, a presença de IgG de baixa avidez por si só não é suficiente para indicar quadro agudo, já que há fatores que interferem na maturação da IgG durante a gestação.

Essa maturação é variável e depende da idade gestacional no momento da infecção, da utilização da espiramicina e também de fatores individuais. Essas variáveis devem ser consideradas durante a interpretação dos resultados dos exames. Não se conhece se o retardo na maturação da IgG interfere na taxa de transmissão vertical da toxoplasmose.[3]

Infecção fetal – diagnóstico ultrassonográfico

O quadro ultrassonográfico fetal é geralmente inespecífico e, em muitos casos, nenhuma alteração é detectada. Os principais achados são: hidrocefalia, calcificações intracranianas, hepatoesplenomegalia, ascite fetal e espessamento da placenta. Catarata, hidropsia fetal e intestino ecogênico também podem ser encontrados. Essas alterações relacionadas à toxoplasmose congênita são observadas em aproximadamente 28% dos fetos infectados e, por essa razão, na presença de feto normal ao exame ultrassonográfico, não é possível excluir a infecção. Nos fetos infectados e em casos suspeitos, é importante realizar acompanhamento ultrassonográfico quinzenal, no sentido de detectar alterações tardias, as quais podem modificar a condução dos casos.[1]

A taxa de transmissão vertical do toxoplasma é de 14% no 1° trimestre, 29% no 2° e 59% no 3°. No momento do parto, a referida taxa está em torno de 80%. Entretanto, a gravidade do acometimento fetal é muito maior nos casos da doença na primeira metade da gravidez. No 3° trimestre, não são mais descritos casos de infecção congênita com calcificações cerebrais ou hidrocefalia, mas a retinocoroidite pode ocorrer[1] (Figuras 4.1, 4.2, 4.3 e 4.4).

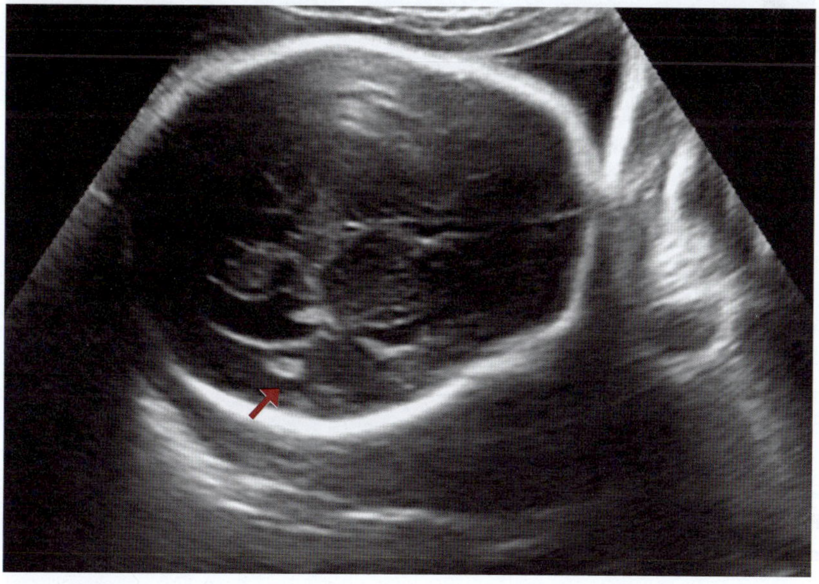

FIGURA 4.1 Calcificação cerebral.
Fonte: Acervo da autoria do capítulo.

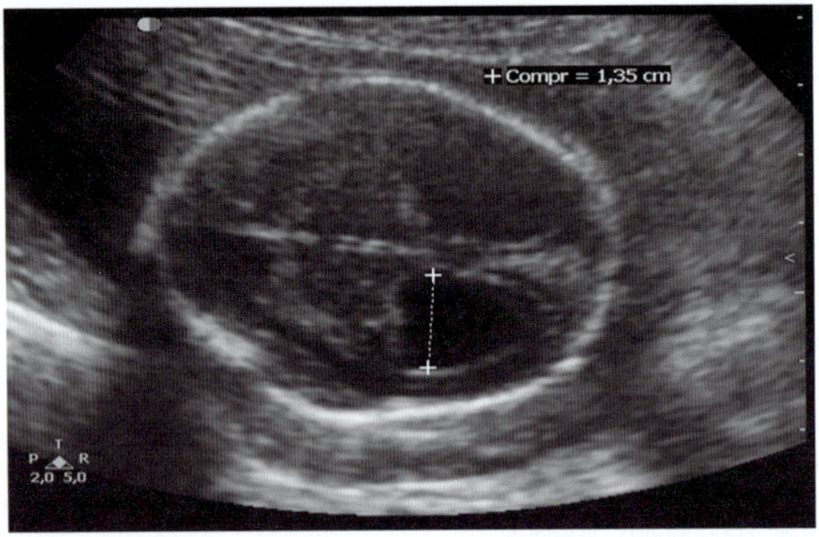

FIGURA 4.2 Hidrocefalia.
Fonte: Acervo da autoria do capítulo.

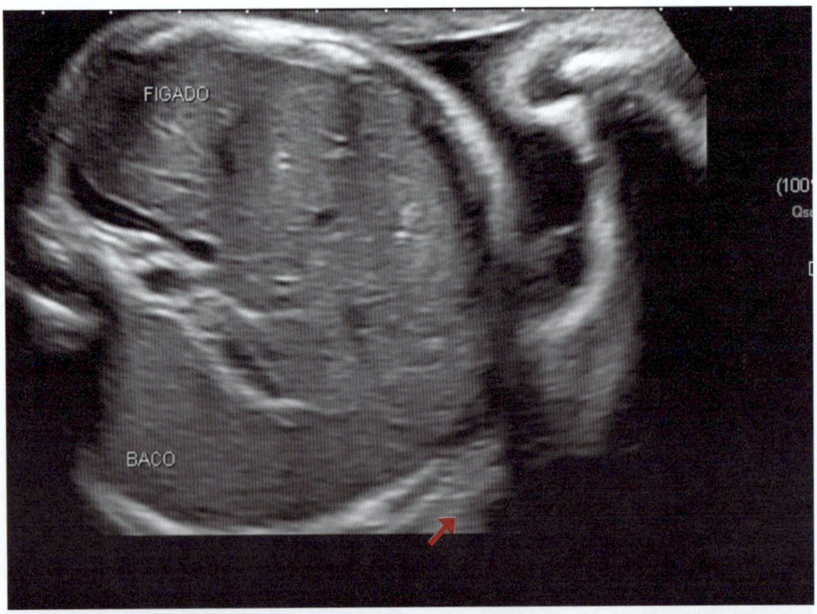

FIGURA 4.3 Esplenomegalia.
Fonte: Acervo da autoria do capítulo.

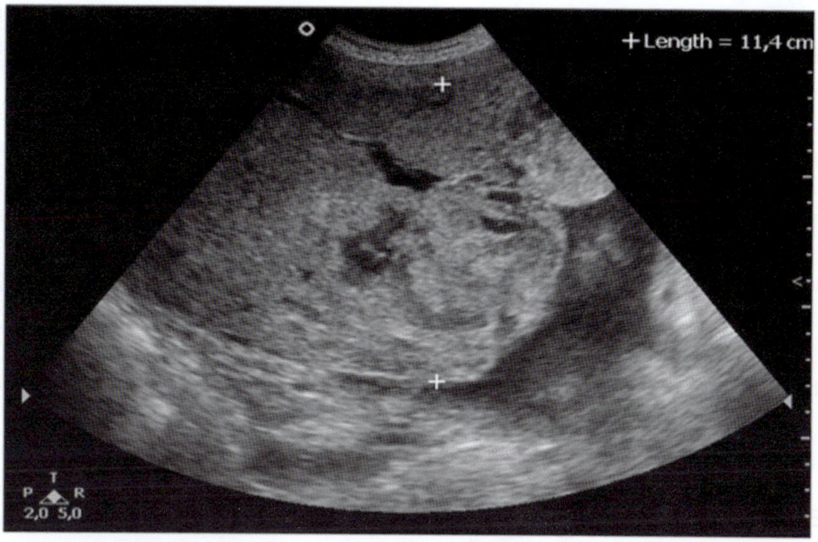

FIGURA 4.4 Placenta espessa.
Fonte: Acervo da autoria do capítulo.

Diagnóstico da infecção fetal

A coleta de líquido amniótico para pesquisa do toxoplasma está indicada nos casos de infecção aguda confirmada durante a gravidez, como soroconversão no pré-natal ou quadro clínico, e quando há alterações ultrassonográficas que sugerem toxoplasmose congênita. A sensibilidade do diagnóstico molecular por PCR no líquido amniótico está em torno de 81% e 100%.[4] O tratamento com medicamento anti-*Toxoplasma gondii* pode afetar a sensibilidade do método; e a coleta do líquido amniótico deve ser realizada, preferencialmente, após 4 semanas do início da infecção, durante a fase de parasitemia materna. A sensibilidade do teste é maior quando a amniocentese é realizada após a 21ª semana de gestação.[2]

Tratamento da infecção fetal

O tratamento da infecção fetal baseia-se na utilização da pirimetamina, da sulfadiazina e do ácido folínico. As dosagens são: sulfadiazina 3 g/dia; pirimetamina 50 mg/dia (em 2 tomadas); e ácido folínico 10 mg/dia.[5]

A pirimetamina e a sulfadiazina são antagonistas do ácido fólico, atuam sinergicamente no ataque aos taquizoítas e podem causar supressão da medula óssea, com aparecimento de anemia, leucopenia e plaquetopenia, além de falência renal reversível. Em razão da toxicidade desses fármacos, a sua utilização deve ser limitada nos casos comprovados de infecção fetal, não havendo benefícios para a gestante infectada com o uso desses medicamentos.[1]

Existem outros esquemas de tratamento da infecção fetal quando na ausência de substâncias como a sulfadiazina. Esquema de segunda escolha: sulfadoxina

500 mg e pirimetamina 25 mg (Fansidar) e ácido folínico, 2 vezes por semana. Esquema com sufametoxazol (400 mg) e trimetoprima (80 mg), 2 comprimidos de 12/12 horas, associados a espiramicina 3 g/dia.[6,7]

Durante o tratamento, é necessária a realização de hemograma quinzenal para controlar o número de glóbulos vermelhos, plaquetas e leucócitos e, na presença de alterações no hemograma, as drogas devem ser suspensas. O tratamento é contraindicado durante o 1° trimestre da gestação, devendo ser iniciado a partir da 16ª semana. Durante o 1° trimestre, deve ser utilizada apenas a espiramicina. Nos casos com resultado da pesquisa do toxoplasma no líquido amniótico negativa, deve-se manter a espiramicina até o final da gestação.[1]

Para as pacientes não gestantes, que adquirirem toxoplasmose aguda, recomenda-se intervalo de 6 meses entre o quadro clínico ou a confirmação sorológica e o início da futura gestação.[2]

Referências bibliográficas

Sífilis

1. De Santis M, De Luca C, Mappa I, Spagnuolo T, Licameli A, Straface G et al. Syphilis infection during pregnancy: fetal risks and clinical management. Infectious Diseases in Obstetrics and Gynecology. 2012:1-5.
2. World Health Organization. Syphilis in pregnancy. Global Health Observatory Data. Disponível em: https://www.who.int/gho/sti/pregnancy/en/. [acesso em 15 maio 2021].
3. Brasil. Ministério da Saúde. Secretaria de Vigilância em Saúde. Departamento de Doenças de Condições Crônicas e Infecções Sexualmente Transmissíveis. Boletim epidemiológico de sífilis. Brasília: Ministério da Saúde; 2021.
4. Workowski KA, Bolan GA. Sexually transmitted diseases treatment guidelines 2015. MMWR Recomm Rep. 2015;64:1.
5. Brasil. Ministério da Saúde. Secretaria de Vigilância em Saúde. Departamento de Doenças de Condições Crônicas e Infecções Sexualmente Transmissíveis. Protocolo clínico e diretrizes terapêuticas para a prevenção da transmissão vertical de HIV, sífilis e hepatites virais. Brasília: Ministério da Saúde; 2019.
6. Zugaib M, Bittar RE. Sífilis. In: Protocolos assistenciais. 4 ed. Rio de Janeiro: Atheneu; 2011.
7. Norwitz ER. Syphilis in pregnancy. UpToDate. 2013. Disponível em: www.uptodate.com. [acesso em 28 fev 2013].
8. Gomez GB, Kamb ML, Newman LM, Mark J, Broutet N, Hawkes SJ; World Health Organization. Untreated maternal syphilis and adverse outcomes of pregnancy: a systematic review and meta-analysis. 2013;91(3):157-236.

Rubéola

1. Cooper LZ, Prelub SR, Alford CA. Rubella. In: Remington JS, Klein JO. Infectious disease in the fetus and newborn infant. 4th ed. Philadelphia: WB Saunders; 1995.
2. Crino JP. Ultrasound and fetal diagnosis of perinatal infection. Clin Obstet Gynecol. 1999;42:71-80.
3. Andrade JQ, Bunduki V, Curti SP, Figueiredo CA, Oliveira MI, Zugaib M. Rubella in pregnancy: intrauterine transmission and perinatal outcome during a Brazilian epidemic. JCV. 2006;35:285-91.

4. Davidkin I, Jokinen S, Broman M, Leinikki P, Peeltola H. Persistence of measles, mumps and rubella antibodies in an MMR-vaccinated cohort: a 20-year follow-up. J Infect Dis. 2008;197:950-6.
5. São Paulo. Secretaria Estadual da Saúde. Centro de Vigilância Sanitária. Disponível em: http://www.cve.saude.sp.gov.br/htm_dex.htm. [acesso em 20 jan 2012].
6. Centers for Disease Control and Prevention. Notice to readers: revised ACIP Recommendation for avoiding pregnancy after receiving a rubella-containing vaccine. MMWR. 2001;50(49):117.
7. Sato HK, Sanajotta AT, Moraes JC, Andrade JQ, Duarte G, Cervi MC et al; the São Paulo Study Group for Effects of Rubella Vaccination During Pregnancy. Rubella vaccination of unknowingly pregnant women: the São Paulo experience. 2001. The Journal of Infectious Diseases. 2011;204:S737-44.

Citomegalovirose

1. Benoist G, Jacquemard F, Leruez-Ville M, Ville Y. Cytomegalovirus (CMV) congenital infection. Gynecol Obstet Fertil. 2008;36(3):248-60.
2. Lazzarotto T, Guerra B, Lanari M, Gabrielli L, Landini MP. New advances in the diagnosis of congenital cytomegalovirus infection. J Clin Virol. 2008;41(3):192-7.
3. De Vries LS, Gunardi H, Barth PG, Bok LA, Verboon-Maciolek MA, Groenendaal F. The spectrum of cranial ultrasound and magnetic resonance imaging abnormalities in congenital cytomegalovirus infection. Neuropediatrics. 2004;35:113-9.
4. Malinger G, Ben-Sira L, Lev D, Ben Aroya Z, Kidrom D, Lerman-Sagie T. Fetal brain imaging: a comparison between magnetic resonance imaging and dedicated neurosonography. Ultrasound Obstet Gynecol. 2004;23:333-40.
5. Picone O, Simon I, Benachi A, Brunelle F, Sonigo P. Comparison between ultrasound and magnetic resonance imaging in assessment of fetal cytomegalovirus infection. Prenat Diagn. 2008;28:753-8.
6. Enders G, Bader U, Lindemann L, Schalasta G, Daiminger A. Prenatal diagnosis of congenital cytomegalovirus infection in 189 pregnancies with known outcome. Prenat Diagn. 2001;21:362-77.
7. Crino JP. Ultrasound and fetal diagnosis of perinatal infection. Clin Obst Gynecol. 1999;42:71-80.
8. Benoist G, Salomon LJ, Mohlo M, Suarez B, Jacquemard F, Ville Y. Cytomegalovirus--related fetal brain lesions: comparison between targeted ultrasound examination and magnetic resonance imaging. Ultrasound Obstet Gynecol. 2008;32(7):900-5.
9. Benoist G, Salomon LJ, Jacquemard F, Daffos F, Ville Y. The prognostic value of ultrasound abnormalities and biological parameters in blood of fetuses infected with cytomegalovirus. BJOG. 2008;115(7):823-9.
10. Lipitz S et al. Revisiting short- and long-term outcome after fetal first-trimester primary cytomegalovirus infection in relation to prenatal imaging findings. UOG. 2020;56:572-8.
11. Revello MG, Lazzarotto T, Guerra B, Spinillo A, Ferrazzi E, Kustermann A et al.; CHIP Study Group. A randomized trial of hyperimmune globulin to prevent congenital cytomegalovirus. N Engl J Med. 2014;370(14):1316-26.
12. Shahar-Nissan K, Pardo J, Peled O, Krause I, Bilavsky E, Wiznitzer A et al. Valaciclovir to prevent vertical transmission of cytomegalovirus after maternal primary infection during pregnancy: a randomised, double-blind, placebo-controlled trial. Lancet. 2020;396:779-85.

Hepatites virais

Hepatite B

1. Lee H, Lok ASF. Hepatitis B and pregnancy. UpToDate. 2013. Disponível em: www.uptodate.com. [acesso em 20 jan 2013].
2. Pan C, Han GR, Zhao W. Virologic factors associated with failure to passive-active immunoprophylaxis in infants with HBsAg-positive at birth. Hepatology. 2011;54:878A.
3. Brasil. Ministério da Saúde. Secretaria de Vigilância em Saúde. Departamento de DST, Aids e Hepatites Virais. ABCDE do diagnóstico para as hepatites virais. Brasília: Ministério da saúde. Disponível em: http://www.saude.gov.br/svs. [acesso em 24 fev 2013].
4. Zhao Y, Jin H, Zhang X, Wang B, Liu P. Viral hepatitis vaccination during pregnancy. Human Vaccines & Immunotherapeutics. 2016;12:894-902.
5. China Study Group for the Mother-to-Child Transmission of Hepatitis B. Tenofovir to Prevent Hepatitis B Transmission in Mothers with High Viral Load. N Engl J Med. 2016;16;374(24):2324-34.

Hepatite C

1. Prasad MR, Honegger JR. Hepatitis C virus in pregnancy. Am J Perinatol. 2013; 30(2):149-60.
2. Mok J, Pemhery L, Tovo PA, Newell ML. When does mother to child transmission of hepatitis C virus occur? Arch Dis Child Fetal Neonatal Ed. 2005;90:156-60.
3. Brasil. Ministério da Saúde. Protocolo clínico e diretrizes terapêuticas para atenção às pessoas com infecções sexualmente transmissíveis (IST) n. 0014125063. Brasília: Ministério da Saúde; 2019. p. 1-250.

Vírus da imunodeficiência humana

1. Kupek E, Oliveira JF. Transmissão vertical do HIV, da sífilis e da hepatite B no município de maior incidência de Aids no Brasil: um estudo populacional no período de 2002 a 2007. Rev Bras Epidemiol. 2012;15(3):478-87.
2. Mark S, Murphy KE, Read S, Bitnun A, Yudin MH. HIV mother-to-child transmission, mode of delivery, and duration of rupture of membranes: experience in the current era. Infections Disease in Obstetrics and Gynecology. 2012:1-5.
3. Anderson B, Cu-Uvin S. Use of antiretroviral medications in pregnancy HIV-infected patients and their infants in resource settings. UpToDate. Disponível em: www.uptodate.com.
4. Chen JY, Rubaudo HJ, Souda S, Parekh, Ogwu A, Lockman S et al. Highly active antiretroviral therapy and adverse birth outcomes among HIV-infected women in Botswana. JID. 2012;206:1695-705.
5. Brasil. Ministério da Saúde. Secretaria de Vigilância em Saúde. Departamento de Doenças de Condições Crônicas e Infecções Sexualmente Transmissíveis. Protocolo clínico e diretrizes terapêuticas para prevenção da transmissão vertical do HIV, sífilis e hepatites virais. Brasília, Ministério da Saúde; 2019.
6. Panel on Treatment of Pregnant Women with HIV Infection and Prevention of Perinatal Transmission. Recommendations for use of antiretroviral drugs in pregnant transmission in the United States. Disponível em: http://aidsinfo.nih.gov/contentfiles/lvguidelines/PerinatalGL.pdf. [acesso em 15 jan 2020].
7. Antiretroviral Pregnancy Registry Steering Committee. Antiretroviral Pregnancy Registry International Interim Report for 1 January 1989 through 31 January 2016. Wilmington, NC: Registry Coordinating Center; 2016. Disponível em: www.APRegistry.com.

8. Briand N, Warszawski J, Mandelbrot L, Dolfus C, Pannier E, Cravello L et al. Is intrapartum intravenous zidovudine for prevention of mother-to-child HIV-1 transmission still useful in the Combination Antiretroviral Therapy Era? Clin Infec Dis. 2013;57(6):903-14.
9. Chiappini E, Galli L, Giaquinto C, Ene L, Goetghebuer T, Judd A et al. Use of combination neonatal prophylaxis for the prevention of mother-to-child transmission of HIV infection in European high-risk infants. Aids. 2013;27:991-1000.
10. Brasil. Ministério da Saúde. Secretaria de Vigilância em Saúde. Departamento de Doenças de Condições Crônicas e Infecções Sexualmente Transmissíveis. Coordenação-Geral de Vigilância das Infecções Sexualmente Transmissíveis. Ofício circular n. 11/2020/CGIST/DCCI/SVS/MS. Atualização das recomendações de terapia antirretroviral (TARV) em gestantes vivendo com HIV. Brasília: Ministério da Saúde; 2020.

Toxoplasmose

1. Remington JS, McLeod R, Thulliez P, Desmonts G. Toxoplasmosis. In: Remington JS, Klein JO, Wilson CB, Baker CJ, editors. Infectious diseases of the fetus and newborn infant. Philadelphia; 2006. p. 947-1091.
2. Montoya JG, Liesenfeld O. Toxoplasmosis. Lancet. 2004;363:1965-76.
3. Candolfi E, Pastor R, Huber R, Filisetti D, Villard O. IgG avidity assay firms up the diagnosis of acute toxoplasmosis on the first serum sample in immunocompetent pregnant women. Diag Microbiol and Infectious Disease. 2007;58:83-8.
4. Hohlfeld P, Daffos F, Costa J, Thulliez P, Forestier F, Vidaud M. Prenatal diagnosis of congenital toxoplasmosis with polymerase chain reaction test on amniotic fluid. N Engl J Med. 1994;331:695-9.
5. Wallon M, Liou C, Garner P, Peyron F. Congenital toxoplasmosis: systematic review of evidence of efficacy of treatment in pregnancy. BMJ. 1999;318:1511-4.
6. Peyron et al. Maternal and congenital toxoplasmosis: diagnosis and treatment recommendations of a French multidisciplinary working group. Pathogens. 2019;8(1):24.
7. Valentine P et al. Spiramycin/cotrimoxazole versus pyrimethamine/sulfonamide and spiramycin alone for the treatment of toxoplasmosis in pregnancy. J Perinatol. 2015 Feb;35(2):90-4.

capítulo 5

Leite Humano
– Aspectos Imunológicos e Defesas Anti-Infecciosas

- Virginia Spínola Quintal
- Valdenise Martins Laurindo Tuma Calil
- Edna Maria de Albuquerque Diniz

A proteção que o aleitamento materno confere à criança contra infecções é conhecida há muito tempo. Entretanto, foi só muito recentemente, na década de 1950, que apareceram os primeiros estudos clínico-epidemiológicos realizados com métodos científicos rigorosos, demonstrando a menor frequência de doenças infecciosas, especialmente diarreias, em lactentes amamentados.[1,2]

O desenvolvimento de novas técnicas laboratoriais para o estudo da resposta imune tornou possível a detecção de anticorpos e outros fatores anti-infecciosos presentes no leite, assim como de seus mecanismos de proteção.[1,3]

A criança nasce com o sistema imune imaturo e suscetível a infecções de um modo geral. A natureza desenvolveu mecanismos de proteção adaptativa, representados pela passagem transplacentária de anticorpos, pelos fatores de resistência presentes no líquido amniótico e, na vida extrauterina, pelo colostro e pelo leite humano, que apresentam vários agentes protetores.

Alguns desses fatores inibem patógenos específicos; outros, famílias de patógenos. Alguns atuam por mecanismos diretos, como ligando o patógeno ao seu receptor; outros, com função indireta, modificando a microflora intestinal.

A doença diarreica é responsável por acarretar morbidade e mortalidade nas crianças, particularmente naquelas abaixo dos 5 anos de idade. O aleitamento materno é considerado como a medida preventiva mais efetiva na proteção contra a diarreia. Esse mecanismo protetor se deve à presença de múltiplos fatores anti-infecciosos, anti-inflamatórios, imunomoduladores, como anticorpos secretores, glicans (oligossacarídeos e glicoconjugados), lactoferrina, leucócitos, citoquinas e outros fatores produzidos tanto pelo sistema imune inato como pelo sistema adquirido materno.

O aleitamento materno exclusivo, ou seja, aquele definido como uso de apenas leite humano sem outros líquidos ou alimentos, é responsável por conferir o máximo de proteção contra diarreia até os 6 meses de idade. Comparado ao aleitamento misto, confere 4 vezes mais proteção contra as mortes por diarreia.

A Organização Mundial de Saúde (OMS) publicou em 2000 o resultado de um estudo multicêntrico realizado em 14 países onde a mortalidade por diarreia antes dos 6 meses de idade foi 6 vezes menor nas crianças em aleitamento exclusivo em comparação à de crianças não amamentadas.[4]

Sistema imune comum de mucosas

A porta de entrada da maioria das infecções no ser humano é representada pelas superfícies mucosas, principalmente dos tratos gastrointestinal e respiratório. As superfícies mucosas são uma fronteira entre o meio interno e o ambiente externo. Por meio da alimentação e da respiração, o organismo entra em contato com micro-organismos patogênicos e não patogênicos, assim como com substâncias potencialmente alergênicas ou nocivas. No entanto, o equilíbrio com o ambiente é praticamente perfeito, e o estado de "doença" constitui a exceção, e não a regra.

As superfícies mucosas contam com um sistema de proteção anti-infecciosa muito eficiente, no qual atuam mecanismos inespecíficos, como movimento peristáltico, transporte mucociliar e enzimas, e mecanismos adaptativos, representados principalmente pelo sistema imune de mucosas (*mucosal associated lymphoid tissue* – MALT). Esse sistema se constitui de células imunocompetentes que infiltram as mucosas, nódulos linfoides que formam as estruturas do tipo placas de Peyer na mucosa intestinal e seus equivalentes em mucosa brônquica, além de linfonodos regionais, como os mesentéricos. O MALT é povoado por células de diversas subpopulações, com as mais variadas funções, inclusive a de produzir anticorpos secretores, com predominância absoluta de IgA secretória (SIgA), que, atravessando o epitélio, vai se incorporar ao muco que recobre todas as superfícies mucosas do organismo.[5,6]

No recém-nascido (RN), o sistema imune comum de mucosas ainda não se encontra amadurecido, as placas de Peyer contêm apenas centros germinativos primários, as células B da submucosa produzem apenas IgM, há poucas células T e praticamente não se encontram células de memória.[7]

Particularmente no caso do trato gastrointestinal, a imaturidade do epitélio permite uma maior permeabilidade para macromoléculas e propicia maior adesão de micro-organismos. A baixa acidez gástrica e a menor atividade de enzimas digestivas ainda não representam uma barreira tão eficiente como ocorre nos organismos adultos.[7]

O aleitamento materno não só protege o lactente de infecções gastrointestinais, respiratórias e sistêmicas durante a vigência da lactação por meio de uma proteção passiva, mas também produz efeitos em longo prazo, diminuindo a incidência de infecções, alergias e outras entidades patológicas. Tem uma significante capacidade de reduzir a taxa de mortalidade infantil, o risco de diarreias agudas e persistentes, septicemia neonatal, doenças respiratórias, entre outros benefícios.[1,8]

Trata-se de uma comunicação entre o sistema imunológico da mãe e do RN, com influências metabólicas, imunológicas e na microflora da criança. O leite humano contém muitos fatores da imunidade inata e adaptativa que conferem proteção, além de promover o desenvolvimento do RN e de seu próprio sistema imune.[9]

O aleitamento materno está relacionado a uma menor incidência de processos alérgicos, como eczema atópico e alergia alimentar ou respiratória. Existem muitos estudos que trazem evidências de que produz efeitos em longo prazo, por vários anos após o término da lactação, tanto na proteção contra infecções gastrointestinais e respiratórias como na proteção contra alergias e doenças autoimunes.[1,10]

Existem também na literatura indicações de que o aleitamento diminuiria o risco do desenvolvimento futuro de doenças como diabetes tipo 1, esclerose múltipla, artrite reumatoide, asma, doença celíaca e doença de Crohn.[1,9]

Todos esses achados demonstram que o aleitamento tem um efeito direto sobre a resposta imune do lactente, promovendo uma maturação e uma ativação com consequências imediatas e também duradouras.

O Quadro 5.1 apresenta os componentes do leite e suas funções, os componentes que promovem o desenvolvimento imune e os componentes antimicrobianos da imunidade adaptativa.

Quadro 5.1 Componentes do leite e suas funções.	
1. Componentes antimicrobianos da imunidade inata	
Lactoferrina e lactoferricina	Ação bactericida e de inibição da adesão a células intestinais
Lisozima	Degradação da membrana externa de bactérias
Ácidos graxos	Atividade sobre vírus envelopados, bactérias e protozoários
Defensinas (peptídeos)	Formação de poros nas membranas de micro-organismos
Lactoperoxidase	Ação bactericida na presença de H_2O_2
α-lactalbumina	Apoptose de células malignas
Oligossacarídeos	Inibição da aderência de micro-organismos
Mucina	Inibição da adesão bacteriana
κ-caseína	Inibição da adesão bacteriana à mucosa gástrica
Tool-like receptors (TLR)	Promoção da ativação de células de defesa após a ligação aos micro-organismos
Complemento	Atividade protetora da mucosa gastrointestinal

(*Continua*)

Quadro 5.1 Componentes do leite e suas funções. *(Continuação)*
2. Componentes que promovem o desenvolvimento imune
Células: macrófagos, neutrófilos e linfócitos
Citocinas e fatores imunomodulatórios
Fatores estimuladores de colônias
Interleucinas
Hormônios e fatores de crescimento
Ácidos graxos poli-insaturados de cadeira longa (PUFA)
Nucleotídeos
Microflora intestinal
Fator bífido
3. Componentes antimicrobianos da imunidade adaptativa
Imunoglobulinas: IgA secretória
Outras imunoglobulinas: IgM, IgG, IgD e IgE

Fonte: Desenvolvido pela autoria do capítulo.

Anticorpos secretores da classe IgA

Como em outras secreções externas, também no leite humano predominam os anticorpos secretores da classe IgA (SIgA), os quais, no entanto, não são absorvidos pelo trato gastrointestinal do RN. A função desses anticorpos é agir localmente, promovendo um revestimento protetor nas superfícies mucosas da criança.

Os SIgA apresentam uma estrutura peculiar, extremamente adaptada para agir nas condições das superfícies mucosas: é geralmente polimérica (dimérica ou trimérica), estando associada à cadeia J (sintetizada pelos plasmócitos) e ao componente secretor (produzido pela célula epitelial), com alta avidez para ligação com antígenos e maior resistência à ação de enzimas proteolíticas, abundantes nas secreções mucosas.[5,11]

Esses anticorpos são produzidos por plasmócitos presentes na lâmina própria subjacente ao epitélio e são liberados geralmente como dímeros ligados à cadeia J nas proximidades da porção basolateral das células epiteliais, onde estão presentes os receptores para imunoglobulina polimérica. Esses receptores são glicoproteínas de cerca de 100 kDa, pertencentes à superfamília de imunoglobulinas, e são expressos constitutivamente na membrana basolateral das células epiteliais secretórias. A expressão desses receptores pode ser estimulada por citoquinas como interferon-gama (IFN-γ).[5,6]

Os dímeros de IgA se ligam ao receptor, iniciando um processo de internalização por endocitose. Dessa maneira, a imunoglobulina polimérica atravessa a camada epitelial e é secretada na porção apical da célula. Esse mecanismo de secreção de SIgA ocorre tanto nas superfícies mucosas oral, intestinal, brônquica ou urinária como na glândula mamária, durante a lactação.

O mesmo mecanismo de secreção pode ocorrer também com a IgM polimérica ligada à cadeia J, que apresenta afinidade pelo componente secretor. Esse fato é particularmente importante nos casos de deficiência de IgA em que há produção e secreção de SIgM, constituindo-se num mecanismo de compensação que pode suprir a falta de SIgA, observado tanto nas secreções como no leite de mulheres deficientes de IgA.

Uma das principais funções dos anticorpos secretores é promover a exclusão imune, que consiste em um mecanismo não inflamatório para manter fora do organismo toxinas, micro-organismos e outros materiais antigênicos potencialmente perigosos.

O leite humano representa um verdadeiro "suplemento" imunológico durante o período de imaturidade do RN e do lactente, que, se alimentados integralmente pelo leite materno, recebem por dia cerca de 0,2 a 0,3 g/kg de SIgA.[12]

Elo broncoenteromamário

O leite humano apresenta anticorpos dirigidos a inúmeros micro-organismos com os quais a mãe teve contato durante toda a sua vida, representando de certa maneira uma "memória" do seu repertório imunológico. A maior parte desses micro-organismos entrou em contato com as superfícies mucosas do aparelho gastrointestinal ou respiratório maternos, já que a maior parte dos linfócitos que povoarão a glândula mamária é oriunda dos tecidos linfoides associados aos tratos digestivo e respiratório (*gut associated lymphoid tissue* – GALT e *bronchial associated lymphoid tissue* – BALT, respectivamente).[6,10]

Células imunocompetentes das mucosas são estimuladas a se diferenciar pelos antígenos presentes no local; migram pelas vias linfáticas até os linfonodos mesentéricos; entram na circulação sanguínea através do ducto torácico, até alcançar outras mucosas, já como plasmócitos maduros, onde se instalam, por exemplo, no tecido mamário; e são estimuladas à produção preferencial de IgA.[10] Esse mecanismo de circulação celular é conhecido como o "elo broncoenteromamário", que integra o sistema imune comum de mucosas. Como resultado desse processo, o leite materno apresenta níveis elevados de anticorpos dirigidos aos patógenos causadores de gastroenterites e doenças respiratórias, presentes no ambiente compartilhado por mãe e filho.[6]

Mecanismos de ação de IgA

A principal ação dos anticorpos secretores da classe IgA é se ligar a micro-organismos e macromoléculas, impedindo sua aderência às superfícies mucosas e prevenindo, assim, o contato de patógenos com o epitélio.[5,11]

A aderência bacteriana é o passo inicial e essencial para que micro-organismos consigam colonizar as superfícies mucosas. Essa interação ocorre entre adesinas, presentes muitas vezes em fímbrias ou em proteínas da membrana externa de bactérias, e receptores presentes nas células do hospedeiro. Em geral, as adesinas são estruturas de natureza proteica, e os receptores do hospedeiro são lectinas, ou seja, glicoconjugados capazes de se ligar a proteínas. Por meio dessa ligação de complementaridade, tanto a bactéria seleciona o hábitat onde sua sobrevivência é ótima como o hospedeiro direciona o estabelecimento da flora expressando receptores variáveis em diferentes hábitats.[13]

A associação entre adesinas e receptores dá condições para que os micro-organismos possam se multiplicar e colonizar o hospedeiro, podendo a partir de então ter acesso aos tecidos das mucosas, desencadear alterações nas células-alvo, liberar toxinas e outros fatores de virulência, invadir tecidos e até mesmo conseguir maior disseminação no organismo hospedeiro.[13]

Diante de tantas consequências da adesão microbiana, pode-se inferir como são importantes os mecanismos de defesa do hospedeiro, que se baseiam justamente em inibir a adesão de micro-organismos às superfícies mucosas. Estas, por sua vez, são dotadas de múltiplos sistemas de defesa, que agem conjuntamente, com o objetivo de inibir a adesão.

Os anticorpos secretores são extremamente eficientes na inibição da adesão, tanto no caso de ligação específica com adesinas como quando dirigidos para outras moléculas de superfície que participam da ligação com o hospedeiro.[11]

A capacidade dos anticorpos SIgA de inibirem a adesão bacteriana foi comprovada a partir de um modelo experimental *in vitro* para estudar a interação entre a *Escherichia coli*, causadora de diarreias, e células epiteliais humanas.[12]

Mecanismo de ação de SIgA do colostro na proteção contra gastroenterites

No Brasil e em outros países em desenvolvimento, a diarreia continua a ser a causa mais importante de morbidade e mortalidade entre as crianças de baixo nível social.[14]

Com base nas constatações clínico-epidemiológicas de que os lactentes amamentados ao peito são menos suscetíveis às diarreias infecciosas,[8] incluindo a causada pela EPEC, vários estudos têm sido realizados desde o início dos anos 1990, visando o esclarecimento dos mecanismos de proteção anti-infecciosos veiculados pelo leite humano de populações de áreas endêmicas. O leite humano é um potente inibidor da infecção *in vitro* pela EPEC e o principal mediador da atividade inibitória encontra-se na fração IgA.[15,16] Anticorpos da classe IgA reativos com os principais fatores de virulência da EPEC foram detectados no leite humano.[15,17-19] Além de mediar a inibição da aderência bacteriana às células epiteliais pela neutralização de certos fatores de virulência, os anticorpos IgA anti-EPEC presentes no colostro são capazes de opsonizar as bactérias,[20] favorecendo a destruição daquelas "ingeridas" pelos fagócitos mononucleares, também presentes em elevadas concentrações durante a primeira semana de lactação.

Desde as primeiras horas de vida, diversas linhagens de *Escherichia coli* colonizam o intestino humano, passando a fazer parte da sua flora normal. No entanto, algumas delas podem causar doença intestinal grave.

Os mecanismos de patogenicidade das *E. coli* são diversos, sendo que, de acordo com esse critério, as bactérias são classificadas como enteropatogênicas (EPEC), enteroinvasoras (EIEC), enterotoxigênicas (ETEC), enteroagregativas (EAEC), difusamente aderentes (DAEC) e produtoras de toxinas Shiga (STEC).[21]

Os mecanismos patogênicos dessas bactérias diferem entre si na forma de dano à célula do hospedeiro. Algumas liberam toxinas, outras causam transformações na superfície de microvilosidades do enterócito e outras invadem o epitélio. No entanto, uma importante característica todas têm em comum: o primeiro passo para a patogenicidade é a adesão da bactéria à superfície da célula epitelial do hospedeiro.[21]

Anticorpos secretores reativos com os fatores de virulência dessas bactérias são capazes de inibir a adesão bacteriana à mucosa intestinal, com isso impedir a colonização do hospedeiro e, consequentemente, interromper a sequência de eventos que culminaria com a infecção e a diarreia.[12]

Esse é um importante mecanismo de proteção conferido pelo leite materno e deve ocorrer não somente contra gastroenterites causadas por *Escherichia coli* diarreiogênicas, mas também nos casos de outras infecções iniciadas pela adesão de micro-organismos às superfícies mucosas.[12]

O mecanismo de ação dos anticorpos secretores do colostro humano foi estudado em trabalhos realizados com o emprego de um modelo experimental *in vitro* que avalia a interação entre bactérias e células humanas na tentativa de simular o que acontece no intestino infectado. Quando se adiciona colostro humano ao sistema, ocorre intensa inibição da adesão bacteriana, constatando-se que praticamente todas as células epiteliais estão livres de bactérias.[16]

Esse fenômeno não é um evento particular, e sim um efeito generalizado: todas as amostras de colostro já analisadas de mulheres da Grande São Paulo inibiram fortemente a adesão de EPEC a células epiteliais intestinais, assim como amostras de leite de 7°, 30° e 60° dia de lactação.[15,22]

Anticorpos secretores da classe IgA presentes no colostro são os principais responsáveis pela inibição da adesão de EPEC a células epiteliais. O colostro humano também apresenta anticorpos contra outros fatores de virulência de EPEC, sendo eles fímbrias ou proteínas secretadas pela bactéria, e todos em conjunto devem ter um papel importante na inibição da adesão bacteriana e na proteção contra a infecção por EPEC.[18,19]

Foram estudados também o colostro e o leite de mães de RN de baixo peso, tanto prematuros como de termo e pequenos para a idade gestacional. Nesses dois grupos, foram encontradas concentrações significativamente mais elevadas de proteínas, incluindo IgA, quando comparados a um grupo-controle de mães de neonatos de termo e de peso adequado.[22-24] O colostro e o leite de 7°, 30° e 60° dia de lactação das mães de neonatos de baixo peso também inibem fortemente a adesão de EPEC a células epiteliais, em níveis equivalentes ao grupo-controle. Esses resultados mostram que no decorrer da lactação, mesmo com o declínio da concentração de IgA no leite materno, a atividade biológica de inibição de adesão bacteriana se mantém inalterada. Esse dado é compatível com a observação clínica de que as crianças permanecem protegidas contra gastroenterites durante todo o período em que recebem o aleitamento materno. Episódios de diarreias são mais frequentes após o desmame, independentemente da idade em que ele ocorra. Por sua vez, esses dados reforçam a importância do leite materno para RN prematuros e pequenos para a idade gestacional, que deveriam ser preferencialmente amamentados com o leite das próprias mães.

Colostro e leite de bancos de leite humano são obrigatoriamente submetidos à pasteurização e podem eventualmente sofrer liofilização ou aquecimento por micro-ondas. Em estudo de Carbonare e colaboradores, esses tratamentos não alteraram a capacidade de inibir a adesão bacteriana, muito embora a pasteurização tenha reduzido parcialmente o nível de IgA total e o nível de anticorpos anti-EPEC.[25]

Os anticorpos SIgA do colostro humano resistem ao trato gastrointestinal do RN e podem ser encontrados intactos nas fezes, preservando a mesma reatividade com antígenos que apresentavam quando no colostro da mãe, o que possibilita sua atividade na proteção anti-infecciosa ao longo de todo o trato gastrointestinal do RN.[17]

Diante de todas essas evidências, podemos concluir que os anticorpos IgA presentes no colostro humano e reativos com fatores de virulência de várias *E. coli* diarreiogênicas participam dos mecanismos de proteção da mucosa intestinal contra diarreias, inibindo a interação entre as bactérias e as células epiteliais.

Além desse efeito inibitório da adesão e da invasão bacteriana, as moléculas de IgA do colostro podem também atuar como opsoninas, ligando-se na superfície das bactérias e facilitando a sua ingestão e eliminação pelos fagócitos, como será descrito a seguir, na exposição sobre as atividades das células do colostro humano.[20]

Analisando-se as amostras de colostro da mesma população, recentemente também foi demonstrada a presença de anticorpos da classe IgA reativos com lipopolissacárides (LPS) de *E. coli*, ou seja, com as endotoxinas de bactérias Gram-negativas, consideradas importantes fatores nos quadros septicêmicos.[26] Infere-se que os anticorpos anti-LPS reduziriam a absorção dessas moléculas pela mucosa intestinal e, assim, protegeriam o RN contra os riscos que eles representam.

Fatores anti-infecciosos da imunidade inata

Além dos anticorpos, o colostro humano contém inúmeros fatores bioquímicos e células imunocompetentes, que interagem entre si e com a mucosa do trato digestivo e respiratório alto do RN, conferindo não apenas imunidade passiva, mas também estímulo ao desenvolvimento e maturação do próprio sistema imune de mucosas do neonato.[1,22]

Os principais fatores anti-infecciosos inespecíficos encontrados no leite humano apresentam algumas características comuns, como o fato de serem adaptados para atuar nas condições das superfícies mucosas, sendo resistentes aos processos digestivos; muitas vezes são multifuncionais e capazes de agir em conjunto sinergicamente; e também sua produção e sua secreção pela glândula mamária variam no decorrer da lactação, sendo em geral inversamente proporcionais a sua produção pelo lactente.[27]

Os fatores anti-infecciosos presentes no colostro e no leite exercem suas ações sem desencadear reações inflamatórias intensas que poderiam ser nocivas à mucosa intestinal do lactente. Pode-se observar que existem poucos mediadores ou indutores de inflamação, os quais, quando presentes, estão em baixas concentrações. Além desse fato, o leite ainda apresenta outros componentes com ação anti-inflamatória direta.[27]

A grande diversidade de fatores biológica e imunologicamente ativos do leite humano é ainda incrementada pela formação de outros componentes ativos, como resultado da digestão no trato gastrointestinal do lactente, como é o caso de ácidos graxos e peptídeos.[28]

A **lactoferrina** é uma glicoproteína de cerca de 80 kDa que contém dois sítios capazes de se ligar a íons Fe^{3+}, resistente à proteólise enzimática, presente em altas concentrações no colostro (5 a 6 mg/mL) e no leite (1 a 2 mg/mL), proporcionando uma ingestão de 120 a 250 mg/kg/dia, dependendo do período da lactação.[2,3] Uma das funções da lactoferrina é quelar íons Fe^{3+} que são essenciais para a multiplicação de micro-organismos patogênicos, diminuindo assim a sua disponibilidade no microambiente intestinal, processo que é favorecido pela presença de bicarbonato no leite humano. Além desse mecanismo, a lactoferrina também pode se ligar diretamente a certos componentes da parede bacteriana, como LPS e porinas, além de poder diretamente inibir certos vírus, como citomegalovírus e vírus da imunodeficiência humana (HIV). Lactoferrina derivada do leite é encontrada intacta tanto nas fezes como na urina de crianças amamentadas, após absorção por endocitose e entrada na circulação, podendo assim exercer um papel protetor sistêmico.

A digestão da lactoferrina resulta na formação de **lactoferricina**, um peptídeo bactericida que tem ação na inibição da adesão de EPEC a células intestinais, além de mostrar ação contra vírus e fungos.[29]

A **lisozima** é uma enzima capaz de degradar peptidoglicanos da parede de bactérias Gram-positivas, como *Staphylococcus aureus*, mas também pode ser bactericida para outras bactérias Gram-negativas, como *Escherichia coli*, interagindo sinergicamente com lactoferrina e IgA. Apresenta-se nas concentrações de 70 μg/mL no colostro, 20 μg/mL no leite de 1 mês e 250 μg/mL no leite de 4 meses, proporcionando uma ingestão diária de 3 a 6 mg/kg/dia, dependendo da época da lactação. Por ser resistente à digestão por tripsina e ao meio ácido, é encontrada nas fezes da criança amamentada.[2,3,29]

Os **lipídeos** presentes no leite humano são hidrolisados em ácidos graxos e monoglicerídeos que têm atividade sobre vírus envelopados, certas bactérias e protozoários, como *Giardia lamblia* e *Entamoeba histolytica*.[3] Triglicerídeos presentes no leite humano sob ação de lipases linguais e gástricas são transformados em **ácidos graxos livres** (FFA) e **monoglicerídeos** que têm atividade antimicrobiana. Um importante exemplo é a capacidade dos ácidos oleico e linoleico em destruir vírus envelopados. Os FFA e os monoglicerídeos apresentam ação sinérgica entre si e em combinação com peptídeos.[28]

Peptídeos antimicrobianos são abundantes no leite humano, antes e após a digestão. Essa grande diversidade possibilita uma atividade eficiente em diferentes condições do microambiente ao longo da mucosa do aparelho digestivo do lactente. As **defensinas** são peptídeos pequenos, catiônicos, produzidos por muitas espécies, inclusive plantas, e têm ação antimicrobiana. Agem formando poros nas membranas de micro-organismos. No homem, existem vários tipos de α-defensinas, produzidas pelos neutrófilos, macrófagos e células Paneth do intestino delgado, e as β-defensinas, produzidas por células epiteliais. No leite humano, já foram detectados os dois tipos de defensinas, que podem ter sido produzidas pelas células da glândula mamária ou por células do colostro, já que nestas também foi detectada a presença de mRNA para alguns tipos de α e β-defensinas.[30]

A partir da **lactoperoxidase** do leite humano, na presença de H_2O_2 e tiocianato da saliva do lactente, forma-se um composto bactericida para bactérias Gram-negativas e Gram-positivas que pode agir na proteção da boca e do trato gastrointestinal superior da criança.[29]

A **α-lactalbumina** do leite humano, sob as condições encontradas no estômago do lactente e na presença do ácido oleico, resulta num complexo biologicamente ativo capaz de provocar apoptose de células malignas pela ligação com histonas, provocando condensação do DNA nuclear. Esse complexo foi chamado de *human α-lactalbumin made lethal to tumor cells* (HAMLET).[28]

O leite humano é rico em **glicoconjugados**, que são estruturas complexas de carboidratos ligados a outras moléculas, formando glicoproteínas, glicolipídeos, mucinas e glicosaminoglicanos, além de **oligossacarídeos livres**. O colostro apresenta cerca de 20 g/L de oligossacarídeos, e o leite maduro de 3 a 10 g/L aproximadamente, o que representa o terceiro componente mais abundante, além de lactose e dos lipídeos. Os oligossacarídeos têm na sua estrutura de 3 a 32 açúcares e são semelhantes a receptores presentes nas superfícies das células intestinais capazes de se ligar a adesinas microbianas. Os oligossacarídeos livres agem como análogos de receptores, inibindo a aderência de inúmeros micro-organismos, como *Streptococcus pneumoniae*, *Escherichia coli* e *Campylobacter jejuni*, entre outros. A absorção de oligossacarídeos pela mucosa intestinal e sua excreção pela urina podem ser um importante mecanismo de proteção das infecções urinárias.[31] Acredita-se que exista um controle genético na expressão dos oligossacarídeos do leite humano. Alguns estudos mostram que ocorre uma heterogeneidade na expressão desses genes, e isso está associado às diferenças existentes entre os indivíduos quanto à suscetibilidade às infecções. Da mesma maneira, as mulheres podem oferecer diferentes níveis de proteção ao amamentarem seus filhos.[32]

A **mucina** é uma proteína altamente glicosilada; no colostro e no leite, está ligada aos glóbulos de gordura. Sua principal função é inibir a adesão bacteriana, por exemplo pela ligação com a fímbria S de *Escherichia coli*. Pode se ligar também a rotavírus, inativando-o. Essas ações estão diretamente relacionadas a seus resíduos glicosídicos, como o ácido siálico.[3]

A **κ-caseína** é uma subunidade ou derivado da caseína, glicoproteína rica em ácido siálico, capaz de inibir a adesão de *Helicobacter pylori* à mucosa gástrica.[29]

Tool-like receptors (**TLR**) são receptores presentes na membrana de vários tipos celulares, inclusive fagócitos, que promovem a ativação das células após a ligação com certos componentes dos micro-organismos, por exemplo o LPS de bactérias Gram-negativas. Já foram detectados vários tipos de TLR na forma solúvel no leite humano, bem como a expressão de mRNA para TLR em células do leite humano. TLR solúvel ou na superfície de células do colostro pode se ligar a micro-organismos patogênicos, inibindo sua ação.[30]

Os **componentes do complemento** são encontrados no colostro em concentrações muito mais baixas que no soro materno ou do lactente. Essas concentrações diminuem ainda mais no decorrer da lactação. A média da concentração de C3, o principal componente, no leite é de cerca de 0,1 mg/mL, enquanto no soro materno é de cerca de 164 mg/mL.[2] Esses componentes podem exercer uma atividade protetora, mas sua baixa concentração é compatível com o ambiente de baixa inflamação da mucosa gastrointestinal do lactente.

Fatores imunomodulatórios do leite humano

O colostro e o leite humanos contêm inúmeras **citocinas** e **fatores imunomodulatórios**, alguns deles em concentrações até mais altas que as encontradas no sangue circulante, como IFN-γ, TGF-β (*transforming growth factor*) e G-CSF (*granulocyte-colony stimulating factor*).[10] Existem **fatores estimuladores de colônias**, como GM-CSF, G-CSF e M-CSF (*granulocyte and macrophage stimulating factors*, respectivamente), que podem estimular a proliferação de populações celulares do recém-nascido. Há também fatores como as **interleucinas** IL-1, IL-8 e TNF-α (*tumor necrosis factor-α*), que são mediadores de imunidade não específica e podem estimular células fagocitárias. Existem também os mediadores de imunidade específica, como IL-2, IL-4 e IL-6, que apresentam ação estimulatória sobre linfócitos T e B, e IL-10, que estimula a produção de IgA, mas também tem efeitos inibitórios e moduladores.[6] Aparentemente existe uma predominância de citocinas imunomoduladoras ou anti-inflamatórias, como IL-10 ou TGF-β, sobre o efeito das citocinas pró-inflamatórias, como IL-1-β, IL-6, IL-8 e TNF-α, o que condiz com o conceito de preservação e "proteção silenciosa" das superfícies mucosas do lactente.[9]

Não se sabe exatamente qual a função dessas e de outras citocinas no leite humano. É provável que ajudem na aceleração da maturação do sistema imune de mucosas da criança ou que tenham um papel na diminuição de possíveis processos inflamatórios danosos envolvendo as mucosas do RN.[7]

As citocinas do leite humano podem ter como alvo tanto as células da criança como as células do próprio leite materno. No primeiro caso, podem agir como imunoestimuladores ou imunomoduladores sobre as células fagocitárias e sobre os linfócitos envolvidos no desenvolvimento da resposta imune específica da criança, podendo também ter um papel na prevenção de hipersensibilidades e alergias. No segundo caso, podem ter um efeito sobre as células do leite materno, promovendo sua ativação, estímulo à fagocitose e apresentação de antígenos.[7]

Alguns outros componentes multifuncionais, sejam eles hormônios, peptídeos derivados de proteínas do leite ou outras moléculas derivadas de nutrientes, podem exercer influência sobre o desenvolvimento do sistema imune do lactente. Nesse grupo, podemos incluir **hormônios e fatores de crescimento**, como cortisol, insulina, estrógenos, progesterona, hormônios da tireoide e outros, que exercem influência sobre o desenvolvimento e a maturação da mucosa intestinal e MALT da criança.[9]

Ácidos graxos poli-insaturados de cadeia longa (**PUFA**), como ácido araquidônico e ácido docosa-hexanoico, exercem efeito no desenvolvimento imune e na modulação do balanço Th1/Th2 da resposta imune, aumentando a produção de IL-10, diminuindo IL-2 e influenciando na expressão de marcadores de superfície e moléculas de adesão.[9]

O leite humano apresenta um conteúdo de **nucleotídeos** significativamente mais alto que o do leite bovino. A absorção de nucleotídeos pode facilitar a multiplicação celular, e alguns estudos mostram que a ingestão deles contribui para melhorar a resposta imune do lactente.[33]

A microflora intestinal da criança amamentada é peculiar. Componentes **prebióticos** presentes no leite humano estimulam a proliferação de bactérias benéficas, como lactobacilos e bifidobactérias, abaixando o pH intestinal e inibindo a proliferação de bactérias patogênicas.[29] Esse efeito foi atribuído a um **fator bífido**, identificado inicialmente como N-acetilgalactosamina. Várias outras substâncias foram identificadas com forte atividade prebiótica, como oligossacarídeos e derivados de proteínas do leite.[28] A alta concentração de lactose e oligossacarídeos não digeridos encontrados no leite humano favorece a formação de colônias de *Bifidobacterium* spp. e *Lactobacillus* spp., evita o crescimento de *Clostridium* spp. e outros agentes patogênicos e promove uma redução na gravidade das gastroenterites. O estabelecimento de uma microflora ótima nos primeiros meses de vida tem a capacidade de favorecer a maturação do sistema imune da criança e dirigir o desenvolvimento de uma resposta imune Th2 predominante sobre Th1, o que possibilita a eliminação de patógenos pela resposta citotóxica e a indução de tolerância aos antígenos inócuos provenientes da alimentação do lactente.[9]

O microbioma intestinal funciona como componente importante da barreira defensiva da mucosa intestinal do neonato.[34] Começa a se instalar desde a vida intrauterina, com a passagem de bactérias, oriundas do intestino materno, para o líquido amniótico, as membranas uterinas e o mecônio.[35] Durante o parto, a carga bacteriana que o neonato recebe é também fundamental para a modulação do microbioma intestinal ao longo da sua vida. Dessa maneira, as mudanças no microbioma materno (tanto intestinal como vaginal) durante a gestação e o tipo de parto (vaginal ou cesáreo) causam mudanças também no microbioma do RN. As crianças nascidas de parto cesáreo estão mais suscetíveis a interferências do ambiente hospitalar, apresentando um microbioma não tão saudável quanto o daquelas nascidas de parto normal.[36]

O padrão de colonização bacteriana no intestino de crianças pré-termo é diferente do observado em crianças a termo. Pelo fato de as primeiras requererem cuidados higiênicos intensivos, adquirem micro-organismos intestinais mais lentamente, e o estabelecimento de flora bífida também é retardado. A colonização bacteriana lenta, com número limitado de espécies, tende a ser perigosa pelo fato de o supercrescimento bacteriano ser um dos fatores que promovem a translocação bacteriana. Logo, iniciar a alimentação do RN com colostro de suas mães certamente representa um grande benefício.[32]

Durante as fases iniciais da colonização, o aleitamento materno proporcionará a modulação de um microbioma adequado e protetor, mesmo em situações adversas, como a antibioticoterapia.[37] A composição bacteriana do leite humano tem sido amplamente estudada ao longo dos anos, e os principais gêneros que colonizam as glândulas mamárias são: *Staphylococcus*, *Streptococcus*, *Lactobacillus* e *Bifidobacterium*. A colonização do leite tem diferentes origens, sendo a principal o eixo enteromamário. Nesse eixo, as células dendríticas da mucosa intestinal da mãe englobam bactérias que serão levadas, via circulação, até as glândulas mamárias, onde são liberadas.[38] Outras fontes são a microbiota oral do RN e a da pele da mama. Acredita-se que o leite materno promove importante equilíbrio e interação dos micro-organismos intestinais e, particularmente devido aos lactobacilos e às bifidobactérias, há inibição competitiva com outras bactérias pela adesão à mucosa intestinal e destruição de bactérias patogênicas. Dessa maneira, ocorre imunomodulação, redução da permeabilidade intestinal, evitando-se a translocação bacteriana nos RN, particularmente nos de muito baixo peso, e proteção contra possíveis reações de hipersensibilidade.[39]

Células do colostro

O colostro humano contém grande número de **leucócitos** viáveis, com predominância de fagócitos polimorfonucleares e mononucleares, incluindo-se numerosos macrófagos. Apesar de tão numerosas, pouco se sabe sobre as possíveis funções dessas células no intestino do RN. São derivadas do sangue periférico e chegam à glândula mamária por meio da ação de moléculas de adesão, após estímulo hormonal durante o final da gestação e o início da lactação; atravessam o epitélio e são liberadas na secreção do leite.[3,10]

A concentração de células no colostro é muito variável, como pode ser observado pelos dados da literatura.[2,27] Em trabalho realizado com amostras de colostro de mulheres de São Paulo, foram encontradas concentrações de 10^6 a 10^9 células/mL, distribuídas em: 45,1% de fagócitos polimorfonucleares; 32,6% de fagócitos mononucleares; 21,3% de linfócitos; 0,6% de plasmócitos; e 0,5% de células epiteliais.[23] A presença de numerosos glóbulos de gordura no citoplasma dificulta a diferenciação microscópica das populações de fagócitos. O número total de células diminui muito no decorrer da lactação, caindo a valores muitos baixos já na segunda semana pós-parto. Dentre os linfócitos, 80% são células T e apresentam marcadores típicos de células ativadas e de memória imunológica. Ambas as subpopulações de CD4+ e CD8+ estão presentes, observando-se que os níveis de CD8+ são relativamente mais altos que no sangue periférico.[3]

Os fagócitos presentes no colostro apresentam alta atividade fagocitária tanto para partículas como para micro-organismos. Fagócitos mononucleares do colostro humano apresentam receptores para fração Fc de IgG e IgA e para o componente C3 do complemento, o que favorece sua atividade fagocitária.

A fagocitose e a destruição, pelos fagócitos do colostro, de bactérias recobertas por IgA podem representar mais um mecanismo da proteção contra infecções intestinais conferida pelo aleitamento materno, especialmente nos primeiros dias de vida, quando o número de células e as concentrações de IgA são muito elevadas no colostro. Foi demonstrado que os fagócitos são capazes de ultrapassar intactos a barreira gástrica do RN, sendo possível sua atuação na proteção anti-infecciosa no intestino delgado.[2,40-42]

O colostro humano é definido como o primeiro produto da secreção láctea da nutriz, até o 7º dia pós-parto, e constitui o leite que apresenta maior quantidade de fatores anti-infecciosos (Tabela 5.1).

Tabela 5.1 Fatores anti-infecciosos do colostro humano.

Componentes solúveis	Componentes celulares (10^5 a 10^6 células/mm^3)	
Imunoglobulinas SIgA* > SIgM > IgG > IgD > IgE	Fagócitos polimorfonucleares	45,1%
Lisozima	Fagócitos mononucleares	32,6%
Lactoferrina	Linfócitos	21,3%
Componentes do sistema complemento	Plasmócitos	0,6%
Peptídeos bioativos	Células epiteliais	0,5%
Oligossacarídeos		
Lipídeos		

* SIgA: IgA secretória. As Igs estão em ordem decrescente de concentração.

Fonte: Barros e Carneiro-Sampaio, 1984.[23]

Microbioma intestinal

Os RN são altamente suscetíveis a alterações do ambiente intestinal por apresentarem uma superfície mucosa intestinal sensível, composta por células epiteliais imaturas. Nesse contexto, é importante que haja um equilíbrio em seu microbioma para que não ocorram processos inflamatórios, particularmente nos prematuros internados em Unidades de Terapia Intensiva.

Diante dos benefícios imunológicos do colostro materno, técnicas alternativas de administração foram adotadas, entre elas a colostroterapia. Constituintes do colostro são capazes de promover maturação das células intestinais, instalação de gêneros benéficos no microbioma intestinal e células de defesa contra bactérias patogênicas.[43]

Nos resultados preliminares do estudo desenvolvido por Taddei e colaboradores, em que foram analisadas amostras fecais de RN submetidos à colostroterapia com colostro cru e pasteurizado, observou-se a presença de grande quantidade do gênero *Bifidobacterium*, mostrando o papel modulador do leite materno no microbioma desses RN.[44]

Componentes imunológicos no leite humano de banco

A emancipação social e econômica da mulher tem contribuído para que grande número de mães procure trabalho fora do seu domicílio. Embora a legislação brasileira assegure alguns direitos à nutriz, como licença-maternidade de 120 dias e creche para o lactente, nem sempre esses direitos são garantidos. Nessas situações, o leite humano poderia ser coletado e estocado para consumo posterior pelo filho durante a ausência da mãe. Outra situação cada vez mais frequente na atualidade é o uso de leite estocado para RN internados em unidades de cuidados neonatais. Os RN prematuros se beneficiam pelo uso do leite humano, particularmente pelas seguintes vantagens: expansão do microbioma intestinal, indução da maturação do sistema imunológico e proteção da sepse tardia e da enterocolite necrosante (ECN). Entretanto, muitas vezes estão impossibilitados de serem amamentados por suas próprias mães ou há leite materno em quantidades insuficientes.

O leite humano de doadora, pasteurizado pelo banco de leite, tem sido considerado a melhor forma de alimentar prematuros na falta do leite materno. Vários estudos demonstraram vantagens no seu uso comparado ao uso de fórmulas lácteas quanto à frequência de sepse e ECN em prematuros de unidades neonatais.[45] Além disso, em estudos nos quais se comparou o uso do leite pasteurizado de doadora com leite da própria mãe, em uma unidade neonatal de nível terciário, não houve diferença quanto à tolerância e ao crescimento dos RN, assim como em relação às propriedades anti-infecciosas (incidência de ECN) e à retinopatia da prematuridade.[46]

O leite humano ordenhado obtido da própria mãe ou de doadora saudável é livre de micro-organismos patogênicos. Estes, quando ocorrem, encontram-se associados a fontes externas de contaminação. Entre os contaminantes externos, os coliformes ocupam lugar de destaque em razão de seu próprio significado e da elevada probabilidade de sua ocorrência quando o leite é submetido a condições higiênico-sanitárias insatisfatórias.[47]

Deve-se considerar, para efeito de sua doação a um banco de leite humano (BLH), que a magnitude dos contaminantes secundários, incorporados ao produto durante sua coleta, pode exercer efeito decisivo sobre a qualidade final do produto. Assim, a presença de contaminantes em níveis elevados acarreta a redução de seu valor biológico ou o desqualifica para o consumo.[48]

Em estudo realizado por Novak e colaboradores, a veiculação de micro-organismos potencialmente patogênicos, resistentes aos antibióticos, por meio de leite humano ordenhado, pode ser um fator de risco potencial. A maioria dos micro-organismos isolados pelos autores (8,48% das amostras) pertencia a apenas duas espécies, *Enterobacter cloacae* e *Klebsiella pneumoniae* (91,6% de todos os isolamentos).[49]

Entretanto, durante o aleitamento diretamente ao seio materno não se observa transferência de micro-organismos patogênicos de mãe para filho, graças ao pequeno número de micro-organismos e aos fatores de proteção anteriormente citados. Esses micro-organismos vistos no leite ordenhado são contaminantes secundários e, por isso, indicam inobservância dos procedimentos higiênico-sanitários recomendados pela Rede Nacional de Bancos de Leite Humano (Normas Gerais para Bancos de Leite Humano, Ministério da Saúde/Agência Nacional de Vigilância Sanitária, 2008).[50] Alguns estudos demonstram que o leite humano obtido por expressão manual é mais seguro, do ponto de vista de contaminação microbiológica, que o coletado por bomba, sendo recomendado que se elimine o primeiro 0,5 a 1 mL.[51]

O método de escolha para estocagem por curto intervalo de tempo deve ser a refrigeração entre 4 e 6 °C. Em estudo realizado por Moulin e colaboradores, o leite humano mantido à temperatura ambiente apresenta queda na contagem de colônias bacterianas nas primeiras horas após a coleta.[52] Essa observação reflete a efetividade das propriedades bacteriostáticas e bactericidas do leite humano *in vitro*, que impedem a multiplicação bacteriana, mesmo quando exposto às temperaturas entre 17 e 30,5 °C. Após 9 horas, observa-se um aumento da população microbiana, provavelmente pelo consumo desses fatores imunológicos. Está comprovado também o efeito inibidor da refrigeração sobre o crescimento bacteriano, uma vez que, durante o estudo de Moulin, as médias de contagem de bactérias em amostras mantidas entre 2 e 6 °C se mantiveram baixas.

Alguns critérios são adotados em bancos de leite, como o limite aceitável de tempo de estocagem de até 12 horas em refrigeração, após o qual o leite humano deve ser congelado e, a seguir, pasteurizado. Para crianças internadas em unidades neonatais ou de terapia intensiva neonatal, o leite coletado no domicílio deve ser sempre pasteurizado, para que sejam eliminadas quaisquer fontes de contaminação.

A possibilidade de guardar leite humano para consumo posterior pelo bebê deve ser discutida com as mães e apresentada como proposta por todos que trabalham com aleitamento materno, tanto para aquelas que pretendem voltar ao trabalho como para mães de RN internados que, por sua condição, estão impossibilitados de serem amamentados por elas.

Não deve ser esquecido que as recomendações adotadas pelos bancos de leite humano enfatizam o rigor das medidas higiênico-sanitárias para a coleta, pois o aumento da flora contaminante resulta na saturação das barreiras bioquímicas, diminuindo o valor imunológico e a capacidade de proteção ao organismo do lactente.[64]

Para a estocagem por períodos superiores a 12 horas, recomenda-se o congelamento por um período não superior a 15 dias, em temperaturas de −13 a −20 °C, seguido por pasteurização. Se o leite for pasteurizado, o seu estoque sob congelamento poderá durar até 6 meses.

Efeitos do tratamento térmico sobre os componentes imunológicos do leite humano

O leite humano doado recebe o tratamento térmico, por meio da pasteurização, a fim de que não ocorra a transmissão de agentes infecciosos ao RN receptor.

A pasteurização não altera a concentração de macronutrientes, mas são observadas alterações nos fatores imunológicos do leite humano, como pode ser visto na Tabela 5.2.

Tabela 5.2 Efeitos da pasteurização sobre fatores anti-infecciosos do colostro humano.

Fator	Efeitos do calor	Referências bibliográficas
Células T e B	Destruídas	Lawrence, 1999; Liebhaber, 1977
Lípides totais n-3, n-6 PUFA	Inalterados	Fidler, 2001
Imunoglobulinas IgA IgG IgM	 Redução de 0% a 48% Redução de 34% Abolida	 Braga, 2007; Czank, 2009; Koenig, 2005 Evans, 1978 Koenig, 2005
IL-10	Redução significativa	Untalan, 2009
Fator de crescimento *Bifidobacterium*	Estável	Bertino, 2008
Oligossacarídeos	Inalterados	Bertino, 2008
Lactoferrina	Redução de 57% a 80%	Czank, 2009
Lisozima	Inalterada	Viazis, 2008
Complemento	Perda total após 30 minutos a 56 °C	Ogundele, 2000
Lactose	Inalterada	Braga e Palhares, 2007
Micronutrientes antioxidantes Cobre Ferro Zinco Vitamina A	 Redução de 9% Redução de 15% Redução de 3% Inalterada	 da Costa, 2003 da Costa, 2003 da Costa, 2003 Goes, 2002

Fonte: Adaptada de Ewaschuk et al., 2011.[53]

O leite humano pasteurizado frequentemente é destinado a RN internados cujo risco de ECN é elevado. A perda de fatores imunológicos, decorrente da manipulação do leite, pode repercutir de maneira significativa na prevenção dessa patologia, principalmente nos RN de peso inferior a 1.000 g ou idade gestacional inferior a 28 semanas.

Vários estudos foram desenvolvidos considerando os efeitos da pasteurização clássica, na qual o leite é submetido a um aquecimento a 62,5 °C por 30 minutos, e vários deles estão descritos em revisão sistemática publicada em 2011 por Ewaschuk e colaboradores.[53] As perdas em geral são minimizadas quando o processo é seguido pelo resfriamento rápido do leite a uma temperatura inferior a 5 °C, em no máximo 15 minutos. Embora ocorra perda total dos componentes celulares do leite, como as células T e B, os macrófagos e os neutrófilos, vários outros fatores de proteção são preservados.

Na Tabela 5.2, pode-se observar as alterações no conteúdo de imunoglobulinas descritas pelos autores. Dentre elas, a IgA merece destaque e, embora apresente redução variável de 0% até 48%, a sua qualidade biológica é bem preservada, como foi demonstrado por Quintal e Carbonare.[54]

Com relação aos outros fatores, a lactoferrina apresenta redução, enquanto a lisozima permanece inalterada. Os oligossacarídeos responsáveis pelas características bifidogênicas do leite não são alterados com a pasteurização, sendo um fator importante na proteção contra a ECN.

Apesar da redução ou até mesmo da destruição de alguns fatores bioativos, o leite humano pasteurizado tem muitos elementos com efeitos benéficos ao RN, devendo ser indicado para a nutrição neonatal.[54]

Quanto à atividade bacteriostática do leite armazenado em congelador (a –20 °C), tende a ocorrer deterioração progressiva após 1 mês de estocagem. As principais alterações observadas incluem perda progressiva de mais de 89% da viabilidade das células e perda da sua atividade bacteriostática; já os demais componentes, como IgA, IgG, IgM, lactoferrina, lisozima, componentes do complemento C3 e C4, aminoácidos e ácidos graxos, podem permanecer preservados ou apresentar pequenas perdas.[55,56]

Dessa maneira, o congelamento ou a refrigeração do leite, com ou sem aquecimento, têm sido recomendados. Para períodos curtos, é preferível a refrigeração. Para estoques por períodos maiores, de 1 dia até 1 mês, recomenda-se o congelamento a –20 °C, se for leite fresco, não pasteurizado.[57] Na rotina dos bancos de leite humano, o período máximo de congelamento do leite fresco tem sido de 15 dias, pelo fato de os receptores em geral serem RN pré-termo de baixo peso ao nascer ou com patologias graves.

O efeito de diferentes métodos de tratamento sobre a atividade biológica do colostro e do leite maduro (pasteurização, liofilização e aquecimento por micro-ondas), em relação à capacidade de inibir a aderência de *E. coli* enteropatogênica em culturas de células epiteliais, foi testado por Carbonare.[25] Não foram observadas diferenças na habilidade do colostro e do leite maduro nos diferentes tipos de tratamento.

Em resumo, sabe-se que existem situações práticas nas quais o uso do leite processado acaba sendo inevitável. Utilizando-se técnicas adequadas para a coleta do leite com o mínimo de contaminação e o estoque imediato em congelador, haverá melhor preservação dos fatores imunológicos. A pasteurização a 62,5 °C por 30 minutos tem sido considerada o melhor método para a destruição de patógenos sem grande prejuízo da qualidade imunológica do leite. O leite humano de banco, em qualquer das circunstâncias apresentadas, provê proteção significante contra infecções e é mais bem tolerado, devendo ser uma recomendação primordial na alimentação do RN pré-termo após o leite de sua própria mãe.

Leite humano e proteção contra o vírus SARS-CoV-2

A pandemia de Coronavirus Disease-2019 (Covid-19), causada pelo vírus SARS-CoV-2, emergiu no final de 2019 em Wuhan, cidade da província chinesa de Hubei, e rapidamente se alastrou por todos os continentes, com um aumento exponencial do número de infectados e ocasionando milhares de mortes no mundo.

Logo ficou evidente que as gestantes representavam um grupo de maior risco para formas graves da infecção por SARS-CoV-2, com maiores taxas de hospitalização, necessidade de assistência ventilatória e óbito, às quais em geral se seguiam consequências graves também para o RN, prematuro na maior parte dos casos. Essas características da gestante foram atribuídas a mudanças fisiológicas da resposta imunológica, do sistema cardiorrespiratório, bem como à trombofilia própria da gravidez.

A partir de maio de 2020, foram divulgados estudos sobre a presença de anticorpos anti-SARS-CoV-2 no sangue de cordão umbilical e no leite humano de mulheres contaminadas pelo vírus no final da gestação. O primeiro estudo a esse respeito, escrito por Fox e colaboradores e inicialmente lançado como pré-publicação, detectou IgA específica contra a proteína Spike do vírus SARS-CoV-2, aparentemente com o componente secretor, em 12 de 15 amostras de leite humano.[58] Várias outras pesquisas detectaram anticorpos da classe IgG no sangue de cordão umbilical dos RN de mães infectadas na gestação, bem como IgA (ou sIgA), IgG e IgM (ou sIgM) no leite humano dessas lactantes.[59] Alguns estudos encontraram ainda maiores concentrações de citoquinas, quimiocinas e fatores de crescimento no leite das mães convalescentes de Covid-19, em especial nas primeiras semanas de lactação.[60]

A partir de março de 2021, foram publicadas algumas pesquisas que identificaram passagem transplacentária e presença de anticorpos específicos no leite humano de gestantes imunizadas durante a gravidez, tendo-se constatado também a presença de IgA ou IgA secretória específicas no leite de lactantes imunizadas. As vacinas utilizadas foram aquelas fabricadas à base de RNA mensageiro, ou seja, a da Pfizer-BioNTech e a da Moderna. Esses anticorpos poderiam, provavelmente, proteger os RN e lactentes em aleitamento materno contra a Covid-19.[61,62]

Realizou-se estudo semelhante no Instituto da Criança e do Adolescente do Hospital das Clínicas da Faculdade de Medicina da Universidade de São Paulo (HC-FMUSP), utilizando-se o leite doado por 20 lactantes voluntárias, vacinadas durante a lactação com duas doses da vacina CoronaVac (da Sinovac-Biotech) em janeiro e fevereiro de 2021. Avaliou-se a presença do anticorpo IgA específico para o SARS-CoV-2 em amostras coletadas antes da vacina e semanalmente, até a 3ª semana após a segunda dose. Demonstraram-se picos de anticorpos IgA na 1ª e na 2ª semanas após a primeira dose e níveis mais elevados, com valores estatisticamente significantes em relação às amostras obtidas pré-vacinação, na 5ª e na 6ª semanas após a primeira dose (1ª e 2ª semanas após a segunda dose). Amostras coletadas 4 meses após a primeira dose ainda mostraram níveis de anticorpos acima do nível de corte em 50% das nutrizes.[63]

Esses resultados mostram que a vacina CoronaVac também pode induzir a produção de anticorpos IgA no leite materno de nutrizes vacinadas, com grande potencial de proteção da criança amamentada contra a Covid-19.

Referências bibliográficas

1. Hanson LA, Telemo E. Immunobiology and epidemiology of breastfeeding in relation to prevention of infections from a global perspective. In: Ogra PL, Mestecky J, Lamm ME, Strober W, Bienenstock J, McGhee JR, editors. Mucosal immunology. 2nd ed. Academic Press; 1999. p. 1501-10.
2. Xanthou M. Immune protection of human milk. Biol Neonate. 1998;74:121-33.
3. Goldman AS, Ogra PL. Anti-infectious and infectious agents in human milk. In: Ogra PL, Mestecky J, Lamm ME, Strober W, Bienenstock, McGhee JR, editors. Mucosal immunology. 2nd ed. Academic Press; 1999. p. 1511-21.
4. WHO Collaborative Study Team on the Role of Breastfeeding on the Prevention of Infant Mortality. Effect of breastfeeding on infant and child mortality due to infectious diseases in less-developed countries: a pooled analysis. Lancet. 2000;355:451-5.
5. Brandtzaeg P. Molecular and cellular aspects of the secretory immunoglobulin system. APMIS. 1995;103:1-19.
6. Brandtzaeg P. Mucosal immunity: integration between mother and the breast-fed infant. Vaccine. 2003;21:3382-8.
7. Bernt KM, Walker WA. Human milk as a carrier of biochemical messages. Acta Paediatr Suppl. 1999;430:27-41.
8. Victora CG, Smith PG, Vaughan JP, Nobre LC, Lombardi C, Teixeira AMB et al. Evidence for protection by breast-feeding against infant death from infectious disease in Brazil. Lancet. 1987;8(8554):319-22.
9. Field CJ. The immunological components of human milk and their effect on immune development in infants. J Nutr. 2005;135:1-4.
10. Hanson LA. Breastfeeding provides passive and likely long-lasting active immunity. Ann Allergy Asthma Immunol. 1998;81:523-37.
11. Russel MW, Kilian M, Lamm ME. Biological activities of IgA. In: Ogra PL, Mestecky J, Lamm ME, Strober W, Bienenstock J, McGhee JR, editors. Mucosal immunology. 2nd ed. Academic Press; 1999. p. 225-40.
12. Carneiro-Sampaio MMS, Silva MLM, Carbonare SB, Palmeira P, Delneri MT, Honório AC et al. Breast-feeding protection against enteropathogenic Escherichia coli. Rev Microbiol São Paulo. 1996;26:151-4.
13. Abraham SN, Sharon N, Ofek I. Adhesion of bacteria to mucosal surfaces. In: Ogra PL, Mestecky J, Lamm ME, Strober W, Bienenstock J, McGhee JR, editors. Mucosal immunology. 2nd ed. Academic Press. 1999. p. 31-42.
14. Gomes TAT, Rassi V, MacDonald KL, Silva-Ramos SRT, Trabulsi LR, Vieira MAM et al. Enteropathogens associated with acute diarrheal disease in urban infants in São Paulo. J Infec Dis. 1991;164:331-7.
15. Câmara LM, Carbonare SB, Silva MLM, Carneiro-Sampaio MMS. Inhibition of enteropathogenic Escherichia coli (EPEC) adhesion to HeLa cells by human colostrum: detection of specific sIgA related to EPEC outer membrane proteins. Int Arch Allergy Immunol. 1994;103:307-10.

16. Silva MML, Giampaglia CMS. Colostrum and human milk inhibit localized adherence of enteropathogenic Escherichia coli to HeLa cells. Acta Paediatr Scand Suppl. 1992;381:266-7.
17. Carbonare SB, Silva MLM, Palmeira P, Carneiro-Sampaio MMS. Human colostrum IgA reactive to enteropathogenic Escherichia coli antigens and their persistence in the faeces of a breastfed infant. J Diarrhoeal Dis Res. 1997;15:53-8.
18. Loureiro I, Frankel G, Adu-Bobie J, Dougan G, Trabulsi LR, Carneiro-Sampaio MM. Human colostrum contains IgA antibodies reactive to enteropathogenic Escherichia coli virulence-associated proteins: intimin, BfpA, EspA, and EspB. J Pediatr Gastroenterol Nutr. 1998;27:166-71.
19. Sanches MA, Keller R, Hartland EL, Figueiredo DMM, Batchelor MM, Martinez MB et al. Human colostrum contains antibodies reactive to the Intimin-binding region of enteropathogenic Escherichia coli translocated receptor. J Pediatr Gastroenterol Nutr. 2000;30:73-7.
20. Honório-França AC, Carvalho MPSM, Isaac L, Trabulsi LR, Carneiro-Sampaio MMS. Colostral mononuclear phagocytes are able to kill enteropathogenic Escherichia coli opsonized with colostral IgA. Scand J Immunol. 1997;46:59-66.
21. Nataro JP, Kaper JB. Diarrheagenic Escherichia coli. Clin Microbiol Rev. 1998;1:142-201.
22. Delneri MT, Carbonare SB, Silva MLM, Palmeira P, Carneiro-Sampaio MMS. Inhibition of enteropathogenic Escherichia coli adhesion to Hep-2 cells by colostrum and milk from mothers delivering low-birth-weight neonates. Eur J Pediatr. 1997;156:493-8.
23. Barros MD, Carneiro-Sampaio MMS. Milk composition of low birth weight infants mothers. Acta Paediatr Scand. 1984;73:693-4.
24. Grumach AS, Carmona RC, Lazarotti D, Ribeiro MA, Rosentraub RB, Racz ML et al. Immunological factors in milk from Brazilian mothers delivering small-for-date term neonates. Acta Paediatr. 1993;82:284-90.
25. Carbonare SB, Palmeira P, Silva MLM, Carneiro-Sampaio MMS. Effect of microwave radiation, pasteurization and lyophilization on the ability of human milk to inhibit Escherichia coli adherence to Hep-2 cells. J Diarrhoeal Dis Res. 1996;14:90-4.
26. Nagao AT, Friedlander-Delnero D, Arlanian C, Carneiro-Sampaio MMS. Elevated levels and different repertoire profile of colostral anti-LPS antibodies may have a significant role in compensating newborn immunity. Scand J Immunol. 2001;53:602-9.
27. Goldman AS. The immune system of human milk: antimicrobial, antiinflamatory and immunomodulatory properties. Pediatr Infect Dis J. 1993;12:664-71.
28. Newburg DS. Innate immunity and human milk. J Nutr. 2005;135:1308-12.
29. Lonnerdal B. Nutritional and physiologic significance of human milk proteins. Am J Clin Nutr. 2003;77(suppl):1537S-43S.
30. Armogida SA, Yannaras NM, Melton AL, Srivastava MD. Identification and quantification of innate immune system mediators in human breast milk. Allergy and Asthma Proc. 2004;25:297-304.
31. Kunz C, Rudloff S. Biological functions of oligosaccharides in human milk. Acta Paediatr. 1993;82:903-12.
32. Morrow AL, Rangel JM. Human milk protection against infections diarrhea: implications for prevention and clinical care. Semin Pediatr Infect Dis. 2004;15:221-8.
33. Carver JD. Dietary nucleotides: effects on the immune and gastrointestinal systems. Acta Paediatr Suppl. 1999;430:83-8.

34. Matsuzaki T, Chin J. Modulating immune responses with probiotic bacteria. Immunol Cell Biol. 2000;78:67-73.
35. Funkhouser LJ, Bordenstein SR. Mom knows best: the universality of maternal microbial transmission. PLoS Biol. 2013;11:e1001631.
36. Dominguez-Bello MG, Costello EK, Contreras M, Magris M, Hidalgo G, Fierer N et al.. Delivery mode shapes the acquisition and structure of the initial microbioma across multiple body habits in newborn. PNAS. 2010;107:11971-5.
37. Carvalho-Ramos II, Duarte RT, Brandt K, Martinez MB, Taddei CR. Breastfeeding increases microbial community resilience. J Pediatr (Rio J). 2018;94:258-67.
38. Fernández L, Langa S, Martin V, Maldonado A, Jiménez E, Martin R et al. The human milk microbiota: origin and potential roles in health and disease. Pharmacological Research. 2013;69(1):1-10.
39. Groer MW, Gregory KE, Louis-Jacques A, Thibeau S, Walker WA. The very low birth weight infant microbiome and childhood health. Birth Defects Res C Embryo Today. 2015;105(4):252-64.
40. Novak FR, Almeida JAG, Silva GO, Borba LM. Colostro humano: fonte natural de probióticos? J Pediatr (Rio J). 2001;77(4):265-70.
41. Pontes GN. Avaliação da atividade fagocitária e microbicida de células do colostro humano para Salmonella typhimurium [dissertação]. São Paulo: Universidade de São Paulo, Departamento de Imunologia, Instituto de Ciências Biomédicas; 1999.
42. Vassão RC, Carneiro-Sampaio MMS. Phagocytic activity of colostrum macrophages. Braz J Med Biol Res. 1989;22:457-64.
43. Rodriguez NA, Meier PP, Groer MW, Zeller JM, Engstrom JL, Fogg L. A pilot study to determine the safety and feasibility of oropharyngeal administration of own mother's colostrum to extremely low-birth-weight infants. Adv Neonatal Care. 2010 Aug;10(4):206-12.
44. Taddei CR, Moreira LN, Godoy RC, Fernandes A, Neto CM, Hoffman DJ et al. Colostrum therapy modulates preterm newborn's gut microbiome. 2018.
45. Sullinan S, Schanler RJ, Kim JH et al. An exclusively human milk-based diet is associated with lower rate of necrotizing enterocolitis than a diet of human milk and bovine milk-based products. J Pediatr. 2010;156:562-7.
46. Giuliani F, Prandi G, Cosda A et al. Donor human milk versus mother's own milk in preterm VLBWIs: a case control study. J Biol Homeost Agents. 2012;26(3 suppl):19-24.
47. Almeida JAG. Amamentação: repensando o paradigma. Rio de Janeiro: Editora Fiocruz; 1998.
48. Almeida JAG. Amamentação: um híbrido natureza-cultura. Rio de Janeiro: Editora Fiocruz; 1999.
49. Novak FR, Almeida JAG, Asensi MD, Moraes BA, Rodrigues DP. Resistência antimicrobiana de coliformes isolados de leite humano ordenhado. Cad Saúde Pública (Rio de Janeiro). 2001;17(3):713-7.
50. Brasil. Ministério da Saúde. Agência Nacional de Vigilância Sanitária. Banco de leite humano: funcionamento, prevenção e controle de riscos. Brasília: Ministério da Saúde; 2008. 160p.
51. Liebhaber M, Lewiston NJ, Asquish MT, Sunshine P. Comparison of bacterial contamination with two methods of human milk collection. J Pediatr. 1978;92:236-7.
52. Moulin ZS, Lamounier JA, Vieira MBCM, Baeta M, Silva MAD, Araújo RSS. Contaminação bacteriana do leite humano coletado por expressão manual e estocado à temperatura ambiente. J Pediatr (Rio de Janeiro). 1998;74(5):376-82.

53. Ewaschuk JB, Unger S, Harvey S et al. Effect of pasteurization on immune components of milk: implications for feeding preterm infants. Appl Physiol Nutr Metab. 2011;36:175-82.
54. Quintal VS, Carbonare SB. Imunobiologia do leite humano. Pró-RN. 3(2):9-51.
55. Bjöksten B, Burman IG, De Chateau P, Fredrikzon BO, Gothefors L, Hernell O. Collecting and banking human milk: to heat or not to heat. BMJ. 1980;281:765-9.
56. Deodhar L, Joshi S. Microbiological study of breast milk with special reference to its storage in milk bank. J Postgrad Med. 1991;37:14-6.
57. Ogundele MO. Techniques for the storage of human breast milk: implications for anti-microbial functions and safety of stored milk. Eur J Pediatr. 2000;159:793-7.
58. Fox A, Marino J, Amanat F, Krammer F, Hahn-Holbrook J, Zolla-Pazner S et al. Robust and specific secretory IgA against SARS-CoV-2 detected in human milk. iScience. 2020 Nov 20;23:101735. Disponível em: https://doi.org/10.1016/j.isci.2020.101735.
59. Pace RM, Williams JE, Järvinen KM, Belfort MB, Pace CDW, Lackey KA et al. Characterization of SARS-CoV-2 RNA, antibodies, and neutralizing capacity in milk produced by women with Covid-19. mBio. 2021;12:e03192-20. Disponível em: https://doi.org/10.1128/mBio.03192-20.
60. Narayanaswamy V, Pentecost B, Alfandari D, Chin E, Minor K, Kastrinakis A et al. Humoral and cell-mediated immune response in colostrum from women diagnosed positive for SARS-CoV-2. Breastfeed Med. 2021 Aug 11. doi: 10.1089/bfm.2021.0082. Epub ahead of print. PMID: 34382820.
61. Gray KJ, Bordt EA, Atyeo C, Deriso E, Akinwunmi B, Young N et al. Coronavirus disease 2019 vaccine response in pregnant and lactating women: a cohort study. Am J Obstet Gynecol. 2021;S0002-9378(21)00187-3. Disponível em: https://doi.org/10.1016/j.ajog.2021.03.02.
62. Perl SH, Uzan-Yulzari A, Klainer H, Asiskovich L, Youngster M, Rinott E et al. SARS-CoV-2–specific antibodies in breast milk after Covid-19 vaccination of breastfeeding women. JAMA. 2021;325(19):2013-4. Disponível em: https://doi.org/10.1001/jama.2021.5782.
63. Calil VMLT, Palmeira P, Zheng Y, Krebs VLJ, Carvalho WB, Carneiro-Sampaio M. CoronaVac is able to induce anti-SARS-CoV-2 IgA antibodies in human milk. Clinics (São Paulo). 2021 Jun 28;76:e3185. doi: 10.6061/clinics/2021/e3185. PMID: 34190859; PMCID: PMC822155.
64. Fundação Oswaldo Cruz. Banco de leite humano: fundamentos e técnicas. Disponível em: www.fiocruz.br/redeblh.

capítulo 6

Impacto das Infecções Fetais e Neonatais nas Políticas Públicas de Atendimento à Criança

- Maria Helena Valente
- Filumena Maria da Silva Gomes
- Ana Maria de Ulhôa Escobar
- Sandra Josefina Ferraz Ellero Grisi

Cenário atual da infância

Nas últimas décadas, ocorreu progresso sem precedentes nas condições de vida das crianças, com acentuado declínio nas taxas de mortalidade dos menores de 5 anos.[1-4] Em 2019, a taxa de mortalidade dos menores de 5 anos passou a ser de 38 por mil nascidos vivos, com uma redução de 59% em relação aos 93 por mil nascidos vivos registrados em 1990.[1-4]

No entanto, a disparidade na distribuição das mortes em 2019 dos menores de 5 anos se revela na concentração dos óbitos em duas regiões do mundo: África Subsaariana e Ásia Central e Meridional, que juntas passam a ser responsáveis por mais de 80% das mortes das crianças, embora nelas se encontrem somente 52% da população dos menores de 5 anos, como mostrado na Figura 6.1.[1-5]

Em 2019, cerca de 5,2 milhões de crianças morreram antes de completar 5 anos de idade, com 2,4 milhões (47%) falecendo nos primeiros 28 dias de vida, o que coloca em evidência a importância da mortalidade no período neonatal.[1-5]

Assim, de maior interesse no momento, apesar das taxas de mortalidade neonatal terem diminuído consideravelmente nos últimos 30 anos, ainda permanecem disparidades importantes entre países e regiões do mundo, como mostrado na Figura 6.2.[1-5]

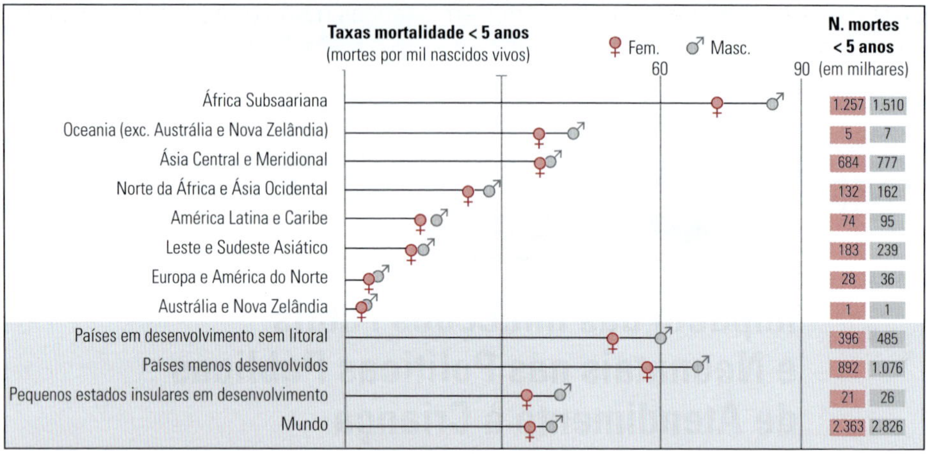

FIGURA 6.1 Mortalidade das crianças menores de 5 anos, por sexo e região.
Fonte: United Nations Children's Fund (UNICEF), 2020.[1]

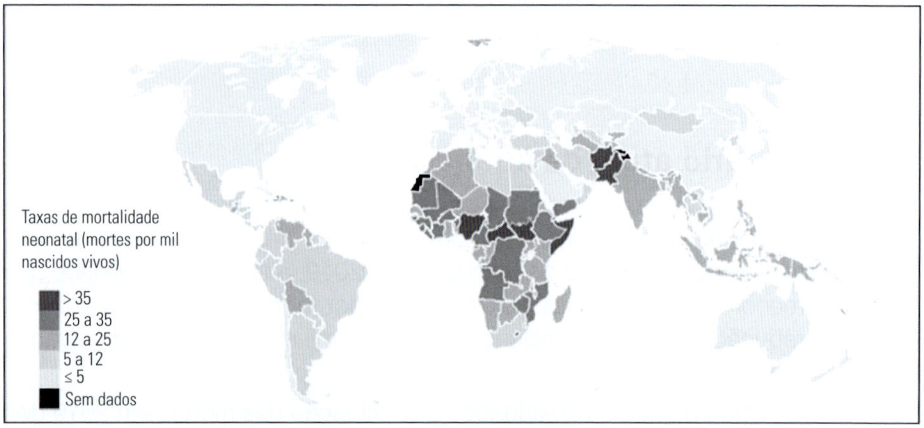

FIGURA 6.2 Mortalidade neonatal (mortes por mil nascidos vivos por país, 2019).
Fonte: UNICEF, 2020.[1]

Em 2019, os valores de mortalidade neonatal registrados no mundo foram de 17 por mil nascidos vivos, com redução de 52% em relação aos 37 por mil nascidos vivos do ano de 1990.[1-5]

No entanto, uma análise mais detalhada mostra variação significativa das taxas nacionais da mortalidade neonatal mundial entre os países de 0,9 a 44 mortes por mil nascidos vivos, com a consideração de a probabilidade de um recém-nascido sobreviver e prosperar ser determinada pelo local onde ele nasceu.[1-5]

A cada ano, 1 milhão de recém-nascidos morrem no dia de seu nascimento; 2,4 milhões morrem em seu primeiro mês de vida, sendo importante ressaltar que quase metade (47%) de todas as mortes em crianças menores de 5 anos ocorrem no período neonatal, na maioria das vezes por causas evitáveis, sem o direito à vida e a se desenvolver.[3-5]

Quase todas as mortes neonatais (98%) ocorreram em países de baixa e média renda, com 75% no Sul da Ásia e na África Subsaariana, sendo que dos 10 países com as taxas de mortalidade neonatais mais altas, 8 se encontram na África, com a maioria tendo passado por recente crise humanitária.[3-5]

Nesse cenário, somente dois terços dos recém-nascidos têm seus nascimentos registrados, e menos de 5% das mortes neonatais e ainda menos natimortos têm seus óbitos inventariados.[3]

Em contrapartida, com declínio geral nas taxas de mortalidade dos menores de 5 anos em todas as regiões e grupos de renda, os níveis mais baixos de mortalidade infantil têm sido alcançados pelos países de renda média alta e alta, nos quais as taxas de mortalidade de menores de 5 anos são 13 e 5, respectivamente. Nos países de alta renda, a mortalidade neonatal é incomum e mais de 95% dos recém-nascidos pré-termos sobrevivem e prosperam.

Todos os anos, 30 milhões de recém-nascidos estão sob risco de morte e invalidez, em razão do nascimento prematuro, ou por terem nascido pequenos para a idade gestacional, ou pelo adoecimento precoce.[5,6]

A cada ano, ocorrem cerca de 2 milhões de natimortos nos últimos 3 meses de gestação, quase metade morrendo durante o trabalho de parto, enquanto outros 2,4 milhões de bebês morrem nos primeiros 28 dias após o nascimento, juntamente com 0,3 milhão de mortes maternas.[7] Milhões de crianças nascem cedo demais, com risco de deficiências de longo prazo, com a maior parte dessa carga recaindo sobre os países de baixa e média renda. Cada um desses resultados é uma tragédia para cada uma das famílias, ainda mais porque esses eventos poderiam ser evitados.[6,7]

Globalmente, a cada ano, esses 30 milhões de recém-nascidos requerem algum nível de internação hospitalar por complicações de prematuridade, lesões por anóxia intraparto, infecções bacterianas graves, icterícia patológica e condições congênitas. Requerem cuidados especiais ou intensivos neonatais em ambiente hospitalar, pois podem sobreviver e prosperar como membros produtivos de nossas sociedades, desde que tenham atendimento hospitalar de alta qualidade, incluindo acompanhamento adequado e cuidados centrados na família.[2-6]

No entanto, mais de 2,5 milhões de recém-nascidos, principalmente os pequenos ou doentes, morrem nos primeiros 28 dias de vida por causas evitáveis, relacionadas a prematuridade, complicações do parto, infecções e doenças congênitas.[1] Alguns desses óbitos são causados por cuidados de má qualidade; outros, por não receberem nenhum atendimento de saúde.[1] Aproximadamente 80% desses bebês têm baixo peso ao nascer (BPN) e dois terços nasceram prematuramente, situações altamente dependentes da qualidade do atendimento pré-natal.[4,5]

Além disso, estima-se que mais de 1 milhão de recém-nascidos doentes sobrevivam com alguma desabilidade de longo prazo.[2,5]

Substancial potencial humano para a saúde e bem-estar ao longo da vida é perdido pela mortalidade neonatal, por deficiências e doenças em longo prazo.[4,6,7] Além disso, familiares de recém-nascidos pequenos e doentes estão sob alto risco de doenças psicológicas e de problemas financeiros, com efeitos prejudiciais no desenvolvimento social do recém-nascido e em seu crescimento cognitivo.[4] Nos países de renda média, o risco de ocorrência de deficiências em crianças nascidas entre 28 e 32 semanas de gestação é quase o dobro daqueles dos países com alta renda. Nos países de baixa renda, a deficiência é incomum nos recém-nascidos, uma vez que, geralmente, morrem pela falta de cuidados básicos ou incapacidade dos pais ou responsáveis de pagar cuidados especializados quando necessários.[2-4,6]

Famílias marginalizadas estão sob maior risco, mesmo nos países de alta renda, sendo necessárias a abordagem dessas desigualdades e a proteção desse grupo populacional, com a promoção de seu direito à saúde neonatal.

A maioria dos natimortos (98%) ocorre em países de baixa e média renda, onde a melhoria da atenção às condições intraparto consegue prevenir 1,3 milhão de natimortos por ano, evitar milhares de mortes maternas e ampliar a proteção sobre o desenvolvimento infantil.[4,6,7]

Mortalidade materna

A saúde materna e a saúde do recém-nascido estão intimamente ligadas. A maioria das mortes maternas poderia ser evitada, pois as soluções de saúde para prevenir ou gerenciar complicações são conhecidas, mas nem sempre acessíveis para as gestantes. Todas as mulheres precisam de acesso a cuidados de alta qualidade durante a gravidez e durante e após o parto. É particularmente importante que todos os partos sejam atendidos por profissionais de saúde qualificados, uma vez que o manejo e o tratamento oportunos podem fazer a diferença entre a vida e a morte tanto para a mãe como para o recém-nascido.[8,9]

A mortalidade materna reflete as desigualdades entre países desenvolvidos e em desenvolvimento.[8,9] Os países desenvolvidos apresentam razão de mortalidade materna baixa, e entre as causas de óbito estão as relacionadas ao tromboembolismo e às cardiopatias. Nessas regiões, as causas diretas dos óbitos maternos compreendem as complicações decorrentes da anestesia e do parto por cesárea. Nos países em desenvolvimento, há variação nas causas dos óbitos maternos, dependentes da região em que acontecem, mas a maior proporção é relacionada às causas obstétricas diretas. Na África e na Ásia, prevalecem as hemorragias; na América Latina e no Caribe, as doenças hipertensivas, os partos obstruídos e as complicações dos abortamentos. Na África do Sul, a mortalidade materna está fortemente associada ao binômio HIV-Aids.[8,9]

A Figura 6.3 mostra o cenário da desigualdade da mortalidade materna mundial.[8,9]

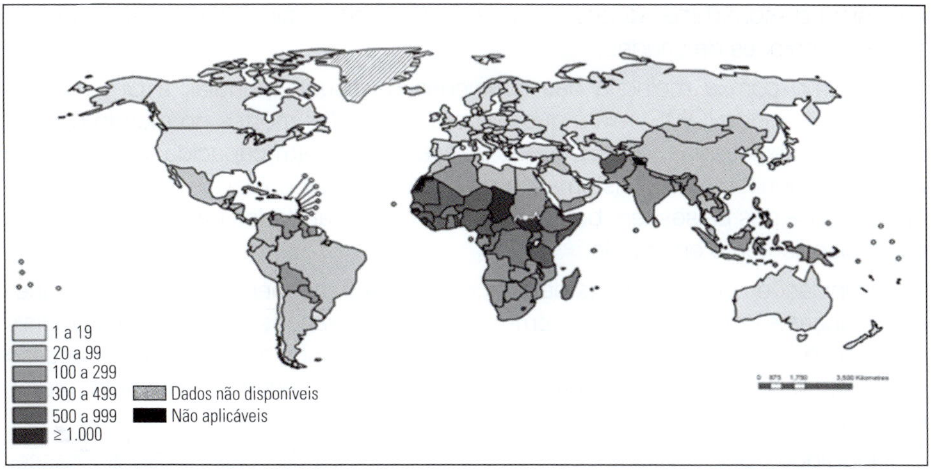

FIGURA 6.3 Mortalidade materna (TMM, mortes maternas por 100 mil nascidos vivos), 2017.
Fonte: UNICEF et al., 2019.[8]

Nova morbidade e desigualdade social

Antes da pandemia pelo Covid-19, várias melhorias na saúde global foram observadas, apesar do progresso inadequado para atingir as metas relacionadas à saúde, que exigiam mais eficácia nos programas de prevenção e controle das infecções na gestação e nos primeiros meses de vida.[1]

Entre os anos 2000 e 2019, a população global passou a viver mais, bem como a viver mais anos com boa saúde, com a expectativa de vida global ao nascer (EVN) aumentando de 66,8 anos em 2000 para 73,3 anos em 2019 e a expectativa de vida saudável (EVS) crescendo de 58,3 anos para 63,7 anos.[1,6]

A nova morbidade humana evidenciou o declínio dramático na mortalidade prematura por doenças transmissíveis, particularmente em locais com poucos recursos, com mudança da carga de agravos para doenças não transmissíveis (DNT), aumentando a parcela global de óbitos por DNT entre todas as mortes, de 60,8% em 2000 para 73,6% em 2019.[6]

Nesse período, o mundo passou a viver um novo cenário, com as DNT responsáveis por mais de 85% das mortes nos países desenvolvidos, enquanto as doenças transmissíveis, juntamente com condições maternas, perinatais e nutricionais, ainda eram responsáveis por quase metade de todas as mortes nos países em desenvolvimento.[1,4,6] Países em desenvolvimento e aqueles pouco desenvolvidos detinham a grande maioria do fardo das doenças transmissíveis.

Em 2019, as doenças transmissíveis foram responsáveis por mais da metade (52,9%) de todas as mortes na Região Africana, 24,3% na região do Mediterrâneo Oriental e 22,6% no Sudeste Asiático.[1,2,4,6] Na região europeia, Pacífico Ocidental e Américas, as DCNT têm o maior número de mortes, com 89,6%, 86,8% e 81,3%, respectivamente.[1,2,4,6] No entanto, apesar do declínio na mortalidade, não ocorreu melhora na morbidade, dissociação explicada pela diminuição da letalidade de muitas condições de saúde.

Mesmo com a melhoria das condições da saúde mundial, a Organização Mundial de Saúde (OMS) relata que cerca de 40% das mortes no mundo permanecem não registradas, que 50% dos países apresentam capacidade limitada ou menor de monitoramento sistemático da qualidade dos cuidados de saúde e que apenas 59% dos países têm boa capacidade de utilizar dados para conduzir políticas e planejamento em saúde.[4,5]

Populações em ambientes de poucos recursos, as menos educadas, mulheres, crianças e em especial os recém-nascidos, populações rurais, minorias raciais e étnicas e os migrantes têm maior exposição aos riscos à saúde, menor acesso à saúde, menor alfabetização em saúde e, consequentemente, enfrentam piores resultados na sua saúde.[10]

Indivíduos que nasceram prematuramente (PT), com baixo peso ao nascer (BPN) ou pequenos para a idade gestacional (PIG) parecem apresentar um conjunto de alterações permanentes que os tornam mais suscetíveis ao desenvolvimento de DCNT na vida adulta, como distúrbios cardiometabólicos, alterações do metabolismo glicídico, alterações na composição corporal e risco de desenvolvimento de síndrome metabólica.[10]

Impacto da pandemia na saúde infantil

A partir de 2019, a Covid-19 passou a causar devastação sem precedentes na saúde da população global, com repercussões sobre a saúde infantil. Conforme a pandemia se desenvolveu e a resposta dos países se estabeleceu, desigualdades críticas surgiram no mundo, as quais passaram a exigir cooperação global e ação concentrada na resposta adequada ao risco de variantes potencialmente mais contagiosas e letais como ameaça à saúde. Esse cenário colocou como objetivo coletivo mundial o controle da pandemia, o que delineou retrocessos na agenda de desenvolvimento sustentável.[11]

Evidências indicam que a Covid-19 reduziu drasticamente a expectativa de vida em muitos países, impacto de longo prazo na morbidade, exacerbando vulnerabilidades ligadas à desigualdade subjacente. Dentro dos países e entre eles, desigualdades enormes e crescentes atuam como impedimentos para avanços na saúde da população e no desenvolvimento humano, social e econômico.[12]

Interrupções dos serviços essenciais de saúde, como seguimento adequado de gestantes, puérperas, recém-nascidos e menores de 5 anos, generalizaram-se durante a pandemia, em razão da escassez de pessoal, diagnósticos, bem como da hesitação da população em procurar serviços médicos por medo de infecção pela Covid-19.[13]

A OMS mostrou interrupções persistentes em escala considerável ao longo de um ano após o início da pandemia, com 89% dos países e territórios relatando uma ou mais interrupções nos serviços essenciais de saúde, com a descontinuidade ou redução dos serviços, principalmente pelo cancelamento da prevenção planejada, como pré-natal, seguimento de recém-nascidos na primeira semana de vida e supervisão de saúde de crianças e adolescentes.[14]

As doenças transmissíveis, em declínio constante desde o ano 2000, ainda foram responsáveis por mais de 10,2 milhões de mortes em 2019, representando 18% de todas as mortes no mundo, com o risco de expansão explosiva em questão de dias a partir de pequeno *cluster* para uma ameaça à saúde mundial.

A pandemia arrisca reverter as notáveis melhorias alcançadas nas duas décadas anteriores, que garantiram a sobrevivência de crianças e adolescentes. Apesar das evidências de que crianças apresentam sintomas mais leves de SARS-CoV-2 em comparação aos adultos, a Covid-19 comprometeu gravemente as crianças e adolescentes, em decorrência da interrupção de serviços essenciais nas áreas da saúde e educação, entre outros, aumentando a pobreza e a desigualdade.

Mortalidade nos países em desenvolvimento

Nos últimos 20 anos, apesar dos impactos positivos dos investimentos em diagnóstico, tratamento e controle das doenças infecciosas maternas e infantis, as doenças transmissíveis ainda ocupam lugar central nos países em desenvolvimento, como mostrado na Figura 6.4, que aponta as 10 principais causas de morte em 2019.[15]

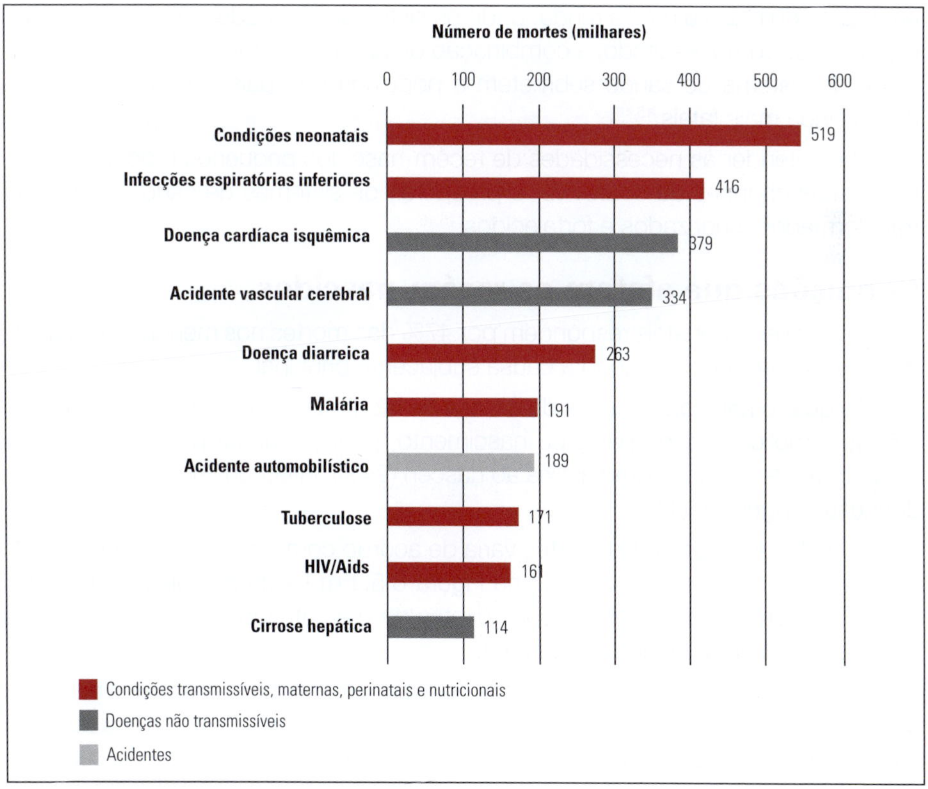

FIGURA 6.4 Principais causas de morte em países em desenvolvimento, 2019.
Fonte: World Health Organization, 2020.[15]

Recém-nascidos mais vulneráveis

A maioria das mortes e deficiências dos recém-nascidos poderia ser evitada, principalmente se considerado que as principais causas de morte e adoecimento no período neonatal ocorrem por: prematuridade, infecções, complicações no parto, anomalias congênitas e icterícia.

Recém-nascidos prematuros, aqueles que nascem com menos de 37 semanas de gestação, os com baixo peso de nascimento (menor de 2.500 g) ou com doenças agudas estão sob maior risco de adoecer ou morrer, num cenário em que as disparidades sociais, econômicas, geográficas e de gênero podem piorar a situação dessas crianças.

Aqueles com maior probabilidade de morrer são recém-nascidos pequenos e doentes de grupos marginalizados, de áreas rurais, de favelas urbanas ou de cenários humanitários. Suscetibilidade adicional pode ser atribuída a pobreza, etnia, preconceito de gênero, idade materna e nível educacional, deficiência e/ou baixa escolaridade do cuidador.[14,15]

Embora o foco nos recém-nascidos pequenos e doentes seja imperativo, abrangendo países de alta, média e baixa renda, a vulnerabilidade é mais aguda em países de baixa e média renda, onde os sistemas de saúde enfrentam desafios específicos. Como resultado, a combinação de fatores biológicos, sociais, ambientais e do sistema de saúde submetem a população de países de baixa renda a riscos ainda mais fatais.[15,16]

Para atender às necessidades de recém-nascidos pequenos e doentes e otimizar suas chances de sobreviver e prosperar, os sistemas de saúde devem ser transformados, priorizados e fortalecidos.[15,16]

Condições que afetam os recém-nascidos

Condições neonatais respondem por 47% das mortes nos menores de 5 anos, com partos prematuros sendo a causa subjacente principal.[1-4]

As quatro principais causas de mortes de recém-nascidos são: prematuridade (35%); complicações no parto ou nascimento, principalmente por lesão cerebral (anteriormente referida como asfixia ao nascer) (24%); infecções neonatais (23%); e doenças congênitas (11%).[3,4]

O perfil das causas das mortes varia de acordo com o contexto ou cenário de morbimortalidade, como mostrado na Figura 6.5. Em todos os países, a principal causa de morte são as complicações diretas da prematuridade, especialmente as decorrentes da imaturidade respiratória.

Nos países de alta renda, os óbitos ocorrem predominante naqueles nascidos com menos de 25 semanas de idade gestacional. No entanto, nos países de baixa renda, a maioria dos óbitos acontece entre bebês nascidos com 32 a 37 semanas de gestação.

Nos cenários de mortalidade muito alta, notadamente nas crises humanitárias, metade das mortes neonatais são decorrentes de infecções, muitas vezes causadas no momento do nascimento ou relacionadas a higiene inadequada, principalmente pelos cuidados inadequados com o cordão umbilical.

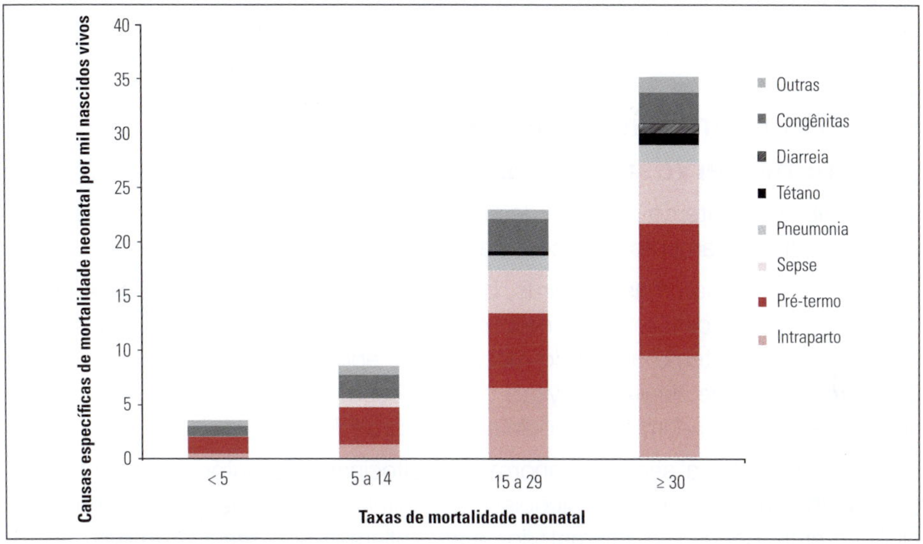

FIGURA 6.5 Variação global das causas de mortes neonatais.
Fonte: Lawn et al., 2014;[18] UNICEF, 2018.[2]

Em todo o mundo, 12 países de baixa renda respondem por dois terços das mortes neonatais, com apenas 4 países respondendo por quase metade de todas as mortes neonatais que ocorrem no mundo: Índia (605 mil), Nigéria (241 mil), Paquistão (241 mil) e República Democrática do Congo (98 mil).

As taxas de mortalidade neonatal variam significativamente entre os países, de 0,9 (por mil nascidos vivos) no Japão para 44 no Paquistão. Dos 10 países onde os recém-nascidos estão sob maior risco de morrer, 8 se encontram na África Subsaariana e 2 estão no sul da Ásia. Dos 16 países com as maiores taxas de mortalidade neonatal do mundo, 11 experimentaram crises humanitárias recentes, como conflitos ou instabilidade política.

Infecções fetais e neonatais e saúde da prole

A saúde do binômio mãe-filho pode ser colocada em risco pela transmissão vertical (da mãe para o filho) de agentes infecciosos, durante a gestação, o parto ou após o parto por meio da amamentação.

As complicações dessa infecção incluem abortamento, natimortalidade e malformações, ou mesmo a ocorrência de recém-nascidos e mães assintomáticos.[17]

No nosso meio, as principais infecções transmitidas verticalmente são: rubéola, citomegalovírus, toxoplasmose, herpes simples, sífilis, hepatites virais B e C,

Zika virus e a síndrome da imunodeficiência adquirida (Aids) por meio do vírus da imunodeficiência humana (HIV).

A Organização Pan-Americana de Saúde calcula que, por ano, 2,1 mil crianças na América Latina e no Caribe nasçam com HIV ou o contraiam de suas mães, 22,4 mil sejam infectadas com sífilis e uma média de 6 mil adquiram o vírus da hepatite B.

Infecções perinatais e impactos no sistema nervoso central da prole

O ambiente materno perinatal desempenha papel fundamental no desenvolvimento e no funcionamento do recém-nascido, em especial do seu cérebro.[17]

As infecções maternas por vírus, bactérias e protozoários têm sido cada vez mais associadas a distúrbios do neurodesenvolvimento e deficiências cognitivas, com a infecção materna alterando mecanismos epigenéticos que regulam genes de controle e vias de sinalização vitais para o desenvolvimento fetal normal, determinando resultados neurológicos deletérios na prole.[17]

Recentemente, a secreção anormal de citocinas inflamatórias pela infecção materna (hematogênica pelo micoplasma genital) foi documentada alterando o equilíbrio entre genes pró-inflamatórios e anti-inflamatórios, resultando em desenvolvimento anormal do cérebro e autismo.

Inflamação materna também foi relacionada a alteração da síntese da serotonina do triptofano dentro da placenta, causando crescimento axonal serotonérgico alterado e desenvolvimento cerebral aberrante, bem como autismo.[17]

Estudos recentes sugerem ainda que a interação do vírus com receptores *Toll-like* (TLR) inibe a proliferação de células-tronco neuronais no neocórtex, provocando disfunção comportamental.

O sistema imunológico fetal é incompetente e mais suscetível a infecção por transmissão vertical. A infecção pelo vírus chikungunya materno, por exemplo, está relacionada à mortalidade neonatal e a várias complicações, incluindo deficiências neurocognitivas e meningoencefalite.[17]

Mais recentemente, a infecção pelo vírus zika materno foi associada à microcefalia e a vários outros distúrbios do neurodesenvolvimento, como lissencefalia, hidrocefalia, ventriculomegalia, hipoplasia cerebelar, calcificações cerebrais e destruição da fossa posterior, bem como alterações oftalmológicas, artrogripose e abortos espontâneos. Esses distúrbios do neurodesenvolvimento causam aberrações e atraso no desenvolvimento, retardo psicomotor, deficiência intelectual e até mesmo mortalidade em bebês.

Infecção pelo HIV em recém-nascidos, a qual é adquirida durante a gravidez, é associada a graves problemas neurológicos. Embora as medidas preventivas sejam tomadas para prevenir a infecção por HIV no feto, a exposição perinatal ao vírus causa alteração da integridade microestrutural.[17]

Referências bibliográficas

1. United Nations Children's Fund; World Health Organization; World Bank Group. Levels & trends in child mortality: Report 2020, estimates developed by the United Nations Interagency Group for Child Mortality Estimation. New York: United Nations Children's Fund; World Health Organization; World Bank Group; United Nations Population Division; 2020. Disponível em: https://www.unicef.org/media/79371/file/UN-IGME-child-mortality-report-2020.pdf.pdf.
2. United Nations Children's Fund; World Health Organization; World Bank Group. Levels & trends in child mortality: Report 2018, estimates developed by the UN Interagency Group for Child Mortality Estimation. New York: United Nations Children's Fund; 2018.
3. Lawn JE, Blencowe H, Darmstadt GL, Bhutta ZA. Beyond newborn survival: the world you are born into determines your risk of disability-free survival. Pediatr Res. 2013;74(Suppl 1):1-3.
4. United Nations Children's Fund; World Health Organization. Survive and thrive transforming care for every small and sick newborn. New York: United Nations Children's Fund; 2018. Disponível em: https://www.unicef.org/media/69776/file/Transforming-care-for-every-small-and-sick-newborn-2020.pdf.
5. Lee AC, Kozuki N, Cousens S, Stevens GA, Blencowe H, Silveira MF et al. Estimates of burden and consequences of infants born small for gestational age in low and middle income countries with INTERGROWTH-21st standard: analysis of CHERG datasets. BMJ. 2017 Sep 11;358:j4229.
6. World Health Organization. World Health Statistics 2020: monitoring health for the SDGs, sustainable development goals. Geneva: World Health Organization; 2020.
7. Tollman SM, Byass P, Waiswa P, Blencowe H, Yargawa J, Lawn JE. Count every newborn: EN-INDEPTH study to improve pregnancy outcome measurement in population-based surveys. Popul Health Metr. 2021;19(Suppl 1):5.
8. United Nations Children's Fund; World Health Organization; United Nations Population Fund; World Bank Group. Trends in maternal mortality 2000 to 2017: estimates by WHO, UNICEF, UNFPA, World Bank Group and the United Nations Population Division. [2019]. Disponível em: https://apps.who.int/iris/bitstream/handle/10665/327596/WHO-RHR-19.23-eng.pdf?sequence=13&isAllowed=y.
9. World Health Organization. Maternal mortality (Global Health Observatory) [online database]. Geneva: World Health Organization; 2019. Disponível em: https://www.who.
10. de Mendonça ELSS, de Lima Macêna M, Bueno NB, de Oliveira ACM, Mello CS. Premature birth, low birth weight, small for gestational age and chronic non-communicable diseases in adult life: a systematic review with meta-analysis. Early Hum Dev. 2020;149:105154.
11. Ashorn P, Black RE, Lawn JE et al. The Lancet small vulnerable newborn series: science for a healthy start. Lancet. 2020;396(10253):743-5.
12. Roberton T, Carter ED, Chou VB, Stegmuller AR, Jackson BD, Tam Y et al. Early estimates of the indirect effects of the Covid-19 pandemic on maternal and child mortality in low-income and middle-income countries: a modelling study. Lancet Glob Health. 2020;8(7):e901-8.
13. Fundo das Nações Unidas para a Infância. Grávidas e bebês nascidos durante a pandemia de Covid-19 ameaçados por sistemas de saúde sobrecarregados e interrupções nos serviços. 2020. Disponível em: https://www.unicef.org/brazil/comunicados-de-imprensa/gravidas-e-bebes-nascidos-durante-pandemia-de-covid-19-ameacados-por-sistemas-saude-sobrecarregados-interrupcao-servicos. [acesso em 28 set 2021].

14. Organização Pan-Americana da Saúde; Organização Mundial da Saúde. Relatório Provisório de 22 de abril de 2021. OPAS-W/BRA/PHE/COVID-19/21-0038.
15. World Health Organization. Global Health Estimates 2019: life expectancy and leading causes of death and disability. Geneva: World Health Organization; 2020. Disponível em: https://www.who.int/data/gho/data/themes/mortality-and-global-health-estimates. [acesso em 1° maio 2021].
16. World Health Organization. Global Health Estimates: life expectancy and leading causes of death and disability. The Global Health Observatory. Geneva: World Health Organization. Disponível em: https://www.who.int/data/gho/data/themes/mortality-and-global-health-estimates. [acesso em 29 set 2021].
17. Ravaccia D, Ghafourian T. Critical role of the maternal immune system in the pathogenesis of autism spectrum disorder. Biomedicines. 2020;8(12):557.
18. Lawn JE, Blencowe H, Oza S, You D, Lee AC, Waiswa P et al. Every newborn: progress, priorities, and potential beyond survival. Lancet. 2014;384(9938):189-205.

capítulo 7

Pneumonias Bacterianas

- Alfredo Elias Gilio
- Euler João Kernbichler

A pneumonia é um processo inflamatório dos pulmões, difuso ou localizado, resultante de infecção bacteriana, viral ou de origem química que pode ocorrer no feto ou recém-nascido (RN). Constitui, na maioria dos casos, um dos primeiros sinais de infecção sistêmica, fazendo parte de quadros clínicos mais graves, como sepse e meningite neonatal.

As pneumonias têm sido classicamente descritas de acordo com seu modo de aquisição, a saber:

1. **Pneumonias adquiridas antes do nascimento:** ocorrem na vida intrauterina por via transplacentária ou através do líquido amniótico infectado, ora como parte de uma infecção congênita (pneumonia congênita), ora como uma doença inflamatória inespecífica dos pulmões encontrada na necrópsia de RN natimortos ou que faleceram dentro das primeiras 48 horas de vida (pneumonia intrauterina).
2. **Pneumonias adquiridas durante o nascimento:** decorrem da contaminação do feto ou RN por micro-organismos que colonizam o canal de parto.
3. **Pneumonias adquiridas após o nascimento:** em geral, devem-se a infecção pulmonar por micro-organismos de ambiente hospitalar ou de origem comunitária. As fontes de infecção incluem o contato humano com pessoas doentes, o uso de equipamentos contaminados, água contaminada utilizada em nebulizações etc.

Incidência

Doenças respiratórias que acometem o RN, as pneumonias estão entre as causas mais comuns de admissões hospitalares.

A incidência de pneumonia parece guardar ainda uma relação importante com condições socioeconômicas, raça e idade. São mais suscetíveis a desenvolver infecções pulmonares aqueles RN procedentes de nível socioeconômico baixo, em más condições de higiene, filhos de mães sem pré-natal e de portadoras de doenças sexualmente transmissíveis.

Atualmente, a pneumonia ainda constitui uma causa importante de óbito no período neonatal, constatando-se que 10% a 20% dos RN internados em unidades de terapia intensiva apresentam alguma forma de pneumonia. Na Unidade de Cuidados Intensivos para RN Externo (UCINE) do Instituto da Criança do Hospital das Clínicas da Faculdade de Medicina da Universidade de São Paulo (HC-FMUSP), no período de 1994 a 1995, cerca de 65% dos RN admitidos apresentavam pneumonia como causa principal de internação ou fazendo parte de uma doença sistêmica.

Etiopatogenia

Vários fatores de risco contribuem para a elevada incidência de pneumonia neonatal, conforme descritos a seguir.

Fatores próprios do hospedeiro

- Imaturidade dos mecanismos de defesa sistêmicos do RN e do sistema respiratório, como a deficiência de IgA secretora, ausência de anticorpos protetores contra bactérias patogênicas comuns, baixos níveis de complemento, diminuída função fagocitária, entre outros.
- Prematuridade e baixo peso (BP) ao nascer.

Fatores perinatais

Entre esses fatores, estão: rotura prematura de membranas (RPM) acima de 24 horas, corioamnionite com ou sem RPM, asfixia perinatal, trabalho de parto prolongado e traumático e reanimação malconduzida em sala de parto.

Entre os agentes bacterianos mais comuns que podem contaminar o RN por ocasião do parto, estão as bactérias Gram-positivas e Gram-negativas.

Entre os Gram-positivos, o *Streptococcus agalactiae* (*Streptococcus* β-hemolítico do grupo B) é o mais descrito na literatura. Está bem documentado que a sua presença no trato genital materno, por ocasião do parto, é um risco significante de infecção no RN, quer assintomática ou sintomática, na forma de sepse de início precoce, pneumonia ou meningite. Vários estudos indicam taxas de transmissão vertical de 29% a 85% entre os RN de mães com colonização vaginal ou anorretal e, destes, 1% a 2% desenvolvem sepse de início precoce. Essa taxa pode se elevar na presença de prematuridade (15%), corioamnionite e rotura prematura de membranas amnióticas maior que 18 horas (10%), gemelaridade (35%) ou bacteremia materna.

Entre as bactérias Gram-negativas, encontram-se a *E. coli* e a *Klebsiella* sp. Há ainda os agentes de transmissão venérea, como *Chlamydia trachomatis*, citomegalovírus, *Ureaplasma urealyticum*, *M. hominis* e *T. pallidum*.

A colonização inicial do RN em geral ocorre após rotura das membranas maternas com micro-organismos do canal de parto durante o nascimento. Se o parto for demorado, as bactérias da flora vaginal podem ascender e produzir inflamação das membranas fetais, do cordão umbilical e da placenta. A aspiração de líquido amniótico pode infectar o feto e causar o óbito intrauterino, o parto prematuro ou a sepse neonatal. Os micro-organismos mais frequentemente isolados do líquido amniótico infectado são bactérias anaeróbicas, o *Streptococcus* do grupo B, a *E. coli* e os micoplasmas genitais.

Micro-organismos adquiridos pelo RN durante o nascimento colonizam a pele e a mucosa, incluindo a nasofaringe, a orofaringe, a conjuntiva e o cordão umbilical. A flora normal da pele do RN inclui *S. epidermidis*, difteroides e *E. coli*. Na maioria dos casos, os micro-organismos proliferam no sítio inicial, sem resultar em doença. A bacteremia transitória, no entanto, pode acompanhar procedimentos que traumatizam as membranas mucosas. Essa invasão da corrente sanguínea pode então se seguir da multiplicação de micro-organismos no trato respiratório ou de outros órgãos.

Exposição a micro-organismos no ambiente hospitalar e comunitário

A pneumonia adquirida após o nascimento se deve em geral a infecções virais ou bacterianas de origem hospitalar ou comunitária. Destacam-se o vírus sincicial respiratório, adenovírus, bactérias Gram-positivas (*S. aureus*, *S. pneumoniae*). Alguns micro-organismos Gram-negativos adquiridos pós-natalmente, como *P. aeruginosa*, *Flavobacterium*, *Serratia marcescens*, *S. pneumoniae*, *H. influenzae* e *B. catarrhalis*, são causadores infrequentes de pneumonia no RN e, quando presentes, acompanham-se sempre de sepse, com ou sem meningite.

A pneumonia associada à ventilação será tratada no capítulo 8 desta obra.

Fatores metabólicos

Hipóxia e acidose fetal podem alterar os mecanismos de defesa do hospedeiro ou permitir localização de organismos em tecidos necróticos. Hiperbilirrubinemia também pode diminuir a função imune. A hipotermia é associada a um aumento significante na incidência de pneumonia, sepse e meningite. Doenças hereditárias, como galactosemia, são associadas a sepse e outras infecções, particularmente causadas pela *E. coli*.

Fatores socioeconômicos

Particularmente aqueles relacionados à nutrição materna e ausência de pré-natal adequado.

Patogenia

Pneumonia congênita

A pneumonia congênita ou intrauterina é assim denominada para descrever um processo inflamatório dos pulmões encontrado na necrópsia em uma proporção relativamente grande de RN natimortos ou que faleceram nos primeiros dias de vida (em geral, até 72 horas de vida), sendo a asfixia intrauterina relatada como um fator patogenético importante. Os achados maternos mais comuns associados à pneumonia congênita ou intrauterina são as infecções, a fisometria, a rotura prematura de membranas, toxemia e prolapso ou compressão do cordão. Entre os fatores próprios dos fetos, destaca-se o sofrimento fetal (líquido amniótico meconial e/ou frequência cardíaca fetal > 160/min ou < 120/min). Os RN nativivos asfixiados ao nascimento podem não apresentar alterações inflamatórias nos pulmões do ponto de vista histológico, do que se conclui que a pneumonia congênita pode ser uma condição passiva decorrente da aspiração de células maternas inflamatórias (placentite e corioamnionite) pelo processo asfíxico intrauterino.

Vários micro-organismos responsáveis pelo grupo de infecções congênitas podem resultar em um processo pneumônico, quer isoladamente, quer como parte de uma doença sistêmica. Eles produzem um processo inflamatório difuso pulmonar, por vezes extenso e grave.

Os micro-organismos de transmissão intrauterina que mais frequentemente acometem os pulmões são: vírus da rubéola, o citomegalovírus (CMV), o vírus herpes simples (VHS), as enteroviroses e o adenovírus. Dentre as bactérias, destacam-se: *Chlamydia trachomatis*, *Listeria monocytogenes*, *Mycobacterium tuberculosis* e *Treponema pallidum.* O *Toxoplasma gondii,* o *Trypanosoma cruzi* e os micoplasmas (*Mycoplasma hominis* e *Ureaplasma urealyticum*) também podem produzir processo inflamatório pulmonar.

As manifestações clínicas da sífilis congênita precoce (< 2 anos) são resultantes de um processo infeccioso e inflamatório do *Treponema pallidum* nos diversos órgãos e tecidos do RN.

Os sinais podem estar presentes ao nascimento ou durante os primeiros dois anos de vida e podem ser divididos em três grupos: manifestações cutaneomucosas, ósseas e viscerais.

Quanto ao aparelho respiratório, a coriza sifilítica é um sintoma atualmente pouco frequente, ocorrendo mais tarde, em geral na 2ª ou 3ª semana de vida. Inicialmente, é aquosa, com elevada concentração de espiroquetas; posteriormente, torna-se espessa, purulenta e mesmo hemorrágica. Se não tratada, a infecção pode causar lesão da cartilagem nasal, com perfuração do septo e deformidade dos ossos do nariz (nariz em sela, observado na sífilis congênita tardia). O envolvimento do *cavum* e das vias aéreas superiores pode causar laringite, acompanhada por choro rouco. Pode haver ainda alterações brônquicas. Entretanto, a mais característica é a pneumonia intersticial (pneumonia *alba*), sendo geralmente achado de necropsia.

Pneumonia adquirida ao nascimento

A pneumonia adquirida durante o nascimento e no primeiro mês de vida é geralmente decorrente de um grande número de micro-organismos bacterianos e virais, sendo os achados patológicos similares àqueles de crianças maiores e adultos, conforme já salientado.

Entre as bactérias, particularmente se encontram o *S. aureus*, a *Klebsiella pneumoniae* e a *Listeria monocytogenes*, os quais podem produzir dano tecidual extenso, com a formação de microabscessos e empiema, além de pneumatoceles. Membranas hialinas têm sido observadas nos pulmões de RN falecidos com pneumonia causada pelo *Streptococcus* do grupo B. Grande quantidade de *locus* tem sido vista dentro das membranas e adjacências. Essas membranas também podem ser vistas nas pneumonias causadas por *H. influenzae* e bacilos Gram-negativos.

A patogênese da pneumonia adquirida ao nascimento ou imediatamente depois é semelhante àquela que ocorre na sepse. Em geral, deve-se à aspiração de líquido amniótico meconial ou secreções infectadas durante o parto. Após o nascimento, a criança pode tornar-se infectada por meio do contato humano ou com equipamentos contaminados, cateteres venosos centrais, intubação traqueal, aspirações nasais e da orofaringe e uso de aerossóis contaminados. RN portadores de malformações, como atresia de coanas, fístulas traqueoesofágicas e hérnia diafragmática, têm um risco elevado de desenvolver pneumonia.

Abscessos e empiemas pulmonares são mais raros no RN do que em adultos. Empiema agudo é geralmente secundário a infecção pulmonar. Os principais micro-organismos responsáveis por empiema na criança são *Staphylococcus aureus*, *Streptococcus pneumoniae*, *Haemophilus influenzae*, *Streptococcus pyogenes*, *Klebsiella pneumoniae*, *Mycoplasma pneumoniae* e bactérias anaeróbicas. *Escherichia coli* e *K. pneumoniae* têm sido referidas como causas de abscesso pulmonar no RN.

Listeriose

A listeriose é uma patologia com sinais e sintomas clínicos variáveis e se assemelha a outras infecções congênitas que afetam o RN. No período neonatal, apresenta alta morbimortalidade. Duas são as formas de apresentação:

a) **Início precoce:** as manifestações clínicas muitas vezes ocorrem ao nascimento. Pode haver sinais de sofrimento intrauterino, como líquido amniótico meconial e insuficiência respiratória logo ao nascer. Os achados radiológicos são inespecíficos e caracterizados por processos infiltrativos difusos peribronquiais, podendo evoluir para o aspecto moteado miliar. A doença pode ocorrer em qualquer idade gestacional, mesmo em RN com idade gestacional inferior a 32 semanas. Nos casos mais graves, uma erupção cutânea de aspecto miliar pode desenvolver-se, caracterizada por micropápulas com base eritematosa. O hemograma revela leucocitose com desvio à esquerda; ou neutropenia é vista nos pacientes mais graves. Trombocitopenia e anemia podem estar presentes, esta última sendo provavelmente decorrente da hemolisina produzida pela listeria.

b) **Início tardio:** nessa forma de manifestação, os principais sinais e sintomas ocorrem a partir do final da 1ª à 8ª semana de vida. Febre, irritabilidade e diarreia são frequentes, sendo a principal complicação a meningoencefalite, que ocorre em cerca de 96% das crianças. O diagnóstico diferencial com outras infecções bacterianas é muito difícil e por vezes impossível.

Além da apresentação neurológica, outras formas clínicas de listeriose podem ocorrer, como colite associada à diarreia e sepse sem meningite. A mortalidade é geralmente baixa, a não ser naqueles pacientes com evolução mais grave ou que tiveram o diagnóstico retardado em mais de 4 dias. Em longo prazo, as sequelas e a morbidade são pouco frequentes. O Quadro 7.1 apresenta os principais agentes etiológicos associados às pneumonias congênitas e adquiridas no período neonatal.

Quadro 7.1 Patógenos associados com pneumonias congênitas e neonatais.

Bactérias	Vírus	Bactérias atípicas
Escherichia coli	Vírus herpes simples	*Chlamydia trachomatis*
Enterobacter aerogenes	Vírus sincicial respiratório	*Ureaplasma urealyticum* e *U. parvum*
Streptococcus do grupo B (*S. agalactiae*)	Metapneumovírus humano	*Listeria monocytogenes*
Streptococcus do grupo A (*S. pyogenes*)	Vírus *Parainfluenza* 1, 2 e 3	*Treponema pallidum*
Klebsiella spp.	Citomegalovírus humano	*Mycobacterium tuberculosis*
Pseudomonas aeruginosa	Virus *Influenza* A e B	*Pneumocystis jirovecii*
Streptococcus do grupo *viridans*	Adenovírus humano	*Pneumocystis carinii*
Staphylococcus aureus	Vírus da imunodeficiência humana (HIV)	*Bordetella pertussis*
Proteus spp.		
Streptococcus pneumoniae		**Protozoários**
Streptococci do grupo D e G		*Toxoplasma gondii*
Enterococcus spp.		
Haemophilus influenzae não tipificado		**Fungos**
Staphylococcus epidermidis		*Candida albicans*
Salmonella spp.		*Candida parapsilosis*
Acinetobacter spp.		*Candida lusitaniae*
Neisseria meningitidis		
Morganella spp.		
Serratia spp.		

Fonte: Adaptado de Nissen, 2007.[12]

Quadro clínico

As manifestações clínicas são variáveis, apresentando-se logo após o nascimento nos casos de pneumonia intrauterina ou congênita, inclusive o óbito intrauterino ou nas primeiras 48 horas de vida.

Os RN que adquirem pneumonia durante ou após o nascimento podem apresentar também sinais de infecção sistêmica, como gemência, letargia, anorexia e febre. Os sinais de insuficiência respiratória são taquipneia, dispneia, gemido, tosse seca, batimentos de asas de nariz, respirações irregulares, cianose, retração costal e esternal, além de estertores crepitantes e subcreptantes e murmúrio vesicular diminuído. Nos casos mais graves, a insuficiência respiratória é progressiva, acompanhada por sinais clínicos intensos, apneia, choque e falência respiratória. Derrame pleural pode ocorrer em geral associado à pneumonia por *Staphylococcus* grupo A, *Streptococcus* e *E. coli*.

Diagnóstico

Estabelecer o diagnóstico de pneumonia pode ser uma tarefa difícil e controversa. A pesquisa de bactérias no trato respiratório superior ou inferior indica muitas vezes colonização. As radiografias também não são exames precisos, pois áreas de condensação podem significar tanto atelectasias como pneumonia focal. Em prematuros, o quadro radiológico de membrana hialina pode significar um processo de pneumonia. Rocha e colaboradores,[11] em uma análise de 40 RN com idade gestacional menor que 37 semanas e que foram a óbito com diagnóstico clínico de doença de membranas hialinas (DMH), encontraram uma concordância clínica e anatomopatológica de 43%. Em 28% dos casos, a membrana hialina estava associada a outros processos, como aspiração meconial, hemorragia pulmonar ou pneumonias. Em 30%, havia hemorragia, pneumonia ou mecônio sem membrana hialina. Dos 17 casos de pneumonia, 88% estiveram associados a corioamnionite histológica.

O diagnóstico de pneumonia no RN se baseia em aspectos clínicos, radiológicos e laboratoriais, abordados a seguir.

Diagnóstico clínico

Além da avaliação do quadro clínico de insuficiência respiratória e da época de aparecimento, vários fatores de risco pré-natais e natais que podem predispor à infecção sistêmica e pulmonar devem ser considerados para o diagnóstico. Entre eles, destacam-se: prematuridade, rotura prematura de membranas, fisometria, história de febre materna e parto prolongado associado a manipulação obstétrica excessiva.

Diagnóstico radiológico

A radiografia de tórax constitui o melhor exame para o diagnóstico da pneumonia. Em geral, os raios X de tórax de RN com pneumonia intrauterina ou adquirida por ocasião do nascimento pode mostrar áreas esparsas opalescentes, difusas em ambos os campos pulmonares, associadas ou não a espessamento peribronquial. Alguns micro-organismos podem estar associados à presença de derrame pleural, pneumatoceles e abcessos pulmonares, como *Streptococcus* dos grupos B e A, *E. coli* e *K. pneumoniae*, conforme já descrito.

A pneumonia pelo *Streptococcus* do grupo B em geral se caracteriza radiologicamente por um infiltrado pulmonar difuso, com broncogramas aéreos bilaterais semelhantes aos do quadro radiológico da doença das membranas hialinas, sendo na maioria das vezes de difícil diferenciação.

A tomografia computadorizada com contraste pode ser feita, particularmente para o diagnóstico de lesões localizadas, como abscesso pulmonar, empiema e fístulas, servindo inclusive para distingui-las.

A ultrassonografia também tem sido utilizada principalmente para o diagnóstico dos derrames pleurais, como empiemas, hidrotórax e quilotórax.

Diagnóstico laboratorial

Os exames laboratoriais que podem auxiliar no diagnóstico das pneumonias são os mesmos realizados para sepse.

O hemograma, embora seja um exame inespecífico, pode apresentar anemia, leucocitose, leucopenia, plaquetopenia, índice neutrofílico (IN) maior ou igual a 0,2, sugerindo um processo infeccioso. A hemocultura é importante para rastrear uma infecção sistêmica.

Culturas de secreção do *cavum*, da nasofaringe e traqueal para bactérias são de interpretação duvidosa, uma vez que várias bactérias saprófitas e de colonização hospitalar podem estar presentes, o que não significa que sejam necessariamente o agente responsável pela pneumonia. Em geral, o diagnóstico etiológico da pneumonia é difícil no RN, sendo necessária a presença de um foco supurativo para cultura do material. Aspiração de secreção traqueal por laringoscopia direta é uma boa técnica para o diagnóstico etiológico, porém a passagem do cateter pela boca ou nariz torna-o frequentemente contaminado.

Quando ocorre derrame pleural, a toracocentese com aspiração do líquido pleural é de grande auxílio para o diagnóstico da infecção pulmonar. A pesquisa de micro-organismos por meio de cultura e esfregaço corado pelo Gram define, na grande maioria dos casos, o agente etiológico da pneumonia.

A broncoscopia é outro método de auxílio para evidenciar a presença de pneumonia bacteriana, pela possibilidade de avaliação visual direta, pesquisas etiológicas e microbiológicas.

Punção pulmonar é indicada para crianças gravemente doentes, que necessitam de um diagnóstico etiológico específico no sentido de orientar a terapêutica antimicrobiana, ou para os casos em que a criança não responde à terapêutica inicial e o agente etiológico é desconhecido.

Com relação ao diagnóstico imunológico, tem sido constatado que a resposta imunológica aos vários micro-organismos responsáveis pela pneumonia pode auxiliar na identificação etiológica. A pesquisa de antígenos procedentes de micro-organismos isolados do aspirado bronquial pode ser de auxílio; no entanto, esse achado é por vezes de difícil interpretação, em razão da resposta imunológica a outros micro-organismos que colonizam o trato respiratório.

A identificação da etiologia viral das pneumonias não é fácil, devido à baixa disponibilidade em nosso meio; porém, deve ser tentada, uma vez que há fármacos para o tratamento de algumas delas, como as causadas pelo citomegalovírus e pelo vírus do herpes simples.

Como as doenças virais respiratórias acometem o epitélio do trato respiratório, as amostras devem ser feitas nesses locais. Os espécimes são coletados do trato respiratório superior por meio de *swab* nasal e da nasofaringe. Espécimes obtidos de lavado bronquial ou broncoalveolar podem também ser utilizados. Os métodos mais utilizados são cultura de células, teste de imunofluorescência de células epiteliais da nasofaringe e o teste ELISA. O isolamento viral é o método mais fidedigno para a detecção do VSR, sendo referência contra a qual os demais métodos são comparados. Na cultura, pode demorar de 4 a 6 dias para o aparecimento do vírus. Assim, outras técnicas mais rápidas e sensíveis podem ser utilizadas, como a imunofluorescência em células epiteliais da nasofaringe (a sensibilidade dessa técnica é boa, detectando o vírus em cerca de 72% a 97%; sua especificidade é de 69% a 99%; e os resultados podem ser obtidos em 2 a 5 horas).

Outro teste rápido de grande utilidade é o ELISA, que utiliza múltiplas reações antígeno-anticorpo para detectar concentrações muito baixas de antígenos microbianos; pode medir quantidades em nanogramas e a sensibilidade é comparável à cultura viral ou imunofluorescência. O teste está disponível agora para o diagnóstico de VSR, VHS, adenovírus *Chlamydia* e *Streptococcus* β-hemolítico do grupo A.

De evidência importante em nosso meio é o aumento de pneumonia associada a *Bordetella pertussis* em crianças ainda não vacinadas, com elevada mortalidade e morbidade no período neonatal.

Diagnóstico diferencial

Várias doenças não infecciosas podem simular um quadro clínico de pneumonia no período neonatal: doença das membranas hialinas, pneumonias aspirativas, atelectasias, pneumotórax ou pneumomediastino, edema pulmonar e hemorragia, derrame pleural (p. ex., quilotórax), doença cística pulmonar, hipoplasia ou agenesia pulmonar e fibrose cística.

Síndrome de aspiração meconial pode resultar em um quadro grave de insuficiência respiratória, com desenvolvimento de pneumonite química ou atelectasia segmentar.

Na síndrome da imobilidade ciliar, a criança pode apresentar um quadro de insuficiência respiratória nas primeiras 24 horas de vida, caracterizada por taquipneia, tiragem e estertores subcreptantes difusos em ambos os pulmões, de difícil diferenciação com a pneumonia neonatal. A dextrocardia ou *situs inversus* pode estar presente.

O Quadro 7.2 relaciona as principais características clínicas, laboratoriais e radiológicas em RN com infecções congênitas do grupo TORCHS, comparativamente às enteroviroses e *Streptococcus* do grupo B.

Quadro 7.2 Características diagnósticas de algumas infecções congênitas.

Achado	*Streptococcus* do grupo B ou *E. coli*	Enteroviroses	Sífilis	Toxoplasmose (forma generalizada)	Doença de Chagas	Rubéola	CMV	VHS
Baixo peso	0	0	++	++	++++	+++	++	+++
Anemia	0	+	+++	+++	+++	+	++	0
Icterícia	+	+	+++	+++	+++	+	+++	+
Trombocitopenia	+	+	++	+	++	+++	+++	+
Hepatomegalia	+	++	++++	+++	++++	++	+++	+
Esplenomegalia	+	++	++++	++++	++++	++	+++	0
Púrpura	+	+	++	+	++	+++	+++	+
Pneumonite	+++	+	+	+	+	+	+	0
Erupção cutânea	-	-	+	+	0	+	+	++
Calcificações intracranianas	-	-	0	++	+	0	+++	0
Edema generalizado	-	-	++	+	+++	0	+	+
Sintomatologia especial	Sepse precoce Insuficiência respiratória	Paralisias Miocardite Encefalite	Lesões muco-cutâneas e palmoplantares Periostite Osteocondrite Coriza sanguinolenta	Microcefalia Convulsões Hidrocefalia	Prematuridade Edema	Catarata Glaucoma Cardiopatia Surdez Microcefalia Hidrocefalia Lesões ósseas	Pneumonite	Vesículas agrupadas em tronco, face e membros Microcefalia
Diagnóstico	Cultura de sangue +	Cultura de sangue + e Sorologia +	Sorologia +	Sorologia +	Pesquisa direta do *T. cruzi* +	Cultura +	Células de inclusão na urina	Cultura do líquido das vesículas para o VHS

CMV = citomegalovírus; VHS = vírus herpes simples; 0 não descrito; + presente em 1% a 25% dos pacientes; ++ presente em 26% a 50% dos pacientes; +++ presente em 51% a 75% dos pacientes; ++++ presente em 100% dos pacientes.

Fonte: Adaptado de Oski e Naiman, 1982 [13]

Tratamento

O tratamento do RN com pneumonia deve ser iniciado imediatamente, na suspeita diagnóstica. A sepse concomitante é comum e os micro-organismos são os mesmos da sepse de início precoce ou tardia. Desse modo, a terapia deve ser realizada visando bactérias Gram-positivas e Gram-negativas. A escolha dos antimicrobianos baseia-se na idade, na história materna e neonatal, nos achados clínicos e radiológicos e na recuperação do micro-organismo do sangue ou espaço pleural. Culturas de secreção nasofaringiana não são fiéis, em vista da colonização por bactérias na orofaringe. Punção pulmonar, broncoscopia, lavado broncoalveolar ou cultura de secreção gástrica não são de grande auxílio, com exceção da punção pulmonar direta que, embora traumática, poderá ser utilizada principalmente em RN com quadro muito grave de pneumonia.

O esquema inicial pode incluir penicilina ou derivados (ampicilina), em associação a um aminoglicosídeo ou cefalosporina de 3ª geração.

Na suspeita de sepse concomitante, particularmente naquela de início tardio, o esquema inicial pode ser substituído por uma penicilina resistente a penicilinase (oxacilina) ou vancomicina e uma cefalosporina de 3ª geração.

A duração da terapêutica leva em conta o agente causal e a evolução da criança. Em geral, as pneumonias causadas por bacilos entéricos Gram-negativos ou por *Streptococcus* do grupo B devem ser tratadas por pelo menos 10 a 14 dias. Naqueles casos nos quais a etiologia provável é estafilocócica ou por anaeróbios, a terapêutica deve se prolongar por 3 a 4 semanas, dependendo da gravidade e da evolução.

Quando há suspeita de bactérias anaeróbicas, os fármacos de escolha são clindamicina, cefoxitina, metronidazol, imipenem ou a combinação de uma penicilina (ticarcilina) e um inibidor da β-lactamase (ácido clavulânico). Alguns autores iniciam a antibioticoterapia para quadros respiratórios iniciais, particularmente em RN prematuros, de difícil diferenciação entre a DMH e as pneumonias congênitas e de início precoce, principalmente aquelas causadas por *Streptococcus* do grupo B ou bactérias Gram-negativas, até se definir melhor o diagnóstico, ou seja, culturas negativas e evolução própria da DMH. Na síndrome de aspiração meconial, em razão da maior possibilidade de infecção pulmonar, recomenda-se, também nesses casos, o uso de antibioticoterapia de largo espectro.

Na pneumonia associada à ventilação, a antibioticoterapia também deve ser de amplo espectro até a identificação do agente etiológico. A terapia empírica deve se basear na epidemiologia da flora hospitalar e seu perfil de sensibilidade.

Além da cobertura com antibióticos, são muito importantes as medidas de suporte respiratório, metabólico e nutricional, que incluem:

1. Manutenção do equilíbrio hidroeletrolítico.
2. Assistência respiratória, quer na forma de oxigenação direta através de halo, ou ventilação mecânica nos casos mais graves.

3. Drenagem pleural, nos casos em que houver derrame importante. O dreno deve ser retirado o mais rápido possível, de acordo com avaliação radiológica e ultrassonográfica.
4. Suporte nutricional: nos casos mais graves e prolongados, deverá ser instituída a nutrição parenteral prolongada, além de nutrição enteral mínima, de preferência com leite materno, a fim de manter função enzimática e nutricional mínima do trato gastrointestinal.

Prognóstico

Em geral, se a pneumonia for diagnosticada precocemente e tratada adequadamente, o prognóstico é bom. No entanto, tem sido constatado que muitas vezes o diagnóstico de pneumonia neonatal é realizado por estudos de necropsia, nos quais o processo inflamatório pulmonar vem associado a outras patologias de base, sendo aquela uma complicação frequente.

Prevenção

Cuidados maternos adequados, pré-natal completo e prevenção dos fatores de risco materno que podem conduzir à infecção neonatal são de grande importância. Uma adequada orientação materna em relação aos cuidados higiênicos e dietéticos do RN é fundamental. Sabe-se que as crianças alimentadas ao seio, exclusivamente com leite materno, são de risco baixo para adquirir infecções durante os primeiros meses de vida.

Quanto a RN internados em UTI ou unidades neonatais, a equipe de saúde deve sempre ser treinada e orientada, lembrando-se de que a lavagem de mãos e as precauções de contato são importantes para prevenir a infecção hospitalar e a pneumonia associada à ventilação.

Referências bibliográficas

1. Diniz E. Pneumonias. In: Kopelman B, Miyoshi M, Guinsburg R, editores. Distúrbios respiratórios no período neonatal. Rio de Janeiro: Atheneu; 1998. p. 97-118.
2. Barnett ED, Klein JO. Bacterial infections of the respiratory tract. In: Remington, Klein, editors. Infection diseases of the fetus and newborn infant. 7th ed. Philadelphia: Saunders; 2011. p. 276-92.
3. Polin RA, Graham PL. Ventilator-associated pneumonia. In: Goldsmith JP, Karotkin EH, Siede BL, editors. Assisted ventilation of the neonate. 5th ed. St. Louis: Elsevier Saunders; 2011. p. 424-36.
4. Dear PR. Pneumonia. In: Greenough A, Milner AD, editors. Neonatal respiratory disorders. 2nd ed. London: Arnold; 2003. p. 278-310.
5. Kuhn JP, Lee SB. Pneumatoceles associated with Escherichia coli pneumonias in the newborn. Pediatrics. 1973;51:1008-11.
6. Losek JD, Kishaba RG, Berens RJ et al. Indications for chest roentgenogram in the febrile young infant. Ped Emerg Care. 1989;5:149-52.

7. MacLean AB. Viral infection during pregnancy. In: Reed GB, Clareaux AE, Cockburn F, editors. Diseases of the fetus and newborn. 2nd ed. London: Chapman & Hall, 1995. p. 1293-9.
8. Mayer T, Matlak ME, Condon V et al. Computed tomographic findings of neonatal lung abscess. Am J Dis Child. 1982;136:39-41.
9. Siegel JD, McCracken GH. Neonatal lung abscess: a report of six cases. Am J Dis Child. 1979;133:947-9.
10. Singhi S, Singhi PD. Clinical signs in neonatal pneumonia. Lancet. 1990;336:1072-3.
11. Rocha G, Rodrigues M, Guimarães H. Respiratory distress syndrome of preterm neonate: placenta and necropsy as witness. J Matern Fetal and Neonatal Med. 2011;24:148-51.
12. Nissen MD. Congenital and neonatal pneumonia. Pediatr Respir Rev. 2007;8:195-203.
13. Oski FA, Naiman JL. Hematologic problems in the newborn. 3th ed. Major Probl Clin Pediatr. 1982;4:1-360. PMID: 6182425.

capítulo 8

Pneumonias Associadas à Ventilação Pulmonar Mecânica

- Werther Brunow de Carvalho
- Fabrício Stewan Feltrin
- Thaysa Moura Dias
- Edna Maria de Albuquerque Diniz

Introdução

A utilização do suporte ventilatório invasivo no período neonatal foi um grande avanço para a diminuição das taxas de mortalidade e, com essa nova modalidade, observou-se uma mudança nas características da população atendida nas unidades neonatais, com predomínio de recém-nascidos (RN) cada vez mais prematuros. Entretanto, a utilização da ventilação pulmonar mecânica (VPM) pode provocar uma série de efeitos adversos e a pneumonia é considerada um problema grave nas unidades de terapia intensiva (UTI).[1,2]

Em unidades de terapia intensiva neonatal (UTIN), o índice de neonatos submetidos à VPM é muito alto. Vários fatores determinam a necessidade do RN por esse suporte, como idade gestacional, presença de líquido no pulmão ao nascimento, ventilação e distribuição do volume de gás (sistema surfactante), entre outros.[2]

Definições

A pneumonia associada à ventilação mecânica (PAV) é uma séria complicação relacionada ao uso de VPM no período neonatal, ocorrendo em pacientes submetidos ao procedimento por pelo menos 48 horas.[3] A PAV que ocorre 48 a 72 horas depois da intubação intratraqueal é usualmente denominada pneumonia de início precoce e resulta muitas vezes da aspiração pulmonar durante o processo de intubação traqueal, enquanto a que ocorre após 72 horas é considerada pneumonia de início tardio.[4]

A PAV surge da aspiração de secreção, colonização do trato digestivo, uso de equipamentos contaminados ou medicações. Os fatores de risco incluem a prematuridade, muito baixo peso ao nascer, doenças graves subjacentes, duração prolongada de VPM, permanência hospitalar prolongada, uso de antibióticos de amplo espectro e a grande frequência do uso de equipamentos e procedimentos invasivos.[5] Trata-se da segunda infecção mais comum em RN, resultando no aumento da morbidade e da mortalidade entre pacientes das UTIN, com incidência estimada de 6% a 32%.[5] Ressalta-se que o diagnóstico de um episódio de PAV requer uma combinação de critérios radiológicos, clínicos e laboratoriais. No entanto, os critérios do Centers of Disease Control and Prevention (CDC) e do National Nosocomial Infection Surveillance System (NNIS) referem-se às crianças menores de 1 ano e não são definidos critérios específicos para o período de RN de termo ou pré-termo. Apesar dessa falta de especificidade, a maioria dos estudos de PAV realizados em UTIN baseiam-se nesses critérios. No entanto, a falta de uma definição e a dificuldade na obtenção de amostras específicas não contaminadas das vias aéreas respiratórias inferiores tornam o diagnóstico microbiológico e o tratamento extremamente difíceis.[3]

Epidemiologia

De acordo com dados da Agência Nacional de Vigilância Sanitária (ANVISA) de 2013, a densidade de incidência de PAV nas UTIN variou de 7 PAV/1.000 VM-dia para os RN < 1.000 g a 9,2 PAV/1.000 VM-dia nos RN entre 1.001 e 1.500 g (Data and Statistic CDC *on-line*, 2014). Segundo dados do CDC em 2011, a pneumonia foi a infecção hospitalar mais comum nos hospitais dos Estados Unidos.[3]

Estudos retrospectivos relatam altas taxas de PAV (10,9 a 52 infecções por 1.000 dias de ventilação), comparativamente aos dados do CDC.[6-9] Os fatores de risco associados à PAV em RN submetidos à VPM também apresentam uma variabilidade, dependendo do estudo avaliado: baixo peso ao nascimento, VPM prolongada, utilização de opiáceos, reintubação, aspiração frequente de vias aéreas. Infecção da corrente sanguínea e utilização de corticoide têm sido associadas ao aumento de risco.[3,10]

Patogênese

Os micro-organismos responsáveis pela PAV podem se originar de fontes endógenas e exógenas (Figuras 8.1 e 8.2).

Pelo fato de serem ventilados com a utilização de tubo intratraqueal sem balonete, os RN apresentam maior risco para a aspiração de secreções orais ou gástricas contaminadas. Nas primeiras 48 horas de VPM, os micro-organismos Gram-positivos da cavidade oral iniciam a colonização da traqueia e do tubo intratraqueal, sendo que os bacilos Gram-negativos geralmente colonizam o tubo intratraqueal após 48 horas.[11,12] Os micro-organismos também podem se originar do estômago, embora se questione o papel exato da flora gástrica na patogênese da PAV.[13,14] Farhath e colaboradores (2008)[15] observaram que a pepsina, um marcador do conteúdo gástrico, foi detectada na traqueia em 92% de uma coorte de RN submetidos à VPM , sugerindo que o conteúdo gástrico contaminado pode progredir para as vias aéreas superiores. As infecções da corrente sanguínea e a translocação bacteriana a partir do trato gastrointestinal também são fontes não habituais de organismos endógenos responsáveis pela PAV.

Imediatamente após a intubação traqueal, a bactéria pode revestir a superfície do tubo intratraqueal e ser envolvida por um biofilme produzido pelos micro-organismos. Esse biofilme pode ser o substrato, assim como uma fonte exógena produzindo a PAV. Organismos que contaminam o circuito do aparelho de VPM, equipamento de aspiração de vias aéreas, umidificadores, nebulizadores e, de maneira mais importante, as mãos dos cuidadores de saúde são fontes de contaminação exógena que ocasionam a PAV.[16]

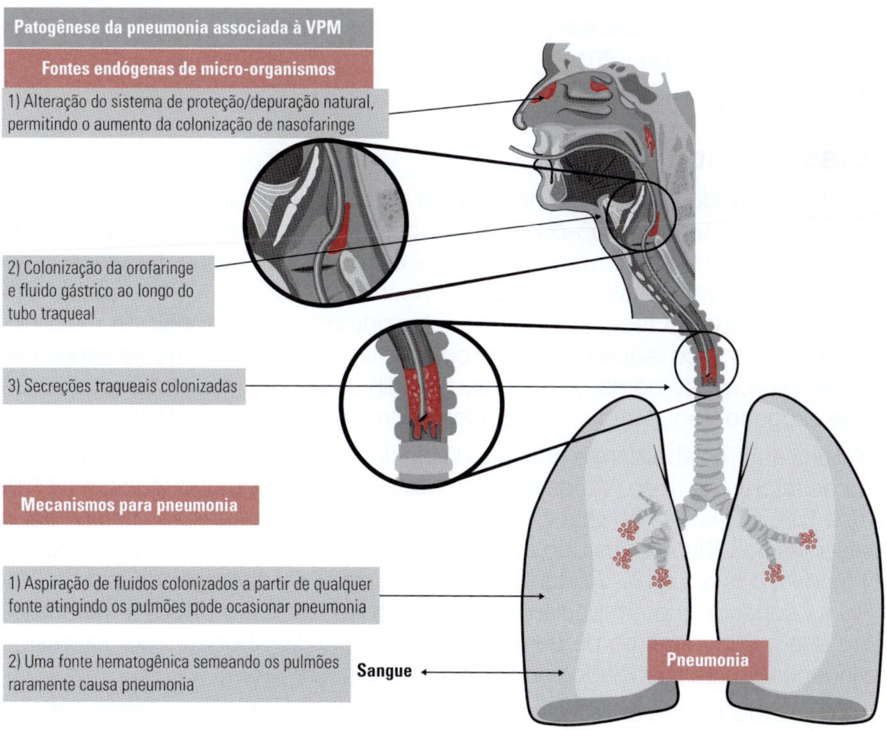

FIGURA 8.1 Fontes endógenas dos organismos responsáveis pela PAV.
Fonte: Adaptada de Garland, 2010.[10]

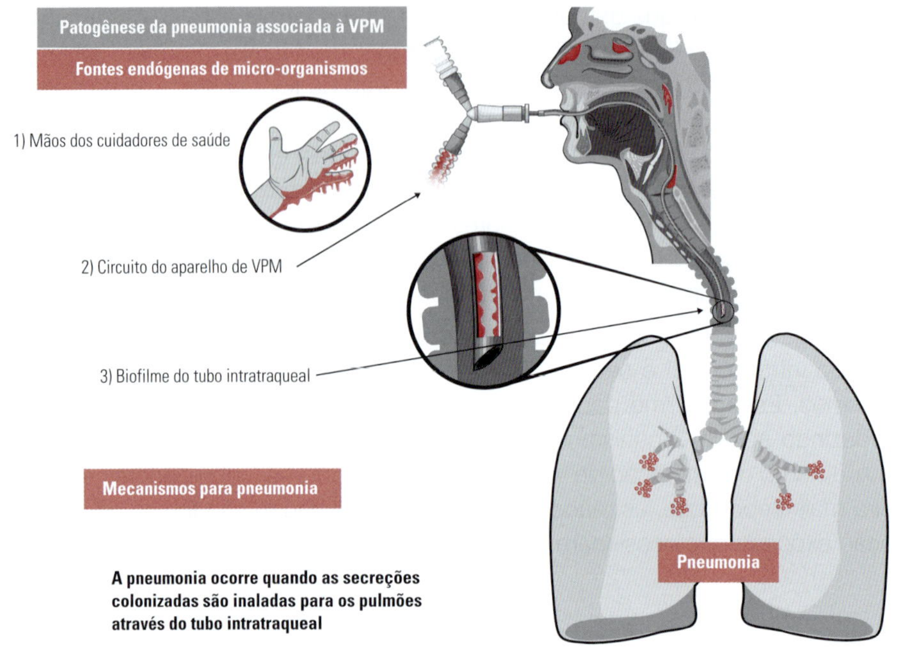

FIGURA 8.2 Fontes exógenas dos organismos responsáveis pela PAV.
Fonte: Adaptada de Garland, 2010.[10]

Fatores de risco

Há uma grande diversidade nos fatores de risco relacionados à PAV, em razão de não haver um "padrão-ouro". Parto cesário, alimentação enteral, nutrição parenteral, procedimentos invasivos como reintubação, transfusão, toracocentese, intubação traqueal, cateterismo umbilical, doença subjacente como asfixia, síndrome do desconforto respiratório neonatal, síndrome da aspiração de mecônio, encefalopatia hipóxico-isquêmica, broncodisplasia, infecção de corrente sanguínea (sepse) e medicações como dexametasona, inibidores centrais, antiácidos e surfactante exógeno, todos são considerados fatores de risco para a PAV.[3]

Alguns autores abordam a questão da incidência de PAV em RN sem a necessidade de fatores de risco. Vários estudos relataram a taxa de ocorrência em UTIN de 3% a 10%.[3,17] Ainda não está claro se a PAV contribui para uma maior incidência de pacientes na UTIN. Um estudo avaliou que a incidência de PAV em pacientes da UTIN foi de 8,1% a 57,1%. Portanto, nele pode ser visto que a incidência de PAV em RN foi superior que em pacientes de UTI pediátrica. Além disso, a metanálise revelou que o cumprimento de permanecer na UTIN e VPM podem ser fatores de risco independentes associados ao desenvolvimento de PAV.

O resultado pode ser explicado pelo fato de que a duração prolongada de VPM e a permanência na UTIN aumentam o risco de infecção em decorrência da exposição a umidificador e circuitos de ventilação, que se provou ser uma importante fonte de contaminação e meio de micro-organismos.

Na ausência de um critério de ouro para o diagnóstico de PAV neonatal, só é utilizada uma definição de PAV em UTIN, que foi estabelecida por meio de critérios do CDC para todas as crianças < 1 ano da idade e que carece de especificidade.[18]

Entretanto, há alguns fatores considerados específicos para o desenvolvimento de PAV:[3,5]

- Prematuridade e/ou baixo peso ao nascer.
- Reintubação traqueal.
- Infecção primária na corrente sanguínea.
- Uso de antibióticos para prevenção.
- Sedação e analgesia.
- Nutrição enteral.
- Nutrição parenteral.
- Aspiração intratraqueal.
- Dias de VPM.
- Transfusão de sangue de qualquer produto.
- Síndrome genética.
- Esteroides.
- Histamina tipo 2.

Diagnóstico

O desafio atual é estabelecer métodos de diagnósticos que reduzam o número de falsos positivos, pois a colonização natural das vias aéreas superiores por micro-organismos não patogênicos predispõe a esses resultados. Os resultados falsos positivos determinam tratamentos desnecessários, que contribuem para o aumento da resistência bacteriana aos antibióticos, aumento de custos e aumento de eventos adversos relacionados à medicação.[4]

Em razão da dificuldade encontrada no diagnóstico da PAV, o CDC criou critérios para estabelecer esse diagnóstico. Entretanto, esses critérios não são específicos para RN prematuros ou a termo, e sim para crianças menores de 1 ano. O Quadro 8.1 descreve os critérios utilizados.

Quadro 8.1 Critérios para diagnóstico de PAV em crianças menores de 1 ano de idade.	
Sinais radiológicos	Paciente com uma ou mais (em pacientes com doenças subjacentes duas ou mais) radiografias de tórax com um dos seguintes achados: • Infiltrado novo ou progressivo e persistente • Consolidação • Cavitação • Pneumatoceles
Sinais e sintomas clínicos	Piora das trocas gasosas (p. ex., queda de saturação de oxigênio < 94%), maior necessidade de oxigênio ou aumento da demanda de ventilação e três dos seguintes:

(*Continua*)

Quadro 8.1 Critérios para diagnóstico de PAV em crianças menores de 1 ano de idade. *(Continuação)*	
	• Instabilidade da temperatura sem outra causa reconhecida • Leucopenia (< 4.000 leucócitos/mm³) ou leucocitose (> 15.000 leucócitos/mm³) e desvio para a esquerda (> 10%) • Aparecimento de secreção purulenta ou mudança do aspecto do escarro ou aumento de secreções respiratórias ou aumento das necessidades de aspiração • Apneia, taquipneia, batimentos de aletas nasais com retração da parede torácica ou gemência • Chiado, estertores ou roncos • Tosse • Bradicardia (< 100 batimentos/min.) ou taquicardia (> 170 batimentos/min.)
Resultados microbiológicos	Pelo menos um dos seguintes: • Crescimento positivo em hemocultura não relacionado a outra fonte de infecção • Crescimento de cultura positiva no líquido pleural • Cultura quantitativa positiva de um espécime do TRI minimamente contaminado [p. ex., BAL (≥ 10^4 UFC/mL) ou espécime do escovado protegido (≥ 10^3 UFC/mL)] • ≥ 5% de BAL, obtido de células contendo bactérias intracelulares no exame microscópico direto (p. ex., coloração de Gram) • Exame histopatológico mostra pelo menos um dos seguintes critérios para pneumonia: formação de abcesso ou focos de consolidação com acúmulo intenso polimorfonucleares em bronquíolos e alvéolos, cultura quantitativa positiva no parênquima pulmonar (≥ 10^4 UFC/g de tecido) ou evidência de invasão de hifas fúngicas ou pseudo-hifas no parênquima pulmonar

BAL: lavado broncoalveolar; TRI: trato respiratório inferior; UFC: unidades formadoras de colônias.

Fonte: Foglia E, Meier MD, Elward A. Ventilator-associated pneumonia in neonatal and pediatric intensive care unit patients. Clin Microbiol Rev. 2007 Jul;20(3):409-25.

Uma crítica apontada ao uso desses critérios é que, como já mencionado, eles não são específicos para prematuros. Em estudo em que se aplicaram esses critérios para definir o diagnóstico de PAV, diferentes profissionais discordaram em até 40% das ocasiões.[19,20] Parece claro que um critério objetivo e definitivo para a PAV no período neonatal ainda não está definido.

Os estudos demonstram resultados conflitantes acerca de flora polimicrobiana ou monomicrobiana. Estudos em que o material coletado é oriundo de aspirado traqueal demonstram flora pluribacteriana em 25% a 58% dos casos.[21,22]

Quando os estudos avaliam aspirados de lavado broncoalveolar, entretanto, a incidência de flora pluribacteriana diminui para 16%.[23] A partir da análise desses dados, pode-se inferir que, em razão da menor disponibilidade de lavado broncoalveolar, é provável que uma parcela considerável das culturas de pneumonias neonatais associadas a cateter esteja sendo diagnosticada erroneamente quanto à sua flora.

Em estudos nos quais houve isolamento de flora unibacteriana, destaca-se a maior frequência de *Pseudomonas aeruginosa* e *Staphylococcus aureus*.[7,21] Existem estudos, entretanto, que demonstram o *Acinetobacter baumannii*, ao lado da *Pseudomonas aeruginosa* e *Klebsiella pneumoniae* como principais agentes.[7,17]

Os estudos em que o diagnóstico de PAV é definido a partir de critérios clínico-radiológicos e aqueles em que o diagnóstico requer isolamento de agente por técnica invasiva de lavado broncoalveolar são conflitantes. Pesquisa em que foi estabelecido diagnóstico a partir de lavado broncoalveolar obteve prevalência de 8,1% nos RN ventilados por mais que 48 horas na unidade neonatal.[23] Estudos em que foram utilizados critérios clínico-radiológicos sem a necessidade de isolamento de agente demonstram prevalência maior, que varia entre 20% e 33%.[7,21,24]

Em adultos, o uso de lavado broncoalveolar por broncoscopia e escovado protegido está se tornando cada vez mais comum, por serem de mais fácil realização devido ao maior calibre da via aérea. Já em RN pré-termo, o uso de escovação cega com espécime protegido tem se mostrado uma técnica útil, segura, disponível e que tem demonstrado uma flora mais congruente para a esperada para PAV.[23] Com essa técnica, pode-se reduzir a contaminação por agentes Gram-positivos oriundos da cavidade oral, uma contaminação frequente em estudos em que não se usa amostragem invasiva.[23]

Os critérios radiológicos para definição diagnóstica de PAV são pouco específicos. A literatura reporta como critérios o desenvolvimento de infiltrado pulmonar novo, cavitação ou consolidação e o desenvolvimento de pneumatoceles em radiografias seriadas.[25] São critérios bastante limitados, pois uma série de processos não necessariamente infecciosos pode determinar esses achados radiológicos, como broncoaspiração, hipersensibilidade medicamentosa, entre outros. O uso de tomografia computadorizada é bastante limitado, pela alta dose de radiação em um indivíduo ainda de maturidade incompleta, cujos riscos ainda não foram totalmente quantificados; além disso, para a sua realização é necessária a colaboração do paciente, ou pausas respiratórias prolongadas no respirador, o que é algo cuja realização é bastante limitada nos prematuros.

O uso de biomarcadores é uma técnica cada vez mais empregada para o diagnóstico de PAV. A procalcitonina tem se mostrado uma substância de valor nesse diagnóstico, pois tende a subir rapidamente no curso da infecção e a decrescer rapidamente com a melhora determinada pelo tratamento e pela diminuição da inflamação. Uma característica bastante relevante da procalcitonina é que ela é secretada em resposta a infecções bacterianas provocada pela elevação de interleucinas (IL)-1β, IL-6, TNF-α. Contudo, a secreção da pró-calcitonina é reduzida em resposta à secreção de interferon (IFN)-gama, cuja secreção é estimulada por infecções virais. Seu pico se inicia apenas 6 a 12 horas após o início do quadro infeccioso. Não foi ainda encontrada correlação direta entre os níveis de pró-calcitonina e o agente etiológico, desfecho, ou mesmo adequação da terapêutica; inclusive, a literatura ainda não definiu quais os valores de coorte para que se considere positiva a presença de PAV.[3,26-28]

Receptores citozoicos, como os receptores *Toll-like* e *Nod-like*, são estimulados pela presença de patógenos, provocando uma resposta inflamatória. Citocinas pró-inflamatórias, como TNF-α, IL-1, IL-6, IL-8 e IL-10, foram avaliadas em adultos como marcadores de PAV, com resultados discordantes. Destaca-se a associação entre valores de IL-6, IL-1β e IL-8 séricos com correlação ao diagnóstico de PAV. Cabe ainda destacar a correlação entre a concentração de IL-6 como um marcador acurado para diferenciar PAV de outras causas de infiltrados pulmonares.[27,29,30]

O uso de receptores expressos em células mieloides tem também merecido estudos na literatura (*triggering receptor expressed on myeloid cells* – TREM). O TREM-1 é um receptor expresso por células mieloides, neutrófilos e macrófagos. É um mediador da resposta pró-inflamatória. O s-TREM reflete ativação de fagócitos. Estudos indicam que sua mensuração no lavado broncoalveolar seja útil, enquanto no plasma não foi de ajuda.[31,32]

Após a ativação de macrófagos por TREM-1 se inicia uma grande liberação de agentes oxidativos, sendo o principal deles o hipoclorito ácido (HOCl), que é muito fugaz e instável. Subprodutos mensuráveis de sua ação são: a sulfonamida de glutationa (GSA), que é mensurável e cujos estudos têm mostrado correlação com cultura de aspirados traqueais; e a 3-cloro-tirosina (CL-Tyr) e a mieloperoxidase (esta é uma enzima exclusiva dos neutrófilos ligada à produção de espécies reativas de oxigênio). Estudos têm mostrado correlação da dosagem de mieloperoxidase com positividade de culturas traqueais.[3]

Tratamento

Compreender a microbiologia da PAV é fundamental para a escolha da antibioticoterapia de amplo espectro utilizando-se um descalonamento da terapêutica antimicrobiana não específica, uma vez que as culturas são conhecidas ou há uma interrupção dos antibióticos se não houver mais suspeita de PAV. No entanto, não há diretrizes (recomendações) de consenso para o tratamento com antibióticos em RN ou em crianças, e o tratamento empírico deve ser selecionado de acordo com a flora hospitalar e os padrões de resistência de cada unidade individual.[2] A duração da administração de antibióticos para PAV no período neonatal ainda é desconhecida. Não há dados publicados a esse respeito disponíveis na literatura. Portanto, até que informação confiável seja acessível, o uso de biomarcadores de infecção, como a proteína C-reativa ou interleucinas, combinados com a evolução clínica e achados radiológicos, é a base para decidir a duração da terapêutica antibiótica.[2]

Curiosamente, em infecções multirresistentes às medicações, administração em aerossol pode ser uma via adequada para fornecer antibióticos e reduzir a toxicidade sistêmica. Assim, em um dos artigos estudados, há relato do sucesso no tratamento da PAV por *Acinetobacter baumannii*, em uma pequena série de RN prematuros, com colistina aerossol durante 72 horas, associada a antibioticoterapia intravenosa. Foram observados relevantes índices de diminuição de mortalidade no grupo tratado com colistina aerossol do que nos controles tratados exclusivamente com antibióticos intravenosos, além de não se observarem efeitos colaterais.[2,3]

Prevenção

A literatura ainda conta com poucos estudos acerca de métodos de prevenção da PAV. Parece haver maior interesse em pesquisar sinais clínicos, patógenos, fatores de risco e desfechos. Estudos focados no desenvolvimento de estratégias de prevenção e vigilância são ainda bastante escassos, porém de crescente interesse. Implementação de medidas de higiene e extubação traqueal precoce são, aparentemente, as estratégias mais eficientes para reduzir PAV.[4,33]

Não existem recomendações específicas relacionadas aos tipos de tubos intratraqueais ou aspiração das vias aéreas para a abordagem de RN. Há recomendações do CDC acerca do uso de intubação orotraqueal em vez de nasotraqueal, uso de tubos intratraqueais com lúmen dorsal para aspiração de secreções e mudança de circuito respiratório apenas se visivelmente infectado ou disfuncional.

O uso de tubo intratraqueal sem balonete, que é bastante comum em neonatologia, parece ser um fator de risco; sugere-se uso de tubos com balonete. O uso de sistemas fechados ou abertos de aspiração traqueal não parece determinar diferenças na ocorrência de PAV.[34]

A correta higienização das mãos é um dos fatores mais importantes para a prevenção da infecção hospitalar. Um estudo chinês avaliou a implementação de um programa de dois anos com o objetivo específico de aumentar a adesão à correta higienização das mãos. Conseguiu elevar a adesão ao procedimento de 43% para 80%. O resultado foi a redução de infecções respiratórias de 3,35 para 1,06/1.000 pacientes/dia.

Outro estudo avaliou o uso sistemático do álcool gel, o que reduziu a incidência de infecções em cerca de 38% dos RN de muito baixo peso.[35,36]

Dado que a VPM é, por si só, um fator de risco para as pneumonias neonatais, desmame precoce e rápido do aparelho parece ser uma importante medida para reduzir sua incidência, o que é comprovado por estudos. Em um deles, após 3 meses de medidas intensivas para retirar rapidamente do aparelho de VPM, a taxa de PAV 3,3/1.000 dias de ventilação foi reduzida para 1/1.000 dias de ventilação.[37]

O CDC não faz recomendações para o uso oral de gluconato de clorexidina para pacientes criticamente enfermos. O fluconato de clorexidina não é aprovado para RN e lactentes menores de 2 meses de idade. Pelo fato de os RN não terem gengivite ou doença dental, como os pacientes adultos e pediátricos, os cuidados orais podem não ter um substrato que os beneficiem.

A utilização de probióticos para influenciar a colonização gastrointestinal tem sido pesquisada em relação à redução de infecções tardias e enterite necrosante, mas uma pesquisa utilizando *Lactobacillus reuteri* também demonstrou o efeito da administração de probiótico, diminuindo a incidência de PAV.[38]

Os pacotes para diminuição da PAV frequentemente recomendam a "interrupção transitória da sedação" para se avaliar a prontidão relacionada à extubação traqueal, o que deve ser realizado diariamente. Suporte ventilatório não invasivo, como a utilização de prongas nasais e a aplicação de pressão positiva contínua em vias aéreas (CPAP), pode ajudar a diminuir as taxas de PAV.[8] Ressalte-se que a reintubação deve ser evitada quando possível, pois aumenta o risco.[39]

A Figura 8.3 resume como as intervenções preventivas práticas têm relação com a patogênese da PAV.

A melhora dos critérios diagnósticos e das técnicas de vigilância para a PAV no período neonatal necessita ser mais bem estabelecida antes que se possa avaliar de maneira sensível a efetividade dessas estratégias.

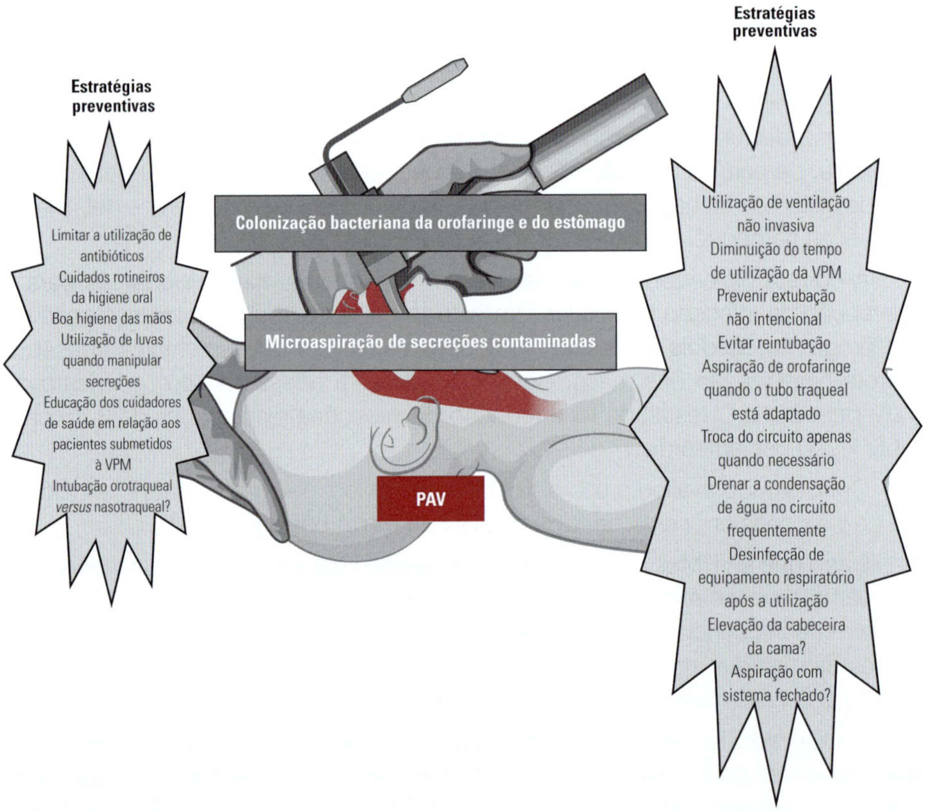

FIGURA 8.3 Interrelação entre as medidas preventivas e a patogênese da PAV.
Fonte: Adaptada de Garland, 2010.[10]

Conclusão

Parece haver consenso na literatura de que critérios objetivos são necessários para a definição de PAV em RN prematuros. Os critérios definidos pelo CDC para PAV não foram desenvolvidos para o grupo neonatal e RN prematuros, e estudos mostram discordância na sua utilização por diferentes profissionais.

Está também bastante patente o fato de que o estudo de culturas não invasivas demonstra contaminação de agentes de vias aéreas superiores, e é questionável o seu uso como substrato para definição de terapêutica. O uso de lavados broncoalveolares com técnicas mais invasivas e protegidas tem mostrado flora diversa dos estudos em que a amostragem não foi protegida, e esforços são necessários no sentido de tornar essas técnicas mais acessíveis e disponíveis no ambiente de neonatologia.

O uso de mediadores de estresse inflamatório e oxidativo já desempenha um papel bem definido na PAV em adultos; entretanto, os resultados acerca de seu uso em PAV neonatal ainda são conflitantes. Assim, é de grande importância que haja mais estudos nessa área, em razão da grande diferença entre os RN termo, pré-termo e pós-termo, além de melhora da qualidade da assistência prestada a essas crianças quanto à prevenção e ao tipo de tratamento oferecido.

Referências bibliográficas

1. de Carvalho CR. Ventilator-associated pneumonia. J Bras Pneumol. 2006;32(4):xx-xxii.
2. Moreira MEL, Lopes JMDA. Carvalho MD. Recém-nascido de alto risco: teoria e prática do cuidar. Rio de Janeiro: Editora FIOCRUZ; 2014. ISBN 8575410547.
3. Cernada M, Brugada M, Golombek S et al. Ventilator-associated pneumonia in neonatal patients: an update. Neonatology. 2014;105(2):98-107.
4. Badr MA, Ali YF, Albanna EA et al. Ventilator associated pneumonia in critically-ill neonates admitted to neonatal intensive care unit, Zagazig University Hospitals. Iran J Pediatr. 2011;21(4):418-24.
5. Afjeh SA, Sabzehei MK, Karimi A et al. Surveillance of ventilator-associated pneumonia in a neonatal intensive care unit: characteristics, risk factors, and outcome. Arch Iran Med. 2012;15(9):567-71.
6. van der Zwet WC, Kaiser AM, van Elburg RM et al. Nosocomial infections in a Dutch neonatal intensive care unit: surveillance study with definitions for infection specifically adapted for neonates. J Hosp Infect. 2005;61(4):300-11.
7. Yuan TM, Chen LH, Yu HM. Risk factors and outcomes for ventilator-associated pneumonia in neonatal intensive care unit patients. J Perinat Med. 2007;35(4):334-8. ISSN 0300-5577 (Print)0300-5577.
8. Hentschel J, Brüngger B, Stüdi K et al. Prospective surveillance of nosocomial infections in a Swiss NICU: low risk of pneumonia on nasal continuous positive airway pressure? Infection. 2005;33(5-6):350-5.
9. Cordero L, Ayers LW, Miller RR et al. Surveillance of ventilator-associated pneumonia in very-low-birth-weight infants. Am J Infect Control. 2002;30(1):32-9.
10. Garland JS. Strategies to prevent ventilator-associated pneumonia in neonates. Clin Perinatol. 2010;37(3):629-43.
11. Cardeñosa Cendrero JA, Solé-Violán J, Bordes Benítez A et al. Role of different routes of tracheal colonization in the development of pneumonia in patients receiving mechanical ventilation. Chest. 1999;116(2):462-70.
12. Feldman C, Kassel M, Cantrell J et al. The presence and sequence of endotracheal tube colonization in patients undergoing mechanical ventilation. Eur Respir J. 1999;13(3):546-51.

13. Bonten MJ, Gaillard CA, van Tiel FH et al. The stomach is not a source for colonization of the upper respiratory tract and pneumonia in ICU patients. Chest. 1994;105(3):878-84.
14. Craven DE, Steger KA, Barber TW. Preventing nosocomial pneumonia: state of the art and perspectives for the 1990s. Am J Med. 1991;91(3B):44S-53S.
15. Farhath S, He Z, Nakhla T et al. Pepsin, a marker of gastric contents, is increased in tracheal aspirates from preterm infants who develop bronchopulmonary dysplasia. Pediatrics. 2008;121(2):e253-9.
16. Alcón A, Fàbregas N, Torres A. Hospital-acquired pneumonia: etiologic considerations. Infect Dis Clin North Am. 2003;17(4):679-95.
17. Zhou Q, Lee SK, Jiang SY et al. Efficacy of an infection control program in reducing ventilator-associated pneumonia in a Chinese neonatal intensive care unit. Am J Infect Control. 2013;41(11):1059-64.
18. Tan B, Zhang F, Zhang X et al. Risk factors for ventilator-associated pneumonia in the neonatal intensive care unit: a meta-analysis of observational studies. Eur J Pediatr, 2014;173:427-34.
19. Klompas M. Interobserver variability in ventilator-associated pneumonia surveillance. Am J Infect Control. 2010;38(3):237-9.
20. Morrow BM, Argent AC. Filling the gaps in neonatal VAP. Pediatr Crit Care Med (United States). 2013;14:105-6. ISBN 1529-7535 (Print)1529-7535 (Linking).
21. Apisarnthanarak A, Holzmann-Pazgal G, Hamvas A et al. Ventilator-associated pneumonia in extremely preterm neonates in a neonatal intensive care unit: characteristics, risk factors, and outcomes. Pediatrics. 2003;112(6 Pt 1):1283-9.
22. Srinivasan R et al. A prospective study of ventilator-associated pneumonia in children. Pediatrics 2009;123(4):1108-15.
23. Cernada M, Aguar M, Brugada M et al. Ventilator-associated pneumonia in newborn infants diagnosed with an invasive bronchoalveolar lavage technique: a prospective observational study. Pediatr Crit Care Med. 2013;14(1):55-61.
24. Tripathi S, Malik GK, Jain A et al. Study of ventilator associated pneumonia in neonatal intensive care unit: characteristics, risk factors and outcome. Internet J Med Update. 2010;5(1):12-9.
25. Brierley J, Highe L, Hines S et al. Reducing VAP by instituting a care bundle using improvement methodology in a UK paediatric intensive care unit. Eur J Pediatr. 2012;171(2):323-30.
26. Duflo F, Debon R, Monneret G et al. Alveolar and serum procalcitonin: diagnostic and prognostic value in ventilator-associated pneumonia. Anesthesiology. 2002;96(1):74-9.
27. Conway Morris A, Kefala K, Wilkinson TS et al. Diagnostic importance of pulmonary interleukin-1beta and interleukin-8 in ventilator-associated pneumonia. Thorax. 2010;65(3):201-7.
28. Zielinska-Borkowska U, Skirecki T, Złotorowicz M et al. Procalcitonin in early onset ventilator-associated pneumonia. J Hosp Infect. 2012;81(2):92-7.
29. Ramírez P, Ferrer M, Gimeno R et al. Systemic inflammatory response and increased risk for ventilator-associated pneumonia: a preliminary study. Crit Care Med. 2009;37(5):1691-5.
30. Swanson JM, Mueller EW, Croce MA et al. Changes in pulmonary cytokines during antibiotic therapy for ventilator-associated pneumonia. Surg Infect (Larchmt). 2010;11(2):161-7.

31. Horonenko G, Hoyt JC, Robbins RA et al. Soluble triggering receptor expressed on myeloid cell-1 is increased in patients with ventilator-associated pneumonia: a preliminary report. Chest. 2007;132(1):58-63.
32. Srinivasan R, Song Y, Wiener-Kronish J et al. Plasminogen activation inhibitor concentrations in bronchoalveolar lavage fluid distinguishes ventilator-associated pneumonia from colonization in mechanically ventilated pediatric patients. Pediatr Crit Care Med. 2011;12(1):21-7.
33. Foglia E, Meier MD, Elward A. Ventilator-associated pneumonia in neonatal and pediatric intensive care unit patients. Clin Microbiol Rev. 2007;20(3):409-25.
34. Weiss M, Dullenkopf A, Fischer JE et al. Prospective randomized controlled multi--centre trial of cuffed or uncuffed endotracheal tubes in small children. Br J Anaesth. 2009;103(6):867-73.
35. Won SP, Chou HC, Hsieh WS et al. Handwashing program for the prevention of nosocomial infections in a neonatal intensive care unit. Infect Control Hosp Epidemiol. 2004;25(9):742-6.
36. Rogers E, Alderdice F, McCall E et al. Reducing nosocomial infections in neonatal intensive care. J Matern Fetal Neonatal Med. 2010;23(9):1039-46.
37. Ng SP, Gomez JM, Lim SH, Ho NK. Reduction of nosocomial infection in a neonatal intensive care unit (NICU). Singapore Med J. 1998;39:319-23.
38. Rojas MA, Lozano JM, Rojas MX et al. Prophylactic probiotics to prevent death and nosocomial infection in preterm infants. Pediatrics. 2012;130(5):e1113-20.
39. Torres A, Gatell JM, Aznar E et al. Re-intubation increases the risk of nosocomial pneumonia in patients needing mechanical ventilation. Am J Respir Crit Care Med. 1995;152(1):137-41.

capítulo 9

Estreptococias

- Ana Maria Andréllo Gonçalves Περειρα de Mélo
- Daniela Matos Fiorenzano

Introdução

A estreptococia de maior prevalência no período neonatal é a causada pelo *Streptococcus agalactie* (GBS), importante fator de sepse no período neonatal.

A sepse neonatal é importante causa de morbimortalidade, pois afeta o grupo de pacientes de maior vulnerabilidade, os recém-nascidos. Trata-se de uma condição clínica que envolve alterações hemodinâmicas importantes, podendo resultar em óbito ou comprometimento grave no neurodesenvolvimento infantil.[1,2]

É impossível falar sobre estreptococia neonatal sem destacar a importante relação com a ocorrência de sepse, pois o GBS é altamente virulento e o recém-nascido, muito frágil.

O quadro clínico de sepse se deve à presença de micro-organismo patogênico em algum fluido estéril do organismo do recém-nascido.[3] A sepse pode ser classificada, de acordo com o momento da manifestação dos sinais sugestivos, como: sepse precoce, quando surge até 72 horas após o nascimento; e sepse tardia, quando surge após esse período.

Uma exceção a essa definição é a sepse causada pelo GBS, que pode ter origem muito precoce, no período periparto (antes ou durante o nascimento) e pode se manifestar nos primeiros 7 dias após o nascimento. O GBS também pode provocar quadro clínico de início tardio, de 7 dias após o nascimento a cerca dos 3 meses de idade.

Os agentes infecciosos mais envolvidos com os quadros de sepse precoce, adquiridos no período perinatal, são aqueles que com frequência existem no trato geniturinário materno. Os agentes Gram-positivos são os mais frequentes (62%), sendo que destes o GBS responde por 43%. Os Gram-negativos também têm participação na ocorrência de sepse precoce numa porcentagem de 37%, sendo que a *Escherichia coli* corresponde a 29% desses agentes.

Neste capítulo, daremos destaque à infecção causada pelo GBS, a sua transmissão, quadro clínico, tratamento e, principalmente, sua prevenção.

Streptococcus agalactie

O GBS, também conhecido como estreptococo do grupo B, foi diferenciado de outros estreptococos em 1930, por Rebecca Lancefield. Foi isolado no leite de vaca em animais com mastite.[4] Foi também responsável por descrever a colonização vaginal em mulheres assintomáticas. Somente em 1938 foram publicados casos fatais de infecção pós-parto.[5] E apenas após 1960 foi descrita a forma invasiva da infecção causada pelo GBS, após relatos de ocorrência em adultos e recém-nascidos.[6]

As infecções causadas pelo GBS geralmente têm caráter invasivo, e esse caráter se deve aos fatores intrínsecos bacterianos.[7]

Diferentes estruturas polissacarídicas da cápsula de superfície são responsáveis por definir 10 sorotipos do GBS (I, Ia e de II a IX). Os sorotipos de I a V são responsáveis pela colonização de 98% dos portadores por todo o mundo e respondem por 97% das cepas que provocam doença invasiva em crianças. O sorotipo III merece destaque, pois predomina em 62% desses casos.[8]

Em levantamento feito nos Estados Unidos no período de 2006 a 2015, 93,1% dos casos de sepse neonatal precoce (SNNP) causada por GBS foram assim distribuídos em relação aos sorotipos: Ia, 27,3%; III, 27,3%; II, 15,6%; V, 14,2%; e Ib, 8,8%. O sorotipo IV foi considerado emergente e a porcentagem variou de 3,4% a 11,3%.[9]

Nos casos de sepse neonatal tardia (SNNT), os sorotipos mais envolvidos foram: Ia, 20%; V, 8,5%; IV, 6,2%; e Ib 6,1%.[9]

Os polissacarídeos capsulares de todos os sorotipos do GBS resistem à deposição de proteínas do complemento e inibem a opsonofagocitose.[7]

Os sorotipos de GBS expressam múltiplos fatores adicionais de virulência, incluindo-se proteínas de superfície, como as proteínas α, β e proteína C, que facilitam a adesão e a evasão imune por meio de poros. Dessa maneira, são produzidas e liberadas toxinas (β-hemolisina e fator CAMP), assim como secretadas proteases (peptidase C5a) que clivam proteínas do sistema do complemento.[10]

As cepas variam em sua expressão de fatores de virulência, muitos dos quais são altamente regulados por sistemas de dois componentes.[11] Um exemplo interessante é a sequência *multilocus* do sorotipo III tipo 17 (ST17), comumente encontrada em casos de meningite por GBS.[9]

A infecção pelo GBS é um importante causa de morte em recém-nascidos, seja em decorrência de SNNP ou SNNT, sendo um dos fatores importantes para esse evento a colonização vaginal materna pelo GBS.

Abordagem da gestante

Epidemiologia e prevenção da infecção pelo *Streptococcus agalactie* no recém-nascido

O GBS pode ser encontrado como uma bactéria comensal nas microbiotas vaginal e intestinal.

A ascensão do GBS em direção ao útero pode infectar o feto por meio da aspiração do líquido amniótico e potencialmente causar infecção nos recém-nascidos de parto vaginal.[12]

Segundo a Organização Mundial de Saúde (OMS), o GBS provoca 150 mil nascimentos prematuros e óbitos de recém-nascidos por ano no mundo.[13]

O Centro de Controle e Prevenção de Doenças dos Estados Unidos (CDC) publicou em 1996 a primeira diretriz de consenso sobre a prevenção da infecção perinatal pelo GBS. Esse documento foi elaborado em conjunto com a Academia Americana de Pediatria (AAP), o Colégio Americano de Ginecologistas e Obstetras (ACOG), o Colégio Americano de Enfermeiras-Parteiras e a Academia de Médicos de Família. As diretrizes publicadas em 1996 pelo CDC tinham como recomendação a administração profilática de antibióticos intraparto (AIP), com base na cultura de secreção vaginal ou em fatores de risco, a fim de prevenir a SNNP pelo GBS.

Em 2002, mais de 20 anos atrás, por meio de novos estudos, observou-se que a triagem universal de gestantes para o GBS era 50% mais eficaz na prevenção da doença invasiva do que uma abordagem baseada no risco.[14,15] Em 2010, nova publicação do CDC reforçou a importância da abordagem universal pré-natal de gestantes, a fim de identificar a colonização para o GBS e indicar a profilaxia intraparto. Ficou recomendado o uso de AIP para as gestantes em trabalho de parto prematuro (TPP) e para aquelas com rotura prematura de membranas ovulares (RPMO).[16]

A revisão de 2010 incluiu orientações para a investigação e a abordagem do recém-nascido de risco para SNNP pelo GBS.[16]

A implementação da triagem neonatal da gestante para o GBS e da AIP, recomendada pelo CDC, fez com que a incidência de SNNP fosse reduzida de 1,8 caso por mil nascidos vivos em 1990 para 0,23 caso por mil nascidos vivos em 2015.[9]

A partir de 2017, representantes do CDC, da AAP e do ACOG chegaram ao consenso de que a AAP deveria assumir a revisão relacionada aos cuidados neonatais e o ACOG rever o que está relacionado aos cuidados obstétricos. Surgiram, então, publicações separadas, porém alinhadas.[17,18]

A prevalência mundial de colonização vaginal pelo GBS é muito variável e depende de região, etnia, condições socioeconômicas. Em países da Europa, está entre 6% e 36%; na África, entre 19% e 22%; e nas Américas, 14%.[10]

A epidemiologia do GBS é bem documentada em países desenvolvidos, porém nos países em desenvolvimento e nos subdesenvolvidos esses números são desconhecidos. Nesses países, as taxas de doença pelo GBS estão subestimadas.

Considera-se que o GBS deve ser o agente predominante da SNNP e a mortalidade três vezes maior quando comparada a dos países desenvolvidos.

Nos Estados Unidos, a triagem de gestantes entre 35 e 37 semanas existe desde 2002. No Brasil, não há uma recomendação instituída pelo Ministério da Saúde, nem para a triagem de gestantes nem para a quimioprofilaxia, apesar da elevada prevalência de colonização materna pelo GBS, de prematuridade e de gestações de alto risco no País.

A Agência Nacional de Vigilância Sanitária (ANVISA) afirma que não existem dados suficientes para justificar a triagem em gestantes, assim como recomendar a profilaxia intraparto.[20]

Em revisão de literatura de trabalhos brasileiros sobre a colonização vaginal pelo GBS, publicados entre 2008 e 2018, foi observado que a maioria dos estudos predominaram nos estados de São Paulo, Minas Gerais e Rio Grande do Sul. A colonização vaginal em mulheres brasileiras, de acordo com essa revisão, está entre 4,2% e 28,4%.[21]

As culturas para GBS em gestantes predizem com maior precisão o estado de colonização para essa bactéria quando coletadas dentro das 5 semanas que antecedem o parto. A recomendação atual é que o material seja coletado entre 36 e 37 6/7 semanas de gestação para que os partos ocorridos com até 41 semanas estejam ainda dentro da janela preditiva para a recomendação de AIP.

A colonização pelo GBS em gestantes ocorre em baixas concentrações de células bacterianas. *Swabs* vaginorretais mostraram alto rendimento de culturas para GBS. A recomendação é que seja coletado num mesmo *swab* (haste) a amostra vaginal e a retal. Inicialmente, procede-se à coleta da amostra no introito vaginal, inserindo-se o *swab* cerca de 2 cm, sem o uso de espéculo, e a seguir no reto, inserindo-se o *swab* 1 cm através do esfíncter anal. A recomendação atual e ideal é que a amostra seja coletada e imediatamente introduzida em meio de cultura Amies (Stuart modificado), pois favorece o crescimento do GBS. Deve-se realizar o transporte ao laboratório em até 24 horas ou refrigerar a amostra em 4 a 8 °C.[22]

Atualmente, o teste baseado em cultura continua sendo o padrão-ouro de triagem materna de GBS pré-parto. Um passo fundamental é que nesse processo haja a incubação num caldo enriquecido, antes da inoculação da amostra em placas de cultura de ágar, para maximizar a identificação do GBS.

Podem também ser usados testes de aglutinação em látex ou testes de amplificação de ácido nucleico (NAAT) no caldo seletivo enriquecido como um método adicional ou alternativo para o processamento no pré-parto. Os resultados são semelhantes aos obtidos com base em culturas.[18]

Há também os testes de amplificação de ácido nucleico para a detecção do GBS, como um teste rápido, realizado no momento do trabalho de parto ou para gestantes a termo que têm testes de triagem pré-parto com resultados desconhecidos ou indisponíveis, para o manejo intraparto.

Contudo, os testes rápidos exigem uma estrutura laboratorial que permita a realização 24 horas por dia e, a depender da técnica, pode haver redução da sensibilidade do teste. Até o momento, a triagem intraparto baseada em testes rápidos não demonstrou substituir adequadamente a triagem pré-natal de rotina entre 36 e 37 semanas completas de gestação, além de onerar o custo do tipo de triagem.[18]

Fatores de risco adicionais para sepse neonatal precoce pelo *Streptococcus agalactie*

O principal fator de risco para SNN causada pelo GBS é a colonização vaginorretal pelo GBS durante o período intraparto. Outros fatores de risco incluem: idade gestacional menor que 37 semanas, muito baixo peso ao nascer, rotura prolongada de membranas, infecção intra-amniótica, idade materna jovem, etnia negra materna, filho anterior afetado por sepse por GBS e bacteriúria por GBS, mesmo que assintomática.

Na presença de trabalho de parto prematuro associado à rotura prematura de membranas ovulares, esforços na identificação de gestantes colonizadas por GBS são fundamentais para a prevenção da SNNP. As Figuras 9.1 e 9.2 detalham algoritmos a serem seguidos nessas situações.

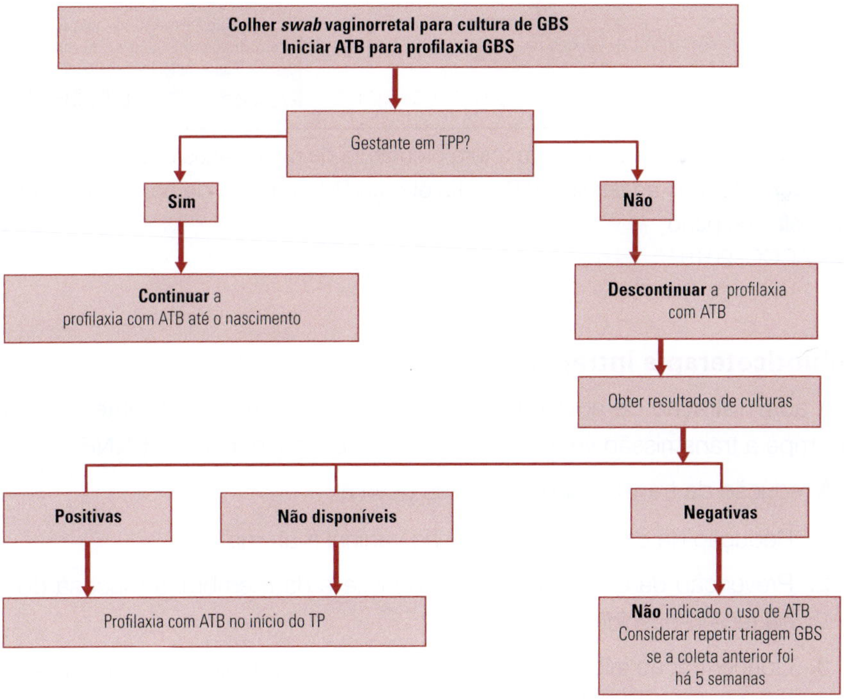

FIGURA 9.1 Manejo da gestante em TPP com idade gestacional < 37 semanas.
GBS: *Streptococcus agalactie*; ATB: antibiótico; TPP: trabalho de parto prematuro;
TP: trabalho de parto.
Fonte: American College of Obstetricians and Gynecologists (ACOG), 2019.[17]

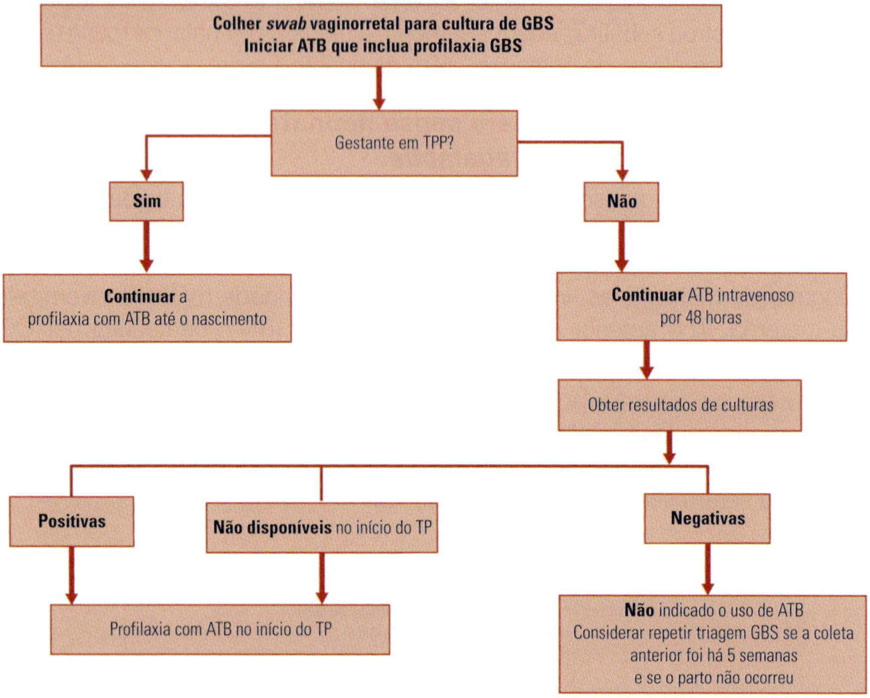

FIGURA 9.2 Manejo da gestante com rotura prematura de membranas ovulares.
GBS: *Streptococcus agalactie*; ATB: antibiótico; TPP: trabalho de parto prematuro; TP: trabalho de parto.
Fonte: ACOG, 2019.[17]

Antibioticoterapia intraparto

A administração de antibioticoterapia intravenosa intraparto, antes do parto, interrompe a transmissão vertical do GBS e reduz a incidência de SNNP.[22]

A redução da transmissão vertical se deve a:

1. Redução da carga de colonização vaginal materna.
2. Prevenção da colonização da superfície e da membrana mucosa do feto ou recém-nascido.
3. Concentração inibitória mínima do antibiótico atingida na corrente sanguínea fetal que permite matar o GBS.[22-24]

Nenhum regime de uso de antibióticos orais ou intramusculares administrados antes do parto nem intraparto demonstrou ser comparativamente eficaz em relação à terapia intravenosa. Alternativas como a lavagem vaginal com clorexidina durante o trabalho de parto também não foram eficazes na redução de SNNP.

O antibiótico recomendado para a profilaxia é a penicilina cristalina. Alternativas à penicilina em pacientes alérgicas são: cefazolina, clindamicina e vancomicina.

A AIP será considerada adequada quando o intervalo entre a administração do ATB (penicilina, ampicilina ou cefazolina) for igual ou superior a 4 horas.

Se a gestante que apresenta trabalho de parto prematuro tiver suspeita de infecção intra-amniótica, deverá receber antibioticoterapia de amplo espectro, devendo um dos agentes antimicrobianos cobrir GBS.

As indicações para antibioticoterapia intraparto constam no Quadro 9.1.

Quadro 9.1 Indicações de antibioticoterapia intraparto para prevenção de SNNP pelo GBS.

Profilaxia GBS indicada	Profilaxia GBS NÃO indicada
História materna • Filho anterior afetado por GBS	• Colonização GBS em gestação anterior (exceto se na gestação atual o estado de colonização for desconhecido no TP a termo)
Gestação atual • Cultura + GBS a partir de 36 semanas (exceto em parto cesáreo, fora de trabalho de parto e com bolsa íntegra) • Bacteriúria por GBS	• Cultura negativa GBS, coletada com IG > 36 semanas • Parto cesáreo fora de TP, BI, independentemente do estado de colonização vaginal ou idade gestacional
Intraparto • GBS desconhecido • Parto ocorrido < 37 semanas • RPMO > 18 horas • Febre intraparto > 38 °C • Teste rápido para GBS+ • Teste rápido para GBS– na presença de TPP, RPMO > 18 horas e febre intraparto • GBS+ gestação anterior	• Cultura para GBS – coletada na gestação, independentemente da presença de fatores de risco • Estado de colonização desconhecido no TP, teste rápido negativo no intraparto e ausência de fatores de risco (TPP, RPMO ≥ 18 horas e febre intraparto)

SNNP: sepse neonatal precoce; GBS: *Streptococcus agalactie*; TP: trabalho de parto; BI: bolsa íntegra; RPMO: rotura prematura de membranas ovulares; TPP: trabalho de parto prematuro.

Fonte: ACOG, 2019.[17]

Em pacientes com antecedentes de alergia à penicilina, a escolha do antibiótico intravenoso deverá ser guiada por dois fatores: história clínica para determinar o risco para anafilaxia e, se possível, também determinar a sensibilidade do GBS a antibióticos (clindamicina).

Com relação ao risco de anafilaxia com o uso de penicilina, é importante identificar a gestante de baixo e de alto risco, conforme os critérios do Quadro 9.2.

Quadro 9.2 Alergia à penicilina – baixo risco, alto risco para anafilaxia ou reação não IgE mediada.

Risco	Definição
Baixo	• Sintomas inespecíficos que podem sugerir alergia (sintomas gastrointestinais, cefaleia, vaginite fúngica) • *Rush* cutâneo maculopapular (morbiliforme) sem sintomas sistêmicos • Prurido sem *rush* • História familiar de alergia à penicilina sem história pessoal
Alto	• Alto risco de anafilaxia: história sugestiva de evento IgE mediado: *rush* pruriginoso, urticária, rubor súbito, hipotensão, angioedema, insuficiência respiratória ou anafilaxia • Reações recorrentes, reações para múltiplos antibióticos β-lactâmicos, ou positiva para o teste de alergia à penicilina • Alto risco para reação não IgE mediada: raras e graves reações cutâneas tardias ou reações sistêmicas, como eosinofilia, reações de hipersensibilidade induzida por medicamentos, síndrome de Stevens-Johnson, necrose epidérmica tóxica

Fonte: ACOG, 2019.[17]

A profilaxia antimicrobiana intraparto tem o objetivo de reduzir a sepse precoce pelo GBS por meio de duas frentes: reduzir a colonização do RN, o que requer níveis maternos adequados de antibióticos; e reduzir o risco de SNNP por meio de níveis de antibiótico adequados no feto e no recém-nascido. A escolha dos antibióticos recomendados baseia-se nesses aspectos.[17]

O antibiótico de escolha é a penicilina cristalina ou ampicilina. No caso de gestantes alérgicas à penicilina, pode ser usada cefazolina, clindamicina ou vancomicina, como se observa na Figura 9.3.

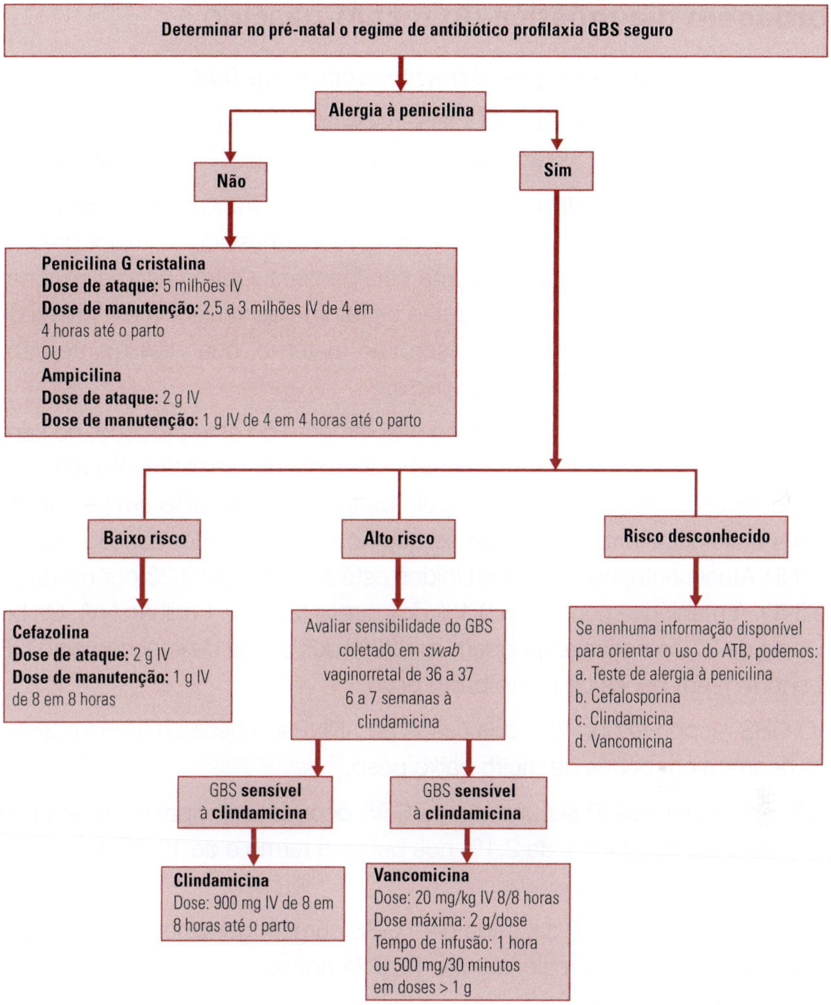

FIGURA 9.3 Regime de antibiótico a ser usado no intraparto.
GBS: *Streptococcus agalactie*; ATB: antibiótico; TPP: trabalho de parto prematuro; TP: trabalho de parto.
Fonte: ACOG, 2019.[17]

Abordagem diagnóstica do recém-nascido

Sepse neonatal precoce por *Streptococcus agalactie*

O recém-nascido exposto ao GBS pode desenvolver o quadro clínico de SNNP ou SNNT.

A patogênese da SNNP por GBS começa com a transmissão vertical do estreptococo do grupo B da mãe para o feto ou recém-nascido. O maior preditor de SNNP por GBS é a colonização materna pela bactéria. Outros fatores importantes para a evolução para quadros graves são os fatores de virulência e a presença de anticorpos protetores específicos do sorotipo materno, que infelizmente não podem ser conhecidos no momento do parto.[18]

A SNNP pelo GBS é definida como o isolamento do estreptococo, no sangue, no liquor ou em outro lugar normalmente estéril, desde o nascimento até o 6º dia de idade. Após a introdução do protocolo de triagem para GBS em gestantes e a profilaxia antibiótica intraparto, sabe-se que houve importante redução dos casos de SNNP. Atualmente, nos Estados Unidos está em torno de 0,23 por mil nascidos vivos (NV). A meningite ocorre em 9,1% dos casos (2,5 por 1 milhão NV). Os bebês com mais de 37 semanas respondem por 28% dos casos de infecção pelo GBS e 15% ocorrem em bebês de muito baixo peso.

O GBS responde por 45% dos casos de SNNP em bebês a termo e 25% dos casos ocorrem em bebês de muito baixo peso.[18]

Os óbitos por SNNP secundária ao GBS ocorrem principalmente em prematuros. A taxa de letalidade é de 2,1% nos bebês a termo e de 19,2% nos nascidos com 37 semanas.

Os sintomas de SNNP causada pelo GBS surgem geralmente ao nascimento ou logo depois, porém na maioria entre 12 e 24 horas.

As manifestações clínicas variam consideravelmente e são inespecíficas. As principais são:

a) **Respiratórias:** apneia, desconforto respiratório, cianose.

b) **Cardiovasculares:** taquicardia, bradicardia, alterações da perfusão periférica e choque.

c) **Neurológicas:** irritabilidade, letargia, hipotonia e convulsões.

d) **Gastrointestinais:** distensão abdominal, vômitos, intolerância alimentar, resíduo gástrico, hepatomegalia e icterícia.

e) Instabilidade térmica.

f) Hematológicas: petéquias ou púrpura.

Para os recém-nascidos com idade gestacional de 34 semanas ou menos, o mais importante fator de risco para sepse precoce é a presença de corioamnionite (febre ≥ 39 °C; ou entre 38 e 39 °C, acompanhada de pelo menos um sinal ou sintoma, como leucocitose, secreção vaginal purulenta ou taquicardia fetal).[18]

O risco de SNNP é elevado em bebês que nascem em decorrência de TPP espontâneo, quando há rotura prolongada de membranas ovulares, na presença de corioamnionite. Essa situação pode ser agravada pela falta de profilaxia intraparto para GBS. O ideal para esses pacientes é a coleta de exames e o início de antibioticoterapia após o nascimento. A evolução clínica favorável, exames laboratoriais normais e hemocultura negativa em 48 horas podem sugerir a suspensão do tratamento.[25,26]

As abordagens do recém-nascido de risco para SNNP pelo GBS, de acordo com a idade gestacional e recursos disponíveis ao nascer, constam nas Figuras 9.4, 9.5 e 9.6.[18]

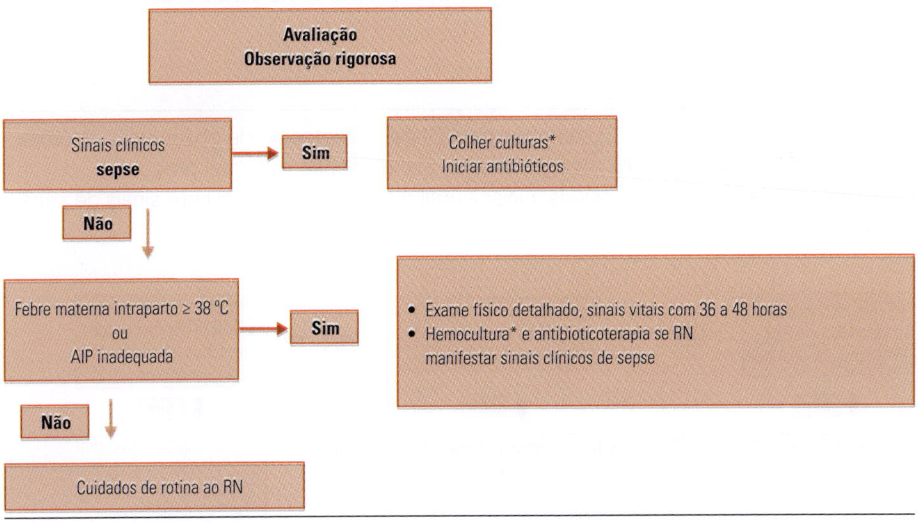

FIGURA 9.4 Triagem do RN > 35 semanas para SNNP – Protocolo de observação rigorosa. RN: recém-nascido; AIP: antibiótico intraparto; GBS: estreptococo grupo B; SNNP: sepse neonatal precoce.

* Considerar coleta de liquor antes de iniciar a antibioticoterapia em RN com sinais de sepse.

Fonte: Puoppolo et al., 2019.[18]

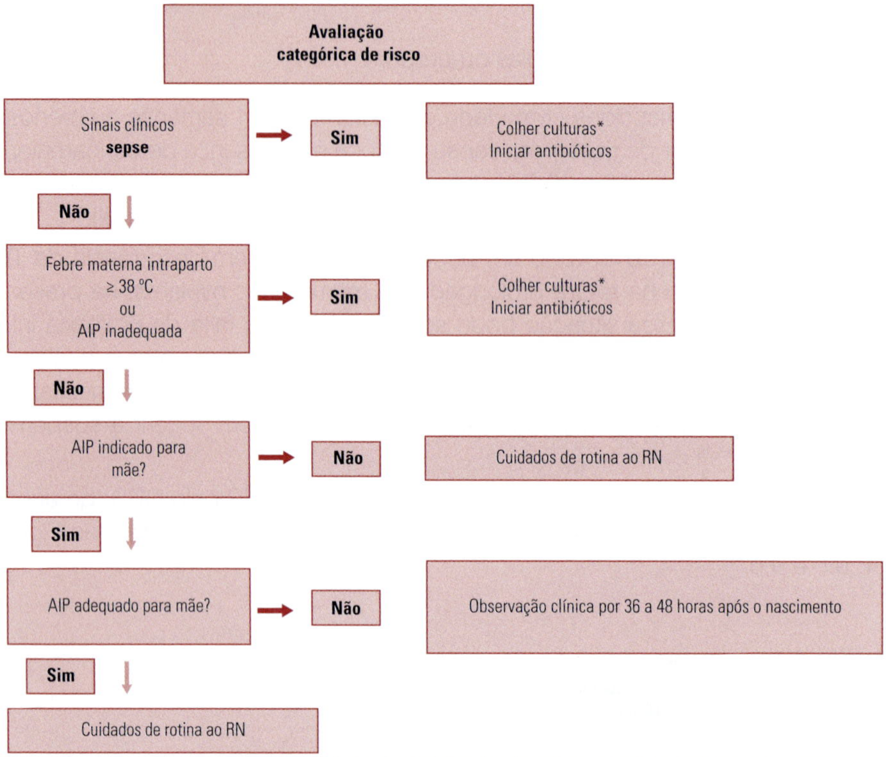

FIGURA 9.5 Triagem do RN > 35 semanas para SNNP – Protocolo de observação rigorosa.
AIP: antibiótico intraparto; RN: recém-nascido; SNNP: sepse neonatal precoce.
* Considerar coleta de liquor antes de iniciar a antibioticoterapia em RN com sinais de sepse.
Fonte: Puoppolo et al., 2019.[18]

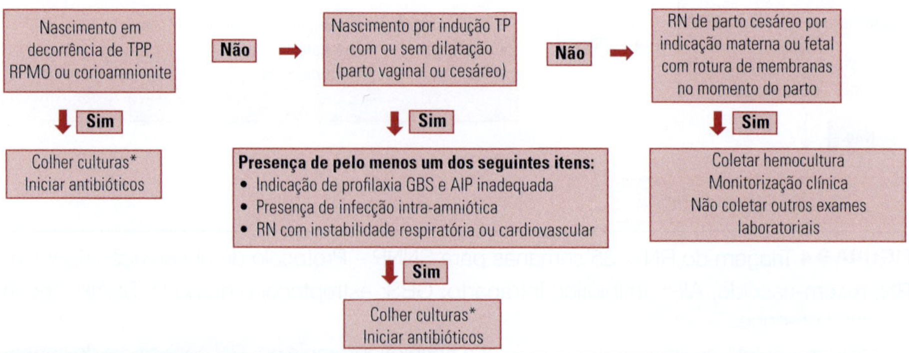

FIGURA 9.6 Triagem do RN < 34 semanas para SNNP.
TPP: trabalho de parto prematuro; RPMO: rotura prematura de membranas ovulares; TP: trabalho de parto; RN: recém-nascido; GBS: estreptococo grupo B; AIP: antibiótico intraparto; SNNP: sepse neonatal precoce.
* Considerar coleta de liquor antes de iniciar a antibioticoterapia em RN com sinais de sepse.
Fonte: Puoppolo et al., 2019.[18]

Sepse neonatal tardia por *Streptococcus agalactie*

A SNNT é definida como o isolamento do GBS de um local normalmente estéril, de 7 a 89 dias após o nascimento (raramente após 3 meses de idade, exceto para pacientes que nasceram muito prematuros ou portadores de alguma imunodeficiência). O uso de AIP não causa impacto nas taxas de SNNT nos Estados Unidos. A bacteremia está presente em 93% dos casos, sendo a forma mais comum de apresentação. A incidência de meningite é de 31,4% e o GBS foi isolado no líquido cefalorraquidiano (LCR) em 20,7% dos casos.

A SNNT pelo GBS predomina em crianças nascidas com menos de 37 semanas.

Gestante colonizada com GBS no momento do parto pode estar relacionada à SNNT pelo GBS, porém a colonização materna não é universalmente presente nos casos de SNNT, sugerindo que a aquisição do GBS pode ter vindo a partir de portadores assintomáticos.

A mortalidade por SNNT pelo GBS em recém-nascidos prematuros é duas vezes maior em relação ao termo (7,8% e 3,4%, respectivamente).[18]

Tratamento

Os recém-nascidos portadores de SNNP podem apresentar os mais variados sinais clínicos: taquicardia, taquipneia ou letargia, insuficiência respiratória associada a comprometimento hemodinâmico importante, hipertensão pulmonar e comprometimento neurológico.

Na SNNT, as manifestações mais comuns são bacteremia sem foco definido e caracterizada por febre > 38 °C, letargia, recusa alimentar, irritabilidade, taquipneia, apneia ou gemência. A manifestação clínica de meningite pode ser inespecífica, com sinais de irritabilidade, recusa alimentar, vômitos e instabilidade térmica. Os sinais sugestivos de comprometimento do sistema nervoso central são: abaulamento de fontanela e convulsões.

Antes do início do tratamento, tanto da SNNP como da SNNT, é importante a coleta de exames: hemocultura, liquor, marcadores de inflamação, hemograma, urocultura, radiografias e exames de imagem cranianos para diagnóstico de complicações de meningite. A Academia Americana de Pediatria recomenda a abordagem diagnóstica e terapêutica de acordo com a idade gestacional.[25,26]

A antibioticoterapia adotada para os casos sugestivos de infecção precoce pelo GBS é a mesma adotada para a sepse bacteriana neonatal precoce. Geralmente, é utilizada a associação de penicilina cristalina ou ampicilina com um aminoglicosídeo, até o resultado de culturas. Quando o GBS é isolado, o antibiótico de escolha será a penicilina G ou a ampicilina. Na Tabela 9.1, consta o regime terapêutico intravenoso de acordo com o quadro clínico da infecção pelo GBS.[18]

Tabela 9.1 Regime terapêutico intravenoso recomendado para tratamento da infecção pelo GBS.

	Idade gestacional ≤ 34 semanas		Idade gestacional > 34 semanas	
	Idade ≤ 7 dias	Idade > 7 dias	Idade ≤ 7 dias	Idade > 7 dias
Bacteremia				
Ampicilina	50 mg/kg de 12 em 12 horas	75 mg/kg de 12 em 12 horas	50 mg/kg de 8 em 8 horas	75 mg/kg de 8 em 8 horas
Penicilina G	50.000 UI/kg de 12 em 12 horas	50.000 UI/kg de 8 em 8 horas	50.000 UI/kg de 12 em 12 horas	50.000 UI/kg de 8 em 8 horas
Meningite				
Ampicilina	100 mg/kg de 8 em 8 horas	75 mg/kg de 6 em 6 horas	100 mg/kg de 8 em 8 horas	75 mg/kg de 6 em 6 horas
Penicilina G	150.000 UI/kg de 8 em 8 horas	125.000 UI/kg de 6 em 6 horas	150.000 UI/kg/ de 12 em 12 horas	125.000 UI/kg de 6 em 6 horas

Fonte: Puoppolo et al., 2019.[18]

Referências bibliográficas

1. Liang LD, Kotadia N, English L, Kissoon N, Ansermino JM, Kabakyenga J et al. Predictors of mortality in neonates and infants hospitalized with sepsis or serious infections in developing countries: a systematic review. Front Pediatr. 2018;6:277.
2. Hentges CR, Silveira RC, Procianoy RS, Carvalho CG, Filipouski GR, Fuentefria RN et al. Association of late-onset neonatal sepsis with late neurodevelopment in the first two years of life of preterm infants with very low birth weight. J Pediatr (Rio J). 2014;90:50-7.
3. Shane AI, Sanchez PJ, Stoll BJ. Neonatal sepsis. Lancet. 2017;390:1770-80.
4. Lancefield RC. A serological differentiation of human and other groups of Hemolytic Streptococci. J Exp Med. 1933;57:571-95. doi: 10.1084/jem.57.4.571. PubMed: 19870148.
5. Fry RM. Fatal infections by Haemolytic Streptococcus Group B. Lancet. 1938;1:199-201. doi: 10.1016/S0140-6736(00)93202-1.
6. Mannik M, Baringer JR, Stokes J. Infections due to Group B Beta-Hemolytic Streptococci: report of three cases and review of the literature. N Engl J Med. 1962;266:910-3. doi: 10.1056/NEJM196205032661803. PubMed: 14469375.
7. Raab VN, Shane AL. Group B Streptococcus (Streptococcus agalactie). Microbiol Spectr. 2019 March;7(2). doi: 10.1128/microbiolspec.GPP3-0007-2018.
8. Madrid L, Seale AC, Kohli-Lynch M et al; Infant GBS Disease Investigator Group. Infant Group B streptococcal disease incidence and serotypes worldwide: systematic review and meta-analyses. Clin Infect Dis. 2017;65(suppl_2):S160-72.
9. Nanduri SA, Petit S, Smelser C et al. Epidemiology of invasive early-onset and late-onset Group B streptococcal disease in the United States, 2006 to 2015: multistate laboratory and population-based surveillance. JAMA Pediatr. 2019;173(3):224-33.
10. Patras KA, Nizet V. Group B streptococcal maternal colonization and neonatal disease: molecular mechanisms and preventative approaches. Front Pediatr. 2018;6:27.

9
capítulo

11. Jiang SM, Cieslewicz MJ, Kasper DL, Wessels MR. Regulation of virulence by a two-component system in Group B Streptococcus. J Bacteriol. 2005;187(3):1105-13.
12. Nascimento CS, Santos NFB, Ferreira RCC, Taddei CR. Streptococcus agalactie in pregnant women in Brazil: prevalence, sorotypes, and antibiotic resistance. Braz J Microbiol. 2019;50:943-52.
13. World Health Organization. Group B Streptococcus infection causes an estimated 150,000 preventable stillbirths and infant deaths every year. World Health Organization; 2017.
14. Rosen GH, Randis TM, Desai PV, Sapra KJ, Ma B, Gajer P et al. Group B Streptococcus and the vaginal microbiota. J Infect Dis. 2017;216(6):744-51. Disponível em: https://doi.org/10.1093/infdis/jix395.
15. Doran KS, Nizet V. Molecular pathogenesis of neonatal Group B streptococcal infection: no longer in its infancy. Mol Microbiol. 2004;54(1):23-31. Disponível em: https://doi.org/10.1111/j.1365-2958.2004.04266.x.
16. Verani JR, McGee L, Schrag SJ; Centers for Disease Control and Prevention. Prevention of perinatal Group B Streptococcal disease: Revised Guidelines from CDC, 2010. Morb Mortal Wkly. 2010 Nov 19;59(RR-10):1-32.
17. American College of Obstetricians and Gynecologists. Prevention of Group B streptococcal early-onset disease in newborns: ACOG Committee Opinion, Number 782. Obstet Gynecol. 2019;134(1):e19-40.
18. Puoppolo KM, Lymfield R, Cummings JJ; Committee on Fetus and Newborn; Committee on Infectious Diseases. Pediatrics. 2019 Aug;144(2):e20191881.
19. Brasil. Ministério da Saúde. Atenção ao pré-natal de baixo risco. Brasília: Editora do Ministério da Saúde; 2012. Disponível em: http://bvsms.saude. gov.br/bvs/publicacoes/cadernos_atencao_basica_32_prenatal.pdf.
20. Alfa Rocha JZ, Feltraco J, Radin V, Gonçalves CV, Silva PEA, von Groll A. Streptococcus agalactie colonization and screening approach in high-risk pregnant women in southern Brazil. J Infec Dev Ctries. 2020;14(4):332-40. doi: 10.3855/jidc.12025.
21. Filkinss L, Hauser J, Robinson-Dunn B, Tibbetts R, Boyanton B, Revell P; American Society for Microbiology. Guidelines for detection and identification of Group B Streptococcus. Published 10 March 2020. Updated 23 July 2021. Disponível em: https://asm.org/Guideline/Guidelines-for-the-Detection-and-Identification-of.
22. Yow MD, Mason EO, Leeds LJ, Thompson PK, Clark DJ, Gardner SE. Ampicillin prevents intrapartum transmission of Group B Streptococcus. JAMA. 1979;241(12):1245-7.
23. Boyer KM, Gadzala CA, Kelly PD, Gotoff SP. Selective intrapartum chemoprophylaxis of neonatal Group B streptococcal early-onset disease. III. Interruption of mother-to-infant transmission. J Infect Dis. 1983;148(5):810-6.
24. de Cueto M, Sanchez MJ, Sampedro A, Miranda JA, Herruzo AJ, Rosa-Fraile M. Timing of intrapartum ampicillin and prevention of vertical transmission of Group B Streptococcus. Obstet Gynecol. 1998;91(1):112-4.
25. Puopolo KM, Benitz WE, Zaoutis TE; Committee on Fetus and Newborn; Committee on Infectious Diseases. Management of neonates born at ≥ 34 6/7 weeks' gestation with suspected or proven early-onset bacterial sepsis. Pediatrics. 2018;142:e20182896.
26. Puopolo KM, Benitz WE, Zaoutis TE; Committee on Fetus and Newborn; Committee on Infectious Diseases. Management of neonates born at ≥ 35 0/7 weeks' gestation with suspected or proven early-onset bacterial sepsis. Pediatrics. 2018;142:e20182894.

capítulo 10

Choque Séptico no Recém-Nascido

- Werther Brunow de Carvalho
- Maria Esther Jurfest Rivero Ceccon

Introdução

No período neonatal, a sepse é a sexta causa de óbito e é diagnosticada em 7% dos recém-nascidos (RN) avaliados no setor de emergência.[1] As crianças acometidas em geral apresentam febre e estão aparentemente bem, com sintomas não específicos. Com frequência, a sepse ocasiona o choque, com uma taxa de óbito entre 10% e 18%. A mortalidade decorrente do choque em RN é incerta, mas existe relato de um percentual de 3% a 10% em RN com sepse e disfunção de múltiplos órgãos.[2]

Manifestações clínicas

História e exame físico

O RN que apresenta choque séptico deve ser reconhecido imediatamente, pois a intervenção precoce pode diminuir de modo significativo a morbimortalidade.[3] A história e o exame físico devem ser realizados de maneira adequada e atenciosa (Figura 10.1), uma vez que podem fornecer sinais importantes da presença de choque. Alterações dos sinais vitais, como febre e taquicardia, são comuns nos RN com sepse, mas o choque deve ser considerado quando esses sinais se apresentam associados a alterações do nível de consciência (irritabilidade, letargia ou ausência de despertar aos estímulos), as quais indicam diminuição da perfusão cerebral. A bradicardia é um achado clínico frequente em RN e lactentes com choque séptico e pode estar relacionada à hipotermia (temperatura < 36 °C), que é observada frequentemente. O exame do sistema cardiovascular pode revelar alteração da perfusão periférica com um enchimento capilar alongado (> 2 s.), bem como alteração da amplitude dos pulsos (fraco, fino). As extremidades frias e a oligúria (< 1 mL/kg/h) são outros achados clínicos sugestivos de choque.

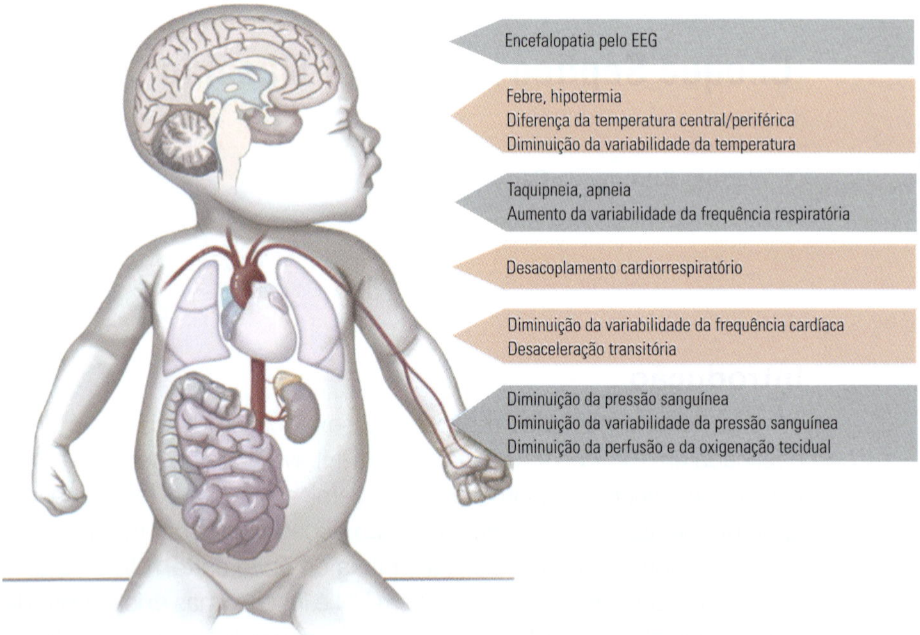

FIGURA 10.1 Alterações fisiopatológicas que podem ser monitoradas na sepse do recém-nascido.
Fonte: Adaptada de Fairchild, 2013.[4]

Ressalta-se que, para o diagnóstico de choque, não é necessário que o RN esteja com hipotensão, pois esse é um achado tardio e sua presença confirma um choque descompensado.[5] Alguns parâmetros relacionados aos sinais vitais podem ajudar na identificação dos RN com choque: frequência cardíaca < 100 ou > 180 batimentos por minuto (bpm); frequência respiratória > 50 respirações por minuto (rpm) em RN na primeira semana de vida ou > 40 na faixa etária entre 1 semana e 1 mês de vida; pressão arterial sistólica < 65 mmHg na primeira semana de vida ou < 75 mmHg na faixa de idade entre 1 semana e 1 mês.

A obtenção dos sinais clínicos e a realização do exame físico acurado permitem a identificação da gravidade do choque no RN (Quadro 10.1).

Quadro 10.1 Estágios do choque.	
Estágio do choque	**Sinais de choque**
Fase compensada	• Aumento da frequência cardíaca • Diminuição do débito urinário • Pressão arterial inalterada
Fase descompensada	• Aumento da frequência cardíaca • Aumento do débito urinário • Diminuição da pressão arterial
Fase irreversível	• Lesão celular • Morte celular

Fonte: Elaborado pelo autor.

Quando existe o acometimento do miocárdio com alteração do débito cardíaco (DC) ou quando o sistema nervoso detecta uma condição hipóxica, as catecolaminas são liberadas na tentativa de compensação de uma perfusão periférica ruim. Entretanto, quando o DC é normal, com uma pressão arterial inalterada, ocorre um estado que vem a ser mantido por um tempo limitado, sendo a hipotensão um sinal tardio de choque. Na prática clínica, considera-se que a evolução do choque ocorre em três fases (compensada, descompensada e irreversível). Na fase descompensada, ocorre a diminuição da pressão arterial e o fluxo sanguíneo para os órgãos vitais torna-se comprometido. Na última fase (irreversível), surgem as lesões orgânicas graves, que determinarão a evolução para a disfunção de múltiplos órgãos.

Os RN com choque séptico podem se apresentar clinicamente com vasodilatação periférica ou sistêmica e vasoconstrição pulmonar. Os RN pré-termo (RNPT) com sepse têm um DC do coração esquerdo e direito relativamente elevado e apresentam uma resistência vascular sistêmica baixa. A diminuição do DC de ventrículo direito ou do ventrículo esquerdo > 50%, em relação às medidas iniciais, está associada à mortalidade.[6]

Diagnóstico e exames complementares

Em todos os RN com o diagnóstico presuntivo de sepse, deve-se colher um hemograma completo, hemocultura (1 mL é um volume aceitável em RN), urina tipo I e sedimento quantitativo (a presença de mais de 10 leucócitos por campo e/ou bactéria sugere infecção no trato urinário), urocultura e líquido cefalorraquidiano (valores normais em RNPT e RN de termo são, respectivamente: 0 a 25 e 0 a 22 células/mm^3; 65 a 150 e 20 a 170 mg/dL de proteína; 24 a 63 e 34 a 119 mg/dL de glicose).[7] Outros estudos diagnósticos adicionais vão depender da história e de casos específicos.

A coleta para verificação dos eletrólitos, da glicemia, da gasometria arterial e da coagulação é necessária, pois alterações metabólicas e hematológicas são observadas na sepse. Testes laboratoriais isolados ou em combinação poderão ajudar a identificar os RN infectados e distinguir entre infecção bacteriana, viral e outros agentes infecciosos. Exemplos desses testes são a dosagem da proteína C reativa (PCR) e da procalcitonina. A PCR é um marcador inflamatório não específico, produzido pelo fígado, frequentemente utilizado para o diagnóstico de infecção, bem como para definição da duração da terapêutica antibiótica.[8] A procalcitonina é outro marcador utilizado para o diagnóstico de sepse, mas também pode estar elevada em outras situações clínicas.[9] É recomendável sempre utilizar esses testes em conjunto com outras informações clínicas e laboratoriais.

Monitoração clínica

A necessidade de monitoração hemodinâmica no recém-nascido grave deve ser realizada sempre, pois fornece dados que auxiliarão na tomada de decisões ou intervenções terapêuticas à equipe que está cuidando do paciente. As condições clínicas mais comuns em neonatologia que podem cursar com alteração hemodinâmica grave levando o recém-nascido (RN) ao choque são: asfixia perinatal, síndrome do desconforto respiratório, sepse fulminante, anemia, hipovolemia, miocardite, disfunção miocárdica, entre outras.[10]

Existe uma resposta fisiológica do organismo frente a uma diminuição da pressão arterial sistêmica (PAS), no sentido de compensar a perfusão dos órgãos. O cérebro recebe informações constantes acerca do volume sanguíneo, do débito cardíaco (DC) e da PAS. Essas informações dependem de quimiorreceptores e barorreceptores carotídeos e aórticos e receptores de volume localizados no átrio direito e na musculatura pulmonar. Na tentativa de compensar a diminuição da PAS, o sistema nervoso simpático libera catecolaminas, adrenalina e noradrenalina, causando vasoconstricção dos capilares, aumento da PAS e desvio do fluxo sanguíneo para órgãos nobres, como cérebro, coração e suprarrenais, ficando órgãos como intestino, rins, pulmões e pele com menor fluxo de sangue.[11]

No período neonatal, o RN apresenta uma imaturidade funcional do sistema nervoso simpático e das vias de condução e resposta do sistema nervoso central (SNC), e assim a sua resposta é menor do que a da criança maior e a do adulto na mesma situação, podendo evoluir com bradicardia persistente, aumento menor da resistência vascular sistêmica (RVS), menor contratilidade miocárdica e maior sensibilidade à hipotensão.[12]

Com relação aos receptores de volume, o organismo libera, em casos de PAS baixa, vasopressina e adrenocorticotrofina, que causam retenção de sódio e água com expansão do intravascular. O sistema mais potente é o da renina-angiotensina, estimulado quando ocorre lesão renal. A angiotensina I é transformada em angiotensina II, que, além de ter ação vasoconstritora, estimula a liberação de aldosterona, que aumenta a reabsorção tubular de sódio. A liberação de vasoconstritores aumenta, assim, a resistência vascular sistêmica.[11]

No entanto, se o choque persiste, os mecanismos compensadores deixam de funcionar e o paciente evolui com acidose, hipoxemia, extravasamento de líquidos para o espaço intersticial e edema em vários órgãos, como cérebro e pulmões, a fração de extração de oxigênio aumenta, o metabolismo aeróbio passa a ser anaeróbio, o consumo de oxigênio diminui, com hipóxia do miocárdio, e a morte celular pode ocorrer em duas formas morfológicas distintas: necrose e apoptose, sendo esta última uma forma lenta de morte que ocorre em situações de longa duração[11,12] (Figura 10.2).

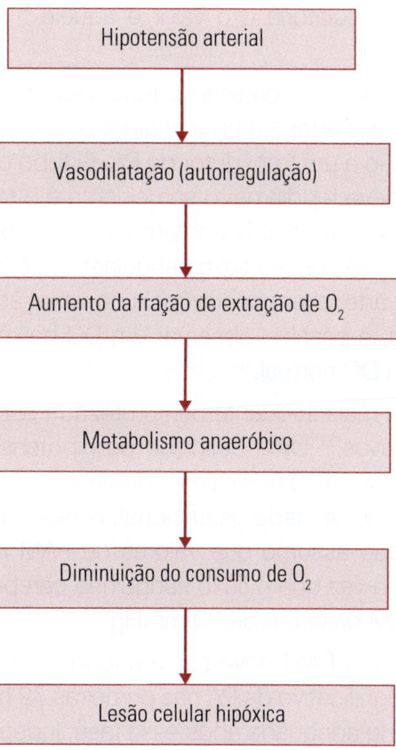

FIGURA 10.2 Linhas de defesa do organismo contra a insuficiência de O_2. A lesão aguda e a morte celular por necrose ocorrem apenas quando existe uma quebra das funções vitais da célula e o potencial de membrana e a sua integridade não podem ser mantidas. Em recém-nascidos, pode ocorrer o mecanismo "hipometabolismo hipóxico", que diminui a sensibilidade da lesão hipóxico-isquêmica.

Fonte: Elaborada pela autoria do capítulo com base em: Plessis e Johnston, 1997[11] e Rivki, 1997.[12]

O RN se caracteriza por apresentar débito DC elevado, reserva contrátil do miocárdio limitada e pós-carga aumentada; dessa maneira, tem uma baixa tolerância a situações que demandem incrementos maiores do seu DC.[10]

A condição hemodinâmica dos RN é frequentemente avaliada pela interpretação de parâmetros indiretos do fluxo sanguíneo sistêmico, como pressão arterial, frequência cardíaca e débito urinário.

Pressão arterial

Até 40% dos RN de muito baixo peso na UTI neonatal são tratados para a hipotensão. A medida da pressão arterial sistêmica pela técnica não invasiva oscilométrica é difícil no RN, principalmente nos RN prematuros extremos. O manguito deve cobrir de 60% a 70% do membro onde está sendo aferida e deve ser medida nos quatro membros. Existem gráficos e tabelas com medidas de pressão sistólica e diastólica,[13] no entanto a medida da pressão arterial média (PAM) é a mais relacionada à situação circulatória e o valor é aquele ≥ à idade gestacional em semanas.[13-15]

Para obter-se a medida da pressão arterial pelo método invasivo, deve ser inserido cateter central pela artéria umbilical até a ponta dele ficar situada na aorta descendente e conectá-lo a um transdutor de PA. O tubo que conecta o cateter ao transdutor de pressão deve ter diâmetro semelhante e o transdutor deve ser colocado ao nível da linha axilar média. No entanto, a pressão arterial sistêmica não é um indicador eficaz de como está o fluxo sanguíneo sistêmico e não existe relação entre o DC e a pressão arterial em decorrência da variação da resistência vascular periférica no RN. Assim, é possível observar um DC baixo com pressão normal e uma pressão baixa com DC normal.[16]

Trata-se da medida mais frequentemente utilizada para avaliar a condição hemodinâmica em RN graves.[17] Uma definição de hipotensão em RN é a pressão sanguínea abaixo do percentil 10 dos valores de pressão normal, derivados de uma população, de acordo com a idade gestacional, o peso de nascimento e a idade pós-natal. Outra definição assume que valores de PAM menores que 30 mmHg indicam hipotensão, uma vez que o fluxo sanguíneo cerebral se torna pressão-dependente, com uma PAM de cerca de 30 mmHg.

Nos RN prematuros, a PAM deve ser ≥ à idade gestacional em semanas e, como há um aumento significativo da PA nas primeiras 72 horas de visa, considera-se uma PAM ≥ 30 mmHg adequada após essa fase, independentemente da idade gestacional[14] (Figura 10.3).

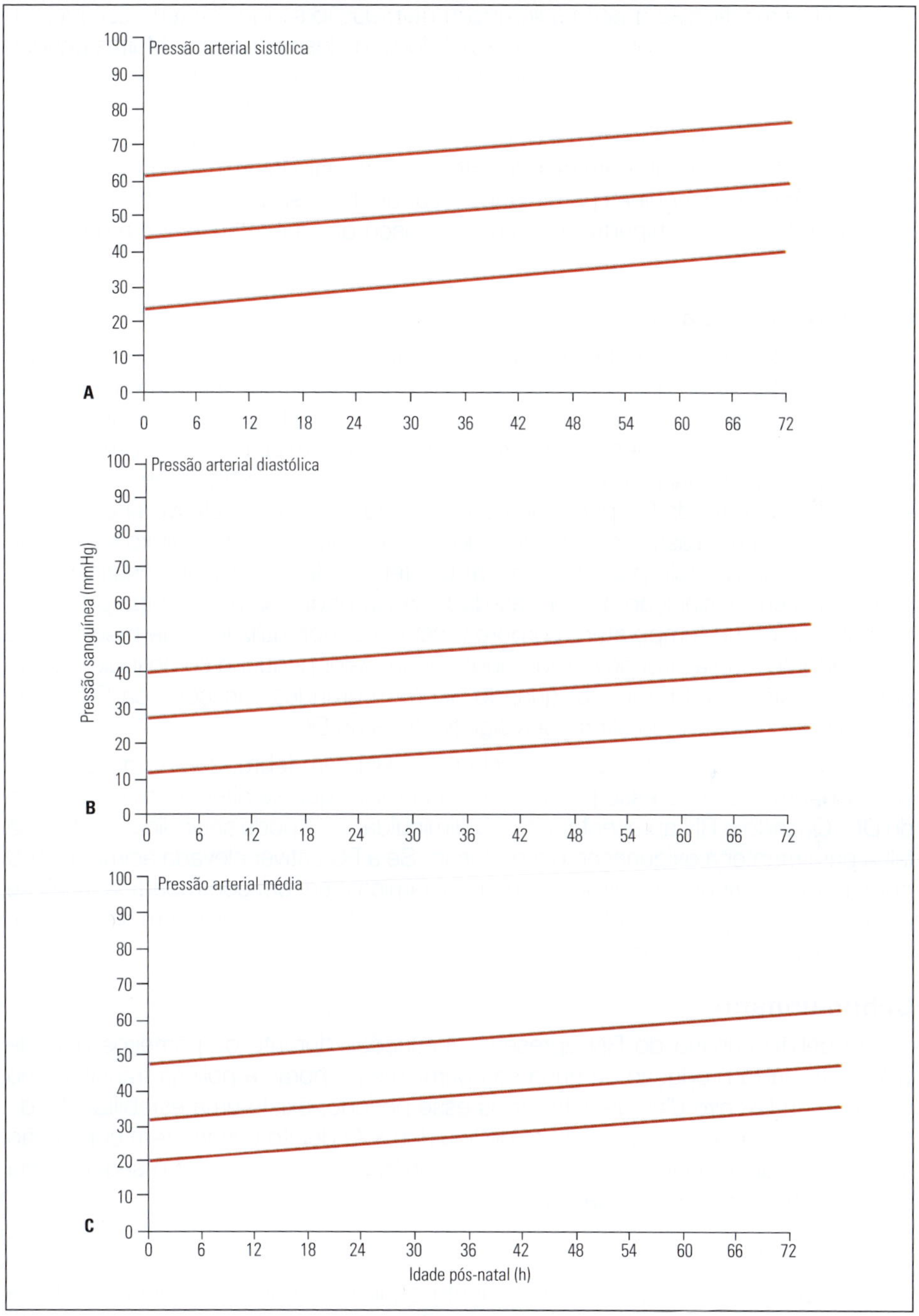

FIGURA 10.3 Alterações da pressão arterial sistólica (**A**), diastólica (**B**) e arterial média (**C**) em recém-nascidos com peso de nascimento ≤ 1.000 g (n = 36) durante as primeiras 72 horas de vida.

Fonte: Adaptada de LeFlore et al., 2000.[13]

Tanto a hipotensão quanto a flutuação da pressão sanguínea têm sido identificadas como fatores importantes na fisiopatologia da lesão cerebral. Muitas pesquisas têm demonstrado resultados conflitantes entre a relação da pressão sanguínea e o fluxo sanguíneo sistêmico. A pressão sanguínea não está relacionada de modo linear ao fluxo sanguíneo sistêmico, uma vez que não é determinada apenas pelo débito cardíaco, mas também pela resistência vascular sistêmica. Portanto, a utilização da pressão sanguínea para diagnosticar um fluxo sanguíneo sistêmico poderá resultar em hipo ou hipertratamento, com risco de efeitos adversos e de lesões iatrogênicas.

Frequência cardíaca

O débito ventricular é determinado pelo volume sistólico e pela frequência cardíaca (FC). Supõe-se que o débito cardíaco (DC) seja quase inteiramente dependente da FC, de modo que a condição circulatória é habitualmente avaliada pela interpretação dessa frequência. O fluxo sanguíneo sistêmico baixo é acompanhado por taquicardia, enquanto a FC estável é sinal de uma condição hemodinâmica estável. O aumento da FC para compensação do DC baixo é efetivo enquanto se mantém o volume diastólico final. Quando a FC é muito elevada, o fluxo sanguíneo coronariano na diástole pode determinar um tempo de enchimento insuficiente, o que resulta em diminuição da contratilidade. A FC pode ser influenciada por diversos fatores, como temperatura corpórea, estresse, dor, utilização de medicações etc.; portanto, sua avaliação isolada pode ter um valor pequeno como indicador da perfusão sistêmica. Entretanto, quando ocorrem grandes variações da FC, pode ser um sinal indicativo de alterações significativas no DC.

A FC deve ser medida se possível com o RN sem febre, com a menor dor e estresse, uma vez que esse parâmetro é o primeiro que se altera com o aumento do DC. Quando o RN apresenta uma FC diminuída, esta pode ser indicativa de uma falha para manter a oxigenação e a perfusão. Se a FC estiver elevada acima de 160 bpm, pode refletir uma insuficiência hemodinâmica e se, em contrapartida, a FC se mantiver < 100 bpm de modo persistente, o paciente pode evoluir com hipercarbia, hipoxemia, acidose e aumento do lactato e choque.[10,15,16]

Débito urinário

O débito urinário do RN apresenta flutuações durante os primeiros dias de vida, com baixa produção de urina nas primeiras 24 horas e poliúria transitória no segundo ou terceiro dias de vida. Após esse período, existe uma estabilização da diurese, que vai depender da oferta de líquidos.[18] O débito urinário tem correlação ruim com a falência circulatória; oligúria ou anúria persistente após o segundo dia de vida indicam perfusão renal ruim.

Enchimento capilar

A avaliação do tempo de enchimento capilar é facilmente aplicável à beira do leito, não invasiva, rápida e sem custo. O tempo normal superior que tem sido aceito é de 3 segundos ou mais no RN. Esse tempo tem sensibilidade de 55% e especificidade de 81% para predizer um baixo fluxo da veia cava superior.[19] Nos RNPT, principalmente nos extremos, é valorizado como alterado quando acima de 5 segundos.[15,20]

O índice de perfusão é outra medida que pode ser avaliada nos RN graves e é um sinal que pode ser observado no oxímetro de pulso. Cresi e colaboradores (2010)[21] realizaram pesquisa para verificar se esse índice é um preditor de estabilidade ou de alteração hemodinâmica na primeira semana de vida de 30 RNPT e observaram que houve uma tendência para aumento do índice quando o ganho de peso dos RNPT foi significante, entre o primeiro e o sétimo dia; porém, não havia diferença significante entre o terceiro e o sétimo dia. Assim, concluíram que se trata de um método não invasivo que pode mostrar precocemente alterações na perfusão periférica, porém necessita de mais estudos para ser utilizado rotineiramente.

Diferença de temperatura periférica central

Diminuição da temperatura periférica e central é observada em metade dos RN doentes. É discutido se a medida da diferença entre essas temperaturas pode melhorar a avaliação hemodinâmica; no entanto, pode fornecer uma ideia de como está o volume intravascular. Em RNPT, essa medida não é preditiva de baixo fluxo sanguíneo.

A vasoconstrição periférica secundária à perfusão periférica ruim poderá diminuir a temperatura cutânea e determinar um aumento entre a diferença de temperatura periférica central. Em condições normais, essa diferença deverá ser menor que 1 °C durante os primeiros dias de vida nos RN de baixo peso; entretanto, ela depende da temperatura corpórea, da temperatura do ambiente e da utilização de medicações vasoativas. Não existe relação entre a diferença de temperatura periférica e central e o fluxo sanguíneo sistêmico, índice de volume sistólico ou resistência vascular sistêmica. O valor preditivo da diferença é insuficiente para ser utilizado na avaliação da falência circulatória durante o período neonatal.

Cor da pele

Avaliada clinicamente, a cor da pele pode refletir a adequação da perfusão periférica ou oxigenação e é influenciada por vários fatores: concentração da hemoglobina, temperatura da pele, espessura da pele, perfusão periférica, idade gestacional, temperatura ambiente e luminosidade.

Durante o exame de avaliação do RN, sempre deve ser verificada a cor de pele e mucosas. Um paciente com uma adequada oxigenação tecidual deve apresentar uma coloração rósea tanto periférica como central, e mudanças na cor devem ser observadas, pois podem ser indicativas do estado cardiocirculatório do paciente. No entanto, a cor do RN é influenciada por muitos fatores, além da oxigenação, como concentração de hemoglobina, temperatura e espessura da pele, perfusão periférica, etnia, idade gestacional, temperatura ambiente, luminosidade e do examinador.[16]

A cianose é o achado clínico encontrado pela presença de hemoglobina dessaturada no sangue arterial. Ocorre frequentemente como um sinal inicial de uma doença cardíaca congênita ou de agravamento de doença pulmonar, do SNC, doenças metabólicas ou meta-hemoglobinemia. Theorell (2002)[16] refere que, frente a suspeita de uma doença cardíaca, deve ser iniciada prostaglandina E até a correção cirúrgica de uma doença cardíaca dependente de canal arterial patente.[15]

Não existem dados disponíveis de possível associação entre colorimetria da pele e pressão ou fluxo sanguíneo sistêmico.[22]

Pressão venosa central

É realizada por meio da medida da pressão venosa central (PVC). Trata-se da medida da pressão na entrada da câmara direita. A PVC reflete a pré-carga do ventrículo direito e infere a função do ventrículo esquerdo. Se não houver fatores que aumentem a pressão intratorácica, como pneumotórax, hiperventilação mecânica, hipertensão pulmonar, obstrução de vias de saída dos ventrículos ou aumento da pressão intra-abdominal (RN com ascite, pós-operatório de gastrosquise ou onfalocele) a PVC pode não estar alterada.

A medida da PVC deve ser feita com o RN em posição supina e um cateter inserido na veia umbilical e posicionado no átrio direito ou na veia cava superior. A PVC deve ser instalada quando o RN apresentar sinais persistentes de insuficiência cardíaca após duas expansões de volume de 20 mL/kg ou sinais de sobrecarga de volume. Se a PVC for maior que 7 mmHg, pode refletir disfunção do miocárdio; e, se for inferior a 7 mmHg, hipovolemia. É importante uma PVC seriada, mais do que um valor único.[20]

Utilização da oximetria de pulso arterial e fotopletismografia

A medida da oxigenação no sangue arterial baseia-se na ação da luz vermelha e infravermelha na hemoglobina oxigenada ou saturada. A quantidade de luz no espectro vermelho e infravermelho absorvida pelo sangue pode ser utilizada para calcular a taxa da hemoglobina oxigenada em relação à hemoglobina total. A saturação de oxigênio do sangue arterial aparece no monitor do oxímetro de pulso, aparelho que tem sensores, emissores e detectores de luz nos comprimentos de onda vermelha e infravermelha. No RN, essa saturação deve ser mantida entre 88% e 92%. Os locais de colocação são membros, punhos, pés, entre outros, e para a leitura ser adequada o RN deve estar aquecido e o ambiente deve ter boa iluminação.[20]

A captação da luz pulsátil permite verificar também a presença e a amplitude do pulso. Essas medidas são obtidas por meio da propriedade pletismográfica dos oxímetros de pulso, que permite configurar a onda de pulso, importante na verificação da volemia do paciente[23] (Figuras 10.4 e 10.5).

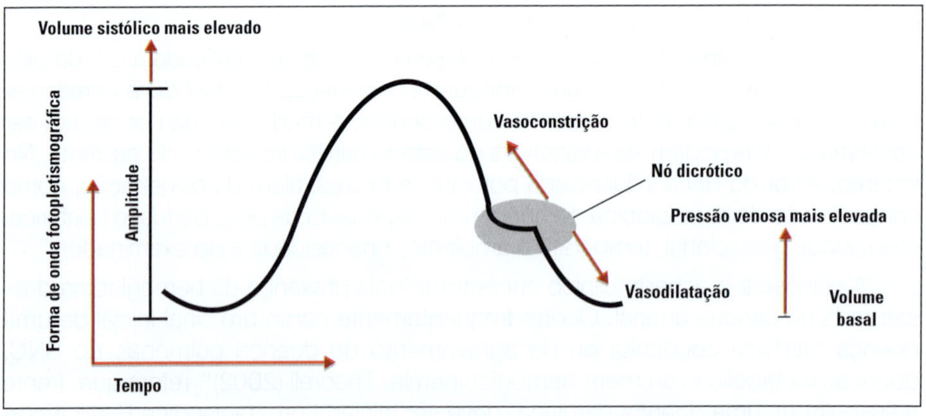

FIGURA 10.4 Detalhes morfológicos da forma de onda fotopletismográfica com informações hemodinâmicas potenciais que podem ser obtidas.
Fonte: Adaptada de Sahni, 2012.[23]

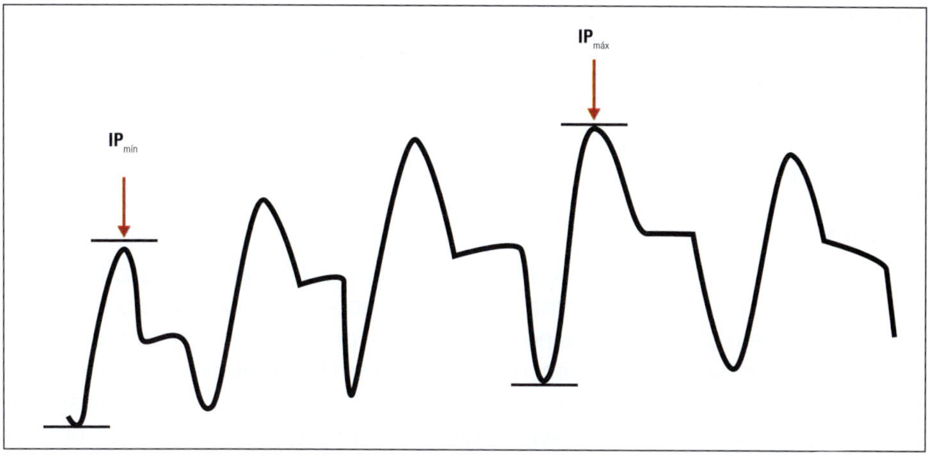

FIGURA 10.5 Cálculo do índice de perfusão periférica a partir dos valores dos índices de perfusão máximo e mínimo obtidos através da forma de onda fotopletismográfica.
Fonte: Adaptada de Sahni, 2012.[23]

Ecocardiografia funcional

A ecocardiografia funcional é realizada ao lado do leito do paciente para verificar a função miocárdica de forma longitudinal, assim como o fluxo pulmonar e sistêmico e os desvios de sangue intra e extracardíaco. A medida do fluxo na veia cava superior (VCS) utilizando-se a ecocardiografia funcional é uma nova maneira de quantificar o DC sem a influência da presença do canal arterial (PCA) e do forame oval (FO), pois a pressão arterial média (PAM) não necessariamente se correlaciona com o DC ventricular esquerdo e com o fluxo sanguíneo cerebral em prematuros, mesmo naqueles no qual o canal arterial fechou. Kluchow e Evans no ano 2000,[24] na Austrália, pesquisaram a função da contratilidade miocárdica e valorizaram o fluxo medido na VCS. Este representa o fluxo que retorna ao coração (80% vêm do cérebro) e isso não é previsto pela pressão arterial sistêmica (PAS). Validaram essa técnica em RN a termo e pré-termo e definiram a faixa da normalidade. Em RN com idade gestacional inferior a 30 semanas e com menos de 1.000 g de peso, o fluxo variou nas primeiras 48 horas de 30 a 46 mL/kg/min., e os pesquisadores concluíram também que não havia uma boa correlação entre o fluxo na VCS e a PA e resistência vascular. Observaram que a presença de HIV não se correlacionava muitas vezes com alterações da pressão arterial. Dessa maneira, é difícil fazer diagnóstico de hipotensão no RN prematuro e saber qual a exata correlação entre PA, fluxo sanguíneo e perfusão tecidual.[6]

Equilíbrio acidobásico

O RN em choque séptico produz ácido lático, que resulta em acidose metabólica, tipicamente detectada por uma diminuição no bicarbonato sérico. Habitualmente, os parâmetros da gasometria arterial (pH, *base excess* – BE) são usados como indicadores indiretos de acidose tecidual, visto que a avaliação do pH e do BE reflete a hipóxia tecidual secundária à inadequada perfusão e/ou oxigenação. Entretanto, o pH e o BE são indicadores ruins de falência circulatória.[25] Além disso, a hipoalbuminemia, bastante comum em RN de muito baixo peso, pode mascarar uma acidose tecidual quando o BE e o *anion gap* não são corrigidos para a concentração de albumina.

Lactato

A acidose lática ocorre somente quando os íons de hidrogênio são liberados com a hidrólise da adenosina trifosfato (ATP). O acúmulo de lactato pode ocorrer nas situações em que a depuração pelo fígado e pelos rins excede a sua produção. São possíveis causas do aumento do lactato em RN: metabolismo anaeróbico (falência circulatória), aumento da glicogenólise, utilização de medicações simpatomiméticas e erros inatos do metabolismo. Existe uma boa correlação entre a concentração de lactato arterial, venoso e do sangue capilar, embora a diferença entre o lactato arterial e o do sangue capilar esteja aumentada com a utilização de medicações vasoativas e na sepse.[26] O valor preditivo do lactato é ruim como indicador isolado de falência circulatória. Tem que ser utilizado em conjunto com outros marcadores de alteração da perfusão para haver uma melhora da acurácia na identificação da falência circulatória.

Saturação venosa de oxigênio

A saturação venosa mista de oxigênio ($SatvO_2$) reflete a adequação da oxigenação tecidual global e depende da concentração de oxigênio arterial, do consumo de oxigênio, do débito cardíaco e da concentração de hemoglobina. Não existe uma correlação linear entre a saturação venosa de oxigênio central e o fluxo sanguíneo sistêmico.[27] Existem evidências de que a implementação de uma terapêutica dirigida por metas objetivando uma $SatvO_2$[3] > 70% melhora a evolução no choque séptico em pediatria.[28]

Débito cardíaco

A monitoração do DC deve ser realizada com o objetivo de diminuir a morbidade e a mortalidade. O DC baixo está associado a aumento da mortalidade na criança[29] e qualquer atraso no processo diagnóstico do choque aumenta a mortalidade.[30] O fluxo sanguíneo sistêmico baixo em RNPT está associado a aumento do risco de hemorragia periventricular,[24] oligúria com hiperpotassemia resultante,[31] alteração da atividade eletroencefalográfica,[32] mortalidade e alteração do desenvolvimento neurológico.[33] Existem vários métodos para monitoração do DC, mas nem todos são aplicáveis aos RN. Isso se deve a problemas técnicos relacionados ao tamanho do RN, toxicidade potencial de indicadores (lítio, dióxido de carbono), risco de sobrecarga hídrica, problemas relacionados ao acesso vascular e presença de curto-circuito (circulação de transição, efeitos congênitos cardíacos). Das técnicas de monitoração cardíaca que utilizam o princípio de Fick, duas são aplicáveis ao RN: o princípio de Fick, aplicando-se o oxigênio; e o princípio de Fick modificado, aplicando-se o CO_2 medido no tubo intratraqueal. Das técnicas que utilizam a diluição de um indicador, apenas a chamada densitometria do pulso do corante e a técnica de diluição (por meio de injeção de soro fisiológico), utilizando-se ultrassonografia, são aplicáveis aos RN. As técnicas que empregam ultrassonografia com Doppler têm maior aplicabilidade e duas delas são validadas nos RN: a ecocardiografia transtorácica; e o Doppler transcutâneo. A impedância elétrica torácica também é aplicável e validada para utilização em RN.[34]

Os principais métodos de mensuração do DC no RN estão delineados no Quadro 10.2.

Quadro 10.2 Principais métodos de mensuração do débito cardíaco.

Método	Características	Tipo de mensuração	Necessidades para o paciente
Princípio direto de Fick	Invasivo	Não contínua, necessita de amostras de sangue e análise para obtenção do débito cardíaco	Aceitar a máscara facial, ter um acesso vascular central, ausência de *shunts* entre os sistemas venoso e arterial
Ecocardiografia (Doppler)	Não invasiva	Não contínua, necessita análise para obtenção do volume de ejeção e débito cardíaco	Posição específica do corpo, paciente necessita estar em repouso
Bioimpedância elétrica torácica e cardiometria elétrica	Não invasivas	Contínua, tela de resultados em tempo real	Paciente necessita estar em repouso, movimento ausente ou mínimo das áreas de pele próximas aos sensores de superfície
Análise da forma de onda de pulso	Invasiva	Contínua, tela de resultados em tempo real	Linha de pressão sanguínea

Fonte: Elaborado pela autoria do capítulo.

Tratamento

Existem diferentes algoritmos terapêuticos para o tratamento da hipotensão no RN, mas todos consistem de expansão fluídica, seguida por suporte inotrópico (frequentemente dopamina como medicação de primeira linha), utilização de corticosteroide e outras medicações vasoativas. O algoritmo de consenso publicado recentemente (2009) é atualmente a base racional para o tratamento do choque séptico no RN (Figura 10.6).[35]

A primeira linha no tratamento do choque séptico é a expansão fluídica, cujo objetivo é manter ou restaurar a perfusão periférica. A inflamação progride nas áreas não perfundidas, em decorrência da ativação do processo inflamatório, com liberação de mediadores e lesão do endotélio vascular, a qual determina grande extravasamento de fluidos para o espaço intersticial, o que pode determinar uma hipovolemia grave. Na prática clínica, inicia-se com o uso de cristaloide. Deve-se ressaltar que, após o reconhecimento de choque no RN, o mais importante é tratá-lo rapidamente, de acordo com uma evolução temporal, como observado na Figura 10.6.

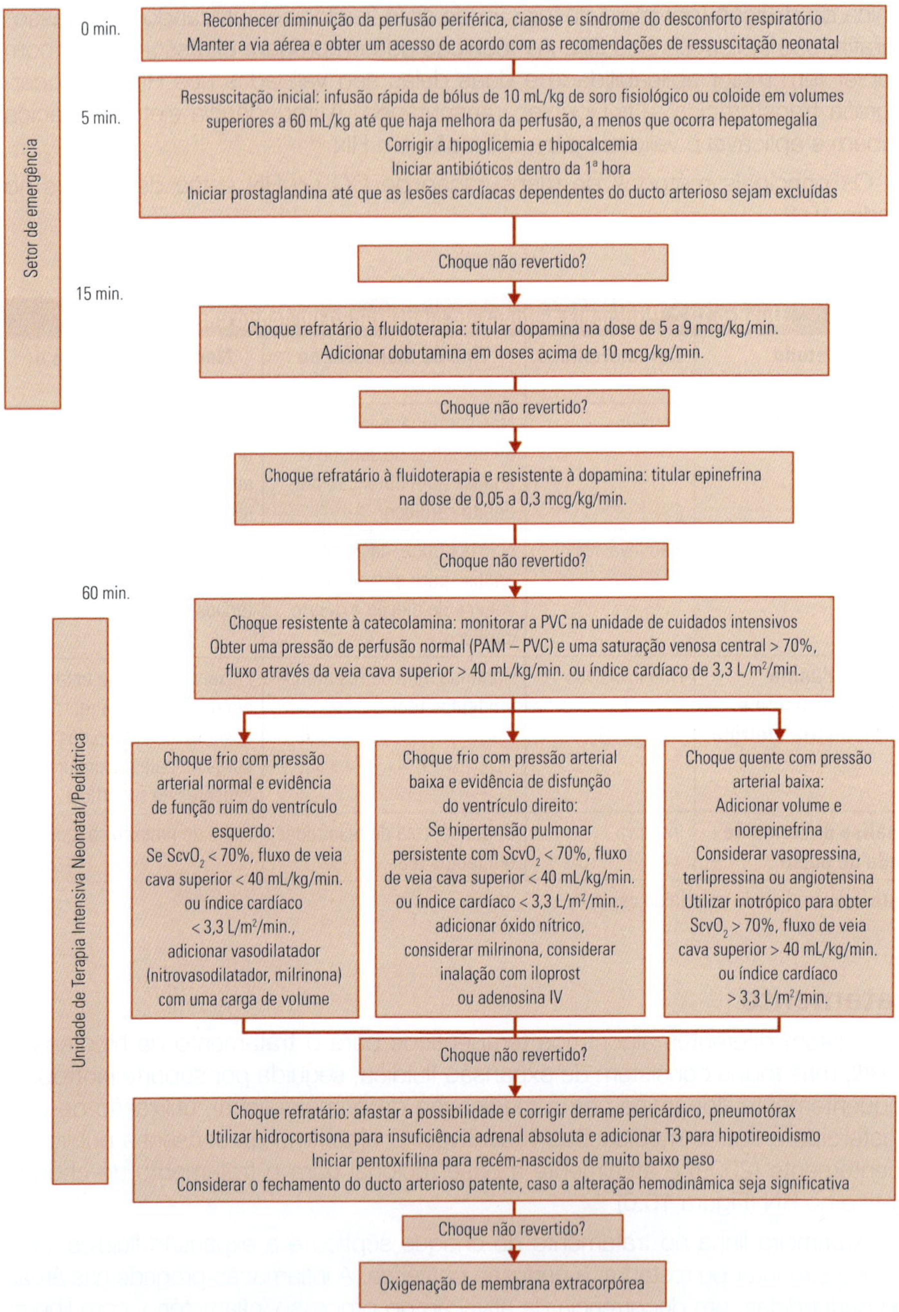

FIGURA 10.6 Algoritmo com a evolução de tempo e o passo a passo dos objetivos para o manejo do suporte hemodinâmico em RN.

PVC: pressão venosa central; PAM: pressão arterial média; $ScvO_2$: saturação venosa central de oxigênio; IV: via intravenosa.

Fonte: Adaptada de Brierley et al., 2009.[35]

A utilização de inotrópicos está indicada quando a contratilidade miocárdica permanece alterada, independentemente de uma reposição fluídica adequada. As medicações utilizadas incluem dopamina, dobutamina, epinefrina e norepinefrina. Entretanto, nem sempre são adequadas, pois algumas podem aumentar a pressão arterial sistêmica por determinar vasoconstrição e, desse modo, podem ser deletérias, visto que o objetivo é melhorar a perfusão periférica.

Os esteroides são utilizados para tratar o choque quando a expansão fluídica e a utilização de medicações inotrópicas são inefetivas. O corticosteroide mais utilizado é a hidrocortisona, habitualmente na dose de 1 a 2 mg/kg. Não existe consenso a respeito do nível de cortisol para o diagnóstico de insuficiência renal em RN (variando entre < 15 mcg/dL – cortisol basal – e valores > 17 mcg/dL após o teste de estimulação do cortisol). Novas terapêuticas no tratamento do choque séptico incluem o uso de milrinona e vasopressina, além do controle estrito da glicemia.

Conclusões

As particularidades da fisiologia do RN determinam uma suscetibilidade maior à sepse em comparação a outras faixas etárias pediátricas. Deve-se tentar diferenciar o diagnóstico específico relacionado aos micro-organismos, a fim de objetivar as investigações laboratoriais e orientar a terapêutica. O tratamento deve ser dirigido de acordo com as informações clínicas e hemodinâmicas associadas à patogênese do choque no período neonatal. Os RN com choque séptico podem se apresentar clinicamente com vasodilatação periférica ou sistêmica e vasoconstrição pulmonar, e o manejo farmacológico deve ser orientado de acordo com essa situação hemodinâmica. O objetivo do tratamento dos RN em situações de choque séptico é primariamente eliminar a causa que determinou o choque. Entretanto, uma terapêutica de suporte com reposição fluídica, utilização de inotrópicos e corticosteroides é necessária até que se consiga uma restauração da perfusão tecidual.

Referências bibliográficas

1. Robinson DT, Kumar P, Cadichon SB. Neonatal sepsis in the emergency department. Clin Pediatr Emerg Med. 2008;9:160-8.
2. Watson RS, Carrillo JA, Linde-Zwirble WT, Clermont G, Lidicket J, Angus DC. The epidemiology of severe sepsis in children in the United States. Am J Respir Crit Care Med. 2003;167(5):695-701.
3. Carcillo JA, Han K, Lin J, Orr R. Goal-directed management of pediatric shock in the emergency department. Clin Pediatr Emerg Med. 2007;8:165-75.
4. Fairchild KD. Predictive monitoring for early detection of sepsis in neonatal ICU patients. Curr Opin Pediatr. 2013;25(2):172-9.
5. Goldstein B, Giroir B; International Consensus Conference on Pediatric Sepsis. International pediatric sepsis consensus conference: definitions for sepsis and organ dysfunction in pediatrics. Pediatr Crit Care Med. 2005;6(1):2-8.
6. de Waal K, Evans N. Hemodynamics in preterm infants with late-onset sepsis. J Pediatr. 2010; 156(6):918-22.

7. American College of Emergency Physicians. Clinical policy for children younger than there years presenting to the emergency department with fever. Ann Emerg Med. 2003;42(4):530-45.
8. Philip AG, Mills PC. Use of C-reactive protein in minimizing antibiotic exposure: experience with infants initially admitted to a well-baby nursery. Pediatrics. 2000;106(1):E4.
9. Van Rossum AM, Wulkan RW, Oudesluys-Murphy AM. Procalcitonin as an early marker of infection in neonates and children. Lancet Infect Dis. 2004;4(10):620-30.
10. Friedlich P, Shin CE, Seri I. Cardiovascular compromise in the surgical neonate. Sem Anesth Periop Med Pain. 2006;25:124-35.
11. Plessis AJ, Johnston MV. Hipoxic-ischemic brain injury in the newborn: celular mechanisms and potential strategies for neuroprotection. Clin Perinatol. 1997;24:627-54.
12. Rivki, MJ. Hipoxic-ischemic brain injury in the term newborn: neuropathology, clinical aspects, and neuroimaging. Clin Perinatol. 1997;24:607-25.
13. LeFlore JL, Engle WD, Rosenfeld CR. Determinants of blood pressure in very low birth weight neonates: lack of effect of antenatal steroids. Early Hum Dev. 2000;59:37-50.
14. Nuntnarumit P, Yang W, Bada-Ellzey HS. Blood pressure measurements in the newborn. Clin Perinatol. 1999;26:981-96.
15. Boode WP. Clinical monitoring of systemic hemodynamics in critically ill newborns. Early Hum Dev. 2010;86(3):137-41.
16. Theorell C. Cardiovascular assessment of the newborn. Newb Infant Nurs Rev. 2002;2:11-27.
17. Evans N. Support of the preterm circulation: keynote address to the Fifth Evidence vs Experience Conference, Chicago, June 2008. J Perinatol. 2009;29(Suppl 2):S50-7.
18. Bidiwala KS, Lorenz JM, Kleinman LI. Renal function correlates of postnatal diuresis in preterm infants. Pediatrics. 1988;82(1):50-8.
19. Osborn DA, Evans N, Kluckow M. Clinical detection of low upper body flow in very premature infants using blood pressure, capillary refill time, and central-peripheral temperature difference. Arch Dis Child Fetal Neonatal Ed. 2004;89(2):F168-73.
20. Weindling M, Paize F. Peripheral haemodynamics in newborns: best practice guidelines. Early Hum Dev. 2010;86(3):159-65.
21. Cresi F, Pelle E, Calabrese R, Costa L, Farinasso D, Silvestro L. Perfusion index variations in clinically and hemodynamically stable preterm newborns in the first week of life. Ital J Pediatr. 2010;36:1-5.
22. de Felice C, Flori ML, Pellegrino M, Toti P, Stanghellini E, Molinu A et al. Predictive value of skin color for illness severity in the high-risk newborn. Pediatr Res. 2002;51(1):100-5.
23. Sahni R. Noninvasive monitoring by photoplethysmography. Clin Perinatol. 2012;39(3):573-83.
24. Kluckow M, Evans N. Low superior vena cava flow and intraventricular haemorrhage in preterm infants. Arch Dis Child Fetal Neonatal Ed. 2000;82(3):F188-94.
25. Deshpande SA, Platt MP. Association between blood lactate and acid-base status and mortality in ventilated babies. Arch Dis Child Fetal Neonatal Ed. 1997;76(1):F15-20.
26. Fauchere JC, Bauschatz AS, Arlettaz R, Zimmermann-Bar U, Bucher HU. Agreement between capillary and arterial lactate in the newborn. Acta Paediatr. 2002;91(1):78-81.
27. Hart J, Vemgal P, Cocks-Drew S, Harrisson C, Anderson C. The relation between inferior vena cava oxygen saturation, superior vena cava flow, fractional oxygen extraction and haemoglobin affinity in sick newborns: a pilot study. Acta Paediatr. 2006;95(1):50-5.

28. de Oliveira CF, de Oliveira DS, Gottschald AF, Moura JD, Costa GA, Ventura AC et al. ACCM/PALS haemodynamic support guidelines for paediatric septic shock: an outcomes comparison with and without monitoring central venous oxygen saturation. Intensive Care Med. 2008;34(6):1065-75.
29. Ceneviva G, Paschall JA, Maffei F, Carcillo JA. Hemodynamic support in fluid-refractory pediatric septic shock. Pediatrics. 1998;102(2):e19.
30. Han YY, Carcillo JA, Dragotta MA, Bills DM, Watson RS, Westerman ME et al. Early reversal of pediatric-neonatal septic shock by community physicians is associated with improved outcome. Pediatrics. 2003;112(4):793-9.
31. Kluckow M, Evans N. Low systemic blood flow and hyperkalemia in preterm infants. J Pediatr. 2001;139(2):227-32.
32. West CR, Groves AM, Williams CE, Harding JE, Skinner JR, Kuschel CA et al. Early low cardiac output is associated with compromised electroencephalographic activity in very preterm infants. Pediatr Res. 2006;59(4 Pt 1):610-5.
33. Osborn DA, Evans N, Kluckow M, Bowen JR, Rieger I. Low superior vena cava flow and effect of inotropes on neurodevelopment to 3 years in preterm infants. Pediatrics. 2007;120(2):372-80.
34. Boode WP. Cardiac output monitoring in newborns. Early Hum Dev. 2010;86(3):143-8.
35. Brierley J, Carcillo JA, Choong K, Cornell T, Decaen A, Deymann A et al. Clinical practice parameters for hemodynamic support of pediatric and neonatal septic shock: 2007 update from the American College of Critical Care Medicine. Crit Care Med. 2009;37(2):666-88.

capítulo 11

Meningite e Encefalite no Recém-Nascido

- Vera Lúcia Jornada Krebs
- Patrícia Prado Durante

Meningite

A meningite é mais frequente no período neonatal do que em qualquer outra faixa etária, associando-se a letalidade elevada e sequelas neurológicas. A doença distribui-se em todos os continentes, com incidência variável de 0,22 a 2,66 casos por mil nascidos vivos, com maior frequência nos países em desenvolvimento.[1] A ocorrência de meningite na sepse neonatal varia de 25% a 30%.

Apesar dos avanços na produção de novos antibióticos e da disponibilidade atual de métodos diagnósticos sofisticados, a incidência de meningite bacteriana neonatal alterou-se muito pouco desde a década de 1970 até o início do século XXI. Entre os fatores responsáveis por esse comportamento, podemos citar o grande número de recém-nascidos pré-termo acometidos, o tempo excessivo transcorrido entre o início da doença e a introdução do tratamento, o tipo de bactéria, a sensibilidade do micro-organismo aos antimicrobianos e a capacidade do antibiótico de atingir o local da infecção.[2,3]

Etiologia

As bactérias mais habitualmente identificadas na meningite neonatal são *Klebsiella* sp., *Enterobacter* sp., *Escherichia coli*, *Proteus mirabilis*, *Pseudomonas aeruginosa*, *Acinetobacter* sp., *Serratia marcescens*, *Streptococcus* do grupo B, *Enterococcus* sp. e *Staphylococcus aureus*. O *Staphylococcus* coagulase negativo é um agente importante de sepse e meningite em recém-nascidos pré-termo de muito baixo peso. O *Citrobacter* sp. é o principal agente etiológico de abscesso cerebral, sendo geralmente relacionado à contaminação hospitalar. A *Listeria monocytogenes*, embora considerada um agente importante de meningite neonatal, tem sido pouco observada em nosso meio.[1,4,5]

Patogênese

Entre os fatores de risco, o baixo peso ao nascimento é o mais significativamente associado à sepse bacteriana e à meningite em neonatos. Em decorrência da maior sobrevida desses pacientes, antes considerados inviáveis, a frequência de meningite entre recém-nascidos de muito baixo peso internados em UTI aumentou nas últimas décadas.

Os recém-nascidos com peso ao nascimento inferior a 2.500 g apresentam risco 3 vezes maior de adquirir meningite quando comparados àqueles cujo peso foi igual ou superior a 2.500 g. Entre neonatos de muito baixo peso ao nascimento (< 1.500 g), o risco é de 10 a 17 vezes maior.[6-8] Além da imaturidade do sistema imunológico, esses pacientes frequentemente apresentam outros fatores de risco para infecção relacionados a doenças maternas ou às condições neonatais, como infecção geniturinária materna, corioamnionite, complicações obstétricas e procedimentos invasivos durante a hospitalização. Em estudo de uma coorte de recém-nascidos admitidos em UTI externa que desenvolveram meningite, os fatores de risco significativamente associados à doença foram prematuridade, ventilação mecânica com intubação traqueal, cateter venoso central e uso prévio de antibióticos.[7,9]

O uso frequente de cefalosporina de terceira geração foi associado a surtos de infecção grave por *Klebsiella* spp. em UTI neonatal. Foi demonstrado que o uso prévio de cefalosporina mais aminoglicosídeo em recém-nascidos é um fator de risco importante para a colonização por *Klebsiella pneumoniae* produtora de β-lactamase de espectro estendido (*K. pneumoniae* produtora de ESBL). Neonatos que receberam esses antibióticos apresentaram a seguir um aumento de 26% da taxa de risco de colonização a cada dia de internação na UTI neonatal. A colonização prévia e o uso de cateter vascular central foram os fatores de risco independentes para a infecção. Os autores do estudo chamaram atenção para o aumento da proporção de recém-nascidos colonizados por *K. pneumoniae* produtora de ESBL com a duração da internação e o uso de antimicrobianos, destacando que, uma vez colonizados, os neonatos expostos a dispositivos invasivos podem ser infectados.[10]

Fatores próprios da bactéria, como antígenos capsulares e outros componentes proteicos, associam-se a maior capacidade de invasão do endotélio microvascular cerebral. Várias proteínas bacterianas apresentam genes determinantes de características que podem facilitar a invasão do endotélio cerebral.[11] O antígeno capsular K_1 está presente em cerca de 80% dos casos de meningite por *Escherichia coli*.[12] Na infecção por *Streptococcus* B, a maioria dos neonatos com meningite apresenta infecção pelas cepas pertencentes ao sorotipo III, que produz β-hemolisinas.[13]

A endotoxina representada pelo lipopolissacarídeo (LPS) das bactérias Gram-negativas ou componentes da parede celular das bactérias Gram-positivas (peptidoglicano, ácido teicoico) desencadeia a cascata inflamatória no sistema nervoso central (SNC). Há estímulo para a produção local de citocinas inflamatórias, particularmente TNF-α, IL-1β e IL-6, cuja ação independente e sinérgica provoca a ativação do endotélio microvascular cerebral e a indução de um conjunto complexo de glicoproteínas adesivas, promovendo aderência dos neutrófilos ao endotélio e diapedese para o líquido cefalorraquidiano (LCR).[14,15] A liberação de ácido araquidônico e seus metabólitos provoca alterações da permeabilidade e lesão da barreira hematoencefálica, com o aparecimento de edema vasogênico e citotóxico. Em resposta à menor reabsorção do LCR nas vilosidades aracnoides, surgem alterações patológicas, como edema cerebral, aumento da pressão intracraniana, alteração do fluxo sanguíneo e lesão neurológica.[14] Há liberação de radicais livres, que provavelmente exercem o papel de mediadores de lesão cerebral. A produção excessiva de radicais livres tem sido associada à patogênese da lesão da substância branca em recém-nascidos prematuros com leucomalácia periventricular.[16]

Fisiopatologia

Na maioria dos recém-nascidos, o comprometimento do SNC ocorre por via hematogênica. A bactéria coloniza e invade a mucosa epitelial, sobrevive na corrente sanguínea e atravessa a barreira hematoencefálica, atingindo o LCR. Esse processo é multifatorial e ainda não totalmente conhecido. Os mecanismos possivelmente envolvidos são a invasão transcelular através do endotélio das células meníngeas e a ruptura das junções intracelulares. A invasão transcelular foi demonstrada na infecção por *Escherichia coli* com antígeno K_1, *Streptococcus* B, *Listeria monocytogenes*, *Citrobacter freundii* e *Streptococcus pneumoniae*.[17,18]

A adesão e a invasão da barreira hematoencefálica requerem uma interação específica do endotélio microvascular cerebral com a bactéria, dependente de condições como a presença de antígeno capsular K_1 da *Escherichia coli*, de outras proteínas bacterianas e de fatores genéticos.[11]

Após a bactéria ter penetrado e se multiplicado no LCR, a endotoxina, representada pelo lipopolissacarídeo (LPS das bactérias Gram-negativas ou componentes da parede celular das bactérias Gram-positivas, como o peptidoglicano e o ácido teicoico), induz a produção local de citocinas inflamatórias, particularmente de fator de necrose tumoral alfa (TNF-α), interleucina-1beta (IL-1β) e interleucina 6 (IL-6). A ação independente e sinérgica dessas citocinas resulta na ativação do endotélio microvascular cerebral e na indução de um conjunto complexo de glicoproteínas adesivas, promovendo aderência dos neutrófilos ao endotélio e diapedese para o LCR. Ocorre ativação da fosfolipase A_2, liberação de fator de ativação plaquetária, de ácido araquidônico e de seus metabólitos (tromboxano, prostaglandinas, leucotrienos), além de radicais livres de oxigênio. Todos esses produtos liberados pelos neutrófilos e pela bactéria são lesivos ao endotélio, provocando a quebra das junções intercelulares da barreira hematoencefálica, edema vasogênico e edema citotóxico.[14]

Entre os mecanismos primários de aumento da pressão intracraniana, sabe-se que a resposta inflamatória compromete a reabsorção de LCR nas vilosidades aracnoides, causando edema intersticial e aumento de volume liquórico. Com a continuidade do processo patológico, a produção local de mediadores vasoativos, especialmente oxigênio e intermediários nitrogenados, resulta na perda de autorregulação cerebrovascular.[17]

A ação conjunta dos mediadores vasoativos, da hipertensão intracraniana e da lesão dos vasos cerebrais, com o aparecimento de vasculite, infarto e trombose, resulta na diminuição do fluxo sanguíneo cerebral. Para tanto, concorrem ainda o comprometimento da autorregulação cerebrovascular e a hipotensão sistêmica. A isquemia parece ser o denominador comum final dessas alterações, causando o comprometimento da liberação de oxigênio e glicose para o cérebro, com o aparecimento de lesões graves.[14]

Quadro clínico

Diferentemente do que acontece com crianças maiores, que frequentemente apresentam sintomas neurológicos, estes ocorrem somente em cerca de 30% dos neonatos com meningite bacteriana. Os achados clínicos iniciais mais frequentes são inespecíficos, confirmando a dificuldade do diagnóstico precoce em recém-nascidos. Esse fato é preocupante, já que a demora no tratamento pode piorar significativamente a morbidade e a mortalidade da doença.

Os sintomas mais frequentes são febre, irritabilidade e letargia ou estupor. Outros achados são recusa alimentar, vômitos, distensão abdominal, icterícia, taquipneia, crises de apneia, diminuição da perfusão periférica e taquicardia. Os sintomas neurológicos incluem convulsões, fontanela abaulada, tremores, hipertonia e nistagmo.

Um estudo em nosso meio mostrou que febre, irritabilidade, convulsão e fontanela abaulada foram significativamente mais frequentes em recém-nascidos com peso $\geq$ 2.500 g, enquanto distensão abdominal, crises de apneia e icterícia predominaram entre os recém-nascidos de baixo peso. Esse comportamento pode ser explicado pela relativa maturidade do SNC dos recém-nascidos com peso inferior a 2.500 g. Como os achados inespecíficos frequentemente ocorrem em várias condições de natureza não infecciosa em recém-nascidos pré-termo, torna-se evidente a dificuldade de detecção precoce da meningite nesses neonatos.[5]

A doença de início precoce, nas primeiras 72 horas de vida, apresenta-se como multissistêmica, com taxa de mortalidade alta, variando de 5% a 50%, geralmente associada a complicações obstétricas ou intraparto. Na doença de aparecimento após o terceiro dia de vida, a mortalidade é menor do que na doença precoce. O *Streptococcus* β-hemolítico do grupo B tem sido relacionado à doença de início precoce (primeiras 72 horas de vida), tardio (72 horas completas a 28 dias de vida) ou muito tardio (a partir de 28 até 89 dias de vida).[1]

A profilaxia materna com penicilina cristalina, iniciada pelo menos 4 horas antes do parto, diminui o risco de infecção neonatal. O exame de LCR deve ser realizado o mais precocemente possível em todos os neonatos com sepse.

Diagnóstico

Como o diagnóstico precoce de meningite é particularmente difícil, em razão da escassez de sinais e sintomas, o conhecimento dos fatores de risco e o alto índice de suspeita clínica são fundamentais. O diagnóstico definitivo baseia-se no exame do LCR, que deve ser sempre realizado no recém-nascido com sepse. Frente ao risco de doença bacteriana grave no neonato com febre sem sinais localizatórios, é recomendada a hospitalização, bem como a coleta de exames para pesquisa de foco infeccioso, incluindo LCR, e a introdução de antibiótico até que se obtenha o resultado dos exames.

Exames complementares

Exame de LCR

Para o diagnóstico de meningite bacteriana, devem ser considerados os seguintes critérios: suspeita clínica de infecção e presença de dois ou mais dos seguintes achados: células > 20 leucócitos/mm^3; predomínio de neutrófilos; proteinorraquia > 100 mg/dL; glicorraquia < 50% da glicemia concomitante; e/ou identificação de bactéria no exame bacterioscópico ou na cultura de LCR.[3,15]

A análise do exame de LCR pode mostrar ampla variação do número de células,[1,7,15] podendo haver dificuldade na interpretação do exame, em decorrência da variação da contagem de células e da baixa positividade das culturas. No recém-nascido pré-termo, a interpretação do exame de LCR é ainda mais difícil, em razão da variação no número de células, na concentração de proteína e na concentração de glicose, conforme a idade gestacional. Em recém-nascidos com peso inferior a 1.500 g, a concentração de glicose e proteína no LCR são relativamente altas, pela maior permeabilidade da barreira hematoencefálica. Como vários fatores podem alterar a concentração sanguínea de glicose no neonato, especialmente a sepse, para interpretar o resultado da glicorraquia é importante determinar a glicemia concomitantemente à coleta de LCR.

O isolamento da bactéria na cultura de LCR é considerado o método mais preciso para o diagnóstico de meningite bacteriana. Entretanto, em cerca de 58% dos casos, a cultura de LCR não mostra crescimento bacteriano. A hemocultura costuma ser positiva em 50% a 80% dos casos.[7] Em estudo realizado em nosso meio,[5] em 87 neonatos com meningite bacteriana, 26,4% apresentavam cultura de LCR positiva com hemocultura negativa. Esses achados comprovam a importância da realização de punção de LCR em todos os casos com diagnóstico clínico de sepse neonatal, mesmo com hemocultura negativa. Pode haver ainda resultado discrepante de culturas de sangue e LCR.[5,7] Nessa situação, é necessário diferenciar o tratamento antimicrobiano para os patógenos do sangue e do LCR.

Para o diagnóstico precoce, devem ser levados em conta os seguintes fatores: a análise isolada da glicorraquia e da proteinorraquia não permite diagnosticar meningite bacteriana com acurácia em neonatos; a meningite neonatal pode ocorrer na ausência de bacteremia; o exame quimiocitológico de LCR pode ser normal ou quase normal, especialmente no início da doença; no recém-nascido pré-termo, o número de células e a concentração de proteína são mais altos, variando de maneira inversamente proporcional à idade gestacional.

Portanto, nenhum valor único no exame do LCR permite excluir confiavelmente a doença em neonatos com suspeita de sepse, sendo necessário aguardar o resultado da cultura, mesmo quando o exame quimiocitológico é normal.

A reação em cadeia da polimerase (PCR), baseada na sequência ribossomal do RNA 16S dos principais patógenos, é uma ferramenta promissora no diagnóstico de sepse e meningite.[1] A dosagem de citocinas no LCR poderia auxiliar no diagnóstico precoce, porém seu custo é elevado.

Exames recomendados para diagnosticar lesões neurológicas estruturais e complicações

a) **Ultrassonografia de crânio (USG):** em todos os casos, no início da doença e semanalmente até o término do tratamento.

b) **Dopplerfluxometria:** nas primeiras 24 a 48 horas da doença nos casos com complicações, para monitorizar o fluxo sanguíneo cerebral e avaliar o grau de hipertensão intracraniana.

c) **Tomografia de crânio:** em neonatos com evolução desfavorável (p. ex., mal convulsivo, febre persistente, coma), com suspeita de complicações e naqueles que mostrarem lesões na USG.

d) **Ressonância nuclear magnética:** indicada na suspeita de complicações (p. ex., isquemia, trombose) e definição de medidas terapêuticas.

e) **Eletroencefalograma (EEG):** deve ser realizado em todos os casos desde o início da doença, para diagnóstico e tratamento das convulsões.

f) **Potencial evocado auditivo:** em todos os casos, nas primeiras 48 horas da doença e durante a sua evolução. A presença de anormalidade no exame nas primeiras 48 horas após o diagnóstico não significa que o neonato apresentará lesão permanente, sendo recomendado repetir o exame durante a evolução da meningite.

As complicações da meningite bacteriana neonatal são frequentes e dependem da rapidez do diagnóstico e do início do tratamento. O objetivo principal é a erradicação da bactéria do LCR o mais rapidamente possível. A presença de cultura de LCR positiva está associada à evolução desfavorável da doença. Nas primeiras semanas da doença, ocorrem complicações agudas, como edema cerebral, hipertensão intracraniana, convulsões, ventriculite, abscesso cerebral, empiema subdural, secreção inapropriada de hormônio antidiurético, infartos isquêmicos e/ou hemorrágicos e diabetes central *insipidus*.[14,19,20]

a) **Ventriculite:** é uma das principais complicações da meningite bacteriana neonatal, relatada em nosso meio em 11% dos casos.[5] Observa-se intenso processo inflamatório no epêndima e presença de bactérias no LCR ventricular, com formação de bridas e projeção de tecido glial para o lúmen ventricular, resultando na obstrução do sistema de drenagem do LCR. Seu diagnóstico deve ser considerado quando não há melhora clínica nos primeiros dias após o início do tratamento, com surgimento de convulsões, coma, estado de consciência alterado, persistência de febre e exame de LCR sem melhora e/ou com cultura positiva. No USG de crânio, observa-se dilatação ventricular, que pode ser assimétrica. O LCR ventricular apresenta mais de 100 células/mm^3, glicose inferior a 50% da glicemia concomitante e proteína superior a 300 mg/dL. A hidrocefalia é uma sequela frequentemente observada nessas crianças.

b) **Abscesso cerebral:** relatado em 15% a 20% dos neonatos com meningite por enterobactérias, podendo ocorrer intensa necrose cerebral. O agente etiológico mais frequente é o *Citrobacter* spp., que pode contaminar o recém-nascido durante o parto ou nos primeiros dias de vida. Diagnosticado geralmente após a terceira semana de doença, pode se manifestar muito tardiamente, até 6 semanas de vida. A dificuldade no diagnóstico deve-se à evolução silenciosa, podendo adquirir grandes dimensões até ser detectado. Na presença de abscessos grandes, encapsulados, com hipertensão intracraniana, está indicada punção, realizada por neurocirurgião.[14]

c) **Outras complicações menos frequentes:** trombose de seio sagital,[19] infarto cerebral, síndrome de secreção inapropriada do hormônio antidiurético[8] e diabetes *insipidus*.[20]

Tratamento

Manutenção da temperatura e da oxigenação adequada, conforme norma de sepse

Os recém-nascidos em estado de mal convulsivo, com necessidade de infusão contínua de anticonvulsivantes por via endovenosa, devem ser intubados e mantidos em ventilação mecânica.

Suporte nutricional e manutenção do equilíbrio hidroeletrolítico

Pelo risco de síndrome de secreção inapropriada de hormônio antidiurético, especialmente no início do tratamento, o volume de infusão hídrica não deverá exceder a necessidade normal de hidratação da criança, devendo ser monitorizados: peso corpóreo, volume urinário e sódio plasmático. O exame de dopplerfluxometria cerebral é importante na avaliação do fluxo sanguíneo cerebral, principalmente no início da doença.

Tratamento das convulsões

- **Fenobarbital:** primeira escolha. Dose de ataque: 20 a 40 mg/kg, por via endovenosa. Dose de manutenção: 3 a 5 mg/kg/dia, por via endovenosa ou oral, 12 horas após o ataque. As crises convulsivas devem ser controladas por meio do EEG, realizado desde o primeiro dia de tratamento.
- **Controle das crises:** as crises devem ser controladas pelo EEG.
- **Difenil-hidantoína:** Ataque: 20 mg/kg, EV. Manutenção: 6 a 8 mg/kg/dia, EV ou oral, de 8 em 8 horas.

  OU
- **Levetiracetam:** Ataque: 20 a 60 mg/kg, EV. Manutenção: 40 a 60 mg/kg/dia, EV ou oral, divididos em 2 ou 3 doses.
- **Midazolan:** preferido no estado de mal convulsivo. Ataque: 0,15 mg/kg, EV, em 5 minutos. Manutenção: 1 a 5 μg/kg/min., EV contínuo.
- Manter nível sérico de fenobarbital em torno de 20 μg/mL.

Antibióticos

A escolha do antimicrobiano deverá considerar a boa penetração na barreira hematoliquórica e a elevada concentração bactericida no liquor.

Na terapêutica empírica inicial, utilizar: associação de ampicilina + cefalosporina de terceira geração. Se houver suspeita forte de *Streptococcus* B, substituir a ampicilina por penicilina cristalina (200.000 a 400.000 U/kg/dia). Após o resultado das culturas, o tratamento deverá ser revisado.

Duração do tratamento

Em razão da frequência elevada de complicações no neonato com meningite bacteriana (ventriculite, abscesso cerebral) e maior risco de recorrência da doença (7% a 21%) em relação às outras idades, é importante manter o tratamento com antibióticos pelo tempo mínimo de 21 dias ou 14 a 21 dias após a negativação das culturas. O exame de LCR deve ser feito antes da suspensão do tratamento em todos os casos. Na presença de complicações, o tratamento deve ser prolongado até a resolução delas.

Tratamento da ventriculite

O tratamento dessa complicação é difícil, pois o LCR se torna um "reservatório bacteriano", inacessível aos antibióticos sistêmicos. A hidrocefalia é frequente nessas crianças. Quando não há resposta satisfatória aos antibióticos, está indicada a derivação ventricular externa para a drenagem de material purulento e controle da hipertensão intracraniana.

Critérios de indicação de derivação ventricular externa: evolução clínica desfavorável (febre persistente, convulsões, persistência de bactéria no LCR), USG de crânio mostrando sinais de ventriculite (p. ex., dilatação ventricular, grumos no interior dos ventrículos, bridas) e exame de LCR ventricular mostrando: células > 100 leucócitos/mm^3; proteinorraquia > 100 mg/dL; glicorraquia < 50% da glicemia concomitante; identificação de bactéria no exame bacterioscópico ou na cultura. A retirada do sistema deve ser feita após pelo menos duas culturas negativas de LCR ventricular, celularidade < 100 células/mm^3 e normalização da glicorraquia.

Controle do tratamento

Após o início do tratamento, deve ser realizado o controle da evolução por meio de exame do LCR. Em razão da gravidade da meningite bacteriana no recém-nascido, preconiza-se a repetição da punção de LCR entre 48 e 72 horas após o início do tratamento e no 21º dia de tratamento, para verificar celularidade, concentração de glicose e proteína e negativação da cultura.

A ausência de melhora do exame do LCR nas primeiras 72 horas ou a presença de bactéria indicam falha terapêutica, persistência da infecção ou o desenvolvimento de complicações, como ventriculite. Esta pode ocorrer especialmente na infecção por bactérias Gram-negativas e mesmo com LCR estéril. Nesses casos ou quando houver piora clínica acentuada nas primeiras 72 horas, considerar a modificação do esquema antibiótico. Após o isolamento da bactéria e antibiograma, o tratamento será dirigido ao agente etiológico específico.

Em casos de dúvida em relação ao resultado do LCR, introduzir antibióticos e repetir o exame 48 horas depois.

A suspensão dos antibióticos somente deve ocorrer após resultado normal do exame de LCR no 21° dia. Se esse exame ainda estiver alterado, o tratamento deve ser mantido por mais 7 dias, repetindo-se a punção.

Prognóstico

A gravidade das lesões do sistema nervoso em desenvolvimento no neonato se traduz pela presença de complicações e sequelas, cuja frequência nessa faixa etária é maior do que em qualquer outra idade.

A mortalidade nos diferentes centros de tratamento varia de 17% a 29%; e a taxa de sequelas nos sobreviventes varia de 15% a 68%. A mortalidade e o prognóstico dependem principalmente da rapidez do diagnóstico e da instituição da terapêutica apropriada. Outros fatores importantes são baixo peso ao nascimento, prematuridade, persistência da bactéria no LCR, presença de convulsões, coma ou complicações.

Em um estudo de seguimento de 10 anos de 55 recém-nascidos a termo que apresentaram meningite bacteriana neonatal, as sequelas foram: atraso do desenvolvimento neuropsicomotor (58%), hidrocefalia (45%), convulsões (34%), deficiência mental (34,6%), alterações visuais (31%), deficiência auditiva (28%), microcefalia (12,7%), atraso da fala (15,4%), tetraplegia (9,1%), hemiparesia (7,3%), diplegia (5,5%), áreas cerebrais isquêmicas (3,6%), hiperatividade (3,6%) e ataxia (1,8%).[21]

Um dos principais fatores agravantes do prognóstico da meningite neonatal é a persistência de bactéria no LCR. É provável que a presença da bactéria ou de seus produtos no LCR esteja relacionada à manutenção da cascata de eventos inflamatórios que provocam lesão do sistema nervoso. Krebs e colaboradores,[21] entre 55 crianças que apresentaram meningite neonatal, acompanhadas durante o tempo médio de 10 anos, observaram frequência significativamente maior de sequelas neurológicas em neonatos que apresentaram cultura de LCR positiva.

Encefalite

No período neonatal, as principais causas de encefalite são as doenças infecciosas, principalmente as virais. No recém-nascido, sua apresentação clínica é semelhante à da meningite, sendo muito utilizado o termo meningoencefalite. Nessa faixa etária, em razão da imaturidade do SNC, a sintomatologia é inespecífica, o que dificulta o diagnóstico.

Etiologia

No período neonatal, as encefalites comumente se apresentam como meningoencefalites e estão, em sua maioria, relacionadas a infecções congênitas ou adquiridas durante ou após o parto. Os agentes mais frequentemente encontrados são vírus: herpes simples, citomegalovírus, rubéola e vírus da imunodeficiência humana (HIV). Dentre as bactérias, destacam-se o *Treponema pallidum*, o *Mycoplasma pneumoniae*, a *Listeria monocytogenes* e o *Mycobacterium tuberculosis* e, dentre os parasitas, o *Toxoplasma gondii*.[22]

Patogênese

O acometimento do SNC e de suas membranas pode ocorrer em diferentes tipos de infecção neonatal, com efeitos devastadores na estrutura e na função do órgão. Pode ocorrer durante o desenvolvimento fetal, no período periparto ou nos primeiros dias ou semanas de vida. A maioria das infecções estão incluídas na síndrome TORCHS (toxoplasmose, rubéola, citomegalia, herpes, HIV, sífilis), além de enterovírus e varicela. Outras formas de infecção pelos micro-organismos são: picada de insetos, via fecal-oral, contato direto ou por aerossol. No recém-nascido, o agente atinge o SNC principalmente por via hematogênica. Podem ocorrer dois tipos de alterações: lesão inflamatória (destruição tecidual) e transtornos de desenvolvimento (efeito teratogênico). Ambos ocorrem conjuntamente, sendo difícil sua distinção, já que o processo inflamatório causa comprometimento do tecido cerebral, com perda dele e alteração do desenvolvimento neurológico.[22]

A infecção precoce pode causar graves anormalidades no cérebro fetal. Há dois mecanismos de comprometimento cerebral:[23,24]

a) Viremia e invasão direta do tecido cerebral (via hematogênica) ou contaminação por contiguidade nervosa, como na infecção pelos vírus da raiva e da família herpes-vírus.

b) Encefalite pós-infecciosa ou pós-vacinal pelo desencadeamento de uma resposta autoimune, com comprometimento do parênquima cerebral. A encefalite pós-infecciosa comumente está associada ao sarampo, caxumba, rubéola, varicela-zóster, Epstein-Barr, citomegalovírus, herpes simples, hepatite A, *influenza* e enterovírus.

Após invadir a barreira hematoencefálica, o agente penetra na célula nervosa, provocando congestão perivascular, hemorragia e resposta inflamatória difusa com maior acometimento da substância cinzenta. Alguns vírus apresentam tropismo por determinadas regiões do cérebro, em razão da presença de receptores na membrana celular dos neurônios, causando lesões focais (p. ex., lesão pelo herpes-vírus simples em lobo temporal inferior e medial).

Os achados clássicos de encefalite viral incluem infiltração mononuclear perivascular, destruição neuronal, apoptose, congestão meníngea, necrose tecidual perivascular com lesão da mielina, disruptura neuronal em vários estágios, proliferação endotelial e nódulos microgliais, com maior acometimento da substância cinzenta. A gravidade e a extensão das lesões variam de acordo com o agente causal e a reação do hospedeiro.

Enquanto a encefalite viral afeta predominantemente a substância cinzenta, a substância branca é mais acometida na encefalite pós-infecciosa. Nessa condição, há acentuado grau de desmielinização, com preservação dos neurônios e axônios.

Quadro clínico

Os achados clínicos da encefalite variam de acordo com a gravidade do acometimento e sua localização anatômica no SNC, virulência do agente etiológico, resposta imunológica e mecanismos de defesa do hospedeiro. Diferentemente de crianças e adultos, nos quais ocorre a clássica tétrade clínica da encefalite (cefaleia, febre, vômitos e déficit neurológico), em neonatos os sintomas frequentemente são inespecíficos (febre, apneia, má aceitação alimentar, diminuição da perfusão periférica), podendo haver sintomas neurológicos (convulsão, irritabilidade, letargia). Kimberlin e colaboradores, em uma série de 63 neonatos com vírus herpes simples e comprometimento do SNC, observaram lesões cutâneas (63%), convulsões (57%), letargia (49%) e febre (44%). No período neonatal, o risco de evoluir com doença disseminada é maior em relação às crianças maiores e adultos, podendo ocorrer complicações como síndrome convulsiva, edema cerebral, secreção inapropriada do hormônio antidiurético, falência cardiorrespiratória e coagulação intravascular disseminada.[25]

Diagnóstico

O diagnóstico precoce de encefalite é difícil, em razão da escassez de sinais e sintomas, sendo fundamental o conhecimento dos fatores de risco, associado a um alto índice de suspeita clínica. A sintomatologia no neonato é inespecífica, ao contrário do que ocorre com crianças maiores, que frequentemente apresentam sintomas neurológicos. Podem ser observados febre, diminuição da aceitação alimentar, irritabilidade, letargia, estupor, diminuição da perfusão periférica, vômitos, distensão abdominal, icterícia, taquipneia, apneia, taquicardia ou sintomas neurológicos (convulsões, fontanela abaulada, tremores, hipertonia e nistagmo).

No exame de LCR, observam-se pleocitose, aumento da proteinorraquia e diminuição da glicorraquia. Podem ocorrer alterações no EEG e em exames de imagem do SNC.

É importante a avaliação diagnóstica minuciosa no paciente com suspeita de encefalite. A identificação de uma causa específica determina o prognóstico, permite a descontinuidade de um agente antimicrobiano desnecessário e é útil para determinar a necessidade de profilaxia para contactantes e de intervenção em saúde pública.

Existem mais de 100 patógenos que podem causar encefalite infecciosa, havendo dificuldade na identificação dos agentes causais com os testes disponíveis atualmente. A identificação viral baseia-se em testes laboratoriais que identificam anticorpos IgG e IgM, cultura viral, identificação de agentes em amostras de tecido por microscopia eletrônica ou coloração de antígeno, características histológicas, inclusões, ou reação em cadeia de polimerase (PCR). Novas tecnologias de diagnóstico molecular têm mostrado melhores resultados na identificação de patógenos antes não diagnosticados pelos métodos então existentes: PCR Multiplex (permite a avaliação simultânea de 30 a 60 agentes), DNA microarray (permite a avaliação simultânea de milhares de agentes) e pirossequência imparcial de alto rendimento. Com essas técnicas, tem sido possível criar bancos de dados genéticos cada vez mais sofisticados, os quais permitem a diferenciação entre as sequências do hospedeiro e dos agentes etiológicos.[26-28]

Os exames subsidiários são de suma importância para auxiliar no diagnóstico:[29-32]

a) **Hemograma:** pode sugerir infecção bacteriana, viral ou decorrente de parasitas. Mostra associação com anemia, leucopenia/leucocitose e plaquetopenia, o que pode auxiliar no diagnóstico diferencial.

b) **Detecção de anticorpos específicos IgM:** em amostras de LCR, culturas (de valor limitado na determinação das causas de encefalite viral, porém muito importantes no diagnóstico de infecções bacterianas e fúngicas).

c) **Exame quimiocitológico do LCR:** nas encefalites virais, apresenta-se habitualmente com células entre 50 e 200 (pode variar entre 0 e > 1.000), predomínio de linfócitos (inicialmente podem existir polimorfonucleares), proteína normal ou elevada e glicorraquia normal.

d) **PCR no LCR:** melhora o diagnóstico de infecções do SNC, especialmente infecções virais causadas pelos vírus do herpes (HVS1, HVS2, varicela, CMV, EBV, HV6, HV7), enterovírus, adenovírus, *influenza*, toxoplasmose e citomegalovírus.

e) **EEG:** é um marcador precoce e sensível de disfunção cerebral, porém pouco específico. Geralmente se observam ondas lentas de localização focal ou difusa. Durante a fase aguda, pode existir uma dissociação clínica/EEG.

f) **Exames de neuroimagem:** devem ser realizados em todos os pacientes com suspeita de encefalite. O resultado pode ser normal ou demonstrar edema cerebral, inflamação do córtex cerebral, substância branca e cinzenta, tálamo e gânglios da base. A tomografia de crânio (TC), com ou sem contraste, é útil na avaliação inicial para identificar anormalidades como tumor ou abscesso. Não substitui a ressonância magnética em detectar alterações sutis associadas à encefalite. A ressonância neuromagnética (RNM) do cérebro deve ser realizada em todos os pacientes, sendo mais sensível do que a TC. A tomografia computadorizada com emissão de fóton único (SPECT) é mais sensível que a TC. O estudo do fluxo sanguíneo cerebral é um marcador sensível de perda neuronal. É considerado um método sensível para a detecção de lesões cerebrais causadas por infecções virais. Reservado para os casos em que a RNM é normal.

Tratamento

Na maioria dos casos de encefalite, não há tratamento específico. A identificação do agente etiológico é importante para prognóstico, potencial profilaxia, orientação de pacientes e familiares e intervenções de saúde pública.[33]

Quando há suspeita de encefalite, a terapêutica de suporte é fundamental. O paciente deve ser mantido em unidade de tratamento intensivo, com suporte cardiorrespiratório, controle hidroeletrolítico, de glicose, acidobásico e de crises convulsivas (com anticonvulsivantes).

O tratamento das convulsões segue o recomendado para a meningite neonatal. O tratamento empírico inicial para meningite bacteriana deve ser iniciado se houver suspeita clínica de infecção bacteriana, até a identificação do agente causal. Na escolha do antimicrobiano, deve-se considerar a boa penetração na barreira hematoliquórica e a elevada concentração bactericida no liquor. Utiliza-se a associação de ampicilina e cefalosporina de terceira geração. O tratamento empírico leva em consideração as informações clínicas e epidemiológicas.[33]

11

capítulo

O uso de antivirais é indicado quando houver suspeita de infecção do SNC pelo vírus herpes simples, pois se trata de uma infecção devastadora, cuja maioria dos sobreviventes evolui com déficit neurológico, mesmo após o tratamento apropriado. O aciclovir deve ser mantido caso haja confirmação da infecção pelo vírus herpes simples por PCR ou a infecção seja provável. O tratamento é continuado por 21 dias.[34] Os tratamentos específicos das outras causas de encefalite seguem os recomendados nos capítulos específicos.

Referências bibliográficas

1 Nizet V, Klein JO. Bacterial sepsis and meningitis. In: Wilson CB, Nizet V, Maldonado YA, Remington JS, Klein JO, editors. Remington and Klein's infectious diseases of the fetus and newborn infant. 8th ed. Philadelphia: Elsevier Saunders; 2016. p. 217-71.

2. Nel E. Neonatal meningitis: mortality, cerebrospinal fluid, and microbiological findings. J Trop Pediatr. 2000;46:237-9.

3. Overall Jr JC. Neonatal bacterial meningitis: analysis of predisposing factors and outcome compared with matched control subjects. J Pediatr. 1970;76:499-511.

4. Krebs VLJ. Meningite bacteriana neonatal. In. Carvalho WB, Diniz EMA, Ceccon MEJR, Krebs VLJ, Vaz FAC, editores. Neonatologia. 2. ed. São Paulo: Manole; 2018.

5. Krebs VLJ, Costa GAM. Clinical outcome of neonatal bacterial meningitis according to birth-weight. Arq Neuropsiquiatr. 2007;65(4-B):1149-53.

6. Krebs VLJ, Costa GAM. Clinical outcome of neonatal bacterial meningitis according to birth-weight. Arq Neuropsiquiatr. 2007;65(4-B):1149-53.

7. Garges PH, Moody MA, Cotton CM, Smith B, Tiffany KF, Lenfestey R et al. Neonatal meningitis: what is the correlation among cerebrospinal fluid cultures, blood cultures, and cerebrospinal fluid parameters? Pediatrics. 2006;117:1094-00.

8. Doctor BA, Newman N, Minich NM, Taylor HG, Fanaroff AA, Hack M. Clinical outcomes of neonatal meningitis in very-low-birth-weight infants. Clin Pediatr. 2001;40:473-80.

9. Krebs VLJ, Taricco LD. Fatores de risco para meningite bacteriana no recém-nascido. Arq Neuropsiquiatr. 2004;62(3-A):630-4.

10. Pessoa-Silva CL, Meurer Moreira B, Câmara Almeida V, Flannery B, Almeida Lins MC, Mello Sampaio JL et al. Extended-spectrum beta-lactamase-producing Klebsiella pneumoniae in a neonatal intensive care unit: risk factors for infection and colonization. J Hosp Infect. 2003;53(3):198-206.

11. Prasadarao NV, Wass CA, Stins MF, Kim KS. Outer membrane protein A-promoted actin condensation of brain microvascular endothelial cells is required for Escherichia coli invasion. Infect Immun. 1999;67:5775-83.

12. McCracken Jr GH, Mustafa MM, Ramilo O, Olsen KD, Risser RC. Cerebrospinal fluid interleukin-1 beta and tumor necrosis factor concentrations and outcome from neonatal Gram-negative enteric bacillary meningitis. Pediatr Infect Dis J. 1989;8:155-9.

13. Ling EWY, Noya FJD, Ricard G, Beharry K, Mills EL, Aranda JB. Biochemical mediators of meningeal inflammatory response to group B Streptococcus in the newborn piglet model. Pediatr Res. 1995;38:981-7.

14. Volpe JJ. Bacterial and fungal intracranial infections. In: Volpe JJ, editor. Neurology of the newborn. 64th ed. Elsevier; 2017.

15. Krebs VLJ, Okay T, Okay Y, Vaz FAC. Tumor necrosis factor-α, interleukin-1β (and interleukin-6) in the cerebrospinal fluid of newborn with meningitis. Arq Neuropsiquiatr. 2005;63(1):7-13.

16. Inder T, Mocatta T, Darlaw B, Spencer C, Sentilmoban R, Winterbourn CC et al. Markers of oxidative injury in the cerebrospinal fluid of a premature infant with meningitis and periventricular leukomalacia. J Pediatr. 2002;145:617-21.
17. Quagliarello VJ, Scheld WM. New perspectives on bacterial meningitis. Clin Infect Dis. 1993;17:603-10.
18. Huang S, Stins MF, Kim KS. Bacterial penetration across the blood-brain barrier during the development of neonatal meningitis. Microbes infect. 2000;1237-44.
19. Krebs VLJ, Chieffi LN, Ceccon MEJR, Diniz EMA, Feferbaum R, Takeuchi CA et al. Meningite neonatal por Streptococcus pyogenes e trombose de seio sagital. Arq Neuropsiquiatr. 1998a;56:829-32.
20. Krebs VLJ, Damiani D, Diniz EMA, Ceccon MEJR, Yoshimoto C, Aguiar IF et al. Central diabetes insipidus as a complication of neonatal pathology: report of three cases. Acta Paediatr Jpn. 1998b;40:146-9.
21. Krebs VLJ, Diniz EMA, Vaz FAC, Marques-Dias MJ, Takiguti C, Ramos JLA. Meningite bacteriana neonatal: estudo prospectivo da evolução a longo prazo de 55 crianças. Arq Neuropsiquiatr. 1996;54:75-81.
22. Volpe JJ. Viral, protozoan, and related intracranial infections. In: Volpe JJ. Neurology of the newborn. 5th ed. Philadelphia: Saunders Elsevier; 2008. p. 851-915.
23. Bronstein DE, Shields WD, Glaser CA. Encephalitis and meningoencephalitis. In: Cherry JD, Harrison GJ, Kaplan SL et al., editors. Feigin and Cherry's textbook of pediatric infectious diseases. 7th ed. Philadelphia: Elsevier Saunders; 2014. p. 492.
24. Glaser C, Long SS. Encephalitis. In: Long SS, Pickering LK, Prober CG, editors. Principles and practice of pediatric infectious diseases. 4th ed. Edinburgh: Elsevier Saunders; 2012. p. 297.
25. Kimberlin DW, Lin CY, Jacobs RF, Powell DA, Frenkel LM, Gruber WC et al.; National Institute of Allergy and Infectious Diseases Collaborative Antiviral Study Group. Natural history of neonatal herpes simplex virus infections in the acyclovir era. Pediatrics. 2001 Aug;108(2):223-9.
26. Lipkin WI. Microbe hunting in the 21st century. Proc Natl Acad Sci USA. 2009;106(1):6-7.
27. Lipkin WI. Pathogen discovery. PLoS Pathog. 2008;4(4):e1000002.
28. Michael RW, Kenneth LT. Issues and updates in emerging neurologic viral infections. Semin Neurol. 2011;31(3):245-53.
29. Kolski H, Ford-Jones EL, Richardson S et al. Etiology of acute childhood encephalitis at The Hospital for Sick Children, Toronto, 1994-1995. Clin Infect Dis. 1998;26:398.
30. Fowler A, Stödberg T, Eriksson M, Wickström R. Childhood encephalitis in Sweden: etiology, clinical presentation and outcome. Eur J Paediatr Neurol. 2008;12:484.
31. Beattie GC, Glaser CA, Sheriff H et al. Encephalitis with thalamic and basal ganglia abnormalities: etiologies, neuroimaging, and potential role of respiratory viruses. Clin Infect Dis. 2013;56:825.
32. Naoki K, Madoka K, Akihiro U, Yoshiki N, Tatsuro M. An update on diagnostic imaging studies for viral encephalitis. Future Virology. 2012;7(9):901-9.
33. Tunkel AR, Glaser CA, Bloch KC, Sejvar JJ, Marra CM, Roos KL et al. The management of encephalitis: clinical practice guideline by the Infectious Diseases Society of America. Clin Inf Dis 2008;47:303-27.
34. American Academy of Pediatrics. Herpes simplex. In: Pickering LK, editor. Red book: 2012 report of the Committee on Infectious Diseases. 29th ed. Elk Grove Village, IL: American Academy of Pediatrics; 2012. p. 398.

capítulo 12

Enterocolite Necrosante

- Marina Santos Peres
- Nicole Lee Udsen Luis
- Uenis Tannuri

Introdução

A enterocolite necrosante (ECN) constitui a principal emergência gastrointestinal em unidades de terapia intensiva neonatal (UTIN) em todo o mundo.[1]

Foi inicialmente descrita entre as décadas de 1940 e 1950;[2] desde então, apesar das inúmeras pesquisas realizadas para o esclarecimento da doença, a fisiopatologia da ECN permanece ainda não completamente esclarecida. Atualmente, é responsável por altas taxas de mortalidade e morbidade neonatal, resultando em um alto custo em saúde e grande transtorno emocional às famílias.

Epidemiologia

A incidência da ECN é inversamente proporcional à idade gestacional e ao peso de nascimento, acometendo em média de 6% a 10% dos recém-nascidos prematuros abaixo de 1.500 g.[3]

Em recém-nascidos a termo, a incidência é de 0,5 por mil nascidos vivos.[4] Nestes, está tipicamente associada a outros fatores de risco, como alteração da perfusão mesentérica em cardiopatias congênitas, asfixia perinatal,[5] restrição de crescimento intrauterino, síndrome da enterocolite por proteínas alimentares (PFIES), anomalias congênitas do intestino (p. ex., doença de Hirschsprung) e obstrução intestinal (volvo, intussuscepção, íleo meconial decorrente de fibrose cística), em que se observam sinais e sintomas compatíveis com ECN, porém com mecanismos de ação diferentes.[6]

Outra entidade que pode elevar as estatísticas de ECN, mas com fisiopatologia distinta, é a perfuração intestinal espontânea, caracterizada por perfuração isolada no íleo terminal, sem sinais de isquemia ou necrose. Além disso, a perfuração intestinal espontânea se apresenta nas 2 primeiras semanas de vida, antes da alimentação enteral, diferentemente da ECN.[6,7]

Não há diferença de prevalência entre o gênero masculino ou feminino, porém se observou maior mortalidade no gênero masculino. Dados também sugerem, quanto à etnia, que negros e hispânicos têm maior risco para o desenvolvimento de ECN e maior mortalidade, fato que pode estar relacionado às condições socioeconômicas e comorbidades na gestação.[8,9]

Nos últimos anos, tanto a incidência quanto os desfechos de ECN permanecem preocupantes. A taxa de mortalidade se mantém entre 15% e 30%, sendo superior a 50% nos recém-nascidos com peso entre 501 e 750 gramas e que necessitam de cirurgia.[10] Além disso, estima-se um aumento de 20 dias de hospitalização em recém-nascidos sem necessidade de abordagem cirúrgica e de 60 dias nos pacientes que necessitaram de abordagem cirúrgica.[57]

Fisiopatologia (Figura 12.1)

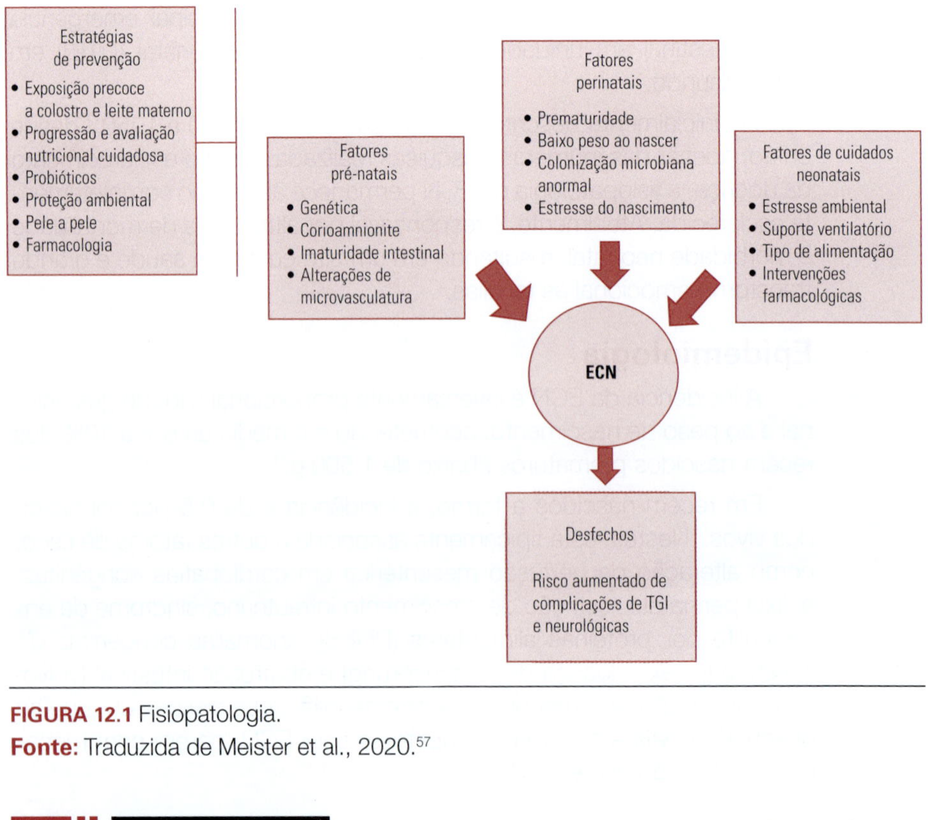

FIGURA 12.1 Fisiopatologia.
Fonte: Traduzida de Meister et al., 2020.[57]

A fisiopatologia da ECN é complexa e multifatorial. Embora seu exato mecanismo ainda seja desconhecido, sabe-se que alguns fatores estão envolvidos em sua patogênese, incluindo: prematuridade/imaturidade intestinal, baixo peso ao nascer, corioamnionite materna, ventilação mecânica, medicações, predisposição genética, microbioma intestinal, alimentação enteral, isquemia intestinal e colonização bacteriana.[11,57]

Prematuridade (imaturidade intestinal)

Corresponde ao principal fator de risco. Recém-nascidos prematuros são suscetíveis em decorrência da imaturidade do sistema de defesa, incluindo: imaturidade da digestão (redução na produção de suco gástrico e enzimas digestivas) e motilidade intestinal (peristalse desorganizada), imaturidade da função de barreira intestinal (redução na produção de muco protetor e de IgA) e da regulação da imunidade intestinal. Em tratos gastrointestinais maduros, a acidose gástrica e as enzimas digestivas eliminam a maior parte dos antígenos e bactérias ingeridas, o IgA se adere aos antígenos e o muco reduz a aderência dos patógenos à parede intestinal, ambos reduzem o risco de penetração e, finalmente, o peristaltismo previne estase bacteriana e auxilia na eliminação dos complexos antígeno-anticorpo.[57]

Imunidade intestinal

O sistema imune adaptativo desempenha importante função na regulação do sistema imune inato; entretanto, ao nascimento o sistema imune adaptativo ainda está imaturo.[12] A transferência materna de imunoglobulina (IgG) – durante a gestação e após o nascimento, por meio do aleitamento materno – contribui para a proteção do recém-nascido até o desenvolvimento do seu sistema imunológico.

Em recém-nascidos prematuros, há um prejuízo na transferência placentária de IgG. Se, associado a isso, esses bebês não receberem leite materno, o déficit de IgG torna-se ainda maior, deixando-os mais suscetíveis a doenças inflamatórias, como a ECN.[13]

Outro fator importante na patogênese da ECN é a desregulação na resposta inflamatória aos estímulos ambientais.[14] A inflamação é uma resposta natural do hospedeiro contra potenciais patógenos, necessária para a sobrevivência do indivíduo. Entretanto, se a resposta inflamatória for exacerbada, pode resultar em maior dano aos tecidos.

No tecido afetado por ECN, observam-se edema de mucosa, necrose de coagulação e hemorragia. Essas características decorrem da resposta inflamatória exagerada, que pode ser desencadeada por fatores ambientais, como alimentação enteral com fórmula e hipóxia, ou da sinalização excessiva em resposta à colonização bacteriana normal ou a bactérias patogênicas.[15]

De maneira geral, a lesão tecidual desencadeia uma resposta inflamatória local que resulta na liberação de oxidantes e proteases derivados de neutrófilos, danificando a barreira intestinal, que dessa maneira se torna vulnerável à penetração de patógenos oportunistas, perpetuando a inflamação e a lesão tecidual, podendo haver dano irreversível.[16] Uma vez que a integridade epitelial é perdida, os patógenos podem alcançar o sistema circulatório e resultar em resposta inflamatória sistêmica.[17]

Os mediadores inflamatórios envolvidos na patogênese da ECN incluem: fator de ativação plaquetária (PAF), fator de necrose tumoral alfa e interleucinas (IL-1, IL-6, IL-8, IL-10, IL-12 e IL-18). Também têm papel importante a ativação e a sinalização do receptor *toll-like* 4 (TLR-4), um receptor expresso por enterócitos, modulado a lipopolissacarídeo (LPS),[18,19] uma endotoxina bacteriana.

Nas últimas décadas, vários estudos investigaram as diferenças entre a expressão de TLR-4 no trato gastrointestinal. Estudos realizados com camundongos e com humanos indicam que existem níveis mais elevados de TLR-4 em prematuros, quando comparados aos controles a termo. Além disso, em prematuros que desenvolveram ECN, a expressão de TLR-4 foi maior do que naqueles que não tiveram a doença.[20-22]

Quando o TLR-4 se liga ao LPS, ocorre a ativação da transcrição do fator nuclear Kappa Beta (NF-κβ), que por sua vez libera citocinas pró-inflamatórias e desencadeia uma resposta inflamatória maciça.[23,24]

A ativação de TLR-4 também demonstrou reduzir a enzima óxido nítrico sintase (eNOS) no endotélio intestinal, causando diminuição do fluxo sanguíneo e isquemia, o que contribui ainda mais para o desenvolvimento da ECN.[25]

Uma vez ativado, o TLR-4 induz a apoptose dos enterócitos, reduz a sua proliferação e migração e o reparo da mucosa.[26] Esses eventos provocam ruptura da mucosa e translocação bacteriana, resultando na clássica sepse, observada na ECN.[27]

Com o objetivo de elucidar o mecanismo molecular determinante da alta expressão de TLR-4 em bebês prematuros, um estudo realizado por Soliman e colaboradores sugeriram que o fator ativador de plaquetas também é responsável pela superexpressão de TLR-4 no intestino prematuro.[28]

Microbioma intestinal

O microbioma humano desempenha um papel importante em muitas funções do organismo, incluindo metabolismo, nutrição e sistema imunológico. Começa a se desenvolver antes mesmo do nascimento, no período intrauterino, e continua a evoluir ao longo da vida, mantendo a homeostase do indivíduo.[29]

O microbioma é fundamental na saúde intestinal, atuando por meio da regulação de genes envolvidos nas funções de barreira, digestão e angiogênese.[30]

O intestino, como grande órgão imune, deve ter um equilíbrio na proteção contra patógenos enquanto serve como hospedeiro para bactérias comensais.[11] Esse paradigma se torna ainda mais relevante na patogênese da ECN, em que se observa uma alteração na composição e na homeostase do microbioma intestinal, em associação a inflamação exacerbada.

Recém-nascidos prematuros têm menor diversidade e quantidade de bactérias comensais, como *Bifidobacterium* spp. e *Lactobacillus* spp. (que atuam na proteção e no equilíbrio intestinal), quando comparados a recém-nascidos a termo.[31]

Fatores associados a essa alteração incluem exposição precoce a antibioticoterapia de amplo espectro, atraso na alimentação enteral e uso de fórmula infantil.[57]

Esse desequilíbrio pode favorecer a proliferação bacteriana, a invasão de outras bactérias não patogênicas e a redução de atividade anti-inflamatória e defesa da mucosa.

Estudos comparando a flora intestinal de recém-nascidos prematuros sem ECN e de recém-nascidos prematuros com ECN demonstraram que pacientes com ECN têm menor diversidade bacteriana e predomínio de proteobactérias.[32]

Estudos longitudinais de colonização bacteriana também observaram mudanças específicas nos microbiomas de recém-nascidos, antes do desenvolvimento de ECN (incluindo a proliferação de *Gammaproteobacterias*).[33]

Estudos *in vitro* sugerem que estímulos patogênicos, provenientes de *Gammaproteobacterias*, como *Salmonella* sp. e *Escherichia coli*, podem desencadear uma resposta inflamatória exacerbada no intestino imaturo.[14,34]

Esses achados apoiam o papel da disbiose microbiana como importante contribuidora na patogênese da ECN.[35]

O desenvolvimento de ECN tem sido associado ao uso de antibióticos e antiácidos, que provocam alteração no microbioma intestinal.[36,37] Nesse contexto, recém-nascidos prematuros são especialmente suscetíveis à disbiose, em decorrência da maior exposição a essas medicações. Vários estudos mostraram uma associação entre antibioticoterapia prolongada e risco aumentado de ECN.[38-40]

Alimentação

A maioria dos casos de ECN ocorre após o início da alimentação enteral.

Recém-nascidos prematuros demandam grande oferta calórica para atender às necessidades metabólicas nutricionais. As fórmulas enterais utilizadas para essa finalidade são frequentemente hiperosmolares e podem causar dano à mucosa do intestino imaturo, contribuindo para o desenvolvimento de ECN.[41] Evidências sugerem que o leite humano atua como fator protetor, associado à padronização no manejo da dieta, reduzindo a incidência de ECN.[42] Seus benefícios são atribuídos à presença de substâncias bioativas, com propriedades bactericidas e imunomoduladoras, e foi demonstrado um risco 6 a 10 vezes maior de desenvolver ECN nos prematuros que não recebem leite materno.[63]

O colostro, produzido nos primeiros dias de vida, tem maior concentração de proteínas e componentes imunoativos quando comparado ao leite maduro.[43] Estudos demonstraram que pode ser administrado com segurança para recém-nascidos prematuros nos primeiros dias de vida. Os resultados observados em *trials* de controle randomizados foram: melhor ganho de peso com 36 semanas de idade gestacional corrigida,[44] menor tempo de hospitalização, menor sepse clínica e redução nas citocinas pró-inflamatórias, quando comparados a recém-nascidos que não receberam colostro.[45]

Dessa maneira, a alimentação com leite humano e práticas adequadas de alimentação são alguns dos poucos fatores modificáveis que podem atuar na prevenção da ECN.

Isquemia

Desde os primeiros relatos de ECN, atribuiu-se à patogênese da doença a ocorrência de eventos perinatais hipóxico-isquêmicos, causando hipoperfusão esplâncnica e lesão intestinal.[49]

Entretanto, estudos epidemiológicos subsequentes identificaram que a maioria dos casos de ECN não estavam associados à hipoperfusão intestinal. Outros estudos em modelos animais mostraram que a hipóxia intestinal induzida, de maneira isolada, não era suficiente para causar ECN.

Atualmente, acredita-se que a ECN resulta da translocação bacteriana através de uma barreira intestinal frágil, em associação com prejuízo da imunidade intestinal, provocando resposta inflamatória exagerada e lesão na mucosa intestinal.[50,51] Em casos graves, esse processo multifatorial culmina em comprometimento vascular e necrose isquêmica associada.[52]

Algumas condições, como cardiopatia congênita, asfixia neonatal, pré-eclâmpsia e insuficiência placentária, anemia e transfusões sanguíneas, predispõem o intestino para isquemia e atuam como fator de risco para ECN.

O íleo distal e o cólon proximal são os locais mais acometidos pela ECN, locais de perfusão das artérias mesentéricas superior e inferior.[52]

Estudos sugerem que a inflamação pode resultar em vasoconstrição secundária, o que piora a isquemia intestinal. A ativação endotelial de TLR-4, como já descrito, diminui a expressão da enzima eNOS, reduzindo dessa maneira a produção de óxido nítrico, um vasodilatador importante para a manutenção da perfusão na microcirculação intestinal.[53] A ECN também está associada ao aumento da expressão e da resposta à endotelina-A (ET-A) no íleo, um vasoconstrictor endógeno.[54]

Alterações no desenvolvimento da microvasculatura intestinal também têm papel significativo no desenvolvimento de ECN. No terceiro trimestre da gestação, há um intenso desenvolvimento da microvasculatura do intestino, assim como de outros órgãos. Os fatores de crescimento vascular, especialmente VEGF-A/VEGFR2, são importantes na angiogênese da microvasculatura da mucosa intestinal durante o desenvolvimento perinatal. A expressão de VEGF é regulada pelo fator induzível por hipóxia-1 (HIF-1).[55] No período intrauterino, o regime de hipóxia fisiológica ativa HIF-1 e VEGF. Após o nascimento, ocorre o aumento dos níveis de oxigênio, resultado em redução da expressão de HIF-1.[56]

Dessa maneira, no nascimento prematuro, a redução da sinalização mediada por HIF-1 diminui a produção de VEGF durante o período crítico do desenvolvimento da microvasculatura intestinal.

A microvasculatura intestinal subdesenvolvida, por sua vez, não está preparada para atender à demanda metabólica do estresse pós-natal, como alimentação enteral e colonização bacteriana, o que favorece a isquemia e a necrose, predispondo esses recém-nascidos à ECN.[52]

Apresentação clínica

O início dos sintomas geralmente ocorre na segunda semana de vida, após a introdução da alimentação enteral.

A apresentação inicial inclui grande variedade de sinais e sintomas, como intolerância alimentar, aumento de resíduos gástricos, vômitos, hematoquezia, distensão abdominal e dor abdominal. Além de sintomas gastrointestinais inespecíficos, pode-se observar letargia, apneia, bradicardia e alterações de temperatura, podendo evoluir para insuficiência respiratória e choque. Casos mais graves causam perfuração intestinal, resposta inflamatória sistêmica, disfunção de múltiplos órgãos e sistemas e óbito.

Diagnóstico

Achados laboratoriais, também inespecíficos, incluem neutropenia, trombocitopenia, acidose metabólica, hipoglicemia ou hiperglicemia e alterações hidroeletrolíticas.

Frente à suspeita clínica, deve-se iniciar tratamento imediatamente e realizar a investigação diagnóstica. Exames laboratoriais devem incluir triagem para sepse, com hemograma, PCR e hemocultura. O hemograma também oferece a possibilidade de detecção de trombocitopenia, frequente em ECN. Além disso, gasometria (para identificação de acidose metabólica), eletrólitos e função renal podem ser úteis para avaliar reposição e prescrição de nutrição parenteral. Não há, até o presente momento, um marcador específico para identificação de risco de ECN ou ECN estabelecida.

Exames de imagem são necessários para identificar dilatação de alças, pneumatose intestinal, presença de gás no sistema porta e perfuração intestinal (pneumoperitôneo). O exame mais utilizado é o raio X de abdome, entretanto é um exame com baixa sensibilidade. Achados como pneumatose intestinal ou gás no sistema porta são definitivos, porém pouco encontrados. A dilatação intestinal (90%), edema de alça e ascite são mais frequentemente encontrados, mas têm pouca especificidade para o quadro.

Atualmente, o US tem sido utilizado com mais frequência, podendo acrescentar dados importantes. É um exame não invasivo, realizado à beira-leito, sem exposição a radiação. Mostra uma avaliação imediata de peristalse, perfusão vascular, edema de alça e ascite, além de identificar mais precocemente (e mais frequentemente) gás no sistema porta e pneumatose intestinal. Pode ser utilizado para diagnóstico precoce, acompanhamento e avaliação de complicações. Também pode identificar diagnósticos diferenciais, como intussuscepção e apendicite. Os achados precoces são descritos como parede intestinal espessada, com aumento da perfusão, evoluindo com redução da perfusão, redução ou ausência de peristalse e afilamento da parede. Pneumatose e pneumoperitôneo podem ser encontrados, assim como líquido livre localizado com septações, o que pode ser um sinal de perfuração intestinal.[59]

Classificação

A classificação mais conhecida de enterocolite necrosante é realizada por meio dos critérios de Bell modificados, que podem ser vistos no Quadro 12.1.

Quadro 12.1 Critérios de Bell modificados.

Estágio	Sinais sistêmicos	Sinais intestinais	Sinais radiológicos	Tratamento
		Suspeito		
IA	Instabilidade térmica, apneia Bradicardia	Sangue oculto nas fezes, leve distensão abdominal, aumento de resíduo gástrico	Distensão de alças	Jejum + antibioticoterapia por 3 dias
IB	Idem IA	Sangue visível nas fezes, leve distensão abdominal, resíduo gástrico	Distensão de alças	Jejum + antibioticoterapia por 3 dias
		Confirmado		
IIA	Idem IA	Idem IB, ausência de ruídos hidroaéreos, dor abdominal à palpação	Distensão de alças e pneumatose intestinal	Jejum + antibioticoterapia por 7 a 10 dias
IIB	Idem IA, acidose metabólica leve, trombocitopenia leve	Idem IIA, celulite de parede abdominal, massa em flanco direito	Idem IIA, gás no sistema porta, com ou sem ascite	Jejum + antibioticoterapia por 14 dias
		Severo		
IIIA	Idem IIB, hipotensão, acidose respiratória, neutropenia, CIVD	Idem IIB, sinais de peritonite, distensão importante	Idem IIB, com ascite	Jejum + antibioticoterapia por 14 dias, ressuscitação hídrica, suporte cardiovascular, ventilação mecânica, paracentese
IIIB	Idem IIIA	Idem IIIA	Pneumoperitôneo	Jejum + antibioticoterapia por 14 dias + cirurgia

Fonte: Bell et al., 1978[67] modificado.

Entretanto, existe a classificação de Tepas (2006),[66] que busca utilizar a história natural da ECN para auxiliar na tomada de decisões, inclusive de abordagem cirúrgica. A classificação se divide em 4 grupos: sem pneumoperitôneo e sem sinais de necrose; presença de pneumoperitôneo sem sinais de necrose; presença de pneumoperitôneo e disfunção metabólica; e disfunção metabólica sem pneumoperitôneo. Foram utilizados como sinais de disfunção metabólica (necrose): hipotensão, neutropenia ($n < 2.000/mL^3$), trombocitopenia (plaquetas $< 100.000/mL^3$), acidose metabólica ($BE \geq 10$), desvio à esquerda ($IN > 0{,}18$), hiponatremia ($Na < 130$ mmol/L) e bacteremia (hemocultura positiva), mostrando-se que a presença de 2 ou mais desses fatores está associada a aumento da mortalidade.

Tratamento

A estratégia de tratamento varia de acordo com o estágio da doença, mas inicialmente engloba jejum, descompressão intestinal, antibioticoterapia de amplo espectro, suporte de fluidos e eletrólitos e inotrópicos, se necessários.

A antibioticoterapia deve englobar cobertura para Gram-positivos, Gram-negativos e anaeróbios, com escalonamento de acordo com o perfil microbiano de cada serviço. O uso de profilaxia antifúngica pode ser discutida nos casos de ECN mais graves, com previsão de manutenção de jejum e antibioticoterapia prolongados.

A tendência de estudos atuais mostra a necessidade de avaliação individual de casos para retorno da dieta o mais breve possível após melhora clínica; e sugere a utilização de exames complementares para auxiliar nessa tomada de decisão. Bonhorst e colaboradores utilizaram ultrassonografia para avaliar a introdução de dieta após a duração média de 4 dias de ausência de gás em sistema porta *versus* 10 dias após a ausência, mostrando redução de complicações, em tempo de hospitalização, tempo de antibioticoterapia e tempo até dieta plena, nos pacientes que receberam dieta mais precocemente.[62] Outros preditores em estudo são o uso de saturação regional intestinal e fosfatase alcalina como possíveis marcadores.[61]

Nos casos não responsivos a tratamento clínico (estágio Bell > IIB), deve-se considerar a abordagem cirúrgica, objetivando-se a prevenção da síndrome do intestino curto (a menor ressecção possível), o controle da cascata inflamatória por meio da ressecção do intestino necrótico e a limitação da translocação bacteriana pelo desvio das fezes quando necessário (estomias).[64] Existem diferentes técnicas cirúrgicas, que devem ser adaptadas para cada caso. A primeira discussão se dá entre realizar drenagem peritoneal como ponte para estabilidade clínica para intervenção cirúrgica ou tratamento definitivo e abordagem cirúrgica direta. Ambas as técnicas em literatura se mostram seguras, sem diferença em desfecho de mortalidade ou tempo de internação hospitalar. A segunda discussão se dá quanto à realização de estomias *versus* anastomose primária, e uma revisão recente não mostrou diferença de complicações e mortalidade entre as duas técnicas, embora o tipo de complicação se mostrasse diferente (relacionado a estomias ou anastomose).[65] Quando há necessidade de realização de estomias, sugere-se que a reconstrução seja avaliada após 6 a 8 semanas.

Diversos estudos publicados buscaram outras formas de tratamento adjuvante para ECN, como uso de pentoxifilina e moduladores inflamatórios, entre outros, sem evidência de melhora do desfecho até o presente momento.

Os recém-nascidos que sobrevivem à ECN enfrentam maior risco de desfechos neurológicos e de TGI negativos. Quando submetidos a intervenção cirúrgica com ressecção intestinal, o desfecho depende da quantidade de intestino remanescente e de sua habilidade de absorção de nutrientes. A ressecção ileal, em geral, é a mais complicada e está associada a hipersecreção gástrica, alteração de motilidade, superproliferação bacteriana e deficiência de vitamina B12. O espectro mais grave dessa complicação está na síndrome do intestino curto, que requer uma intervenção multidisciplinar de nutrição e reabilitação intestinal.

Embora seja difícil mensurar, sugere-se que intestinos com tamanho maior que 40 cm têm maior chance de recuperação. A presença da válvula ileocecal parece poder influenciar nos casos com menos de 15 cm de intestino remanescente. Outra complicação tardia de ECN encontrada é a estenose de alças, que pode requerer intervenção cirúrgica.

Além das complicações intestinais mais esperadas, essa população também está em risco de complicações neurológicas futuras, principalmente paralisia cerebral e déficits visuais, cognitivos e psicomotores. Acredita-se que essas alterações ocorrem em razão da exposição do cérebro em desenvolvimento a processos inflamatórios sistêmicos importantes e déficits nutricionais, principalmente em quadros com classificação Bell ≥ estágio II.

Prevenção

Atualmente, o foco dos estudos se voltou para prevenção e diagnóstico precoce de enterocolite, tendo em vista poucos avanços no tratamento da patologia. Estratégias como exposição precoce a colostro e uso de leite materno, uso de probióticos, protocolo de alimentação enteral cuidadoso, cuidados pele a pele (canguru) e atenção à farmacologia estão entre as mais estudadas.

A utilização do colostro, rico em mediadores que estimulam o crescimento do TGI, além de exercer ação anti-inflamatória e antibacteriana, tem se mostrado benéfica na prevenção de ECN. Efeitos protetores demostrados incluem aumento de IgA salivar, redução na incidência de sepse e redução do tempo para dieta enteral plena.[57] Acredita-se que um dos mecanismos envolvidos seja a estimulação do tecido linfoide associado ao intestino (GALT), induzindo uma resposta imune sistêmica e prevenindo a adesão de patógenos. A alta concentração de fatores de crescimento pode estimular o crescimento e o desenvolvimento intestinal.

Alimentação enteral com leite materno se configura como mais um ponto de prevenção bastante estudado e possivelmente o fator modificável mais importante. O leite materno apresenta muitos fatores que, acredita-se, estão envolvidos na proteção contra ECN, entre eles: fatores antioxidantes (nitrito e nitrato), L-arginina, L-glutamina, oligossacarídeos, exossomas, prebióticos, IgA secretora, lactoferrina e outros peptídeos antimicrobianos, NO, fatores de crescimento (EGF, IGF), ácidos graxos poli-insaturados, fator de ativação plaquetária acetil-hidrolase, imunoglobulinas, citocinas.[57,63]

Os exossomas promovem viabilidade celular e estimulam a atividade de células-tronco intestinais. Os oligossacarídeos do leite humano aumentam o número de células caliciformes e a expressão de mucina, inibindo a aderência de patógenos à superfície mucosa e[48] estabilizando a barreira intestinal.[58,61] Também desempenham importante papel na colonização intestinal após o nascimento, influenciando o microbioma intestinal e atraindo bactérias benéficas.[47] A presença de IgA é de enorme importância, visto que promove a colonização de microbiota saudável e reduz a intensidade da cascata inflamatória por meio da regulação de receptores no endotélio intestinal.[63] A lactoferrina é a principal proteína no soro do leite humano; quando em contato com acidez gástrica, produz lactoferricina, que apresenta atividade antibacteriana e antiviral com capacidade imunomoduladora por meio da neutralização da atividade de endotoxinas e prevenindo a secreção de citocinas inflamatórias.[63] Estudos em animais demonstraram que essa proteína, em conjunto com as lisozimas, atua por meio da competição com o LPS na ligação ao TLR-4, inibindo a ativação do NF-$\kappa\beta$.[46]

Além da composição da alimentação, outro fator importante são os cuidados com introdução e progressão da dieta enteral. Nutrição enteral mínima (ou trófica) já está bem estabelecida como um modo de proteção intestinal, prevenindo atrofia de vilos, lesão de mucosa e permeabilidade intestinal. Estudos e revisões recentes citam que introdução precoce (em até 96 horas) de dieta não aumenta o risco de enterocolite, além de a progressão rápida (20 a 30 mL/kg/dia) *versus* a lenta (15 a 20 mL/kg/dia) também não apresentar aumento do risco.[61] Fórmulas diluídas não apresentaram benefício em relação a fórmulas habituais, assim como não houve diferença entre dieta em bólus intermitente e contínua na incidência de enterocolite. Contudo, deve-se reforçar a importância de haver um protocolo bem definido para o manejo da dieta enteral em cada centro.

O uso de prebióticos e probióticos pode proteger o intestino de inflamação por meio de uma série de mecanismos, incluindo a regulação da redução da expressão de genes pró-inflamatórios enquanto estimula a expressão de genes citoprotetores, aumento da produção de butirato e regulação da imunidade celular. Esses mecanismos melhoram a maturação da barreira da parede intestinal, reduzem o pH do intestino e inibem o crescimento de outros micro-organismos. Diversos estudos clínicos randomizados apontam que o uso de prebióticos reduz a mortalidade por ECN, sem efeitos adversos, porém a composição a ser utilizada, o momento de introdução, o tempo de uso e a dose ideal ainda não foram bem estabelecidos.

Em conjunto com a alimentação, outro fator potencialmente modificável para prevenção de ECN é o manejo farmacológico dessa população. É importante reforçar o uso racional de antibioticoterapia, preservando dentro do possível uma microbiota saudável. Deve-se ter atenção também para outras intervenções farmacológicas, como evitar o uso de bloqueador H2, que promove redução da acidez gástrica e aumento do risco de colonização bacteriana patológica. A associação de medicamentos que podem influenciar o fluxo mesentérico, como anti-inflamatórios (indometacina e ibuprofeno) e corticoide pós-natal, também deve ser evitada.

O seguimento de anemia, evitando-se quadros de anemia severa (HB < 8 g/dL), pode também ser um fator protetor no desenvolvimento de ECN. Há diversos relatos de associação de transfusão de concentrado de hemácias, principalmente nos casos de anemia severa e associação com ECN, porém as metanálises mais recentes não mostraram evidência sólida para alterar recomendações de cuidados relacionados a transfusão.

Estudos apontam ainda o componente ambiental como mais um fator preventivo no risco de desenvolvimento de ECN, especialmente o cuidado pele a pele. A utilização de pele a pele está associada a redução na taxa de mortalidade, melhora no desfecho de desenvolvimento em curto e longo prazo, além de fortalecer o vínculo entre o recém-nascido e a mãe.[57]

Outras frentes em estudo atualmente incluem utilização de lactoferrina, oligossacarídeos do leite materno, EGF e eritropoietina, ainda sem resultados conclusivos para a implantação.

Referências bibliográficas

1. Lin PW, Stoll BJ. Necrotising enterocolitis. Lancet. 2006;368:1271-83.
2. Stiennon OA. Pneumatosis in the newborn. AMA Am J Dis Child. 1951;81:651-63.
3. Neu J, Walker WA. Necrotizing enterocolitis. N Engl J Med. 2011;364:255-64.
4. Lemons JA, Bauer CR, Oh W et al. Very low birth weight outcomes of the National Institute of Child health and human development neonatal research network, January 1995 through December 1996. NICHD Neonatal Research Network. Pediatrics. 2001;107(1):E1.
5. Christensen RD, Lambert DK, Baer VL et al. Necrotizing enterocolitis in term infants. Clin Perinatol. 2013;40:69-78.
6. Neu J. Necrotizing enterocolitis: the future. Neonatology. 2020;117(2):240-4.
7. Pumberger W, Mayr M, Kohlhauser C, Weninger M. Spontaneous localized intestinal perforation in very-low-birth-weight infants: a distinct clinical entity different from necrotizing enterocolitis. J Am Coll Surg. 2002;195(6):796-803.
8. Guner YS et al. State-based analysis of necrotizing enterocolitis outcomes. J Surg Res. 2009;157:21-9.
9. Carter BM, Holditch-Davis D. Risk factors for necrotizing enterocolitis in preterm infants: how race, gender, and health status contribute. Adv Neonatal Care. 2008;8:285-90.
10. Fitzgibbons SC, Ching Y, Yu D et al. Mortality of necrotizing enterocolitis expressed by birth weight categories. J Pediatr Surg. 2009;44:1072-5.
11. Patel RM, Denning PW. Intestinal microbiota and its relationship with necrotizing enterocolitis. Pediatr Res. 2015;78:232-8.
12. Denning TL, Bhatia AM, Kane AF et al. Pathogenesis of NEC: role of the innate and adaptive immune response. Semin Perinatol. 2017;41:15-28.
13. Cheng MM et al. Development of serum IgA and IgM levels in breast-fed and formula-fed infants during the first week of life. Early Hum Dev. 2012;88:743-5.
14. Nanthakumar NN, Fusunyan RD, Sanderson I et al. Inflammation in the developing human intestine: a possible pathophysiologic contribution to necrotizing enterocolitis. Proc Natl Acad Sci USA. 2000;97:6043-8.
15. Luig M, Lui K; Nsw & Group AN. Epidemiology of necrotizing enterocolitis. Part I: changing regional trends in extremely preterm infants over 14 years. J Paediatr Child Health. 2005;41:169-73.
16. Duchon J, Barbian ME, Denning PW. Necrotizing enterocolitis. Clin Perinatol. 2021;48 (2):229-50.
17. Mara MA, Good M, Weitamp JH. Innate and adaptative immunity in necrotizing enterocolitis. Semin Fetal Neonatal Med. 2018;23(6):394-9.
18. Akira S, Takeda K, Kaisho T. Toll-like receptors: critical proteins linking innate and acquired immunity. Nat Immunol. 2001;2:675-80.
19. Mihi B, Good M. Impact of toll-like receptor 4 signaling in necrotizing enterocolitis: the state of the science. Clin Perinatol. 2019;46(1):145-57.

20. Leaphart CL et al. A critical role for TLR4 in the pathogenesis of necrotizing enterocolitis by modulating intestinal injury and repair. J Immunol. 2007;179:4808-20.
21. Gribar SC et al. Reciprocal expression and signaling of TLR4 and TLR9 in the pathogenesis and treatment of necrotizing enterocolitis. J Immunol. 2009;182:636-46.
22. Nino DF, Sodhi CP, Hackam DJ. Necrotizing enterocolitis: new insights into pathogenesis and mechanisms. Nat Rev Gastroenterol Hepatol. 2016;13:590-600.
23. Palsson-McDermott EM, O'Neill LA. Signal transduction by the lipopolysaccharide receptor, Toll-like receptor-4. Immunology. 2004;113:153-62.
24. Lu P, Sodhi CP, Hackam DJ. Toll-like receptor regulation of intestinal development and inflammation in the pathogenesis of necrotizing enterocolitis. Pathophysiology. 2014;21:81-93.
25. Good M, Sodhi CP, Yamaguchi Y et al. The human milk oligosaccharide 2'-fucosyllactose attenuates the severity of experimental necrotizing enterocolitis by enhancing mesenteric perfusion in the neonatal intestine. Br J Nutr. 2016;116:1175-87.
26. Neal MD et al. A critical role for TLR4 induction of autophagy in the regulation of enterocyte migration and the pathogenesis of necrotizing enterocolitis. J Immunol. 2013;190:3541-51.
27. Hackam D, Caplan M. Necrotizing enterocolitis: pathophysiology from a historical context. Semin Pediatr Surg. 2018;27:11-8.
28. Soliman A, Michelsen KS, Karahashi H, Lu J, Meng FJ, Qu X, Crother TR, Rabizadeh S, Chen S, Caplan MS, Arditi M, Jilling T. Platelet-activating factor induces TLR4 expression in intestinal epithelial cells: implication for the pathogenesis of necrotizing enterocolitis. PLoS One. 2010 Oct 15;5(10):e15044.
29. Kim CS, Claud EC. Necrotizing enterocolitis pathophysiology: how microbiome data alter our understanding. Clin Perinatol. 2019;46(1):29-38.
30. Hooper LV et al. Molecular analysis of commensal host-microbial relationships in the intestine. Science. 2001;291:881-4.
31. Gewolb IH, Schwalbe RS, Taciak VL, Harrison TS, Panigrahi P. Stool microflora in extremely low birthweight infants. Arch Dis Child Fetal Neonatal Ed. 1999;80(3):F167-73.
32. Pammi M et al. Intestinal dysbiosis in preterm infants preceding necrotizing enterocolitis: a systematic review and meta-analysis. Microbiome. 2017;5:31.
33. Warner BB et al. Gut bacteria dysbiosis and necrotising enterocolitis in very low birthweight infants: a prospective case-control study. Lancet. 2016;387:1928-36.
34. Claud EC, Savidge T, Walker WA. Modulation of human intestinal epithelial cell IL-8 secretion by human milk factors. Pediatr Res. 2003;53:419-25.
35. Patel RM, Underwood MA. Probiotics and necrotizing enterocolitis. Semin Pediatr Surg. 2018;27:39-46.
36. Guillet R, Stoll BJ, Cotten CM et al. Association of H2-blocker therapy and higher incidence of necrotizing enterocolitis in very low birth weight infants. Pediatrics. 2006;117(2):e137-42.
37. Terrin G, Passariello A, De Curtis M et al. Ranitidine is associated with infections, necrotizing enterocolitis, and fatal outcome in newborns. Pediatrics. 2012;129(1):e40-5.
38. Cotten CM et al. Prolonged duration of initial empirical antibiotic treatment is associated with increased rates of necrotizing enterocolitis and death for extremely low birth weight infants. Pediatrics. 2009;123:58-66.

39. Kuppala VS, Meinzen-Derr J, Morrow AL et al. Prolonged initial empirical antibiotic treatment is associated with adverse outcomes in premature infants. J Pediatr. 2011;159:720-5.
40. Alexander VN, Northrup V, Bizzarro MJ. Antibiotic exposure in the newborn intensive care unit and the risk of necrotizing enterocolitis. J Pediatr. 2011;159:392-7.
41. Hall NJ, Eaton S, Pierro A. Necrotizing enterocolitis: prevention, treatment and outcome. J Pediatr Surg. 2013;48(12):2359-67.
42. Cruz D, Bazacliu C. Enteral feeding composition and necrotizing enterocolitis. Semin Fetal Neonatal Med. 2018;23(6):406-10.
43. Ballard O, Morrow AL. Human milk composition: nutrients and bioactive factors. Pediatr Clin. 2013;60(1):49-74.
44. Seigel JK, Smith PB, Ashley PL et al. Early administration of oropharyngeal colostrum to extremely low birth weight infants. Breastfeed Med. 2013;8:491-5.
45. Lee J, Kim H-S, Jung YH et al. Oropharyngeal colostrum administration in extremely premature infants: an RCT. Pediatrics. 2015;135:e357-66.
46. Actor JK, Hwang S-A, Kruzel ML. Lactoferrin as a natural immune modulator. Curr Pharmaceut Des. 2009;15:1956-73.
47. Underwood MA, Gaerlan S, De Leoz MLA et al. Human milk oligosaccharides in premature infants: absorption, excretion and influence on the intestinal microbiota. Pediatr Res. 2015;78:670-7.
48. Morrow AL, Ruiz-Palacios GM, Jiang X, Newburg DS. Human-milk glycans that inhibit pathogen binding protect breast-feeding infants against infectious diarrhea. J Nutr. 2005;135:1304-7.
49. Touloukian RJ, Posch JN, Spencer R. The pathogenesis of ischemic gastroenterocolitis of the neonate: selective gut mucosal ischemia in asphyxiated neonatal piglets. J Pediatr Surg. 1972;7(2):194-205.
50. De Plaen IG. Inflammatory signaling in necrotizing enterocolitis. Clin Perinatol. 2013; 40:109-24.
51. Lin PW, Nasr TR, Stoll BJ. Necrotizing enterocolitis: recent scientific advances in pathophysiology and prevention. Semin Perinatol. 2008;32(2):70-82.
52. Bowker RM, Yan X, Plaen IG. Intestinal microcirculation and necrotizing enterocolitis: the vascular endothelial growth factor system. Semin Fetal Neonatal Med. 2018;23(6):411-5.
53. Yazji I, Sodhi CP, Lee EK et al. Endothelial TLR4 activation impairs intestinal microcirculatory perfusion in necrotizing enterocolitis via eNOS-NO-nitrite signaling. Proc Natl Acad Sci USA. 2013;110:9451-6.
54. Ito Y, Doelle SM, Clark JA, Halpern MD, McCuskey RS, Dvorak B. Intestinal microcirculatory dysfunction during the development of experimental necrotizing enterocolitis. Pediatr Res. 2007;61:180-4.
55. Park AM, Sanders TA, Maltepe E. Hypoxia-inducible factor (HIF) and HIF-stabilization agents in neonatal care. Semin Fetal Neonatal Med. 2010;15:196-202.
56. Nowicki PT. Effects of sustained flow reduction on postnatal intestinal circulation. Am J Physiol. 1998;275:G758-68.
57. Meister AL, Doheny KK, Travagli RA. Necrotizing enterocolitis: it's not all in the gut. Experimental Biology and Medicine. 2020;245:85-95.
58. Alganabi M, Lee C, Bindi E, Li B, Pierro A. Recent advances in understanding necrotizing enterocolitis. F1000Research. 2019;8:107.

59. Alexander KM, Chan SS, Opfer E, Cuna A, Fraser JD, Sharif S et al. Implementation of bowel ultrasound practice for the diagnosis and management of necrotising enterocolitis. Archives of Disease in Childhood: Fetal and Neonatal Edition. 2021;106:96-103.
60. Patel RM, Underwood MA. Probiotics and necrotizing enterocolitis. Seminars in Pediatric Surgery. 2018;27:39-46.
61. Ou J, Courtney CM, Steinberger AE, Tecos ME, Warner BW. Nutrition in Necrotizing Enterocolitis and Following Intestinal Resection. Nutrients. 2020;12:520.
62. Bohnhorst B, Müller S, Dördelmann M, Peter CS, Petersen C, Poets CF. Early feeding after necrotizing enterocolitis in preterm infants. J Pediatr. 2003;143:484-7.
63. Nolan LS, Parks OB, Good M. A review of the immunomodulating components of maternal breast milk and protection against necrotizing enterocolitis. Nutrients. 2019;12:14.
64. Moschino L, Duci M, Fascetti Leon F, Bonadies L, Priante E, Baraldi E et al. Optimizing nutritional strategies to prevent necrotizing enterocolitis and growth failure after bowel resection. Nutrients. 2021;13:340.
65. Haricharan RN, Gallimore JP, Nasr A. Primary anastomosis or ostomy in necrotizing enterocolitis? Pediatr Surg Int. 2017;33:1139-45.
66. Tepas JJ, Sharma R, Hudak ML, Garrison RD, Pieper P. Coming full circle: an evidence--based definition of the timing and type of surgical management of very low-birth-weight (< 1000 g) infants with signs of acute intestinal perforation. Journal of Pediatric Surgery. 2006;41(2):418-22.
67. Bell MJ, Ternberg JL, Feigin RD, Keating JP, Marshall R, Barton L, Brotherton T. Neonatal necrotizing enterocolitis. Therapeutic decisions based upon clinical staging. Ann Surg. 1978 Jan;187(1):1-7.

capítulo 13

Infecções por Estafilococos

- Giselle Garcia Origo Okada
- Maria Esther Jurfest Rivero Ceccon
- Flávio Adolfo Costa Vaz (*in memoriam*)

Introdução

A infecção bacteriana no período neonatal acarreta uma elevada morbidade e é responsável por 26% da mortalidade nessa faixa etária.[1,2] As bactérias mais prevalentes são as Gram-positivas, entre elas os estafilococos, sendo clássica a infecção pelo *Staphylococcus aureus* (*S. aureus*).[3,4] Atualmente, é reconhecida também a importância dos *Staphylococcus* coagulase-negativos (SCoN) como causadores de infecção no recém-nascido (RN). Entre os SCoN, o *S. epidermidis* é responsável por grande parte das sepses neonatais tardias, de origem hospitalar; outras espécies, como *Staphylococcus capitis*, *Staphylococcus haemolyticus*, *Staphylococcus hominis* e *Staphylococcus saprophyticus*, têm sido identificadas como causa de sepse no RN.[5]

As infecções por estafilococos são sempre precedidas de colonização. Com relação ao *S. aureus,* os locais iniciais de colonização são as narinas e o coto umbilical; posteriormente, a orofaringe torna-se o sítio mais frequente. Essa colonização é observada em 50% a 70% dos RN já durante a primeira semana de internação hospitalar. Esse micro-organismo coloniza também a narina anterior de 30% a 50% dos adultos jovens de maneira transitória e persistente em 10% a 20%. Os SCoN são responsáveis por 50% das sepses tardias, e a doença costuma aparecer em torno da terceira semana de internação hospitalar.[3,5]

Estudo realizado em unidade de cuidados intensivos neonatais (UCIN) de nível terciário, na cidade de São Paulo, mostrou que, entre os anos de 2000 e 2005, a prevalência de infecção por estafilococo foi de 3,1%, sendo 1,7% por *S. aureus* e 1,4% por SCoN. A aquisição dos SCoN foi predominantemente de origem hospitalar e a do *S. aureus*, domiciliar[6] (Tabela 13.1).

Tabela 13.1 Análise comparativa entre os *S. aureus* e SCoN em relação a prevalência, infecção admissional, hospitalar, mortalidade e resistência antimicrobiana numa unidade de cuidados intensivos neonatais.

	S. aureus	**S. coag.**	**Valor de p**
Prevalência	30 (1,7%)	26 (1,4%)	0,54
Infecção admissional	11 (36,6%)	4 (15,3%)	0,14
Infecção hospitalar	19 (63,3%)	22 (84,6%)	0,14
Resistência à oxacilina	12 (41,4%)	25 (96,2%)	< 0,01
Mortalidade	2 (6,7%)	2 (7,7%)	0,64

Fonte: Sadeck e Ceccon, 2006.[6]

Fatores de risco

O aumento do número de infecções na faixa etária neonatal deve-se em grande parte ao aumento da sobrevida de RN com idades gestacionais cada vez menores, os quais ficam mais tempo internados dentro das UCIN. Quanto menor a idade gestacional, maior o número de infecções.[7,8]

A infecção estafilocócica no RN ocorre por outros fatores além da prematuridade e do tempo de permanência hospitalar, citados a seguir.

Fatores próprios da bactéria

Estão relacionados à virulência específica de determinada cepa de estafilococo, sua viabilidade no meio ambiente e seu perfil de sensibilidade antibiótica. Os estafilococos são divididos em dois grupos: produtores de coagulase, representados pelo *S. aureus*; e não produtores de coagulase, os SCoN.

A facilidade do *S. aureus* de produzir infecção sistêmica em RN saudáveis reflete a capacidade desse patógeno de alterar os mecanismos imunes de clareamento e prevenção da disseminação pela superfície epitelial. Os componentes de sua parede estão relacionados a diminuição de atividade do sistema de complemento, inativação dos neutrófilos e dificuldade da ligação da fração Fc da imonoglubina.

Os fatores de virulência do *S. aureus* incluem a produção de: toxinas epidermolíticas A e B, que causam dissociação dos desmossomos epiteliais, provocando lesões de pele com eritema e descamação; exotoxinas TSST-1 e TSST-2, responsáveis pela síndrome do choque tóxico; hialuronidase, enzima que provoca lise do ácido hialurônico presente na matriz extracelular do tecido conjuntivo, facilitando a disseminação da bactéria pelas partes moles; coagulase, enzima que é potente desencadeadora da cascata de coagulação; catalase, que converte o peróxido de hidrogênio (utilizado como microbicida natural) em água e oxigênio; enterotoxinas, proteínas termoestáveis veiculadas por alimentos e responsáveis por quadros digestivos (náuseas, diarreia e vômitos).[8,9]

O ácido lipoteicoico e o peptideoglican são componentes potencialmente tóxicos da parede celular das bactérias Gram-positivas. Esses componentes estimulam a produção de mediadores inflamatórios, como as citocinas, desencadeando a cascata inflamatória, que pode levar o paciente a choque, disfunção múltipla de órgãos e óbito.[10-12]

Infeções por SCoN têm aumentado no período neonatal por dois fatores principais: o aumento da resistência antimicrobiana nesse grupo; e os avanços da medicina e o uso de dispositivos invasivos para o cuidado dos RN, principalmente dos de muito baixo peso. Essas bactérias apresentam uma cápsula de glicocálix que contém adesina polissacarídica, facilitando assim a aderência à superfície hidrofóbica de cateteres e sondas, com progressão para a formação de biofilmes. Em adição à função de adesão, o biofilme pode proteger os SCoN da ação dos antibióticos e das células de defesa do RN, como os macrófagos. A nutrição parenteral prolongada com emulsões lipídicas em cateter venoso central, com os SCoN aderidos, ajuda no crescimento das colônias e na invasão da corrente sanguínea, por vários fatores, como bloqueio mecânico, nutrição desses agentes e alteração de função de macrófagos.[20]

O gene "mec" é o responsável pela resistência dos estafilococos aos β-lactâmicos e está presente na maioria das cepas de SCoN. O mecanismo de resistência envolve alteração da ligação às proteínas ligadoras de penicilina, diminuindo assim a afinidade por esses antibióticos e, em decorrência, o tratamento antimicrobiano tem se tornado mais difícil.[13,14]

Fatores do recém-nascido

Em razão da diminuição da produção e da maturação de precursores de neutrófilos, os RN são mais suscetíveis a infecções estafilocócicas, em comparação a crianças maiores ou adultos. Além disso, há diminuição da função dos neutrófilos, como a diapedese através do endotélio e a ativação do sistema complemento, das interleucinas, quimiotaxia e fagocitose.

Nas infecções por *S. aureus*, o sistema complemento e a opsonização do agente são mais efetivas na destruição do agente do que a produção de anticorpos específicos ou o papel das células T.

Os RN mais suscetíveis são os pré-termo, em especial aqueles de muito baixo peso (inferior a 1.500 g). São estes os mais imaturos imunologicamente (fagócitos, complemento, sistema humoral e celular); apresentam resposta inflamatória diminuída e frequentemente recebem menos leite materno; necessitam de maior tempo de internação e de mais cuidados invasivos, que levam à quebra de barreiras físicas, como a pele, e propiciam a entrada de micro-organismos.[5,6,17,18] Entre os cuidados invasivos, estão:

- Ventilação mecânica não invasiva e invasiva.
- Aspiração de vias aéreas.

- Punções venosas ou arteriais.
- Nutrição parenteral prolongada.
- Procedimentos diagnósticos invasivos.
- Uso de cateteres e sondas.

O amplo e precoce uso de antibioticoterapia está fortemente associado a surtos em unidades neonatais, principalmente pelos SCoN.

A incidência de sepse tardia no RN de muito baixo que evolui sem infecção nos primeiros dias de vida, em países desenvolvidos, é de aproximadamente 16%, com uma média de ocorrência aos 17 dias de vida.[20] Estudos mostram maior incidência de sepse precoce, baixo peso e sepse tardia nos RN de raça negra, atribuída a fatores maternos, como condição socioeconômica, nutrição, presença de corioamnionite. O gênero masculino está mais associado a sepse e meningite e, dentre os fatores responsáveis, é descrito o retardo na maturação pulmonar, elevando a probabilidade de síndrome do desconforto respiratório e complicações pulmonares infecciosas.[21]

Outros fatores associados a infecção tardia pelos estafilococos são: asfixia perinatal, hipotermia, hiperbilirrubinemia direta tardia, erros inatos do metabolismo e infecção localizada no coto umbilical.

Há relatos de associação da terapia com ranitidina ao aumento da sepse neonatal tardia, cujo mecanismo ainda é incerto.[20]

Transmissão

O ambiente onde o RN se encontra tem grande importância na transmissão da doença, uma vez que este será colonizado pelos germes existentes naquele local.

O neonatologista deve conhecer as bactérias mais prevalentes na sua unidade, assim como o padrão de sensibilidade delas aos antibióticos, de modo a oferecer o tratamento mais adequado. Além disso, devem ser levados em consideração: o número de pacientes internados; a relação entre o número de profissionais de saúde e o de pacientes; e o nível de conhecimento dos profissionais da saúde.

A colonização do RN no coto umbilical, na mucosa nasal e na pele por *S. aureus*, no quinto dia de vida, pode chegar a 90% dos RN em UCIN. Geralmente o coto umbilical é o primeiro local, necessitando de menor inóculo em relação aos demais sítios para atingir a corrente sanguínea. É importante ressaltar que a colonização por *S. aureus* em 85% dos casos se deve ao manuseio da equipe de profissionais de saúde envolvida no atendimento do RN.

São essenciais a lavagem das mãos, a higiene do coto umbilical, os cuidados de isolamento, a higiene do ambiente, equipamentos e superfícies e o rastreamento da presença de profissionais da saúde portadores de cepas de estafilococos resistentes à oxacilina.

A prevalência de *S. aureus* resistentes à oxacilina nas UCIN é o fator preditivo mais importante para aquisição da bactéria pelos pacientes internados. A transmissão pessoa-pessoa tem um papel crítico na disseminação de bactérias.[15,16]

Os SCoN estão comumente no leite humano e nas mucosas; são considerados membros da flora normal da mucosa nasal e do coto umbilical dos RN; e estão presentes no quarto dia de vida em 83% dos RN em UCIN.[20] A observação de que os SCoN são importantes agentes de infecção nosocomial em RN, principalmente naqueles com baixo peso ao nascimento, é explicada pela necessidade de procedimentos invasivos, levando a quebra de barreiras físicas do hospedeiro. Além do baixo peso, fatores nutricionais, retardo na alimentação enteral e comorbidades, como displasia broncopulmonar, persistência de canal arterial e hemorragia intraventricular extensa, aumentam o risco de infecção por SCoN.[21]

Equipe estável, com adoção de protocolos, treinamento e reciclagem na passagem, bem como cuidados com cateteres e sondas, é essencial para a prevenção de infecção por SCoN nas UCIN.

Quadro clínico

A infecção estafilocócica deve ser suspeitada no RN com os fatores de risco citados, sendo os mais relevantes a prematuridade, o peso inferior a 1.500 g, a internação por mais de 14 dias, o uso de cateteres venosos e/ou arteriais, a nutrição parenteral e o uso de antibióticos de amplo espectro.

A sepse precoce pelo estafilococo é rara; está relacionada a complicações agudas infecciosas no final da gestação ou colonização no parto, causando quadro clínico nas primeiras 48 a 72 horas de vida.

A sepse tardia pelo estafilococo é bem documentada, sendo o segundo agente mais comum em grandes centros no RN de muito baixo peso. Entre os sinais clínicos de infecção, os mais frequentes são hipotermia (frequente no RN pré-termo) ou hipertermia, taquipneia, taquicardia e outros sinais inespecíficos, como letargia, irritabilidade, episódios de apneia, distensão abdominal, vômitos, resíduos gástricos, entre outros. Apneia e bradicardia são sinais frequentes no RN de muito baixo peso, enquanto taquipneia, retrações e cianose são vistas no RN de termo. Nos RN que apresentam lesões de pele (como impetigo bolhoso, mastite ou abscessos), lesões ósseas (como osteomielite e pioartrite) e em outros órgãos (como endocardite, enterocolite e pneumonia), os germes mais prevalentes são os *S. aureus*, que costumam causar infecções mais localizadas. No entanto, estas podem se disseminar e causar sepse grave e choque séptico, como na fasceíte necrosante, em que a mortalidade pode atingir 60% a 70% dos casos. A endocardite deve ser sempre pesquisada em RN com bacteremia por *S. aureus* e, se presente, a mortalidade aumenta para próximo de 40% dos RN.

As infecções por SCoN costumam se manifestar por sinais clínicos inespecíficos ou quadros sistêmicos, como sepse. Entretanto, também ocorrem infecções localizadas, como meningite em pacientes portadores de válvulas ventriculoperitoneais e endocardite na presença de cateteres centrais.[3-5,16-18,22,24] Tanto o *S. aureus* como os SCoN apresentam alta gravidade e mortalidade,[6] como pode ser observado na Tabela 13.1.

Em estudo realizado em UCIN da cidade de São Paulo, observou-se uma prevalência maior de sepse nos pacientes infectados por SCoN; já os infectados por *S. aureus* apresentaram maior número de infecções localizadas, como osteomielite e onfalite. Os fatores de risco considerados nessa pesquisa foram prematuridade, ventilação mecânica, uso de cateter, nutrição parenteral, presença de derivação ventriculoperitoneal e drenos; e não houve diferenças significantes, apenas uma tendência, em relação à presença de dreno possibilitar uma infecção por *S. aureus*[6] (Tabela 13.2).

Tabela 13.2 Diagnósticos clínicos nas infecções causadas por *S. aureus* e SCoN em RN internados numa unidade de cuidados intensivos neonatais.

	S. aureus (30 casos)	SCoN (26 casos)	Valor de p
Sepse	11 (36,6%)	18 (69,2%)	0,03
Osteomielite	5 (16,7%)	0 (0%)	0,04
Pioartrite	2 (6,7%)	1 (4,8%)	0,55
Abscesso	3 (10%)	1 (4,8%)	0,36
Onfalite	11 (36,6%)	2 (7,7%)	0,02
Conjuntivite	2 (6,7%)	3 (11,5%)	0,43
Impetigo bolhoso	5 (16,7%)	2 (7,7%)	0,27
Mastite	0 (0%)	1 (4,8%)	0,46
Meningite	1 (3,3%)	1 (4,8%)	0,71
Pneumonia	0 (0%)	1 (4,8%)	0,46
Pústula	1 (3,3%)	0 (0%)	0,53

Fonte: Sadeck e Ceccon, 2006.[6]

Recentemente, têm sido observados, em pacientes previamente hígidos e sem fatores de risco identificáveis para infecções estafilocócicas, casos de infecção por estafilococos resistentes à oxacilina adquiridos na comunidade. Os RN mais acometidos são do sexo masculino, com idade entre 7 e 14 dias de vida. A apresentação clínica mais frequente são as lesões de pele anteriormente descritas, mas infecções invasivas, como bacteremia, infecção do trato urinário e de partes moles, também foram descritas. É comum que a mãe ou pessoas de contato íntimo com o RN também apresentem lesões de pele com o mesmo agente.[30]

Exames complementares

O diagnóstico laboratorial é realizado pelo isolamento do agente etiológico em cultura de sangue, liquor, urina e lesões de pele, se estas estiverem presentes. A cultura de cateter tem maior significância clínica quando associada à hemocultura periférica.[5,6,19]

A cultura isolada do cateter não permite fácil distinção entre colonização e contaminação. A hemocultura semiquantitativa ou quantitativa permite melhor discriminação diagnóstica.[21] Geralmente, o tempo médio de crescimento da bactéria em contaminação é superior a 48 horas.

Atualmente, é possível realizar a tipagem do estafilococo por meio de teste de eletroforese em gel, principalmente em períodos de aumento da infecção no Serviço, a fim de identificar os pacientes colonizados e os infectados.

Tratamento

O tratamento de escolha para as infecções estafilocócicas é a oxacilina, que sempre deve ser utilizada quando o germe for sensível a esse antibiótico, mesmo que o tratamento empírico tenha sido iniciado com outro antibiótico. No entanto, em razão da resistência dos estafilococos à oxacilina, principalmente dos SCoN, quando a infecção é de origem hospitalar o fármaco de escolha é a vancomicina. Nesse sentido, também é muito importante conhecer a microbiota das unidades neonatais para evitar o uso inadequado de antibióticos.

A rifampicina, ministrada por via oral, pode ser associada à vancomicina para se obter efeito sinérgico no tratamento de infecções como meningite ou endocardite. Não deve, no entanto, ser utilizada como monoterapia.

A teicoplanina tem eficácia semelhante à da vancomicina. A linezolida e a oxazolidona parecem ter um efeito satisfatório contra estafilococos, estreptococos e enterococos resistentes à vancomicina, sendo, segundo autores,[21] bem tolerada por crianças. No entanto, é raro seu uso em RN. Nos pacientes em tratamento com vancomicina, deve-se realizar controle de nível sérico, durante sua utilização, em razão de sua nefrotoxicidade.

Prevenção

O aleitamento materno, a utilização precoce do método canguru (contato pele a pele da mãe e do RN) e a redução de intervenções desnecessárias são medidas que diminuem todos os tipos de infecção hospitalar.

A lavagem das mãos é a medida isolada mais eficaz para reduzir as infecções hospitalares, assim como outras estratégias apoiadas pela Comissão de Controle de Infecção Hospitalar existente no serviço, como a racionalização do uso de antibióticos e a manutenção da educação continuada dos profissionais de saúde, principalmente dos envolvidos com acesso vascular.

Durante a inserção de cateteres, recomendam-se o uso de barreira estéril (campo, roupa cirúrgica, gorro, máscara e luvas estéreis) e a antissepsia de pele com clorexidina. O sítio de inserção do cateter deve sempre ser monitorado quanto à presença de eritema, induração ou secreção purulenta. Deve-se remover o cateter assim que possível.

A infecção somente pode ser relacionada ao cateter se este tiver sido inserido há pelo menos 48 horas. Esse quadro se manifesta por sinais clínicos de infecção sem nenhum foco aparente, além da presença do cateter, cultura de sangue coletada do cateter com crescimento de mais de 15 unidades formadoras de colônias e cultura de sangue periférica com o mesmo micro-organismo e o mesmo antibiograma. Nesse caso, é necessário retirar o cateter e administrar antibioticoterapia sistêmica.[22-29]

Uma vez detectada colonização por estafilococos, seja em pacientes ou em profissionais da saúde, pode-se tentar a erradicação bacteriana. O uso intranasal de mupirocina em pacientes ou profissionais portadores de *S. aureus* é capaz de eliminar surtos de infecção pela bactéria dentro de uma unidade neonatal.[29,30]

Conclusões

As infecções causadas por estafilococos na faixa etária neonatal estão relacionadas a elevada morbidade e mortalidade. O diagnóstico precoce e o uso de antibioticoterapia adequada contribuem para a redução da infecção. No entanto, as medidas não farmacológicas, como lavagem das mãos, uso racional de antibióticos, educação continuada das práticas de inserção e manipulação de cateteres, o aleitamento materno e a manipulação mínima do paciente, são indispensáveis na prevenção.

Referências bibliográficas

1. Black R, Morris SS, Bryce J. Where and why are 10 million children dying every year? Lancet. 2003;361:2226-34.
2. Zupan J, Aahman E. Perinatal mortality for the year 2000: estimates developed by WHO. Geneva: World Health Organization; 2005.
3. Wisplinghoff H, Bischoff T, Tallent SM, Seifert H, Wenzel RP, Edmond MB. Nosocomial bloodstream infections in US hospitals: analysis of 24,179 cases from a prospective nationwide surveillance study. Clin Infect Diseases. 2004;39:309-17.
4. Weisman L. Coagulase-negative staphylococcal disease: emerging therapies for the neonatal and pediatric patient. Curr Opin Infect Dis. 2004;17:237-41.
5. Ceccon MEJ, Feferbaum R, Giolo CR, Vieira RA, Diniz EMA, Krebs VJ et al. Sepse neonatal: análise comparativa entre duas décadas (1977-1987 e 1988-1998) em relação à incidência dos agentes etiológicos e a morbimortalidade. Pediatria (São Paulo). 1999;21:287-97.
6. Sadeck ERS, Ceccon MEJ. Aspectos clínicos das infecções estafilocócicas em unidade de terapia intensiva neonatal. Pediatria (São Paulo). 2006;28:234-41.
7. Moro ML, De Toni A, Stolfi I, Carrieri MP, Braga M, Zunin C. Risk factors for nosocomial sepsis in newborn intensive and intermediate care units. Eur J Pediatr. 1996;155:315-22.
8. Polin RA, Saiman L. Nosocomial infections in the neonatal intensive care unit. Neo Reviews. 2003;4:81-8.
9. Rossi FS, Ceccon MEJR, Krebs VLJ. Infecções estafilocócica adquiridas nas unidades de terapia intensiva neonatal. Pediatria (São Paulo). 2005;27:38-47.
10. Ceccon MEJR. Análise do uso das interleucinas 6 e 8 e proteína C reativa para diagnóstico e seguimento terapêutico de recém-nascido com sepse tardia internados na unidade de cuidados intensivos neonatal [Livre-Docência]. São Paulo: Faculdade de Medicina da Universidade de São Paulo; 2002.
11. Cianciarullo MA, Ceccon MEJ, Yamamoto L, Del Negro GM, Okay TS. Mediadores pró e anti-inflamatórios na sepse neonatal: associação entre a homeostase e evolução clínica. Rev Bras Crescimento Desenvolv Hum. 2008;18:135-45.

12. Gisburg I. Role of lipoteichoic acid in infection and inflammation. Lancet Infect Dis. 2002;2:171-9.
13. Gray JE, Richardson DK, McCormick MC, Goldmann DA. Coagulase-negative staphylococcal bacteremia among very low birth weight infants: relation to admission illness severity, resource use and outcome. Pediatrics. 1995;95:225-30.
14. Brodie SB, Sands KE, Gray JE. Occurrence of nosocomial bloodstream infection in six neonatal intensive care units. Pediatr Infect Dis J. 2000;19:56-62.
15. Cimolai N. Outbreaks among newborns: new frontiers in an old dilemma. Am J Perinatol. 2003;20:125-36.
16. Merrer J, Santoli F, Vecchi C. "Colonization pressure" and risk of acquisition of methicillin--resistant Staphylococcus aureus in a medical intensive care unit. Infect Control Hosp Epidemiol. 2000;21:718-23.
17. Abbas AK, Lichtman AH. Cytokines. In: Abbas AK, Lichtman AH. Cellular and molecular immunology. 5th ed. Philadelphia: Elsevier; 2005. p. 243-74.
18. Lewis DB, Wilson CB. Developmental immunology and role of host defenses in neonatal susceptibility to infection. In: Remigton JS, Klein JO, editors. Infectious diseases of the fetus and newborn infant. Philadelphia: WB Saunders; 2001. p. 25-138.
19. Bone RC, Grodzin CJ, Balk RA. Sepsis: a new hypothesis for pathogenesis of the disease process. Chest. 1997;112:235-43.
20. Nizet V, Bradley JS. Staphylococcal infections. In: Remington JS, Klein JO, editors. Infectious diseases of the fetus and newborn infant. Philadelphia: WB Saunders; 2011. p. 489-511.
21. Nizet V, Klein JO. Bacterial sepsis and meningitis. In: Remington JS, Klein JO, editors. Infectious diseases of the fetus and newborn infant. Philadelphia: WB Saunders; 2011. p. 223-64.
22. Tannette GK, Mascini EM, van Rooij E, Vlooswijk J, Paauw A, Gerards LJ et al. Molecular epidemiology of coagulase-negative staphylococci causing sepsis in neonatal intensive care unit over an 11-year period. J Clin Microbiol. 2004;42:992-5.
23. Pessoa-Silva CL, Richtmann R, Calil R, Santos RMR, Costa MLM, Frota ACC. Healthcare-associated infections among neonates in Brazil. Infect Control Hosp Epidemiol. 2004;25:772-7.
24. Adams-Chapman I, Stoll BJ. Prevention of nosocomial infections in the neonatal intensive care unit. Curr Opin Pediatr. 2002;14:157-64.
25. Centers for Disease Control and Prevention. Guidelines for hand hygiene in healthcare settings. Recommendations of HICPAC/SHEA/APIC/IDSA Hand Hygiene Task Force. MMWR Morb Mortal Wkly Rep. 2002;51:1-56.
26. O'Grady NP, Alexander M, Dellinger EP, Heart S, Mak DG, Masur H et al. Guidelines for the prevention of intravascular catheter-related infections. Clin Infect Dis. 2002;35:1281-307.
27. Mermel LA. Prevention of intravascular catheter-related infections. Ann Intern Med. 2000;132:391-402.
28. Sherertz R, Ely E, Westbrook D. Education of physicians-in-training can decrease the risk for vascular catheter infection. Ann Intern Med. 2000;132:641-8.
29. Lally RT. Rapid control of an outbreak of Staphylococcus aureus on a neonatal intensive care department using standard infection control practices and nasal mupirocin. Am J Infect Control. 2004;32:44-7.
30. Fortunov RM, Hulten KG et al. Community-acquired Staphylococcus aureus infections in term and near-term previously healthy neonates. Pediatrics. 2006;118;874-81.

capítulo 14

Infecções Bacterianas Ósseas

- Renata de Araújo Monteiro Yoshida
- Rafael Yoshida
- Roberto Guarniero

Introdução

As infecções do sistema musculoesquelético constituem um desafio em termos de diagnóstico e tratamento. São relativamente comuns à população pediátrica e, infelizmente, podem resultar em graves sequelas.

Osteomielite

A osteomielite afeta 1 criança em cada 5 mil abaixo dos 13 anos.[1,2] Geralmente, ocorre na primeira década de vida, sendo um pouco mais comum em meninos. Antes da era dos antibióticos, apresentava importante taxa de mortalidade. Hoje essa taxa não passa de 1%.[3]

A osteomielite pode ser aguda (OMA), subaguda (OS) ou crônica (OMC), com base em sua duração e achados histopatológicos.

Epidemiologia

Na criança, a forma aguda é muito mais frequente e ocorre pela via hematogênica ou por inoculação direta após trauma ou procedimentos invasivos. A via hematogênica é mais frequente e acontece em razão de uma rica vascularização presente nos ossos das crianças, em especial na região metafisária dos ossos longos. Os mais acometidos são o fêmur, o úmero e a tíbia.[3]

Fatores de risco incluem diabetes, hemoglobinopatias, insuficiência renal crônica, artrite reumatoide ou comprometimento de sistema imune.

A OMA pode ser de diagnóstico difícil, mas é confirmada por exames de imagem e culturas do sangue ou osso.[2,3]

Em muitos casos, o agente etiológico permanece desconhecido. Quando um organismo é identificado, o patógeno mais comum é o *Staphylococcus aureus*, o qual se encontra em 70% a 90% das culturas positivas.[4] Outros patógenos incluem *Streptococcus pyogenes*, *Streptococcus pneumoniae* e *Pseudomonas aeruginosa*.

Enquanto a osteomielite por *Haemophilus influenzae* tipo b (Hib) diminuiu significativamente com a introdução da vacina Hib, as infecções por *S. aureus* resistente à meticilina (MRSA) mostram-se cada vez mais frequentes.[5]

A prevalência de patógenos varia significativamente de país para país. Todos os regimes de tratamento empírico devem refletir a prevalência local de organismos, levando em conta o agente etiológico mais comum para a idade e as sensibilidades antimicrobianas locais. Desse modo, antibióticos contra agentes resistentes devem ser incorporados em qualquer regime empírico para osteomielite.[6,7]

Em alguns países, a cobertura de MRSA não é recomendada em esquemas empíricos, a menos que a criança tenha fatores de risco, como a hospitalização ou colonização prévia. Uma cobertura de amplo espectro é especialmente importante em recém-nascidos, pacientes com doença falciforme e imunocomprometidos.

Fisiopatologia

A bactéria chega ao osso pela corrente sanguínea após uma bacteremia, que pode ser consequente a uma infecção de vias aéreas, como otite, faringite, amigdalite ou sinusite. A metáfise óssea da criança apresenta uma circulação lenta e turbulenta na qual a bactéria passa para o espaço extravascular.[8] Dessa maneira, monócitos e macrófagos fagocitam o organismo, desencadeando uma resposta inflamatória pela liberação de citocinas e prostaglandinas. Nessa fase, ocorre a liberação de proteínas, como a proteína C-reativa.[9] O uso de antibióticos pode controlar a infecção nesse estágio.

Quando a infecção não é tratada, a resposta celular gera uma secreção que atravessa os poros metafisários até o espaço subperiosteal, criando uma pressão que gera a necrose óssea. Forma-se, então, o sequestro ósseo, coberto por uma camada óssea nova, fracamente vascularizada. É a osteomielite crônica. Nessa fase, o antibiótico é ineficiente e o adequado debridamento ósseo é necessário.

Quadro clínico

A história pregressa pode levantar suspeita de OMA, caso seja positiva para infecções recentes de vias aéreas.

Os sinais e sintomas iniciais da OMA são pobres. Algumas crianças se apresentam apenas com mal-estar e febre baixa. Outras, com dores localizadas, toxemia e febre alta.[10] Neonatos podem apresentar inapetência e irritabilidade. 50% das crianças são capazes de localizar a dor. O envolvimento dos membros inferiores pode provocar claudicação ou recusa a andar. A mobilidade articular pode estar limitada em razão do espasmo muscular.

Os diagnósticos diferenciais da OMA são: fraturas, sinovites, celulites, artrite séptica, tromboflebite, febre reumática, doença de Gaucher e neoplasias. Algumas neoplasias se destacam pela semelhança com a OMA: osteosarcoma, leucemia, Ewing e neuroblastoma. A biopsia é essencial para a diferenciação.

Exames laboratoriais

Exames importantes devem ser solicitados na investigação: hemograma, velocidade de hemossedimentação (VHS) e proteína C-reativa (PCR). A leucocitose aparece em 25% das infecções e a VHS aumenta após 3 a 5 dias. A PCR aumenta em 98% dos casos de OMA dentro de 24 a 48 horas.

A hemocultura é positiva em apenas 30% a 40%.[10] A antibioticoterapia pode ser empírica em caso negativo.

Exames de imagem

As radiografias mostram alterações após 7 a 14 dias de infecção, quando já existe elevação do periósteo (Figura 14.1).

A cintilografia com Tecnécio 99 é bastante sensível, mas pouco específica. Além disso, pode apresentar altas taxas de falso-negativo. É bastante útil quando lesões multifocais estão presentes, especialmente no público neonatal (Figura 14.2).

A ressonância nuclear magnética (RNM) é muito sensível e específica após 3 a 5 dias da doença[11] (Figura 14.3). O contraste ajuda a definir áreas de necrose óssea. Esse exame é bastante útil para afastar outros diagnósticos em locais mais específicos, como pelve, calcâneo e coluna vertebral. A tomografia computadorizada deve ser usada apenas para determinar a extensão da lesão óssea, especialmente na coluna vertebral.[12]

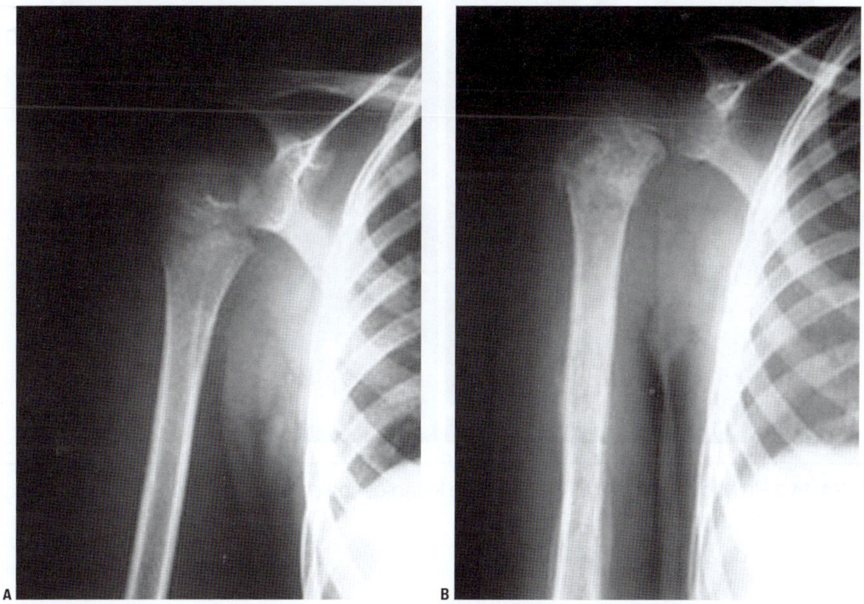

FIGURA 14.1 Menino com 4 anos de idade. **A**: Primeira radiografia do úmero direito: história de dor à mobilidade há 1 semana. **B**: Segunda radiografia do úmero direito: dor e limitação funcional associada a febre após 10 dias do início dos sintomas.

Fonte: Acervo da autoria do capítulo.

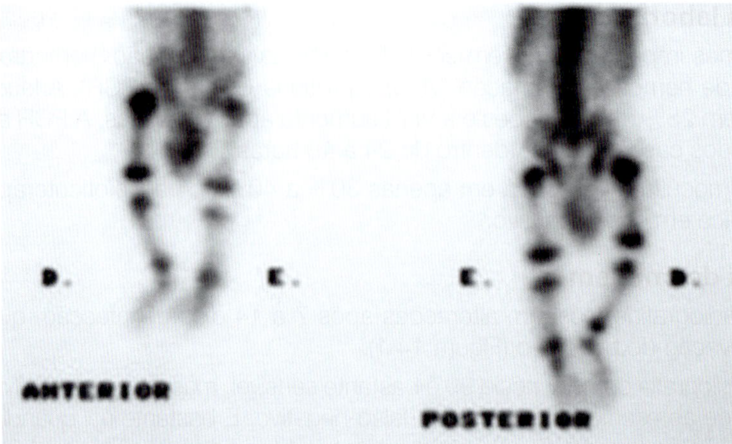

FIGURA 14.2 Cintilografia óssea dos membros inferiores em bebê de 2 meses com febre e limitação à mobilidade do quadril direito.

Fonte: Acervo da autoria do capítulo.

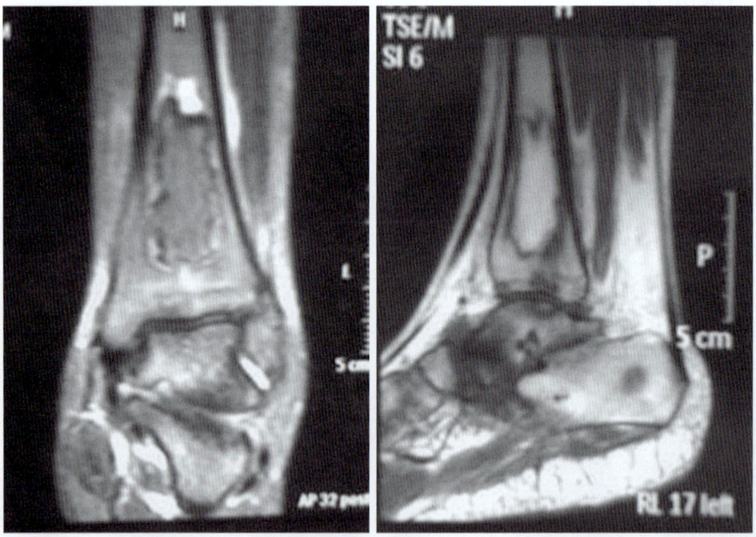

FIGURA 14.3 RNM do tornozelo. Presença de lesão óssea delimitada (necrose) com elevação do periósteo posteromedial.

Fonte: Acervo da autoria do capítulo.

Tratamento

O tratamento da OMA começa com antibioticoterapia parenteral. Sempre que possível, a escolha do antibiótico deve ser orientada por resultados de cultura.

A escolha da medicação se baseia na idade da criança e na incidência de organismos resistentes em dada comunidade. Waldvogel e colaboradores relataram que, após o advento dos antibióticos, a taxa de mortalidade para osteomielite caiu de 15% a 25% para apenas 2%.[13]

De modo geral, a OMA é tratada com oxacilina ou cefazolina. Em caso de alergia, utiliza-se a clindamicina.

Para crianças menores de 3 anos em que a infecção por pneumococo é frequente, são utilizadas cefalosporina de terceira geração, como cefotaxime ou ceftriaxone.

Antibióticos contra Hib (cefuroxime ou ceftriaxone + oxacilina) são utilizados para crianças não imunizadas com menos de 2 anos de idade.

OMA causada por MRSA é geralmente tratada com clindamicina. Cerca de 90% das MRSA isoladas são sensíveis à clindamicina. A vancomicina é a preferida para comprovação ou suspeita de septicemia relacionada com MRSA ou MRSA multirresistente.

Regimes para lactentes com menos de 3 meses de idade têm maior consenso em razão de preocupações com a absorção e a eficácia de antibióticos orais. Geralmente, recebem antibiótico parenteral por 4 a 6 semanas antes da transição para a via oral.

Protocolos para crianças maiores de 3 meses incluem um período parenteral de 5 a 21 dias, seguido de antibiótico oral até se completarem 6 semanas. Autores que defendem um curto tempo de antibiótico parenteral referem bons resultados com menores taxas de complicações com acesso venoso central.[14,15]

O controle do tratamento deve ser feito por meio da PCR, que costuma se normalizar antes da VHS.

Existem diferentes opiniões com relação à indicação cirúrgica para a OMA. Alguns centros são mais agressivos e indicam a limpeza cirurgia para evitar complicações como a artrite séptica, principalmente quando a infecção se localiza no fêmur proximal.[16] Outros centros são mais conservadores e mostram que crianças com OMA tratadas com cirurgia apresentam maior evolução para OMC do que crianças tratadas apenas com ATB. Em qualquer cirurgia, uma biopsia cuidadosa deve ser realizada para descartar outros diagnósticos, como neoplasias.

Complicações

As complicações incluem reação medicamentosa, infecção crônica, necrose avascular, lesão fisária, trombose e embolia.

Osteomielite subaguda

Descrita inicialmente por Brodie (em 1836),[17] a osteomielite subaguda (OS) é insidiosa e caracterizada por apresentar poucos sintomas, bem como exames laboratoriais frequentemente normais, em comparação à OMA.

A OS é menos comum do que a OMA. O organismo mais encontrado é novamente o *S. aureus*.[18,19]

Fisiopatologia

Muitos autores descrevem que a OS é decorrente de uma alteração na relação entre hospedeiro-patógeno. Existe uma queda na patogenicidade bacteriana e/ou aumento da resistência do hospedeiro.

Alguns casos são secundários a uma OMA tratada de maneira parcial ou inadequada. Forma-se uma lesão localizada, com destruição óssea combinada a um tecido inflamatório.

Existe uma classificação descrita inicialmente por Gledhill e modificada por Roberts (Figura 14.4), a qual se baseia na localização anatômica, na morfologia da lesão e na diferenciação com lesões neoplásicas.

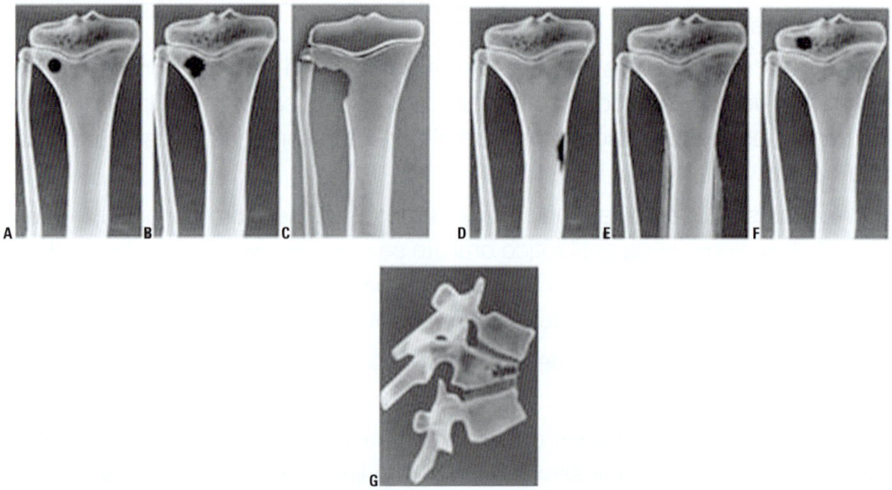

FIGURA 14.4 A variedade de apresentações de osteomielite hematogênica subaguda na classificação de Roberts e colaboradores.[19] **A**: Tipo IA é uma lesão metafisária semelhante a um granuloma eosinofílico. **B**: Tipo IB é similar ao tipo IA, mas a lesão tem bordas escleróticas. **C**: As lesões do tipo II são erosões na metáfise óssea, muitas vezes incluindo o córtex. **D**: Lesões do tipo III são localizadas com reações do periósteo, simulando osteoma osteoide. **E**: Lesões do tipo IV mostram reações periosteais do tipo casca de cebola na diáfise e assemelham-se ao sarcoma de Ewing. **F**: As do tipo V são erosões epifisárias. **G**: Lesões do tipo VI envolvem os corpos vertebrais.

Fonte: Roberts JM, Drummond DS, Breed AL et al., 1982.[19]

Exames laboratoriais e de imagem

Os exames laboratoriais de rotina são hemograma completo, VHS e PCR. A cintilografia apresenta alta sensibilidade, mas é pouco específica. Além disso, a radiografia pode mostrar uma lesão delimitada e a RNM auxilia no diagnóstico diferencial. De qualquer modo, a biopsia define o diagnóstico e pode ser realizada pelo ortopedista infantil ou pelo oncologista.

Tratamento

Alguns autores defendem o tratamento apenas com ATB. Entretanto, a maioria defende a cirurgia para biopsia e debridamento. De qualquer maneira, a antibioticoterapia dura em média 6 semanas.

Osteomielite crônica

Osteomielite crônica (OMC) é a infecção óssea com duração maior que 1 mês caracterizada pela presença de necrose e formação de sequestro ósseo (Figura 14.5). Pode ser considerada como a evolução de uma OMA não tratada. É mais comum em países em desenvolvimento, que apresentam maior incidência de OMA tratada de maneira irregular ou retardada.

O *S. aureus* é o agente etiológico mais frequente da OMC. A tíbia é o osso mais acometido em razão de sua vascularização limitada, sendo seguida pelo fêmur e pelo úmero.

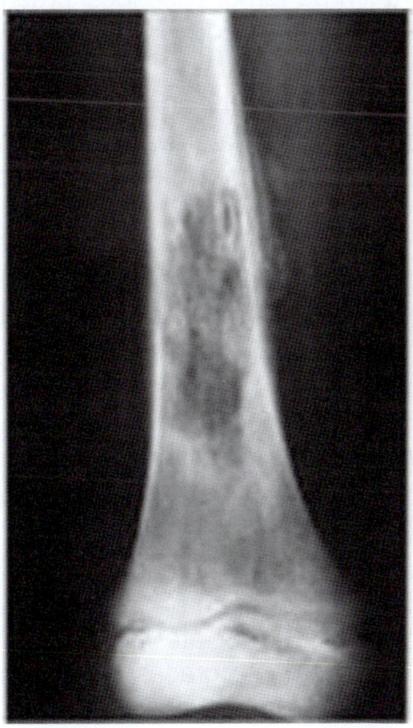

FIGURA 14.5 Radiografia de fêmur distal com osteomielite crônica.
Fonte: Acervo da autoria do capítulo.

Fisiopatologia

A metáfise óssea da criança apresenta uma parede cortical mais fina e um periósteo fracamente aderido. A secreção resultante do processo inflamatório ganha o espaço subperiosteal e aumenta a pressão, prejudicando a vascularização local. Em seguida, ocorre necrose óssea e formação do sequestro.

Exames laboratoriais

Os exames considerados para o diagnóstico de OMC são: hemograma completo, PCR, VHS e hemocultura. Geralmente, a cultura é realizada durante o ato cirúrgico; porém, na presença de fístula, o material pode ser colhido para análise fora do ambiente cirúrgico.

Exames de imagem

A radiografia mostra as áreas de necrose avascular, sequestro e defeito ósseo. A RNM é útil para delimitar as áreas de necrose e de infecção ativa. Já a tomografia computadorizada auxilia a quantificar a extensão da lesão óssea.

Tratamento

Na maioria dos casos, a avaliação de um infectologista é importante para a tomada de decisões com relação à antibioticoterapia. A rifampicina é utilizada em associação aos outros ATB administrados para OMA. Esse tratamento pode variar de 6 a 9 meses.

O debridamento cirúrgico é fundamental para ressecção da área de sequestro, abscesso e necrose, a fim de tornar esse local cruento e permitir a ação dos antibióticos.[20]

Artrite séptica

A artrite séptica (AS) é uma doença grave e considerada uma emergência cirúrgica. O reconhecimento e o tratamento imediato são essenciais.

Epidemiologia

Responsável por 0,25% de todas as internações pediátricas, a AS é mais frequente do que a osteomielite e tem maior incidência antes dos 2 anos de idade.

Se não reconhecido ou não tratado, o processo infeccioso tem alto potencial para provocar destruição da articulação, com subsequentes deformidade e limitação ao longo da vida. Os maus resultados ocorrem pela demora no diagnóstico, idade inferior a 6 meses, prematuridade, infecção estafilocócica e concomitante osteomielite.

A AS envolve mais comumente as grandes articulações, como o quadril e o joelho. Entretanto, pode acometer pequenas articulações, como o punho.

Os agentes etiológicos mais comuns são *S. aureus*, estreptococo do grupo A, *S. pneumoniae*, organismos Gram-negativos e *Neisseria gonorrhoeae*. O *H. influenzae* tipo b foi responsável por até 40% das artrites sépticas na criança, mas essa taxa caiu drasticamente graças a programa de imunização bem-sucedido. No recém-nascido, *Streptococcus* β-hemolítico do grupo B e bacilos Gram-negativos são os agentes mais frequentes, além do *S. aureus*. As micobactérias e os fungos devem ser considerados em pacientes com infecção crônica e imunocomprometidos.

Fisiopatologia

A AS pode ocorrer por via hematogênica, disseminação local a partir de uma infecção contígua ou secundária a uma cirurgia ou trauma. A via hematogênica é a mais comum em crianças. Frequentemente, a AS se desenvolve após uma osteomielite, em razão da localização intra-articular das metáfises no quadril, ombro, tornozelo e cotovelo.

A infecção bacteriana da articulação produz uma resposta inflamatória com mais de 50.000 leucócitos/mm^3, sendo mais de 90% de células polimorfonucleares (PMN).[21] A liberação de enzimas proteolíticas por PMN e bactérias, em conjunto com o aumento da pressão intra-articular, pode resultar na rápida e irreversível degradação da cartilagem hialina, às vezes em apenas 6 horas.

Quadro clínico

Crianças com artrite séptica podem ter uma história recente de infecção do trato respiratório superior ou infecção de tecidos moles, com uso recente de antibióticos.

Prematuros e lactentes imunocomprometidos apresentam sinais e sintomas pobres. Um nível muito alto de suspeita é importante nesses casos.

As queixas de dor, limitação à mobilidade articular e incapacidade ou recusa para suportar o peso são frequentes. Febre, mal-estar e presença de edema, calor e rubor em articulações menos profundas também são achados físicos comuns.

Se o quadril está envolvido, a criança pode queixar-se de dor na virilha, coxa ou joelho devido à inervação sensitiva do ramo anterior do nervo obturatório. Em recém-nascidos, posicionamento antálgico do quadril em rotação externa, abdução e leve flexão são relevantes e ocorrem para maximizar o volume articular do quadril e diminuir o estiramento capsular.

O exame físico do bebê é um desafio e pode demonstrar limitação ou ausência de movimento ativo no membro afetado (pseudoparalisia).

O diagnóstico diferencial da artrite séptica inclui: sinovite transitória, artrite reacional, artrite reumatoide juvenil, púrpura de Henoch-Schönlein, febre reumática, osteomielite, condrólise, doença de Lyme, necrose avascular e doença de Legg-Calvé-Perthes.

A diferenciação entre artrite séptica e sinovite transitória é crítica e pode ser feita com base na história e no exame físico. A sinovite transitória é benigna, autolimitada, pós-infecciosa e mais frequente no quadril. Muitas vezes não necessita de tratamento. No entanto, sua apresentação pode ser muito semelhante à da artrite séptica, com dor e incapacidade ou recusa de suportar o peso, febre, mobilidade articular limitada e exames de sangue anormais.

Quatro preditores podem ser utilizados para auxiliar na diferenciação dessas duas entidades: história de febre superior a 38,5 °C, incapacidade de suportar o peso, VHS maior que 40 mm/h e contagem de leucócitos maior que 12.000/mm^3. Em um estudo, a presença de 3 dos 4 fatores foi 93% preditivo para artrite séptica, enquanto a presença de 4 em 4 foi 99,6%. A probabilidade de acerto utilizando-se esse algoritmo varia de 59% a 99,6%. Esses preditores, quando utilizados em conjunto com o exame clínico, podem ser muito úteis para o algoritmo de tratamento.[22,23]

Exames laboratoriais

Os exames recomendados para o diagnóstico de artrite séptica são: PCR, VHS, hemograma completo e hemoculturas. Exames adicionais, como cultura de garganta/teste rápido para estreptococo e antiestreptolisina O, são válidos.

Os títulos de Lyme são indicados em áreas endêmicas. A hemocultura é positiva em cerca de 30% a 40% dos casos com identificação de um organismo em 50% a 70% dos casos. A leucocitose pode estar presente em 30% a 60% dos pacientes e a leucocitose com desvio à esquerda em 60% dos pacientes.

A VHS é um teste mais sensível, mas com pouca especificidade. Frequentemente pode estar normal quando o diagnóstico de artrite séptica está estabelecido e aumenta em alguns dias após a melhora clínica. O pico de VHS ocorre no 4º ou no 5º dia e não cai significativamente até depois do 10º dia. Portanto, é de limitada utilidade no monitoramento da resolução da doença.

A PCR é provavelmente o marcador mais útil para a progressão da doença e o acompanhamento na resposta terapêutica.[24] Um tratamento adequado geralmente resulta em normalização da PCR para menos de 10 mg/L (2 mg/dL) em 7 dias e da VHS para menos de 25 mm/h em 3 semanas.

Exames de imagem

A radiografia simples deve ser obtida para excluir alteração óssea periarticular. Geralmente se apresenta normal, mas pode revelar um alargamento do espaço articular, sugerindo um derrame (Figura 14.6). Também pode haver evidência de edema dos tecidos moles e obliteração de planos normais de gordura. A distensão articular pode resultar em subluxação ou até mesmo luxação.

Evidências de destruição óssea periarticular podem ser observadas após 7 a 14 dias.

O ultrassom continua a ser o exame de primeira escolha para o diagnóstico de artrite séptica do quadril (Figura 14.7). É um exame de técnica fácil e não invasivo para detectar derrame articular. Se um derrame estiver presente, o fluido pode ser aspirado sob orientação ultrassonográfica.

Se o paciente não responder à antibioticoterapia dentro de 48 horas, a RNM deve ser considerada para identificar associação com osteomielite. A ressonância magnética pode demonstrar derrame articular, abscesso local e osteomielite. A tomografia computadorizada e a cintilografia óssea têm um papel limitado no diagnóstico de artrite séptica. A cintilografia óssea é útil para localizar infecções obscuras ou com múltiplos focos.

Quando os achados clínicos, laboratoriais e de imagem são sugestivos de artrite séptica, a articulação deve ser aspirada (Figura 14.8). Se nenhum líquido é obtido, um artrograma (radiografia articular com contraste) pode ser realizado para confirmar o posicionamento intra-articular da agulha. Uma vez que o material para cultura foi enviado, a antibioticoterapia endovenosa empírica e a drenagem cirúrgica devem ser realizadas.[25]

O aspirado deve ser enviado para contagem de células com diferencial, cultura (aeróbio, anaeróbio) e coloração de Gram. A contagem de leucócitos do líquido sinovial acima de 50.000/mm^3 ou uma bacterioscopia positiva sugerem artrite séptica. Entre 25.000 e 50.000/mm^3, sugere uma possível artrite séptica, mas provável sinovite. Caso a suspeita clínica permaneça elevada, a drenagem cirúrgica é indicada. E, abaixo de 25.000/mm^3, sugere artrite reacional ou sinovite. Um reumatologista pode ser consultado.

A cultura de secreção é positiva em 50% a 70% dos pacientes e a coloração de Gram em 30% a 50% dos casos. Outro marcador sugestivo de AS é o líquido sinovial com glicose abaixo de 0,5 e lactato aumentado.

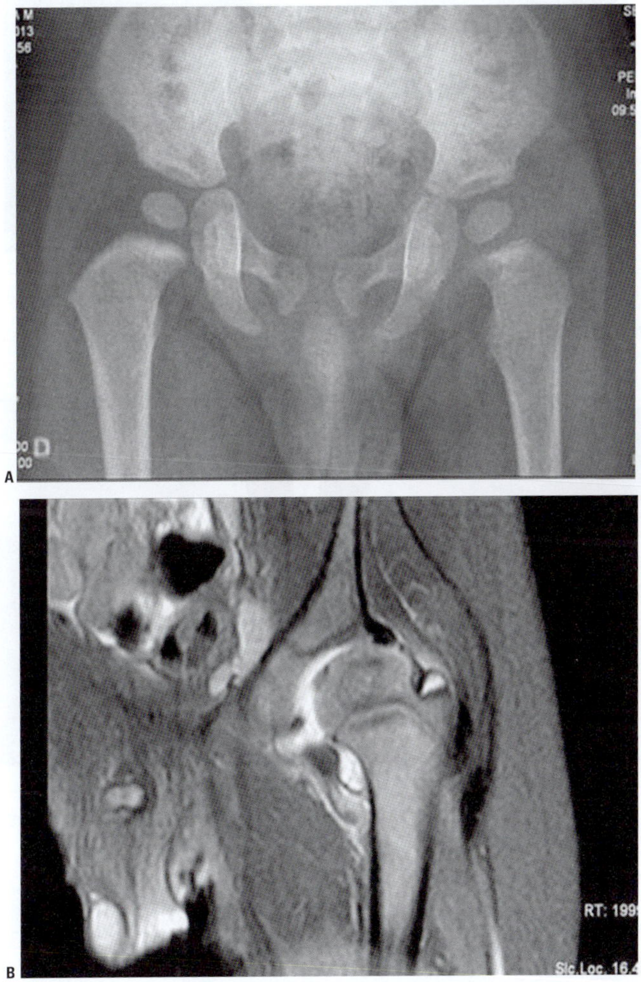

FIGURA 14.6 A: Radiografia de bacia em criança de 9 meses: discreto aumento do espaço articular medial do quadril esquerdo. **B**: RNM do quadril esquerdo: confirmação de suspeita de artrite séptica.
Fonte: Acervo da autoria do capítulo.

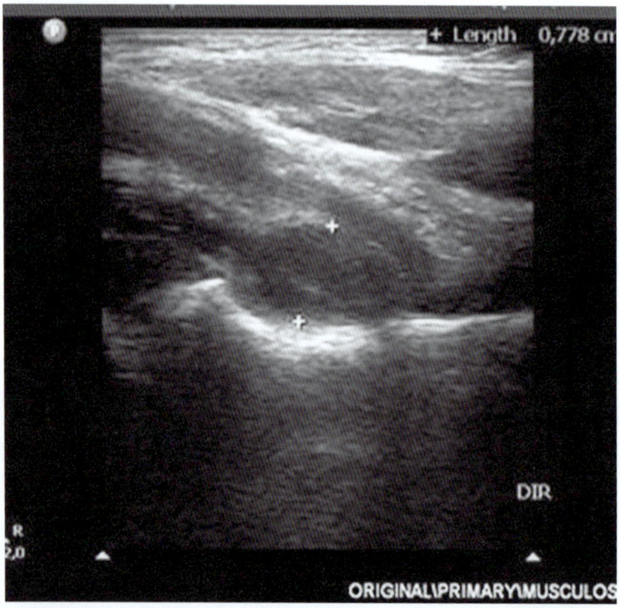

FIGURA 14.7 USG do quadril direito mostrando aumento de volume articular.
Fonte: Acervo da autoria do capítulo.

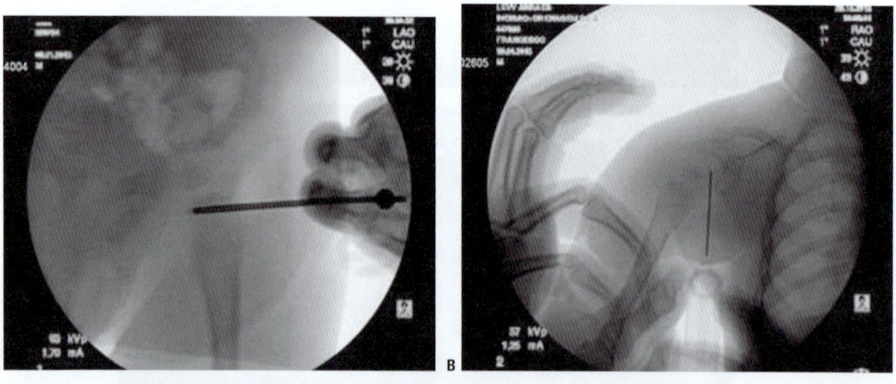

A B

FIGURA 14.8 **A**: Punção articular em quadril esquerdo de criança de 9 meses. **B**: Punção articular em ombro direito de criança de 6 meses.
Fonte: Acervo da autoria do capítulo.

Tratamento

A drenagem ou limpeza cirúrgica é fundamental no tratamento da artrite séptica. Existem autores que defendem a punção articular seriada. A artrotomia ou limpeza aberta é o procedimento mais utilizado após punção positiva ou alta suspeita clínica; é o tratamento de escolha em bebês e crianças pequenas.

A artroscopia é um procedimento menos invasivo que vem ganhando destaque por permitir uma boa visualização articular e debridamento cirúrgico, além de uma reabilitação mais rápida.[25,26]

A antibioticoterapia é semelhante à utilizada para o tratamento da OMA, já que os agentes etiológicos são parecidos. De modo geral, administra-se oxacilina ou cefazolina. Em caso de alergia, utiliza-se a clindamicina. Em áreas com prevalência de MRSA, administra-se clindamicina ou vancomicina.

Antibióticos contra Hib (cefuroxima ou ceftriaxone + oxacilina) são utilizados para crianças não imunizadas com menos de 2 anos de idade.

Em geral, a duração da antibioticoterapia para a maioria dos casos não complicados de AS é de 4 semanas. O controle do tratamento deve ser feito por meio da PCR, que costuma se normalizar antes da VHS.

Complicações

As complicações estão diretamente relacionadas à demora no diagnóstico e no tratamento: sepse, osteonecrose, osteoartrose, fechamento prematuro da fise e artrofibrose pós-operatória.

Outras infecções

Discite

É menos comum ao público infantil. Geralmente, acomete a coluna lombar em crianças menores de 5 anos.[27] Crianças mais novas apresentam mais suscetibilidade à discite, pois os discos têm um suprimento arterial rico, derivado da circulação do corpo vertebral.

Classicamente, a criança tenta andar, porém inclina o tronco para a frente e apoia as mãos nas coxas. A claudicação pode ser acompanhada de febre baixa.

O diagnóstico é um desafio, pois existe uma pobreza em sinais e sintomas, além da falta de alterações radiográficas no início da doença. A cintilografia com Tecnécio 99 mostra um aumento de captação. A RNM mostra alterações do disco e do corpo vertebral adjacente (Figura 14.9); é útil também para avaliar a presença de abscesso paravertebral ou envolvimento medular.

A maioria dos casos responde bem à antibioticoterapia. O tratamento empírico é direcionado para o combate ao *S. aureus*. A biopsia óssea é indicada nos casos atípicos ou que não respondam à antibioticoterapia.

Complicações são raras, mas incluem fusão intervertebral, diminuição do espaço intervertebral ou dor crônica.

Osteomielite vertebral

Ocorre tipicamente em criança mais velha. A queixa principal é de dor cervical, dorsal ou lombar. Febre e toxemia são mais comuns do que na discite.

A radiografia pode apresentar rarefação do corpo vertebral no início da doença. Estágios mais tardios mostram destruição da parte anterior do corpo vertebral.[28]

A maioria dos casos responde bem aos antibióticos que cobrem *S. aureus*.

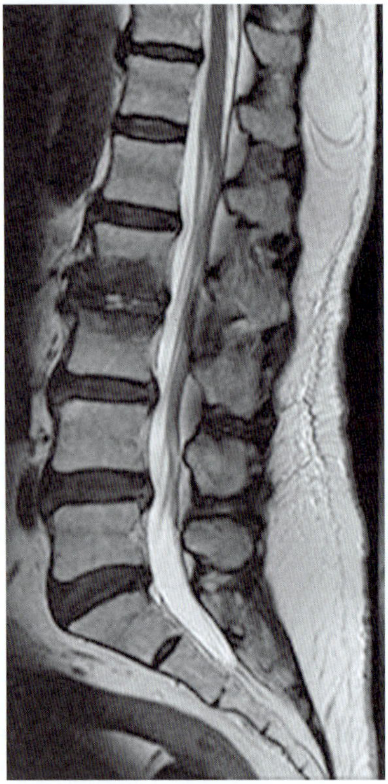

FIGURA 14.9 Discite: menina de 6 anos de idade com história de lombalgia há 7 dias.
Fonte: Acervo da autoria do capítulo.

Referências bibliográficas

1. Karwoska A, Davies HD, Javavji T. Epidemiology and outcome of osteomyelitis in the era of sequential intravenous-oral therapy. Pediatr Infect Dis J. 1998;17:1021.
2. Sonnen GM, Henry NK. Pediatric bone and joint infections. Diagnosis and antimicrobial management. Pediatr Clin North Am. 1996 Aug;43(4):933-47.
3. Dormans JP, Drummond DS. Pediatric hematogenous osteomyelitis: new trends in presentation, diagnosis, and treatment. J Am Acad Orthop Surg. 1994;2(6):333-41.
4. Darville T, Jacobs RF. Management of acute hematogenous osteomyelitis in children. Pediatr Infect Dis J. 2004 Mar;23(3):255-7.
5. Rosemberg J. Methicillin-resistant Staphylococcus aureus (MRSA) in the community: who's watching? Lancet. 1995;346:132.
6. Martinez-Aguilar G, Hammerman WA, Mason EO Jr, Kaplan SL. Clindamycin treatment of invasive infections caused by community-acquired, methicillin-resistant and methicillin-susceptible Staphylococcus aureus in children. Pediatr Infect Dis J. 2003;22:593.
7. Saphyakhajon P, Joshi AY, Huskins WC, Henry NK, Boyce TG. Empiric antibiotic therapy for acute osteoarticular infections with suspected methicillin-resistant Staphylococcus aureus or Kingella. Pediatr Infect Dis J. 2008 Aug;27(8):765-7.

8. Trueta J. The 3 types of acute hematogenous osteomyelitis. Schweiz Med Wochenschr. 1963;93:306.
9. Buck C, Bunduschu J, Gallati H, Bartmann P, Pohlandt F. Interleukin-6: a sensitive marker for the early diagnosis of neonatal bacterial infection. Pediatrics. 1994;93:54.
10. Scott RJ, Christofersen MR, Robertson WW Jr et al. Acute osteomyelitis in children: a review of 116 cases. J Pediatr Orthop. 1990;10(5):649-52.
11. Pineda C, Espinosa R, Pena A. Radiographic imaging in osteomyelitis: the role of plain radiography, computed tomography, ultrasonography, magnetic resonance imaging, and scintigraphy. Semin Plast Surg. 2009;23(2):80-9.
12. Pineda C, Vargas A, Rodríguez AV. Imaging of osteomyelitis: current concepts. Infect Dis Clin North Am. 2006;20(4):789-825.
13. Waldvogel FA, Medoff G, Swartz MN. Osteomyelitis: a review of clinical features, therapeutic considerations and unusual aspects. N Engl J Med. 1970;282:198-206.
14. Barrett AM, Lucero MA, Le T, Robinson RL, Dworkin RH, Chappell AS. Epidemiology, public health burden, and treatment of diabetic peripheral neuropathic pain: a review. Pain Med. 2007;8(suppl 2):S50-62.
15. Kapoor A, Page S, Lavalley M, Gale DR, Felson DT. Magnetic resonance imaging for diagnosing foot osteomyelitis: a meta-analysis. Arch Intern Med. 2007;167(2):125-32.
16. Danielsson LG, Duppe H. Acute hematogenous osteomyelitis of the neck of the femur in children treated with drilling. Acta Orthop Scand. 2002;73:311-6.
17. Brodie B. Pathological and surgical observations on disease of joint. London: Longman, Rees, Orme, Brown, Green and Longman; 1836.
18. Rasool MN. Primary subacute hematogenous osteomyelitis in children. J Bone Joint Surg. 2001;83B:93-8.
19. Roberts JM, Drummond DS, Breed AL et al. Subacute hematogenous osteomyelitis in children: a retrospective study. J Pediatr Orthop. 1982:2:249-54.
20. Yeargan SA, Nakasone CK, Shaieb MD et al. Treatment of chronic osteomyelitis in children resistant to previous therapy. J Pediatr Orthop. 2004;24:109-22.
21. Nade S. Acute septic arthritis in infancy and childhood. J Bone Joint Surg Br. 1983;65(3):234-41.
22. Kocher MS, Mandiga R, Zurakowski D, Barnewolt C, Kasser JR. Differentiating between septic arthritis and transient synovitis of the hip in children: an evidence-based clinical prediction algorithm. J Bone Joint Surg Am. 1999;81(12):1662-70.
23. Luhmann SJ, Jones A, Schootman M, Gordon JE, Schoenecker PL. Differentiation between septic arthritis and transient synovitis of the hip in children with clinical prediction algorithms. J Bone Joint Surg Am. 2004;86-A(5):956-62.
24. Levine MJ, McGuire KJ, McGowan KL, Flynn JM. Assessment of the test characteristics of C-reactive protein for septic arthritis in children. J Pediatr Orthop. 2003;23(3):373-7.
25. Herring JA. Tachdjian's pediatric orthopaedics: infections of the musculoskeletal system Tachdjians. Vol. 3, Chapter 35, p. 2089-155.
26. Herring JA. Tachdjian's pediatric orthopaedics: infections of the musculoskeletal system Tachdjians. Vol. 3, Chapter 35, p. 2089-155.
27. Kocher MS, Lee B, Dolan M, Weinberg J, Shulman ST. Pediatric orthopedic infections: early detection and treatment. Pediatr Ann. 2006;35(2):112-22.
28. Fernandez M, Carrol CL, Baker CJ. Discitis and vertebral osteomyelitis in children: an 18-year review. Pediatrics. 2000;105:1299-304.
29. Tay BK, Deckey J, Hu SS. Spinal infections. J Am Acad Orthop Surg. 2002;10:188-97.

capítulo 15

Infecções do Trato Urinário

• João Montoni
• Vera Hermina Kalika Koch

Introdução

O trato urinário é habitualmente estéril. A infecção do trato urinário (ITU) é definida como a presença de bactérias, vírus, fungos e/ou parasitas em multiplicação no trato urinário. A definição de ITU alta e/ou pielonefrite aguda passa por comprometimento dos rins e ureteres; e ITU baixa ocorre quando o comprometimento infeccioso fica apenas na bexiga e na uretra.

A ITU é a infecção bacteriana mais comum em lactentes febris entre 1 e 90 dias de vida. Apresenta-se mais prevalente entre os recém-nascidos (RN) de mães com pré-eclâmpsia ou infecção febril no último trimestre da gestação. A ITU corresponde a 46% das infecções maternas,[1] elevando o risco de trabalho de parto prematuro em 8 vezes. E, no caso, pode representar risco 4 vezes maior de ITU no RN pela mesma bactéria que causou a infecção materna. A ITU neonatal associa-se também a casos de ruptura prematura de membranas, retardo do crescimento intrauterino, estrangulamento do cordão umbilical, asfixia neonatal, ou a antecedente familiar de ITU;[2] e pode se apresentar com icterícia, cianose, desconforto respiratório ou convulsões.[2]

Durante os primeiros meses de vida e até 1 ano de idade, a ITU é mais comum em meninos, pela maior possibilidade de malformações do trato urinário no sexo masculino em relação ao feminino. Nos RN, pode ocorrer por via hematogênica ou por via ascendente e, neste caso, está frequentemente associada a anomalias congênitas do rim e do trato urinário. Existe uma possibilidade maior da presença de outras bactérias, além da *E. Coli*, quando existe ITU em pacientes com malformações do trato urinário. Pode ocorrer *Klebsiella* e até pseudômonas.

A importância do diagnóstico e do tratamento precoces da ITU na infância reside no fato de que o rim infantil é suscetível à formação de cicatrizes, com dano renal permanente. Dependendo da magnitude da perda de massa renal resultante, poderão ocorrer, ainda na infância ou na vida adulta, desenvolvimento de hipertensão arterial sistêmica e/ou queda progressiva do ritmo de filtração glomerular, com evolução para doença renal crônica de estágios avançados e até mesmo a necessidade de diálise e/ou substituição renal por meio de transplante. A detecção precoce, a investigação adequada e o tratamento apropriado da infecção urinária minimizam essas consequências. RN com infecção urinária devem ser avaliados para infecção sistêmica associada, bem como para anormalidades anatômicas ou funcionais dos rins e do trato urinário.

Epidemiologia

As taxas de prevalência de ITU variam por idade, sexo, etnia e presença de circuncisão. Crianças do sexo masculino não circuncidadas com menos de 3 meses de idade e meninas com menos de 12 meses de idade apresentam a maior prevalência de ITU. A prevalência geral de ITU em crianças febris é de 7%. As taxas de prevalência combinada de ITU febril em meninas com idade entre 0 e 3 meses, 3 e 6 meses, 6 e 12 meses e maiores de 12 meses é de 7,5%, 5,7%, 8,3% e 2,1%, respectivamente. Entre as crianças do sexo masculino, a incidência de ITU é 10 vezes maior nas não circuncidadas.[3,4] Maior incidência de ITU em meninos não circuncidados está relacionada a maior taxa de colonização e aderência bacteriana ao prepúcio íntegro.

As taxas de infecção do trato urinário apresentam-se mais elevadas entre as crianças brancas (8%) do que entre as crianças negras (4,7%).[5]

A frequência de ITU nos primeiros 30 dias pós-parto é de 2,8% nos partos cesarianos e de 1,6% nos partos vaginais.[6] Quando a gestante apresenta infecção do trato urinário no último trimestre da gestação, o risco de o RN também apresentar ITU, pelo mesmo agente da infecção materna, é quatro vezes maior; e, quando ocorre entre 26 e 30 semanas de gestação, a infecção figura entre as principais causas de trabalho de parto prematuro.[7]

Em RN e lactentes jovens febris, as taxas de ITU variam de 7% a 15%.[8,9] A ITU apresenta-se em geral, no RN de termo, na segunda ou terceira semana após o nascimento.[8] A incidência de infecção do trato urinário é baixa nos primeiros dias de vida (2%), mesmo em RN que fazem bacteremia.[10] A prevalência de ITU no RN prematuro é inversamente proporcional à idade gestacional e ao peso ao nascer. Nos de baixo peso ao nascer (< 2.500 g), a prevalência de ITU é de 8%, enquanto nos de extremo baixo peso ao nascer (< 1.000 g) é maior que 13%.[11]

Etiologia

Nas infecções adquiridas na comunidade, a *Escherichia coli* é o patógeno mais comum, responsável por até 80% das infecções na maioria das grandes séries.[8,12]

Outras bactérias Gram-negativas envolvidas são: *Klebsiella*, *Proteus*, *Enterobacter*, *Citrobacter* e pseudômonas; e, menos comuns, os patógenos Gram-positivos são: *Staphylococcus* coagulase-negativo, *Enterococcus* e, raramente, *Staphylococcus aureus*.

Staphylococcus coagulase-negativo e *Klebsiella* são os agentes mais frequentemente isolados em casos de ITU hospitalar em RN prematuros.[11,13] Os fungos (*Candida*) também são patógenos frequentes em RN prematuros, especialmente nos de muito baixo peso (peso de nascimento < 1.000 g).[11,14]

Patogênese

A maioria das ITU em RN afeta o trato urinário superior, causando pielonefrite aguda. A disseminação hematogênica pós-bacteremia pode estar envolvida na ITU neonatal febril com pielonefrite aguda. No entanto, no RN a termo, cada vez mais se acredita que a ITU seja decorrente principalmente de uma infecção ascendente. Esse raciocínio se baseia na grande prevalência, nesses RN, de ITU por agentes microbianos de origem intestinal (p. ex., a *Escherichia coli*) e na associação frequente desses processos infecciosos com anomalias do trato urinário. Cerca de 30% a 50% dos RN e lactentes jovens (menos de 3 meses de idade) com ITU têm alguma anormalidade do trato urinário, sendo o refluxo vesicoureteral (RVU) o achado mais comum.[3,8,15] Outras anomalias do trato urinário são: estenose de junção ureteropiélica, estenose da junção ureterovesical, válvula de uretra posterior, ureter ectópico, doenças policísticas e/ou as displasias renais. A obstrução à passagem de urina, em qualquer nível do trato urinário, constitui um importante fator para aumentar a suscetibilidade a ITU. A causa mais comum de hidronefrose neonatal é a estenose de junção pieloureteral (EJUP), cuja frequência no sexo feminino em relação ao masculino é de 2:1. A segunda causa mais comum de hidronefrose é o megaureter, que, diferentemente da EJUP, ocorre mais em meninos do que em meninas.[16]

A infecção hematogênica provavelmente desempenha um papel maior em prematuros, nos quais processos de sepse são mais frequentes do que no RN a termo.[17]

A ITU por *Escherichia coli* pode acometer o aparelho urinário normal.[18] Nesse caso, o processo infeccioso se desenvolve à custa de fatores de virulência. O fator de virulência mais bem estudado em *Escherichia coli* é a adesina situada na ponta de estruturas chamadas fímbrias ou *pili*, extensões filamentosas do corpo bacteriano que facilitam a fixação bacteriana ao uroepitélio, permitindo que as bactérias subam até o rim. A aderência da bactéria às células epiteliais constitui a fase inicial de qualquer ITU.

Características clínicas

As manifestações clínicas de ITU na criança variam com o tipo de infecção, a idade e a gravidade do quadro clínico.

Os sinais e sintomas em RN são inespecíficos. Podem ocorrer: letargia, irritabilidade, déficit de sucção, hipotermia, taquipneia, cianose, bacteremia com comprometimento do estado,[19] febre, déficit de ganho pôndero-estatural, icterícia, vômitos, dificuldade na mamada com sucção débil. A icterícia pode ser o primeiro sinal em algumas crianças. Outro achado menos comum inclui distensão abdominal decorrente de íleo paralítico infeccioso. A ITU pode ser a manifestação inicial para que se identifique um RN com uma anomalia congênita renal ou do trato urinário. As manifestações clínicas da infecção urinária em RN prematuros são semelhantes às de crianças nascidas a termo, porém apneia e hipóxia ocorrem mais em prematuros.[20] O risco de sepse concomitante em neonatos com ITU varia de 4% a 7% em neonatos a termo e lactentes jovens.[8,12] Em RN prematuros, o risco de urosepse é maior. A coleta de hemoculturas é obrigatória em todos os RN e lactentes jovens nos quais se suspeita de ITU, pelo risco de urosepse.

Diagnóstico

Um teste ideal deve apresentar alta acurácia, ter baixo custo e possibilitar um diagnóstico rápido. As tiras reagentes de nitrito e esterase leucocitária mostram boa relação custo-benefício e são muito sensíveis quando comparadas à positividade da urocultura. O teste da esterase leucocitária é um meio rápido de verificar a presença de piúria; um teste positivo correlaciona-se a mais de 10 leucócitos por campo de grande aumento.

A associação de nitrito urinário e ITU foi inicialmente descrita em 1914. O teste de nitrito urinário positivo requer a conversão dos nitratos em nitritos pela ação de bactérias presentes na urina. Essa reação precisa de tempo de contato da bactéria com a urina presente na bexiga;[15] como o RN e crianças sem controle do esfíncter vesical urinam a intervalos curtos, a reação de nitrito nesses casos tem pouca sensibilidade, apesar de sua alta especificidade para predizer ITU.

A associação dos testes de leucocitúria (mais de 10 leucócitos/campo) e bacterioscopia positiva aumenta a sensibilidade para 99% na predição de ITU (cultura positiva para patógeno único).

Os testes laboratoriais iniciais que são realizados em RN que apresentam sinais e sintomas de ITU incluem hemograma completo, hemocultura, urinálise e urocultura com antibiograma. A urina deve ser obtida por cateterismo vesical ou punção suprapúbica, não sendo recomendada a coleta de urocultura por saco coletor. A urinálise deve incluir testes para esterase leucocitária (marcador de piúria) e nitrito (marcador de enterobactérias), por meio de fitas-teste, e uma avaliação microscópica de amostra de urina centrifugada. Sugere-se também a realização de uma punção lombar com análise do liquor para quimiocitológico, cultura e PCR para enterovírus. Dos RN com teste urinário positivo para leucoesterase ou nitrito, 79% apresentam leucócitos > 15.000/mm^3 no hemograma.[8]

O diagnóstico de ITU baseia-se no resultado positivo da cultura de urina, sendo esse exame mandatório em qualquer criança com suspeita da infecção.[21] A urocultura é considerada positiva quando ocorre o crescimento de um único patógeno e há ≥ 1.000 unidades formadoras de colônias (UFC)/mL de urina coletada por punção suprapúbica ou ≥ 50.000 UFC/mL se coletada por sonda vesical.[8,21,22] O antibiograma dá subsídios à análise da sensibilidade do agente infeccioso isolado, aos antibióticos inicialmente prescritos, permitindo a adequação da prescrição antimicrobiana conforme a resposta clínica do RN.

Diagnóstico diferencial

Como os sinais e sintomas de ITU são inespecíficos nos RN e lactentes, várias outras doenças podem se apresentar com quadro clínico semelhante, incluindo sepse e meningite. Os erros inatos do metabolismo, inclusive acidemia metilmalônica, podem simular sepse, bacteremia e pielonefrite aguda. No entanto, a presença de urocultura positiva diferencia a ITU dessas outras condições clínicas. É necessário perceber, no entanto, que a ITU neonatal pode ocorrer concomitantemente a outras condições infecciosas; 1% a 3% das crianças com ITU têm meningite bacteriana.[17,23] No caso de ITU associada a meningite, existe uma cepa de *E. coli* mais comum com receptores no plexo coroide, a *E. coli K1*.

Exames de imagem

Em razão da alta prevalência de anomalias do trato urinário, deve ser realizada investigação radiológica em todos os RN com ITU.[8] Essa avaliação inclui ultrassonografia de rins e vias urinárias (USGR) para detecção de anormalidades estruturais e uretrocistografia miccional (UCM) para identificar o refluxo vesicoureteral, válvula de uretra posterior e/ou ureterocele, entre outras. A USGR deve ser solicitada após o início do tratamento antibiótico e após melhora do quadro clínico inicial; identifica o tamanho, a posição e as alterações estruturais dos rins e das vias urinárias e viabiliza o estudo morfofuncional da bexiga. Dos RN com ITU, 47% apresentam alteração na USGR.[8] A prevalência de ultrassonografia alterada no RN prematuro é significativamente menor.[13]

A urografia excretora tem um papel limitado na investigação de ITU em razão da baixa sensibilidade na detecção de pielonefrite aguda e de cicatrizes renais, das altas doses de radiação associadas a sua realização e do risco de reação alérgica ao contraste; por isso, a realização desse exame no RN não é recomendada.

A cintilografia cortical renal (com Tecnécio 99 m – ácido dimercaptosuccínico – DMSA) é útil tanto na fase aguda, para identificação de alterações associadas à pielonefrite aguda, como posteriormente, para reconhecimento da cicatriz renal. Orienta-se a sua solicitação 6 meses após a ITU como parte da avaliação da presença de cicatrizes renais. Nas cintilografias renais com DMSA realizadas 6 meses após a ITU, 88% são normais.[22] A tomografia computadorizada de rins e vias urinárias pode identificar quadro de pielonefrite aguda ou a presença de cicatrizes renais, porém seu uso rotineiro não é recomendado, para evitar a exposição do paciente à radiação.

Tratamento

O tratamento com antibióticos, de amplo espectro, por via intravenosa, deve ser iniciado assim que as culturas de urina, sangue e líquido cefalorraquidiano (se indicado) forem coletadas. O critério para escolha do antibiótico é o mesmo utilizado para o tratamento de sepse neonatal. A combinação de ampicilina e gentamicina parenteral oferece cobertura para os patógenos bacterianos mais comuns.

Em RN de até 7 dias de vida e com peso ao nascer maior de 2 kg, a Academia Americana de Pediatria recomenda a introdução de ampicilina (50 mg/kg por dose a cada 8 horas por via intravenosa) e gentamicina (2 mg/kg por dose a cada 12 horas por via intravenosa). Em nosso meio, tem sido preferida a administração de aminoglicosídeos uma vez ao dia, no caso da gentamicina 4 mg/kg por via intravenosa, a cada 24 horas.

Em prematuros de até 7 dias de vida, a dose de ampicilina é de 150 mg/kg/dose a cada 12 horas. Em crianças com mais de 7 dias de vida, cefotaxima é adicionada aos aminoglicosídeos (Tabela 15.1), até haver resultado do antibiograma para direcionar a terapêutica.[24] Em RN com ITU adquirida na comunidade ou nosocomial, a dose de antibióticos deve ser ajustada tanto nos nascidos a termo quanto nos prematuros.

Nas infecções nosocomiais (Tabela 15.2), a vancomicina geralmente substitui a ampicilina em razão dos estafilococos coagulase-negativos, *Staphylococcus aureus* e espécies de *Enterococcus*. Para cobertura de bactérias Gram-negativas resistentes, sugere-se a utilização de piperacilina/tazobactam, devendo-se lembrar que esse antibiótico não atravessa bem à barreira hematoencefálica e, dessa maneira, a sugestão é o uso de meropenem (ou conforme o perfil de sensibilidade regional). Doses mais elevadas de antibióticos devem ser mantidas até haver resultado do liquor, para cobrir os eventuais casos de meningite associada a ITU.

Tabela 15.1 Recomendação de antibioticoterapia no tratamento da ITU comunitária – RN a termo.

≤ 7 dias de vida	Ampicilina (100 mg/kg/dose, de 12 em 12 horas) + gentamicina (4 mg/kg/dose, de 24 em 24 horas), ambos endovenosos
> 7 dias de vida	Cefotaxima (50 mg/kg/dose, de 8 em 8 horas) + gentamicina (4 mg/kg/dose, de 24 em 24 horas), ambos endovenosos
Atenção às doses relacionadas aos prematuros.	

Fonte: Young e Magnum, 2001.[25]

Tabela 15.2 Recomendação de antibioticoterapia no tratamento da ITU nosocomial – RN a termo.

	Dose da vancomicina	
Dias de vida	**Dose**	**Intervalo**
≤ 7 dias de vida	10 a 15 mg/kg/dose	De 12 em 12 horas
> 7 dias de vida	10 a 15 mg/kg/dose	De 8 em 8 horas
	Dose do meropenem	
Dias de vida	**Dose**	**Intervalo**
≤ 7 dias de vida	20 a 40 mg/kg/dose	De 12 em 12 horas
> 7 dias de vida	20 a 40 mg/kg/dose	De 8 em 8 horas
	Dose da piperacilina/tazobactan	
Dias de vida	**Dose**	**Intervalo**
≤ 7 dias de vida	50 a 100 mg/kg/dose	De 8 em 8 horas
> 7 dias de vida	200 mg/kg/dia	De 6 em 6 horas
Atenção às doses relacionadas aos prematuros.		

Fonte: Young e Magnum, 2001.[25]

Recomendam-se a quantificação do nível sérico da vancomicina e a correção dos intervalos entre as doses; nas infecções graves, o nível sérico da vancomicina no vale deve ser mantido entre 15 e 20 mg/L.

RN devem ser tratados por 10 dias; e recomenda-se que seja utilizada a via parenteral em 7 desses dias. Pacientes maiores de 28 dias e menores de 3 meses devem receber antibiótico parenteral por 72 horas, com pelo menos 24 horas afebril, e completar 10 dias de tratamento oral (conforme antibiograma).

Em razão do aumento de micro-organismos resistentes, o padrão local de suscetibilidade aos antibióticos pode ser importante para determinar a prescrição da antibioticoterapia inicial.

A terapia antimicrobiana deve ser reavaliada com base no isolamento do agente patogênico, no padrão de suscetibilidade antimicrobiana e na ocorrência de infecções concomitantes.

A esterilização de urina deve ocorrer dentro de 48 horas do início do tratamento com o agente antimicrobiano adequado. Idealmente, deve ser confirmada por meio da coleta de nova urocultura. Se ocorrer persistência de urocultura positiva, apesar da utilização de antimicrobiano adequado pelo antibiograma, o trato urinário e outros sítios devem ser investigados para determinar um reservatório potencial de infecção.

Não há dados que de maneira inequívoca definam o tempo de tratamento da ITU no período neonatal. Como resultado, a duração do tratamento baseia-se em julgamento clínico e experiência. Sugere-se que a duração da terapia com antibióticos seja de 10 a 14 dias para RN com infecção urinária bacteriana não complicada, por via intravenosa. Tratamento mais prolongado pode ser necessário para infecções fúngicas. Sugere-se que, ao final do tratamento da ITU, seja iniciada quimioprofilaxia com antibiótico em baixa dose, administrado por via oral. A medicação mais utilizada para esse propósito é a cefalexina na dose de 25 mg/kg/dia, dividida de 12 em 12 horas, a qual deve ser mantida até o término da investigação radiológica. A manutenção da profilaxia depende dos resultados dos estudos de imagem.

Conclusão

A ITU no período neonatal está associada a bacteremia, especialmente em prematuros, e as malformações congênitas do rim e do trato urinário. A ITU com acometimento do trato superior (ou seja, a pielonefrite aguda) pode resultar em cicatrizes do parênquima renal e, nos casos com maior perda de massa renal, em doença renal crônica de grau avançado. O diagnóstico efetivo e precoce da ITU neonatal e a introdução rápida de terapêutica adequada são mandatórios para minimizar o dano renal e sistêmico agudo e as sequelas futuras.

Referências bibliográficas

1. Rodríguez-Coutiño SI, Ramos-González R, Hernández-Herrera RJ. Risk factors of prematurity. Ginecol Obstet Mex. 2013 Sep;81(9):499-503.

2. Milas V, Puseljić S, Stimac M, Dobrić H, Lukić G. Urinary tract infection (UTI) in newborns: risk factors, identification and prevention of consequences. Coll Antropol. 2013 Sep;37(3):871-6.
3. Goldman M, Lahat E, Strauss S et al. Imaging after urinary tract infection in male neonates. Pediatrics. 2000;105:1232.
4. Wiswell TE, Geschke DW. Risks from circumcision during the first month of life compared with those for uncircumcised boys. Pediatrics. 1989;83:1011.
5. Shaikh N, Morone NE, Bost JE, Farrell MH. Prevalence of urinary tract infection in childhood: a meta-analysis. Pediatr Infect Dis J. 2008 Apr;27(4):302-8.
6. Leth RA, Moller JK, Thomsen RW, Uldbjerg N, Norgaard M. Risk of selected postpartum infections after cesarean section compared with vaginal birth: a five-year cohort study of 32,468 women. Acta Obstet Gynecol Scand. 2009;88(9):976-83.
7. Alijahan R, Hazrati S, Mirzarahimi M, Pourfarzi F, Ahmadi Hadi P. Prevalence and risk factors associated with preterm birth in Ardabil, Iran. Iran J Reprod Med. 2014 Jan;12(1):47-56.
8. Bonadio W, Maida G. Urinary tract infection in outpatient febrile infants younger than 30 days of age: a 10-year evaluation. Pediatr Infect Dis J. 2014;33:342.
9. Lin DS, Huang SH, Lin CC et al. Urinary tract infection in febrile infants younger than eight weeks of age. Pediatrics. 2000;105:E20.
10. Riskin A, Toropine A, Bader D et al. Is it justified to include urine cultures in early (< 72 hours) neonatal sepsis evaluations of term and late preterm infants? Am J Perinatol. 2013;30:499.
11. Eliakim A, Dolfin T, Korzets Z et al. Urinary tract infection in premature infants: the role of imaging studies and prophylactic therapy. J Perinatol. 1997;17:305.
12. Ismaili K, Lolin K, Damry N et al. Febrile urinary tract infections in 0- to 3-month-old infants: a prospective follow-up study. J Pediatr. 2011;158:91.
13. Nowell L, Moran C, Smith PB et al. Prevalence of renal anomalies after urinary tract infections in hospitalized infants less than 2 months of age. J Perinatol. 2010;30:281.
14. Phillips JR, Karlowicz MG. Prevalence of Candida species in hospital-acquired urinary tract infections in a neonatal intensive care unit. Pediatr Infect Dis J. 1997;16:190.
15. Sastre JB, Aparicio AR, Cotallo GD et al. Urinary tract infection in the newborn: clinical and radio imaging studies. Pediatr Nephrol. 2007;22:1735.
16. Grabe M, Bishop MC, Bjerklund-Johansen TE, Botto H, Çec M, Lobel B et al.; Grade 2008. Guidelines on the management of urinary and male genital tract infections. European Association of Urology; 2008.
17. Downey LC, Benjamin DK Jr, Clark RH et al. Urinary tract infection concordance with positive blood and cerebrospinal fluid cultures in the neonatal intensive care unit. J Perinatol. 2013;33:302.
18. Honkinen O, Lehtonen OP, Ruuskanen O et al. Cohort study of bacterial species causing urinary tract infection and urinary tract abnormalities in children. BMJ. 1999;318:770.
19. Maherzi M, Guignard JP, Torrado A. Urinary tract infection in high-risk newborn infants. Pediatrics. 1978;62:521.
20. Levy I, Comarsca J, Davidovits M et al. Urinary tract infection in preterm infants: the protective role of breastfeeding. Pediatr Nephrol. 2009;24:527.

21. Roberts KB; Subcommittee on Urinary Tract Infection, Steering Committee on Quality Improvement and Management. Urinary tract infection: clinical practice guideline for the diagnosis and management of the initial UTI in febrile infants and children 2 to 24 months. Pediatrics. 2011;128:595.
22. Hoberman A, Charron M, Hickey RW, Baskin M, Kearney DH, Wald ER. Imaging studies after a first febrile urinary tract infection in young children. New England Journal of Medicine. 2003;348(3)195-202.
23. Tebruegge M, Pantazidou A, Clifford V et al. The age-related risk of co-existing meningitis in children with urinary tract infection. PLoS One. 2011;6:e26576.
24. Terapeutica 30; American Academy of Pediatrics. Tables of antibacterial drug doses. In: Pickering LK, editor. Red book: 2012 Report of the Committee on Infectious Diseases. 29th ed. Elk Grove Village, IL: American Academy of Pediatrics; 2012. p. 808.
25. Young TE, Magnum B. NeoFax: a manual of drugs used in neonatal care. 14th ed. Raleigh: Acorn Publishing; 2001.

capítulo 16

Infecções da Pele e do Tecido Celular Subcutâneo

- Zilda Najjar Prado de Oliveira
- Juliana Dumêt Fernandes
- Bruno de Oliveira Rocha

Introdução

A pele humana é naturalmente colonizada por diversas espécies de bactérias, sobretudo de cocos Gram-positivos. Esses organismos criam um ambiente impróprio para a instalação de bactérias patogênicas por meio da liberação de ácidos graxos livres. Entretanto, perturbações da integridade cutânea permitem a ocorrência de infecções cutâneas.[1-3]

Infecções bacterianas de pele são especialmente comuns em crianças e na região dos trópicos, variando clinicamente desde uma infecção superficial, como a foliculite, até uma infecção mais profunda, como a fasciíte necrotizante.[4,5] Estafilococos e estreptococos são os agentes etiológicos mais comuns, mas outros bacilos Gram-positivos e algumas bactérias Gram-negativas podem estar envolvidas.[5] Há de se atentar que os estafilococos meticilino-resistentes, tanto de origem nosocomial quanto de origem comunitária, estão sendo cada vez mais frequentemente imputados.[6]

As infecções de pele e tecido subcutâneo são causas frequentes de consultas em serviços de atenção primária, bem como de hospitalização na faixa pediátrica. O manejo correto deve incluir o diagnóstico etiológico e o grau de comprometimento sistêmico da criança.[3]

No que diz respeito aos recém-nascidos, a imaturidade do sistema imune e a ainda limitada ação da flora residente protetora fazem com que estejam mais propícios a infecções bacterianas da pele.[7] O Quadro

16.1 ilustra os micro-organismos da flora cutânea dos neonatos, que diferem de crianças maiores não só pela imaturidade imunológica, mas também pela maior superfície corpórea e por terem maior perda transepidérmica de água.

Quadro 16.1 Flora colonizadora da pele do neonato.

Micrococcaceae	*Staphylococcus* coagulase-negativos
Difteroides	*Corynebacterium* *Brevibacterium* *Propionibacterium*
Bactérias Gram-negativas	*Acinetobacter* *Klebsiella, Enterobacter* e *Proteus* (raramente)
Fungos	*Malassezia* spp.

Fonte: Elaborado pela autoria do capítulo.

A pele do neonato, notavelmente mais frágil e sensível, passa por um processo de adaptação ao ambiente extrauterino. No período neonatal, o pH da pele tende à neutralidade e o conteúdo lipídico epidérmico é reduzido. A grande quantidade de proteoglicanos também confere maior teor hídrico na pele do recém-nascido, facilitando a absorção transdérmica de toxinas.[8]

Esses fatores fazem com que as infecções de pele no neonato possam evoluir rapidamente para desidratação intensa, com grandes riscos de complicações. Em recém-nascidos pré-termo ou com baixo peso ao nascer, complicações e morte por infecções cutâneas são ainda mais frequentes.[9]

Impetigo

O impetigo é a infecção de pele mais comum na infância, podendo ocorrer antes do terceiro dia de vida.[2,10] Sua ocorrência é mais notada em ambientes quentes e úmidos (área das fraldas, axilas e pescoço) e, em razão da superficialidade da lesão, costuma não deixar cicatrizes, embora possa evoluir com hipocromia residual em negros.[3,10] Em alguns casos, pode ser notada linfadenopatia regional.[1,11] A infecção ou colonização assintomática de cuidadores aumenta consideravelmente a ocorrência de impetigo em neonatos, elevando a morbimortalidade, prolongando o período de internação e onerando os serviços de saúde.[7]

O **impetigo não bolhoso** ou **contagioso** apresenta-se clinicamente por frágeis e pequenas vesículas e pústulas, que se rompem e dessecam, dando origem a crostas melicéricas e pustulosas firmemente aderidas (Figuras 16.1 e 16.2).[2,10,11] Em neonatos, o impetigo tem uma tendência menor a formar crostas. As lesões são mais comuns na face, na região perinasal, mas também podem acometer extremidades.[3,11] Trata-se de um processo infeccioso primário da pele. Quando a infecção se instala em outra dermatose preexistente, dá-se o nome de impetiginização.[1,10,11] Complicação com infecção fúngica ou por Gram-negativos pode ocorrer.[3,12]

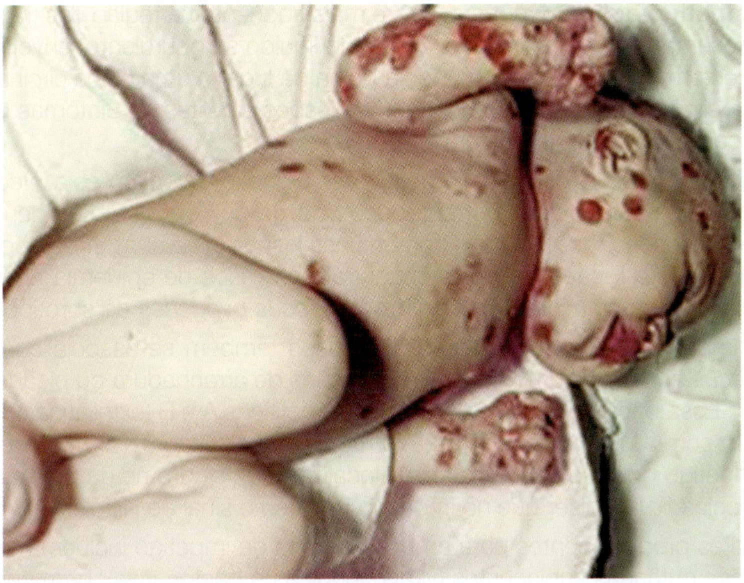

FIGURA 16.1 Impetigo: lesões bolhosas com halo eritematoso podem ser observadas em tórax anterior. Na face e nos membros superiores, predominam lesões exulceradas com algumas crostas melicéricas.

Fonte: Acervo do Departamento de Dermatologia do Hospital das Clínicas da Faculdade de Medicina da Universidade de São Paulo (HC-FMUSP).

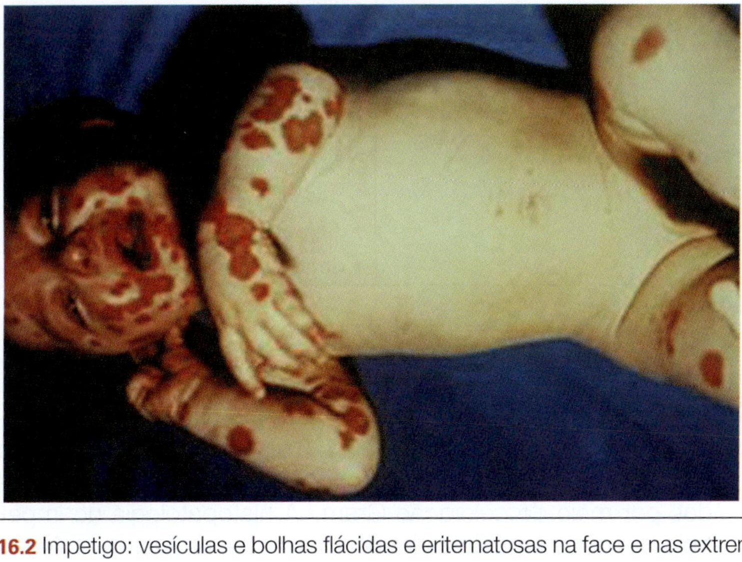

FIGURA 16.2 Impetigo: vesículas e bolhas flácidas e eritematosas na face e nas extremidades.

Fonte: Acervo do Departamento de Dermatologia do HC-FMUSP.

O **impetigo bolhoso**, por sua vez, é mais frequente na região das fraldas e na face, apresentando bolhas flácidas, contendo líquido seropurulento, envolvidas por um halo eritematoso.[2,10] Ao se romper, a bolha dá lugar a uma placa circinada com crostas melicéricas e purulentas e algumas lesões satélites.[3,10] Sintomas constitucionais, como febre, podem estar presentes.[3]

Cerca de 85% dos casos de impetigo não bolhoso associam-se a infecção por *Staphylococcus aureus*.[1,10,11] Estreptococos do grupo A podem ser identificados em 30% das lesões,[11] sendo mais comuns nas lesões iniciais.[12] Estreptococos dos grupos B, C, G e F são raramente encontrados. Casos de epidemia de impetigo bolhoso associam-se a infecção por *Streptococcus pyogenes* do sorotipo M.[3,11]

No impetigo bolhoso, a maioria dos casos também se associa com o *Staphylococcus aureus* (80%), inoculado por lesões de arranhadura ou picadas de insetos.[10,11] Essa bactéria produz toxinas epidermolíticas A e B (exfoliatinas), as quais interagem com a desmogleína-1 para formar a bolha (Quadro 16.2).[11,12] Teoriza-se que o impetigo bolhoso seja uma forma localizada da síndrome da pele escaldada estafilocócica.[10] Vale dizer que no impetigo bolhoso o sinal de Nikolsky é negativo.[1]

Fatores predisponentes para ambos os tipos de impetigo incluem má higiene e infecções cutâneas subjacentes (virais, fúngicas e bacterianas), bem como condições acompanhadas por prurido e escoriação (eczema atópico).[10] Crescimento intrauterino restrito, multiparidade materna e baixo nível socioeeconômico também estão associados.[13]

Quadro 16.2 Toxinas produzidas por estreptococos e estafilococos.

Bactéria	Toxinas
Estreptococos do grupo A	• SPE-A • SPE-B • SPE-C • SSA • Fator mitogênico
Estreptococos dos grupos B, C, F e G **Estafilococos**	• SPE-s • TSST-1 • SEA, SEB, SEC, SED, SEE, SEG • Toxinas exfoliativas A e B

Fonte: Elaborado pela autoria do capítulo.

Diagnóstico

Os achados clínicos são suficientes para o diagnóstico de impetigo na maioria dos casos.[10,11] Estafilococos e estreptococos podem ser isolados das lesões e visualizados por meio de coloração Gram.[1] A histopatologia do impetigo não bolhoso revela vesículas e pústulas intraepidérmicas, enquanto no impetigo bolhoso podem ser visualizadas bolhas com nível de clivagem na epiderme.[3,10]

O diagnóstico diferencial deve ser feito com eczema numular, dermatofitoses, herpes simples e pênfigo foliáceo (para o impetigo não bolhoso) e eritema pigmentar fixo, eritema multiforme, síndrome da pele escaldada estafilocócica e doenças bolhosas crônicas da infância (para o impetigo bolhoso).[1,11,14]

Tratamento

O tratamento do impetigo pode ser feito por via tópica ou por via oral, a depender da extensão do quadro. Num quadro mais limitado, o tratamento tópico é suficiente e, nesses casos, o uso de mupirocina tópica nas lesões se mostra suficiente para o tratamento.[2,3,10,15] O ácido fusídico apresenta efeitos semelhantes, com melhora completa do quadro após 7 a 12 dias de tratamento.[15] A retapamulina (somente em crianças maiores de 9 meses de idade) e a ozenoxacina, uma quinolona tópica, têm sido utilizadas recentemente no tratamento do impetigo.[16] Bons resultados foram obtidos e a Food and Drugs Administration aprovou sua utilização.[1] Sua aplicação em região periorificial, interdigital e axilas previne recorrência pela redução da flora bacteriana; e a retirada das crostas melicéricas aderidas pode aumentar a absorção do antibiótico.[10]

Antibióticos sistêmicos com cobertura para Gram-positivos devem ser utilizados em quadros mais extensos ou na presença de sintomas constitucionais,[2,11] não havendo evidência que suporte a superioridade da terapia por 10 dias em relação a um curso de 7 dias.[10] Na ocorrência de outras infecções ou dermatite atópica, a doença pode se prolongar.[10,11]

Os antibióticos sistêmicos de eleição são as cefalosporinas, a eritromicina, a clindamicina ou a claritromicina. Se houver evolução com sintomatologia sistêmica, é necessária a internação com administração endovenosa de antibióticos, bem como a notificação do hospital em que a criança nasceu para se observar contaminação do berçário.

A suplementação pré-natal de zinco pode reduzir em mais da metade a ocorrência de impetigo em neonatos.[13] Isolamento de pacientes afetados deve ser assegurado em ambientes hospitalares, a fim de evitar surtos.

Dois a cinco por cento dos casos podem evoluir com glomerulonefrite aguda, mais relacionada ao *Streptococcus pyogenes* dos sorotipos M 2, 49, 55, 57 e 60, em crianças entre 1 e 3 anos de idade.[2,11,12] Cepas nefritogênicas de *S. aureus* induzem o depósito de imunocomplexos na região subendotelial do capilar glomerular. A inflamação subsequente gera perda da barreira do capilar glomerular, manifestando-se clinicamente por hipertensão, edema, hematúria e proteinúria, deflagrada de 18 a 21 dias após a exposição.[1,10] O tratamento do impetigo não influencia na ocorrência ou gravidade da glomerulonefrite;[1,10,12] entretanto, isso é válido para a febre reumática.[10] Complicação com celulite ou disseminação hematogênica são possíveis,[1,11,12] embora sejam eventos bastante raros.[1]

Foliculite

A foliculite, como o próprio nome já sugere, é a infecção do folículo piloso por bactérias, causando oclusão e inflamação do óstio folicular. São quadros extremamente raros em neonatos. O processo pode ser precipitado pela oclusão com emolientes e roupas muito justas. Sua apresentação clínica depende do agente etiológico, da profundidade do acometimento do folículo piloso e da topografia da lesão.[2,10,11] A foliculite por estafilococos é o tipo mais comum,[2] estando associada a condições de má higiene e apresentando-se com pápulas e pústulas perifoliculares discretas e difusas, com base eritematosa, localizadas na face, couro cabeludo, nádegas e extremidades.[2,11] Ocorrência simultânea com impetigo pode ser observada em razão da etiologia.[1,11]

O furúnculo ocorre diante de uma foliculite estafilocócica que se aprofunda para a derme e acomete a glândula sebácea.[2] As regiões mais afetadas são as expostas a fricções, como axilas, nádegas, pescoço e face, sendo que as lesões típicas são nódulos perifoliculares eritematosos com eventual necrose ou ruptura central.[2,10,11] Geralmente se resolvem deixando cicatrizes. O termo carbúnculo ou antraz é utilizado para se denominar a confluência de dois ou mais furúnculos.[1] Nessa condição, é mais comum a ocorrência de febre, e o profissional deve estar atento para a possibilidade de evolução para abscessos contendo gases ou fasciíte necrotizante, situações que requerem debridamento cirúrgico imediato.[2]

A foliculite causada pela *Malassezia furfur* ocorre predominantemente no dorso, na região peitoral e na parte proximal de membros superiores, em razão do caráter lipofílico desse fungo. As pápulas perifoliculares são mais discretas e algumas pústulas podem ocorrer.[1] Ocorrência de dermatite seborreica e pitiríase versicolor aumenta a suspeição de que o agente causal seja a *M. furfur*. Ao exame direto com KOH, observam-se hifas e esporos. Embora o tratamento com antifúngicos tópicos seja efetivo, a recorrência é frequente.[11]

Diagnóstico

A apresentação clínica é sugestiva da etiologia da foliculite e o profissional pode lançar mão de cultura bacteriana e coloração Gram para confirmação.[11] Os principais diagnósticos diferenciais das foliculites bacterianas são a candidíase e a foliculite eosinofílica.[1]

Tratamento

A grande maioria dos casos responde bem ao uso de antimicrobianos tópicos (mupirocina, eritromicina, peróxido de benzoíla e clindamicina) e sistêmicos.[2,10,11] O uso de sabonetes com agentes antibacterianos (triclosan) e a descolonização com mupirocina previnem a recorrência. Na presença de sintomas constitutivos exuberantes ou na não resposta à terapia instituída, deve-se investigar causas de imunodeficiência.[1]

Ectima

O ectima é uma infecção cutânea piogênica, profunda e dolorosa, causada pelo *Streptococcus pyogenes* e pelo *Staphylococcus aureus*, sendo o primeiro o mais comum.[1] Ocorre principalmente em pernas e nádegas, em regiões de trauma, picadas de insetos ou escoriações, especialmente quando há má higiene ou má nutrição. As pústulas de base eritematosa iniciais evoluem com ulceração e formação de crosta aderida, ficando a borda da lesão mais pronunciada (Figura 16.3).[10,11] Febre e linfadenopatia podem estar associadas. A resolução é relativamente lenta e deixa cicatriz.[11]

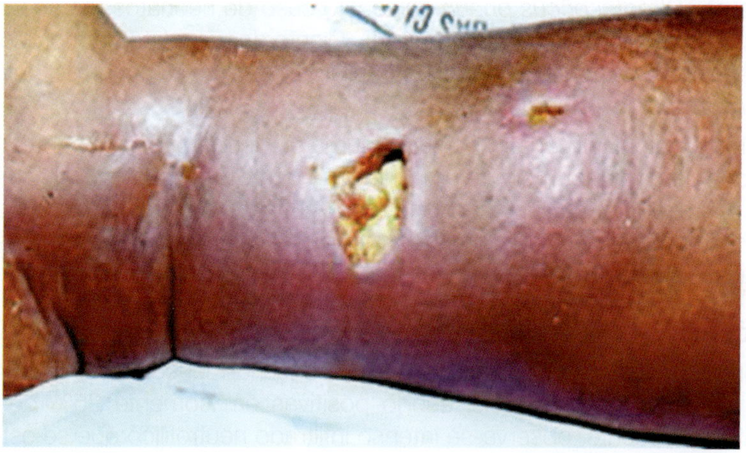

FIGURA 16.3 Eritema e edema, com bordas mal definidas, ao redor de lesão ulcerada, localizada na face medial de membro inferior. Trata-se de um caso de ectima que complicou com celulite.
Fonte: Acervo do Departamento de Dermatologia do HC-FMUSP.

Diagnóstico

A suspeita deve ser clínica, podendo-se lançar mão de cultura e coloração Gram para identificar a bactéria. Deve ser diferenciada do antraz e do ectima gangrenoso causado pela *Pseudomonas aeruginosa*. Queimaduras de segundo grau por cigarros em crianças sofrendo maus-tratos também podem ter lesões que se assemelham.[11]

Tratamento

O tratamento do ectima deve ser preferencialmente sistêmico (cefalexina ou doxiciclina).[1,10,16] Medidas gerais, como compressas quentes e limpeza local, devem ser adotadas e, em alguns casos, pode ser necessário o debridamento da lesão. Raramente progride para glomerulonefrite pós-estreptocócica ou celulite.[11] Condições de má nutrição e imunodeficiência influenciam consideravelmente a evolução do ectima.[1]

Celulite

A celulite é uma infecção aguda da derme e do tecido celular subcutâneo que se apresenta como placas eritematosas, edemaciadas e amolecidas, com calor local e bordas mal definidas (Figura 16.3), geralmente em locais de pele não íntegra, como feridas cirúrgicas, infecção fúngica e escoriações ou trauma.[2,10,12] Os agentes mais comuns são o *Streptococcus pyogenes* e o *Staphylococcus aureus*,[2,3,12] embora uma coloração violácea da lesão seja bastante sugestiva de infecção por *Haemophilus influenzae*, que é o principal agente na faixa etária abaixo dos 3 anos.[2,10,11] Celulite periorbitária em pacientes com menos de 5 anos costuma ser causada por *Streptococcus pneumoniae*. No caso de neonatos, os agentes mais comuns são os estreptococos do grupo B. Diante de um relato de mordedura, deve-se pensar em *Pasteurella multocida* (mordida de gatos e cachorros) ou *Eikenella corrodens* (mordida de humanos).[3,11]

Além da pele danificada por algum trauma ou dermatose subjacente, o agente ainda pode penetrar por meio de uma infecção do trato respiratório, otite média ou sinusite. Geralmente, há linfadenopatia regional, febre e outros sintomas constitucionais.[2,3] Imunodeficiência e diabetes *mellitus* são fatores predisponentes fortemente associados, devendo ser investigados.[11]

Diagnóstico

Além do quadro clínico, é típica a presença de leucocitose. Cultura e coloração Gram são pouco úteis, sendo positivas em somente 25% dos casos. Histopatologicamente, observa-se intenso infiltrado neutrofílico que se estende da derme até o tecido subcutâneo. Nos casos de acometimento ocular, pode-se lançar mão de tomografia computadorizada; e, nos pacientes menores de 1 ano ou com suspeita de sepse, punção lombar deve ser feita.[3,11]

O diagnóstico diferencial inclui erisipela, trombose venosa profunda, tromboflebite, dermatite de estase, dermatite de contato, celulite eosinofílica, entre outros.

Tratamento

O uso de antibióticos sistêmicos é sempre requerido, sendo a escolha determinada pelo provável agente etiológico e pelo estado imune do paciente. Em crianças muito jovens, recomenda-se utilizar cefalosporina de segunda ou terceira geração, associada ou não a aminoglicosídeo.[2,3] Infecções localizadas e em extremidades podem ser tratadas ambulatorialmente desde que seja assegurada a reavaliação dentro de 24 horas. No caso de refratariedade ou envolvimento facial, deve-se prosseguir com hospitalização para administrar antibióticos por via endovenosa.[11]

Se diagnosticada e tratada precocemente, a celulite costuma ter um prognóstico favorável. Caso contrário, complicações sérias podem ocorrer, como abscesso subcutâneo, fasciíte necrotizante, osteomielite, bacteremia, artrite séptica, tromboflebite e envolvimento dos olhos, válvulas cardíacas e sistema nervoso central.[3,12] Outra complicação importante é a glomerulonefrite pós-estreptocócica.[11] Apesar de rara no primeiro mês de vida, a fasciíte necrotizante costuma ter um curso fatal em 59% dos pacientes. Nesse caso, abordagem cirúrgica e antibioticoterapia parenteral devem ser instituídas de imediato.

Erisipela

Da mesma maneira que a celulite, a erisipela é uma infecção aguda da derme e do tecido subcutâneo, não rara em neonatos e crianças mais jovens.[14] A diferença entre as duas infecções é que na erisipela apenas a parte mais superficial do subcutâneo é acometida e há intensa inflamação ao redor de vasos linfáticos.[3,11] O agente mais comum é o *Streptococcus pyogenes*, mas *Staphylococcus aureus*, *Staphylococcus pneumoniae* e estreptococos dos grupos B, C, D e G também podem ser os fatores etiológicos. Condições que interferem na integridade da pele vão permitir a entrada da bactéria, sobretudo intertrigos, dermatofitoses dos pés, ulcerações, picadas de insetos e fissuras plantares.[1,11,14] Entretanto, não são condições necessárias para sua ocorrência.[2] Insuficiência venosa, obstrução linfática, diabetes *mellitus* e síndrome nefrótica devem ser investigadas.[11] Em neonatos, a infecção pode se originar do coto umbilical e se disseminar para a parede abdominal e também para a genitália externa em crianças submetidas à postectomia.

Diferentemente da celulite, as placas da erisipela são bem definidas e levemente enduradas, mantendo as outras características (eritema, dor e calor local).[1,11] Vesículas, bolhas e petéquias podem estar presentes. As lesões cutâneas costumam ser precedidas por um quadro febril e de mal-estar, semelhante ao de um resfriado viral.[1-3,11,14] Os locais de acometimento mais frequentes são as extremidades inferiores e a face.

Diagnóstico

Ao passo que na celulite a cultura para bactérias e a coloração Gram são pouco úteis, na erisipela o material colhido pela suposta porta de entrada pode ser submetido a análise, corroborando a suspeita clínica. Leucograma com desvio à esquerda é característico, mas pode ser também normal, especialmente em imunocomprometidos.[3,14] Os anticorpos antiestreptolisina O (ASLO) e anti-DNAse B podem estar elevados. Ressonância magnética e tomografia computadorizada podem ser úteis na suspeita de infecções mais profundas.[3,14]

Histologicamente, há infiltrado intersticial predominantemente neutrofílico, com edema da derme, e dilatação de vasos linfáticos e capilares. As colorações de Gram ou Giemsa podem revelar a presença de estreptococos.[1,14] O teste de aglutinação do látex para antígenos estreptocócicos em peças de biópsia pode ser positivo.[11]

Dentre as principais doenças que podem se assemelhar ao quadro clínico da erisipela, podem ser citadas: urticária, dermatite de contato e farmacodermia.[11]

Tratamento

Os antibióticos de escolha para se tratar erisipela são penicilina e cefalexina. Em caso de alergia à penicilina, eritromicina ou claritromicina podem ser empregadas. Deve-se assegurar a reavaliação entre 48 e 72 horas após o início do tratamento. Em crianças muito jovens, a hospitalização é mandatória na imensa maioria dos casos.[11,14] Na infecção nosocomial, ou na suspeita de *S. aureus* meticilino-resistente, vancomicina e linezolida são alternativas válidas.[1,3]

Embora seja extremamente questionável, um ensaio clínico duplo-cego e randomizado demonstrou um período mais curto de melhora em pacientes que receberam anti-inflamatórios (esteroidais ou não) juntamente com a antibioticoterapia.[14]

Em cerca de 20% dos casos há recorrência e, na resolução, frequentemente se nota hiperpigmentação pós-inflamatória.[1,11] A taxa de mortalidade é de menos 1% e as complicações são menos frequentes que na celulite, mas o profissional deve estar atento para a possibilidade de envolvimento renal e cardíaco pós-estreptocócico.[1,3,14]

Dermatite estreptocócica perianal

A dermatite estreptocócica perianal é uma infecção superficial, causada pelo *Streptococcus pyogenes*, e acomete predominantemente crianças do sexo masculino entre 3 e 4 anos de idade, sendo muito rara em recém-nascidos. Mais de 50% dos casos associam-se a faringoamigdalite. A ocorrência prévia de impetigo pode predispor ao seu desenvolvimento.[10,11] Placas eritematosas, brilhantes, bem demarcadas e pruriginosas ao redor do ânus são as lesões típicas dessa infecção. Podem evoluir com fissuras perianais. A dor à defecação frequentemente causa a retenção fecal.[11]

Diagnóstico

A confirmação diagnóstica se dá pelo crescimento de *Streptococcus pyogenes* através de *swab* colhido da região anal ou por teste de aglutinação do látex positivo.[10,11] Doença inflamatória intestinal, psoríase da área das fraldas e candidíase são alguns dos diagnósticos diferenciais que devem ser considerados.[11]

Tratamento

A resolução do quadro pode ser obtida com o uso de antibióticos sistêmicos (penicilina ou cefalexina), geralmente sem sequelas. Contudo, como a recorrência é frequente, pode-se utilizar clindamicina oral associada a mupirocina tópica.[11]

Síndrome da pele escaldada estafilocócica

A síndrome da pele escaldada estafilocócica (SSSS) ou doença de Ritter é causada pelo *Staphylococcus aureus* fagotipo II (tipos 3A, 3B, 3C, 55 e 71), que coloniza a nasofaringe, conjuntiva, feridas cutâneas, cordão umbilical e trato urinário.[1,11] As toxinas epidermolíticas produzidas pelo *Staphylococcus aureus* são disseminadas por via hematogênica.[1] A atividade serina-proteinase dessas toxinas leva à clivagem da pele em decorrência de sua ação sobre a desmogleína-1, causando cisão da camada granulosa e desprendimento generalizado da epiderme superficial.[11]

O pico de incidência é em neonatos e crianças de até 5 anos, mais comumente até os 3 meses de idade.[10,11] Inicialmente, observa-se um quadro febril, de mal-estar, irritabilidade e eritema difuso. Há rápida progressão para eritrodermia, com eritema mais pronunciado em regiões flexurais e perioral. Posteriormente, formam-se as bolhas, com subsequente exfoliação difusa, crostas periorais, perinasais e perioculares, com eritema brilhante subjacente (Figuras 16.4 e 16.5).[10,11] Fissuras e crostas em comissura labial são comuns e a mucosa oral é poupada.[10] Febre, diarreia e vômitos são frequentes em recém-nascidos. Desidratação e intensificação do quadro toxêmico pode ocorrer em caso de atraso diagnóstico e terapêutico.

A síndrome da pele escaldada estafilocócica em neonatos pode ser relacionada à amamentação na ocorrência de abscessos mamários. Ocorre mais em recém-nascidos pela falta de anticorpos contra as toxinas estafilocócicas e pela imaturidade renal, lentificando o processo de depuração dessas toxinas.

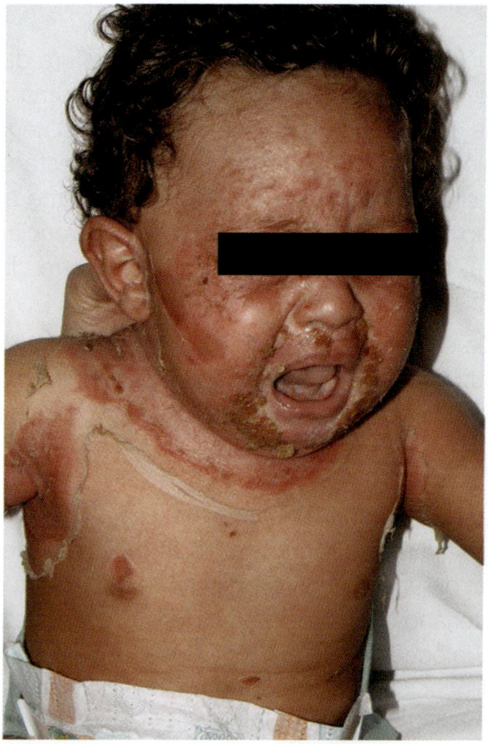

FIGURA 16.4 Exfoliação de regiões flexurais, crostas periorais e eritema subjacente às lesões na síndrome da pele escaldada estafilocócica em lactente.
Fonte: Acervo do Departamento de Dermatologia do HC-FMUSP.

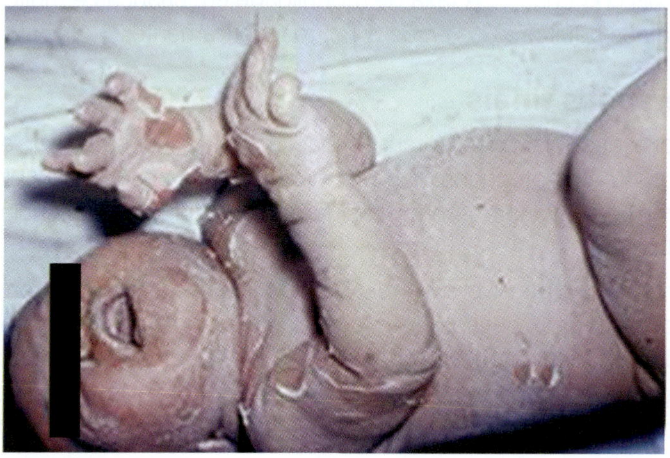

FIGURA 16.5 Exfoliação e eritema difusos, crostas periorais e perinasais na síndrome da pele escaldada estafilocócica em recém-nascido.
Fonte: Acervo do Departamento de Dermatologia do HC-FMUSP.

Diagnóstico

A identificação do patógeno deve ser feita com cultura da fonte primária de infecção (nasofaringe, conjuntiva ou cordão umbilical), uma vez que a coloração Gram ou culturas de material de lesões cutâneas são negativas. Caso estas sejam positivas, o micro-organismo isolado certamente está causando infecção secundária, e não a síndrome da pele escaldada. O exame anatomopatológico revela clivagem intraepidérmica subgranulosa, o que diferencia a SSSS da necrólise epidérmica tóxica, uma farmacodermia na qual ocorre clivagem subepidérmica (NET).[1,11]

Além da NET, que é o principal diagnóstico diferencial, a SSSS também deve ser diferenciada de outras doenças bolhosas (impetigo bolhoso e mastocitose bolhosa), escarlatina, doença de Kawasaki e síndrome do choque tóxico.[1,10,11]

Tratamento

Nos quadros mais brandos, antibióticos orais são suficientes. Entretanto, caso o acometimento seja extenso e/ou haja sinais de envolvimento sistêmico, administração parenteral de antibióticos deve ser feita.[1] Limpeza cuidadosa da pele com agentes antibacterianos, mupirocina e sulfadiazina de prata tópicos pode ser realizada para evitar infecção secundária.[11] Recém-nascidos com síndrome da pele escaldada estafilocócica apresentam um elevado risco para septicemia por Gram-negativos, especialmente *Pseudomonas aeruginosa*.

A resolução ocorre em cerca de 14 dias e sem cicatrizes, a menos que haja infecção secundária. Morte ocorre em 4% dos casos e, quando grande parte do tegumento é afetado, distúrbio hidroeletrolítico e perda da regulação térmica podem ocorrer. Bacteremia, celulite, endocardite e pneumonia são algumas das complicações mais comuns.[10,11] A taxa de mortalidade em crianças é muito menor que a observada nos adultos (3% *versus* 50%, respectivamente).[10]

Considerações finais

A maioria das infecções cutâneas bacterianas é causada por espécies de estafilococos ou estreptococos. Em grande parte dos casos, a antibioticoterapia deve ser empírica, levando-se em consideração o perfil de resistência bacteriana local (Quadro 16.3).

Invadir o mínimo possível a barreira epidérmica, evitar contato com sabonetes e não remover o vérnix caseoso são medidas simples e eficientes na prevenção das infecções cutâneas em recém-nascidos. Em pacientes com menos de 3 anos, deve-se atentar para a necessidade de cobertura para Gram-negativos. A correção de fatores ambientais, como a má higiene, também deve ser parte do plano terapêutico.

Quadro 16.3 Agentes etiológicos e opções de tratamento nas infecções bacterianas de pele e tecido subcutâneo.

Tipo de infecção	Agentes etiológicos	Tratamento
Impetigo	*Staphylococcus aureus*	Mupirocina, ácido fusídico, retapamulina tópicos Cefalexina (se lesões extensas ou fatores de risco)
Foliculite	*Staphylococcus aureus* *Malassezia furfur* *Escherichia coli, Enterobacter* sp., *Klebsiella* sp. e *Proteus* sp. *Pseudomonas aeruginosa*	• Mupirocina, eritromicina, peróxido de benzoíla ou clindamicina tópicos • Penicilina, cefalexina ou clindamicina (se lesões extensas) • Limpeza com sabonetes antibacterianos (triclosan) • Descolonização com mupirocina (se recorrência) • Amoxicilina com clavulonato ou sulfametoxazol-trimetoprim (se *P. aeruginosa*)
Ectima	*Streptococcus pyogenes* *Staphylococcus aureus*	Doxiciclina ou cefalexina
Celulite	*Streptococcus pyogenes* *Staphylococcus aureus* *Haemophilus influenzae* *Streptococcus pneumoniae* Estreptococos do grupo B *Pasteurella multocida* (mordida de gatos e cachorros) *Eikenella corrodens* (mordida de humanos)	Penicilina, clindamicina ou cefazolina
Erisipela	*Streptococcus pyogenes* *Staphylococcus aureus* *Staphylococcus pneumoniae* Estreptococos dos grupos B, C, D e G	Penicilina, cefalexina, clindamicina ou cefazolina Vancomicina ou linezolida (*S. aureus* meticilino-resistente)
Dermatite estreptocócica perianal	*Streptococcus pyogenes*	Penicilina ou cefalexina Clindamicina oral associada à mupirocina tópica (se recorrência)
Síndrome da pele escaldada estafilocócica	*Staphylococcus aureus* fagotipo II (tipos 3A, 3B, 3C, 55 e 71)	Cloxacilina e gentamicina, ou clindamicina e cefotaxima Limpeza da pele com agentes antibacterianos Mupirocina e sulfadiazina de prata tópicos

Fonte: Elaborado pela autoria do capítulo.

Referências bibliográficas

1. Empinotti JC, Uyeda H, Ruaro RT, Galhardo AP, Bonatto DC. Pyodermitis. An Bras Dermatol. 2012;87(2):277-84.
2. Stulberg DL, Penrod MA, Blatny RA. Common bacterial skin infections. Am Fam Physician. 2002;66(1):119-25.
3. Alter SJ, Vidwan NK, Sobande PO, Omoloja A, Bennett JS. Common childhood bacterial infections. Curr Probl Pediatr Adolesc Health Care. 2011;41(10):256-83.
4. Tong SY, Steer AC, Jenney AW, Carapetis JR. Community-associated methicillin--resistant Staphylococcus aureus skin infections in the tropics. Dermatol Clin. 2011;29(1):21-32.
5. Palit A, Inamadar AC. Current concepts in the management of bacterial skin infections in children. Indian J Dermatol Venereol Leprol. 2010;76:476-88.
6. Larson AA, Dinulos JG. Cutaneous bacterial infections in the newborn. Curr Opin Pediatr. 2005;17(4):481-5.
7. Polin RA, Denson S, Brady MT. Strategies for prevention of health care-associated infections in the NICU. Pediatrics. 2012;129(4):e1085-93.
8. Fernandes JD, Machado MCR, Oliveira ZNP. Prevenção e cuidados da pele da criança e do recém-nascido. An Bras Dermatol. 2011;86(1):102-10.
9. Ragunatha S, Inamadar AC. Neonatal dermatological emergencies. Indian J Dermatol Venereol Leprol. 2010;76:328-40.
10. Oumeish I, Oumeish OY, Bataineh O. Acute bacterial skin infections in children. Clin Dermatol. 2000;18(6):667-78.
11. Mallory SB, Bree AF, Chern P. Bacterial and spirochetal diseases. In: Mallory SB, Bree AF, Chern P, editors. Illustrated Manual of Pediatrics Dermatology. Abingdon, Reino Unido: Taylor & Francis Group; 2005.
12. Sanfilippo AM, Barrio V, Kulp-Shorten C, Callen JP. Common pediatric and adolescent skin conditions. J Pediatr Adolesc Gynecol. 2003;16(5):269-83.
13. Darmstadt GL, Osendarp SJ, Ahmed S, Feldman C, Van Raaij JM, Baqui AH et al. Effect of antenatal zinc supplementation on impetigo in infants in Bangladesh. Pediatr Infect Dis J. 2012;31(4):407-9.
14. Celestin R, Brown J, Kihiczak G, Schwartz RA. Erysipelas: a common potentially dangerous infection. Acta Dermatovenerol Alp Panonica Adriat. 2007;16(3):123-7.
15. George A, Rubin G. A systematic review and meta-analysis of treatments for impetigo. Br J Gen Pract. 2003;53(491):480-7.
16. Rosen T, Albareda N, Rosenberg N, Alonso FG, Roth S, Zsolt I et al. Efficacy and safety of ozenoxacin cream for treatment of adult and pediatric patients with impetigo: a randomized clinical trial. JAMA Dermatol. 2018 Jul 1;154(7):806-13.

capítulo 17

Infecções Bacterianas Localizadas

– Infecções Piogênicas do Sistema Nervoso Central, Abscesso Hepático, Infecção do Trato Biliar, Baço, Glândulas Adrenais, Apendicite, Peritonite, Glândulas Salivares

- Laura Emília Monteiro Bigelli Cardoso
- Ana Cristina Aoun Tannuri

Infecções piogênicas do sistema nervoso central

A infecção localizada no sistema nervoso central (SNC) é uma patologia rara no período neonatal. Em geral, o abscesso cerebral ocorre como complicação durante tratamento de meningite,[1] após traumas ou lesões em couro cabeludo ou após procedimentos neurocirúrgicos.[2]

Os fatores de risco associados ao desenvolvimento de abscesso cerebral são os mesmos ligados ao risco de septicemia neonatal com meningite: prematuridade, presença de risco infeccioso ao nascer, como amniorrexe prematura, febre materna durante o parto ou colonização materna por estreptococo do grupo B (SGB).[1]

O envolvimento do SNC ocorre como foco metastático de infecção após bacteremia, seguida por leptomeningite e ventriculite, com posterior ruptura do epêndima ventricular e formação do abscesso.[3] Fatores locais também podem predispor ao risco de infecção focal em SNC: a monitorizarão do trabalho de parto com fixação de eletrodos no escalpo fetal, com lesão cutânea e infecção do SNC por contiguidade;[2] a presença de sistemas de drenagem ventriculoperitonial para tratamento da hidrocefalia congênita ou adquirida por contaminação do sistema.[4]

Os agentes etiológicos associados ao desenvolvimento de abscesso cerebral são os mesmos das meningites, especialmente bacilos Gram-negativos, mas também estafilococos, estreptococos e fungos. Alguns micro-organismos têm maior risco de invadir o tecido nervoso e causar necrose e infecção focal. Entre eles, espécies de *Citrobacter* e *E. sakazakii* são comumente associadas ao desenvolvimento de cistos e abscessos cerebrais.[1]

O *Citrobacter koseri*, embora seja causa incomum de meningite neonatal, merece destaque, pois é a bactéria mais frequentemente associada ao desenvolvimento de meningite e abscesso cerebral. Tem propensão a invadir o SNC e causa abscesso em até 75% dos pacientes com meningite.[5,6]

SGB e outros Gram-negativos, como *Klebsiella*,[7] *Proteus*,[8] *Serratia marcescens* e *E. coli*,[9] também já foram descritos como agentes de abscessos cerebrais no período neonatal, assim como *Candida albicans*[10] em prematuros de muito baixo peso e *S. aureus* ou *S. epidermidis* em pacientes no pós-operatório de mielomeningocele e com sistemas de derivação ventriculoperitonial.[4]

A apresentação clínica pode ser sutil e insidiosa inicialmente. O paciente não apresenta melhora clínica com o esquema de antibióticos proposto para o quadro de meningite, ou evoluiu com aumento do perímetro cefálico, abaulamento de fontanelas e afastamento de suturas cranianas. Pode surgir quadro mais evidente de comprometimento sistêmico, com sinais de septicemia, febre, vômitos, hemiparesia ou convulsões.[1]

A análise quimiocitológica do liquor geralmente mostra pleocitose, com predomínio de células mononucleares e proteínas elevadas, achados comuns às meningites, ou pode até mesmo ser normal. Alterações importantes na celularidade, proteínas e glicose liquóricas acontecem nos casos de ruptura da cápsula do abscesso com inundação dos ventrículos cerebrais ou espaços liquóricos com conteúdo purulento.[1]

O diagnóstico após suspeita clínica é confirmado por exame de imagem, geralmente ultrassonografia transfontanela, tomografia com contraste (Figura 17.1)[11] ou ressonância magnética. O aspecto radiológico é composto de imagens hipoecogênicas com reforço periférico. O exame de ultrassonografia é uma ferramenta útil no período neonatal, quando as fontanelas abertas permitem a realização de punção/biópsia guiada, tanto para diagnóstico como para esvaziamento terapêutico.

O tratamento inclui uso de antibióticos e aspiração ou drenagem cirúrgicas, que, além de ajudar na resolução do quadro local, também podem permitir a identificação do agente causal e direcionar os antibióticos utilizados. A escolha do esquema de antibióticos deve basear-se na suscetibilidade dos agentes causadores e na penetração em SNC do medicamento. O esquema mais utilizado consiste em uma cefalosporina de terceira geração ou meropenem associado a um aminoglicosídeo no caso de Gram-negativos, ou esquema específico para Gram-positivo ou fungo. O tempo de tratamento é variável, desde 3 semanas (no caso de SGB) até 8 semanas, dependendo da resposta clínica e radiológica. Não há descrição de vantagem terapêutica absoluta com drenagem do abscesso e há descrição de cura sem intervenção cirúrgica.[12]

O prognóstico de crianças com abscesso cerebral é reservado. Até metade das crianças atingidas por abscesso morrem durante o tratamento e, entre as sobreviventes, são comuns as sequelas, como hidrocefalia, síndromes convulsivas e distúrbios do neurodesenvolvimento.

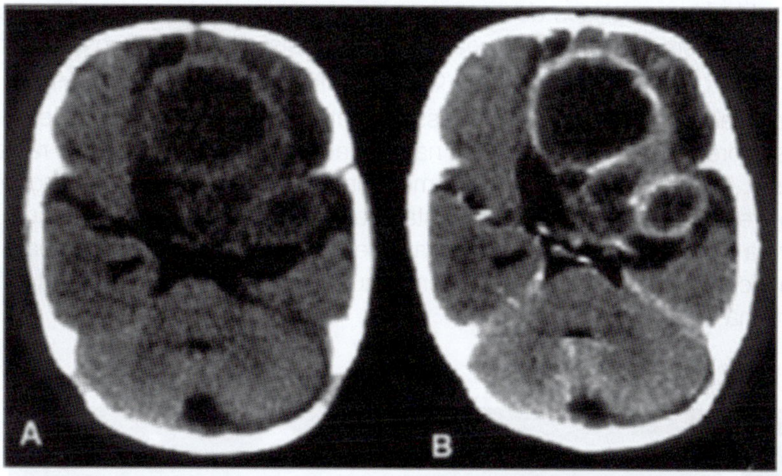

FIGURA 17.1 Tomografia de crânio, antes (**A**) e após contraste (**B**). Observam-se formações expansivas arredondadas em regiões frontal e temporal esquerdas, constituídas de componente central de baixa densidade e periferia bem delimitada pelo contraste.
Fonte: Feferbaum et al., 2000.[11]

Abscesso hepático

Os abscessos hepáticos são muito raros em recém-nascidos, sendo relatados índices de incidência em torno de 0,03% das admissões neonatais.[13] Podem ser difíceis de serem diagnosticados e tratados, em razão de sua raridade e da falta de suspeita clínica, mas podem se apresentar como uma sepse sem sinais localizatórios evidentes e ser negligenciados se não procurados ativamente pelo neonatologista.[14]

No período neonatal, a etiologia dos abscessos hepáticos difere daquela que ocorre em crianças mais velhas. Em acréscimo à suscetibilidade dos recém-nascidos às infecções, condições como enterocolite necrosante, infecções ascendentes pela veia umbilical ou porta,[15] cateterização umbilical,[16] disseminação hematogênica[17] ou pela árvore biliar ou disseminação por contiguidade a partir de estruturas vizinhas[18] são causas potenciais de abscessos hepáticos.

Com relação aos cateteres umbilicais, há um risco particularmente maior quando são administradas soluções hipertônicas ou nutrição parenteral em um cateter com a ponta mal posicionada.[19]

Os organismos implicados no abscesso hepático incluem *Staphylococcus epidermidis*, *Serratia*, *Staphylococcus* coagulase-negativo, *Staphylococcus aureus*, *Haemophilus parainfluenzae* e *Klebsiella*.[14]

O diagnóstico do abscesso hepático geralmente baseia-se na suspeita clínica no percurso de uma sepse de origem desconhecida, em especial se o recém-nascido estiver com um cateter umbilical. Os sinais clínicos podem incluir uma hepatomegalia amolecida, distensão abdominal com íleo infeccioso, febre persistente e sinais inespecíficos de septicemia, com elevação dos marcadores séricos de infecção, como a proteína C-reativa (PCR). A disseminação transdiafragmática pode ocorrer, causando a formação de empiema.

Os sinais radiográficos de abscesso hepático podem ser sutis, especialmente nas fases precoces. Pode haver gás na cavidade do abscesso, visível à radiografia simples.[20] A ultrassonografia de abdome é um ótimo exame de *screening*, evidenciando áreas de ecogenicidade aumentada e colapso do parênquima (Figura 17.2). Embora a ultrassonografia e a tomografia sejam os melhores métodos para monitorar a cicatrização no seguimento, em alguns casos é difícil a interpretação das imagens na fase de cicatrização.

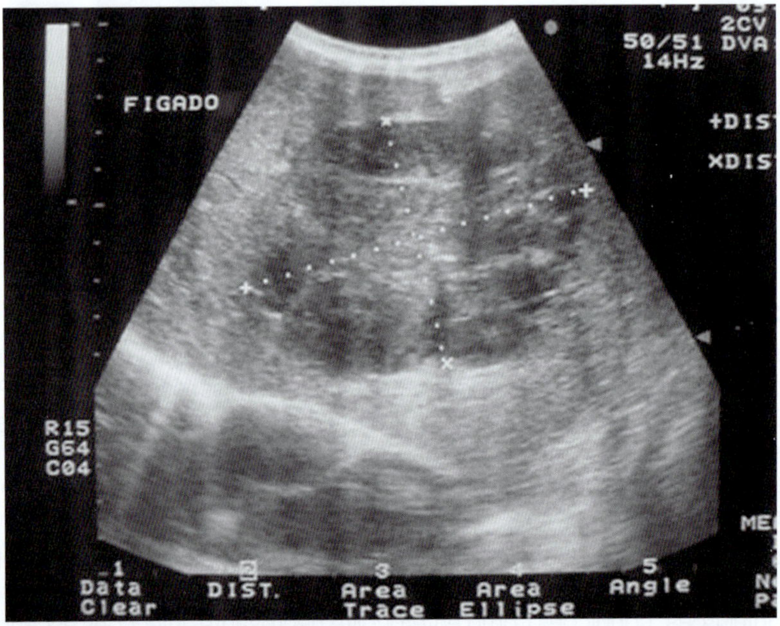

FIGURA 17.2 Aspecto ultrassonográfico de abscesso hepático, com áreas hipoecogênicas e áreas hiperecogênicas.
Fonte: Acervo da autoria do capítulo.

A antibioticoterapia adequada pode ser curativa e dispensar o tratamento cirúrgico em alguns casos. Foi demonstrado em um estudo que o tratamento conservador pode ser efetivo em até 50% dos casos de abscesso hepático em neonatos.[21] Indicações de drenagem incluem grandes abscessos localizados, falha do tratamento antibioticoterápico sem melhora clínica dentro de 48 horas após o início do tratamento, desenvolvimento de sinais de peritonite localizada ou generalizada. Na ocorrência de sepse progressiva após o tratamento inicial, deve-se considerar a drenagem dos abscessos hepáticos.

A drenagem por punção guiada por ultrassonografia pode ser eficaz nos casos de abscessos únicos de conteúdo homogêneo. Com esse procedimento, é possível também a rápida identificação microbiológica, quando necessária para guiar a terapia antimicrobiana.

No entanto, os abscessos de conteúdo heterogêneo, com tecido necrótico em seu interior, são mais eficazmente drenados por via cirúrgica, aberta, com remoção desse material e inserção de dreno de grosso calibre.

É necessário o seguimento por algum tempo para verificar a ocorrência de eventuais complicações, como hipertensão portal e formação de cavernoma.[22]

Infecção do trato biliar

Infecção do trato biliar é observada raramente no período neonatal. O desenvolvimento e o aperfeiçoamento da ultrassonografia permitiram o diagnóstico mais frequente de alterações em vias biliares em fetos[23] e recém-nascidos,[24] além da avaliação evolutiva deles.

A colelitíase é entidade descrita atualmente com certa frequência em fetos e recém-nascidos como achado ocasional durante a realização de ultrassonografia. Triunfo e colaboradores[25] compilaram condições maternas e fetais associadas ao desenvolvimento de colelitíase fetal. Entre as maternas, destacaram o uso de medicamentos como ceftriaxone, furosemida e prostaglandina E2, o uso de metadona, o jejum prolongado, a sepse e o diabetes. Entre os fetais, citaram a incompatibilidade sanguínea materno-fetal, anomalias congênitas cardiovasculares, gastrointestinais e urinárias, óbito de um gemelar, trissomia 21, oligoâmnio e restrição do crescimento fetal.

Embora a colelitíase seja um fator de risco para colecistite em outras faixas etárias, no período fetal e neonatal as complicações são raras e os cálculos desaparecem espontaneamente durante o primeiro ano de vida.[25]

A colecistite foi descrita em recém-nascidos.[26,27] A maioria dos casos está associada ao acometimento abdominal por enterite.

A patogênese da colecistite neonatal não é bem conhecida e em geral os casos são acalculosos.[24]

Os fatores de risco associados incluem prematuridade, sepse, jejum prolongado com uso de nutrição parenteral total, desidratação, obstrução congênita ou por cálculos da drenagem biliar, provocando estase, que pode causar distensão aguda da vesícula. O represamento biliar prolongado pode resultar em hidropisia da vesícula, com risco de colecistite, com invasão bacteriana secundária.

Os agentes etiológicos mais comuns são Gram-negativos, especialmente *E. coli*, estafilococos e *Clostrodium*.[24]

A apresentação clínica inclui sinais de septicemia associados a sinais de inflamação peritonial e massa palpável em região epigástrica ou quadrante superior direito do abdome. Pode haver diarreia.

A ultrassonografia pode evidenciar o aumento no volume da vesícula biliar, espessamento da parede, mas o diagnóstico definitivo de infecção é cirúrgico.

O tratamento inclui uso de antibióticos e a colecistectomia ou colocação de tubo T até resolução do quadro.

A colangite aguda é a inflamação e/ou infecção do trato biliar inteiro, secundária à contaminação da bile por patógenos oriundos do intestino.

A colangite pode acompanhar quadros de infecção generalizada e já foi descrita em recém-nascido como complicação de cateterismo de veia umbilical[28] e acompanhando infecção por listeria.[29] Pode apresentar-se com quadro clínico grave, simulando atresia ou fibrose dos dutos biliares extra-hepáticos. O tratamento é realizado com antibióticos de amplo espectro, controle das condições hemodinâmicas e hidroeletrolíticas, avaliação sequencial das enzimas hepáticas e intervenção cirúrgica para desobstrução do fluxo biliar em casos resistentes ao tratamento clínico.

Baço

O abscesso esplênico, por si só, é uma entidade rara; foram relatados até os dias de hoje aproximadamente 600 casos na literatura internacional.[30] Esse abscesso pode ser decorrente de embolização hematogênica ou propagação por contiguidade.

A embolização pode ocorrer para um baço normal em pacientes sépticos, usuários de drogas intravenosas ou imunocomprometidos; e também para um baço de arquitetura alterada por infartos prévios, em casos de doença falciforme, vasculites e traumas.[31]

A propagação por contiguidade pode ocorrer nos casos de abscesso pancreático, perfuração intestinal ou abscesso subfrênico.[32] Os agentes patogênicos mais comuns são os estafilococos e os estreptococos.

Em recém-nascidos, o abscesso esplênico é mais raro ainda e, em geral, pode estar relacionado ao cateterismo de veia umbilical. Pode se apresentar com pouca sintomatologia, bem como ser notada ao exame físico esplenomegalia de diferentes proporções.[32]

O diagnóstico pode ser confirmado por meio de ultrassonografia de abdome. Em casos selecionados, a tomografia computadorizada (TC) auxilia na melhor identificação de mensuração da lesão.

O tratamento envolve, inicialmente, a retirada do cateter umbilical e a instalação de antibioticoterapia específica nos casos em que o agente for isolado em hemocultura ou, quando o agente não for isolado, utilizando-se agentes com cobertura para germes Gram-positivos.

Nas lesões pequenas, o tratamento clínico é suficiente; nos casos de grandes abscessos, está indicada a drenagem, que pode ser por punção percutânea (se o conteúdo for homogêneo) ou cirúrgica (nos casos de conteúdo heterogêneo e multiloculado). Como última alternativa, quando há grande abscesso e grave comprometimento do estado geral, pode ser indicada esplenectomia.

Glândulas adrenais

Duas teorias foram propostas para o desenvolvimento de abscesso adrenal neonatal: em primeiro lugar, a contaminação bacteriana por via hematogênica de uma glândula adrenal normal; e, em segundo, a contaminação de uma hemorragia adrenal neonatal com formação de abscesso subsequente.[33] Em alguns casos, a etiologia pode ser pouco clara.

É provável que a maioria dos abscessos adrenais comecem com hemorragia adrenal, que não infrequentemente é associada a parto traumático, hipóxia, sepse e coagulopatia.[34,35] Na maioria dos casos relatados, o exame bacteriológico do material do abscesso revelou *E. coli* ou *Staphylococcus aureus*, mas *Streptococcus*, *Bacteroides*, *Echovirus* e *Herpes simplex* também podem ser isolados.[36]

O diagnóstico diferencial da coleção adrenal inclui hemorragia adrenal, cisto, neuroblastoma, tumor de Wilms, duplicação renal com dilatação do segmento superior e hidronefrose.[37,38] O diagnóstico precoce e preciso de abscesso adrenal neonatal é essencial para evitar a formação de abscessos bilaterais e a evolução para sepse e óbito. Foi relatada extensão do abscesso com envolvimento de órgãos adjacentes.[39] Também foi relatado um caso de fístula pulmonar retroperitoneal causada por um abscesso adrenal neonatal.

A investigação diagnóstica deve envolver inicialmente a realização de uma ultrassonografia de abdome, que pode ser complementada por tomografia computadorizada nos casos de dúvida diagnóstica ou para melhor mensuração da lesão.

O tratamento de escolha para abscesso adrenal neonatal é a drenagem. Foi descrita drenagem bem-sucedida usando um cateter *pigtail* colocado sob orientação ultrassonográfica, inclusive para abscessos bilaterais.[36] A terapia com antibióticos deve durar pelo menos 2 semanas. É necessário o acompanhamento de perto do paciente, bem como o controle ultrassonográfico periódico até que a glândula adrenal volte ao tamanho normal.[37]

Nos casos de grandes abscessos, multiloculados ou quando a diferenciação com uma lesão maligna é difícil, está indicada a drenagem cirúrgica, com ou sem excisão da glândula.[35,38]

Apendicite

Embora seja a condição cirúrgica aguda mais comum da infância, a apendicite aguda raramente é considerada no diagnóstico diferencial de distensão abdominal em recém-nascidos.

A apendicite neonatal é uma condição rara, com uma incidência reportada de 0,04%.[40] Existem menos de 50 casos relatados na literatura nos últimos 30 anos e em torno de 140 no último século.[41] Sua fisiopatologia parece ser completamente diferente da apendicite em crianças mais velhas e adultos. Alguns autores acreditam que um grande número de casos de apendicite neonatal seja, na realidade, uma forma localizada de enterocolite necrotisante,[42] embora outros sugiram tratar-se de uma entidade específica e separada.[43] Foram propostos quatro fatores para explicar a baixa incidência de apendicite nessa faixa etária: um apêndice em forma de funil, uma dieta de alimentos líquidos, a permanência em decúbito e a infrequência das infecções intestinais e respiratórias altas.[44]

A apresentação clínica mais frequente é a distensão abdominal, presente em 75% dos casos.[41] Outros sintomas são vômitos, anorexia, hipotermia ou hipertermia, sepse, irritabilidade, letargia, massa abdominal palpável em fossa ilíaca direita e sangramento baixo.[41,44]

Na revisão da literatura, a localização do apêndice nos recém-nascidos portadores de apendicite foi intra-abdominal em ¾ dos casos e dentro de um saco de hérnia inguinal em ¼ deles (hérnia de Amyand). Nesses casos, os sinais clínicos são mais evidentes, o que possibilita intervenção cirúrgica mais precoce e melhores índices de sobrevida.[45] Os casos de apendicite intra-abdominal têm altos índices de perfuração em razão da fina parede do apêndice e do ceco não distensível[46] (Figura 17.3). A perfuração é um fator significante no prognóstico, pois frequentemente resulta em peritonite.

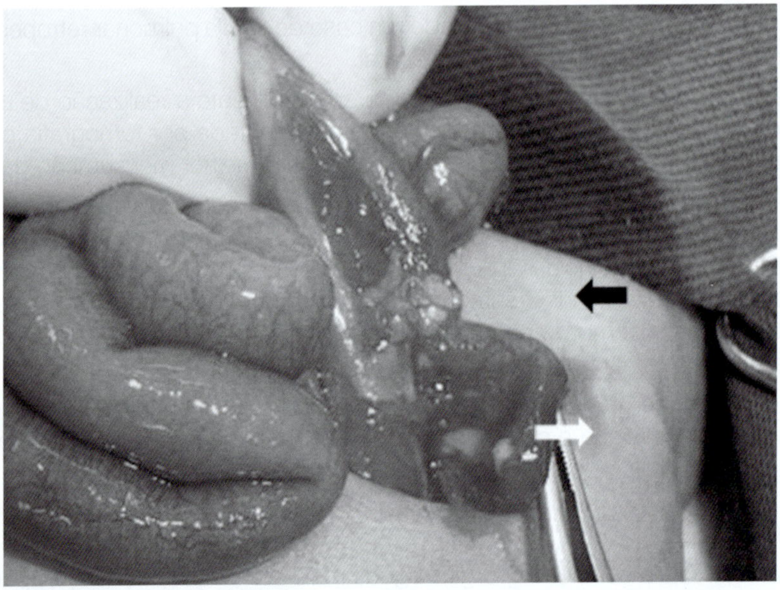

FIGURA 17.3 Achado intraoperatório de apendicite neonatal com perfuração na base do apêndice cecal (seta preta). Notar a hiperemia inflamatória do apêndice (seta branca).
Fonte: Acervo da autoria do capítulo.

Em cerca de 20% dos casos, pode haver pneumoperitônio à radiografia simples de abdome. Como nas apendicites em crianças maiores, outros exames como ultrassonografia e tomografia computadorizada podem ou não auxiliar no diagnóstico.

Entre os casos relatados na literatura, em torno de 40% eram recém-nascidos de termo sem comorbidades e 60% eram ou prematuros ou tinham alguma condição associada: moléstia de Hirschsprung, anomalias cardíacas, fístula traqueoesofágica, fibrose cística, infecção por citomegalovírus, corioamnionite.[47]

O tratamento cirúrgico envolve a ressecção do apêndice e a limpeza exaustiva da cavidade abdominal, com remoção de todo o líquido purulento que houver. A utilização de drenos é opcional.

Como a apresentação clínica não tem características específicas e os exames de imagem nem sempre diagnosticam a apendicite neonatal, em geral o diagnóstico é tardio, o que resulta em índices de mortalidade relativamente altos na literatura.

Karaman e colaboradores revisaram todos os casos de apendicite neonatal relatados em língua inglesa desde 1901, dividindo-os em três períodos: de 1901 a 1975, de 1976 a 1984 e de 1985 a 2000.[44] Houve uma significante queda nos índices de mortalidade ao longo do tempo, sendo de 78%, 33% e 28%, respectivamente. No entanto, os índices atuais de mortalidade ainda são bem mais elevados do que os das apendicites nas crianças mais velhas e adultos (inferiores a 0,5%).[48]

Peritonite

A peritonite é definida como a inflamação da membrana serosa que delimita a cavidade abdominal e os órgãos nela contidos. O peritônio, que habitualmente é um meio estéril, reage a vários estímulos patogênicos com uma resposta inflamatória uniforme. A peritonite pode ser infecciosa ou estéril (neste caso, causada por um agente químico ou mecânico).[49] O processo inflamatório pode ser localizado (abscesso) ou difuso.

Geralmente, a peritonite é causada pela infecção do ambiente peritoneal previamente estéril por meio da perfuração de uma víscera, mas também pode resultar de irritação por corpos estranhos, bile ou suco gástrico. As infecções peritoneais são classificadas como primárias (por disseminação hematogênica, usualmente em pacientes imunocomprometidos), secundárias (relacionadas a processo patológico em víscera oca, como um trauma ou perfuração) ou terciária (infecção persistente ou recorrente após terapêutica inicial adequada).[50]

A forma mais frequente de peritonite primária é a peritonite bacteriana espontânea, causada por doença hepática crônica, em pacientes portadores de ascite. Em neonatos, é relativamente rara, sendo mais frequente a contaminação da ascite após sua punção, com fins de diagnóstico ou alívio. Além disso, recém-nascidos em diálise peritoneal apresentam grande chance de contaminação da cavidade e do líquido peritoneal pela presença do cateter e sua constante manipulação. Nesses casos, a peritonite se manifesta como alteração do aspecto do líquido abdominal, podendo se tornar turvo ou ter grumos em alguns casos, além de possível quadro sistêmico, com febre e piora do estado geral. A introdução de antibioticoterapia específica é necessária, sendo eventualmente preciso também retirar o cateter em alguns casos.

A perfuração de uma víscera oca pode originar dois quadros diferentes: pode haver bloqueio da perfuração por epíplon e outras alças da cavidade, resultando em um quadro com menos manifestações sistêmicas e formação de plastrão palpável no abdome, com eventuais sinais flogísticos no local; o outro quadro decorre da ausência de bloqueio e do extravasamento de conteúdo entérico para toda a cavidade abdominal, gerando peritonite generalizada, com grave repercussão sistêmica, timpanismo e distensão abdominal difusa.

Em recém-nascidos, os quadros de peritonite se acompanham de recusa alimentar, vômitos biliosos e parada das evacuações. Além disso, pode-se notar muitas vezes hiperemia na região umbilical.

A radiografia simples de abdome é exame muito útil no diagnóstico e no seguimento das crianças com suspeita clínica de peritonite. Nos casos de perfuração bloqueada, pode-se encontrar distribuição irregular de alças, distensão assimétrica de delgado. Nos casos de perfuração em peritônio livre, classicamente se observam os achados radiológicos de pneumoperitônio em decúbito dorsal (Figura 17.4), como hipertransparência anterior, realce do ligamento falciforme, sinal de Rigler etc.

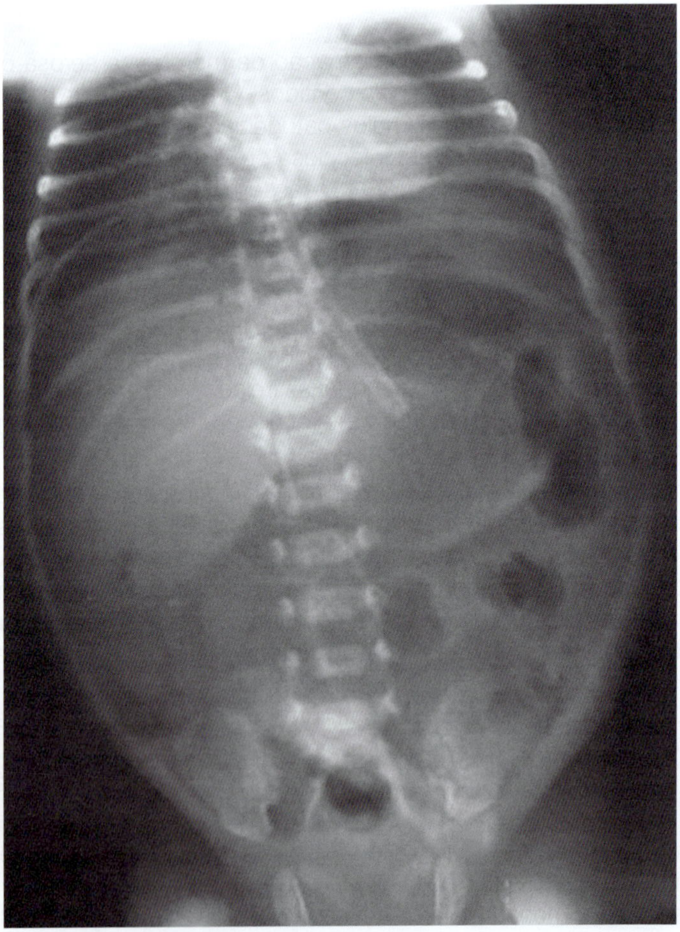

FIGURA 17.4 Radiografia revelando grande pneumoperitônio, consequente a perfuração gástrica.

Fonte: Acervo da autoria do capítulo.

As perfurações do tubo digestivo no período neonatal podem ocorrer desde o estômago até o reto. Podem resultar de enterite necrotizante, isquemia, obstrução mecânica, volvos ou mesmo da iatrogenia. As perfurações gástricas são derivadas de zonas de necrose, geralmente extensas, localizadas na grande curvatura e que vão desde o fundo gástrico até a região próxima ao piloro. A etiologia desse tipo de perfuração ainda não foi elucidada. Do ponto de vista clínico, os recém-nascidos se apresentam com distensão abdominal e a radiografia revela pneumoperitônio.[51] Em alguns casos, a primeira manifestação clínica pode ser sangramento digestivo alto de grandes proporções e, algumas horas depois, pode ocorrer distensão abdominal e pneumoperitônio. Raramente, a perfuração gástrica é iatrogênica, consequente à utilização de sondas rígidas.

A perfuração duodenal, geralmente isolada, é decorrente de úlceras agudas localizadas na face anterior da víscera. Às vezes, incide em recém-nascidos com afecções respiratórias graves.[52]

As perfurações do intestino delgado podem ser derivadas de obstruções mecânicas, como atresias, íleo meconial ou volvo, ou mesmo estar associadas à enterocolite necrosante.

No intestino grosso, os locais de maior incidência de perfuração são o ceco e sigmoide, sendo a moléstia de Hirschsprung[53] e a enterite necrosante as causas consideradas. No sigmoide e no reto, essas perfurações podem ser consequência da passagem de sondas rígidas para realização de enemas.

O tratamento das perfurações de vísceras ocas envolve o suporte hemodinâmico e a instalação de antibioticoterapia de amplo espectro, cobrindo enterococos, germes Gram-negativos e anaeróbios. Paralelamente, a abordagem cirúrgica é essencial. A conduta operatória depende da extensão e do local da perfuração, bem como das condições gerais do neonato e da cavidade abdominal. Dessa maneira, podem ser realizadas rafia da perfuração, ressecção segmentar de alça intestinal, seguida de enteroanastomose ou estomias.

Em casos de recém-nascidos muito graves e instáveis, com evidências clínicas ou radiológicas de perfuração intestinal, pode ser indicada drenagem abdominal à beira do leito para melhora das condições gerais e realização de laparotomia exploradora após alguns dias.[54]

Infecções de glândulas salivares – sialoadenite

A infecção de glândulas salivares no período neonatal é rara. Há poucos casos descritos na literatura. Spiegel e colaboradores[55] relataram incidência de parotidite neonatal de 3,8 por 10 mil admissões na unidade neonatal de terapia intensiva.

A parótida é a glândula salivar mais comumente atingida, seguida pela submandibular e pela sublingual, podendo haver envolvimento simultâneo de glândulas. O acometimento é mais frequentemente unilateral e no sexo masculino.[56] Os fatores de risco associados à infecção de glândulas salivares estão relacionados à redução do fluxo salivar, como desidratação, uso de sonda para alimentação[57] e anomalias congênitas da cavidade oral ou próprias do ducto salivar. A prematuridade é o maior fator de risco, presente em 32% dos casos de parotidite neonatal[56] e em 76% dos casos de sialoadenite submandibular.[58]

A infecção pode ocorrer por ascensão da bactéria retrogradamente pelo ducto salivar ou secundariamente por disseminação hematogênica. Os agentes mais comuns são aqueles que colonizam a flora oral, sendo o *S. aureus* o mais frequente, assim como outros Gram-positivos, Gram-negativos e anaeróbios.[55] Leite ordenhado, fórmulas lácteas e chupetas são considerados potenciais focos de contaminação bacteriana, assim como a presença de mastite materna para bebês em aleitamento materno.

O quadro clínico caracteriza-se por abaulamento local no sítio da glândula, com edema, eritema, calor e dor à palpação, associados ou não a sintomas gerais de infecção, com febre, irritabilidade, recusa alimentar. O sinal patognomônico da infecção é a drenagem de pus através do ducto glandular na cavidade oral.[56]

A ultrassonografia (meio útil, não invasivo, barato e de fácil acesso no diagnóstico) identifica a glândula hipoecogênica, com volume aumentado, edema e aumento da vascularização. O diagnóstico diferencial inclui osteomielite submandibular, linfadenite, hemangioma ou linfangioma infectados, obstrução do ducto salivar por cálculo ou anomalias do ducto salivar.[56]

Exames laboratoriais geralmente não ajudam no diagnóstico. Na maioria dos casos, revela leucograma normal, proteína C-reativa baixa e amilase normal.[56] Pode haver hemocultura positiva nos casos de disseminação hematogênica.

A cultura do material expelido pelo ducto salivar ou por punção guiada por ultrassonografia identifica o agente causador.

O tratamento é feito com associação de antibióticos antiestafilocócicos e aminoglicosídeo ou cefalosporina de terceira geração, de acordo com a sensibilidade microbiana local. O tempo de tratamento varia, em geral de 7 a 10 dias, conforme a apresentação e a evolução clínicas, a presença de septicemia, o envolvimento de outros órgãos, o agente causal e o grau de prematuridade do paciente.

Alguns pacientes necessitam de drenagem cirúrgica para tratamento de abscesso associado, infecções persistentes ou para identificação de cepas resistentes ao tratamento empírico.

O prognóstico é muito bom e a grande maioria dos pacientes não apresenta complicações ou sequelas. Entretanto, já foram descritas fístulas salivares, paralisia facial, formação de abscessos, mediastinite, septicemia e meningite.[55]

Referências bibliográficas

1. Nizet V, Klein JO. Bacterial sepsis and meningitis. In: Remington JS et al., editors. Infectious diseases of the fetus and newborn infant. 7th ed. Elsevier; 2011. cap. 6.
2. Goodkin HP, Harper MB, Pomeroy SL. Intracerebral abscess in children: historical trends at Children's Hospital Boston. Pediatrics. 2004;113:1765-70.
3. Kline MW. Citrobacter meningitis and brain abscess in infancy: epidemiology, pathogenesis, and treatment. J Pediatr. 1988;113:430-4.

4. Jamjoom AA, Waliuddin AR, Jamjoom AB. Brain abscess formation as a CSF shunt complication: a case report. Cases Journal. 2009;2:110.
5. Graham DR, Band JD. Citrobacter diversus brain abscess and meningitis in neonates. JAMA. 1981;245:1923-5.
6. Doran TI. The role of Citrobacter in clinical disease of children: review. Clin Infect Dis. 1999;28:384.
7. Sundaram V, Agrawal S, Chacham S, Mukhopadhyay K, Dutta S, Kumar P. Klebsiella pneumoniae brain abscess in neonates: a report of 2 cases. J Child Neurol. 2010 Mar;25(3):379-82.
8. Phan H, Lehman D. Cerebral abscess complicating Proteus mirabilis meningitis in a newborn infant. J Child Neurol. 2012 Mar;27(3):405-7.
9. Sonntag J, Kaczmarek D, Brinkmann G, Kammler G, Hellwege HH. Complicating neonatal Escherichia coli meningitis. Z Geburtshilfe Neonatol. 2004 Feb;208(1):32-5. German.
10. Kamituska MD, Nugent NA, Conrad PA. Candida albicans brain abscesses in a premature infant. Pediatr Infect Dis J. 1995;14:329-31.
11. Feferbaum R, Diniz EM, Valente M, Giolo CR, Vieira RA, Galvani AL et al. Brain abscess by citrobacter diversus in infancy: case report. Arq Neuropsiquiatr. 2000 Sep;58(3A):736-40.
12. Renier D et al. Brain abscesses in neonates: a study of 30 cases. J Neuro-Surg. 1988;69:877.
13. Doerr CA, Demmler GJ, Garcia-Prats JA, Brandt ML. Solitary pyogenic liver abscess in neonates: report of three cases and review of the literature. Pediatr Infect Dis J. 1994;13(1):64-9.
14. Simeunovic E, Arnold M, Sidler D, Moore SW. Liver abscess in neonates. Pediatr Surg Int. 2009 Feb;25(2):153-6.
15. Kutsunai T. Abscess of the liver of umbilical origin in infants. Am J Dis Child. 1936;51:1385-96.
16. Sethi SK, Dewan P, Faridi MM, Aggarwal A, Upreti L. Liver abscess, portal vein thrombosis and cavernoma formation following umbilical vein catherisation in two neonates. Trop Gastroenterol. 2007;28(2):79-80.
17. Murphy FM, Baker CJ. Solitary hepatic abscess: a delayed complication of neonatal bacteremia. Pediatr Infect Dis J. 2007;7(6):414-6.
18. Moss TJ, Pysher TJ. Hepatic abscess in neonates. Am J Dis Child. 1981;137:726-8.
19. Tariq AA, Rudolph N, Levin EJ. Solitary hepatic abscess in a newborn infant: a sequel of umbilical vein catheterization and infusion of hypertonic glucose solutions. Clin Pediatr (Phila). 1977;16(6):577-8.
20. Vade A, Sajous C, Anderson B, Challapalli M. Neonatal hepatic abscess. Comput Med Imaging Graph. 1998;22(4):357-9.
21. Moore SW, Millar AJW, Cywes S. Liver abscess in childhood. Pediatr Surg Int. 1988;3:27-32.
22. Aggarwal S, Mathur NB, Garg A. Portal vein thrombosis complicating neonatal hepatic abscess. Indian Pediatr. 2003;40(10):997-1001.
23. Iroh Tam PY, Angelides A. Perinatal detection of gallstones in sibling. Am J Perinatol. 2010;27:771-4.
24. Overturf GD. Focal bacterial infections. In: Remington JS et al., editors. Infectious diseases of the fetus and newborn infant. 7th ed. Elsevier; 2011. cap 10.

25. Triunfo S, Rosati P, Ferrara P, Gatto A, Scambia G. Fetal cholelitrhiasis: a diagnostic update and a literature review. Clin Med Insights: case reports. 2013;6:153-8.
26. Guthrie KJ, Montgomery GL. Infections with Bacterium enteritidis in infancy with the triad of enteritis, cholecystitis, and meningitis, J Pathol Bacteriol. 1939;49:393.
27. Arnspiger LA, Martin JG, Krempin HO. Acute noncalculous cholecystitis in children: report of a case in a 17-day-old infant. Am J Surg. 1960;100:103.
28. Sarrut S, Alain J, Alison F. Les complications précoces de la perfusion parla veine ombilicale chez le prémature. Arch Fr Pediatr. 1969;26:651.
29. Becroft DMO. Biliary atresia associated with prenatal infection by Listeria monocytogenes. Arch Dis Child. 1972;47:656.
30. Carbonell AM, Kercher KW, Matthews BD, Joels CS, Sing RE, Heniford BT. Laparoscopic splenectomy for splenic abscess. Surgical Laparoscopy, Endoscopy and Percutaneous Techniques. 2004;14(5):289-91.
31. Aslam A, Ahmed Shatla ES, Imanullah S, Bedair EM. Splenic abscess: a rare complication of the UVC in newborn. Case Rep Pediatr. 2014;2014:903421.
32. Iniguez A, Butte JM, Zuniga JM et al. Splenic abscesses: report of seven cases. Revista Médica de Chile. 2008;136(1):38-43.
33. Atkinson GO Jr, Kodroff MB, Gay BB Jr, Ricketts RR. Adrenal abscess in the neonate. Radiology. 1985;155:101-4.
34. Favara BE, Akers DR, Franciosi RA. Adrenal abscess in a neonate. J Pediatr. 1970;77:682-5.
35. Rajani K, Shapiro SR, Goetzmann BW. Adrenal abscess: complication of supportive therapy of adrenal hemorrhage in the newborn. J Pediatr Surg. 1980;15:676-8.
36. Patre V, Mandle H, Khandwal O. Nonsurgical management of bilateral adrenal abscess in newborn with therapeutic aspiration under ultrasonographic guidance. Indian J Urol. 2012 Oct;28(4):453-5.
37. Mondor C, Gauthier M, Garel L, Filiatrault D, Grignon A. Nonsurgical management of neonatal adrenal abscess. J Pediatr Surg. 1988;23:1048-50.
38. Steffens J, Zaubitzer T, Kirsch W, Humke U. Neonatal adrenal abscesses. Eur Urol. 1997;31:347-9.
39. Speer ME, Dawn DH. Hepatoadrenal necrosis in the neonate associated with echovirus type 11 and 12 presenting as a surgical emergency. J Pediatr Surg. 1984;19:591-3.
40. Buntain WL, Krempe RE, Kraft JW. Neonatal appendicitis. Ala J Med Sci. 1984;21:295-9.
41. Schwartz KL, Gilad E, Sigalet D, Yu W, Wong AL. Neonatal acute appendicitis: a proposed algorithm for timely diagnosis. J Pediatr Surg. 2011 Nov;46(11):2060-4.
42. Bax NM, Pearse RG, Dommering N, Molenaar JC. Perforation of the appendix in the neonatal period. J Pediatr Surg. 1980 Apr;15(2):200-2.
43. Stiefel D, Stallmach T, Sacher P. Acute appendicitis in neonates: complication or morbus sui generis? Pediatr Surg Int. 1998 Nov;14(1-2):122-3.
44. Karaman A, Cavuşoğlu YH, Karaman I, Cakmak O. Seven cases of neonatal appendicitis with a review of the English language literature of the last century. Pediatr Surg Int. 2003 Dec;19(11):707-9.
45. Bannister SL, Wong AL, Leung AK. Acute appendicitis in an incarcerated inguinal hernia. J Natl Med Assoc. 2001 Dec;93(12):487-9.
46. Massad M, Srouji M, Awdeh A et al. Neonatal appendicitis: case report and revised review of the English literature. Z Kinderchir. 1986;41:241-3.
47. Jancelewicz T, Kim G, Miniati D. Neonatal appendicitis: a new look at an old zebra. J Pediatr Surg. 2008 Oct;43(10):e1-5.

48. Andersson RE. Short and long-term mortality after appendectomy in Sweden 1987 to 2006. Influence of appendectomy diagnosis, sex, age, co-morbidity, surgical method, hospital volume, and time period. A national population-based cohort study. World J Surg. 2013 May;37(5):974-81.
49. Pavlidis TE. Cellular changes in association with defense mechanisms in intra-abdominal sepsis. Minerva Chir. 2003 Dec;58(6):777-81.
50. Mishra SP, Tiwary SK, Mishra M, Gupta SK. An introduction of tertiary peritonitis. J Emerg Trauma Shock. 2014 Apr;7(2):121-3.
51. Lin CM, Lee HC, Kao HA, Hung HY, Hsu CH, Yeung CY et al. Neonatal gastric perforation: report of 15 cases and review of the literature. Pediatr Neonatol. 2008 Jun;49(3):65-70.
52. Cantero Tejedor MT, Vaquerizo Pollino C, Camina Gutiérrez AB, Gutiérrez Dueñas JM, Burón Martínez E, Aragón García MP. Spontaneous duodenal perforation in the neonate. An Pediatr (Barc). 2005 Jan;62(1):83-4.
53. Yamamoto T, Hayashi Y, Suzuki H, Tahara T, Fujisawa K, Eto Y et al. Early onset of cecal perforation in neonatal, recto-sigmoid type Hirschsprung's disease. Acta Paediatr Jpn. 1994 Dec;36(6):717-9.
54. Stokes SM, Iocono JA, Draus JM Jr. Peritoneal drainage as the initial management of intestinal perforation in premature infants. Am Surg. 2014 Sep;80(9):851-4.
55. Spiegel R, Miron D, Sakran W, Horovitz Y. Acute neonatal suppurative parotitis: case reports and review. Pediatr Infect Dis J. 2004;23:76-8.
56. Ismail EA, Seoudi TM, Al-Amir M, Al-Esnawy AA. Neonatal suppurative parotitis over the last 4 decades: report of three new cases and review. Pediatr Int. 2013 Feb;55(1):60-4. doi: 10.1111/j.1442-200X.2012.03738.x. Review.
57. McAdams RM, Mair EA, Rajnik M. Neonatal suppurative submandibular sialadenitis: case report and literature review. Int J Pediatr Otorhinolaryngol. 2005 Jul;69(7):993-7. Epub 2005 Mar 3.
58. Weibel L, Goetschel P, Meier R, Radivojevic V, Berger C. Neonatal suppurative submandibular sialadenitis. Pediatr Infect Dis J. 2005 Apr;24(4):379-81. Review.

capítulo 18

Infecções Otorrinolaringológicas (Doenças Virais, Incluindo HIV, Bacterianas, por Protozoários) e suas Repercussões no Feto e no Recém-Nascido

- Ricardo Ferreira Bento
- Renata Cantisani Di Francesco
- Rubens Vuono de Brito Neto
- Mariana Schmidt Kreibich Faccin

Introdução

As manifestações clínicas apresentadas pelo recém-nascido acometido por infecções neonatais podem ser discretas e inespecíficas, porém as repercussões que podem gerar para ele e sua família são enormes.

A principal afecção otorrinolaringológica associada às infecções congênitas/perinatais é a perda auditiva.

O desenvolvimento auditivo segue etapas graduais de complexidade e a perda da audição tem efeitos sobre a comunicação, a cognição, o comportamento e o desenvolvimento socioemocional, impactando os resultados acadêmicos e as oportunidades vocacionais.[1,2] Assim, é necessário que se identifique um neonato com deficiência auditiva precocemente.[1]

As infecções congênitas estão entre os riscos de perda auditiva. Recomenda-se a triagem auditiva neonatal logo ao nascimento, o que atualmente é lei no Brasil.

A avaliação audiológica deve estar em andamento antes dos 3 meses de idade, para que os bebês com perda confirmada possam receber intervenção clínica, fonoaudiológica ou cirúrgica adequada antes dos 6 meses.[1,2] Isso porque estudos demonstram que, quando identificados e adequadamente reabilitados antes dos 6 meses de vida, apresentam o desenvolvimento da linguagem compatível com as suas capacidades cognitivas aos 5 anos.[2] A triagem auditiva neonatal universal constitui-se forma ideal e deve ser realizada preferencialmente antes da alta hospitalar e no máximo até 1 mês de idade.[1,2]

Entre as causas congênitas de deficiência auditiva, ou seja, as adquiridas no período pré-natal ou nos primeiros dias após o nascimento, estão as infecções como rubéola, toxoplasmose, citomegalovírus e sífilis.[1] Para a triagem desses pacientes, recomenda-se a utilização do Potencial Auditivo Evocado de Tronco Encefálico (PEATE), também conhecido como Brainstem Evoked Response Audiometry (BERA), que é considerado a única metodologia apropriada a essa população.[1] Em caso de falha, é recomendado o encaminhamento imediato para equipe de diagnóstico, com experiência na população infantil, para reteste.[1] E essas crianças, pertencentes ao grupo de risco para deficiência auditiva, independentemente dos resultados de triagem auditiva, devem receber acompanhamento médico e audiológico por 3 anos e em intervalos adequados para garantir a rápida identificação e intervenção em perdas de início tardio ou na progressão delas.[1,2]

Então, para que se evitem sequelas auditivas nas crianças acometidas por infecções congênitas, deve-se atentar para que, além do pronto diagnóstico, haja disponibilidade de tratamento médico e intervenção fonoaudiológica, com seleção e indicação de aparelhos de amplificação sonora individuais, terapia fonoaudiológica, suporte às famílias e implante coclear (IC), quando necessário.[1]

Crianças de poucas semanas já podem ser reabilitadas com aparelhos de amplificação sonora individual e fonoterapia precoce.[3] Os aparelhos auditivos são essenciais para quase todas as crianças com perda auditiva neurossensorial e também podem ser úteis para as perdas auditivas condutivas moderadas.[3] Já o IC é um dispositivo eletrônico, parcialmente implantado, que pode ajudar a proporcionar uma sensação de som e da fala nos casos de perdas bilaterais severas a profundas.[4,5] Deve ser seguido de fonoterapia.[4] O implante precoce proporciona exposição a sons que podem ser úteis durante o período crítico, quando as crianças aprendem habilidades de fala e linguagem.[4,5]

Além da perda auditiva, outro problema importante na esfera otorrinolaringológica é o acometimento da laringe pelo papilomavírus, o que infere sobremaneira no padrão respiratório da criança. O quadro pode variar desde rouquidão até obstrução completa das vias aéreas. Necessita de tratamento cirúrgico.

As infecções congênitas/perinatais não são apenas virais, mas podem ser causadas por outros agentes. Nos itens a seguir, serão abordadas as infecções causadas por:

- **Vírus:** citomegalovírus, papilomavírus e rubéola.
- **Protozoários:** toxoplasmose.
- **Bactérias:** sífilis.

Infecções virais

Citomegalovírus

Conceito

Trata-se da principal causa de infecção congênita no mundo todo e a causa mais comum de surdez infantil não genética, assim como de atraso do desenvolvimento neuropsicomotor.[6,7] Apesar disso, não existem dados acerca de sua prevalência nos países subdesenvolvidos, o que se deve provavelmente ao fato de se acreditar que a imunidade materna preexistente elimina o risco de sequelas nas crianças.[7] Ocorre mundialmente, porém tem estreita relação com o nível socioeconômico e a etnia.[7] É responsável por alta morbimortalidade em imunocomprometidos, porém seu impacto em mães e recém-nascidos imunocompetentes continua a ser negligenciado.[7] Além disso, a ausência de intervenções específicas para as mães soronegativas e a incerteza sobre o prognóstico fetal têm desencorajado pesquisa de anticorpos maternos de rotina.[7]

Etiologia

O citomegalovírus pertence à família Herpesviridae e tem como característica a capacidade de latência e reativação.[7]

Patogenia

Após a infecção primária, ocorre replicação na saliva, na urina, no leite e nas secreções genitais.[7] A alta diversidade de vírus e a propensão para infecção com múltiplos subtipos virais representam uma importante barreira biológica para o desenvolvimento de vacinas eficazes.[7] Nos países desenvolvidos, 50% das mulheres em idade fértil são soronegativas, enquanto na população dos países em desenvolvimento a contaminação ocorre em fases precoces da vida.[7] Já a taxa de infecção congênita é de 0,6% a 0,7% nos nascidos vivos (1 em cada 100 a 150 recém-nascidos), enquanto nos países subdesenvolvidos essa taxa é de 1% até 5%.[7] Alguns estudos têm demonstrado menor chance de transmissão no início da gravidez e que a primoinfecção materna resulta em infecção em 30% a 35% dos fetos.[7] Já na infecção não primária, haveria a transmissão em 1,4% das crianças nos países desenvolvidos.[7]

Nos países desenvolvidos, o citomegalovírus (CMV) é responsável por 21% dos casos de perda da audição ao nascimento e por 24% aos 4 anos.[7] Estima-se que mais de dois terços das crianças infectadas são nascidas de mães já soropositivas.[7]

Quadro clínico

Apenas 1 em cada 10 recém-nascidos infectados *in utero* apresenta sinais óbvios de infecção congênita (sintomáticos) e em 90% dos recém-nascidos não há qualquer sinal de infecção.[6,7] Acabam tendo sequelas neurológicas em longo prazo 10% a 15% dos que não apresentam quaisquer sinais ao nascimento.[7] Acredita-se que 35% a 65% das crianças sintomáticas ao nascimento desenvolverão disacusia neurossensorial, enquanto 7% a 10% das assintomáticas ao nascimento são acometidas, justificando o fato de a surdez ser considerada a principal complicação da doença.[6-8]

Sem a detecção e a reabilitação precoces, essas crianças apresentarão prejuízo social e distúrbios de linguagem.[7] Apesar de dispor-se de triagem auditiva neonatal universal, deve-se atentar ao fato de que o teste da orelhinha pode não detectar ou pode subestimar a perda da audição nessas crianças, tendo em vista que a maioria delas apresenta níveis auditivos normais ao nascimento e que a perda auditiva é progressiva; portanto, há necessidade de acompanhamento de longo prazo.[6,7] A idade média de início da perda da audição é em torno dos 44 meses.[8]

Não existe um padrão audiométrico, e este pode ser progressivo, flutuante, bilateral ou não.[6,9] Aparentemente, o risco de acometimento em longo prazo parece ser maior em crianças nascidas de mães com primoinfecção na primeira metade da gestação.[7] Após a infecção no primeiro trimestre, 20% a 25% dos infectados apresentarão déficit auditivo neurossensorial.[7]

Os recém-nascidos que apresentam a coinfecção HIV-CMV correm risco 3 vezes maior de nascerem sintomáticos.[7] E, apesar de a terapia antirretroviral pré-natal ter diminuído drasticamente a transmissão vertical do HIV, isto não vem sendo observado na transmissão do CMV.[7]

Diagnóstico

Para detecção do vírus por cultura ou PCR na saliva ou na urina, os materiais devem ser colhidos nas primeiras 2 semanas de vida, já que o teste viral não consegue discriminar a infecção intrauterina da pós-natal após esse período.[7] Além disso, hoje já é possível a detecção de CMV nos testes do pezinho arquivados.[8] Assim, o ideal seria que essas crianças pudessem ser encaminhadas para seguimento criterioso e pronta intervenção.[7] Estudos recentes têm demonstrado que a pronta detecção por PCR do CMV na saliva por *swabs* apresenta a mesma sensibilidade das técnicas de cultura de vírus, o que torna possível a triagem em larga escala dos recém-nascidos.[7] Entretanto, o custo e a eficácia moderada da terapia antiviral, além do número de infecções assintomáticas, são barreiras à implantação desse tipo de triagem.[7]

Prognóstico

A alteração do potencial auditivo evocado de tronco cerebral parece estar relacionada a pior prognóstico nos pacientes sintomáticos.[7] Nestes, o seguimento deve ser realizado pelo menos até a idade escolar.[7]

Tratamento

- **Terapia antiviral:** a eficácia do ganciclovir na prevenção ou deterioração da perda auditiva progressiva já foi demonstrada em estudos quando utilizado por 6 semanas por via endovenosa, isoladamente ou seguido de valganciclovir por 1 ano.[7,10] Entretanto, o uso prolongado da medicação apresenta um alto índice de neutropenia (63%).[7] Além disso, o ganciclovir não pode ser utilizado na terapia pré-natal, tendo em vista o seu potencial mutagênico em animais.[7] Já o valaciclovir pode ser administrado na forma oral para as mães com evidências de infecção fetal, diminuindo a carga viral circulante.[7]
- **Imunização passiva:** as evidências têm demonstrado que a globulina hiperimune do CMV pode inibir a propagação *in vitro* do vírus, restaurar a placenta em mães com infecção primária e possibilitar a regressão de anormalidades ultrassonográficas cerebrais.[7,10]

- **Prevenção/vacinas:** estima-se que o custo médico-educacional com o CMV nos Estados Unidos seja de 1,9 bilhão de dólares por ano, ao passo que o investimento necessário para o desenvolvimento de uma vacina para CMV seria de 360 milhões de dólares.[7]
- **Medidas comportamentais:** lavar as mãos após contato com fluidos de crianças; e evitar contato íntimo com elas e contato sexual com parceiro soropositivo.[7]

Papilomavírus

Conceito

Infecções pelo papilomavírus humano (HPV) podem ocorrer em qualquer parte do trato aerodigestivo superior, embora sejam mais amplamente descritas na laringe e na traqueia, sob a entidade da papilomatose respiratória recorrente (PRR).[11]

Os papilomas são os tumores benignos mais comuns da laringe em lactentes e crianças e normalmente estão localizados nas pregas vocais e na epiglote ou subglote.[11,12] Podem, porém, acometer toda a laringe, assim como a árvore traqueobrônquica (20%) e até mesmo o parênquima pulmonar.[11-13]

A PRR é classificada em juvenil quando seu diagnóstico ocorre antes dos 12 anos de idade.[11,12] Aproximadamente 19% das crianças apresentarão a forma agressiva da doença, exigindo mais de 40 procedimentos cirúrgicos para exérese das lesões ao longo da vida.[11]

Entre suas características, estão a tendência à recorrência após a excisão cirúrgica radical e a regressão espontânea na puberdade.[12] Essa remissão pode ser temporária ou não.[12] Remissões espontâneas foram relatadas na puberdade; e recorrência ou aumento da gravidade da doença, durante a gravidez.[12] O motivo da recorrência da PRR ainda não é bem compreendido.

Alguns estudos apontam que o genoma do HPV é geneticamente estável e não se altera durante o curso da doença; e levantam a hipótese de que a recorrência da doença seja causada pela reativação do HPV latente em epitélios normais adjacentes já que estes serviriam de reservatório para o vírus latente.[13] Assim, o processo de cicatrização após a remoção cirúrgica de papilomas e a exposição ao ácido e enzimas gástricas poderiam promover a reativação e a replicação do vírus no tecido circundante.[13]

Há evidências de que alguns genes podem predispor os indivíduos ao desenvolvimento do quadro recorrente após infecção por HPV e explicar a gravidade da doença variada entre a população.[13]

Etiologia

Dos mais de 100 sorotipos de HPV, os subtipos 6 e 11 são os mais comuns em PRR.[11,14] Esses vírus induzem o aparecimento de lesões hiperplásicas e verrucosas na pele e nas mucosas, em vários locais do organismo, inclusive no trato respiratório, e sua agressividade varia muito entre os pacientes.[12,13] Hipóteses atuais sugerem que vários genes predispõem os indivíduos a tolerar a infecção por HPV6 e 11.[13]

Patogenia

A PRR é uma doença benigna, mas que pode causar significativa morbimortalidade pelo seu caráter obstrutivo das vias aéreas.[8] Há também um potencial risco de transformação maligna (de 1% a 2%).[11,13]

O trato anogenital é o maior reservatório do vírus, especialmente para os tipos 6, 11, 16 e 18.[11] Estudos prospectivos e retrospectivos recentes confirmaram que o HPV pode ser transmitido verticalmente de mãe para filho.[11] Além disso, demonstraram que crianças nascidas de primíparas com condiloma ativo tinham risco 2 vezes maior de desenvolver PRR se o trabalho de parto ultrapassasse 10 horas.[11] A hipótese é de que as primigestas são mais propensas a um trabalho de parto prolongado e seus bebês estariam expostos por mais tempo ao HPV.[8] Entretanto, como a cesariana não parece impedir o desenvolvimento da PRR em todos os casos, um melhor entendimento dos fatores de risco associados à PRR é necessário.[11] Estima-se que o risco de uma criança contrair a doença de uma mãe que tem condiloma ativo e nascida por parto vaginal é de apenas cerca de 1 em 400.[11]

Quadro clínico

A forma juvenil é mais comumente diagnosticada entre 2 e 4 anos de idade e a disfonia é a queixa mais comum.[11] Em alguns casos, os papilomas podem espalhar-se extensivamente e causar afonia, estridor ou obstrução respiratória grave.[12,14] Quadros de crupe recorrente ou asma sem resposta adequada ao tratamento podem mascarar o diagnóstico.[14]

Diagnóstico

A laringoscopia é o exame de escolha para qualquer criança com sintomas da mudança de qualidade da voz, obstrução das vias respiratórias ou crupe recorrente.[14]

Prognóstico

Tem relação direta com a idade de início do quadro: quanto mais cedo o início, maior a probabilidade de comprometimento das vias aéreas inferiores e pior evolução.[14]

Tratamento

O objetivo do tratamento cirúrgico é o controle da doença, a preservação da voz e a prevenção de complicações maiores até que a doença se resolva espontaneamente.[11] Existem inúmeras variações no tratamento, entre elas o uso de *laser* de dióxido de carbono, *laser* de KTP (fosfato de potássio e titânio), microdebridadores e ressecção a frio.[11]

A terapia adjuvante é necessária quando a cirurgia não pode controlar a doença. Dentre as terapias imunológicas, o uso do interferon apresentou alguns resultados promissores, porém limitados pelos efeitos colaterais sistêmicos.[13] Bevacizumabe intralesional e cidofovir ainda não são curativos e seguem em estudos.[13]

O tratamento da papilomatose respiratória é frustrante, já que lesões são muitas vezes recorrentes e a excisão cirúrgica é o único tratamento definitivo.[14] Dado o caráter recidivante da doença, com necessidade de inúmeras intervenções, além do alto custo do tratamento por paciente, o ideal seria a adequada prevenção.[11]

Prevenção

A vacina quadrivalente contra o HPV e a nova vacina não valente Gardasil 9 (Gardasil™, Merck e Co. Inc., Whitehouse Station, NJ, Estados Unidos), utilizadas para a prevenção do câncer de colo uterino, têm papel promissor na prevenção da PRR.[11,13]

O objetivo é prevenir pacientes saudáveis da infecção inicial por HPV, ou pacientes infectados da reinfecção.[13] Além da prevenção, na doença ativa seria possível diminuir a carga da doença e aumentar o intervalo intercirúrgico após o tratamento adjuvante com vacina contra o HPV.[13] A vacinação tem sido recomendada para todas as meninas com idade entre 11 e 12 anos, meninas e mulheres com idade entre 13 e 26 anos que ainda não foram vacinadas e meninas de até 9 anos de idade nas quais o médico considere que seria adequado.[11] Acredita-se que essa ação possa resultar numa diminuição concomitante da incidência de PRR em todas as faixas etárias.[11]

Rubéola

Conceito

Apesar da eliminação do vírus em toda a região das Américas, ele continua a circular em outras partes do mundo, especialmente nas regiões onde os programas de vacinação contra a rubéola não foram estabelecidos.[15]

A infecção pelo vírus da rubéola durante a gravidez, especialmente durante o primeiro trimestre, pode resultar em síndrome da rubéola congênita (SRC).[15] Manifestações graves da síndrome incluem surdez, catarata, defeitos cardíacos, retardo mental e morte.[15] Além disso, os recém-nascidos com SRC podem eliminar o vírus por vários meses; portanto, deve-se tomar cuidado para evitar o contato com outras pessoas que são suscetíveis à rubéola.[15] O risco de SRC no feto de uma mãe com infecção por rubéola pode chegar a 90% para infecções que ocorrem até a 10ª semana da gravidez, diminui para 30% entre a 24ª e a 26ª semanas e aumenta para quase 100% após a 36ª semana.[15,16]

Etiologia

O vírus da rubéola pertence à família Togaviridae e ao gênero *Rubivirus* e é um vírus RNA envelopado de cadeia simples.[16,17]

Patogenia

O período de incubação é de 14 a 21 dias.[18] A contaminação ocorre principalmente pela via respiratória e tipicamente na primavera.[16,18] Os seres humanos são o único reservatório conhecido de infecção e, após ser inalado, o vírus se replica nos gânglios linfáticos e na mucosa respiratória, antes de chegar aos órgãos-alvo através da circulação sistêmica.[16] Nas crianças com SRC, o vírus da rubéola persiste e pode ser detectado na urina, na saliva e no fluido cerebrospinal por vários meses.[16]

A vacina contra a rubéola é contraindicada durante a gravidez.[18] Entretanto, muitas mulheres grávidas foram vacinadas inadvertidamente no passado e, mesmo após seguimento rigoroso, não foram identificados sinais de SRC nas crianças.[18]

Quadro clínico

Linfoadenopatias retroauricular e occipital são os sinais mais típicos observados na 2ª semana da doença.[18] Erupções cutâneas são vistas pela primeira vez no rosto e no pescoço, para em seguida cobrir o corpo todo.[25] Febre, artralgias, artrite, trombocitopenia, encefalite e pan-encefalite podem também ser vistos.[18]

A surdez neurossensorial é o defeito mais comum e pode ser o único observado, principalmente nos casos em que a infecção ocorre entre a 12ª e a 18ª semana de gestação.[16,19] Uma revisão americana com 125 adultos diagnosticados com rubéola congênita relatou alterações oftálmicas como o distúrbio mais comum (78%), seguido por surdez neurossensorial (66%), retardo psicomotor (62%) e malformações cardíacas (58%).[19]

Além da surdez congênita, a de início tardio (após o primeiro ano de vida) já foi relatada.[19]

Diagnóstico

- **Pré-natal:** a investigação pré-natal de infecção congênita é recomendada quando uma infecção materna é confirmada; e baseia-se na detecção de anti-RubeolaVirus-IgM (RV-IgM) no sangue fetal ou na detecção do genoma viral no fluido amniótico.[16,17] A especificidade desses dois processos é de cerca de 100% e sua sensibilidade é maior que 90% se forem satisfeitas as seguintes condições: a) um período de pelo menos 6 semanas é mantido entre a infecção e a amostragem; b) a coleta de amostras é realizada após a 21ª semana de gestação; e c) as amostras para o RT-PCR são armazenadas e transportadas congeladas (sangue fetal para detecção RV-IgM são armazenadas e transportadas a 4 °C).[16,17] Em razão das dificuldades de amostragem de sangue fetal, o diagnóstico pré-natal de rubéola congênita é atualmente realizado, principalmente, pela detecção de RNA viral no fluido amniótico.[17]
- **Pós-natal:** baseia-se na detecção de IgM específica.[17] A sensibilidade e a especificidade são de cerca de 100%.[17] Deve ser realizado mesmo se a criança é assintomática, já que, se infectada no útero, vai excretar o vírus na saliva e na urina por vários meses (ou até anos) e, portanto, é potencialmente contaminante.[17] A presença ou a ausência de excreção do vírus pode ser verificada por meio de PCR na saliva ou na urina.[17]

Tratamento

Não há tratamento específico e todas as mulheres em idade fértil devem ser vacinadas.[17] A vacinação contra a rubéola de uma mulher grávida, sem saber, não é uma indicação para aborto.[17]

Infecção por protozoários

Toxoplasmose

Conceito

A toxoplasmose é uma infecção relativamente comum, resultante da ingestão de carne malcozida ou do contato com fezes de gatos infectados.[20] Trata-se de uma infecção parasitária causada pelo *Toxoplasma gondii*.[21] Caso ocorra infecção fetal no início da gestação, grave inflamação e necrose podem causar lesões cerebrais, coriorretinite e perda de audição.[21] As consequências clínicas da infecção congênita incluem morte intrauterina, lesão cerebral e coriorretinite.[22] Supõe-se que a maioria das crianças infectadas são assintomáticas ao nascimento.[22] A taxa de infecção materno-fetal global é estimada entre 10% e 30% se a mãe adquire a infecção por *T. gondii* durante a gestação.[22] Exposição inicial durante a gravidez pode resultar em transmissão através da placenta e na possibilidade de morbidade significativa para a criança por nascer.[20]

Etiologia

Toxoplasma gondii é um protozoário intracelular obrigatório e os gatos são seu principal reservatório.[21] Durante a infecção, milhões de oocistos são eliminados nas fezes do gato e a infecção é adquirida quando oocistos são ingeridos junto a alimentos ou água contaminados.[21]

Patogenia

A toxoplasmose congênita é estimada em 1 por mil recém-nascidos.[23] A infecção é transmitida por meio do consumo de carne crua ou de vegetais não lavados, ou pelo contato com o solo contaminado.[22]

Quadro clínico

A infecção geralmente é grave em recém-nascidos e em imunodeprimidos.[21] Se a infecção fetal ocorre no início da gestação, inflamação grave e necrose podem ser observados, principalmente no sistema nervoso central, e os pacientes não tratados podem vir a desenvolver coriorretinite, disfunção cognitiva e motora, convulsões e perda de audição.[21] Os fetos infectados no início da gravidez são mais propensos a mostrar sinais clínicos de infecção do que os fetos infectados tardiamente.[22]

Ao nascimento, cerca de 90% dos bebês com toxoplasmose congênita não apresentam sinais ou sintomas.[20,21] A perda auditiva na toxoplasmose congênita pode ser prevenida com o diagnóstico precoce e tratamento.[21] A prevalência de perda auditiva neurossensorial é tão alta que chega a 28% em crianças que não recebem tratamento.[21] Notavelmente, esse número pode ser reduzido a 0% em pacientes que são identificados precocemente e são compatíveis com o tratamento.[21] A perda auditiva por toxoplasmose descrita é neurossensorial; porém, dada a escassez de dados histopatológicos, o mecanismo dessa perda é desconhecido.[21] O *T. gondii* foi detectado no ouvido interno e no tronco cerebral de crianças infectadas congenitamente.[22]

Acredita-se que a perda auditiva por toxoplasmose é provavelmente o resultado de uma resposta inflamatória pós-natal para a forma taquizoíto de *T. gondii*.[21]

Diagnóstico

O diagnóstico sorológico neonatal da toxoplasmose congênita baseia-se na medição de IgM e IgA anti-*T. Gondii*.[24] Contudo, 15% a 30% das crianças infectadas não apresentam esses anticorpos no nascimento e 10% a 20% daquelas com teste positivo para eles são falsos positivos.[24] A presença de IgG antitoxoplasma também é indicativa de infecção congênita.[24] A confirmação do diagnóstico de toxoplasmose congênita é feita atualmente por meio da observação da persistência de anticorpos IgG durante o primeiro ano de vida, mas esse processo é demorado e o tratamento precoce das crianças infectadas é mandatório.[24] Além disso, o diagnóstico precoce da perda auditiva neurossensorial e pronta intervenção podem prevenir atrasos no desenvolvimento da fala.[20]

Prognóstico

Recomenda-se que crianças com toxoplasmose congênita recebam monitoramento audiológico para identificar a perda auditiva neurossensorial congênita e também a de início tardio.[20] Crianças que receberam um curso de 12 meses de terapia antiparasitária iniciado antes dos 2 meses e meio de idade devem passar por avaliação audiométrica aos 24 e aos 30 meses.[20] As crianças com toxoplasmose congênita que não receberam tratamento ou o receberam de modo parcial devem ser submetidas a acompanhamento audiológico anual até que sejam capazes de relatar de maneira confiável a perda auditiva.[20]

Tratamento

Curso de 12 meses de medicação antiparasitária iniciado antes dos 2 meses e meio de idade.[20]

Infecção bacteriana

Sífilis

Conceito

A ocorrência de sífilis em adultos tem aumentado e, com isso, há a tendência de aumento da incidência de sífilis congênita, que hoje é de 0,002% dos nascidos vivos.[23] A sífilis congênita é uma doença infecciosa transmitida pela mãe infectada para o feto.[25] No Brasil, a prevalência da infecção da mãe está associada a condições socioeconômicas pobres, exclusão social e baixo nível de escolaridade.[25] Para prevenir a sífilis congênita, a triagem sorológica é recomendada pelo menos 2 vezes durante a gravidez, por exemplo logo após a concepção e depois de 28 semanas.[25]

Etiologia

A sífilis congênita é uma doença infecciosa causada pelo *Treponema pallidum* e transmitida pela mãe infectada para o bebê durante a gravidez.[25]

Patogenia

A transmissão transplacentária pode ocorrer em qualquer momento durante a gestação; no entanto, o risco de transmissão para o feto depende da fase da infecção materna.[26]

Quadro clínico

Podem estar presentes descamação ou lesões da pele e corrimento nasal ulcerativo que, nesses casos, devem ser analisados por meio de microscopia de campo escuro ou técnicas de imunofluorescência.[26] Essa coriza característica é mais provável de ocorrer em crianças com 1 a 3 meses de idade.[26]

A sífilis congênita também causa perda auditiva neurossensorial, caracteristicamente de início tardio e progressiva, sendo sua principal manifestação.[23,26,27] Acredita-se que essa perda decorra da osteocondrite da cápsula ótica e da degeneração coclear; e deve-se atentar ao fato de que muitas vezes a perda auditiva começa nas altas frequências quando a criança tem entre 8 e 10 anos de idade.[25,26]

Diagnóstico

Além de um exame físico completo, todas as crianças potencialmente expostas a sífilis no útero devem fazer um teste sorológico para sífilis, independentemente do tratamento materno.[26] Crianças assintomáticas cujas mães recebem tratamento adequado devem ser seguidas mensalmente até o desaparecimento do anticorpo treponêmico.[26] Os anticorpos antitreponêmicos estarão presentes na maioria das crianças por condução passiva transplacentária, mas desaparecerão até os 6 meses nas crianças não infectadas.[26]

O diagnóstico sorológico presuntivo também pode ser feito quando o VDRL da criança é 4 vezes maior do que o da mãe (quando ambas as amostras de sangue são obtidas no momento do parto), se ocorre persistência ou aumento do VDRL após o nascimento, ou em caso de FTA-ABS persistir positivo com 12 a 18 meses de idade.[26]

Prognóstico

Em crianças com sífilis congênita, a sorologia deve ser repetida em 1, 2, 4, 6 e 12 meses.[26] Espera-se que, após o tratamento adequado, o VDRL se torne não reativo aos 12 meses de idade.[26] Crianças com títulos persistentemente positivos, mesmo em nível baixo, devem ser consideradas para um segundo ciclo de tratamento.[26]

Embora o prognóstico seja considerado muito bom para crianças tratadas durante os 2 primeiros meses de vida, não há dados publicados anualmente com longo prazo de seguimento.[26]

Tratamento

Para sífilis congênita comprovada ou provável nas primeiras 4 semanas de vida, o tratamento consiste em penicilina cristalina aquosa G, 50.000 unidades/kg/dose por via intravenosa a cada 12 horas, nos primeiros 7 dias de vida.[26] Essa dose é aumentada a cada 8 horas após 7 dias de vida, durante 10 a 14 dias.[26] Um tratamento alternativo é a penicilina procaína aquosa G, 50.000 unidades/kg/dia por via intramuscular, durante 10 a 14 dias.[26]

Para crianças com pelo menos 4 semanas de vida, ou para crianças mais velhas, o tratamento é a penicilina G aquosa, 50.000 unidades/kg/dose a cada 6 horas por via intravenosa, durante 10 a 14 dias, tendo em vista que não se pode descartar a possibilidade de neurossífilis nessa faixa etária.[26] Devemos lembrar também que o início da terapia pode deflagrar a reação de Jarisch-Herxheimer, constituída de febre, calafrios, taquipneia, taquicardia, hipotensão e acentuação das lesões cutâneas.[26] Essa reação também pode ocorrer em mulheres tratadas durante a gravidez e pode precipitar o trabalho de parto, resultando, possivelmente, na morte fetal.[26] A etiologia dessa reação está provavelmente relacionada à resposta inflamatória da morte dos espiroquetas.[26]

Referências bibliográficas

1. Lewis DR, Marone SAM, Mendes BCA, Cruz OLM, Nóbrega M. Comitê multiprofissional em saúde auditiva (COMUSA). Braz J Otorhinolaryngol. 2010.
2. Year 2019 position statement: principles and guidelines for early hearing detection and intervention programs. The Journal of Early Hearing Detection and Intervention. 2019;4(2):1-44. doi: 10.15142/fptk-b748.
3. Bysshe J. Deafness in childhood: 1. Diagnosis and treatment of deaf babies and children. Prof Care Mother Cild. 1994.
4. Martini A, Bovo R, Trevisi P, Forli F, Berrettini S. Cochlear implant in children: rational, indications and cost/efficacy. Minerva Pediatr. 2013.
5. Mlynski R, Plontke S. Cochlear implants in children and adolescents. HNO. 2013.
6. Weiss JP, Bernal B, Balkany TJ, Altman N, Jethanamest D, Andersson E. fMRI evaluation of cochlear implant candidacy in diffuse cortical cytomegalovirus disease. Laryngoscope. 2012.
7. Manicklal S, Emery CV, Lazzarotto T, Boppana SB, Gupta RK. The "silent" global burden of congenital cytomegalovirus. Clinical Microbiology Reviews. 2013.
8. Misono S, Sie KCY, Weiss NS, Huang M, Boeckh M, Norton SJ et al. Congenital cytomegalovirus infection in pediatric hearing loss. Arch Otolaryngol Head Neck Surg. 2011.
9. Foulon I, Naessens A, Faron G, Foulon W, Jansen AC, Gordts F. Hearing thresholds in children with a congenital CMV infection: a prospective study. International Journal of Pediatric Otorhinolaryngology. 2012.
10. Reichman O, Miskin I, Sharoni L, Eldar-Geva T, Goldberg D, Tsafrir A et al. Preconception screening for cytomegalovirus: an effective preventive approach. BioMed Research International. 2014.
11. Larson DA, Derkay CS. Epidemiology of recurrent respiratory papillomatosis. APMIS. 2010.
12. Syrjanen S, Puranen M. Human papillomavirus infections in children: the potential role of maternal transmission. Crit Rev Oral Biol Med. 2010.
13. Ivancic R, Iqbal H, de Silva B, Pan Q, Matrka L. Immunological tolerance of low-risk HPV in recurrent respiratory papillomatosis. Clin Exp Immunol. 2020 Feb;199(2):131-42.
14. Ray R, Debich-Spicer D, Borrego O, Gilbert-Barness E. Pathological case of the month. Arch Pediatr Adolesc Med. 1998.

15. Seetoo K, Carlos MP, Blythe D, Trivedi L, Myers R. Three cases of congenital rubella syndrome in the Postelimination Era. MMWR. 2013.
16. Bouthry E, Picone O, Hamdi G, Grangeot-Keros L, Ayoubi JM, Vauloup-Fellous C. Rubella and pregnancy: diagnosis, management and outcomes. Prenat Diagn. 2014.
17. Grangeot-Keros L, Bouthry E, Vauloup-Fellous C. La rubéole: une question d'actualité? Presse Med. 2014.
18. Ergenolu AM, Yeniel AÖ, Yıldırım N, Kazandı M, Akercan F, Saol S. Rubella vaccination during the preconception period or in pregnancy and perinatal and fetal outcomes. The Turkish Journal of Pediatrics. 2012.
19. Dammeyer J. Congenital rubella syndrome and delayed manifestations. International Journal of Pediatric Otorhinolaryngology. 2010.
20. Brown ED, Chau JK, Atashband S, Westerberg BD, Kozak FK. A systematic review of neonatal toxoplasmosis exposure and sensorineural hearing loss. International Journal of Pediatric Otorhinolaryngology. 2009.
21. Salviz M, Montoya JG, Nadol JB, Santis F. Otopathology in congenital toxoplasmosis. Otol Neurotol. 2013.
22. Austen ME, Eskild A, Jacobsen M, Jenum PA, Whitelaw A, Engdahl B. Maternal infection with toxoplasma gondii in pregnancy and the risk of hearing loss in the offspring. International Journal of Audiology. 2010.
23. Leenheer EMRD, Janssens S, Padalko E, Loose D, Leroy BP, Dhooge IJ. Etiological diagnosis in the hearing impaired newborn: proposal of a flow chart. International Journal of Pediatric Otorhinolaryngology. 2011.
24. Machado AS, Andrade MGQ, Januário JN, Fernandes MD, Carneiro ACAV, Carneiro M et al. IgG and IgM western blot assay for diagnosis of congenital toxoplasmosis. Mem Inst Oswaldo Cruz. 2010.
25. Pessoa L, Galvão V. Clinical aspects of congenital syphilis with Hutchinson's triad. BMJ Case Reports. 2011.
26. Arnold SR, Ford-Jones EL. Congenital syphilis: a guide to diagnosis and management. Paediatr Child Health. 2000.
27. Chau J, Atashband S, Chang E, Westerberg BD, Kozak FK. A systematic review of pediatric sensorineural hearing loss in congenital syphillis. Int J Pediatric Otorhinolaryngol. 2009.

capítulo 19

Sífilis Congênita

- Cristina Erico Yoshimoto
- Giselle Garcia Origo Okada
- Edna Maria de Albuquerque Diniz

Introdução

Sífilis é uma doença infectocontagiosa, sistêmica, com evolução crônica, de transmissão predominantemente sexual e provocada por uma cepa das espiroquetas, o *Treponema pallidum*.[1] Sífilis congênita é decorrente da disseminação hematogênica do *Treponema pallidum* de uma gestante contaminada para o seu concepto.[1,2,8,9] Foi uma das doenças mais bem controladas após o advento da penicilina; porém, sua incidência vem aumentando em vários países. A partir da década de 1980, observou-se um recrudescimento mundial de sífilis em mulheres em idade fértil e, consequentemente, também de casos de sífilis congênita.[2] O controle da sífilis é considerado um dos grandes desafios para a saúde pública, apesar de haver estratégias de prevenção bem definidas e disponibilidade de tratamento.

Epidemiologia

Nos Estados Unidos, ocorreu aumento de cerca de 30,6% dos casos de sífilis congênita notificados ao Centers for Diseases Control (CDC) de 2019 a 2022, com uma taxa de 102,5 casos para cada 100 mil nascidos vivos no ano de 2022, sendo a mais alta taxa desde 1991. Desde 2007 vêm sendo implementadas medidas de controle epidemiológico da sífilis, como a busca ativa de casos de sífilis em áreas de risco, tratamento com base presuntiva de possíveis parcerias sexuais, mudança nos critérios de definição de sífilis congênita, além de um grande investimento na educação em relação às doenças sexualmente transmissíveis. Foi observado que apesar das medidas e alertas, de 2015 a 2019 houve um aumento de 171,9% da taxa de sífilis primária e secundária entre mulheres de 15 a 44 anos de idade e ainda de 2021 para 2022 houve aumento de 17% da sífilis adquirida nesta população de mulheres, refletindo maior aumento na população do sexo feminino heterossexual.[18]

Os principais fatores de risco para a aquisição de sífilis foram: baixo nível socioeconômico, múltiplas parcerias sexuais, uso de drogas ilícitas e a baixa testagem e qualidade na assistência pré-natal, raça preta, americanos, indianos ou nativos do Alaska; configurando-se um problema de saúde pública importante.[3-5]

Nos Estados Unidos, segundo o CDC, em 2022 1,4% dos bebês foram a óbito por sífilis congênita, 6,2% evoluíram como natimortos e 37,8% foram diagnosticados ao nascimento com sinais clínicos de sífilis congênita.[18]

No Brasil, em 2021 foi publicado a 2ª edição do Guia para a Certificação da Transmissão Vertical de HIV e/ou Sífilis para os Estados e Municípios, com o objetivo de implementar e sistematizar ações para eliminação da transmissão vertical destes agravos, em consonância com a orientação da Organização Mundial de Saúde em 2017. O guia concede selos intermediários de boas práticas gradativos rumo a eliminação da sífilis congênita nas categorias bronze, prata e ouro para regiões de acordo com avaliação de indicadores de processo e impacto implantados nos eixos de Programas e serviços, Vigilância epidemiológica e qualidade de dados, Capacidade diagnóstica e qualidade de testes e Direitos humanos, igualdade de gênero e participação da comunidade. Dentre as principais medidas apontadas para a eliminação da sífilis congênita, destacam-se: ações de prevenção, diagnóstico e tratamento precoce das IST, como a implementação dos testes rápidos para esses agravos; ampliação do acesso e melhoria da qualidade do pré-natal; registro e sistematização de informações sobre tratamento e manejo no âmbito da atenção básica, estabelecimento de fluxos de referência e contrarreferência para maternidades e outros serviços especializados, visando orientar o cuidado e o tratamento efetivos.[19,20]

Segundo o boletim epidemiológico da sífilis de 2023 do Ministério da Saúde, no período de 2012 a 2022, foram notificados no país 1.237.027 casos de sífilis adquirida, 537.401 casos de sífilis em gestantes, 238.387 casos de sífilis congênita e 2.153 óbitos por sífilis congênita. Houve aumento na taxa de detecção da sífilis adquirida em toda série histórica, com exceção em 2020, durante a pandemia de Covid-19. A taxa de detecção de sífilis em gestantes também está em crescimento, em 2022 a taxa foi de 32,4 casos por 1.000 nascidos vivos, o que representa um aumento de 15,5% em relação ao ano de 2021.

A taxa de incidência de sífilis congênita entre 2017 e 2019 elevou-se em 19,1%, nos últimos 2 anos se manteve em cerca de 10 casos por 1.000 nascidos vivos.[8,11,12]

Etiopatogenia

O *Treponema pallidum* é uma espiroqueta cujo único hospedeiro natural é o homem.

A mulher adquire sífilis por meio do contato sexual e, após um período de incubação de 3 semanas em média, apresenta a fase primária da doença, com o aparecimento de cancro duro (lesão indolor e ulcerativa), que regride em torno de 3 a 6 semanas. A fase secundária da doença ocorre com a disseminação do *Treponema*, que se manifesta com sintomas gerais, febre, exantema e linfadenopatia em torno de 1 a 8 semanas. Quando não tratada a doença, sua evolução é para uma fase de latência, com duração de 1 ano. Após essa fase, ocorre a sífilis terciária, caracterizada pelo aparecimento de lesões destrutivas neurológicas e cardiovasculares, bem como de gomas. A taxa de transmissão vertical em mulheres não tratadas é de 70% a 100% na fase primária, de 90% a 100% na fase secundária da doença materna e de 30% nas fases mais tardias da infecção materna. Assim, a probabilidade de ocorrer infecção fetal depende do estágio da doença materna e do tratamento prévio. Se não houve tratamento, quanto mais recente for a infecção materna maior é a probabilidade de contaminação fetal. A sífilis congênita decorre da disseminação hematogênica do *Treponema Pallidum* por via transplacentária. Essa transmissão pode ocorrer em qualquer idade gestacional e já se constatou a presença do espiroqueta em fetos de até 9 semanas de gestação. Após sua passagem transplacentária, o *Treponema pallidum* alcança os vasos umbilicais e multiplica-se rapidamente em todo o organismo fetal. Os órgãos em que as lesões são mais frequentes são: fígado, pele, mucosas, esqueleto, sistema nervoso, pâncreas e pulmão.[1,2,13,14]

A transmissão no canal de parto (perinatal), por meio do contato com o cancro é muito rara. Praticamente não existe transmissão pela amamentação, apenas se já existirem lesões ricas em treponema nos mamilos. A coinfecção com o HIV tem sido estudada como auxiliar no aumento do tempo de duração das lesões sifilíticas, facilitando a penetração do HIV nas células, aumentado a penetração e a propagação neurológica do treponema, além de alterar a resposta imunológica.

Quadro clínico

A sífilis congênita se manifesta clinicamente de maneira variada, sendo a maioria assintomática, entre os desfechos desfavoráveis resultantes da sífilis materna não tratada estima-se que 40% resultarão em perdas gestacionais precoces, 11% em morte fetal a termo e 12% a 13% em partos pré-termo ou baixo peso ao nascimento.[22] O quadro clínico pode ser descrito em dois estágios, de acordo com a idade: sífilis congênita precoce e sífilis congênita tardia.

Sífilis congênita precoce

A sífilis congênita precoce (SCP) é aquela cujas manifestações clínicas se apresentam logo após o nascimento ou pelo menos durante os primeiros 2 anos de vida. Mais de 50% das crianças infectadas são assintomáticas ao nascimento e, geralmente, os primeiros sintomas surgem nos primeiros 3 meses de vida. Contudo, além da prematuridade e do baixo peso ao nascimento, a sífilis congênita pode ter manifestações desde as primeiras horas de vida, como anemia intensa, hemorragia, edemas, hidropsia e icterícia.[15-17] Sua forma mais grave é a septicêmica maciça, com predomínio de manifestações viscerais (Figura 19.1).

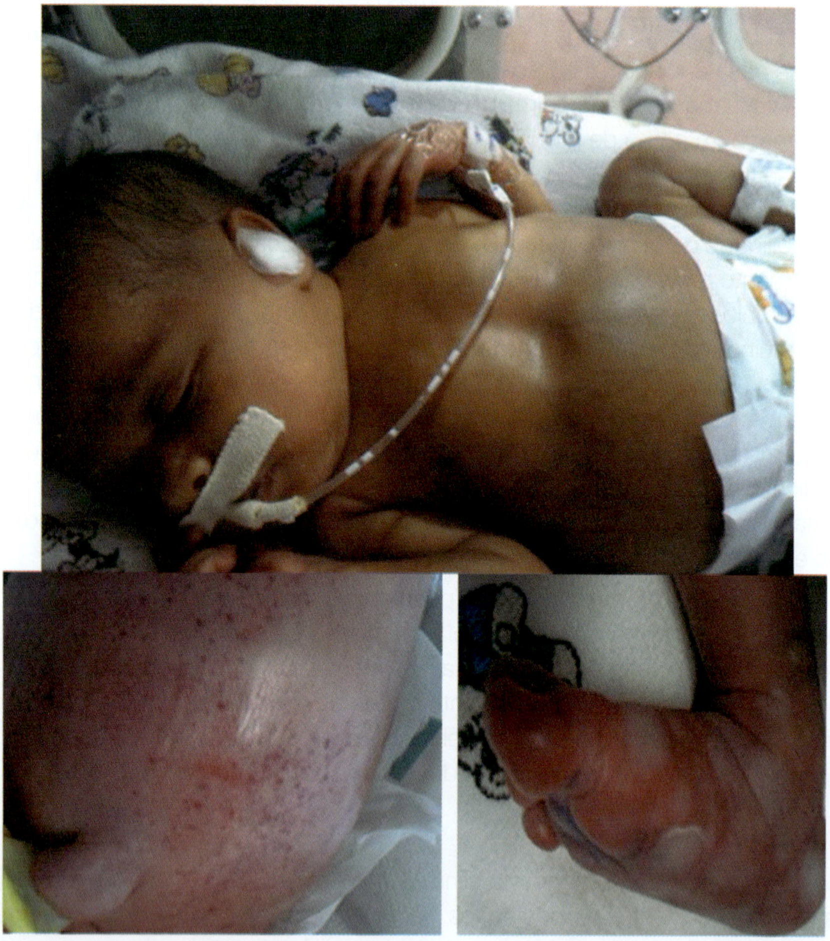

FIGURA 19.1 Recém-nascido com sífilis congênita.
Fonte: Acervo da autoria do capítulo.

Podem ocorrer ainda sinais clínicos de acordo com o órgão acometido:

- **Alterações cutaneomucosas:** são características da sífilis congênita, principalmente o exantema maculopapular em região perioral, dorsal, palma das mãos e planta dos pés. O pênfigo palmoplantar apresenta lesões ricas em treponemas; o condiloma plano é assintomático; e a rinite piossanguinolenta é cada vez menos frequente.

- **Alterações ósseas:** periostite, osteocondrite e osteomielite acometem ossos longos, costelas e ossos cranianos; presentes em quase todos os casos de sífilis congênita, são bilaterais e simétricas. Essas lesões tendem à cura mesmo sem antibioticoterapia e se manifestam com "pseudoparalisia de Parrot", quando a criança não consegue movimentar os membros em razão da dor da osteocondrite.
- **Alteração do sistema reticuloendotelial:** a hepatomegalia está presente em 90% dos casos de sífilis congênita sintomáticos; e a hepatite neonatal, em cerca de 30% dos casos. A esplenomegalia ocorre em cerca de 50%. Icterícia e diáteses hemorrágicas podem acompanhar os casos. Também pode haver o aparecimento de linfadenopatia (em cerca de 50% dos casos).
- **Alterações do sistema hematológico:** anemia, trombocitopenia, leucopenia ou leucocitose são manifestações comuns da sífilis congênita. A anemia é do tipo hemolítico, podendo persistir por semanas; a hidropsia fetal é a manifestação mais grave e precoce e se instala no período antenatal. A presença de vasculite e o consumo de fatores de coagulação associados à trombocitopenia podem desencadear coagulação intravascular disseminada.
- **Alterações do sistema nervoso central:** na maioria das crianças com sífilis congênita, ocorre o envolvimento do sistema nervoso central (SNC) de maneira assintomática, o que torna a coleta do líquido cefalorraquiano fundamental para seu diagnóstico.
- **Lesões de aparelho respiratório:** "pneumonia alba" provoca uma insuficiência respiratória grave, causando o colabamento alveolar difuso e o alargamento do tecido conjuntivo.
- **Lesões oculares:** coriorretinite com fundo de olho em "sal e pimenta", glaucoma e uveíte podem ocorrer.
- **Alterações do trato gastrointestinal:** os infiltrados na submucosa, principalmente do intestino delgado, podem causar a síndrome de má absorção e consequente desnutrição grave.

Sífilis congênita tardia

As manifestações clínicas tardias ocorrem a partir dos 2 anos de vida e são lesões cicatriciais da sífilis congênita precoce. Essas manifestações clínicas podem ocorrer em cerca de 40% dos pacientes que não tinham sido tratados ou foram tardiamente tratados. Muitas dessas lesões não são mais reversíveis com o tratamento antibiótico. Trata-se de lesões cicatriciais da doença sistêmica precoce ou de reações inflamatórias persistentes encontradas nos dentes, ossos, olhos ou membranas mucosas e na neurossífilis. Essa forma clínica tem sido menos frequente graças ao diagnóstico e ao tratamento precoce, como pode ser verificado na Tabela 19.1.

Tabela 19.1 Manifestações clínicas: sífilis congênita tardia.	
Manifestações	**% total**
Fronte olímpica	87
Maxilar curto	84
Palato em ogiva	76
Tríade de Hutchinson (surdez, dentes malformados e ceratite)	75
Alargamento esternoclavicular (sinal de Higoumenakis)	73
Protuberância relativa da mandíbula	65
Nariz em sela	63
Ceratite intersticial	39
Rágades	26
Defeitos em molares	9
Tíbia em sabre	7
Surdez do oitavo par craniano	4
Dentes de Hutchinson (pequenos, afastados e de bordas cortantes)	3
Defeitos de osso escafoide	0,7
Articulação de Clutton (edema indolor nos joelhos)	0,3

Fonte: Adaptada de Dobson e Sanchez, 2014.[16]

Diagnóstico

São considerados critérios para definição e notificação de caso de sífilis congênita quando uma das seguintes situações é verificada na avaliação do RN, lactente ou criança com menos de 13 anos de idade segundo o Programa DST/Aids-MS:[21]

- Toda criança nascida de mães não tratadas para sífilis na gestação ou inadequadamente tratadas.
- RN com sinais clínicos, radiológicos ou liquóricos de sífilis e VDRL positivo.
- RN com títulos de testes não treponêmicos maiores que o materno em 2 diluições.
- Criança exposta a sífilis com aumento de títulos em 2 diluições.
- Títulos persistentes em crianças expostas (mães tratadas adequadamente).
- Testes positivos treponêmicos após 18 meses em criança sem diagnóstico prévio.
- Aborto ou natimorto filho de mãe não tratada para sífilis na gestação ou indequadamente tratada.

O diagnóstico definitivo é feito pelo encontro do *Treponema pallidum* em campo escuro ou exame histológico.

Métodos indiretos de diagnóstico são realizados por meio do encontro de anticorpos anti-*Treponema pallidum*, com as seguintes reações sorológicas:

- **Testes não treponêmicos (VDRL/RPR):** Venereal Diseases Research Laboratory (VDRL) e RPR Rapid Plasma Reagin (RPR), em razão de sua elevada sensibilidade (78% a 100% e 86% a 100%, respectivamente), são utilizados para triagem da sífilis em gestantes e da sífilis adquirida; pela possibilidade de titulação, permitem o acompanhamento do tratamento.[7,9] Trata-se de testes de realização rápida, simples e de baixo custo. Os títulos no sangue do recém-nascido (RN) devem ser comparados aos maternos: sempre que são menores ou iguais aos maternos, podem ser anticorpos de transferência passiva; e quando os testes nos RN são 2 diluições maiores que os maternos, podem indicar doença.
- **Testes treponêmicos (TPHA/FTA-Abs/ELISA):** Treponema Pallidum Hemaglutination (TPHA), Fluorescent Treponemal Antibody – Absorption (FTA-Abs) e Enzyme Linked Immunosorbent (ELISA) são testes utilizados para confirmação da infecção pelo *T. pallidum*, porém podem resultar em cerca de 10% em falsos positivos e de 20% a 40% em falso-negativos. São mais utilizados para o diagnóstico da doença a partir dos 18 meses de idade, quando os anticorpos adquiridos passivamente da mãe não são mais detectáveis por esses testes.[8,9]

Exames auxiliares

- **Estudo do líquido cefalorraquiano (LCR):** em todos os casos de sífilis em crianças, devem ser avaliados a celularidade, o perfil proteico e o VDRL para auxiliar o diagnóstico de neurolues. A presença de leucocitose (mais de 25 leucócitos/mm^3) e/ou a elevada concentração de proteínas (> de 150 mg/dL) no LCR de RN com suspeita de sífilis congênita devem ser consideradas evidências para o diagnóstico. Em caso de teste VDRL positivo no LCR, deve o paciente ser considerado portador de neurossífilis, independentemente das alterações quimiocitológicos encontradas.
- **Radiografia de ossos longos:** a avaliação radiológica de ossos longos adquire grande importância em razão da frequência do aparecimento precoce de alterações ósseas como osteocondrite, osteíte e periostite em metáfise e diáfise desses ossos (tíbia, fêmur e úmero).
- **Exames hematológicos:** o hemograma pode revelar anemia, com número de leucócitos extremamente variável, mas com tendência à leucocitose, algumas vezes com reação leucemoide. Pode haver trombocitopenia.

Outros exames podem ser necessários, dependendo da clínica do RN, como o Raio X de tórax, função hepática, bilirrubinas, coagulograma, anatamo-patológico de placenta, microscopia de campo escuro de lesões de pele e/ou secreção nasal.

Tratamento

A penicilina é o medicamento de escolha para o tratamento da sífilis. A ocorrência de efeitos adversos e até mesmo da reação de Jarisch-Herxheimer é rara no período neonatal. Alguns autores sugerem o uso de ampicilina na sífilis congênita por se tratar de um antibiótico treponemicida e capaz de atingir altos níveis liquóricos, porém não existem dados que permitam a sua recomendação como antibiótico de escolha ou como alternativa terapêutica para sífilis congênita. A ceftriaxona também tem sido considerada, mas a sua eficácia no tratamento de sífilis congênita não foi adequadamente testada. A opção de manter o tratamento por 10 dias tem se mostrado satisfatória, pois existem dados que indicam a erradicação do espiroqueta no liquor de RN após esse período em testes de floculação em coelhos. Assim, não parece haver necessidade de aumentar a dose ou a duração do tratamento de RN com neurossífilis. Em caso de interrupção do tratamento por período maior que 24 horas, é necessário reiniciar o esquema antibiótico. Os filhos de mães soropositivas para o HIV não necessitam de regimes terapêuticos diferenciados e seguem as diretrizes propostas. Não há necessidade de isolar os recém-nascidos portadores de sífilis congênita, mas as precauções universais são importantes para a manipulação desses pacientes. O risco de transmissão da doença, passadas as primeiras 24 horas de tratamento, é mínimo.[13,16,17]

A conduta preconizada pelo Ministério da Saúde no Brasil se faz por meio de fluxograma com base na gestante com sífilis, pelo Programa DST-Aids/MS (2022).[21]

Tratamento do RN com sífilis congênita

O medicamento de eleição para o tratamento da sífilis congênita precoce é a penicilina, antibiótico bactericida quando usado em doses e em intervalos adequados.

O tratamento deve ser realizado por 10 dias com penicilina cristalina endovenosa ou penicilina procaína intramuscular e LCR normal:

a) Todos RN com sífilis congênita (SC) sintomática.

b) RN assintomático filho de mãe inadequadamente tratada e VDRL reagente.

c) RN assintomático filho de mãe inadequadamente tratada com exames alterados.

d) RN filho de mãe adequadamente tratada, porém teste não treponêmico positivo em até uma diluição maior que a materna, se exame físico alterado.

e) RN filho de mãe adequadamente tratada e teste não treponêmico maior em 2 diluições que o materno.

A opção de penicilina benzatina 50.000 UI/kg pode ser usada:

a) RN filho de mãe inadequadamente tratada com exames normais e teste não treponêmico não reagente, com notificação compulsória e seguimento obrigatório.

A seguir, fluxograma com orientações para o manejo clínico dos casos de sífilis côngenita[21,22] (Figura 19.2).

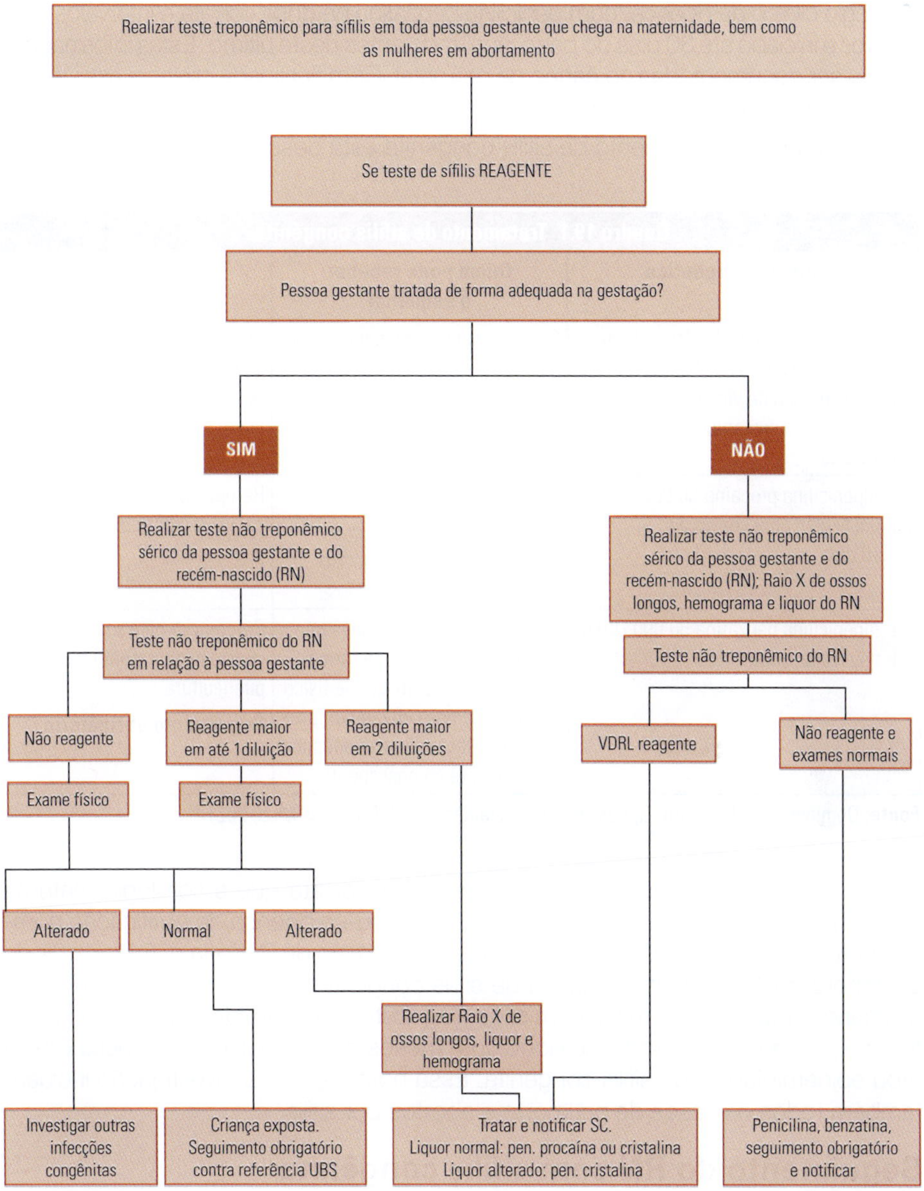

FIGURA 19.2 Orientações para o manejo clínico dos casos de sífilis côngenita pelas maternidades do município de São Paulo.

SC: Sífilis congênita

RN: Recém-nascido

Fonte: Adaptada da Nota Informativa n. 002/2022 SES/CRT-AIDS, PCDT MS.[21,22]

Para o adequado manejo clínico do RN nas maternidades é considerado o tratamento adequado da gestante portadora de sífilis quando este ocorre de acordo com o estágio clínico da doença, com penicilina benzatina na dose correta e intervalos adequados e iniciado até 30 dias do parto, finalizado antes deste último. Estas informações devem ser documentadas no cartão de pré-natal. Com finalidade clínica e assistencial é importante avaliar a queda sorológica da gestante e o seu risco de reinfecção.[21,22]

O resumo do tratamento de sífilis congênita está descrito no Quadro 19.1.[23]

Quadro 19.1 Tratamento de sífilis congênita.

Esquema terapêutico	Quem pode receber o esquema	Seguimento
Benzilpenicilina potássica (cristalina) 50.000 UI/kg, IV, de 12/12 horas na primeira semana de vida e de 8/8 horas após a primeira semana de vida, por 10 dias	Criança com ou sem neurossífilis	Referenciar para seguimento clínico e laboratorial na puericultura
Benzilpenicilina procaína 50.000 UI/kg, intramuscular, uma vez ao dia, por 10 dias	Criança sem neurossífilis *Obs.: É necessário reiniciar o tratamento se houver atraso de mais de 24 horas na dose*	Referenciar para seguimento clínico e laboratorial na puericultura
Benzilpenicilina benzatina 50.000 UI/kg, intramuscular, dose única	Crianças nascidas de mães não tratadas ou tratadas de forma não adequada, com exame físico normal, exames complementares normais e teste não treponêmico não reagente ao nascimento	Referenciar para seguimento clínico e laboratorial na puericultura **Seguimento obrigatório**

Fonte: Domingues CSB, Duarte G, Passos MRL, Sztajnbok DCN, Menezes MLB, 2021.[23]

Todo recém-nascido só deve ter alta hospitalar até que a sorologia materna para sífilis seja conhecida. A sífilis congênita tornou-se doença de notificação compulsória para fins de vigilância epidemiológica por meio de Portaria n. 542, de 22 de dezembro de 1986. A investigação de sífilis congênita é desencadeada em todas as crianças nascidas de mães com sífilis diagnosticadas durante a gestação, o parto ou o puerpério e em todo indivíduo com menos de 13 anos com suspeita clínica e/ou epidemiológica de sífilis congênita. Essa notificação e a investigação incluem também todos os casos de natimorto e abortos por sífilis.

Seguimento do RN com sífilis congênita

Para o seguimento do RN recomendam-se consultas ambulatoriais mensais até o sexto mês de vida e bimensais do 6º ao 12º mês. Do 12º ao 24º mês, consultas a cada quatro meses. Os exames de VDRL devem ser realizados no primeiro mês de vida e no 3º, 6º, 12º e 18º mês de idade, interrompendo-se o seguimento com dois exames consecutivos de VDRL negativos.

Nos lactentes com teste treponêmico positivo, após os 18 meses, o seguimento deve se estender até o quinto ano de vida, por conta das sequelas tardias (ceratite insterstícial, surdez neurossensorial e articulações de Clutton), que podem aparecer mesmo com o tratamento adequado.

O acompanhamento oftalmológico, neurológico e audiológico deve ser semestral e realizado por dois anos. Nos casos em que ocorreu neurossífilis, a reavaliação liquórica deve ser a cada seis meses até a normalização do LCR. As alterações persistentes devem ser retratadas.[21,22,23]

No caso de a criança ter sido tratada de maneira inadequada na dose e/ou no tempo de tratamento, deve-se convocá-la e reavaliar suas condições clínicas e laboratoriais para reiniciar o tratamento preconizado.

Para o seguimento do RN exposto a sífilis materna, recomendam-se consultas ambulatoriais mensais até o sexto mês de vida e bimensais do 6º ao 12º mês. Do 12º ao 24º mês de vida, as consultas deverão ser a cada quatro meses. Os exames de VDRL devem ser realizados no primeiro mês, 3º, 6º, 12º e 18º mês de idade, interrompendo-se o seguimento com dois exames consecutivos de VDRL negativos.

Espera-se que os testes não treponêmicos declinem aos 3 meses de idade, devendo ser não reagentes por volta dos 6 meses caso a criança não tenha sido infectada e seja apenas passagem passiva de anticorpo materno. Se no seguimento ocorrer elevação de títulos em duas diluições em testes não treponêmicos ou persistência da titulação por mais de 6 meses de idade, a criança deverá ser investigada, tratada para sífilis congênita e realizar a notificação à vigilância epidemiológica

A partir dos 18 meses de idade, se não houver achados clínicos e laboratoriais, incluindo a realização do teste sorológico treponêmico negativo, exclui-se sífilis congênita. Criança exposta com teste treponêmico positivo após 18 meses e sem histórico de tratamento anterior deverá ser investigada, tratada e notificada.

Quando o tratamento da sífilis congênita é protelado para além de três meses, poderá haver sequelas permanentes como ceratite intersticial, alterações dentárias e surdez central. As lesões ósseas se curam independentemente de tratamento específico.

A sífilis congênita é um agravo totalmente prevenível e reflete o nível de saúde de uma população. O controle e prevenção das IST na população, pré-natal adequado, diagnóstico precoce da gestante, tratamento adequado e seguimento; contribuem para a diminuição deste agravo.

Referências bibliográficas

1. Santos Junior MFQ. Sífilis. In: Veronesi R, Focaccia R. Tratado de infectologia. 3. ed. Rio de Janeiro: Atheneu; 2005. p. 1263-72.
2. Ramos JLA, Diniz EMA, Vaz FAC. Sífilis congênita. In: Marcondes E. Pediatria básica. 9. ed. São Paulo: Sarvier; 2002. p. 523-30.
3. American Academy of Pediatrics; Committee on Infectious Disease. Syphilis. In: Pickering LK, editor. 2000 Red book: report of the Committee on Infectious Diseases. 25th ed. Elk Grove Village, Ill: American Academy of Pediatric; 2000. p. 547-59.
4. Centers for Disease Control and Prevention. Congenital syphilis: New York City, 1986-1988. MMWR. 1989;38:825-9.
5. Centers for Disease Control and Prevention. Congenital syphilis: United States, 2002. MMWR. 2004;53:716-9.
6. Schmid GP, Stoner B, Hawkes S. The need and plan to eliminate congenital syphilis. Sex Transm Dis. 2007;34 (Suppl):S5-10.
7. World Health Organization; Department of Reproductive Health and Research. Action for the global elimination of congenital syphilis: rationale and strategy. Geneva: WHO; 2005.

8. Brasil. Ministério da Saúde. Secretaria de Vigilância em Saúde. Programa Nacional de DST e Aids: diretrizes para o controle da sífilis congênita. Série Manuais n. 62. Brasília: PN DST/Aids; 2005. Documento eletrônico. Disponível em: www.aids.gov.br.
9. Brasil. Ministério da Saúde. Secretaria de Vigilância em Saúde. Programa Nacional de DST e Aids: plano operacional de redução da transmissão vertical do HIV e da sífilis. Brasília: Ministério da Saúde; 2007.
10. Brasil. Ministério da Saúde. Programa Nacional DST/Aids. Boletim Epidemiológico Aids/DST. 2009-2010 (ano VII);01.
11. Brasil. Ministério da Saúde. Secretaria de Vigilância em Saúde. Programa Nacional DST e Aids. Relatório: primeiros resultados do Estudo-Sentinela Parturiente. Brasília: Ministério da Saúde; 2004. Disponível em: www.aids.gov.br/data/pags/LUMI5286DFODAPTBRIE.htm.
12. Szwarcwald CL, Barbosa AJ, Miranda AE, Paz CL. Resultados do Estudo Sentinela-Parturiente 2006: desafios para o controle da sífilis congênita no Brasil. DST: J Bras Doença Sex Transm. 2007;19(3-4):128-33.
13. Kollmann TR, Dobson S. Syphilis. In: Remington JS, Klein JO, Wilson CB, Nezet V, Maldonado YA. Infectious diseases of the fetus and newborn infant. 7th ed. Philadelphia: Elsevier; 2011. p. 524-63.
14. Miura E. Infecções congênitas e perinatais. J Pediatr. 1993;69(2):80-96.
15. Stoll BJ. Congenital syphilis: evaluation and management of neonates born to mothers with reactive serologic tests for syphilis. Pediatric Infect Dis J. 1994;13(10):845-53.
16. Dobson SR, Sanchez PJ. Syphyilis. In: Cherry JD, Harrison GJ, Kaplan SL, Steinbach WJ, Hotez PJ. Feigin and Cherry's textbook of pediatric infectious diseases. 7th ed. Philadelphia: Elsevier; 2014. p. 1761-82.
17. Sanchez PJ, Patterson JC, Ahmed A. Toxoplasmosis, syphilis, malaria and tuberculosis. In: Gllason CA, Devaskar SU. Avery's diseases of the newborn. 9th ed. Philadelphia: Elsevier; 2012. p. 513-37.
18. National Academies of Sciences, Engineering, and Medicine 2021. Sexually transmitted infections: Adopting a sexual health paradigm. Washington, DC: The National Academies Press. https://doi.org/10.17226/25955.
19. Brasil. Ministério da Saúde. Secretaria de Vigilância em Saúde. Departamento de Doenças de Condições Crônicas e Infecções Sexualmente Transmissíveis. Guia para Certificação da Eliminação da Transmissão Vertical de HIV e/ou Sífilis/Ministério da Saúde, Secretaria de Vigilância em Saúde, Departamento de Doenças de Condições Crônicas e Infecções Sexualmente Transmissíveis. 2. ed. Brasília: Ministério da Saúde, 2021.
20. Guia de Comitês de Investigação da Transmissão Vertical de HIV, Sífilis e Hepatites B e C: orientações para instituição e atualização de CITV/Ministério da Saúde, Secretaria de Vigilância em Saúde, Departamento de Doenças de Condições Crônicas e Infecções Sexualmente Transmissíveis. Brasília: Ministério da Saúde, 2022.
21. Protocolo Clínico e Diretrizes Terapêuticas para Prevenção da Transmissão Vertical do HIV, Sífilis e Hepatites Virais [recurso eletrônico]/Ministério da Saúde, Secretaria de Ciência, Tecnologia, Inovação e Insumos Estratégicos em Saúde, Secretaria de Vigilância em Saúde. Brasília: Ministério da Saúde, 2022.
22. São Paulo. Secretaria Municipal da Saúde. Coordenadoria de IST/Aids. Coordenadoria de Vigilância em Saúde. Coordenadoria de Atenção Básica. Protocolo de prevenção da transmissão vertical da sífilis e da sífilis congênita/Secretaria Municipal da Saúde, Coordenadoria de IST/Aids, Coordenadoria de Vigilância em Saúde, Coordenadoria de Atenção Básica. São Paulo, 2021.
23. Domingues CSB, Duarte G, Passos MRL, Sztajnbok DCN, Menezes MLB. Protocolo Brasileiro para Infecções Sexualmente Transmissíveis 2020: Sífilis congênita e criança exposta a sífilis. Epidemiol. Serv. Saúde. Brasília, 30 (Esp1); 2021, p. 43-68.

capítulo 20

Infecção Gonocócica do Recém-Nascido

- Nadia Sandra Orozco Vargas
- Edna Maria de Albuquerque Diniz

Introdução

O gênero *Neisseria* é constituído de dez espécies, das quais são patógenos estritamente humanos a *Neisseria gonorrhoeae* e a *Neisseria meningitidis*. As neissérias são diplococos Gram-negativos imóveis, exigentes para o crescimento e capnofílicas. *Neisseria gonorrhoeae* não é capsulado e apresenta como fatores de virulência: a cápsula e as proteínas pilina, Por, Opa, Proteína III, Tbp 1, Tbp 2, Lbp, LOS e β-lactamase.[1]

Essa bactéria causa a doença conhecida como gonorreia, que é a mais comum das doenças sexualmente transmissíveis (DST). Também é conhecida com o nome de blenorragia, que pode se apresentar como doença pélvica inflamatória (atinge mais frequentemente o colo do útero), salpingite nas mulheres, epididimite em homens e oftalmia neonatal em crianças. Além disso, a bactéria pode se disseminar por outras partes do corpo.[1]

Oftalmia neonatal

O termo oftalmia neonatal é usado para definir a conjuntivite que ocorre antes de 4 semanas de vida, usualmente adquirida durante a passagem do feto pelo canal do parto. É causada principalmente pela bactéria *Neisseria gonorrheae*.[2,3]

Em países industrializados, taxas de incidência de oftalmia neonatal gonocócica variam de 1% a 15%, enquanto nos países em vias de desenvolvimento a conjuntivite gonocócica representa de 25% a 50% das conjuntivites neonatais,[4] e sua prevalência também varia ao redor do mundo. No Brasil, existem poucos estudos. Um deles foi realizado em Pernambuco, registrando uma incidência de 3% de conjuntivite infecciosa, porém não foi registrada a prevalência dos agentes infecciosos por essa incidência.[5]

Etiologia

A *Neisseria gonorrhoeae* é um diplococo Gram-negativo intracelular.[13]

Clínica

O quadro clínico da conjuntivite neonatal varia de acordo com o agente etiológico. Na infecção gonocócica, de 3 a 5 dias após o nascimento por parto normal, iniciam-se secreção purulenta abundante, edema ocular e quemose.[6]

Diagnóstico

O diagnóstico definitivo do agente causador da oftalmia neonatal é realizado por meio de cultura da secreção; por se tratar de um procedimento bastante demorado, o tratamento deve ser iniciado com base na suspeita de diplococos intracelulares Gram-negativos na bacterioscopia e coloração de raspados conjuntivais.[7]

Complicações

Podem ser locais, como perfuração da córnea e perda de acuidade visual, ou sistêmicas, como sepse aguda, meningite bacteriana aguda e pneumonia aguda.[8]

Diagnóstico diferencial

A oftalmia neonatal pode ser classificada como gonocócica ou não gonocócica. Existem outros agentes transmitidos por via sexual que também podem produzir conjuntivite neonatal. Os mais conhecidos são: *Chlamydia trachomatis*, herpes simples, linfogranuloma venéreo, molusco contagioso e *Candida albicans*.[12]

Tratamento

Os fármacos recomendados para o tratamento são: ceftriaxone 100 mg/kg/dia, de 12 em 12 horas, ou penicilina cristalina endovenosa 100.000 UI/kg/dia, de 12 em 12 horas, por 7 dias.[6]

Prevenção

A profilaxia universal da oftalmite gonocócica neonatal é realizada com solução oftálmica de nitrato de prata a 1%, instilando-se uma gota em cada olho imediatamente após o nascimento e removendo-se o excesso com gaze estéril.

Atualmente, a Academia Americana de Pediatria recomenda a profilaxia em todos os recém-nascidos, independentemente do tipo de parto.[10]

O padrão-ouro para profilaxia da oftalmia neonatal é o método introduzido por Credé (1881). Embora a concentração recomendada tenha sido reduzida para solução de nitrato de prata a 1%, no intuito de diminuir a irritação causada por esse agente profilático (conjuntivite química), ele apresenta significativa ação contra a *Neisseria gonorrhoeae*.[11]

Referências bibliográficas

1. Oliveira AMF, Santos JEF, Oliveira LL, Souza LBS, Santana WJ, Coutinho HDM. Fatores de virulência de Neisseria spp. Arq Ciênc Saúde Unipar (Umuarama). 2004 jan./abr;8(1):39-44.
2. Netto AA, Goedert ME. Evaluating of the applicability and cost of the prophylaxis of the ophthalmia neonatorum in maternities of greater Florianopolis. Rev Bras Oftalmol. 2009;68(5):477-82.
3. Schaller UC, Klaus V. Is Crede's prophylaxis for ophtalmia neonatorum still valid? Bull Wor. 2001;79(3):262-3.
4. Vaz FAC, Ceccon MEJ, Diniz EMA. Infecção por Chlamydia trachomatis no período neonatal: aspectos clínicos e laboratoriais. Experiência de uma década: 1987-1998. Rev Assoc Med Bras. 1999;45(4).
5. British Columbia Reproductive Care Program. Newborn Guideline 11: eye care and ophtalmia neonatorum. [Internet]. March 2001 [acesso em 10 out 2007]. p. 1/5. Disponível em: http.www.bcphp.ca/sites/bcrcp/files/Guidelines/Newborn/NB11MasterEye Care-February.pdf.
6. Administración Nacional de Medicamentos, Alimentos y Tecnologia Médica (ANMAT); Inter Aires Argentina. [atualizada em out 2007; acesso em 10 out 2007]. Disponível em: http.www.anmat.gov.ar/index.asp.
7. Netto AA, Simas AZ. Avaliação do uso do Método de Credé em maternidades da Grande Florianópolis. Rev Bras Oftalmol. 1999;58(6):477-82.
8. American Academy of Pediatrics Pursuant (AAPP). [Internet]. Elk Grove Village, USA. [atualizada em out 2005; acesso em 10 out 2007]. Disponível em: http://www.aap.org/default.
9. Di Bartolomeo S, Higa M, Janer M, Pennisi A, Balbin G, Priore G. Conjuntivitis neonatal en la Gran Buenos Aires: situación de los últimos 5 años. Rev Argent Microbiol. 2005;37(3):139-41.
10. Silva EB, Alves KMB. Avaliação do Método de Credé nas Casas de Parto e Maternidade Fortaleza. Rev Bras Oftalmol. 1996;55(2):59-65.
11. Stewart D. De enfermedades de los ojos. 14. ed. México DF: Interamericana; 1965. p. 141-3.

capítulo 21

Tuberculose Congênita

- Cristina Erico Yoshimoto
- Edna Maria de Albuquerque Diniz

Introdução

A tuberculose é um problema de saúde pública crescente em todo o mundo, principalmente nos países em desenvolvimento, e nos últimos dez anos houve um aumento de sua incidência. Estão entre os fatores que contribuíram para esse aumento: a epidemia de infecção pelo HIV, a resistência aos medicamentos, a desnutrição, o uso de drogas ilícitas, movimentos migratórios, pouca aderência ao tratamento e, principalmente, a falta de acesso da população de baixa renda aos serviços médicos. Esse aumento da incidência de tuberculose provoca mais infecção em mulheres em idade fértil, sendo, consequentemente, a tuberculose congênita subestimada.

A tuberculose congênita é raramente observada ao nascimento, sendo adquirida pelo recém-nascido (RN), na maioria das vezes, no contato pós-natal. É muito rara se comparada à incidência de tuberculose infantil, mas tem alta mortalidade (30%), em decorrência da disseminação generalizada do agente causador. Seu diagnóstico precoce é essencial, porém muito difícil, e grande parte desses RN só têm o seu diagnóstico alcançado com a necropsia.

Etiopatogenia

O agente etiológico da tuberculose é o *Mycobacterium tuberculosis*, conhecido também como bacilo de Koch (BK). A transmissão materno-fetal pode ocorrer de duas maneiras:

1. **Via hematogênica:** o bacilo de *M. tuberculosis* pode atingir a placenta através da veia umbilical, diretamente da circulação materna.
2. **Via líquido amniótico:** quando o feto aspira ou ingere o líquido amniótico infectado, seja no período uterino ou no parto.

O *M. tuberculosis* entra na circulação fetal através da veia umbilical e se aloja no fígado, dando origem ao complexo primário tuberculoso, com comprometimento dos linfonodos periportais. Em alguns casos, podem ocorrer ao mesmo tempo focos primários no fígado e no pulmão, quando houver desvio circulatório através do ducto venoso. Atingindo o átrio esquerdo e a grande circulação, o bacilo alcança o pulmão e outros órgãos. O encontro do complexo primário no fígado é a principal confirmação da infecção congênita. Em alguns casos, não existe foco primário no fígado, sendo encontrado em outros órgãos; quando presente em ambos os pulmões e gânglios mediastinais, a infecção foi decorrente da aspiração ou ingestão de líquido amniótico. Essas lesões foram descritas em vários órgãos, como cérebro, ventrículos, meninges e adrenais, não sendo possível determinar se representam foco primário ou secundário a uma lesão primária do pulmão ou fígado. No momento do parto, o RN também pode ser infectado pela aspiração de material infectado a partir de uma endometrite materna, ou pelo contato com o sangue materno numa fase de disseminação hematogênica.

A transmissão pós-natal também pode ocorrer pela via pulmonar, intestinal ou por pele e mucosas. A via pulmonar é a forma mais comum de aquisição de tuberculose pós-natal, tanto por intermédio da mãe infectada como de outros contactantes. Sua sintomatologia não se diferencia da forma congênita.

A via intestinal é mais rara e ocorre pela ingestão de gotículas de saliva ou escarro contaminado, ou ainda por lesão de mastite materna. A infecção através da pele e mucosas decorre de pequenas lesões traumáticas infectadas pela saliva contaminada. Essa lesão primária é mínima, porém sempre acompanhada de adenomegalia-satélite.[1-3,6]

Quadro clínico

O quadro clínico de tuberculose congênita é muito variável e semelhante a qualquer outra infecção bacteriana adquirida ou congênita, e a suspeita deve ocorrer quando esse quadro não melhora com a terapêutica habitual. Alguns RN são assintomáticos, e outros podem iniciar a sua sintomatologia já ao nascimento ou até com 8 semanas de vida. Nos casos de infecção congênita, o desenvolvimento fetal é comprometido, ocorrendo muitas vezes o óbito do concepto; na eventualidade de sobrevivência, a grande maioria será pequeno para sua idade gestacional.

Diferentes autores descreveram outras formas de apresentação, que vão desde o choque séptico fulminante com coagulação intravascular disseminada e insuficiência respiratória até RN com ascite hemorrágica e paralisia de nervo facial. Alguns apresentam sintomatologia inespecífica a partir da 3ª semana de vida, com redução do apetite, perda de peso, febre, hepatoesplenomegalia, linfadenopatia e pápulas cutâneas.

Nos casos em que há complexo primário intra-hepático, a evolução clínica pode ser acompanhada por icterícia obstrutiva, em decorrência da compressão da veia porta e dos ductos biliares pelos gânglios regionais.

Nos casos com alterações respiratórias predominantes, o quadro clínico é parecido com o da broncopneumonia bacteriana, com coriza persistente, tosse, taquipneia e estertores pulmonares. Pode haver comprometimento do sistema nervoso central em alguns casos, com a instalação de meningoencefalite[1,2,6] (Tabela 21.1).

Tabela 21.1 Sinais clínicos de tuberculose congênita entre 58 crianças.

Sinais	N. de pacientes	%
Insuficiência respiratória	44	76
Hepatomegalia c/s esplenomegalia	38	65
Febre	33	57
Linfoadenopatia	19	33
Desnutrição	18	31
Letargia, irritabilidade	16	30
Distensão abdominal	15	26
Déficit de crescimento	9	15
Otite	9	15
Rush cutâneo	5	9
Coriorretinite	4	7
Icterícia	4	7
Melena	3	5
Ascite	3	5

Fonte: Adaptada de Abughali et al., 1994;[3] e Sanchez et al., 2012, p. 531.[5]

Diagnóstico

O diagnóstico deve ser iniciado com os dados epidemiológicos familiares. Se a mãe teve tuberculose recentemente, ou desenvolveu lesão ativa no período pós-parto, deve-se realizar uma completa investigação clínica e laboratorial no recém-nascido. O diagnóstico de certeza se estabelece com a identificação do *M. tuberculosis* por pesquisa direta ou por meio de cultura ou inoculação. Pode ser realizado em fluídos como lavado gástrico, urina, liquor e de aspirado broncoalveolar, bem como em tecidos como o medular, hepático, linfonodos e pele. Embora sejam exames que requerem tempo de aproximadamente 7 a 21 dias, devem ser realizados para estudar a suscetibilidade e otimizar o tratamento. Por causa dessa demora para o resultado, outras técnicas de isolamento e identificação do agente, como a Polymerase Chain Reaction (PCR), têm encontrado sensibilidade de 67% e especificidade de 97%, porém ainda existem poucos estudos no diagnóstico da tuberculose congênita.[2,4]

O exame radiológico de tórax é muito importante, em razão da frequência de alterações pulmonares no RN com tuberculose congênita. Pode ser encontrado um infiltrado difuso, representando doença miliar e até mesmo cavitações secundárias à progressão da doença. Outros exames radiológicos, como tomografia computadorizada e ultrassonografia, podem ser realizados para demonstrar adenopatias, hepatoesplenomegalia ou identificar abscessos.

O teste tuberculínico (PPD) faz parte da investigação diagnóstica da tuberculose, apesar de esse exame geralmente ser negativo em até 12 semanas após a infecção. Em cada 4 exames, 3 são negativos.[5,6] Nos casos suspeitos, com RN sintomáticos, a terapêutica antituberculose deve ser iniciada mesmo antes da confirmação diagnóstica definitiva.

Tratamento

O sucesso do tratamento da tuberculose congênita depende principalmente do diagnóstico precoce da doença.

Deve-se determinar a diminuição do contato mãe-filho para RN de mães com tuberculose ativa com bacterioscopia positiva. A mãe é tratada com tuberculostático e a amamentação é mantida com o uso de máscara.

O RN sem manifestações clínicas e com raio X de tórax normal deve realizar PPD. Se o PPD for negativo, inicia-se quimioprofilaxia com isoniazida 10 mg/kg/dia por 2 meses, realizando-se novamente o PPD ao final. Caso o PPD seja novamente negativo, aplica-se o BCG e suspende-se a quimioprofilaxia.

Se o PPD for positivo, mantém-se a quimioprofilaxia por 6 a 12 meses e, se houver indícios da doença, inicia-se o tratamento.

A quimioprofilaxia é também recomendada para o RN imunizado com BCG que não apresente manifestações clínicas ou radiológicas de tuberculose, mas que esteja em contato íntimo com familiares portadores de tuberculose ativa. Os fármacos mais frequentemente usados no tratamento são: isoniazida, rifampicina, estreptomicina, pirazinamida e etambutol.

A escolha do esquema inicial deve ser feita levando-se em conta a experiência sobre a eficácia dos agentes quimioterápicos combinados e o menor risco de toxicidade. A primeira fase do tratamento deve ter a duração de 2 meses, com o seguinte esquema:

- Rifampicina – 10 mg/kg/dia.
- Isoniazida – 10 mg/kg/dia.
- Pirazinamida – 10 mg/kg/dia.

A segunda fase do tratamento deve durar 4 meses, usando-se:

- Rifampicina – 10 mg/kg/dia.
- Isoniazida – 10 mg/kg/dia.

Deve-se sempre considerar a investigação diagnóstica da tuberculose congênita em países com alta prevalência da doença, assim como o tratamento adequado de tuberculose durante a gestação, com o objetivo de se tratar a mãe durante a gravidez e reduzir a ocorrência dessa grave doença.[7,8]

Referências bibliográficas

1. Diniz EMA. Quadro clínico, laboratorial e radiológico das infecções hematogênicas no recém-nascido e suas manifestações tardias. In: Bittencourt AL. Infecções congênitas transplacentárias. Rio de Janeiro: Revinter; 1995. p. 151-80.
2. Starke JR, Cruz AT. In: Remington JS, Klein JO, Wilson CB, Nezet V, Maldonado YA. Infectious diseases of the fetus and newborn infant. 7th ed. Philadelphia: Elsevier; 2011. p. 557-600.
3. Abughali N, Van Der Kuyp F, Annable W, Kumar ML. Congenital tuberculosis. Pediatr Infect Dis J. 1994;13:738-41.
4. Hageman JR. Congenital and perinatal tuberculosis: discussion of difficult issues in diagnosis and management. J Perinatol. 1998;18:389.
5. Sanchez PJ, Patterson JC, Ahmed A. Toxoplasmosis, syphilis, malaria and tuberculosis. In: Geeason CA, Devaskar SU. Avery's diseases of the newborn. 9th ed. Philadelphia: Elsevier; 2012. p. 513-37.
6. Laartz BW, Navarte HJ, Hold D. Congenital tuberculosis and management of exposure in a neonatal intensive care unit. Infect Control Hosp Epidemiol. 2002;23:573-9.
7. Ferreira ML, Borges RS, Nogueira TCM, Rocha LC, Souza MVN. Tuberculose infantil: tratamento e problemas relacionados. Rev Bras Farm. 2007;88(1):38-44.
8. American Academy of Pediatrics. Tuberculosis. In: Pickering LK, editor. 2003 Red book: report of the Committee on Infectious Disease. 26th ed. Elk Grove Village, Ill: American Academy of Pediatric; 2003. p. 642.

capítulo 22

Infecção Neonatal por *Chlamydia trachomatis*

- Mário Cícero Falcão
- Cecília Nan Tsing Lin Yu

Introdução

Em 1991, Lindner e colaboradores identificaram inclusões intracitoplasmáticas típicas em recém-nascidos com uma forma não gonocócica de oftalmia neonatal e chamaram-na de conjuntivite de inclusão do recém-nascido, elucidando a epidemiologia sexual das infecções transmitidas pela *Chlamydia trachomatis*. Em mães com crianças afetadas, foram encontradas inclusões em suas células cervicais; e os pais apresentavam inclusões em suas células uretrais. Por mais de 50 anos, a demonstração citológica de inclusões pela clamídia nas células epiteliais havia sido a única maneira de se realizar o diagnóstico. Quando os métodos de isolamento foram descobertos, primeiro em gemas de ovos de galinha já embrionados e depois em cultura de tecidos, novamente os estudos demonstraram que a *Chlamydia trachomatis* provoca uma conjuntivite neonatal e que o seu reservatório é o trato genital. Apesar de essa forma de conjuntivite ter sido estudada por mais de 60 anos, a infecção por clamídia no trato respiratório de crianças só havia começado a ser mais estudada no final dos anos 1970.[1,2]

Chlamydia trachomatis é atualmente reconhecida como o patógeno sexualmente transmissível mais comum na sociedade ocidental industrializada. Nos Estados Unidos, o número de infecções por ano ultrapassa 4 milhões. Apesar de muitas infecções pela *Chlamydia trachomatis* serem assintomáticas em ambos os sexos, podem causar complicações graves no sistema reprodutivo feminino, sendo que 40% das mulheres com infecção por clamídia não tratadas desenvolvem doença inflamatória pélvica e, destas, 20% se tornam inférteis. Além disso, a infecção pode ser transmitida de mãe para recém-nascido, causando conjuntivite e/ou pneumonia. *Chlamydia trachomatis* é o agente etiológico mais comum de conjuntivite em crianças com menos de 1 mês de vida, acometendo 30% a 50% dos recém-nascidos de parto vaginal de mães infectadas, e um agente bastante comum de pneumonia em crianças com menos de 3 meses de idade (o acometimento pode variar de 2 semanas a 5 meses de idade).[2,3]

Manifestações clínicas

As principais manifestações clínicas são: conjuntivite nas primeiras 3 semanas de vida; e pneumonia nos primeiros 3 meses.

Conjuntivite

A conjuntivite geralmente tem um período de incubação de 5 a 14 dias depois do primeiro contato, geralmente durante o parto; caso ocorra rotura prematura das membranas amnióticas, pode aparecer mais precocemente. Aproximadamente um terço dos recém-nascidos expostos à clamídia desenvolvem conjuntivite. As manifestações da doença podem variar muito e há um leque muito abrangente, desde conjuntivites com pouca produção de muco até conjuntivites mucopurulentas graves, com formação de pseudomembranas. As pálpebras incham e a conjuntiva se torna injetada e inchada. A pseudomembrana consiste em um exsudato inflamatório que adere à superfície inflamada da conjuntiva. Exceto pela formação de micropanos, a córnea geralmente é poupada.[3,4]

Pneumonia

A pneumonia neonatal por *Chlamydia trachomatis* foi relatada pela primeira vez em 1975; e seu quadro clínico característico, em 1977. A maioria dos recém-nascidos/lactentes com esse tipo de pneumonia apresenta sintomas antes da 8ª semana de vida, com aparecimento insidioso de obstrução nasal, rinorreia, taquipneia e tosse repetitiva e incessante, geralmente com ausência de febre; a apneia pode estar presente em recém-nascidos prematuros. Estertores crepitantes são auscultados com frequência; já sibilos são raros. Algumas crianças podem apresentar sintomas a partir da 2ª semana de vida, inicialmente envolvendo o trato respiratório superior. Caracteristicamente, as crianças apresentam os sintomas por 3 ou mais semanas antes do diagnóstico. A história de presença de conjuntivite está presente na metade dos casos.[5]

A radiografia torácica mostra hiperinsuflação dos pulmões, com infiltrações bilaterais ou intersticiais, além de padrão reticulonodular e, mais raramente, atelectasias. Os exames laboratoriais podem mostrar eosinofilia (> 400 células/mm^3), hipoxemia arterial moderada e sorologia positiva.[1,5]

Outras manifestações clínicas

Crianças nascidas de mães infectadas por *Chlamydia trachomatis* podem também ter uma infecção em reto e trato urogenital. Apesar de serem geralmente assintomáticas, essas infecções podem persistir até os 3 anos de idade.[4,5]

Diagnóstico

Conjuntivite

Vários métodos laboratoriais já são utilizados para o diagnóstico da conjuntivite neonatal, incluindo imunoensaios enzimáticos, como Chlamydiazyme (Abbott Diagnostics, Chicago, IL) e MicroTrak EIA (Genetic Systems, Seattle, WA), e a pesquisa de anticorpos fluorescentes usando anticorpos monoclonais, como Syva Micro Trak (Genetic Systems) e Pathfinder (Sanofi-Pasteur, Chaska, MN). Esses testes agem bem em material conjuntival, com sensibilidade maior que 90% e especificidade de 95% em comparação com cultura.[6]

No Brasil, o exame mais utilizado é a coloração das inclusões citoplasmáticas das células epiteliais conjuntivais pelo azul de Giemsa em amostras de raspado conjuntival. A sensibilidade do teste pode variar de 22% a 95%, na dependência da técnica utilizada para a coleta do material e da experiência do examinador. Outra vantagem desse método é a visualização de outras bactérias que também causam conjuntivite neonatal (p. ex., a *Neisseria gonorrhoeae*) e de alguns vírus. O isolamento da clamídia em cultura das células conjuntivais é um método mais confiável, porém mais caro.[2]

Ante a confirmação do diagnóstico, a exclusão de uma conjuntivite pela *Neisseria gonorrhoeae* deve ser realizada, pela possibilidade de a conjuntivite ter os dois agentes. Por essa razão, é apropriado fazer a coloração pelo Giemsa e a cultura do exsudato conjuntival.[6]

Testes altamente sensíveis para amplificação do ácido nucleico já estão disponíveis comercialmente, para a utilização em adolescentes e adultos, em *swabs* vaginais para mulheres e uretrais para homens e em amostra urinária para ambos os sexos. Esses testes têm alta sensibilidade, detectando de 10% a 20% mais casos em comparação com a cultura. O uso deles em crianças é ainda limitado, mas dados preliminares sugerem que a reação da cadeia de polimerase (PCR) é equivalente à cultura para a detecção da *Chlamydia trachomatis* na conjuntiva e na nasofaringe de crianças com conjuntivite. Dados mais recentes indicam que o teste de amplificação do ácido nucleico é significativamente mais sensível do que a cultura de células para o diagnóstico de doença, tanto genital quanto não genital, causada pela *Chlamydia trachomatis*.[6,7]

Pneumonia

Imunoensaios enzimáticos e pesquisa de anticorpos fluorescentes para *Chlamydia trachomatis* não mostram resultados positivos em materiais da nasofaringe e, portanto, não são utilizados para o diagnóstico. O diagnóstico definitivo de pneumonia pode ser feito pela cultura do organismo em material do trato respiratório. A probabilidade de se obter uma cultura positiva é maior em amostras de tecido de nasofaringe ou traqueia, em comparação ao *swab*. Uma concentração de IgM clamídia-específica de 1:32 é suficiente para comprovar o diagnóstico. Em contraste, os títulos de IgG não são utilizados para o diagnóstico, pois anticorpos maternos transferidos pela placenta podem persistir em altas concentrações por meses.[7]

Evidências indiretas da pneumonia pela *Chlamydia trachomatis* incluem hiperinsuflação e infiltrado pulmonar bilateral em radiografia torácica, eosinofilia de 0,3 a 0,4 x 10^9/L (300 a 400/μL) em sangue periférico e elevação das concentrações séricas de IgG (> 50 mg/dL) e IgM (110 mg/dL). Entretanto, a ausência desses achados não exclui o diagnóstico.[1,7]

Prognóstico

Em geral, o prognóstico da infecção neonatal por *Chlamydia trachomatis* é bom.

Conjuntivite

Se não tratada, a conjuntivite pode persistir por algumas semanas, mas acaba se resolvendo espontaneamente sem complicações. Vascularização superficial da córnea e cicatrização conjuntival podem ocorrer.[8]

Pneumonia

Recém-nascidos e lactentes sem tratamento permanecem doentes por várias semanas, com tosse importante, recusa alimentar e perda de peso. Algumas crianças necessitam de oxigenoterapia, e uma pequena fração precisa de suporte ventilatório; a mortalidade é baixa. Uma pequena porcentagem das crianças que tiveram pneumonia causada pela *Chlamydia trachomatis* evolui com um aumento da prevalência de tosse crônica e déficit funcional pulmonar.[8]

Tratamento

O tratamento tópico da conjuntivite não é recomendado, pois não elimina a infecção na nasofaringe. Para o tratamento da conjuntivite neonatal causada pela *Chlamydia trachomatis*, recomenda-se a utilização de eritromicina, 50 mg/kg/dia, por via oral, divididos em 4 doses, durante 14 dias. A taxa de insucesso é de cerca de 20%, portanto a necessidade de um segundo tratamento deve ser avaliada. Algumas crianças não toleram esse tratamento, apresentando alterações gastrointestinais. As sulfonamidas orais podem ser usadas depois do período neonatal nessas crianças que não toleram a eritromicina.[1,8]

A pneumonia causada pela *Chlamydia trachomatis* deve ser tratada com: azitromicina, na dose de 20 mg/kg, por via oral, 1 vez ao dia, durante 3 dias; ou eritromicina, 50 mg/kg/dia, por via oral, divididos em 4 doses, por 14 dias. As sulfonamidas, também por via oral, podem ser uma alternativa para as crianças que não toleram os macrolídeos. Existem evidências de que esses tratamentos encurtam o período clínico da pneumonia e eliminam o micro-organismo do trato respiratório. Além da terapia antimicrobiana específica, algumas crianças requerem medidas de suporte, como soroterapia e nutrição por gavagem. Oxigenioterapia e suporte ventilatório podem ser necessários em alguns casos.[1,8,9]

Uma associação entre eritromicina administrada oralmente e estenose hipertrófica de piloro foi descrita em crianças com menos de 6 semanas de vida. O risco da estenose hipertrófica de piloro com o uso de outros macrolídeos (azitromicina e claritromicina) é desconhecido. Essa associação ainda necessita de evidências e, portanto, a Academia Americana de Pediatria ainda recomenda o uso de eritromicina para o tratamento da *Chlamydia trachomatis* em recém-nascidos e lactentes jovens. Os pais das crianças tratadas com eritromicina devem ser informados sobre os riscos de desenvolvimento de estenose hipertrófica de piloro e, caso esta ocorra, deve ser considerada uma reação adversa ao medicamento.[1,8,9]

Terapia profilática em recém-nascidos de mães que não trataram a infecção urogenital pela clamídia não é indicada, pois sua eficácia é desconhecida. Recém-nascidos e lactentes devem ser monitorados em busca de sinais de infecção e, então, o tratamento correto é introduzido. Caso não seja possível esse seguimento, a profilaxia deve ser considerada.[1,8,9]

Importante ressaltar que, ante o diagnóstico de conjuntivite e/ou pneumonia no recém-nascido ou lactente, causadas pela *Chlamydia trachomatis*, é obrigatório o tratamento adequado da mãe e de seu(s) parceiro(s) sexual(is).[1,8,9]

Prevenção

Infecções causadas pela *Chlamydia trachomatis* são transmitidas diretamente de mãe para filho durante o parto, portanto uma prevenção efetiva é focar e tratar a gestante antes do parto. Atualmente, recomenda-se que todas as gestantes sejam examinadas durante o pré-natal, buscando-se sinais de vulvovaginites, com ênfase no terceiro trimestre, principalmente as de maior risco (< 25 anos de idade e múltiplos parceiros sexuais). Eritromicina (2 g/dia em 4 doses, por via oral) ou amoxicilina (1,5 g/dia em 3 doses, por via oral) por 7 dias são os fármacos recomendados para o tratamento da gestante. Metade da dose diária de eritromicina pode ser dada, por 14 dias, para as gestantes que não toleram a dose de 2 g/dia. Pelo fato de esses tratamentos não serem totalmente eficazes, um segundo tratamento pode ser realizado. Azitromicina (1 g em dose única, por via oral) também é uma alternativa.[1,9,10]

A profilaxia ocular com eritromicina ou tetraciclina tópica reduziu drasticamente a incidência de oftalmia gonocócica, mas não se mostrou eficiente contra *Chlamydia trachomatis*. A única maneira de se prevenir as infecções por clamídia no recém-nascido é o tratamento adequado da gestante infectada antes do parto.[9,10]

Referências bibliográficas

1. Darville T. Chlamydia infections. In: Remington JS, Klein JO, Wilson CB, Nizet V, Maldonado Y, editors. Infection diseases of the fetus and newborn infant. 7th ed. Philadelphia: Elsevier; 2011. p. 600-6.
2. Herkenhoff ME, Gaulke R, Vieira LL, Ferreira PS, Pitlovanciv AK, Remualdo VR. Prevalência de Chlamydia trachomathis em amostras endocervicais de mulheres em São Paulo e Santa Catarina pela PCR. J Bras Patol Med Lab. 2012;48(5):323-27.
3. Darville T. Recognition and treatment of chlamydial infections from birth to adolescence. Adv Exp Med Biol. 2013;764:109-22.
4. Passos FP, Agostini FS. Conjuntivite neonatal com ênfase na sua prevenção. Rev Bras Oftalmol. 2011;70(11):56-67.

5. Miller KE. Diagnosis and treatment of Chlamydia trachomatis infection. Am Fam Physician. 2006;73(8):1411-6.
6. Caldwell HD, Wood H, Crane D, Bailey R, Jones RB, Mabey D et al. Polymorphisms in Chlamydia trachomatis tryptophan synthase genes differentiate between genital and ocular isolates. J Clin Invest. 2003;111(11):1757-69.
7. Fehlner-Gardiner C, Roshick C, Carlson JH, Hughes S, Belland RJ, Caldwell HD et al. Molecular basis defining human Chlamydia trachomatis tissue tropism. A possible role for tryptophan synthase. J Biol Chem. 2002;77(30):26893-903.
8. Zar HJ. Neonatal chlamydial infections: prevention and treatment. Paediatr Drugs. 2005;7(2):103-10.
9. Kalayoglu MV. Ocular chlamydial infections: pathogenesis and emerging treatment strategies. Curr Drug Targets Infect Disord. 2002;2(1):85-91.
10. Zuppa AA, D'Andrea V, Catenazzi P, Scorrano A, Romagnoli C. Ophthalmia neonatorum: what kind of prophylaxis? J Matern Fetal Neonatal Med. 2011;24(6):769-73.

capítulo 23

Infecções por Micoplasmas

- Maria Cristina Korbage de Araujo
- Roberta Berardi

Introdução

Micoplasmas são micro-organismos de dimensões mínimas, reconhecidos como agentes colonizadores e patogênicos em seres humanos, animais e plantas. São seres procariotas pertencentes à classe Mollicutes e não apresentam parede celular. Muitas de suas características biológicas são decorrentes da ausência de uma parede celular rígida, incluindo sua resistência aos antibióticos β-lactâmicos e seu acentuado pleomorfismo. Sua membrana externa contém fosfolipídeos, glicolipídeos, esteróis e várias proteínas.[4,5]

São os menores micro-organismos conhecidos de vida livre, capazes de "autorreplicação" por conterem RNA e DNA no seu diminuto genoma; porém, para a replicação necessitam de nutrientes exógenos da célula hospedeira.[5]

Normalmente, as espécies de micoplasma colonizam ou infectam a superfície mucosa do trato respiratório e urogenital humano e pelo menos 16 espécies dos Mollicutes colonizam as mucosas dos seres humanos, podendo ainda ser isoladas no sistema nervoso central (SNC) e no líquido sinovial.[1,2,4,5]

M. hominis e espécies de *Ureaplasmas* são os micoplasmas mais frequentemente isolados no trato genital das mulheres e associados a infecção materna e fetal.

O originalmente identificado *Ureaplasma urealyticum* tem sido dividido em duas espécies: *U. parvum*, que contém 4 sorotipos; e *U. urealyticum*, que contém 10 sorotipos. A maioria dos estudos encontrados não faz a distinção entre essas duas espécies, por não se ter certeza de diferenças em sua patogenicidade.

A maioria das espécies tem vida extracelular, embora existam algumas que podem ocorrer intracelularmente, como *M. genitalium*, *M. penetrans* e *M. fermentans*. A invasão das células do hospedeiro pode ser responsabilizada pela cronicidade dessas infecções, o que é decorrente da elevada taxa de variabilidade dos antígenos de superfície e da ativação policlonal de linfócitos T e B.[3-6]

As espécies de micoplasma humano consideradas agentes etiológicos de infecção são *M. Pneumoniae* no aparelho respiratório e *M. genitalium*, *M. hominis*, *Ureaplasma* e *M. genitalium* no aparelho urogenital.

M. fermentans, *M. penetrans* e *M. pirium* são espécies de micoplasma consideradas cofatores da infecção pelo vírus HIV, pois induzem a ativação do sistema imunológico, aumentam o efeito citopático do vírus e funcionam como imunomoduladores por induzir a ativação de linfócitos T e B e a secreção de citocinas, além de causar estresse oxidativo, apoptose celular, produção de exotoxinas, fosfolipases e proteases, assim contribuindo para a progressão da infecção.[4]

Uma série de questões com relação ao papel patogênico desses micro-organismos em seres humanos ainda permanece sem respostas, como a causa da alta prevalência de colonização em indivíduos saudáveis e dificuldades no isolamento do micro-organismo. Recentemente, a importância clínica está bem reconhecida, a associação com as infecções pelo vírus HIV tem sido fortemente demonstrada, a capacidade de algumas espécies causarem complicações na gestação e no recém-nascido também tem sido reconhecida e, além disso, novas técnicas diagnósticas para sua identificação têm sido desenvolvidas.[1,4,6]

Histórico

O primeiro micoplasma humano considerado patogênico foi isolado em 1937, denominado *Mycoplasma hominis* e associado à infecção materna e fetal. Em 1944, foi isolado outro micoplasma, em jovens adultos com pneumonia atípica, cuja primeira denominação foi agente de Eaton, mas em 1963 passou a ser *Mycoplasma pneumoniae*. Em 1954, foi isolada uma espécie de micoplasma com características morfológicas distintas das daquelas isoladas até então, a partir do aparelho urogenital de homens com uretrite não gonocócica primária e recorrente, que somente em 1974, quando surgiu um novo gênero, o ureaplasma, foi denominado *Ureaplasma urealyticum*. Em 1981, nova espécie patogênica foi descoberta a partir de amostras uretrais de homens com uretrite não gonocócica aguda, o *Mycoplasma genitalium*. Na década de 1990, duas novas espécies foram isoladas em pacientes com Aids, *Mycoplasma penetrans* e *Mycoplasma pirium*. A espécie mais recentemente isolada em seres humanos foi o *Mycoplasma amphoriforme*, detectado no trato respiratório inferior de pacientes imunodeprimidos com bronquite crônica.

Colonização do trato geniturinário

Ureaplasma e *M. hominis* são organismos comensais do trato genital feminino de mulheres sexualmente ativas, transmitidos pela atividade sexual, e sabe-se que a colonização aumenta dramaticamente com o aumento do número de parceiros sexuais. Em mulheres assintomáticas, esses micoplasmas podem ser isolados no trato urogenital inferior, cérvix externo uterino, vagina, lábios e uretra. Em homens assintomáticos, micoplasmas podem ser isolados da urina, sêmen e uretra distal.[1,2]

Mais recentemente, *M. genitalium* tem sido estudado como patogênico para o trato genital, mas não existe nada de conclusivo até o momento.[1,2]

Ureaplasma pode ser isolado na vagina em 40% a 80% das mulheres sexualmente ativas e assintomáticas, enquanto *M. hominis* pode ser encontrado em 21% a 70% dessa população, e ambos podem ser encontrados em 31% a 60% das mulheres. Recentemente, em nosso meio, na cidade de São Paulo, foi relatada, em mulheres que procuraram rotineiramente por exame ginecológico, uma grande prevalência de *Ureaplasma* em secreção vaginal, identificados por extração de DNA em reação de cadeia de polimerase.[7,8] No homem, a colonização por *Ureaplasma* é menos prevalente. Podem ser isolados na urina, sêmen e uretra distal de homens assintomáticos. Têm sido associados a uretrite não gonocócica, prostatite e epididimite.[11,12]

A colonização no sexo feminino parece estar relacionada a fatores como idade jovem, baixo nível socioeconômico, múltiplos parceiros sexuais, raça negra, uso de anticoncepcionais orais e terapêutica antimicrobiana recente. No período pós-menopausa, a colonização pelos micoplasmas genitais é menos frequente.[8]

Infecção do trato geniturinário

Há pelo menos 40 anos, estuda-se a associação dos micoplasmas genitais com vaginite. Desde então, existem muitas evidências de que o *M. hominis* teria papel de significância na vaginose bacteriana, que é caracterizada por leucorreia clara com odor de peixe, embora 50% das mulheres infectadas possam ser assintomáticas ou apresentar sintomas leves. *M. hominis* pode coexistir com outras bactérias ou ser o único agente patogênico encontrado. *Ureaplasma* é pouco associado à vaginose bacteriana, embora sua prevalência no trato genital feminino aumente na vigência dessa infecção. No trato genital, o *M. hominis* é considerado o agente etiológico da doença inflamatória pélvica, independentemente da existência de outros micro-organismos, como *N. gonorrhoeae* ou *C. trachomatis*. Tem sido encontrado na trompa de falópio em 8% das mulheres com salpingite, diagnosticadas por meio de laparoscopia, mas também pode ser isolado do endométrio. O papel dos micoplasmas genitais na infertilidade tem sido descrito desde 1970, embora muitos questionamentos a esse respeito existam até hoje, sobretudo com relação ao *Ureaplasma*. Essa associação se deve ao fato de o *Ureaplasma* ser comumente isolado no trato genital inferior de casais inférteis. Reconhecidamente, o *Ureaplasma* pode destruir espermatozoides e diminuir sua motilidade, o que explicaria sua associação com a infertilidade masculina. Os estudos mostram que o tratamento antimicrobiano parece melhorar a motilidade dos gametas e aumentar sua quantidade.[4-6]

No trato urinário, são conhecidas três doenças que podem ser causadas por *Ureaplasma* e *M. hominis:* uretrite no sexo masculino causada por *Ureaplasma,* cálculo renal causado por *Ureaplasma* e pielonefrite por *M. hominis*. Somente uma parcela dos pacientes do sexo masculino é sintomática, sugerindo que somente alguns sorotipos desses micro-organismos são patogênicos e que fatores predisponentes, como a queda da imunidade da mucosa, podem aumentar a ocorrência de infecções sintomáticas. *Ureaplasma* foi associado principalmente a uretroprostatite e epididimite, tendo papel limitado na ocorrência de cálculos urinários cujo patógeno mais prevalente é o *Proteus mirabilis*. Sua capacidade de induzir a formação de cálculos pode estar associada à produção de uréase, sendo incomum como agente causador de pielonefrite. *M. hominis* é encontrado em alta incidência no trato geniturinário baixo; porém, em pacientes com sintomas de infecção aguda, pode ser isolado também no trato geniturinário alto, sendo responsabilizado por pielonefrite.[4]

Efeitos na gestação

Há muito tempo vem sendo estudada a associação dos micoplasmas genitais com corioamnionite, abortos e prematuridade. Sabe-se que o *Ureaplasma* tem forte relação com a ocorrência de corioamnionite histológica, o que não se observa com o *M. hominis*. Alguns estudos demonstraram que *Ureaplasma* pode persistir por até 7 dias no líquido amniótico na ausência de rotura de membranas ou trabalho de parto na presença de intensa resposta inflamatória, com corioamnionite e com membrana amniótica íntegra. Embora *Ureaplasma* e *M. hominis* possam invadir o líquido amniótico de gestante entre 16 e 20 semanas, essas infecções tendem a ser silenciosas e crônicas, sendo que esses micro-organismos são mais isolados no corioâmnion do que no líquido amniótico. *Ureaplasma* pode ser isolado do tecido corioamniótico, das áreas em que a reação inflamatória foi desencadeada, por meio da imunofluorescência. Esses achados sugerem fortemente o seu papel na corioamnionite histológica, mesmo que ela seja clinicamente silenciosa e com membranas ovulares íntegras. Entretanto, o papel do *Ureaplasma* na amnionite clínica ainda não está claro, pois pode ser encontrado no líquido amniótico de até 50% de gestantes assintomáticas. *M. hominis* raramente invade o tecido corioamniótico e o líquido amniótico isoladamente, sem a presença de outros micro-organismos, sugerindo sua menor associação com corioamnionite histológica ou clínica. A invasão de *Ureaplasma* e *M. hominis* no líquido amniótico ocorre com membranas ovulares íntegras, predominantemente entre a 16ª e a 20ª semana de gestação, mas a infecção tende a ser silenciosa e crônica. Ambos são isolados na membrana corioamniótica em maior frequência do que no líquido amniótico e, assim, associam-se mais à corioamnionite histológica do que à corioamnionite clínica. Não está claro se *M. hominis* pode isoladamente causar corioamnionite, seja ela histológica ou clínica.[4,6,9,10]

A vaginose bacteriana parece ocorrer em 15% a 20% das gestantes e tem sido associada ao parto prematuro; porém, ainda é incerta a correlação entre a vaginose, os micoplasmas e o parto prematuro. O aumento da quantidade de micro-organismos causadores da vaginose bacteriana aumentaria a síntese de fosfolipase A2 e a produção de prostaglandinas, desencadeando a rotura prematura de membranas ovulares e o parto prematuro. Não se sabe se a vaginose, por si só, poderia provocar o parto prematuro, independentemente de haver infecção da membrana corioamniótica. A presença desses micro-organismos no trato genital feminino pode aumentar as concentrações de fosfolipases e citoquinas do líquido amniótico, com consequente deflagração dos eventos responsáveis pelo trabalho de parto, contração uterina, dilatação do cérvix e rotura das membranas ovulares.[4,9,10]

Os micoplasmas genitais têm também papel de destaque na endometrite pós-parto e pós-aborto, sendo isolado *M. hominis* mais frequentemente que *Ureaplasma* em hemoculturas de mulheres com febre pós-parto e pós-aborto séptico. A frequência com que esses micro-organismos são isolados está inversamente relacionada ao intervalo de tempo entre o parto ou aborto e o momento da coleta da hemocultura. A ocorrência de endometrite nessas pacientes, sobretudo causada pelo *Ureaplasma*, independe da via de parto e da existência de rotura de membranas. Os estudos têm demonstrado que a colonização pelo *Ureaplasma* está associada a risco 3 vezes maior de endometrite após parto cesárea e 8 vezes maior de endometrite após parto vaginal. O uso profilático de antibióticos como a azitromicina, no pós-parto, poderia diminuir o período de hospitalização, o risco de endometrite e de outros quadros infecciosos nesse período.[4,9-12]

Ureaplasma parece ter importante associação com complicações da gestação, aumentando o risco de parto prematuro, de corioamnionite, de rotura prematura de membranas, sepse pós-parto, sepse pós-aborto e infertilidade e podendo ser transmitido para 40% dos recém-nascidos de mães infectadas.

Ainda é incerto se esses micro-organismos podem ser os responsáveis por perda fetal, embora o *Ureaplasma* tenha sido isolado no líquido amniótico, na presença de membranas íntegras e de corioamnite, em gestantes com perda fetal.[4-6,9,10]

M. hominis e *Ureaplasma* podem provocar reações inflamatórias e associarem-se a partos prematuros, especialmente quando *Ureaplasma* é detectado na amniocentese entre 12 e 20 semanas de gestação. Apesar disso, ainda não é preconizada a administração dos antibióticos específicos para esses agentes em gestantes colonizadas. Sabe-se que, durante o processo inflamatório desencadeado por um patógeno capaz de provocar o parto prematuro, o recém-nascido pode ser exposto a bactérias qualitativa e quantitativamente anormais, o que contribuiria também para a ocorrência de muitas patologias típicas do recém-nascido prematuro. Além de serem capazes de desencadear resposta inflamatória, os micoplasmas genitais parecem apresentar outros fatores de virulência que os tornam potencialmente patogênicos, como os fatores de aderência ao epitélio mucoso. O que ainda permanece para ser esclarecido é como exatamente esses micoplasmas seriam capazes de atuar na evolução da gestação e se somente eles poderiam ser os responsáveis pelas complicações na sua evolução.[4,9-12]

Transmissão fetal

A transmissão de micoplasmas da gestante infectada para o feto pode ocorrer intraútero ou durante a passagem pelo canal de parto; e admite-se como evidência de infecção o isolamento de *Ureaplasma* na membrana corioamniótica ou no líquido corioamniótico, associado ao isolamento em tecidos fetais, na presença de funisite e pneumonia, com aumento de IgM específica no feto ou no recém-nascido. Alguns pesquisadores consideram como evidência de transmissão o isolamento de *Ureaplasma* e de *M. hominis* na secreção endotraqueal de recém-nascidos de cesárea sem bolsa rota até 24 horas de vida. Acredita-se que a aquisição de *Ureaplasma* e de *M. hominis* pelo feto pode ocorrer pela via ascendente, secundária à colonização do trato genital materno, pela via transplacentária ou hematogênica.[4,9,10]

A taxa de transmissão vertical dos micoplasmas genitais varia de 18% a 88%, não parece estar associada à idade gestacional, porém parece ser maior nos recém-nascidos de menor peso de nascimento. Estima-se que a taxa de transmissão vertical seja de 60% dos recém-nascidos menores de 1.000 g e de 15,5% naqueles com peso maior ou igual a 1.500 g. Tanto *Ureaplasma* como *M. hominis* podem ser transmitidos das gestantes infectadas para o feto ou recém-nascido, sendo que a taxa de transmissão vertical de *Ureaplasma* parece maior do que a de *M. hominis*.[4,9,10]

O recém-nascido pode ser infectado por *Ureaplasma* e *M. hominis* durante a passagem através do canal de parto ou intraútero, após rotura prematura de membranas ou ainda por disseminação hematogênica. Em 1999, foi demonstrada taxa de transmissão vertical para *Ureaplasma* de 88,4% e para *M. hominis* de 42,1%. Esses micro-organismos podem disseminar-se para outros locais, principalmente quando há comprometimento do sistema imunológico.[4]

Em recém-nascidos, o *Ureaplasma* está associado ao baixo peso de nascimento, pneumonia, doença pulmonar crônica, displasia broncopulmonar, hipertensão pulmonar persistente, meningite e infecções crônicas do SNC, bem como a mortalidade por insuficiência respiratória grave.[4,6]

A mera presença desses agentes nas culturas de superfície de recém-nascidos não é considerada infecção. Entretanto, sabe-se que em recém-nascidos prematuros o *Ureaplasma* pode ser detectado no trato respiratório inferior e no SNC por um período de tempo prolongado, enquanto nos recém-nascidos a termo a colonização das superfícies tende a ser transitória e praticamente desaparecer até os 3 meses de vida.[4]

Infecção perinatal

Estudos prospectivos baseados em culturas diretas de sítios afetados indicam que *Ureaplasma* e *M. hominis* podem causar doença invasiva em recém-nascidos, particularmente em prematuros. Assim como a presença de micoplasmas em corioamnionite histológica ou em líquido amniótico não representa infecção fetal, o isolamento desses agentes em culturas de superfície (olhos, orelhas, nariz, garganta, aspirado gástrico e vagina) não indica doença invasiva neonatal.[4]

- **Pneumonia neonatal e congênita:** tem sido associada ao *Ureaplasma* quando o micro-organismo é isolado por meio de microscopia eletrônica e imunofluorescente nos pulmões afetados, na ausência de outros patógenos, como *clamídia*, vírus, fungos e bactérias, quando associado a corioamnionite e funisite, com isolamento do *Ureaplasma* por imunofluorescência também nessas membranas fetais.

  Estudos iniciais já indicavam a associação entre *Ureaplasma* e pneumonia pelo isolamento em secreção endotraqueal. Em 1993, foi demonstrado em 98 prematuros menores de 34 semanas que aqueles que tiveram *Ureaplasma* isolado na secreção endotraqueal ao nascimento tiveram prognóstico significativamente pior, apresentaram síndrome de desconforto respiratório, necessidade de ventilação mecânica, insuficiência respiratória e evolução ao óbito. Outro estudo, com 292 recém-nascidos menores de 2.500 g, mostrou associação entre isolamento de *Ureaplasma* na secreção endotraqueal com pneumonia radiológica, quando comparados com aqueles com cultura negativa. Estudos em macacos nascidos prematuramente, entre 30 e 32 semanas de idade gestacional, também têm demonstrado que a inoculação de *Ureaplasma* isolados de recém-nascidos humanos e inoculados em traqueia desses animais resultou em lesão histológica pulmonar, incluindo bronquiolite aguda, com ulceração epitelial e infiltração de polimorfonucleares.

Entretanto, contrariamente aos estudos anteriores, outros pesquisadores têm demonstrado um possível efeito protetor associado ao isolamento de *Ureaplasma* em prematuros.

Em 2003, Yoder e colaboradores fizeram uma investigação que poderia explicar os diversos achados nos estudos em seres humanos sobre *Ureaplasma* e problemas respiratórios nos prematuros; inocularam *Ureaplasma* no líquido amniótico de macacas, 48 a 72 horas antes do parto provocado prematuramente, e verificaram que aqueles que apresentaram colonização persistente de *Ureaplasma* com elevação de citocinas na traqueia evoluíram com pior função pulmonar do que os que logo clarearam o micro-organismo.[4,9-11]

Além disso, pneumonia com hipertensão pulmonar tem sido descrita em recém-nascidos com *Ureaplasma*, isolada do trato respiratório inferior.[11,12]

- **Doença pulmonar crônica:** definida como a necessidade de suplementação de oxigênio até 28 dias de vida ou 36 semanas de idade pós-concepcional, a doença pulmonar crônica (DPC) tem sido associada à colonização por *Ureaplasma*, embora o papel desse micro-organismo nessa doença ainda seja incerto. Em metanálise de 17 estudos anteriores a 1995, com recém-nascidos a termo e prematuros, observou-se um risco relativo aumentado de DPC naqueles recém-nascidos colonizados; entretanto, quando o estudo focou apenas prematuros extremos e de muito baixo peso, não houve aumento significativo de risco. Em 2005, outra metanálise, de 23 estudos de recém-nascidos colonizados ou infectados com *Ureaplasma*, também encontrou associação significativa entre *Ureaplasma* e DPC, incluindo broncodisplasia pulmonar; mas em recém-nascidos menores de 1.500 g, somente a colonização persistente por *Ureaplasma* foi associada significativamente a DPC.[4] Em 2002, em importante estudo longitudinal prospectivo em recém-nascidos de muito baixo peso, com *Ureaplasma* isolado em cultura e identificado geneticamente por cadeia de polimerase no trato respiratório, foi demonstrado que a colonização persistente foi significativamente associada ao desenvolvimento de DPC, ao contrário da colonização transitória adquirida precoce ou tardiamente. Em 2003, pesquisa com *Ureaplasma* identificado por técnica de hibridização demonstrou 100% de correlação com evidência histopatológica de displasia broncopulmonar em autópsias. É provável que o *Ureaplasma* possa contribuir no mecanismo patogênico da DPC, liberando citocinas, tanto na vida intrauterina como na pós-natal, não sendo um agente causador, mas, sim, um coadjuvante na fisiopatologia da DPC, potencializando o dano pulmonar induzido pelo oxigênio.[4]

- **Infecção de corrente sanguínea:** *Ureaplasma* tem sido isolado em hemoculturas de prematuros, associados ou não à pneumonia e ao isolamento concomitante em aspirado traqueal, sugerindo que bacteremia por *Ureaplasma* em prematuros pode ser comum. Bacteremia por *M. hominis* na presença de sintomas sistêmicos, acompanhados de resposta imunológica, também tem sido descrita. O isolamento de micoplasmas em hemoculturas de sangue periférico, colhidas 30 minutos após o parto, ou mesmo em recém-nascidos reospitalizados por sepse, não tem sido encontrado facilmente pelos pesquisadores. Em 2008, o isolamento em sangue de cordão de prematuros menores de 32 semanas de idade gestacional foi de 23% em uma pesquisa envolvendo 351 pares de gestantes e recém-nascidos, sendo que, entre as amostras positivas, 52% foram por *Ureaplasma,* 26% por *M. hominis* e 22% tiveram isolamento dos dois micro-organismos. A mesma pesquisa mostrou que as culturas positivas foram mais frequentes quando a gestante era menor de 20 anos de idade, de cor não branca, sendo o parto prematuro e espontâneo e de menor idade gestacional, com infecção intrauterina demonstrada por corioamnionite histológica, cultura positiva de placenta, aumento de interleucina-6 em sangue de cordão; e ainda os recém-nascidos com culturas positivas tiveram maior resposta inflamatória.[4,6]
- **Infecção do sistema nervoso central:** o isolamento de micoplasmas no SNC tem significado clínico ainda incerto, embora múltiplos estudos tenham encontrado *M. hominis* em prematuros e recém-nascidos a termo com meningite ou abcesso cerebral e *Ureaplasma* em sepse e meningite neonatal. Em um estudo prospectivo com prematuros que tiveram *Ureaplasma* isolado no SNC, observou-se relação significativa com hemorragia intraventricular grave. Os achados laboratoriais em recém-nascidos com *Ureaplasma* e *M. hominis* isolados no liquor são variáveis, podendo-se observar ausência de resposta inflamatória, ou pleocitose e/ou hipoglicorraquia, observando-se que parece frequente o clareamento espontâneo do liquor, enquanto em outros o micro-organismo pode se mostrar persistente por semanas ou meses, apesar do tratamento com antimicrobianos.[4]
- **Outros sítios de infecção:** *M. hominis* tem sido isolado do fluído pericárdico, de abscessos subcutâneos e de linfonodos de recém-nascidos. Em 2006, foi relatado o primeiro caso de endocardite por *M. hominis* em crianças. O isolamento de *Ureaplasma* e o de *M. hominis* na urina nem sempre têm correlação clínica.[4]
- **Outros micoplasmas:** não parece ser tão proeminente o papel de outros micoplasmas, como *M. genitalium*, *M. fermentans* e *M. pneumoniae*, em infecção materna, fetal ou neonatal. Em 2006, *M. genitalium* isolado do

cérvix de gestantes, por cadeia de polimerase, não se associou a parto prematuro, aborto, natimortalidade ou pequeno para a idade gestacional.[4]

Diagnóstico laboratorial

A cultura e a reação a cadeia de polimerase (PCR) são os exames disponíveis para o diagnóstico de infecção por micoplasmas. Nenhum protocolo específico para o diagnóstico laboratorial das infecções por micoplasmas é conhecido até o momento.[4]

Cultura é o padrão-ouro para o diagnóstico de infecções por micoplasmas genitais em recém-nascidos. O micro-organismo pode ser isolado no sangue, orofaringe, nasofaringe, secreção endotraqueal, líquido cefalorraquidiano, lavado broncoalveolar e líquido pleural. O crescimento dessas bactérias é geralmente observado após 24 a 48 horas, podendo demorar até 7 dias. A detecção da bactéria em cultura de células é realizada por imunofluorescência indireta. A sensibilidade e a especificidade do método podem sofrer influência da coleta inadequada da amostra ou da presença de substâncias capazes de inibir o crescimento da bactéria ou de danificar as células da cultura celular.[4,11,12]

A cultura para esses micro-organismos requer cuidados especiais, com técnicas e meios geralmente indisponíveis fora dos grandes centros médicos e dos laboratórios de referência. Um fator limitante para o isolamento desses micro-organismos é o fato de serem extremamente sensíveis às condições adversas ambientais, particularmente ao aquecimento. As amostras devem ser imediatamente inoculadas em meio apropriado de cultura e guardadas a 4 °C; caso contrário, a detecção dos agentes será pouco provável. A coleta da amostra de sangue deve ser feita sem anticoagulante e o material deve ser imediatamente inoculado no meio de transporte. Deve-se refrigerar esse material a uma temperatura de 4 °C, protegido do ar ambiente, até ser levado ao laboratório. Caso não seja possível o transporte para o laboratório num período de 6 a 12 horas após a coleta, o material deverá ser armazenado de maneira adequada, a 70 °C negativos, temperatura na qual os micoplasmas conseguem permanecer viáveis por longos períodos. Quando armazenados à temperatura de 20 °C negativos, são menos resistentes, podendo haver redução da viabilidade em curto espaço de tempo. Por essas peculiaridades, é fundamental que, antes da coleta do material, haja disponibilidade de laboratório de microbiologia adequado. Tanto o *Ureaplasma* como o *M. hominis* crescem entre 2 e 5 dias nos meios de cultura. Apesar de ser considerada *gold standard* para a detecção desses agentes, a cultura é cara e nem sempre está disponível fora dos grandes centros, o que limita sua aplicação clínica. Além disso, a indicação para a realização de rotina, quando há suspeita de corioamnionite, é controversa, pois a cultura do líquido amniótico isoladamente não garante seu diagnóstico. A investigação de rotina dos recém-nascidos também não é indicada, uma vez que muitos deles são apenas colonizados. No entanto, isso se justificaria se houvesse suspeita clínica e/ou radiológica de uma infecção na qual nenhuma outra bactéria fosse isolada. Com a utilização das técnicas adequadas, poder-se-ia isolar os micoplasmas em hemoculturas, culturas de LCR, cultura de secreções do trato respiratório superior ou inferior. Para *M. hominis* e para *Ureaplasma*, o meio de Shepard B10 pode ser utilizado como meio de transporte.[4,11,12]

Testes sorológicos não são recomendados de rotina para o diagnóstico dessas infecções. Foram desenvolvidas técnicas de imunofluorescência e ensaio imunoenzimático para fins de pesquisa. Habitualmente, a detecção de anticorpos da classe IgM antimicoplasma não é considerada um teste eficiente para identificar infecções ativas. Estudos mostram que apenas títulos acima de 1:32 têm correlação com a detecção do DNA da bactéria em leucócitos desses pacientes. Sua sensibilidade é alta, mas a especificidade é baixa. Títulos acima de 1:32 e reação da cadeia de polimerase positiva estão associados à presença de pneumonia.[4,11,12]

A associação da reação da cadeia de polimerase (PCR) e da cultura é a que tem melhores resultados no diagnóstico dessas infecções.[3,4]

Com relação ao **diagnóstico molecular**, a detecção do DNA do agente por PCR é um método bastante sensível e rápido, em comparação à cultura. Apresenta como vantagens não necessitar de organismos viáveis, ter um limite de detecção muito melhor que o da cultura, além de resultados disponíveis em 24 horas, e raramente o resultado é negativo quando a cultura é positiva. Qualquer produto biológico pode ser submetido a essa técnica. A realização do PCR permite a diferenciação entre as espécies e os sorotipos de micoplasmas. Apresenta também desvantagens, como a ocorrência de resultados falso positivos e dificuldades técnicas. Amostras de sangue podem não ser ideais, uma vez que podem conter concentrações muito baixas do micro-organismo em meio à imensa quantidade de DNA humano. Tem custo elevado e um número limitado de *kits* para uso comercial. Existem *kits* disponíveis para detecção da maioria das espécies de micoplasmas e ureaplasmas de origem humana e atualmente têm sido bastante úteis para diagnóstico das infecções perinatais, principalmente para a detecção da infecção por *Ureaplasma* em recém-nascidos com doença do trato respiratório inferior. Entretanto, são pouco acessíveis rotineiramente em nosso meio (disponíveis limitadamente a laboratórios de pesquisa ou de referência). Para a detecção dos micoplasmas no trato geniturinário feminino, seja no cérvix, no líquido amniótico ou na secreção vaginal, a PCR tem eficácia comparável ou superior à da cultura.[4,10-12]

Recentemente, foi desenvolvida a PCR quantitativa em tempo real, permitindo a detecção rápida, específica e sensível, minimizando as desvantagens da PCR convencional. São empregadas duas técnicas de amplificação de sequências do ácido nucleico em tempo real, para confirmar a presença do DNA de micoplasma. Sua sensibilidade é em torno de 90% a 95%.[4]

Investigações recentes mostraram que pacientes com PCR positiva para *Ureaplasma* spp., mesmo com cultura negativa no líquido amniótico, tiveram taxas mais altas de morbidade neonatal em comparação àqueles com cultura e PCR negativos. Entretanto, parece não haver diferença significativa nos desfechos perinatais entre os pacientes com cultura negativa e PCR positiva e aqueles com cultura positiva.

A PCR positiva para *U. urealyticum* em sangue de cordão comumente se associa à rotura prematura de membranas, corioamnionite, prematuridade e síndrome do desconforto respiratório.[4]

Tratamento

Um resultado positivo por meio de cultura ou pela PCR de um sítio normalmente estéril, particularmente na ausência de outros micro-organismos, é justificativa para considerar tratamento de recém-nascidos com sinais clínicos de infecção. Entretanto, com base no entendimento atual desse micro-organismo, o isolamento de *Ureaplasma* ou *M. hominis*, na ausência de doença, geralmente não garante o tratamento.

Acredita-se que o tratamento com antimicrobiano, eritromicina ou claritromicina em recém-nascidos não diminui a severidade da DPC. Faltam estudos prospectivos com antibioticoterapia prolongada, desde a vida intrauterina, para melhor esclarecimento. Em 2011, recém-nascidos prematuros com *Ureaplasma* isolado por *swab* de nasofaringe foram randomizados para tratamento com claritromicina endovenosa ou placebo por 10 dias e foi verificado que o tratamento com o macrolídeo erradicou o *Ureaplasma* em 68,5% dos casos e que a incidência de DPC foi significativamente menor. Outro estudo, empregando azitromicina por 7 dias na dose de 10 mg/kg/dia, seguida de 6 semanas da dose de 5 mg/kg/dia em prematuros com isolamento de *Ureaplasma*, demonstrou redução na DPC e na mortalidade. Até o momento atual, não existem *guidelines* para esses micro-organismos, pois não são fáceis de serem formulados, considerando-se que:

- Exceto para febre pós-parto e pós-aborto, a causa das condições clínicas associadas a *Ureaplasma* e *M. hominis* ainda não estão claramente estabelecidas.
- Esses micro-organismos podem estar presentes no sangue, líquido cerebroespinhal, trato respiratório, líquido amniótico, sem nenhuma manifestação clínica.
- Esses micro-organismos podem ser clareados espontaneamente, sem tratamento.
- A evolução de casos clínicos sem tratamento ainda é desconhecida.
- Não existem estudos sobre a eficácia dos diversos tratamentos propostos.
- Apesar de estudos recentes randomizados e controlados terem demonstrado redução na DCP com uso de macrolídeos em prematuros com *Ureaplasma* isolado no trato respiratório, mais investigações são necessárias para que isso se torne uma conduta em berçários.[4]

O tratamento precisa ser garantido em algumas situações e a decisão precisa ser feita caso a caso, considerando-se o risco-benefício relacionado à doença ou ao tratamento. A real contribuição da infecção por *Ureaplasma* e *M. hominis* na morbimortalidade é difícil de ser estabelecida, porque muitos casos foram descritos em recém-nascidos de muito baixo peso, com múltiplas complicações, ou em recém-nascidos com problemas clínicos que provavelmente contribuem para o pior prognóstico. Protocolos para tratar gestantes ou recém-nascidos colonizados por *Ureaplasma* ou *M. hominis* não são recomendados, pois os estudos não têm demonstrado eficácia na terapêutica para evitar a prematuridade ou a DPC. Em 2011, uma revisão pelo Cochrane concluiu pela insuficiente evidência em tratar gestantes colonizadas em *swab* vaginal, por *Ureaplamas*, para impedir o parto prematuro. Em 2012, a Academia Americana de Pediatria sugeriu ausência de evidências na eficácia para o tratamento de *Ureaplasma* em SNC de recém-nascidos. Apesar disso, eritromicina tem sido o antibiótico de escolha para o tratamento em recém-nascidos infectados por *Ureaplasma,* embora possam ser usados claritromicina, azitromicina, doxiciclina e cloranfenicol quando não houver resistência em antibiograma. *M. hominis* é resistente à eritromicina, sendo que a doxiciclina tem sido o fármaco de escolha para o tratamento dessas infecções. É preciso também ser considerada a penetração pela barreira hematoliquórica do medicamento nos casos de infecção do SNC.[4,9-12]

Referências bibliográficas

1. Domingues D, Nogueira F, Tavira L, Exposto F. Micoplasmas: que papel nas infecções humanas? Act Med Portug. 2005;377-84.
2. Galvão NA, Souza EL. Micoplasmas genitais e seu papel em infecções respiratórias em recém-nascidos. Pulmão RJ. 2013;22(3):53-7.
3. Fonseca LT, Silveira RC, Procianoy RS. Ureaplasma bacteremia in very low birth weight infants in Brazil. Pediatric Infect Dis J. 2011;30(12):1052-5.
4. Hardy RD, Ramilo O. Mycoplasmal infections. In: Remington JS, Klein J, Wilson LB, Nizet V, Maldonado YA. Infectious diseases of the fetus and newborn infant. 8th ed. Philadelphia: Elsevier; 2011. p. 583-97.
5. Hsin SH, Ejzenberg B. Infecções por clamídias, micoplasmas e ureaplasmas. In: Marcondes E, Vaz FAC, Ramos JL, Okay Y. Pediatria básica. 9. ed. São Paulo: Sarvier; 2003. V. II, p. 207-14.
6. Larsen B, Hwang J. Mycoplasma, Ureaplasma and adverse pregnancy outcomes: a fresh look. Infect Dis Obstet Gynecol. 2010:5219-21.
7. Lima LM, Hoelzle CR, Simoes RT et al. Infecções sexualmente transmissíveis detectadas por PCR multiplex em tempo real em mulheres assintomáticas e associação com neoplasia intraepitelial cervical. Rev Bras Gynecol Obstet. 2018;40(9):540-6.
8. Milanezi F, Falconi A, Schnabel B et al. Prevalence of Mycoplasma hominis and Ureaplasma spp. in routine gynecological care in São Paulo, Brazil. Arch Clin Infect Dis. 2016;11(3):36668.
9. Hassanein SMA, Farrash RA, Hafez HM et al. Cord blood IL 6 and neonatal morbidities among preterm infants with PCR positive Ureaplasma urealyticum. J Matern Fetal and Neonatal Med. 2012;25(2):2106-10.
10. Yoder BA. Effects of antenatal colonization with Ureaplasma urealyticum on pulmonary disease in the immature baboon. Pediatr Res. 2003;54:797-807.
11. Waites KB, Katz B, Schelonka RL. Mycoplasmas and Ureaplasmas as neonatal pathogens. Clin Microbiol Rev. 2005;18(4):757-89.
12. Waites KB, Schelonka RL, Xiao L et al. Congenital opportunistic infections: Ureaplasma species and Mycoplasma hominis. Semin Fetal Neonatal Med. 2009;14:190-9.

capítulo 24

Listeriose

- Fabio Wainstein Silber
- Nadia Sandra Orozco Vargas
- Edna Maria de Albuquerque Diniz

Introdução

Listeriose é definida como infecção sintomática causada pela bactéria *Listeria monocytogenes*.

Listeria é uma bactéria, bacilo, Gram-positivo, anaeróbio facultativo, catalase-positivo. Foi descrita pela primeira vez em 1926, por Murray. Existem cinco tipos de *Listeria* spp. (*L. monocytogenes*, *L. innocua*, *L. welshimeri*, *L. seeligeri* e *L. ivanovii*). A espécie *L. monocytogenes* é a mais importante patógena humana, sendo as outras associadas a infecções em neonatos, gestantes, terceira idade e pacientes imunocomprometidos.[1]

Esse micro-organismo tolera baixas temperaturas, altas concentrações de sal e pH alcalino, o que permite sua replicação no solo, água, esgoto, estrume, comida animal e comidas congeladas. A listeria está presente em toda a natureza, sendo seu *habitat* natural matéria vegetal em decomposição. Casos de infecção humana por animais infectados e por infecção hospitalar já foram descritos, entretanto a maioria das infecções ocorrem por ingestão de alimento contaminado.[2]

Listeriose é a principal causa de infecção de origem alimentar nos Estados Unidos e em alguns países europeus.[2] Nos Estados Unidos, a incidência de novos casos de infecção grave por listeria é de 2,5 mil por ano, com mortalidade de 20%. A maioria das infecções são esporádicas e sem história epidemiológica.[3]

A listeriose neonatal epidêmica no Sul da África foi associada a bacteremia e instalação precoce da doença. As taxas de mortalidade foram mais altas em relação a publicações prévias, no entanto menores que as taxas em coorte histórica institucional.[4]

A infecção pode ser restrita ao trato gastrointestinal ou na forma de doença invasiva; a forma não invasiva se manifesta como uma gastroenterite febril.[5]

Indivíduos imunodeprimidos, como gestantes, fetos, recém-nascidos e idosos, têm risco elevado de desenvolver a forma invasiva, o que sugere uma imunodeficiência relacionada à patogenia da doença.[6] A bactéria apresenta um tropismo elevado pela placenta, fígado, baço e sistema nervoso central. A disseminação por esses órgãos está envolvida com a capacidade do micro-organismo de atravessar as barreiras intestinal, hematoencefálica e placentária.[7]

Listeriose é 18 vezes mais comum em gestantes do que em não grávidas. Há risco maior de aborto espontâneo, parto prematuro e natimorto.[8]

Colonização materna por *L. monocytogenes* não causa invariavelmente doença invasiva no feto ou recém-nascido. A transmissão materna para o feto ocorre no útero via circulação materna ou via líquido amniótico infectado.[9]

A primeira descrição de listeriose neonatal foi feita por Burn, nos anos 1930.

Listeriose fetal e neonatal representam um total de 30% a 40% de todos os casos de infecção por listeria diagnosticados, sendo a mortalidade de até 60%. A incidência é de 2 a 13 a cada 100 mil nascidos vivos. Entretanto, a real incidência é muito maior, em razão dos casos de aborto e natimortos causados por listeria que não são diagnosticados por não haver coleta rotineira de culturas nesses casos.[10]

Recém-nascidos têm chance maior de desenvolver listeriose grave do que gestantes. A clínica pode ser de sepse precoce, transmitida via placenta e usualmente diagnosticada no 1° dia de vida; ou de sepse tardia, após 7 dias de vida.

Patogênese

A contaminação ocorre normalmente pela ingestão alimentar de bactérias. Elas atravessam a mucosa intestinal, passam pelo epitélio intestinal e são liberadas para a lâmina própria, de onde se disseminam sistemicamente. O micro-organismo tem um tropismo específico para a placenta, passa pela barreira materno-fetal e atinge a circulação fetal.[11]

Resposta imune inata e humoral está diminuída no tecido placentário, o que favorece a multiplicação bacteriana.

A suscetibilidade neonatal está relacionada a lenta produção de citocinas e ativação de células *natural killers*, além de quantidade e qualidade reduzida de mediadores da imunidade humoral, causando ativação deficitária das células T.[12]

Manifestações clínicas

Um terço das gestantes infectadas pela *L. monocytogenes* permanece assintomáticas. Entre os sintomas mais comuns, estão febre (65%), prostração (30%), dor nas costas (20%), cefaleia (10%) e vômitos e/ou diarreia (7%).

Em casos de listeriose materna, abortos espontâneos ocorrem em 10% a 20%, natimortos em 11% e partos prematuros em 50%.[13]

A listeriose neonatal pode ser dividida em duas formas clínicas, a depender do tempo de instalação dos sintomas, sendo a precoce até 7 dias de vida e a tardia a partir da 1ª semana (Tabela 24.1).

Tabela 24.1 Achados clínicos e laboratoriais de listeriose neonatal.

	Precoce (< 7 dias)	Tardia (> 7 dias)
Mortalidade (%)	25	15
Média dos dias de vida no surgimento dos sintomas	1	14
Sexo masculino (%)	60	67
Pré-termo (%)	65	20
Alterações respiratórias (%)	50	10
Meningite (%)	25	95
Isolamento em hemocultura (%)	75	20
Doença materna perinatal (%)	50	0

Fonte: Elaborada pela autoria do capítulo.

Listeriose neonatal precoce

A forma precoce corresponde à maior parte dos casos (62%), sendo a *L. Monocytogenes* responsável por 6% dos casos de sepse neonatal nas primeiras 48 horas de vida no Reino Unido e por 4% de meningite precoce na Australásia.

Apresenta mortalidade de 20% a 60%; e 12,7% dos pacientes evoluem com algum grau de sequela neurológica.

Cerca de dois terços dos bebês de gestantes com listeriose no final da gestação desenvolvem listeriose de forma precoce. Por conta do alto índice de foco infeccioso intestinal e respiratório, acredita-se que, além da infecção por via hematogênica, também há uma contaminação por deglutição do líquido amniótico infectado.[14]

Embora, por definição, a forma precoce aconteça até os primeiros 7 dias de vida, a maior parte dos casos apresenta manifestações clínicas do nascimento até as primeiras 48 horas de vida. Os principais achados são: bacteremia (37%), meningite (33%) e pneumonia (6%). Outros sinais possíveis são liberação de mecônio intraútero, apneia, cianose e desconforto respiratório.

Suporte ventilatório é frequentemente necessário, sendo hipoxemia refratária um achado comum. A radiografia de tórax é inespecífica, com infiltrado pulmonar difuso. Com o passar dos dias, um padrão nodular grosso é observado.

Há a descrição de conjuntivite, diarreia, miocardite. Formas localizadas, como endocardite, abscesso hepático, peritonite e acometimento ocular, são raras em crianças.

Lesões cutâneas papulares e mucocutâneas são observadas frequentemente na forma disseminada de listeriose neonatal, denominada *granulomatosis infantisepticum*. Na pele, essas lesões aparecem como manchas pálidas, elevadas de 1 a 2 mm de diâmetro, com discreto eritema na base. A biópsia delas apresenta microabscessos e abscessos com infiltrado linfocítico e *L. Monocytogenes* na cultura.

O laboratório da forma precoce é inespecífico. Pode ser observada leucocitose com aumento de formas jovens, neutropenia, anemia, trombocitopenia.[15]

Listeriose neonatal tardia

A média de idade da instalação dessa forma é com 14 dias de vida.[16]

Os fatores epidemiológicos que contribuem para a infecção tardia permanecem desconhecidos. O fato de a história materna ser negativa para listeria contribui para a hipótese de uma exposição perinatal ou pós-natal, até mesmo nosocomial.[17]

Usualmente, afeta recém-nascidos a termo, que estão assintomáticos até o aparecimento de meningite (67% a 93%) ou septicemia. A doença também pode se manifestar como uma colite com diarreia ou sepse sem meningite.

A sintomatologia da meningite é inespecífica e sutil, incluindo febre, irritabilidade, letargia e baixa ingesta. O estado geral do recém-nascido pode não estar muito debilitado, retardando o diagnóstico por alguns dias.[18]

O laboratório também é inespecífico. A contagem de células na análise do liquor é aumentada, podendo ter um predomínio de neutrófilos e formas jovens. Ocasionalmente, pode ser observado um número elevado de monócitos.

A mortalidade da meningite tardia por listeria é de cerca de 25%, sendo incomuns sequelas neurológias em longo prazo.

Diagnóstico

Ao exame bacterioscópico, é visualizado bacilo pequeno, Gram-positivo, intracelular ou extracelular. A morfologia pode variar conforme o tempo e as condições dos meios de cultura. Em > 72 horas, a bactéria pode não ser corada pela coloração de Gram, sendo confundida com *Haemophilus influenzae.* Em culturas recém-coletadas, a listeria pode ser confundida com pneumococo, uma vez que seu crescimento inicial pode ser em forma parecida com cadeias curtas.[19]

Os melhores métodos para a identificação da listeria são: isolamento da bactéria por cultura de sangue, liquor, placenta, líquido amniótico e mecônio; ou biópsia tecidual.[20]

A reação em cadeia da polimerase (PCR) pode ser usada, tendo o benefício de detectar organismos não viáveis quando antibióticos já foram administrados antes da coleta de culturas.[21]

A sorologia tem alta sensitividade e especificidade (em torno de 90%), entretanto não está comercialmente disponível.

Tratamento

O tratamento de escolha para listeriose invasiva é a associação de ampicilina com algum aminoglicosídeo, usualmente a gentamicina.[22]

A ampicilina é geralmente usada como tratamento único em pacientes imunocompetentes. Entretanto, atinge uma concentração no sangue e liquor que promove apenas efeito bacteriostático na listeria. Assim, o aminoglicosídeo tem um efeito de sinergismo.

A monoterapia com aminoglicosídeo não é recomendada, uma vez que não penetra bem nas bactérias intracelulares.[23]

Para pacientes alérgicos às penicilinas, pode ser utilizada vancomicina ou linezolida.

O uso de cefalosporinas não é indicado, uma vez que não têm um bom efeito contra a listeria e inibem o crescimento de outras bactérias competidoras da listeria, impedindo a recuperação da listeriose.[24]

Há resistência contra clindamicina, tetraciclinas e macrolídeos.

A duração do tratamento varia conforme a apresentação clínica. Sepse sem meningite pode ser tratada por 10 a 14 dias. Se há meningite, a duração do tratamento deve ser de 14 a 21 dias.

No caso de meningite, deve-se realizar exame de imagem perto do final do tratamento para avaliar comprometimento do parênquima e determinar necessidade de manutenção da antibioticoterapia.

Na sepse por listeria de início tardio, em caso de meningite, o LCR deve ser repetido em 48 a 72 horas. Se não houver melhora laboratorial, deve ser feito exame de imagem, como tomografia ou ultrassonografia de crânio, para investigar a presença de cerebrite ou hemorragia intracraniana. Se houver persistência de cultura positiva no liquor, deve ser associado outro antibiótico, como vancomicina, rifampicina ou sulfametoxazol-trimetoprim.

Alguns autores consideram também o ECMO como opção terapêutica em casos graves.[25]

A Tabela 24.2 indica as doses de antibióticos recomendadas como primeira escolha na listeriose neonatal.

Tabela 24.2 Doses de antibióticos recomendadas como primeira escolha na listeriose neonatal.

		Até 1 semana de vida	> 1 semana de vida
Listeriose neonatal precoce			
Ampicilina	< 2.000 g	100 mg/kg/dia de 12 em 12 horas	150 mg/kg/dia de 8 em 8 horas
	> 2.000 g	150 mg/kg/dia de 8 em 8 horas	200 mg/kg/dia de 6 em 6 horas
Gentamicina		5 mg/kg/dia de 12 em 12 horas	7,5 mg/kg/dia de 8 em 8 horas
Listeriose neonatal tardia			
Ampicilina	200 a 400 mg/kg/dia de 6 em 6 horas ou de 4 em 4 horas		
Gentamicina ou amicacina			

Fonte: Elaborada pela autoria do capítulo.

Prevenção

Deve-se evitar a ingestão de carnes cruas, leites não pasteurizados e seus derivados, além de lavar vegetais e utensílios antes de comer.

Surtos alimentares de listeria são imprevisíveis e podem ocorrer em qualquer local. Assim, é de suma importância reportar para as autoridades de saúde, de maneira rápida, a presença de novos casos (listeriose não é uma doença de notificação compulsória).

Em caso de surtos de listeria, gestantes com sepse ou sintomas de gripe devem ser tratadas com ampicilina e aminoglicosídeo de modo empírico.

O tratamento da gestante pode prevenir a infecção e sequelas em fetos e recém-nascidos.

Referências bibliográficas

1. Vissing NH, Kristensen K, Mønster MB, Møller FT, Knudsen JD, Poulsen A et al. Listeria meningitis in Danish children 2000-2017: a rare event even in a country with high rates of invasive listeriosis. Pediatr Infect Dis J. 2019 Oct;38(10):e274-6. doi: 10.1097/INF.0000000000002373.
2. Lüth S, Halbedel S, Rosner B, Wilking H, Holzer A, Roedel A et al. Backtracking and forward checking of human listeriosis clusters identified a multiclonal outbreak linked to Listeria monocytogenes in meat products of a single producer. Emerg Microbes Infect. 2020 Dec;9(1):1600-8. doi: 10.1080/22221751.2020.1784044.
3. Herrador Z, Gherasim A, López-Vélez R, Benito A. Listeriosis in Spain based on hospitalisation records, 1997 to 2015: need for greater awareness. Euro Surveill. 2019 May;24(21):1800271. doi: 10.2807/1560-7917.ES.2019.24.21.1800271.
4. Dramowski A, Lloyd LG, Bekker A, Holgate S, Aucamp M, Reddy K et al. Neonatal listeriosis during a countrywide epidemic in South Africa: a tertiary hospital's experience. S Afr Med J. 2018 Oct 2;108(10):818-27. doi: 10.7196/SAMJ.2018.v108i10.13207.
5. Chen S, Meng F, Sun X, Yao H, Wang Y, Pan Z et al. Epidemiology of human listeriosis in China during 2008-2017. Foodborne Pathog Dis. 2020 Feb;17(2):119-25. doi: 10.1089/fpd.2019.2683.
6. Wang Z, Tao X, Liu S, Zhao Y, Yang X. An update review on Listeria infection in pregnancy. Infect Drug Resist. 2021 May 26;14:1967-78. doi: 10.2147/IDR.S313675.
7. Charlier C, Disson O, Lecuit M. Maternal-neonatal listeriosis. Virulence. 2020 Dec;11(1):391-7. doi: 10.1080/21505594.2020.1759287.
8. Vidal EN, Rajadurai VS, Anand AJ, Chandran S. Listeriosis during pregnancy and in newborns: 18 years of data from a large tertiary hospital in Singapore. J Pediatric Infect Dis Soc. 2020 Sep 17;9(4):498-501. doi: 10.1093/jpids/piz059.
9. Luo L, Chen X, Payne M, Cao X, Wang Y, Zhang J et al. Case report: whole genome sequencing based investigation of maternal-neonatal listeriosis in Sichuan, China. BMC Infect Dis. 2019 Oct 26;19(1):893. doi: 10.1186/s12879-019-4551-9.
10. Jeffs E, Williman J, Brunton C, Gullam J, Walls T. The epidemiology of listeriosis in pregnant women and children in New Zealand from 1997 to 2016: an observational study. BMC Public Health. 2020 Jan 28;20(1):116. doi: 10.1186/s12889-020-8221-z.

11. Thomas J, Govender N, McCarthy KM, Erasmus LK, Doyle TJ, Allam M et al. Outbreak of listeriosis in South Africa associated with processed meat. N Engl J Med. 2020 Feb 13;382(7):632-43. doi: 10.1056/NEJMoa1907462.
12. Baba H, Kanamori H, Kakuta R, Sakurai H, Oshima K, Aoyagi T et al. Genomic characteristics of Listeria monocytogenes causing invasive listeriosis in Japan. Diagn Microbiol Infect Dis. 2021 Mar;99(3):115233. doi: 10.1016/j.diagmicrobio.2020.115233.
13. Madjunkov M, Chaudhry S, Ito S. Listeriosis during pregnancy. Arch Gynecol Obstet. 2017 Aug;296(2):143-52. doi: 10.1007/s00404-017-4401-1.
14. Craig AM, Dotters-Katz S, Kuller JA, Thompson JL. Listeriosis in pregnancy: a review. Obstet Gynecol Surv. 2019 Jun;74(6):362-8. doi: 10.1097/OGX.0000000000000683.
15. Kollmann TR, Mailman TL, Bortolussi R. Listeriosis. In: Wilson CB, Nizet V, Maldonado YA, Remington JS, Klein JO. Remington and Kelin's infectious diseases of the fetus and newborn infant. 8th ed. Philadelphia: Elsevier; 2016. p. 457-74.
16. Wadhwa Desai R, Smith MA. Pregnancy-related listeriosis. Birth Defects Res. 2017 Mar 15;109(5):324-35. doi: 10.1002/bdr2.1012. Erratum in: Birth Defects Res. 2017 Sep 1;109(15):1236.
17. Pucci L, Massacesi M, Liuzzi G. Clinical management of women with listeriosis risk during pregnancy: a review of national guidelines. Expert Rev 17: Anti Infect Ther. 2018 Jan;16(1):13-21. doi: 10.1080/14787210.2018.1417837.
18. Li C, Zeng H, Ding X, Chen Y, Liu X, Zhou L et al. Perinatal listeriosis patients treated at a maternity hospital in Beijing, China, from 2013-2018. BMC Infect Dis. 2020 Aug 14;20(1):601. doi: 10.1186/s12879-020-05327-6.
19. Lu B, Wu J, Yang J, Cui Y. Listeriosis in two twin pregnancies after in vitro fertilization with differential outcome and literature review. J Matern Fetal Neonatal Med. 2019 May;32(10):1741-6. doi: 10.1080/14767058.2017.1410790.
20. Salama M, Amitai Z, Ezernitchi AV, Sheffer R, Jaffe J, Rahmani S et al. Surveillance of listeriosis in the Tel Aviv District, Israel, 2010-2015. Epidemiol Infect. 2018 Feb;146(3):283-90. doi: 10.1017/S0950268817003004.
21. Charlier C, Perrodeau É, Leclercq A, Cazenave B, Pilmis B, Henry B et al.; MONALISA study group. Clinical features and prognostic factors of listeriosis: the MONALISA national prospective cohort study. Lancet Infect Dis. 2017 May;17(5):510-9. doi: 10.1016/S1473-3099(16)30521-7.
22. Sapuan S, Kortsalioudaki C, Anthony M, Chang J, Embleton ND, Geethanath RM et al. Neonatal listeriosis in the UK 2004-2014. J Infect. 2017 Mar;74(3):236-42. doi: 10.1016/j.jinf.2016.11.007. Epub 2016 Nov 17.
23. Fouks Y, Amit S, Many A, Haham A, Mandel D, Shinar S. Listeriosis in pregnancy: under-diagnosis despite over-treatment. J Perinatol. 2018 Jan;38(1):26-30. doi: 10.1038/jp.2017.145.
24. Tai YL, Chi H, Chiu NC, Lin CY, Cheng JL, Hsu CH et al. Clinical features of neonatal listeriosis in Taiwan: a hospital-based study. J Microbiol Immunol Infect. 2020 Dec;53(6):866-74. doi: 10.1016/j.jmii.2019.08.001.
25. Rabinowicz S, Rubinshtein M, Strauss T, Barkai G, Vardi A, Paret G. Life saving extracorporeal membrane oxygenation support use in neonatal listeriosis. Isr Med Assoc J. 2020 Apr;22(4):258-9.

capítulo 25

Diarreia Neonatal

- Denise Gomes Miyazato
- Alfredo Elias Gilio

Introdução

Apesar dos enormes avanços alcançados pela medicina nas últimas décadas, a doença diarreica continua a ser uma importante causa de morbimortalidade em crianças menores de 5 anos, principalmente nos países em desenvolvimento. Nas últimas décadas, diversos fatores contribuíram para um declínio na mortalidade causada por diarreia, entre eles o uso da terapia de reidratação oral, avanços na terapia nutricional, aumento nas taxas de aleitamento materno, melhor qualidade da alimentação complementar, educação materna, maiores taxas de imunização contra o sarampo e avanços em higiene e saneamento.[1]

A despeito da tendência de melhora nas taxas de mortalidade, a diarreia ainda é responsável por cerca de 21% de todas as mortes de crianças abaixo de 5 anos de idade nas áreas em desenvolvimento, o que corresponde a 2,5 milhões de mortes por ano. Além disso, não houve uma diminuição simultânea das taxas de morbidade atribuíveis a ela. Como o crescimento da população está concentrado nas áreas mais pobres, o impacto da doença é superior ao verificado anteriormente.[2]

Os recém-nascidos constituem um grupo particularmente mais predisposto às infecções entéricas, com maior risco de complicações, necessidade de internação hospitalar e óbito.

Mecanismos de proteção do recém-nascido

Diversos fatores contribuem para a maior suscetibilidade do recém-nascido às infecções do trato gastrointestinal, entre eles a imaturidade da resposta imunológica sistêmica e local, a falta de uma flora intestinal completamente desenvolvida, barreira gástrica bactericida menos eficaz, menor quantidade de muco intestinal e menor motilidade.[3] No recém-nascido, o sistema imune de mucosas ainda não se encontra amadurecido, as placas de Peyer contêm apenas centros germinativos primários, as células B da submucosa produzem apenas IgM, há poucas células T e, praticamente, não se encontram células de memória. A imaturidade do epitélio permite mais permeabilidade para macromoléculas, e o padrão de glicosilação dos microvilos propicia maior adesão de micro-organismos. A baixa acidez gástrica e a menor atividade das enzimas digestivas ainda não representam uma barreira muito eficiente, como ocorre nos organismos adultos.[4,5]

A natureza, porém, desenvolveu mecanismos de proteção adaptativa, representados pela passagem transplacentária de anticorpos, pelos fatores de resistência presentes no líquido amniótico e, na vida extrauterina, pelo colostro e pelo leite humano, que oferecem vários agentes protetores. Nesse contexto, o aleitamento materno é um importante mecanismo de proteção para o recém-nascido, sendo considerado a medida preventiva mais efetiva contra a diarreia. Esse mecanismo protetor se deve à presença de múltiplos fatores anti-infecciosos, anti-inflamatórios e imunomoduladores, como anticorpos secretores, glicans (oligossacarídeos e glicoconjugados), lactoferrina, leucócitos, citocinas, bem como outros fatores produzidos pelo sistema imune inato e adquirido materno.[4] A Organização Mundial da Saúde (OMS), em 2000, publicou o resultado de um estudo multicêntrico realizado em 14 países, onde a incidência de diarreia antes dos 6 meses de idade foi 4 a 5 vezes menor nas crianças em aleitamento materno exclusivo, em comparação com a de crianças não amamentadas.[6]

Como em outras secreções externas, também no leite materno predominam os anticorpos secretores da classe IgA (SIgA), os quais, no entanto, não são absorvidos pelo trato gastrointestinal do recém-nascido e podem ser encontrados intactos nas fezes, o que possibilita sua atividade na proteção anti-infecciosa ao longo de todo o trato gastrointestinal. A função desses anticorpos é agir localmente, promovendo um revestimento protetor nas superfícies mucosas da criança e a exclusão imune, que consiste em um mecanismo não inflamatório para manter fora do organismo toxinas, micro-organismos e outros materiais antigênicos potencialmente perigosos. A principal ação dos SIgA é ligar-se a micro-organismos e macromoléculas, impedindo sua aderência às superfícies mucosas, prevenindo, assim, o contato de patógenos com o epitélio.[4] Além do efeito inibitório de adesão e invasão bacterianas, as moléculas de IgA do colostro podem, também, atuar como opsoninas, ligando-se na superfície das bactérias e facilitando a sua ingestão e eliminação pelos fagócitos presentes no colostro humano.[7] Crianças alimentadas exclusivamente pelo leite materno recebem, por dia, cerca de 0,2 a 0,3 g/kg de SIgA.[8]

Outras imunoglobulinas são encontradas no colostro e no leite humano em concentrações mais baixas que a da IgA. A IgM é a segunda mais abundante, sendo encontrada em concentrações de até 2,5 mg/mL. Anticorpos IgM de alta avidez reativos com vírus e bactérias podem ter importante papel na defesa da superfície mucosa do lactente. A IgG encontra-se em baixas concentrações no leite humano, cerca de 0,1 mg/mL. A IgD e a IgE encontram-se em concentrações muito baixas no colostro e no leite humano.[4]

Além dos anticorpos, o colostro humano contém ácidos graxos e peptídeos, que atuam como fatores anti-infecciosos inespecíficos, os quais são adaptados para atuar nas condições das superfícies mucosas, são resistentes aos processos digestivos, podem ser multifuncionais e capazes de agir em conjunto sinergicamente e têm produção e secreção pela glândula mamária variáveis no decorrer da lactação, sendo inversamente proporcionais à sua produção pelo lactente. Esses fatores exercem suas ações sem desencadear reações inflamatórias intensas, as quais poderiam ser nocivas à mucosa intestinal do lactente.

A lactoferrina é uma glicoproteína resistente à proteólise enzimática, presente em altas concentrações no colostro e no leite. Uma das funções da lactoferrina é quelar íons Fe^{+++}, essenciais para a multiplicação de micro-organismos patogênicos, diminuindo assim sua disponibilidade no microambiente intestinal. Além desse mecanismo, a lactoferrina pode ligar-se diretamente a certos componentes da parede bacteriana, bem como, de maneira direta, inibir certos vírus. A digestão da lactoferrina resulta na formação de lactoferricina, um peptídeo bactericida que tem ação na inibição da adesão de *Escherichia coli* enteropatogênica clássica (EPEC) a células intestinais e que também mostrou ação contra vírus e fungos. A lisozima é uma enzima capaz de degradar peptidoglicanos da parede de bactérias Gram-positivas, como *Staphylococcus aureus*, e também pode ser bactericida para outras bactérias Gram-negativas, como *Escherichia coli*, interagindo sinergicamente com lactoferrina e IgA. É resistente à digestão por tripsina e ao meio ácido. Os lipídeos presentes no leite humano são hidrolisados em ácidos graxos e monoglicerídeos, os quais têm atividade sobre vírus envelopados, certas bactérias, além de protozoários como *Giardia lamblia* e *Entamoeba histolytica*. Os triglicerídeos, sob ação de lipases linguais e gástricas, são transformados em ácidos graxos livres e monoglicerídeos, os quais têm atividade antimicrobiana. Existem vários peptídeos antimicrobianos no leite humano. As defensinas são peptídeos com ação antimicrobiana que agem formando poros nas membranas de micro-organismos. A lactoperoxidase do leite humano, em contato com a saliva do lactente, forma um composto bactericida para bactérias Gram-positivas e Gram-negativas, o qual pode agir na boca e no trato gastrointestinal superior da criança. A α-lactalbumina, sob as condições encontradas no estômago do lactente e na presença do ácido oleico, resulta em complexo biologicamente ativo, capaz de provocar apoptose de células malignas.

O leite humano é também rico em glicoconjugados, estruturas complexas de carboidratos ligados a outras moléculas, formando glicoproteínas, glicolipídeos, mucinas, glicosaminoglicanos e oligossacarídeos livres. Os oligossacarídeos inibem a aderência de micro-organismos como *Streptococcus pneumoniae*, *Escherichia coli*, *Campylobacter jejuni*, entre outros. A mucina é uma proteína altamente glicosilada, ligada a glóbulos de gordura no colostro e no leite, e tem como principal função inibir a adesão bacteriana. Outros glicoconjugados presentes no leite humano são κ-caseína, *toll-like receptors* e componentes do complemento.

O colostro e o leite humano contêm inúmeras citocinas e fatores imunomodulatórios, entre eles interferon-gama (IFN-γ), o fator de crescimento do fibroblasto (TGF-β), o fator estimulante de colônia de granulócitos (G-CSF), as interleucinas (IL-1, IL-8) e o fator de necrose tumoral-a (TNF-α). Aparentemente, existe uma predominância de citocinas imunomoduladoras ou anti-inflamatórias sobre o efeito das citocinas pró-inflamatórias. Não se sabe exatamente qual é a função das citocinas presentes no leite humano. É provável que elas ajudem a acelerar a maturação do sistema imune das mucosas da criança, além de diminuir possíveis processos inflamatórios danosos envolvendo as mucosas do recém-nascido.

Outros componentes multifuncionais do leite humano podem exercer influência sobre o desenvolvimento do sistema imune do lactente, entre eles: hormônios e fatores de crescimento, ácidos graxos poli-insaturados de cadeia longa (PUFA) e nucleotídeos. Componentes prebióticos presentes no leite humano estimulam a proliferação de bactérias benéficas, como lactobacilos e bifidobactérias, baixando o pH intestinal e inibindo a proliferação de bactérias patogênicas. A alta concentração de lactose e oligossacarídeos não digeridos encontrada no leite humano favorece a formação de colônias de *Bifidobacterium* spp. e *Lactobacillus* spp., evitando o crescimento de *Clostridium* spp. e de outros agentes patogênicos e promovendo uma redução na gravidade das gastroenterites.

O colostro humano contém também grande número de leucócitos viáveis, com predominância de fagócitos polimorfonucleares e mononucleares, incluindo numerosos macrófagos. Apesar de tão numerosas, pouco se sabe sabre as possíveis funções dessas células no intestino do neonato. Os fagócitos presentes no colostro apresentam alta atividade fagocitária, tanto para partículas como para micro-organismos.[4]

Principais agentes etiológicos

Os agentes etiológicos implicados na patologia da diarreia são bastante variados e podem ser divididos em virais, bacterianos e protozoários. A frequência de cada patógeno varia segundo as diferentes regiões geográficas, os grupos etários e as condições higiênico-sanitárias das comunidades, bem como conforme a competência imunológica dos indivíduos infectados.

Agentes virais

Os vírus causadores de gastroenterite em crianças são: rotavírus, adenovírus entéricos, astrovírus, calicivírus e norovírus. Entre eles, o mais importante, sem dúvida, é o rotavírus.

Vírus RNA de genoma segmentado, à microscopia eletrônica os rotavírus assumem o formato de "roda" e, por isso, recebem essa denominação. Apresentam três proteínas virais, que são fundamentais para a sua classificação: VP6, VP7 e VP4. A proteína VP6 permite a classificação dos rotavírus em grupos. Há seis grupos descritos: de A até F, sendo que destes os grupos A, B e C já foram descritos em humanos. Os rotavírus do grupo A podem ser classificados em sorotipos, com base em duas proteínas de superfície: VP7, que permite a classificação nos sorotipos G; e VP4, que permite a classificação nos sorotipos P. São conhecidos pelo menos 10 sorotipos G e 9 sorotipos P, que afetam humanos. Os sorotipos predominantes variam ao longo do tempo e de uma região para outra. Dessa forma, num amplo estudo epidemiológico, realizado com crianças menores de 5 anos de idade, com desidratação grave, em 4 cidades no Brasil, verificou-se que os sorotipos predominantes eram os seguintes: G1P8 em Porto Alegre; G9P8 em São Paulo; e G2P4 em Goiânia e Salvador.[9]

Os rotavírus infectam primariamente os enterócitos do ápice da vilosidade intestinal. As células da cripta são preservadas. Ocorrem lesão e destruição das células do ápice e, dessa maneira, há uma redução da superfície de absorção intestinal, redução das dissacaridases intestinais e secreção de água e eletrólitos.

As infecções por rotavírus apresentam uma nítida sazonalidade, com predomínio dos casos nos meses frios. O período de incubação é curto: de 1 a 3 dias. A excreção viral se inicia 1 dia antes das manifestações clínicas e atinge o máximo no 3º ou 4º dia de doença. Na fase aguda, a excreção viral é muito acentuada, atingindo 10^{11} partículas virais por mL de fezes. Geralmente a excreção viral dura 1 semana. O vírus é bastante estável e resistente às condições do meio ambiente. A principal via de transmissão do rotavírus dentro dos berçários são as mãos dos profissionais de saúde que manipulam os recém-nascidos.

A maioria das infecções por rotavírus nos recém-nascidos são assintomáticas ou evoluem com doença leve. Entretanto, alguns casos podem ser graves. Os sinais clínicos iniciais geralmente são inespecíficos e podem se apresentar com vômitos, letargia e pouca aceitação por via oral. Após algumas horas, surge a diarreia aquosa, sem sangue. Na maioria dos casos, a melhora ocorre entre o 3º e o 4º dia da doença, embora o quadro, às vezes, possa persistir por 2 semanas, especialmente nos recém-nascidos de baixo peso.[10]

O diagnóstico pode ser feito por meio da pesquisa de rotavírus nas fezes. Os *kits* comerciais geralmente utilizam método de enzima-imunoensaio. A sensibilidade e a especificidade desses testes situam-se em torno de 90%.

O princípio fundamental do tratamento é a hidratação. Os casos mais leves podem receber hidratação oral, mas os casos mais graves necessitam de hidratação parenteral. Não há medicação específica, embora haja estudos sugerindo um papel para os probióticos, especialmente para os *Lactobacillus*.[11]

Atualmente, existem duas vacinas licenciadas para rotavírus: uma monovalente G1P8; e uma vacina pentavalente. A vacina monovalente está disponível na rede pública e faz parte do calendário de imunização, do Programa Nacional de Imunizações do Ministério da Saúde, desde 2006. A sua utilização em larga escala no Brasil tem demonstrado efetividade para redução dos casos graves de diarreia aguda por rotavírus.[12] Essa redução geral das diarreias por rotavírus podem teoricamente afetar também os recém-nascidos, pelo chamado "efeito de rebanho", que é a redução de determinada doença numa faixa etária não vacinada por causa da vacinação de outra faixa etária. Vale a pena lembrar que a vacina para rotavírus não é utilizada no recém-nascido, e sim a partir de 2 meses de idade.

Agentes bacterianos

As bactérias que mais frequentemente causam diarreia são: *Escherichia coli*, *Shigella* sp., *Salmonella* sp. e *Campylobacter jejuni*. Várias outras podem ser encontradas mais raramente: *Yersinia enterocolitica*, *Clostridium difficile* e, em algumas regiões, o *Vibrio cholerae*.

Escherichia coli

Na verdade, as *Escherichia coli*, que podem estar envolvidas nos quadros de diarreia aguda, constituem um grupo. Atualmente, são descritos cinco tipos de *E. coli* que podem causar diarreia: *Escherichia coli* enteropatogênica clássica (EPEC); *Escherichia coli* enterotoxigênica (ETEC); *Escherichia coli* enteroinvasora (EIEC); *Escherichia coli* êntero-hemorrágica (EHEC); e *Escherichia coli* enteroagregativa (EAEC). Um resumo das principais características das *E. coli* causadoras de diarreia pode ser visto no Quadro 25.1.

Quadro 25.1 Resumo das características das *E. coli* causadoras de diarreia.

E. coli	Sorogrupos comuns	Mecanismo de ação
EPEC	055K59; 011K88 0111K88; 0119K6a	Aderência aos enterócitos
ETEC	06K15; 08K40	Enterotoxinas LT e ST
EIEC	028ac; 029	Invasão do cólon
EHEC	0157H7	Toxina Shiga
EAEC	03H2; 078H33	Aderência agregativa e toxina

Fonte: Adaptado de O'Ryan et al., 2011.[10]

Escherichia coli enteropatogênica clássica

EPEC é uma das principais causas de diarreia aguda em lactentes e recém-nascidos, especialmente nos países subdesenvolvidos. Os adultos podem estar colonizados por EPEC sem apresentar qualquer manifestação clínica e podem transmiti-la para o recém-nascido. Culturas de fezes de mães, obtidas antes, durante ou imediatamente após o parto, revelam taxas de colonização de 10% a 15%.[10]

Dentro dos berçários, a transmissão da EPEC ocorre por via fecal-oral e o principal meio de transmissão são as mãos dos profissionais de saúde que manipulam os recém-nascidos. As epidemias dentro das unidades neonatais podem ser explosivas, afetando grande porcentagem de crianças, ou evoluir de forma insidiosa, durando um longo período.

As EPEC aderem às células da mucosa intestinal do intestino delgado, causam destruição da borda em escova dos enterócitos e promovem um desarranjo estrutural. Ocorre destruição da microvilosidade, achatamento da vilosidade intestinal e infiltração da lâmina própria.

Após a exposição do recém-nascido a uma EPEC, pode ocorrer uma infecção assintomática ou diarreia aguda em variados graus de gravidade. O período de incubação é de aproximadamente 7 dias, mas pode variar de 24 horas a 20 dias. Geralmente, os prematuros e os recém-nascidos com doença de base apresentam os quadros mais graves. O início da doença geralmente é insidioso, com recusa alimentar e distensão abdominal, que podem ser seguidas por diarreia aquosa, que se inicia abruptamente. As fezes podem conter muco, mas geralmente não têm sangue e apresentam um odor característico. Precocemente ocorre hiperemia e lesão do períneo. A febre pode estar presente, mas não costuma ser elevada. A disseminação hematogênica da EPEC não é comum. A diarreia pode durar de 1 a 3 semanas.[13] Muitas vezes, há episódios de recorrência, após um período inicial de melhora. Nos casos graves, a desidratação é muito comum e o recém-nascido pode perder de 10% a 15% do seu peso em poucas horas. Os distúrbios metabólicos mais comuns são acidose metabólica e hiponatremia. Uma complicação possível é o desenvolvimento de diarreia persistente, com duração acima de 14 dias. Nesses casos, além da desidratação, outro aspecto fundamental é a desnutrição; e a má-absorção de lactose e outros dissacarídeos pode estar presente.

O diagnóstico é confirmado pela recuperação nas fezes de uma *Escherichia coli* que seja identificada como pertencente a um dos grupos da EPEC.

O princípio fundamental do tratamento é a hidratação, bem como a correção dos distúrbios hidroeletrolíticos e do equilíbrio ácido-básico.[14] Nos casos leves, a hidratação pode ser feita por via oral, mas nos casos graves a hidratação parenteral é essencial.

Alguns autores preconizam o uso de antibioticoterapia por via oral, com antibiótico não absorvível, para o tratamento da diarreia grave por EPEC. O antibiótico mais utilizado por eles para esse propósito foi a neomicina, mas alguns outros foram utilizados, como gentamicina ou colistina. A dose da neomicina utilizada por esses autores foi de 100 mg/kg/dia por via oral, em 3 doses diárias, por 3 dias. A dose do colistina foi de 15 a 20 mg/kg/dia por via oral, em 3 doses diárias, por 3 dias.[10] O uso de antibiótico parenteral está indicado se houver confirmação ou suspeita de disseminação. Geralmente, utiliza-se um aminoglicosídeo, como amicacina.

Escherichia coli enterotoxigênica

Essas cepas de *E. coli* produzem enterotoxinas, que atuam aumentando muito a secreção intestinal de água, cloro e sódio. Há dois tipos de enterotoxina que podem ser produzidas: termolábil (LT); e termoestável (ST). A produção dessas enterotoxinas é determinada por um plasmídeo. A diarreia costuma ser aquosa e em grande volume, semelhante à da cólera. A média de duração da diarreia é de 4 dias. As ETEC são causa comum de diarreia do viajante em adultos. Também podem causar diarreia em crianças em regiões de saneamento básico inadequado. Não são muito comuns nos recém-nascidos, mas alguns surtos já foram documentados.[10]

Alguns sorogrupos estão mais frequentemente associados à produção das enterotoxinas, mas, como essa propriedade não é cromossômica e está num plasmídeo, a comprovação da presença da ETEC deverá ser feita pela pesquisa das toxinas, o que não é feito nos exames de rotina.

O princípio fundamental do tratamento é a hidratação. Os antibióticos não estão indicados.

Escherichia coli enteroinvasiva

Esse grupo de *E. coli* causa diarreia por invasão da mucosa intestinal do cólon de uma maneira similar à da *Shigella* sp. São pouco frequentes nos recém-nascidos. Geralmente, o quadro clínico é de diarreia com presença de sangue: disenteria. A maioria das EIEC pertence a poucos sorogrupos O (Quadro 25.1). Entretanto, a comprovação de sua capacidade de invadir as células é feita por meio de um teste, chamado teste de Sereny, que avalia conjuntivite em animais de laboratório.

Escherichia coli êntero-hemorrágica

São *E. coli* que produzem uma toxina chamada *Shiga toxin*. O sorogrupo mais comum é O157H7. Produzem surtos de diarreia sanguinolenta e podem causar a síndrome hemolítica-urêmica. As fontes mais comuns são alimentos contaminados. As infecções frequentemente envolvem lactentes e crianças e sua incidência em recém-nascidos permanece desconhecida. Geralmente, os recém-nascidos que desenvolvem a doença tiveram contato com adultos ou outras crianças durante um surto.[10]

O uso de antimicrobianos não está indicado e o princípio fundamental do tratamento é a hidratação.

Escherichia coli enteroagregativa

Esse grupo de *E. coli* apresenta dois padrões de aderência às células Hep 2: difuso; e agregativo. Causam diarreia porque elaboram citotoxinas que lesam os enterócitos, bem como enterotoxinas que estimulam a secreção.

Trata-se de um dos agentes etiológicos mais frequentes de diarreia aguda em nosso meio[15] e alguns surtos em berçários já foram descritos. A diarreia geralmente é aquosa e, de maneira geral, a evolução é afebril. Algumas dessas crianças podem evoluir para diarreia persistente, com comprometimento do estado nutricional. O tratamento se baseia na hidratação.

Salmonella sp.

As salmonelas têm a habilidade de penetrar nas células epiteliais intestinais e atingir a submucosa. Uma vez dentro dos fagócitos, são resistentes à lise e podem se disseminar, causando focos metastáticos a distância. Além da invasão do enterócito, também produzem enterotoxinas.

A acidez gástrica é um importante mecanismo de proteção contra as salmonelas. Os recém-nascidos apresentam uma hipocloridria que justifica em parte sua suscetibilidade aumentada. Além disso, não respondem adequadamente aos lipopolissacárides da *Salmonella*.

As infecções por *Salmonella* no recém-nascido não são muito comuns, mas alguns surtos já foram descritos. A *Salmonella* é muito resistente no meio ambiente e pode facilmente contaminar as mãos dos profissionais de saúde que manipulam os recém-nascidos.

Geralmente, o período de incubação é inferior a 7 dias. O início da doença costuma ser abrupto, com febre, diarreia e queda do estado geral. A diarreia pode ser aquosa com muco ou sanguinolenta. A bacteremia é mais comum no recém-nascido do que nas crianças mais velhas, podendo atingir de 30% a 50% dos casos.[10] Os focos metastáticos a distância mais comuns são: pneumonia, osteomielite, artrite séptica e meningite. A meningite geralmente é grave, com letalidade elevada e alta taxa de morbidade, com sequelas neurológicas permanentes, como hemiparesia, síndrome convulsiva e déficit cognitivo.

A identificação da *Salmonella* deve ser feita pela cultura de fezes, sangue e outros líquidos estéreis, como liquor e líquido articular.

No tratamento, a hidratação e a correção dos distúrbios hidroeletrolíticos são essenciais. A principal questão refere-se à antibioticoterapia. Por um lado, sabe-se que o uso de antibióticos prolonga o período de excreção da *Salmonella*; por outro, no recém-nascido, mesmo na ausência de bacteremia ou foco metastático, a antibioticoterapia está indicada, especialmente se ele estiver toxemiado. Nos casos de bacteremia, sem localização extraintestinal, a duração do tratamento deve ser de 10 dias. Nos casos de disseminação, o tempo deverá ser de 2 a 4 semanas.[10] A *Salmonella* tipicamente apresenta alta taxa de resistência aos antimicrobianos. De maneira geral, os aminoglicosídeos não mostram boa atividade contra ela. Atualmente, os antibióticos de escolha são as cefalosporinas de terceira geração, como o cefotaxime.

Shigella sp.

Existem quatro espécies de Shigella: *Shigella dysenteriae; Shigella flexneri; Shigella boydii* e *Shigella sonnei.* Agem penetrando no enterócito do cólon e também podem produzir enterotoxina. O inóculo para sua transmissão é pequeno e por isso podem se difundir facilmente de pessoa a pessoa. Não são agentes etiológicos comuns no recém-nascido.

O período de incubação é de 12 a 48 horas. O quadro clínico é de febre, vômitos, diarreia em grande quantidade e toxemia. As fezes podem ser sanguinolentas ou aquosas. A bacteremia não é tão comum como na Salmonella, mas pode ocorrer. Uma complicação comum é uma síndrome convulsiva, que pode ocorrer antes ou durante o curso da diarreia.[16] Sepse pode ocorrer por outro agente etiológico que atingiu a corrente sanguínea por causa da lesão da mucosa determinada pela Shigella.

A comprovação do diagnóstico é feita pela coprocultura. A hidratação e correção dos distúrbios hidroeletrolíticos é fundamental. Na diarreia por Shigella no recém-nascido a antibioticoterapia está indicada. Vale a pena lembrar que muitos antibióticos para os quais a Shigella possa mostrar sensibilidade *in vitro* não são eficazes *in vivo*, como: cefalexina, amoxicilina e cefaclor. Em nosso meio as taxas de resistência da Shigella para sulfametoxazol-trimetoprim e ampicilina são muito elevadas. Atualmente, a primeira escolha para o tratamento é ceftriaxone. Geralmente o antibiótico deve ser utilizado por um prazo curto, de 3 a 5 dias.

Campylobacter sp.

Existem 15 espécies de *Campylobacter* que podem afetar tanto animais quanto humanos, sendo mais comum como causa de diarreia em humanos a *Campylobacter jejuni.* Atuam por produzir enterotoxinas e citotoxinas.

Os casos de diarreia no recém-nascido geralmente se devem à transmissão materna durante o trabalho de parto, mas também pode ocorrer a transmissão pessoa a pessoa no berçário. Muitas infecções no recém-nascido são inaparentes ou apresentam quadros muito leves. Os casos mais graves se caracterizam por diarreia, geralmente sanguinolenta. Bacteremia e disseminação podem ocorrer, mas são muito raras.[10]

Para o isolamento do *Campylobacter* das fezes, são necessárias técnicas especiais de cultivo. Na prática clínica, não se recomenda o uso de antibiótico, porque os estudos mostram que são eficazes apenas se forem utilizados nos primeiros 4 dias de doença, o que inviabiliza a sua utilização.

Yersinia enterocolitica

Yersinia enterocolitica pode ser causa de diarreia em crianças mais velhas e adultos. Em recém-nascidos, são raramente encontradas. O quadro clínico é de diarreia aquosa. Aproximadamente um terço dos casos pode evoluir para sepse.[10]

Para o seu diagnóstico são necessárias técnicas especiais de cultura.

O tratamento nos casos graves deve ser feito com cefotaxime.[17]

Clostridium difficile

São bacilos anaeróbios Gram-positivos que produzem duas toxinas. Na presença de pressão seletiva de antibióticos, pode ocorrer o supercrescimento do *Clostridium difficile* e a produção das suas toxinas. A toxina A aumenta a secreção intestinal; e a toxina B tem efeito citopático e causa colite pseudomembranosa.

A colonização de recém-nascidos por *Clostridium difficile* é muito comum, especialmente nas Unidades de Terapia Intensiva Neonatais, por causa do uso frequente de antimicrobianos nessas unidades.

Em crianças mais velhas e adultos, *Clostridium difficile* causa diarreia, dor abdominal, náuseas, vômitos e febre, que geralmente se manifesta após 4 a 10 dias do início da antibioticoterapia. Nos recém-nascidos, há questionamentos se pode ocorrer o mesmo.[10]

Para o diagnóstico, não basta isolar o *Clostridium difficile* nas fezes. É necessário identificar as toxinas ou, nos casos mais graves, realizar a colonoscopia para procurar a colite pseudomembranosa.

O princípio fundamental do tratamento é a suspensão do antibiótico, se for possível. O tratamento específico é feito com metronidazol. Raramente, é necessário utilizar vancomicina por via oral.

Protozoários

Os protozoários que têm importância como agentes de diarreia aguda são: *Giardia lamblia*, *Entamoeba histolytica* e *Cryptosporidium parvum*.

Todos eles são muito raros no período neonatal. O recém-nascido pode se infectar: durante o parto, pelo contato com fezes maternas; no hospital, por contato com a equipe; ou em casa, pelo contato com indivíduos infectados. O período de incubação para *Entamoeba histolytica* e *Giardia lamblia* é de 1 a 4 semanas; e para *Cryptosporidium parvum* é de 1 a 2 semanas.

O diagnóstico é confirmado pelo parasitológico de fezes. Para *Entamoeba histolytica* e *Giardia lamblia*, o tratamento é feito com metronidazol.

Referências bibliográficas

1. Parashar UD, Bresee JS, Glass RI. The global burden or diarrhoeal disease in children [Editorial]. Bull World Health Organ. 2003;81(4):236.
2. Kosek M, Bern C, Guerrant RL. The global burden of diarrhoeal disease, as estimated from studies published between 1992 and 2000. Bull World Health Organ. 2003;81(3):197-204.
3. Sáez-Llorens X, McCracken GH. Perinatal bacterial diseases. In: Feigin RD, Cherry JD, editors. Textbook of pediatric infectious diseases. Philadelphia: WB Saunders; 1998. p. 892-926.
4. Quintal VS, Carbonare SB. Imunologia do leite humano: PRORN – Imunobiologia do Leite Humano. In: Procianoy RS, Leone CR, organizadores; Sociedade Brasileira de Pediatria. PRORN: Programa de Atualização em Neonatologia: Ciclo 3. Porto Alegre: Artmed Panamericana; 2004. p. 9-51. (Sistema de Educação Continuada a Distância, v. 2).
5. Bernt KM, Walker WA. Human milk as a carrier of biochemical messages. Acta Paediatr Suppl. 1999;88:27-41.
6. WHO Collaborative Study Team on the Role of Breastfeeding in the Prevention of Infant Mortality. Effect of breastfeeding on infant and child mortality due to infectious diseases in less developed countries: a pooled analysis. Lancet. 2000;355:451-5.
7. Honório AC, Carvalho MP, Isaac L, Trabulsi LR, Carneiro-Sampaio MM. Colostral mononuclear phagocytes are able to kill enteropathogenic Escherichia coli opsonized with colostral IgA. Scand J Immunol. 1997;46:59-66.
8. Carneiro-Sampaio MM, Silva ML, Carbonare SB, Palmeira P, Delneri MT, Honório AC et al. Breastfeeding protection against enteropathogenic Escherichia coli. Rev Microbiol, São Paulo. 1996;26:151-4.
9. Munford V, Gilio AE, Souza EC et al. Rotavirus gastroenteritis in children in 4 regions in Brazil: a hospital-based surveillance study. The Journal of Infectious Diseases. 2009;200:S106-13.
10. O'Ryan ML, Nataro JP, Cleary TG. Microrganisms responsible for neonatal diarrhea. In: Remington JS, Klein J, Wilson LB, Nizet V, Maldonado YA. Infectious diseases of the fetus and newborn infant. 8th ed. Philadelphia: Elsevier; 2011.
11. Rosenfeldt V, Flescher K, Jakobsen M et al. Effect of probiotic Lactobacillus strains in young children hospitalized with acute diarrhea. Pediatr Infect Dis J. 2002;21:411.

12. Gurgel RG, Bohland AK, Vieira SCF et al. Incidence of Rotavirus an all-cause diarrhea in northeast Brazil following the introduction of a national vaccination program. Gastroenterology. 2009;137:1970-5.
13. Senerwa D, Olsvik O, Mutanda LN et al. Colonization of neonates in a nursery ward with enteropathogenic Escherichia coli and correlation to the clinical histories of the children. J Clin Microbiol. 1989;27:2539.
14. Guerrant RL, Van Gilder T, Steiner TS et al. Practice guidelines for the management of infectious diarrhea. Clin Infect Dis. 2001;32:331.
15. Scaletsky IC, Gabbricotti SH, Silva SO et al. Hepj-2-adherent Escherichia coli strains associated with acute infantile diarrhea, São Paulo, Brazil. Emerg Infect Dis. 2002;8:855.
16. Ashkenazi S, Dinari G, Zevalunova A et al. Convulsions in childhood shigellosis. Am J Dis Child. 1987;141:208.
17. Abdel-Haq N, Asmar B, Abuhammour W et al. Yersinia enterocolitica infection in children. Pediatr Infect Dis J. 2000;19:954.

capítulo 26

Tétano Neonatal

- Juliana Bottino Navarro
- Michele da Silva Jordan Faleiros

Introdução

O que há de mais importante a saber sobre o tétano neonatal é que se trata de uma doença infecciosa não contagiosa e completamente prevenível para o recém-nascido. Acomete, basicamente, as populações mais pobres do mundo, nas quais, obviamente, o acesso a um bom sistema de saúde e educação é precário (se não ausente), as mulheres são pobres e há pouca informação e preocupação no que se refere a procedimentos seguros para um parto.

Assim, embora pareça improvável que uma infecção não contagiosa e de fácil prevenção ainda ocorra no mundo atual, o fato é que o tétano neonatal é uma realidade, e a quase totalidade dos casos ocorre pelos países da África e da Ásia, onde se encontram os piores índices de desenvolvimento humano (IDH).

Segundo dados registrados no Sistema de Informação de Agravos de Notificação (SINAN), no período de 2007 a 2021 foram confirmados 36 casos de TNN no Brasil, sendo: 16 casos na Região Norte (44%), 12 casos na Região Nordeste (33%), 4 casos na Região Sudeste (11%), 3 casos na Região Sul (8%) e 1 caso na Região Centro-Oeste (3%). Em 2007 foram registrados 5 casos e em 2016 apenas 1 caso. Entre os anos de 2017 a 2019 não foram registrados casos de tétano neonatal no país. Em 2020 foi confirmado 1 caso no município de Tartarugalzinho/AP[11] (Tabelas 26.1 e 26.2).

Em setembro de 2017 a Organização Pan-Americana de Saúde (Opas/OMS) declarou eliminado o tétano materno e neonatal (TMN) nas Américas. O recente progresso na eliminação global levou à eliminação do TMN em 43 países, inclusive o Haiti. O tétano materno e neonatal é a sexta doença eliminada nas Américas por conta da vacinação. No mundo, há 16 países que ainda não eliminaram a doença. O Brasil eliminou o TMN enquanto problema de saúde pública em 2003.

Tabela 26.1 Casos confirmados de tétano neonatal (Brasil, Grandes Regiões e Unidades Federadas – 1990 a 2023*).

Região e UF	1990	1991	1992	1993	1994	1995	1996	1997	1998	1999	2000	2001	2002	2003	2004
Região Norte	**44**	**54**	**50**	**47**	**32**	**29**	**14**	**15**	**16**	**16**	**10**	**14**	**10**	**7**	**6**
Rondônia	7	16	11	12	2	3	0	3	1	2	1	2	0	1	0
Acre	1	1	1	2	3	0	0	2	1	0	0	2	1	2	0
Amazonas	4	8	4	16	9	9	7	4	7	5	2	4	2	0	1
Roraima	0	0	0	2	0	0	0	0	0	0	0	0	0	0	0
Pará	23	19	23	12	17	10	2	4	5	4	6	6	3	4	4
Amapá	5	0	4	2	0	1	0	2	0	1	1	0	3	0	0
Tocantins	4	10	7	1	1	6	5	0	2	4	0	0	1	0	1
Região Nordeste	**152**	**120**	**115**	**113**	**89**	**65**	**54**	**54**	**40**	**27**	**18**	**15**	**18**	**7**	**7**
Maranhão	14	16	8	9	8	6	3	3	7	8	3	1	3	0	1
Piauí	0	2	3	1	3	3	2	5	2	0	1	0	0	0	0
Ceará	23	9	18	22	11	11	11	11	9	3	1	0	2	1	0
Rio Grande do Norte	7	6	3	2	4	1	3	1	0	1	0	1	0	0	1
Paraíba	5	3	2	1	1	1	3	2	1	3	1	0	1	0	0
Pernambuco	18	16	18	8	14	9	6	8	4	3	2	2	3	0	2
Alagoas	21	12	15	12	17	13	7	12	2	2	3	5	3	3	0
Sergipe	4	2	5	8	2	2	2	1	0	0	1	1	0	0	0
Bahia	60	54	43	50	29	19	17	11	15	7	6	5	6	3	3
Região Sudeste	**29**	**45**	**25**	**29**	**20**	**25**	**15**	**13**	**11**	**10**	**7**	**4**	**3**	**0**	**3**
Minas Gerais	12	28	12	19	11	20	11	10	6	7	5	2	2	0	2
Espírito Santo	5	8	6	3	2	1	1	1	0	1	1	2	0	0	0
Rio de Janeiro	10	7	6	5	7	3	2	1	4	1	1	0	1	0	1
São Paulo	2	2	1	2	0	1	1	1	1	1	0	0	0	0	0
Região Sul	**32**	**17**	**13**	**10**	**13**	**5**	**4**	**7**	**3**	**7**	**4**	**2**	**2**	**2**	**0**
Paraná	15	5	9	3	8	2	2	3	1	2	1	0	0	0	0
Santa Catarina	3	2	1	1	1	0	0	1	1	0	3	1	1	0	0
Rio Grande do Sul	14	10	3	6	4	3	2	3	1	5	0	1	1	2	0
Região Centro-Oeste	**34**	**31**	**30**	**16**	**17**	**7**	**6**	**12**	**4**	**6**	**3**	**2**	**2**	**0**	**2**
Mato Grosso do Sul	7	16	12	6	6	5	2	7	0	3	2	2	0	0	0
Mato Grosso	11	5	7	7	8	1	3	3	3	0	0	0	0	0	0
Goiás	16	9	11	3	3	1	1	2	1	3	0	0	2	0	2
Distrito Federal	0	1	0	0	0	0	0	0	0	0	1	0	0	0	0
Brasil	**291**	**267**	**233**	**215**	**171**	**131**	**93**	**101**	**74**	**66**	**42**	**37**	**35**	**16**	**18**

* Dados sujeitos a revisão.

Fonte: SINAN/SVSA/MS – atualizado em 23/10/2023.

2005	2006	2007	2008	2009	2010	2011	2012	2013	2014	2015	2016	2017	2018	2019	2020	2021	2022	2023
5	**4**	**2**	**2**	**0**	**4**	**4**	**1**	**2**	**0**	**0**	**0**	**0**	**0**	**0**	**1**	**0**	**0**	**0**
0	0	0	0	0	0	0	0	0	0	0	0	0	0	0	0	0	0	0
1	1	0	0	0	1	1	0	0	0	0	0	0	0	0	0	0	0	0
0	1	0	0	0	0	2	0	0	0	0	0	0	0	0	0	0	0	0
0	0	0	0	0	0	0	0	0	0	0	0	0	0	0	0	0	0	0
1	2	2	2	0	3	1	1	2	0	0	0	0	0	0	0	0	0	0
2	0	0	0	0	0	0	0	0	0	0	0	0	0	0	1	0	0	0
1	0	0	0	0	0	0	0	0	0	0	0	0	0	0	0	0	0	0
7	**4**	**2**	**3**	**2**	**3**	**2**	**0**	**0**	**0**	**0**	**0**	**0**	**0**	**0**	**0**	**0**	**0**	**0**
4	0	2	1	2	1	0	0	0	0	0	0	0	0	0	0	0	0	0
0	1	0	0	0	0	0	0	0	0	0	0	0	0	0	0	0	0	0
1	0	0	0	0	0	0	0	0	0	0	0	0	0	0	0	0	0	0
0	0	0	0	0	0	0	0	0	0	0	0	0	0	0	0	0	0	0
0	0	0	0	0	0	0	0	0	0	0	0	0	0	0	0	0	0	0
0	1	0	0	0	0	1	0	0	0	0	0	0	0	0	0	0	0	0
2	0	0	0	0	0	1	0	0	0	0	0	0	0	0	0	0	0	0
0	0	0	0	0	0	0	0	0	0	0	0	0	0	0	0	0	0	0
0	2	0	2	0	2	0	0	0	0	0	0	0	0	0	0	0	0	0
0	**1**	**0**	**1**	**0**	**0**	**0**	**1**	**1**	**1**	**0**	**0**	**0**	**0**	**0**	**0**	**0**	**0**	**0**
0	1	0	0	0	0	0	1	1	1	0	0	0	0	0	0	0	0	0
0	0	0	0	0	0	0	0	0	0	0	0	0	0	0	0	0	0	0
0	0	0	1	0	0	0	0	0	0	0	0	0	0	0	0	0	0	0
0	0	0	0	0	0	0	0	0	0	0	0	0	0	0	0	0	0	0
0	**0**	**1**	**0**	**1**	**0**	**0**	**0**	**0**	**0**	**0**	**1**	**0**	**0**	**0**	**0**	**0**	**0**	**0**
0	0	1	0	0	0	0	0	0	0	0	0	0	0	0	0	0	0	0
0	0	0	0	0	0	0	0	0	0	0	0	0	0	0	0	0	0	0
0	0	0	0	1	0	0	0	0	0	0	1	0	0	0	0	0	0	0
0	**0**	**0**	**0**	**1**	**0**	**0**	**0**	**0**	**0**	**0**	**0**	**0**	**0**	**0**	**0**	**0**	**0**	**0**
0	0	0	0	0	0	0	0	0	0	0	0	0	0	0	0	0	0	0
0	0	0	0	0	0	0	0	0	0	0	0	0	0	0	0	0	0	0
0	0	0	0	1	0	0	0	0	0	0	0	0	0	0	0	0	0	0
0	0	0	0	0	0	0	0	0	0	0	0	0	0	0	0	0	0	0
12	**9**	**5**	**6**	**4**	**7**	**6**	**2**	**3**	**1**	**0**	**1**	**0**	**0**	**0**	**1**	**0**	**0**	**0**

Tabela 26.2 Óbitos por tétano neonatal (Brasil, Regiões e Unidades Federadas – 1998 a 2023*).

Região e UF	1998	1999	2000	2001	2002	2003	2004	2005	2006	2007	2008	2009
Região Norte	**3**	**2**	**4**	**9**	**2**	**2**	**3**	**1**	**2**	**1**	**1**	**0**
Rondônia	1	0	0	2	0	0	0	0	0	0	0	0
Acre	0	0	0	0	0	0	1	0	0	0	0	0
Amazonas	1	0	2	4	0	0	0	0	0	0	0	0
Roraima	0	0	0	0	0	0	1	0	0	0	0	0
Pará	1	1	2	3	1	2	0	1	2	1	0	0
Amapá	0	0	0	0	1	0	0	0	0	0	1	0
Tocantins	0	1	0	0	0	0	1	0	0	0	0	0
Região Nordeste	**14**	**8**	**8**	**7**	**9**	**4**	**4**	**3**	**4**	**1**	**1**	**1**
Maranhão	2	1	1	1	1	0	0	1	2	1	0	1
Piauí	1	1	0	0	0	0	0	0	0	0	0	0
Ceará	2	0	0	0	1	0	0	1	0	0	0	0
Rio Grande do Norte	0	0	0	0	0	0	0	0	0	0	0	0
Paraíba	0	0	0	0	0	0	0	0	0	0	0	0
Pernambuco	0	0	1	0	1	1	1	0	1	0	0	0
Alagoas	3	2	3	3	3	1	0	1	0	0	0	0
Sergipe	2	1	0	1	0	0	0	0	0	0	0	0
Bahia	4	3	3	2	3	2	3	0	1	0	1	0
Região Sudeste	**2**	**4**	**1**	**1**	**1**	**0**	**0**	**0**	**0**	**0**	**1**	**0**
Minas Gerais	2	4	1	0	1	0	0	0	0	0	0	0
Espírito Santo	0	0	0	1	0	0	0	0	0	0	0	0
Rio de Janeiro	0	0	0	0	0	0	0	0	0	0	1	0
São Paulo	0	0	0	0	0	0	0	0	0	0	0	0
Região Sul	**2**	**1**	**3**	**1**	**2**	**1**	**0**	**0**	**0**	**0**	**0**	**1**
Paraná	0	0	1	0	1	0	0	0	0	0	0	0
Santa Catarina	1	0	2	1	1	0	0	0	0	0	0	0
Rio Grande do Sul	1	1	0	0	0	1	0	0	0	0	0	1
Região Centro-Oeste	**1**	**3**	**2**	**1**	**2**	**0**	**0**	**0**	**0**	**0**	**0**	**1**
Mato Grosso do Sul	1	3	1	1	1	0	0	0	0	0	0	0
Mato Grosso	0	0	1	0	0	0	0	0	0	0	0	0
Goiás	0	0	0	0	1	0	0	0	0	0	0	1
Distrito Federal	0	0	0	0	0	0	0	0	0	0	0	0
Brasil	**22**	**18**	**18**	**19**	**16**	**7**	**7**	**4**	**6**	**2**	**3**	**3**

* Dados preliminares sujeitos a revisão.

Fonte: SVSA/MS – atualizado em 23/10/2023.

2010	2011	2012	2013	2014	2015	2016	2017	2018	2019	2020	2021	2022	2023
2	**3**	**1**	**0**	**0**	**0**	**0**	**0**	**0**	**0**	**0**	**0**	**0**	**0**
0	0	0	0	0	0	0	0	0	0	0	0	0	0
0	0	0	0	0	0	0	0	0	0	0	0	0	0
0	2	0	0	0	0	0	0	0	0	0	0	0	0
0	0	0	0	0	0	0	0	0	0	0	0	0	0
2	1	1	0	0	0	0	0	0	0	0	0	0	0
0	0	0	0	0	0	0	0	0	0	0	0	0	0
0	0	0	0	0	0	0	0	0	0	0	0	0	0
2	**2**	**0**	**0**	**0**	**0**	**0**	**0**	**0**	**0**	**0**	**0**	**0**	**0**
1	0	0	0	0	0	0	0	0	0	0	0	0	0
0	0	0	0	0	0	0	0	0	0	0	0	0	0
0	0	0	0	0	0	0	0	0	0	0	0	0	0
0	0	0	0	0	0	0	0	0	0	0	0	0	0
0	0	0	0	0	0	0	0	0	0	0	0	0	0
0	1	0	0	0	0	0	0	0	0	0	0	0	0
0	1	0	0	0	0	0	0	0	0	0	0	0	0
0	0	0	0	0	0	0	0	0	0	0	0	0	0
1	0	0	0	0	0	0	0	0	0	0	0	0	0
0	**0**	**1**	**0**	**0**	**0**	**0**	**0**	**0**	**0**	**0**	**0**	**0**	**0**
0	0	1	0	0	0	0	0	0	0	0	0	0	0
0	0	0	0	0	0	0	0	0	0	0	0	0	0
0	0	0	0	0	0	0	0	0	0	0	0	0	0
0	0	0	0	0	0	0	0	0	0	0	0	0	0
0	**0**	**0**	**0**	**0**	**0**	**0**	**0**	**0**	**0**	**0**	**0**	**0**	**0**
0	0	0	0	0	0	0	0	0	0	0	0	0	0
0	0	0	0	0	0	0	0	0	0	0	0	0	0
0	0	0	0	0	0	0	0	0	0	0	0	0	0
0	**0**	**0**	**0**	**0**	**0**	**0**	**0**	**0**	**0**	**0**	**0**	**0**	**0**
0	0	0	0	0	0	0	0	0	0	0	0	0	0
0	0	0	0	0	0	0	0	0	0	0	0	0	0
0	0	0	0	0	0	0	0	0	0	0	0	0	0
0	0	0	0	0	0	0	0	0	0	0	0	0	0
4	**5**	**2**	**0**	**0**	**0**	**0**	**0**	**0**	**0**	**0**	**0**	**0**	**0**

Trata-se de doença de interesse de saúde pública mundial, tanto que medidas rigorosas de vigilância e controle epidemiológico existem no Brasil, bem como em outros países com o mesmo problema.

O gráfico a seguir (Figura 26.1) mostra o número de casos confirmados de tétano neonatal no Brasil no período de 1982 a 2013.

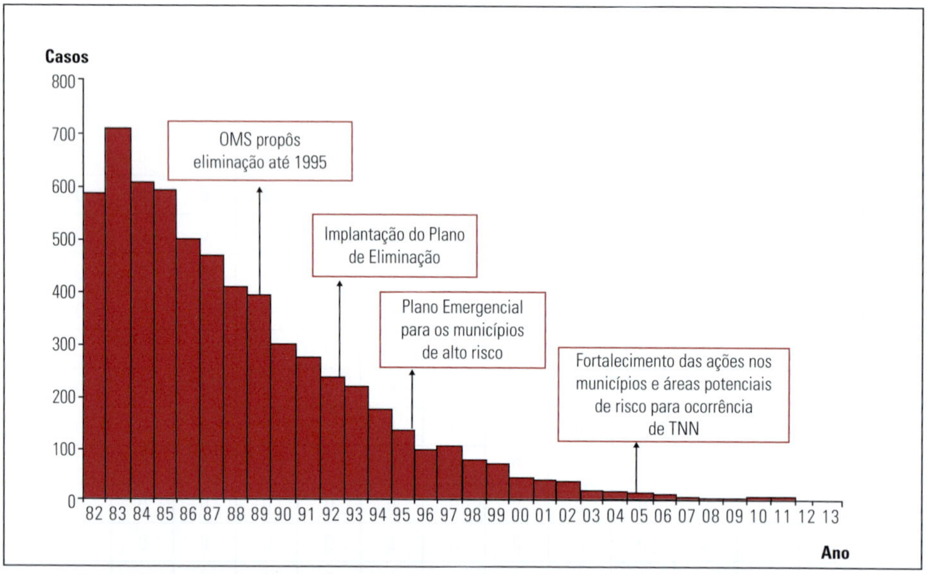

FIGURA 26.1 Número de casos confirmados de tétano neonatal (Brasil, 1982 a 2013*).
* Dados preliminares.
TNN: tétano neonatal.
Fonte: CGDT/DEVEP/SVS/MS.

Problema de saúde pública mundial

A Organização Mundial da Saúde (OMS) define a eliminação do tétano materno e neonatal (TMN) como menos de 1 caso de tétano neonatal por mil nascidos vivos em cada estado de cada país.[1] Desde 1999, a OMS, por meio do Fundo das Nações Unidas para a Infância (UNICEF), criou a Iniciativa para a Eliminação do Tétano Materno e Neonatal, com a vacinação de mais de 90 milhões de mulheres em idade fértil, por meio de campanhas de vacinação ou durante visitas de assistência antenatal.[2]

A parceria entre a OMS, a UNICEF e o Fundo das Nações Unidas para a População (UNFPA), além de muitas outras organizações internacionais privadas, faz-se necessária para que cada entidade trabalhe dentro de seu campo de *expertise*, pelo objetivo comum: o desafio da erradicação do tétano neonatal no mundo.

No documento publicado no ano 2000, foram identificados 59 países com casos de tétano neonatal; desde então, houve erradicação da doença por muitos países, mas ainda restam 24 países nos quais o TMN é um problema de saúde pública.

A mortalidade chega a 100% quando não há quaisquer cuidados médico-hospitalares, e entre 10% e 60% quando há os cuidados adequados.

Esses números alarmantes e extremamente preocupantes estão sendo combatidos por meio dessas tarefas internacionais, uma vez que a solução é composta por, essencialmente, três medidas preventivas:

- **Imunização:** com 3 doses da vacina de toxoide tetânico, nas mulheres em idade fértil.
- **Práticas de nascimento com a higiene adequada:** para evitar a contaminação e a infecção no momento do parto.
- **Cuidados rigorosos com o cordão umbilical:** para não colocar o recém-nascido em risco de contrair o tétano.

Com a mesma importância, faz-se necessária a manutenção dessas medidas, pois as mulheres não ficarão imunizadas contra o tétano para sempre. Assim, a imunização das mulheres grávidas tem que ser contínua, assim como a das crianças. A mesma preocupação se estende para a assistência ao parto adequada. Por isso, a Vigilância do Tétano Materno e Neonatal de cada país deve ser rigorosamente cuidada pelos órgãos competentes.[1,3,8]

Etiologia

A bactéria *Clostridium tetani*, um bacilo Gram-positivo, anaeróbico, esporulado e produtor de várias toxinas, é encontrada no trato gastrointestinal de animais e do homem, sem impacto de doença. Há contaminação do solo, da pele, plantas, materiais enferrujados, instrumentos de trabalho não esterilizados, uma vez que essa bactéria não sobrevive ao ambiente com oxigênio e é muito resistente ao calor.

Duas exotoxinas são produzidas: tetanolisina e tetanospasmina. A primeira é de efeitos ainda pouco conhecidos; e a segunda é a neurotoxina responsável pela sintomatologia e pela letalidade da infecção.[4,5]

Patogênese

A infecção ocorre através do coto umbilical, pela manipulação sem os cuidados adequados de assepsia, tanto no momento do parto quanto no pós-parto (utilização de substâncias e instrumentos inadequados e contaminados com os esporos da bactéria), em uma criança que não recebeu imunização passiva, porque sua mãe não foi vacinada. O período de incubação (tempo entre a implantação do germe e o aparecimento dos primeiros sintomas) pode variar de 2 a 28 dias; e sem transmissão pessoa-pessoa.[4-6]

Apresentação clínica

O tétano neonatal é uma forma de tétano generalizado que ocorre em recém-nascidos. Os sintomas, usualmente, aparecem entre o 4º e o 14º dia de vida, numa média de 7 dias. O quadro clínico pode iniciar-se com choro constante, irritabilidade, dificuldade para mamar e abrir a boca decorrente da contratura dolorosa dos músculos da mandíbula, seguida de rigidez de nuca, tronco e abdome, evoluindo para hipertonia generalizada. O coto umbilical pode ou não apresentar-se com onfalite. Com a evolução da doença, há dificuldade respiratória progressiva, podendo resultar em óbito.[4]

Quanto mais curtos os tempos de incubação e de progressão (tempo entre os primeiros sintomas e o aparecimento das contraturas musculares), mais grave é a doença.[7]

Como exemplo ilustrativo e didático, seguem trechos de um relato de caso de início muito precoce, ocorrido na Índia:

> Um neonato [...] na quarta hora de vida com uma úlcera periumbilical. A mãe tinha sido vacinada contra tétano [...] o bebê estava ativo e sugando normalmente. Uma úlcera bem pequena foi percebida abaixo do umbigo. Após, o bebê desenvolveu rigidez e espasmos tônicos pelo corpo, com convulsões recorrentes da 18ª hora de vida até a 21ª hora [...] também tinha espasmo do masseter, rigidez generalizada, um choro alto e agudo e postura de opistótono. A úlcera aumentou gradativamente, e um *swab* colhido mostrou *Clostridium tetani* (tanto na coloração de Gram quanto na cultura).[9]

Diagnóstico

É essencialmente clínico e/ou clínico-epidemiológico, sobretudo com informação confirmada de mãe não imunizada por vacinação prévia à gestação. Exames de laboratório clínico são absolutamente inespecíficos para o diagnóstico do tétano, sendo úteis, apenas, para o controle e o manejo das complicações. Exames microbiológicos para encontrar o *Clostridium tetani* são, frequentemente, negativos, pois a doença se instala mesmo com um pequeno número de bactérias, uma vez que é a toxina liberada que desencadeia o processo patológico.[4,6,7]

Tratamento

Pela gravidade do quadro clínico, a internação em unidade de terapia intensiva neonatal (UTIN) é necessária para a adequada condução do recém-nascido.

O tratamento consiste em:

- **Sedação (para conforto dos sintomas de contraturas dolorosas, bem como dos procedimentos próprios da UTIN):** benzodiazepínicos (diazepam 0,1 a 0,2 mg/kg/dose intravenoso (IV) ou midazolam 0,15 a 0,2 mg/kg/dose IV).
- **Medidas gerais de suporte de UTIN:** manutenção das funções vitais, com intubação, correção de distúrbios hidroeletrolíticos, prevenção e tratamento das infecções secundárias, redução de estímulos externos.
- **Uso de imunoglobulina humana antitetânica (neutralização da atividade das toxinas circulantes):** 1.000 a 3.000 UI, dose única intramuscular; ou soro antitetânico 10.000 a 20.000 UI, intramuscular ou IV.

- **Antibioticoterapia (eliminação da fonte produtora da toxina e tratamento de provável onfalite):** penicilina cristalina ou metronidazol, por 7 a 10 dias.

Epidemiologia e medidas preventivas

O tétano neonatal continua sendo um desafio para as lideranças de governo dos países pobres, ainda tão acometidos por essa infecção completamente prevenível e de evolução tão grave.Como já descrito no início do capítulo, a quase totalidade dos casos concentra-se em países dos continentes africano e asiático.

Segue parte de uma publicação de 2012, referente a dados epidemiológicos da Índia:

> Tétano continua endêmico na Índia. Um estudo retrospectivo de base hospitalar foi conduzido para revisar o perfil de todas as crianças admitidas com diagnóstico de tétano entre janeiro de 2009 e dezembro de 2010. Um total de 140 casos de tétano foram admitidos, sendo 45 casos de tétano neonatal e 77 casos de tétano pós-natal estudados. Idade de apresentação do tétano neonatal foi 9,4 +– 1,2 dias. Crianças nascidas em casa somaram 86,7% dos casos, com 77,8% sendo atendidos por pessoas não treinadas. Mães não imunizadas somaram 93,4%.[10]

Desse relato, tem-se o resumo do capítulo: o tétano neonatal é uma doença infecciosa de países pobres, com precária estrutura de saúde, nos quais a maioria dos nascimentos ocorre em casa e/ou sem assistência adequada e a enorme maioria das mães não foram vacinadas contra o tétano.

Vale finalizar repetindo as três medidas preventivas, que são a essência e a razão do trabalho da OMS e seus parceiros na contínua luta contra o tétano neonatal mundial:

- **Imunizar** as mulheres em idade fértil com 3 doses da vacina de toxoide tetânico.
- **Evitar** a contaminação e a infecção no momento do parto, com práticas de higiene adequadas.
- **Cuidar** rigorosamente do cordão umbilical, para não colocar o recém-nascido em risco de contrair o tétano.

Certamente, o incansável trabalho de educação em saúde feito por tantos profissionais, de oferecer informações de maneira simples e fácil à população, continua sendo um grande aliado das ações oficiais do Ministério da Saúde. E não menos importantes são os veículos de comunicação de todas essas informações (TV, rádio, panfletos, visitas em escolas, visitas domiciliares, igrejas etc.), que devem atuar com grande responsabilidade, zelando tanto pelo conteúdo informativo como pela linguagem correta e acessível.

Observação: casos suspeitos ou confirmados de tétano neonatal devem ser prontamente notificados por profissional de saúde, ou qualquer outra pessoa da comunidade, à Vigilância Epidemiológica Municipal, que passará para a Estadual, chegando ao Ministério da Saúde.

Referências bibliográficas

1. World Health Organization. Maternal and Neonatal Tetanus elimination. Internet: www.www.who.int/immunization/diseases/MNTE_initiative/en/index1.html.
2. Remington JS, Klein J, Wilson LB, Nizet V, Maldonado YA. Infectious diseases of the fetus and newborn infant. 8th ed. Philadelphia: Elsevier; 2011.
3. Fundo das Nações Unidas para a Infância (UNICEF). [Internet]. Disponível em: www.unicef.org/brazil/sowc9pt/cap3-dest1.htm.
4. Ministério da Saúde. Secretaria de Vigilância em Saúde. Departamento de Vigilância Epidemiológica. Doenças infecciosas e parasitárias: guia de bolso. 8. ed. Revista. Brasília: Ministério da Saúde; 2010.
5. Centers for Disease Control and Prevention (CDC). Tetanus: Epidemiology and prevention of vaccine-preventable diseases. [Internet]. Disponível em: www.cdc.gov/vaccines/pubs/pinkbook/tetanus.html#tetani.
6. Ministério da Saúde. Sistema Único de Saúde. Portal da Saúde. [Internet]. Disponível em: portalsaude.saude.gov.br/index.php/o-ministerio/principal/secretarias/svs/tétano-neonatal.
7. Gomes AP, Freitas BAC, Rodrigues DC, Silveira GL, Tavares W, Siqueira-Batista R. Infecção por Clostridium tetani no recém-nascido: revisão sobre o tétano neonatorum. Rev Bras de Ter Intensiva. Out./Dez. 2011;23(4).
8. United Nations for Population Fund (UNFPA). Maternal and neonatal tetanus elimination by 2005. [Internet]. Disponível em: www.unfpa.org/webdav/site/global/shared/documents/publications/2000/maternal.
9. Chatterjee S, Hemram S, Bhattacharya S, Khuntdar BK; Medinipur Medical College and Hospital, Medinipur, India. A case of neonatal tetanus presented within 24 hours of life. Tropical Doctor. 2013 Feb 26.
10. Mishra K, Basu S, Kumar D, Dutta AK, Kumar P, Rath B; Department of Pediatrics; Kalawati Saran Children's Hospital, Lady Hardinge Medical College, New Delhi, India. Tetanus: still a scourge in the 21st century: a pediatric hospital-based study in India. Tropical Doctor. 2012 July;42(3):157-9.
11. Ministério da Saúde. Tétano Neonatal. Disponível em https://www.gov.br/saude/pt-br/assuntos/saude-de-a-a-z/t/tetano-neonatal/situacao-epidemiologica. Acesso em março de 2024.

capítulo 27

Coqueluche

- Marta Maria Galli Bozzo Mataloun

Introdução

Coqueluche é uma doença infecciosa aguda, do trato respiratório inferior, altamente contagiosa. É também conhecida como tosse comprida ou tosse esporádica.[1,2] Trata-se de uma doença de distribuição universal, com ciclos hiperendêmicos a cada 3 a 5 anos.[2] A Organização Mundial da Saúde (OMS) estima a ocorrência de 50 milhões de casos e 300 mil óbitos por ano em razão dela.[2]

Antes da disponibilidade da vacina, a coqueluche era uma das principais causas de morbimortalidade na infância. Após o início da vacinação para *pertussis*, sua incidência diminuiu mais que 75%;[1] no entanto, vem aumentando gradativamente, em todo o mundo, desde 1980.[1,3] Nos países desenvolvidos, apesar das elevadas taxas de cobertura vacinal, a doença tem reaparecido em todas as idades. Atualmente, é a quinta causa de mortalidade por doenças imunopreveníveis em crianças menores de 5 anos de idade.[2]

Em 2011, o Centers for Disease Control and Prevention (CDC) registrou 6,2 casos por 100 mil habitantes, sendo 8,8% de hospitalizações, e a maioria ocorreu em lactentes menores de 6 meses de idade.

Na Inglaterra, em 2012, ocorreram 13 óbitos em lactentes menores de 1 ano de idade, com diagnóstico confirmado por *pertussis*, excedendo o número anual de óbitos nos 10 anos anteriores. Esses lactentes eram muito jovens, e a maioria não havia recebido a primeira dose da vacina.[3]

No Estado de São Paulo, em 2011, a incidência de casos confirmados de coqueluche em menores de 1 ano foi de 82,2%, com uma letalidade de 3,1%.[2]

Em estudo retrospectivo para analisar o comportamento da prevalência da coqueluche no Brasil, observou-se um aumento da frequência da doença, ocorrendo em 3,25 por 100 mil habitantes em 2014, sendo que 1/3 dos casos ocorreram em lactentes de 0 a 3 meses de idade. Nessa população, a mortalidade foi de 4,7%, elevada em comparação à mortalidade relatada nessa população pela doença em outros países.[4] Em estudo epidemiológico utilizando dados de hospitais públicos brasileiros, observou-se um aumento da frequência de internações por coqueluche de 2011 a 2016, principalmente em crianças menores de 2 meses de idade.[5]

As razões para esse aumento não estão totalmente esclarecidas, mas vários fatores podem contribuir para sua reemergência, como: a proteção conferida por infecção natural não é permanente; um melhor reconhecimento dos sintomas e testes diagnósticos mais específicos e sensíveis; maiores alertas epidemiológicos e conscientização dos profissionais de saúde para os sintomas e a importância da notificação; menor duração de proteção pelas vacinas *pertussis* acelulares, em relação a vacinas celulares inteiras, com consequente redução da imunidade com o passar dos anos; e a observação de mutações genéticas da *Bordetella pertussis*.[6-8] Com relação à menor eficácia das vacinas acelulares, é importante analisar esses dados com cautela, em razão de estudos iniciais terem demonstrado equivalência de eficácia entre as vacinas.

Entretanto, o aumento de casos de coqueluche em lactentes jovens que não têm idade suficiente para serem completamente imunizados pode estar associado principalmente a aumento real na incidência da doença.[2]

Etiologia

A coqueluche é causada por uma bactéria, a *Bordetella pertussis*, um bacilo Gram-negativo que necessita de um meio de cultura especial para isolamento.[9] *Bordetella parapertussis*, *B. bronchiseptica* e *B. holmesii* também podem ser causa ocasional de *pertussis* esporádica.

Outros agentes etiológicos podem ser causadores de síndrome coqueluchoide: vírus *parainfluenza*, *influenza*, enterovírus, vírus sincicial respiratório, adenovírus; *Mycoplasma pneumoniae*; *Chlamydia trachomatis*; *Chlamydia pneumoniae*.[1,2,9]

Patogênese

A *Bordetella pertussis* produz vários antígenos e produtos biologicamente ativos:

- toxina *pertussis*;
- hemaglutinina filamentosa (FHA);
- aglutinogênios;
- pertactina;
- adenilato ciclase;
- citotoxina traqueal.

Esses produtos são responsáveis pelas características clínicas da coqueluche e pela resposta imune após a infecção.[1,9]

A toxina *pertussis* é a principal proteína que confere virulência, tendo várias atividades biológicas, como sensibilidade à histamina e estimulação da secreção de insulina, além de produzir disfunção leucocitária e imediata linfocitose.[9]

Apesar de ter um papel importante, não é o único componente da bactéria responsável pela patogênese. Também a hemaglutinina filamentosa, a perlactina e algumas fimbrias de aglutinogênios são importantes para a ligação da bactéria com as células epiteliais respiratórias.

A citotoxina traqueal, a adenilato ciclase e a toxina *pertussis* parecem inibir o *clearance* do organismo, sendo os principais responsáveis pela lesão epitelial local, que produz os sintomas respiratórios e facilita a absorção da toxina *pertussis*.[9]

É uma doença primariamente mediada por toxina, sendo que a bactéria se liga às células epiteliais da mucosa ciliar da árvore respiratória, interferindo no clareamento das secreções pulmonares. Até recentemente, acreditava-se que a *B. pertussis* não invadia os tecidos, mas estudos sugerem que a bactéria pode estar presente nos macrófagos alveolares.[1]

Pode atingir as células epiteliais, replicar-se dentro dessas células e desencadear diferentes respostas imunes inatas e adaptativas.[10]

A transmissão ocorre mais comumente pela via respiratória, por meio de gotículas de secreção eliminadas por tosse, espirro ou durante a fala, ou de contato com secreções respiratórias de pessoas infectadas semanas após a instalação da tosse.[1,2,10]

Os principais transmissores da doença para o recém-nascido (RN) são: as mães, os familiares com contato próximo (pais, avós, irmãos), cuidadores e profissionais de saúde.[1,10-12]

Características clínicas

A coqueluche é uma doença prolongada. O período de incubação é de 7 a 10 dias após a infecção, podendo variar de 4 a 21 dias. Os sinais e sintomas podem variar de acordo com a idade do paciente, estado vacinal e tempo entre a infecção e a última dose vacinal.[1,9]

A evolução clínica da doença é dividida em três estágios:

a) **Fase catarral:** inicia-se insidiosamente, sendo caracterizada por coriza, febre baixa e tosse esporádica. São sintomas semelhantes aos de um resfriado. Duração: de 1 a 2 semanas.[1,2,9]

b) **Fase paroxística:** tosse paroxística, em salvas, curta, súbita, sendo que no final da "crise" de tosse pode haver estridor, esforço inspiratório e face vermelho-arroxeada. Podem ocorrer também cianose e exaustão no final dos episódios. Esses episódios são mais frequentes à noite. Em geral, é nessa fase que se suspeita de coqueluche. Os ataques de tosse são mais frequentes nas primeiras 2 semanas, com redução durante 1 a 6 semanas. Geralmente, lactentes menores de 6 meses não apresentam estridor, mas podem ter ataques de tosse paroxística.[1,8,9]

c) **Fase de convalescença:** os ataques de tosse reduzem até desaparecer. No entanto, podem ocorrer crises de tosse esporádicos, com infecções respiratórias recorrentes.[1,7]

Em RN e lactentes menores que 3 meses, os estágios clássicos da doença normalmente não estão presentes.[9,12-15] A fase catarral geralmente passa desapercebida, como também a tosse, na fase inicial, pode ser leve e esporádica. Nessa faixa etária, não se costuma observar estridor.

Maior gravidade da doença em RN é descrita na maioria dos estudos. Os sintomas podem ser variados, sendo que a taquipneia é rara nessa população.[16,18]

Pode haver apenas episódios de apneias como sintomas em RN ou após uma tosse súbita; e podem ocorrer apneia e cianose.[9,1,12-16]

A fase de convalescença pode se manifestar como tosse súbita durante o 1º ano de vida, inclusive como quadro de exacerbações causadas por outros agentes etiológicos. Essas exacerbações não são decorrentes de infecção ou reinfecção por *B. pertussis*.[9]

Bayhan e colaboradores descreveram as características clínicas de 28 lactentes menores de 6 meses com diagnóstico de coqueluche confirmado laboratorialmente por cultura, sendo 53% deles menores de 2 meses. Todos os pacientes apresentaram tosse paroxística, com cianose em 96% dos casos. Observou-se apneia em 2 RN; e outros 2 pacientes com 30 dias de vida apresentaram insuficiência respiratória grave, com cianose, taquipneia e tosse paroxística.[15]

Em um estudo realizado em Portugal com RN não vacinados, admitidos em unidades de terapia intensiva, com diagnóstico confirmado por PCR para *Bordetella pertussis*, em secreção respiratória, 61% tiveram como fonte de infecção os pais e/ou irmãos. Foram observados 89% dos RN com tosse, 11% com dificuldade respiratória durante as mamadas e cianose. Todos desenvolveram desconforto respiratório, necessitando de oxigenioterapia. Destes, 33% evoluíram com insuficiência respiratória, necessitando de ventilação mecânica. Descreveu-se também hipertensão pulmonar grave em 4 RN, com hipotensão sistêmica, choque e encefalopatia em 1 deles. Observou-se infecção superimposta em 5 pacientes.[18]

Em outro estudo, comparando a evolução de RN com coqueluche confirmada por PCR para *Bordetella pertussis* com a evolução de RN internados por agentes virais, como vírus sincicial respiratório, adenovírus, *parainfluenza*, *influenza* e *rhinovirus*, observou-se que 12% dos pacientes com *B. pertussis* tiveram coinfecção por *parainfluenza*, *influenza* A e *rhinovirus*. Também foi descrito que 82% dos RN tinham história de pais com tosse, em casa, antes da internação. Taquipneia foi um sintoma raro nessa população. Os autores observaram que os RN com coqueluche tiveram mais necessidade de oxigenioterapia e ventilação mecânica, bem como tosse paroxística, apneias e cianose do que os RN com outros agentes.[16]

Ao exame físico, são comuns hemorragias conjuntivais e petéquias na parte superior do corpo.[9]

Em RN cujas mães não foram vacinadas durante a gestação, os níveis de anticorpos contra *pertussis* são muito baixos, sendo ainda mais baixos em RN prematuros.[17] Nestes, as fases de tosse com estridor podem não ocorrer. Pode haver os sintomas e complicações mais graves, como apneia, pneumonia, convulsões e encefalopatia.[8,11-15]

Em surto de coqueluche na Califórnia, Estados Unidos, em 2010, 7/10 óbitos em crianças ocorreram em menores de 6 semanas. Outro óbito ocorreu em uma lactente de 2 meses que havia nascido prematura, com idade gestacional de 28 semanas, e havia recebido 1 dose da vacina, 5 dias antes da instalação dos sintomas. A média dos leucócitos era de 78.200 células/mm^3.[13]

Adolescentes e adultos parcialmente imunizados podem ter um quadro leve de coqueluche, com tosse prolongada sem estridor, e transmitir a doença para pessoas suscetíveis, como RN não imunizados ou lactentes parcialmente imunizados.

Surtos de infecção por *pertussis* em unidades neonatais têm sido descritos, frequentemente associados a complicações graves em pacientes altamente suscetíveis. Nesses surtos, as taxas de ataque entre os RN variaram de 15,8% a 9,7%. Entre os que foram infectados, 27,5% necessitaram de ventilação mecânica. As fontes primárias de infecção foram trabalhadores da área da saúde e mães de RN internados nesses hospitais.[12]

Existem evidências de que a coqueluche é mais grave em lactentes que nasceram prematuros, crianças que vivem em aglomerados, filhos de mães com baixa escolaridade e com leucocitose importante.[9]

Complicações

A complicação mais comum e a principal causa de morte relacionada à coqueluche é a pneumonia bacteriana secundária. Lactentes jovens e RN são de alto risco para adquirir complicações associadas à doença.

As principais complicações em RN são apneia, insuficiência respiratória grave (pneumonia ou hipertensão pulmonar) e morte.[1,9,14,15,17,18]

Podem ocorrer complicações neurológicas em razão da hipoxemia, como convulsões e encefalopatias. Também são descritas complicações pelo aumento da pressão intratorácica durante a tosse, como pneumotórax, epistaxes, hematoma subdural e prolapso retal.[1,15]

A mortalidade é alta entre lactentes, sendo que, de 2008 a 2011, 83% dos óbitos por coqueluche foram de lactentes ≤ 3 meses de idade.[1,2,9]

Diagnóstico

Coqueluche deve ser suspeitada em RN ou lactentes jovens com apneia e/ou tosse, especialmente se afebris ou com febre baixa, ou evento de risco de vida aparente (ALTE).[9] O diagnóstico em crianças e adultos é realizado a partir das características clínicas de tosse (tosse por mais de 7 a 10 dias, ou 2 semanas segundo outros autores; tosse com estridor, paroxística).

O Ministério da Saúde recomenda que se considere como suspeito, em menores de 6 meses, todo indivíduo que, independentemente do estado vacinal, apresente tosse de qualquer tipo há 10 dias ou mais, associada a um dos seguintes sinais e sintomas: tosse paroxística, guincho respiratório; vômitos pós-tosse, cianose, apneia, engasgo.[19]

Em maiores de 6 meses, considera-se suspeito todo indivíduo que, independentemente do estado vacinal, apresente tosse por mais de 14 dias.

Além disso, o Ministério da Saúde acrescenta condições de caso suspeito: todo indivíduo com tosse, com história de contato próximo com caso confirmado de coqueluche, pelo critério laboratorial.[19] Considera-se comunicante todo indivíduo que teve exposição, face a face, a 1 m ou menos de distância, com um caso suspeito.[19]

O hemograma pode apresentar leucocitose com linfocitose, sendo característica uma linfocitose maior que 20 mil linfócitos, durante a fase catarral.[1,9,14,15]

Esses linfócitos normalmente têm tamanho normal, diferentes dos de infecções virais com linfócitos grandes. Adultos e crianças com imunização parcial e lactentes jovens podem não apresentar linfocitose. Evolução grave e óbito estão associados a leucocitose extrema.[9]

O hemograma é um exame complementar, mas não determinante na confirmação ou descarte dos casos suspeitos de coqueluche.

Testes laboratoriais

a) **Cultura:** a cultura é considerada o exame padrão-ouro para o diagnóstico de coqueluche. No entanto, a coleta deve ser realizada na parte posterior da nasofaringe, e não da orofaringe; e devem ser usados *swabs* de alginato de cálcio, e não de algodão. A desvantagem desse método é que o resultado é moroso (pode demorar 2 semanas para positivar). Taxas de isolamento são mais comuns durante as primeiras 3 a 4 semanas de doença (fase catarral e paroxística). Pouca utilidade clínica.[1,9]

b) **Anticorpo de fluorescência direta de coletas de secreção da nasofaringe:** pode ser útil como *screening* rápido, para *pertussis*. Sua especificidade tem melhorado, mas ainda é baixa, e não deve ser o único teste diagnóstico.

c) **Reação em cadeia da polimerase (RT-PCR):** coleta de lavado de nasofaringe, com maior sensibilidade e resultados mais rápidos (fase catarral e paroxística).[1,2,9]

d) **Testes sorológicos:** podem ser úteis no diagnóstico tardio da doença; são capazes de medir anticorpos, que podem resultar de infecção ou de vacinação, de modo que um teste sorológico positivo pode significar exposição à *pertussis*, por infecção recente ou tardia, ou por vacinação recente ou tardia.[8]

O Ministério da Saúde recomenda, para que se considere um caso como confirmado, os critérios a seguir:[19]

1. **Critério laboratorial:** todo indivíduo considerado caso suspeito com isolamento da *Bordetella pertussis* por cultura ou identificação por PCR em tempo real.

2. **Critério clínico-epidemiológico:** todo indivíduo considerado caso suspeito que teve contato com caso confirmado de coqueluche pelo critério laboratorial, no período de transmissibilidade.
3. **Critério clínico:** a) menor de 6 meses de idade: com os critérios já descritos nos casos suspeitos para essa faixa etária; e b) maior ou igual a 6 meses de idade: com os critérios já descritos nos casos suspeitos para essa faixa etária.

Tratamento

É importante ressaltar que, em RN ou lactentes < 3 meses com suspeita de coqueluche, é indicada internação. RN prematuros, cardiopatas, com doenças neurológicas, musculares e/ou respiratórias prévias são de alto risco para doença grave e óbito.

Objetivos durante a internação:

a) Avaliar a progressão e a gravidade da doença.
b) Prevenir e/ou tratar as complicações.

É recomendado, durante a internação, monitorizar frequência cardíaca e saturação de oxigênio continuamente.

Com relação à antibioticoterapia, macrolídeos são os antibióticos de escolha. O Ministério da Saúde preconiza o uso da azitromicina como fármaco de primeira escolha no tratamento e na quimioprofilaxia da coqueluche e, como segunda opção, a claritromicina.

Em RN, o macrolídeo recomendado é a azitromicina, 10 mg/kg/dia (dose única diária), durante 5 dias.[1,9,19] Monitorizar todo RN após uso de azitromicina, pois pode desenvolver estenose hipertrófica de piloro.

Recomenda-se isolamento respiratório.[1,9]

O Ministério da Saúde recomenda que mulheres no último mês da gestação ou puérperas que tiveram contato com caso suspeito ou confirmado e apresentem tosse por 5 dias ou mais, independentemente da situação epidemiológica, realizem o tratamento para coqueluche. Além das gestantes e das puérperas, os RN também deverão ser tratados.

A quimioprofilaxia é uma medida preventiva, com o objetivo de evitar o surgimento de casos secundários. Por isso, devem recebê-la todos os comunicantes com exposição face a face a um caso suspeito ou confirmado, na distância de até cerca de 1 m.[19] É indicada para todos os comunicantes:[19]

1. Com idade menor que 1 ano, independentemente da situação vacinal e do período de tosse.
2. Com idade entre 1 e 7 anos, não vacinados ou que tenham recebido menos de 4 doses da vacina *pertussis* (DTP) ou com situação vacinal desconhecida.
3. Com mais de 7 anos, que tiveram contato com um caso suspeito, se:

- Tiveram contato com o caso-índice no período entre os 21 dias que precederam o início dos sintomas do caso e 3 semanas após o início da fase paroxística.
- Tiveram contato com um comunicante vulnerável no mesmo domicílio.

4. Que trabalham em serviços de saúde ou diretamente com crianças.

Vacinas

As primeiras vacinas para *pertussis* surgiram em torno de 1930 e eram vacinas celulares. Apresentavam reações adversas comuns, conferindo proteção por 5 a 10 anos. Uma vacinação primária com 4 doses da vacina apresentava uma eficácia de 70% a 90% na prevenção da doença.

Preocupações com relação aos efeitos adversos da vacina celular resultaram em várias pesquisas para purificação dela. E, após alguns anos, produziram-se vacinas para *pertussis* acelulares (subunidades que contêm componentes inativados, purificados da *B. pertussis*). Várias vacinas acelulares foram produzidas para diferentes grupos, contendo diferentes componentes, com concentrações variadas. Existem vacinas acelulares para *pertussis* combinadas com toxoides tetânico e diftérico. São apresentadas em duas formulações: DTaP, que são pediátricas; e Tdap, para adultos, com diferentes concentrações de antígenos *pertussis* e difteria. As pediátricas são aprovadas para crianças entre 6 semanas e 6 anos idade. A eficácia delas varia de 80% a 85%, e nenhuma das diferentes vacinas é mais efetiva do que as outras. Reações locais e efeitos adversos sistêmicos, como febre, convulsões, choro alto, episódios hiporresponsivos e hipotonia, ocorrem menos frequentemente do que quando se utiliza a vacina *pertussis* celular.[1]

A série primária consiste em 4 doses, sendo as primeiras 3 administradas com 2, 4 e 6 meses de idade (intervalo mínimo de 4 semanas entre as doses). A 4ª dose pode ser administrada 6 a 12 meses após a 3ª, sendo recomendada aos 15 meses de idade; sua finalidade é manter níveis de imunidade adequados até a idade pré-escolar. As crianças que receberam todas as 4 doses antes dos 4 anos devem receber uma 5ª dose (*booster*) de DTP acelular entre os 4 e os 5 anos de idade. Esse *booster* aumenta os níveis de anticorpos e pode reduzir o risco de as crianças com 4 a 5 anos transmitirem a doença para irmãos mais novos imunizados parcialmente.[1,20]

Nos Estados Unidos, tem sido recomendado um reforço com DTaP aos 11 anos de idade.[19,20]

No Brasil, segundo o calendário vacinal do Programa Nacional de Imunizações (PNI),[21] é recomendado o seguinte esquema vacinal: a 1ª dose com 2 meses de idade; a 2ª com 4 meses de idade; a 3ª com 6 meses de idade; um 1º reforço com 15 meses; e um 2º reforço entre 4 e 6 anos.

São descritas como reações vacinais:

a) **Locais:** eritema, calor e dor no local da injeção. Reações locais parecem mais frequentes após a 4ª ou a 5ª dose.

b) **Sistêmicas:** febre, convulsões, choro persistente por mais de 3 horas, episódios de hiporresponsividade e hipotonia.

O aumento da incidência de coqueluche em adolescentes, adultos e lactentes tem feito vários países revisarem seus esquemas vacinais. Nos Estados Unidos, na Austrália e na França, foi introduzida uma rotina de vacinação adicional às 5 doses, um reforço (*booster*) de *pertussis* na adolescência, em torno dos 11 anos.[23] Uma revisão da OMS em 2010 observou que os reforços em adolescentes e adultos previnem o aumento da emergência de coqueluche nessa população, mas não há evidências de proteção suficiente para lactentes jovens.[24]

A imunidade após a doença natural não é permanente, reduzindo-se após 4 a 20 anos da doença. Também a imunidade pela vacina DPT-w (total) dura de 4 a 12 anos; e a produzida pela acelular, um pouco menos. Estudos também têm demonstrado que a imunização não elimina o estado de portador da bactéria.[25]

A única intervenção atual que protege o RN de desenvolver coqueluche, a partir do nascimento, é a imunização da mãe na gestação, transferindo anticorpos maternos pela placenta e protegendo essa criança no contato com a mãe, que poderia desenvolver coqueluche após o parto se não estivesse imunizada. A vacinação da gestante no 3º trimestre oferece a oportunidade de produzir proteção precoce aos RN por meio de um aumento da transferência transplacentária de anticorpos maternos. Vários estudos têm demonstrado eficiente passagem transplacentária de anticorpos *pertussis*, com elevados níveis de anticorpos *pertussis* no sangue de cordão umbilical e aos 2 meses de idade em lactentes cujas mães foram vacinadas com Dtap na gestação.[26] Também níveis de IGA secretória *pertussis* específica têm sido detectados no leite materno 1 a 2 semanas após a vacinação. Adicionalmente, a vacinação da gestante previne que a mãe tenha coqueluche logo após o parto e evita a exposição do RN à doença.[26]

Embora os dados sobre o uso de vacinas contendo *pertussis* acelular em gestantes sejam limitados, o Sistema de Relatos de Eventos Adversos Associados a Vacinas (VAERS), nos Estados Unidos, não identificou evoluções adversas ao feto, às gestantes e aos RN em casos de gestantes vacinadas entre 2005 e 2010.[27]

Com base na persistência de insuficientes quantidades de anticorpos, atualmente se recomenda oferecer Tdap em cada gestação, no 3º trimestre.[26,27]

Por esses fatos, tem sido recomendada a vacinação para *pertussis* em toda gestante, a partir de 20 semanas de gestação; preferencialmente, entre a 27ª e a 36ª semana,[25,28,29] embora possa ser administrada em qualquer momento após 20 semanas. A imunização na gestante induz a imunidade passiva no RN, por meio da transferência de anticorpos pela placenta no último trimestre, como também contribui para o efeito *cocooning*, prevenindo a doença na mãe e protegendo indiretamente a criança contra coqueluche após o nascimento.[9]

É importante ressaltar que a vacina Tdap contém menor quantidade de toxoide diftérico do que a pediátrica, combinada com toxoide tetânico e *pertussis* para ser administrada como dose *booster* em adolescentes e adultos.

A Advisory Committee on Immunization Practices (ACIP) recomendava que as gestantes fossem vacinadas com Tdap após 20 semanas de gestação. Inicialmente, eram vacinadas a partir de 27 a 36 semanas de idade gestacional e, se isso não ocorresse nesse período, a vacina devia ser administrada imediatamente após o parto. Atualmente, recomenda-se vacinar as gestantes com Tdap a partir de 20 semanas de gestação. Vacinar logo após o parto não é a melhor estratégia, pois só protege a gestante, e o RN não recebe os anticorpos produzidos na mãe.[25]

Atualmente, no Brasil, recomenda-se que todas as gestantes sejam vacinadas com 20 semanas de gestação.[25]

Também se recomenda que todos os adolescentes e adultos, parentes ou cuidadores de crianças menores que 12 meses de idade, recebam Tdap pelo menos 2 semanas antes de começarem a ter contato com a criança.

Conclusões

A incidência de coqueluche vem aumentando em todo o mundo, sendo que os RN são vulneráveis às formas mais graves da doença, pois ainda não houve tempo para serem imunizados. Recomenda-se atualmente, no sentido de reduzir o risco de exposição dessa população à doença, a imunização de gestantes com Dtap a partir de 20 semanas de gestação e, se isso não for possível, que sejam vacinadas logo após o parto. Considerando-se que os níveis de anticorpos se elevam em quantidades suficientes 2 semanas após a imunização, sugere-se também que os cuidadores e familiares de crianças menores de 12 meses sejam vacinados com Dtap 2 semanas antes de terem contato com elas.

Referências bibliográficas

1. Centers for Disease Control and Prevention (CDC). Pink Book's. Pertussis: epidemiology and prevention of vaccine-preventable diseases. 12th ed., 2nd print. CDC; 2012. cap. 15, p. 215-31.
2. Governo do Estado de São Paulo. Centro de Vigilância Epidemiológica (CVE). Informe técnico coqueluche 2011. Disponível em: http://www.cve.saude.sp.gov.br.
3. Van Hoek AJ, Campbell H, Amirthalingam G, Andrews N, Miller E. The number of deaths among infants under one year of age in England with pertussis: results of a capture and recapture analysis for the period 2001-2011. Euro Surveill. 2013;18(9):20414. Disponível em: http://www.eurosurveillance.org.
4. Guimarães LM, Carneiro ELNC, Carvalho-Costa FA. Increasing incidence of pertussis in Brazil: a retrospective study using surveillance data. BMC Infectious Disease. 2015;15:442.
5. Bagattini AM, Policena G, Minamisava R, Andrade ALS, Nishioka AS, Sinha A et al. The data used to build the models: Pertussis morbidity and mortality burden considering various Brazilian data sources. Vaccine. 2021:137-46.
6. Sheridan S, Ware R, Grimwood K, Lambert S. Number and order of whole cell pertussis vaccines in infancy and disease protection. JAMA. 2012;308:454-6.
7. Crowcroft NS, Britto J. Whopping cough: a continuing problem. BMJ. 2002;324(7353): 1537-8.
8. Cherry J. Epidemic pertussis in 2012: the resurgence of a vaccine-preventable disease. N Engl J Med. 2012;367:785-7.

9. Long S. Pertussis (Bordetella pertussis and Bordetella parapertussis). In: Kliegeman, Stanton, St. Geme, Schor, Behrman, editors. Nelson textbook of pediatrics. 19th ed. Elsevier. cap. 189.
10. Schellekens J, Wirsing von Konig CH, Gardner P. Pertussis sources of infection and routes of transmission in the vaccination era. Pediatr Infect Dis J. 2005;24:19-24.
11. Maltezou HC, Ftika L, Theodoridou M. Nosocomial pertussis in neonatal units. Journal of Hospital Infection. 2013;85:243e-8.
12. Burr JS, Jenkins TL, Harrison R et al; The Collaborative Pediatric Critical Care Research Network (CPCCRN). Critical Pertussis study: collaborative research in pediatric critical care medicine. Pediatr Crit Care Med. 2011;12:387e-92.
13. Winter K, Harriman K, Zipprich J, Schechter R, Talarico J, Watt J et al. California pertussis epidemic 2010. J Pediatr. 2012;161:1091-6.
14. Nieves DJ, Singh J, Ashouri N, McGuire T, Adler-Shohet FC, Arrieta AC. Clinical and laboratory features of pertussis in infants at the onset of a California epidemic. J Pediatr. 2011;159(6):1044-6.
15. Bayhan GI, Tanir G, Nar-Otgun S, Ayidin-Teke T, Metin-Timur O, Oz FN. The clinical characteristics and treatment of pertussis in a tertiary center over a four-year-period. The Turkish Journal of Pediatrics. 2012;54:596-604.
16. Castagnini LA, Munoz FM. Clinical characteristics and outcomes of neonatal pertussis: a comparative study. J Pediatr. 2010;156:498-500.
17. Van der Berg JP, Westerbeek EAM, van der Klis FRM, Berbers GAM, van Elburg RM. Transplacental transport of IgG antibodies to pre-term infants: a review of the literature. Early Hum Dev. 2011;87:67-72.
18. Rocha G, Flôr-de-Lima F, Soares P, Soares H, Pissarra S, Proença E et al. Severe Pertussis in newborns and young vulnerable infants. The Pediatr Infect Dis Journal. 2013;32:1152-4.
19. Ministério da Saúde. Secretaria de Vigilância da Saúde. Departamento de Vigilância de Doenças Transmissíveis. Nota Informativa n. 3/2014 CGDT/DEVIT/SVS/MS. Novas recomendações para Vigilância Epidemiológica da Coqueluche.
20. Advisory Committee on Immunization Practices (ACIP). General recommendations on immunization. MMWR. 2006 Dec 1;55(RR-15).
21. Committee on Infectious Diseases. Recommended childhood and adolescent immunization schedule, United States, 2013. Pediatrics. 2013;131. doi: 10.1542/peds.2012-3706.
22. Ministério da Saúde. Calendário de Vacinação Infantil. Disponível em: www.pni.datasus.gov.br/calendario_vacina_infantil.
23. Amirthalingam G. Strategies to control pertussis I infants. Arch Dis Child. 2013;98:552-5.
24. World Health Organization. Pertussis vaccines: WHO position paper. Wkly Epidemiol Rec. 2010;85:385-400.
25. Argondizo-Correia C, Rodrigues AKS, Brito CA. Neonatal immunity to Bordetella pertussis infection and current prevention strategies. Journal of Immunology Research. 2019;Article ID 1334168. Disponível em: https://doi.org/10.1155/2019/7134168.
26. Munoz FM, Bond N, Maccato M, Pinell P, Hammil AH, Swammy GK et al. Safety and immunogenicity of tetanus diphtheria and acellular pertussis (Tdap) immunization during pregnancy in mothers and infants. A randomized clinical trial. JAMA. 2014;311(17):1760-9.

27. Advisory Committee on Immunization Practices (ACIP). Updated recommendations for use of tetanus toxoid, reduced diphtheria toxoid and acellular pertussis vaccine (Tdap) in pregnant women and persons who have or anticipate having close contact with an infant aged < 12 months. 2011. MMWR. 2011;60(41):1424-6.
28. American College of Obstetricians and Gynecologists. Committee Opinion. Update on immunization and pregnancy: tetanus, diphtheria, and pertussis. 2013;121(6):1411-4.
29. Advisory Committee on Immunization Practices (ACIP). Update recommendations for use of tetanus toxoid, reduced diphtheria toxoid and acellular pertussis vaccine (Tdap) in pregnant women. MMWR. 2013:62(7):131-4.

capítulo 28

Infecção Congênita pelo Citomegalovírus

- Alexandre Lopes Miralha
- Edna Maria de Albuquerque Diniz

Considerações gerais

O citomegalovírus (CMV) ou herpesvírus-5 (HHV-5) é um vírus DNA de fita dupla pertencente à família Herpesviridae, de distribuição universal, podendo causar desde infecções assintomáticas (em indivíduos adultos/crianças imunocompetentes) até infecções sintomáticas leves;[1-3] pode ser responsável por taxas substanciais de perda auditiva e sequelas graves do neurodesenvolvimento (paralisia cerebral, deficiência intelectual, deficiência visual e convulsões) na primeira infância, especialmente quando adquirido no período perinatal.[1,2,4] O diagnóstico oportuno torna-se fundamental tanto para a intervenção terapêutica, minimizando a morbimortalidade em recém-nascidos sintomáticos, quanto para a determinação de risco de sequelas futuras entre os recém-nascidos assintomáticos.[2,4]

A infecção congênita pelo CMV (CMVc) é a infecção viral congênita mais comum, sendo a principal causa infecciosa de malformação do sistema nervoso central (SNC) e a principal causa não genética de perda auditiva neurossensorial na infância.[1,3,5,6] Sua prevalência é estimada entre 0,2% e 6% em países industrializados e em torno de 0,6% a 6,1% em estudos limitados a países em desenvolvimento, sendo considerada uma das principais causas de morbimortalidade no período neonatal.[7]

O seu amplo espectro de apresentação clínica e a sua distribuição universal fazem do diagnóstico do CMV um grande desafio na prática clínica diária, especialmente no período perinatal, em que ocorre a maior transmissibilidade.[4-6] A infecção pelo CMV afeta aproximadamente metade da população em áreas de alta renda (entre adultos) e também a grande maioria das crianças na primeira infância em países de baixa e média renda.[1,3,5,6] Algumas definições importantes para orientar no diagnóstico na gestante e no recém-nascido podem ser observadas no Quadro 28.1.

Quadro 28.1 Definições operacionais e critérios diagnósticos da infecção pelo CMV na gestante e no recém-nascido.

Conceito	Definição	Critérios diagnósticos
Primoinfecção na gravidez	Primeira exposição de uma mulher grávida ao CMV	Soroconversão de IgG-CMV em uma mulher previamente negativa ou IgG positiva + IgM positiva com baixa avidez de IgG
Infecção não primária (reativação/reinfecção)	Infecção que ocorre em mulher com imunidade prévia. Pode ser uma reativação de um vírus endógeno ou uma reinfecção exógena por outra cepa viral	Tanto a reativação como a reinfecção podem cursar com IgG positiva/IgM positiva/alta avidez de IgG
Infecção fetal	Infecção do feto secundária a primoinfecção ou infecção não primária	Detecção de PCR-DNA-CMV no líquido amniótico por meio de amniocentese e/ou PCR-DNA-CMV no sangue fetal por cordocentese
CMV congênito	Infecção do recém-nascido que ocorre durante a gravidez ou o parto	PCR-DNA-CMV positiva ou isolamento viral na urina, sangue e/ou LCR antes de 21 dias de vida*
CMV pós-natal	Infecção pelo CMV que ocorre depois do parto	PCR-DNA-CMV positiva ou isolamento viral na urina, sangue e/ou LCR depois de 21 dias com um estudo negativo antes. Sem o estudo ao nascer, não se consegue diferenciar se a infecção é congênita ou adquirida

CMV: citomegalovírus; PCR-DNA-CMV: reação em cadeia da polimerase para citomegalovírus; LCR: líquido cefalorraquidiano.

* Em caso de detecção do CMV na saliva, uma amostra de urina deverá ser coletada para confirmação.

Fonte: Izquierdo et al., 2021.[1]

Epidemiologia

A prevalência da infecção por CMV na população em geral e materna é de 83% (78% a 88%; IC 95%) e 86% (83% a 89%; IC 95%), respectivamente.[1]

De modo geral, essa infecção passa despercebida entre crianças e adultos saudáveis, podendo evoluir para quadros graves, especialmente entre indivíduos que se enquadrem em grupos de alto risco, como os receptores de transplante de órgãos imunocomprometidos, os receptores de transplante de células-tronco hematopoiéticas e os indivíduos infectados com o vírus da imunodeficiência humana (HIV).[2,7-9] Stagno (2007) refere que a maior incidência entre pessoas de nível socioeconômico mais baixo, crianças institucionalizadas, populações migrantes e orientais parece estar relacionada a precárias condições de vida, por hábitos culturais ou por fatores raciais hereditários.[9]

A infecção por CMV é endêmica e não apresenta variações sazonais. A soroprevalência varia bastante entre as populações e é caracterizada por um aumento dependente da idade (mãe adolescente) e de fatores relacionados a baixo nível socioeconômico, raça negra, contato com crianças jovens (em creches), atividade sexual desprotegida e com múltiplos parceiros, além de multiparidade.[4,5,7,8] Nos países desenvolvidos (Europa e América do Norte), a soroprevalência de CMV em mulheres em idade fértil varia de menos de 50% a 85%, enquanto nos países em desenvolvimento (Ásia, África e América Latina), nos quais a infecção geralmente é adquirida muito cedo, por meio da amamentação e da atividade sexual precoce, a soroprevalência se aproxima de 100%.[1-3,5]

Nos Estados Unidos e na União Europeia, a infecção pelo CMVc apresenta incidência de 0,6% a 0,7% de todos os nascidos vivos, o que resulta em aproximadamente 60 mil bebês que nascem com CMVc a cada ano. No Brasil, dados nacionais são desconhecidos, porém se estima uma prevalência que varia conforme a população e a região estudada, com cifras entre 0,39% e 6,8%.[1,2,5-7] Mussi-Pinhata e colaboradores (2018) reportaram uma soroprevalência materna de 98%, sendo 90% das infecções congênitas secundárias a infecção materna não primária (reativação/reinfecção).[10] Entre recém-nascidos internados em UTI neonatal, a prevalência pode ser maior, uma vez que nesse espaço se encontram neonatos enfermos e com outros fatores de risco.[6,7]

Patogênese

O CMV é um membro da família dos herpesvírus e compartilha com outros vírus – Epstein-Barr, herpes simples (HSV-1 e 2), varicela-zóster e herpesvírus humano (HHV-6, 7 e 8) – propriedades estruturais semelhantes, incluindo um genoma de DNA linear de fita dupla, um capsídeo viral de simetria icosaédrica e um envelope viral.[1,3-6]

Como os demais da mesma família, o CMV apresenta propriedades biológicas de latência e reativação endógena. Sua replicação é lenta, podendo demorar vários dias para produzir um efeito citopático visível em linhagens celulares de laboratório.[3-5]

Com a infecção latente por CMV, um baixo nível de replicação do vírus é detectável e o genoma viral pode estar presente em células mononucleares do sangue periférico e da medula óssea. Amostras com elevada carga viral (urina ou saliva de recém-nascidos infectados congenitamente) apresentam múltiplos focos de efeito citopático que podem ser visualizados dentro de alguns dias de incubação, enquanto para amostras com baixa carga viral pode demorar entre 1 e 3 semanas para surgir efeito citopático. Infecções recorrentes com CMV costumam ocorrer por meio da reativação de cepa (endógena) do hospedeiro ou de reinfecção com uma nova cepa (exógena). As cepas de CMV podem ser distintas em um mesmo hospedeiro, de modo que a cepa na urina, por exemplo, pode ser diferente daquela no sangue, olho ou sistema nervoso central.[1,6,9,10]

Transmissão

A infecção pelo CMV, também conhecida como doença de inclusão citomegálica, é adquirida intraútero por via transplacentária, diferentemente da perinatal, que acontece durante a passagem pelo canal de parto infectado ou pelo aleitamento.[2,4-6]

Quanto mais precoce for a transmissão da infecção da mãe para o feto, pior será o prognóstico e maior a chance de malformações graves.[3,5-7] A infecção materna pode ser primária (primoinfecção) ou recorrente (por reativação viral endógena ou reinfecção exógena por outras cepas virais).[1-4]

Os recém-nascidos infectados por primo-infecção materna são mais propensos a apresentar sintomas ao nascimento e sequelas em longo prazo do que aqueles infectados como resultado de infecção materna recorrente por CMV.[5,8,10] As infecções primárias ocorrem em 0,15% a 2% das gestantes soronegativas (com taxa de transmissão vertical oscilando entre 40% e 60%) enquanto a taxa de transmissão vertical ocorre entre 0,5% e 1%.[1-3]

O risco de perda auditiva, no entanto, parece ser semelhante em ambos os grupos. As sequelas parecem ser mais graves quando a infecção é adquirida precocemente na gravidez, em especial no 1° trimestre. No entanto, a infecção congênita sintomática por CMV pode resultar de infecção materna independentemente da idade gestacional.[2-4,6,8]

Manifestações clínicas

Os recém-nascidos portadores do vírus CMV podem ser classificados de acordo com a presença ou ausência de sintomas aparentes ao nascer em: **sintomáticos** (apresentam um ou mais sintomas); **assintomáticos** (refere-se aos recém-nascidos que não apresentam sintomas aparentes ao nascimento, embora possam apresentar perdas auditivas ou sintomas discretos posteriormente); ou **assintomáticos com perda auditiva isolada** (representam uma categoria distinta porque não são verdadeiramente assintomáticos, mas sua doença é geralmente mais leve do que a dos bebês sintomáticos). Trata-se de uma classificação pouco usada, especialmente hoje, pois a triagem auditiva universal (TANU) passou a identificar e intervir mais precocemente.[1,2,6-8,11]

Outro grupo, chamado **fenótipo neurológico primário ou neurofenótipo primário** (refere-se basicamente aos recém-nascidos com manifestações exclusivas do SNC), também pode ser encontrado na literatura, porém essa denominação é pouco usada, em razão de sua inconsistência e da dificuldade de ser distinguida da categoria sintomática.

Apesar de muito variados, os sintomas associados à infecção pelo CMV mostram desde manifestações diretas relacionadas à multiplicação viral (no sistema linfomonocitário), como febre, leucopenia, trombocitopenia, hepatite, enterite e pneumonia, até sequelas indiretas, incluindo elevado índice de rejeição ao enxerto renal, comprometimento da resposta imune celular e alterações permanentes do SNC.[1-4,6,10,11]

Em caso de feto infectado por CMV no útero, o diagnóstico e o manejo da infecção congênita podem ser realizados na vida intrauterina. Alguns achados na ultrassonografia pré-natal que podem sugerir doença por CMV no feto incluem calcificações periventriculares, ventriculomegalia, anormalidades migratórias do cérebro (polimicrogiria, paquigiria e lisencefalia), microcefalia, intestino fetal hiperecogênico, restrição de crescimento fetal, ascite, derrame pleural e/ou hepatoesplenomegalia.[1-4]

Ao nascimento, 85% a 90% dos recém-nascidos infectados são assintomáticos, e 10% a 15% apresentam algum sintoma aparente de infecção (doença sintomática). Dentre os recém-nascidos infectados, 10% se tornarão sintomáticos com mortalidade e sequelas graves, podendo chegar a 30% e 90%, respectivamente.[1,5,8,9]

As principais características clínicas, laboratoriais e de imagem relacionadas à infecção sintomática estão descritas na Tabela 28.1. Entre os RN assintomáticos, 10% a 15% poderão desenvolver tardiamente surdez, retardo mental e coriorretinite, que podem surgir ao longo dos 2 primeiros anos de vida.[3,6,8,12,13]

A perda auditiva neurossensorial (PANS) pode ser encontrada entre ⅓ e ½ das crianças sintomáticas; apesar de muito frequente ao nascer, pode surgir em até 18% a 30% mais tardiamente.[8-10] Alterações oculares também podem ser identificadas no CMVc sintomático, podendo-se encontrar cicatriz retiniana, estrabismo, perda de visão central e atrofia óptica. Catarata e microftalmia não são achados frequentes de CMVc.[1,3,10,14]

Outras manifestações clínicas, ainda que menos frequentes, podem estar presentes, isoladas ou não, no CMVc sintomático, como ascite, miocardite, cardiomiopatia, trabeculações ventriculares e enterocolite. As endocrinopatias, como doença de Graves e diabetes *insipidus*, e doença renal, como síndrome nefrótica, são pouco frequentes e ainda não foram definidas como manifestações de CMVc.[15-19]

As manifestações relacionadas ao elevado risco de mortalidade normalmente se manifestam com quadros semelhantes a sepse, miocardite, linfoistiocitose hemofagocítica induzida por vírus e/ou outro envolvimento importante de órgãos-alvo. Os recém-nascidos com idade gestacional < 37 semanas e os recém-nascidos portadores de imunodeficiência primária ligada a alterações de linfócitos T ou células NK (*natural killer*) têm maior chance de evoluir para o óbito por infecção congênita por CMV, não sendo raro casos fulminantes, em poucos dias e/ou semanas.[3-7,10]

Tabela 28.1 Achados clínicos e laboratoriais mais frequentes em recém-nascidos com infecção pelo CMV.

Sinais clínicos	Definição/comentário	Frequência
Petéquia/púrpura/exantema do tipo *blueberry muffin*	Surgimento ao nascer ou nas primeiras horas de vida, podendo persistir por várias semanas. Secundários a focos de eritropoiese extramedular intradérmica	50% a 70%
Icterícia	Pode estar presente desde o 1° dia de vida	40% a 70%
Hepatoesplenomegalia	Deve ser investigada durante o exame físico	60%
Restrição de crescimento intrauterino (RCIU)	Peso de nascimento abaixo do percentil 10	40% a 50%

(*Continua*)

Tabela 28.1 Achados clínicos e laboratoriais mais frequentes em recém-nascidos com infecção pelo CMV. *(Continuação)*		
Sinais clínicos	**Definição/comentário**	**Frequência**
Microcefalia	Perímetro cefálico < 2 desvios-padrões da normalidade	21% a 50%
Sinais/sintomas neurológicos	Letargia, hipotonia	30%
	Crises convulsivas	7% a 20%
	Reflexo de sucção débil	5% a 10%
Coriorretinite	Avaliação realizada pelo oftalmologista	10% a 20%
Alterações laboratoriais	Aumento de transaminases (TGP/ALT > 80 UI/L)	83%
	Hiperbilirrubinemia conjugada (BD > 2 mg/dL)	81%
	Hemograma:	70%
	• Trombocitopenia: plaquetas < 100.000/mm^3	5% a 10%
	• Anemia: hematócrito < 40% (0 a 7 dias); < 35% entre 8 e 14 dias e < 30% entre 15 e 28 dias de vida; neutropenia < 1.500 cels/mm^3	
LCR	• Proteinorraquia > 120 g/dL	46%
	• PCR-DNA-CMV positiva no LCR	6% a 20%

CMV: citomegalovírus; PCR-DNA-CMV: reação em cadeia da polimerase para citomegalovírus; BD: bilirrubina direta; TGP: transaminase glutâmico-pirúvica; AST: alanina aminotransferase.

Fonte: Traduzida de Izquierdo et al., 2021.[1]

Diagnóstico laboratorial

O diagnóstico laboratorial é estabelecido pelo isolamento do CMV por meio da cultura viral, que é considerada padrão-ouro, porém de 2 a 6 semanas são necessárias para que a replicação e a identificação do vírus ocorram.[1,2]

A amostra biológica preferencial é a urinária, pois na urina a carga viral é maior. Amostras de saliva podem também ser utilizadas, porém com frequência podem apresentar resultados falsos negativos ou falsos positivos; e, apesar da facilidade de coleta, ocorrem mais erros de amostragem (falsos negativos) considerando-se ainda a contaminação pelo leite materno em RN amamentados, em razão principalmente da elevada carga viral que pode estar presente no leite.[2-4]

O método de identificação do DNA viral por meio da reação em cadeia da polimerase (PCR) tem também alta sensibilidade e especificidade, com algumas vantagens em relação à cultura, como resultados mais rápidos (em 24 a 48 horas), menor quantidade de amostra necessária para o teste e possibilidade de congelamento e armazenamento das amostras coletadas.[4-6]

Os testes sorológicos para pesquisa de anticorpos IgG e IgM específicos para CMV podem também ser realizados, particularmente na gestante; porém, no RN não têm sido recomendados, pois o anticorpo IgG contra CMV no sangue nessa faixa de idade reflete o nível de IgG materno e não é diagnóstico de infecção congênita por CMV. Os anticorpos da classe IgM apresentam resultados frequentemente falsos negativos, em parte pela presença dos anticorpos IgG maternos de transferência passiva.[1]

Portanto, a infecção congênita pelo CMV pode ser identificada com base em qualquer um dos seguintes exames laboratoriais: detecção de CMV pela cultura de amostras de urina e/ou saliva, nas primeiras 3 semanas de vida; detecção de CMV por meio de PCR-DNA em amostras de sangue, saliva ou urina, nas primeiras 3 semanas, e confirmada com testes repetidos; ou detecção de CMV por PCR-DNA em amostras de papel-filtro para triagem neonatal (nesse caso, teste negativo não exclui a doença). Se o teste for realizado com mais de 3 semanas de vida, não há como afirmar que a infecção tenha sido congênita, pois há a possibilidade de aquisição pós-natal.[1,3,5-7,16]

Uma possível infecção congênita por CMV pode ser suspeitada na presença de todos os itens a seguir: um ou mais sintomas de CMVc; exclusão de outras condições clínicas que possam causar os mesmos sintomas; e detecção de carga viral em amostras de urina ou saliva (cultura/PCR-DNA) ou anticorpo.[2,4-6]

A infecção por CMVc será descartada quando a gestante apresentar sorologias (IgG e IgM) negativas e, se há suspeita de infecção, também quando no recém-nascido o CMV não é detectado em amostras de urina ou saliva (seja por meio de cultura viral ou PCR-DNA). Em razão da elevada especificidade dos métodos, um resultado negativo exclui o diagnóstico de infecção pelo CMV.[3,4]

Na prática, alguns autores recomendam que a exclusão segura do diagnóstico seja realizada pelo menos após dois exames negativos, consecutivos, na urina ou na saliva (ou em ambos). A infecção congênita também pode ser descartada fora do período neonatal se o teste de anticorpos IgG para CMV for negativo (naqueles com sistema imunológico normal), indicando que a infecção por CMV nunca ocorreu na criança.[1,5,7-9]

Os recém-nascidos com CMVc confirmado devem ser avaliados quanto à presença ou não de envolvimento sistêmico. Uma avaliação detalhada deve ser feita mesmo em casos assintomáticos, com o intuito de ir em busca de achados sutis ou subclínicos. De modo geral, a avaliação deve incluir os itens a seguir:[1-4,6,10,11,13,14,19]

- **Exame físico completo:** incluindo exame neurológico minucioso e medidas antropométricas (peso, comprimento e PC), para o diagnóstico preciso de retardo de crescimento intrauterino (RCIU) e microcefalia.
- **Estudo do líquido cefalorraquidiano (LCR):** em casos de meningoencefalite ou outras alterações neurológicas; a PCR pode ser realizada no liquor com sensibilidade que varia de 80% a 92% e especificidade de 98%, além do achado de pleocitose mononuclear, hiperproteinorraquia (40%) ou proteínas normais. Aumento isolado de proteína pode ocorrer em até 50% dos casos. A quantidade requerida de LCR para análise é de cerca de 1 mL.
- **Testes laboratoriais inespecíficos:** como hemograma completo, incluindo diferencial e contagem de plaquetas (plaquetopenia, linfopenia, anemia, neutropenia), testes de função hepática (aminotransferases elevadas em 50% a 83% dos casos sintomáticos; bilirrubina, em geral, a direta alterada),

função renal e coagulograma (casos específicos com doença hepática ou sepse viral).

- **Avaliação auditiva:** por meio do potencial evocado de tronco cerebral (BERA) após triagem auditiva universal com otoemissões acústicas (TANU/OEA). A avaliação deve ser realizada a cada 3 a 6 meses nos primeiros 3 anos de vida, seguindo-se avaliação anual até os 18 anos.
- **Avaliação oftalmológica:** ao nascer (fundoscopia) e, depois, aos 3, 6 e 12 meses.
- **Exames de neuroimagem:** a ultrassonografia transfontanela (USTF) deve ser realizada em todos os recém-nascidos infectados para confirmar a presença de lesões do SNC, como calcificações periventriculares ou parenquimatosa, ventriculomegalia, cistos, lesões cerebelares (hipoplasia e/ou hiperecogenicidade), vasculopatia lenticuloestriada (ecogenicidade nos vasos do tálamo e gânglios basais). Quando associada a exame neurológico alterado, convulsões e/ou PC diminuído, uma TC de crânio e/ou RNM do encéfalo estarão indicadas. Cabe lembrar sempre que uma USTF normal ao nascer não afasta lesão do SNC.

Cenários para investigação diagnóstica

Como na grande maioria das infecções congênitas, é importante sempre suspeitar da infecção para que o diagnóstico e a abordagem terapêutica sejam oportunos.

As manifestações clínicas da infecção pelo CMV são variáveis, como já demonstrado anteriormente, e inespecíficas.[1,2,5,6] Os recém-nascidos infectados e classificados como sintomáticos podem apresentar alguns ou apenas um sinal ou sintoma clínico. A suspeita deve ser elevada nos quadros clínicos descritos a seguir.[1,6,7,18,19]

- **Cenário 1 – recém-nascidos com doença sintomática por CMV:** são achados que podem justificar a investigação para CMVc, especialmente se não forem explicados por outras causas: microcefalia, RCIU, trombocitopenia, hepatoesplenomegalia, icterícia ou hiperbilirrubinemia direta ao nascimento. Quanto mais exuberante o quadro clínico, com muitos sintomas, maior a chance de positividade na investigação diagnóstica. Em um cenário em que está presente apenas o RCIU, menor será a chance, a não ser que ocorra história gestacional com viragem sorológica compatível com o diagnóstico.
- **Cenário 2 – recém-nascidos com alterações em exames de neuroimagem (ultrassonografia de crânio, tomografia computadorizada de crânio, ressonância magnética de crânio) sugestivas de CMV:** calcificações periventriculares, vasculopatia, alterações na substância branca, ventriculomegalia, alterações migratórias (polimicrogiria focal, paquigiria e lisencefalia), leucomalácia periventricular e anormalidades císticas.
- **Cenário 3 – recém-nascidos com perda auditiva neurossensorial (PANS) documentada:** não existe um consenso entre os autores; para os recém-nascidos que falharam na TANU (sem avaliação audiológica adequada), a decisão de investigar ou não CMV é inconclusiva. Na prática,

para recém-nascidos que falhem na TANU unilateralmente ou bilateralmente, tem sido recomendada nova testagem antes da alta hospitalar. Em caso de falha novamente na triagem, alguns centros médicos encaminham para avaliação audiológica completa, com testagem para CMVc, antes da alta ou pelo menos nas primeiras 3 semanas de vida.

- **Cenário 4 – recém-nascidos de mães com infecção por CMV conhecida ou suspeita durante a gravidez:** incluindo mães com: soro conversão materna durante a gravidez e/ou infecção materna presumível (primária) por CMV com anticorpos imunoglobulina G (IgG) e imunoglobulina M (IgM) positivos para CMV e/ou história de doença semelhante à mononucleose durante a gravidez e/ou imagens fetais anormais sugestivas de infecção *in utero* por CMV.
- **Cenário 5 – recém-nascidos imunocomprometidos:** especialmente entre recém-nascidos com suspeita/confirmação de imunodeficiência combinada grave (SCID), pelo risco de desfechos desfavoráveis em pacientes imunodeprimidos.

Diagnóstico diferencial

Os achados clássicos da infecção congênita sintomática por CMV incluem petéquias, icterícia, hepatoesplenomegalia, restrição de crescimento intrauterino (RCIU) e microcefalia, os quais, por serem inespecíficos, também podem estar presentes em outras doenças do grupo TORCHS (toxoplasmose, rubéola, herpes simples, sífilis), incluindo: infecções por *Zika virus*; sepse neonatal; e outras infecções virais:[2,9,15]

- **Toxoplasmose congênita:** calcificações intracranianas difusas, hidrocefalia, coriorretinite, pleocitose mononuclear inexplicável no LCR ou proteína LCR elevada.
- **Sífilis congênita:** alterações esqueléticas (osteocondrite e periostite), pseudoparalisia de Parrot, rinite persistente, exantema maculopapular, especialmente na palma das mãos, sola dos pés e região de fraldas.
- **Rubéola:** catarata, glaucoma congênito, retinopatia pigmentar, cardiopatia congênita, doença óssea e perda neurossensorial auditiva.
- **Vírus herpes simples:** quando de aquisição perinatal: vesículas mucocutâneas, pleiocitose no LCR, trombocitopenia, transaminases hepáticas elevadas, conjuntivite ou ceratoconjuntivite; quando da infecção intraútero: vesículas na pele, ulcerações, cicatrizes, anormalidades oculares (microftalmia), anormalidades cerebrais, como hidranencefalia, microcefalia.
- **Varicela congênita:** lesões cutâneas vesiculares ou cicatriciais, microcefalia.
- ***Zika virus*:** microcefalia, calcificações intracranianas, anormalidades oculares, perda auditiva neurossensorial, hipertonia/espasticidade.

Considerando-se as alterações cerebrais que podem ocorrer, além das infecções perinatais, deve-se fazer o diagnóstico diferencial com outras condições, desde alterações genéticas ou metabólicas até exposição intraútero a drogas (p. ex., álcool, cocaína).

Tratamento

Tratamento geral

Cerca de 5% a 10% dos recém-nascidos com infecção congênita sintomática pelo CMV apresentam manifestações clínicas graves e com risco de vida (p. ex., doença semelhante a sepse, miocardite, linfoistiocitose hemofagocítica induzida por vírus ou envolvimento neurológico grave), necessitando de internação em unidade de terapia intensiva.[1-5,15]

As medidas de suporte para esse grupo de recém-nascidos incluem: hidratação venosa (para manter o equilíbrio hidrossalino e acidobásico), transfusão e hemoderivados (conforme protocolo das Unidades e gravidade do recém-nascido), controle das convulsões, assistência respiratória adequada (desde assistência não invasiva à assistência invasiva), suporte nutricional e tratamento antimicrobiano para as infecções bacterianas secundárias.[2,4,5,15]

Tratamento específico[1-6]

Os avanços na terapia antiviral neonatal para infecção por CMVc têm sido significativos nos últimos anos. A indicação do tratamento está sempre relacionada à doença sintomática, objetivando-se a redução do número e da intensidade das sequelas neurológicas, sobretudo da surdez neurossensorial.

Os agentes antivirais de escolha disponíveis para o tratamento do CMVc são o ganciclovir (GCV) e seu profármaco, o valganciclovir (VGC), com benefícios já demonstrados em ensaios clínicos multicêntricos e randomizados para a infecção congênita pelo CMV. Os antivirais foscarnet e cidofovir são reservados para casos de CMV refratário, resistência e/ou toxicidade ao ganciclovir e coinfecção com adenovírus.

Os estudos que avaliaram o tratamento da infecção congênita por CMV começaram na década de 1990, com o ganciclovir (análogo da guanidina que suprime a replicação viral) como o primeiro medicamento estudado, seguido pelo valganciclovir oral. Por apresentar potencial toxicidade, o uso dos medicamentos antivirais em neonatos com infecção congênita deve sempre ponderar riscos e benefícios.

Atualmente, não há evidências do benefício da terapia antiviral em bebês assintomáticos. Antes do uso dessa terapia, deve-se considerar os efeitos conhecidos (neutropenia e/ou trombocitopenia) e possíveis riscos, como toxicidade gonadal e carcinogenicidade, observados em modelos animais, além de todos os benefícios potenciais.

Critérios para tratamento

Recomenda-se o tratamento de todos os recém-nascidos com **quadro moderado a grave** (*Recomendação forte com alta qualidade de evidência*). Para crianças com **quadro leve**, o tratamento deve considerar o contexto clínico (*Recomendação fraca com baixa qualidade da evidência disponível*):[1]

- Crianças sintomáticas com infecção confirmada e acometimento do SNC (calcificações intracranianas, microcefalia, atrofia cortical, líquido cefalorraquidiano anormal, alteração auditiva e/ou coriorretinite), após exclusão de outras causas.
- Criança com quadro de sepse viral caracterizado pela presença de discrasia sanguínea, hepatoesplenomegalia, sinais de insuficiência hepática etc., que podem evoluir para óbito em 30% dos casos.
- Acometimento de pelo menos um órgão-alvo (hepatite grave, pneumonite, miocardite, enterocolite e retinite).
- Plaquetopenia refratária.
- Imunodeficiência primária (imunodeficiência combinada grave).

Medicamentos utilizados

- Recomenda-se o valganciclovir (16 mg/kg/dose, de 12 em 12 horas, por 6 a 12 meses, via oral), como fármaco de escolha. Na impossibilidade, usar ganciclovir (6 mg/kg/dose, a cada 12 horas, via venosa).
- Com ganciclovir: neutropenia < 500 ou plaquetopenia < 50.000 – reduzir a dose do GCV à metade (4 a 6 mg/kg/dia). Caso as alterações hematológicas persistam além de 1 semana ou em caso de piora, deve-se suspender a medicação até que ocorra a normalização dos parâmetros laboratoriais hematológicos.
- Ajustar a dose do antiviral de acordo com a função renal (para ambos os medicamentos).
- Realizar hemograma, ureia, creatinina, aminotransferases e bilirrubinas a cada 3 dias nas primeiras 2 semanas e a cada 7 dias até o término do tratamento.
- Duração do tratamento: o tratamento com valganciclovir é por 6 meses inicialmente (*Recomendação forte de alta qualidade da evidência*)[1] e deve iniciado antes de 30 dias de vida (*Recomendação forte com moderada qualidade de evidência*).[1]
- O tratamento com valganciclovir/ganciclovir em prematuros deve sempre ser discutido com o infectologista, pesando-se riscos e benefícios, uma vez que não há estudos que demonstrem segurança nessa faixa de idade gestacional. Se houver necessidade de tratamento nesse grupo, o ganciclovir (via parenteral) pode ser indicado inicialmente por 2 semanas com avaliação da resposta clínica, podendo ser continuado por mais 1 ou 2 semanas caso tenha sido comprovada a redução dos sintomas.

Portanto, em razão da falta de estudos que comprovem segurança e eficácia, o tratamento com antivirais não é recomendado rotineiramente para as seguintes situações: recém-nascidos com a doença levemente sintomática ao nascer; recém-nascidos < 32 semanas de idade gestacional; ou lactentes (> 30 dias de idade cronológica).

Prognóstico

Aproximadamente 70% a 80% dos recém-nascidos portadores de CMVc sintomáticos ao nascer apresentarão complicações tardias, que podem incluir: perda auditiva (com necessidade de prótese auditiva ou implante coclear), deficiência visual (por vezes com necessidade de óculos ou cirurgia corretiva), anormalidades dentárias (hipoplasia e/ou hipocalcificação do esmalte dentário), deficiência intelectual, atraso no desenvolvimento neuropsicomotor, problemas comportamentais (desatenção e hiperatividade) e problemas neuromusculares (p. ex., paralisia cerebral, escoliose neuromuscular associada e/ou luxação e displasia do quadril).[1-3,5,6,12,14,15]

Recém-nascidos com infecção congênita sintomática pelo CMV costumam apresentar prognóstico desfavorável em relação aos assintomáticos ao nascer. O risco de sequelas em longo prazo é dependente da severidade das anormalidades clínicas e laboratoriais no período neonatal, podendo ocorrer em torno de 50% a 95% dos casos.[20-22]

Dollard e colaboradores (2007) mostraram que 8% a 15% dos recém-nascidos infectados assintomáticos, ainda que em baixa prevalência, desenvolvem perda neurossensorial auditiva.[13]

Lanari e colaboradores (2002) ressaltam que, tanto em recém-nascidos sintomáticos quanto em assintomáticos, a elevada carga viral no sangue e na urina pode ser fator preditivo para o desenvolvimento de sequela tardia.[22]

Para Pass e colaboradores (2006), o momento da soroconversão materna durante o pré-natal e a infecção fetal demonstra que, em sua maioria, os recém-nascidos se infectam no 1º trimestre, com maior risco de desenvolver sequelas neurológicas, diferentemente dos que adquirem a infecção mais tardiamente na gravidez, sendo 32% *versus* 15%, respectivamente.[23]

O acometimento visual ocorre em 10% a 20% dos recém-nascidos sintomáticos, sendo menos frequente entre os assintomáticos (2%). Coriorretinite unilateral ou bilateral pode ser identificada já ao nascimento, com pouca chance de progressão, pois em geral a lesão já demonstra ter se instalado há algum tempo. Estrabismo, atrofia de nervo óptico, retinite pigmentar, lesão macular e cegueira podem ser identificados logo após o nascimento ou algum tempo depois.[1-3,5,22,24]

Alterações neurológicas costumam ser identificadas com o aparecimento dos seguintes sinais/sintomas: hipotonia, deficiências neuromotoras, convulsões, comprometimento cognitivo. A coriorretinite, as calcificações periventriculares e, especialmente, a microcefalia presente ao nascimento são os maiores preditores de mau prognóstico cognitivo entre as crianças sintomáticas, bem como na presença da líquido cefalorraquidiano anormal.[2,3,5,7,11,20-22,24]

Noyola e colaboradores (2001) mostraram que a presença de microcefalia logo após o nascimento foi considerada o maior preditor para desfechos neurológicos desfavoráveis (92,3% a 100%) entre os sintomáticos; anormalidades presentes na tomografia computadorizada (TC) de crânio foram as que tiveram mais correlação com o surgimento, ao longo do tempo, de retardo mental e alterações motoras (100%). Aos 30 dias de vida, crianças com achados normais na TC de crânio e

capítulo **28**

perímetro cefálico adequado para a idade gestacional apresentam melhores desfechos relacionados ao neurodesenvolvimento.[24]

Prevenção[1,2,5,6,15,20,22]

A imunidade protetora da infecção pelo CMV parece ser complexa e incerta. A possibilidade de reativação de infecção prévia e o risco de reinfecção com novas cepas (geneticamente diferentes das iniciais) tornam-se um grande desafio para o desenvolvimento de uma vacina para o CMV, que seja eficaz tanto para proteção primária como para proteção de reativação da infecção.

Como não há tratamento específico ou profilaxia para mulheres grávidas, conhecer a sorologia materna ainda é a melhor maneira para permitir uma adequada orientação e consequente redução do risco de infecção perinatal. A condição socioeconômica é considerada fator relevante na prevalência da infecção viral. Há estudos que mostram taxas de 40% a 60% de soroprevalência em população de classe média e de 80% a 85% em grupos sociais menos favorecidos. Embora haja um predomínio da doença em regiões pobres e carentes de recursos e de educação e, principalmente, nas quais as condições de higiene são precárias, mulheres com poder aquisitivo mais alto não estão isentas do risco de aquisição da doença.

Muitas vacinas candidatas contra CMV estão em diferentes estágios de investigação, com resultados promissores de algumas encontradas em modelos animais e receptores de transplantes. Apesar dessas observações, a perspectiva de uma vacina para a prevenção da infecção materna e congênita não parece viável em breve.

Até o momento, a base das intervenções para a prevenção da infecção materna e, por sua vez, da infecção congênita continua sendo a educação das mulheres grávidas sobre as fontes de exposição e as intervenções comportamentais para limitar a exposição ao CMV.

Referências bibliográficas

1. Izquierdo G et al. Recomendaciones para el diagnóstico y manejo de la infección por citomegalovirus en la mujer embarazada y el recién nacido [Recommendations for the diagnosis and management of cytomegalovirus infection in pregnant woman and newborn infant]. Revista Chilena de Infectología: Órgano Oficial de la Sociedad Chilena de Infectología. 2021;38(6):824-56. doi:10.4067/s0716-10182021000600824.
2. American Academy of Pediatrics. Cytomegalovirus infection. In: Kimberlin DW, Barnett ED, Lynfield R, Sawyer MH, editors. Red Book: 2021 Report of the Committee on Infectious Diseases. Itasca, IL: American Academy of Pediatrics; 2021. p. 294-300.
3. Chiopris G et al. Congenital cytomegalovirus infection: update on diagnosis and treatment. Microorganisms. 2020 Oct. 1;8(10):1516. doi:10.3390/microorganisms8101516.
4. Rawlinson WD et al. Congenital cytomegalovirus infection in pregnancy and the neonate: consensus recommendations for prevention, diagnosis, and therapy. The Lancet. Infectious Diseases. 2017;17(6):e177-88. doi:10.1016/S1473-3099(17)30143-3.
5. James SH, Kimberlin DW. Advances in the prevention and treatment of congenital cytomegalovirus infection. Curr Opin Pediatr. 2016 Feb;28(1):81-5. doi: 10.1097/MOP.0000000000000305. PMID: 26709686; PMCID: PMC4908547.

6. Adler SP, Nigro G. Prevention of maternal-fetal transmission of cytomegalovirus. Clin Infect Dis. 2013;57(Suppl 4):S189-92.
7. Kenneson A, Cannon MJ. Review and meta-analysis of the epidemiology of congenital cytomegalovirus (CMV) infection. Rev Med Virol. 2007;17:253-76.
8. Kalser J, Adler B, Mach M, Kropff B, Puchhammer-Stöckl E, Görzer I. Differences in growth properties among two human cytomegalovirus glycoprotein O genotypes. Front Microbiol. 2017;8:1609. [CrossRef].
9. Stagno S. Cytomegalovirus. In: Kliegman RM, Behrman RE, Jenson HB, Stanton BF. Nelson textbook of pediatrics. 18th ed. Philadelphia: Saunders; 2007. p. 1377-9.
10. Mussi-Pinhata MM, Yamamoto AY, Aragon DC, Duarte G, Fowler KB, Boppana S et al. Seroconversion for cytomegalovirus infection during pregnancy and fetal infection in a highly seropositive population: "The BraCHS Study". J Infect Dis. 2018 Sep 8;218(8):1200-4. doi: 10.1093/infdis/jiy321. PMID: 29868783; PMCID: PMC6129109.
11. Boppana SB, Fowler KB. Persistence in the population: epidemiology and transmission. In: Arvin A, Campadelli-Fiume G, Mocarski E, Moore PS, Roizman B, Whitley R et al., editors. Human herpesviruses: biology, therapy, and immunoprophylaxis. Cambridge: Cambridge University Press; 2007. p. 795-813. Chapter 44.
12. Lanzieri TM, Dollard SC, Bialek SR, Grosse SD. Systematic review of the birth prevalence of congenital cytomegalovirus infection in developing countries. Int J Infect Dis. 2014 May;22:44-8. doi: 10.1016/j.ijid.2013.12.010.
13. Dollard SC, Grosse SD, Ross DS. New estimates of the prevalence of neurological and sensory sequelae and mortality associated with congenital cytomegalovirus infection. Rev Med Virol. 2007;17:355-63.
14. Junqueira JIM, Sancho TM, Santos VA. Citomegalovírus: revisão dos aspectos epidemiológicos, clínicos, diagnósticos e de tratamento. Newslab. 2008;86:88-104.
15. Moresco BL et al. A quiet disease with loud manifestations. Seminars in Pediatric Neurology. 2018;26:88-91. doi:10.1016/j.spen.2017.03.014.
16. Mena W, Royal S, Pass RF et al. Diabetes insipidus associated with symptomatic congenital cytomegalovirus infection. J Pediatr. 1993;122:911.
17. Besbas N, Bayrakci US, Kale G et al. Cytomegalovirus-related congenital nephrotic syndrome with diffuse mesangial sclerosis. Pediatr Nephrol. 2006;21:740.
18. Salisbury S, Embil JA. Graves disease following congenital cytomegalovirus infection. J Pediatr. 1978;92:954.
19. Nassetta L, Kimberlin D, Whitley R. Treatment of congenital cytomegalovirus infection: implications for future strategies. JAC Antiviral. 2009;63:862-7.
20. Coll O, Benoist G, Ville Y, Weisman LE, Botet F, Anceschi MM et al. Guidelines on CMV congenital infection. J Perinat Med. 2009;37:433-45.
21. Schleiss MR. Congenital cytomegalovirus infection: update on management strategies. Curr Treat Opinions. 2008;10:186-92.
22. Lanari M, Lazzarotto T, Venturi V, Papa I, Gabrielli L, Guerra B et al. Neonatal cytomegalovirus blood load and risk of sequelae in symptomatic and asymptomatic congenitally infected newborns. Pediatrics. 2002;117:e76-83.
23. Pass RF, Fowler RB, Boppana SB, Britt WJ, Stagno S. Congenital cytomegalovirus infection following first trimester maternal infection: symptoms at birth and outcome. J Clin Virol. 2006;35:216-20.
24. Noyola DE, Demmler GJ, Nelson T, Griesser C, Williamson WD, Atkins JT et al. Early predictors of neurodevelopmental outcome in symptomatic congenital cytomegalovirus infection. J Ped. 2001;138:325-31.

capítulo 29

Infecção pelo Vírus Herpes Simples 1 e 2

• Romy Schmidt Brock Zacharias
• Edna Maria de Albuquerque Diniz

Características do vírus

Os vírus herpes simples 1 e 2 (VHS-1 e VHS-2) apresentam características morfológicas idênticas às dos outros vírus do grupo herpes que infectam o homem, como os vírus da varicela-zóster, citomegalovírus, Epstein-Barr e herpesvírus tipo 6, apresentando estruturas icosaédricas e medindo cerca de 150 a 200 mm de diâmetro. Os VHS são constituídos por uma molécula de DNA que codifica de 60 a 70 produtos gênicos, empacotada no interior de um capsídeo proteico icosaédrico e recoberta por um envelope lipoproteico. As glicoproteínas do envelope são as mediadoras da adesão e da penetração do vírus nas células do hospedeiro, ao mesmo tempo em que contêm a maioria dos determinantes antigênicos reconhecidos pelos anticorpos neutralizantes.[1]

Incidência

A taxa de infecção por VHS em RN é variável em diferentes regiões do mundo. Nos Estados Unidos, ocorre uma estimativa de 1 para cada 3,2 mil nascidos vivos;[2] e no Brasil a estimativa é de 1 caso para cada 5 mil nascidos vivos.[3]

A transmissão ao RN pode acontecer tanto pelo vírus herpes simples tipo 1 (VHS-1) como pelo tipo 2 (VHS-2).

Estima-se que 75% das infecções neonatais, no mundo, sejam causadas pelo VHS-2 e 25% pelo VHS-1. Vários fatores influenciam a transmissão do VHS para os RN, incluindo a natureza da infecção materna, o tipo de parto e o tempo de rotura de membranas ovulares.

Patogênese

A gestante pode adquirir o vírus herpes simples por contato direto ou por contato com secreções corporais.

O VHS tipo 1 dissemina-se mais facilmente por contato íntimo, infectando primariamente a orofaringe, sendo mais frequentemente adquirido na infância, após o 2º ano de vida, sob a forma de gengivoestomatite herpética. Nos pacientes com infecção oral pelo VHS tipo 1, 20% a 45% podem apresentar recorrência e, por ocasião da puberdade, aproximadamente 50% a 70% terão anticorpos circulantes para esse vírus.

O VHS tipo 2 infecta primariamente a região genital, sendo considerada doença sexualmente transmissível. Sua prevalência é maior após o início da vida sexual.[4-6] A maioria das infecções do trato genital é assintomática e, na mulher, está presente no cérvix uterino, o qual, por ter pouca inervação sensorial, produz pouca ou nenhuma sintomatologia. Tem sido constatado que a gestante, quando infectada pelo VHS tipo 2, tem recidivas mais frequentes e sintomatologia mais prolongada que a mulher não gestante.[4]

Apesar da alta incidência da infecção herpética na população, os indivíduos com sistema imunológico intacto conseguem limitar a doença a áreas corporais localizadas, tendo uma evolução limitada. Entretanto, o mesmo não ocorre em pacientes imunodeprimidos e em recém-nascidos, nos quais a doença pode facilmente se disseminar e ter uma evolução fatal.[4]

No RN, a infecção pelo VHS pode ser adquirida intraútero, intraparto ou pós-natal, sendo a mãe a principal fonte de infecção para as primeiras duas vias. A infecção intrauterina pode ocorrer por via transplacentária ou ascendente (5% dos casos), acompanhada por lesões histológicas na placenta. Nos RN de mães com infecção primária pelo VHS, a taxa de transmissão viral intrauterina em geral é mais elevada, podendo ocorrer maior morbidade neonatal que naquelas pacientes infectadas antes da gestação.[7]

A intraparto é a mais frequente via de infecção (85%), quando, por ocasião do nascimento, o RN tem contato com secreções genitais maternas; e cerca de 10% dos recém-nascidos adquirem a infecção por VHS no período pós-natal.[4]

Alguns fatores de risco são associados à infecção neonatal por ocasião do parto, como infecção genital ativa na gestante no momento do parto, infecção primária (em contraste com a infecção genital recorrente), prematuridade, rotura precoce das membranas, títulos de anticorpos anti-VHS materno e via de parto (cesárea *versus* parto vaginal).[2,5]

Considerando-se a natureza da infecção genital materna, pode-se classificá-la em:

1. Infecção primária:
   a) Primeiro episódio ou primoinfecção (mãe não apresenta anticorpos contra o VHS-1 ou 2).
   b) Primeiro episódio de infecção por um subtipo, mas já apresenta anticorpos para o outro subtipo.
2. Infecção recorrente (mãe apresenta anticorpos preexistentes ao VHS isolado do trato genital).

As manifestações relacionadas às infecções que ocorrem no período perinatal (durante o parto) dependem da situação imunológica materna. Mães com infecção prévia transmitem anticorpos neutralizantes através da placenta e, portanto, apresentam taxa de transmissão ≤ 30%. No entanto, no caso de mães que apresentam primoinfecção no momento do parto, ou seja, não transmitiram anticorpos ao feto, há maior risco para o RN se infectar pelo VHS, com taxas de transmissão de até 60%. Mães com episódios de infecções recorrentes apresentam menor taxa de transmissão (menor de 2%), em razão da presença de anticorpos tipo específico circulantes.[4-8]

A maioria dos casos de infecção neonatal pelo herpes simples ocorrem em situações em que não existe história materna de herpes genital, pois essa mãe nunca teve ou nunca notou lesões genitais externas. Estudos demonstram que 75% a 90% dos indivíduos soropositivos para herpes não percebem a infecção.

Nesse contexto, todos os RN devem ser considerados como tendo um risco potencial de adquirir a infecção.

As infecções que ocorrem intraútero estão associadas a fetos hidrópicos e óbito fetal. Os sobreviventes podem se manifestar com características específicas da tríade composta por vesículas de pele ou cicatrizes, lesões oculares e manifestações de sistema nervoso central (SNC), incluindo microcefalia e hidranencefalia.[9]

O tipo de parto também pode influenciar o risco de transmissão durante o parto. O parto cesárea diminui, mas não elimina, o risco de infecção do RN.

Quadro clínico

A herpes simples neonatal pode ser classificada em três principais categorias para direcionamento terapêutico e considerações prognósticas:

1. **Doença localizada sem doença sistêmica:** é caracterizada por vesículas na pele, lacrimejamento excessivo, dor ocular, edema conjuntival e/ou lesões ulcerativas na boca, palato e língua.
2. **Manifestações clínicas de SNC:** como convulsões (focais ou generalizadas), letargia, irritabilidade, tremores e dificuldade de alimentação, instabilidade térmica e abaulamento de fontanela.
3. **Doença neonatal disseminada:** com envolvimento de múltiplos órgãos. RN com a doença disseminada apresenta-se já na 1ª semana de vida com sinais e sintomas inespecíficos de sepse neonatal (p. ex., instabilidade térmica, letargia, apneia, irritabilidade, desconforto respiratório, distensão abdominal, hepatomegalia e ascite). A mortalidade por infecção congênita por herpes disseminada excede a 80%.[9]

Diagnóstico

É importante o conhecimento da história clínica, epidemiológica e a presença ou não de lesões ativas na gestante ou parturiente.

A infecção neonatal pelo vírus herpes pode ser suspeitada até a 6ª semana de vida. O diagnóstico deve ser feito com base no exame clínico, com achados citados nos diferentes tipos de manifestações clínicas da doença (Tabela 29.1) e exames laboratoriais, e complementado com exames de imagem nos casos indicados.

Tabela 29.1 Características clínicas das diferentes apresentações da infecção pelo VHS no recém-nascido.			
Características/ apresentação	**Disseminada**	**SNC**	**Pele, olhos e boca (mucocutâneo)**
Transmissão	Periparto/pós-natal	Periparto/pós-natal	Periparto/pós-natal
Frequência	25%	30%	45%
Envolvimento	SNC, fígado, pulmão, adrenal, pele, olhos, mucosa, TGI, coração, rins	SNC, com ou sem acometimento de pele	Pele, olhos e mucosa
Dias de vida para aparecimento do quadro	10 a 12 dias	16 a 19 dias	10 a 12 dias
Apresentação	Semelhante a sepse Febre, insuficiência respiratória, icterícia colestática, insuficiência hepática, lesões de pele vesiculares ou púrpura em 60% dos casos, anemia, trombocitopenia, CIVD, sangramento, colapso cardiovascular, comprometimento do SNC em 60% a 70%	Convulsões focais ou generalizadas, letargia, irritabilidade, debilidade de sucção, instabilidade térmica, lesões cutâneas em 60% a 70% dos casos Detecção do vírus no LCR, com ou sem alteração de celularidade/bioquímica	Lesões vesiculares, conjuntivite e lacrimejamento excessivo Lesões ulcerativas em boca, palato e língua
Testes laboratoriais e radiológicos	Alterações de enzimas hepáticas, trombocitopenia, LCR alterado EEG pode estar alterado Exames de imagem na forma de acometimento do SNC	LCR pode demonstrar pleocitose, concentração diminuída de glicose e discreta elevação de proteína EEG com descargas epileptiformes focais ou multifocais Neuroimagem Edema cerebral, hemorragia ou lesão destrutiva com envolvimento temporal, frontal, parietal ou de tronco do SNC	Exames laboratoriais e radiológicos normais

Fonte: Adaptada de American Academy of Pediatrics, 2018;[11] e Kimberlin e Baley, 2013.[12]

Laboratorial

Exames específicos

- Identificação do vírus em cultura de secreções das lesões de pele, conjuntiva, mucosa oral ou traqueal quando intubado. O isolamento viral constitui o método diagnóstico definitivo para o VHS.

- Detecção do DNA por meio de reação de cadeia da polimerase (PCR) em material de vesículas de pele, *swab* de mucosas, sangue, liquor ou secreção traqueal.
- Detecção do antígeno viral utilizando um teste direto rápido de imunofluorescência em mucosa e lesões de pele (apresenta alta especificidade, mas a acurácia do resultado depende de coletas adequadas da amostra).
- A realização de sorologias específicas para o VHS pode não ser de utilidade diagnóstica no momento inicial das manifestações clínicas.

Recomenda-se a realização de uma avaliação específica em todos os RN com suspeita ou infecção confirmada pelo VHS, a fim de determinar o grau de envolvimento de outros órgãos. Essa investigação se faz necessária inclusive em RN que apresenta a forma localizada sem doença sistêmica, pois algumas alterações podem estar ausentes no início do quadro, na forma em que acometem o SNC ou na forma disseminada; e inclui a realização de exames de laboratório, como hemograma, transaminases, bilirrubina total e frações, amônia, ureia e creatinina, coagulograma e bioquímica/citologia de liquor. Deve-se incluir: o exame oftalmológico em todos os casos confirmados da doença; e exames de imagem e eletroencefalograma nos casos com acometimento de SNC.[10-13]

Exames de imagem

- **Ultrassonografia de crânio e/ou tomografia de crânio ou ressonância nuclear magnética:** devem ser realizadas para determinar a localização e a extensão do envolvimento cerebral. A ressonância magnética é preferível por ser mais sensível na detecção desses achados.
- **Raio X de tórax:** deve ser realizado em casos com sinais de acometimento pulmonar.

Prevenção

A prevenção da infecção pelo VHS no RN depende da realização de um pré-natal adequado, conhecimento da história pregressa de infecção herpética materna e/ou o diagnóstico de infecção aguda no 3º trimestre e realização da profilaxia em casos indicados.

Manejo clínico e tratamento

Para o tratamento da infecção neonatal pelo VHS, utiliza-se como primeira escolha aciclovir por via intravenosa, na dose de 60 mg/kg/dia, divididos em 3 doses, por 14 dias (quadro mucocutâneo) ou 21 dias (encefalite e doença disseminada).

Nos casos de liquor com PCR positivo, o tratamento só poderá ser interrompido com controle negativo.[14]

Atenção: nos RN assintomáticos que venham com PCR positivo para VHS, o aciclovir deve ser iniciado imediatamente.

Na falta ou indisponibilidade do aciclovir endovenoso, recomenda-se o uso de: ganciclovir endovenoso, como primeira alternativa, na dose de 6 mg/kg a cada 12 horas; ou foscarnet, como segunda alternativa, na dose de 60 mg/kg a cada 12 horas, por via endovenosa.[14]

Após o tratamento endovenoso de qualquer uma das formas de herpes neonatal, sugere-se que seja implementada uma terapia supressora com aciclovir via oral, na dose de 300 mg/m^2 por dose, 3 vezes ao dia, por 6 meses. A recomendação se baseia em estudos que demonstraram que essa terapia supressora reduz a chance de recorrência cutânea e está associada a melhora do desfecho neurológico em crianças com a forma que acomete o SNC.[14-16]

O principal efeito colateral da terapia com aciclovir é a neutropenia; portanto, recomenda-se a monitorização da terapia com hemogramas seriados. Em casos em que a contagem absoluta de neutrófilos esteja abaixo de 500/mm^3, a terapia com aciclovir deve ser suspensa, e indica-se a prescrição de um fator estimulador de colônia de granulócitos. A terapia com aciclovir pode ser retomada assim que a contagem absoluta de neutrófilos esteja acima de 750/mm^3.

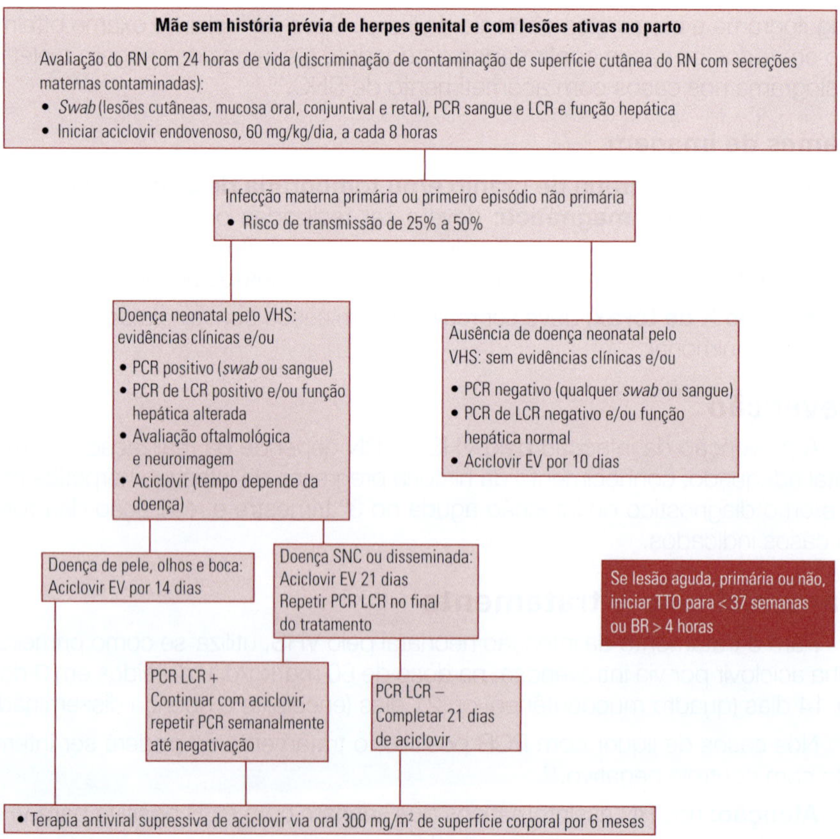

FIGURA 29.1 Fluxograma do manejo da criança assintomática exposta a lesões genitais ativas de mães sem história prévia de herpes genital.

PCR: *polymerase chain reaction*; LCR: líquido cefalorraquiano; TTO: tratamento.

Fonte: Kimberlin e Baley, 2013.[12]

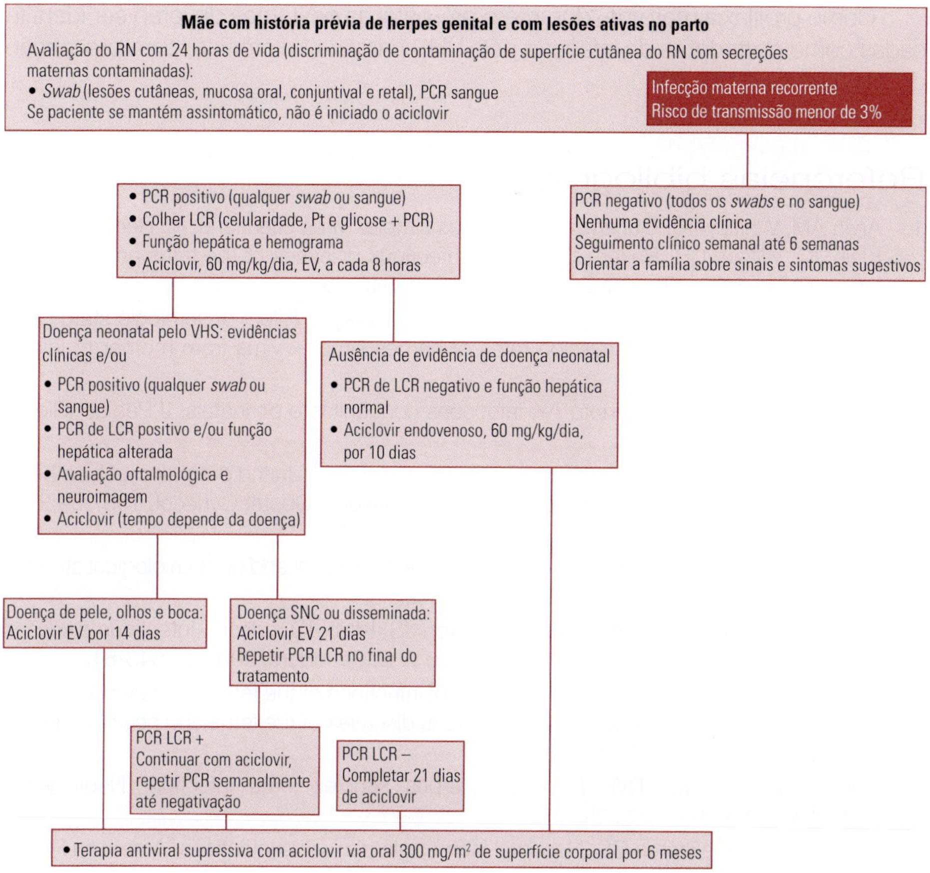

FIGURA 29.2 Fluxograma do manejo da criança assintomática exposta a lesões genitais ativas de mães com história prévia de herpes genital.
PCR: *polymerase chain reaction*; LCR: líquido cefalorraquiano.
Fonte: Kimberlin e Baley, 2013.[12]

O uso de imunoglobulina hiperimune não tem sido recomendado.

Lembramos que, na maioria dos RN que adquirem a infecção no momento do parto ou logo depois, a terapia antiviral tem o potencial de diminuir a mortalidade e melhorar a evolução em longo prazo. Os benefícios que a terapia antiviral pode proporcionar são influenciados substancialmente pelo diagnóstico precoce. A probabilidade da progressão da doença em RN que adquirem a infecção pelo VHS é um fato bem estabelecido. Sem tratamento, em cerca de 70% dos RN que apresentam doença localizada, a infecção pode se disseminar e atingir principalmente o SNC.

O aleitamento materno é contraindicado apenas na presença de lesões herpéticas em aréolas e mamilos; em caso de mães com herpes labial, basta o uso de máscara protegendo nariz e boca.

Como profilaxia materna, durante o pré-natal as gestantes deverão ser identificadas como portadoras da infecção pelo VHS primária ou crônica, para prevenção de infecção no RN.

Referências bibliográficas

1. Arvin AM, Whitley RJ, Gutierrez MK. Herpes simplex virus infections. In: Remington JS, Klein JO, Wilson CB, Baker CJ, editors. Infectious diseases of the fetus and newborn infant. Philadelphia: Elsevier-Saunders; 2006. p. 845-65.
2. Brown ZA, Wald A, Morrow RA, Selke S, Zeh J, Corey L. Effect of serologic status and cesarean delivery on transmission rates of herpes simplex virus from mother to infant. JAMA. 2003;289(2):203-9.
3. Mussi-Pinhata MM, Yamamoto AY. Infecções congênitas e perinatais. J Pediatr (Rio J). 1999;75(Supl. 1):s15-30.
4. Higa K, Dan K, Manabe H. Varicella-zoster virus infections during pregnancy. Hypothesis concerning the mechanism of congenital malformations. Obstet Gynecol. 1987;69:214-22.
5. Howard JE, Rubio M. Congenital Chagas' disease I: clinical and epidemiological study of thirty cases. Bol Chil Parasitol. 1968;23:107-12.
6. Ingall D, Sanchez PS. Syphilis. In: Remington JS, Klein JO, editors. Infectious diseases of the fetus and newborn infant. Philadelphia: W.B. Saunders; 2001. p. 643-81.
7. Klein JO, Remington JS. Current concepts of infections of the fetus and newborn infant. In: Remington JS, Klein JO, editors. Infectious diseases of the fetus and newborn infant. Philadelphia: Saunders; 2001. p. 1-23.
8. Kabani N, Kimberlin DW. Neonatal Herpes simplex virus infection. Neoreviews. 2018;19(2):e89-96.
9. Rudnick CM, Hoekzema GS. Neonatal Herpes simplex virus infections. American Family Physician. 2002:65(6):1138-42.
10. Pinninti SG, Kimberlin DW. Clin Perinatol. 2014;41:945-55.
11. American Academy of Pediatrics. Herpes simplex. In: Red Book: 2018.
12. Kimberlin DW, Baley J. Pediatrics. 2013;131:383-6.
13. Kathleen M, Gutierrez B, Richard J, Whitley B, Arvin AM. Herpes Simplex virus infections. In: Wilson CB, Nizet V, Maldonado YA, Remington JS, Klein JO, editors. Remington and Klein's Infectious diseases of the fetus and newborn infant. 8th ed. Philadelphia: Elsevier Saunders; 2016. p. 813-33.
14. Demmler-Harrison GJ et al. Neonatal Herpes simplex virus infection: clinical features and diagnosis. Uptodate. 2018.
15. Kimberlin DW, Lin CY, Jacobs RF et al; National Institute of Allergy and Infectious Diseases Collaborative Antiviral Study Group. Safety and efficacy of high-dose intravenous acyclovir in the management of neonatal Herpes simplex virus infections. Pediatrics. 2001;108(2):230-8.
16. Kimberlin DW, Whitley RJ, Wan W et al. Oral acyclovir suppression and neurodevelopment after neonatal herpes. N Engl J Med. 2011:365:1284.

capítulo 30

Varicela-Zóster

- Renata Amato Vieira
- Edna Maria de Albuquerque Diniz

Conceito

Doença aguda, contagiosa e relativamente benigna, resultante da infecção primária pelo vírus varicela-zóster (V-Z), que se replica nos linfonodos, resultando em viremia e no aparecimento de exantema e vesículas infectantes.[1]

Epidemiologia

No Brasil, a varicela não é uma doença de notificação compulsória, embora os surtos devam ser notificados às secretarias municipais e estaduais de saúde. Estudo realizado de 1992 a 1994, em escolas públicas do município de São Paulo, indica que o contato com o vírus V-Z ocorre nos primeiros anos da infância. Cerca de 40% das crianças com 1 ano de idade apresentaram anticorpos antivaricela (títulos acima de 1:4 são indicativos de imunidade); essa proporção aumentou rapidamente até o 3º ano de vida, manteve-se ascendente e alcançou 90% aos 10 anos de idade. No período de 1998 a 2007, foram registradas no Sistema de Internação Hospitalar, do Sistema Único de Saúde, 36.623 internações por varicela, com uma média anual de 3.662,3 casos. O maior número de hospitalizações concentra-se em indivíduos na faixa etária de 1 a 4 anos, seguidos por aqueles com idade inferior a 1 ano e de 5 a 9 anos. Embora o maior número absoluto de hospitalizações seja observado entre crianças, grupo em que se espera o maior número de casos da doença, proporcionalmente, os adultos apresentam maior risco de evoluir com complicações, hospitalização e óbito. A taxa de letalidade entre os casos hospitalizados aumenta com a idade, chegando a 4,6% na faixa etária de 50 anos ou mais e a 2,6% na faixa etária de 15 a 49 anos. O Ministério da Saúde solicita a notificação de surtos de varicela, bem como a notificação e a investigação de casos graves e óbitos. Essa virose pode ocorrer durante o ano todo, porém se observa um aumento do número de casos no período que se estende do fim do inverno até a primavera. Apesar de acometer as mais variadas faixas etárias, estudos de soroprevalência da varicela realizados no Brasil e no município de São Paulo apontam que, até os 5 anos de idade, cerca de 50% das crianças ainda não tiveram a doença.[2]

Etiopatogenia

O vírus V-Z é o *Herpes virus varicellae*, pertencente à família Herpesviridae e à subfamília Alphaherpesvirinae. É um vírus do tipo DNA dotado de envelope, havendo um único sorotipo. O homem é o único hospedeiro natural do vírus. Multiplica-se em vários tipos de culturas de células humanas e de macaco, podendo ser identificado por microscopia eletrônica em material de vesícula. O vírus V-Z é teratogênico, podendo causar anormalidades cromossômicas, tanto *in vitro* como *in vivo*, as quais são responsáveis pela síndrome da varicela congênita, descrita pela primeira vez em 1947, por La Foret e Lynch.[1,3]

Modo de transmissão

Ocorre de pessoa a pessoa, por contato direto ou por meio de secreções respiratórias (disseminação aérea de partículas virais/aerossóis) e, raramente, pelo contato com lesões de pele. Indiretamente, a doença é transmitida por meio de objetos contaminados com secreções de vesículas e membranas mucosas de pacientes infectados. Na vida intrauterina, a transmissão do vírus V-Z ocorre por vias transplacentária e ascendente (infecção do colo uterino). O risco de transmissão fetal durante o 1º e o 2º trimestre é em torno de 24%, com lesões fetais em 5% dos casos. A passagem transplacentária do vírus parece não ser tão frequente, em razão da resposta imunológica materna e da baixa propensão de passagem pelo próprio vírus.[1,3,4]

Período de incubação

Varia de 10 a 21 dias e a maioria dos casos ocorre dentro de 13 a 17 dias após a exposição. Pode prolongar-se por até 28 dias, se houver administração de imunoglobulina hiperimune para varicela-zóster.[1,3,4]

Período de transmissibilidade

Desde aproximadamente 2 dias antes do início das lesões até que todas elas estejam em crostas. Considera-se varicela não infectante quando vesículas novas não tiverem surgido por 72 horas e todas as lesões apresentarem crostas.[1,3,4]

Suscetibilidade e imunidade

A suscetibilidade é universal. A infecção confere imunidade permanente, embora, raramente, possa ocorrer um segundo episódio de varicela. Infecções subclínicas são raras. A imunidade passiva transferida para o feto pela mãe que já teve varicela assegura, na maioria das vezes, proteção até os 4 a 6 meses de vida extrauterina.[1,3,4]

Complicações mais frequentes

Pneumonia, encefalite, celulite bacteriana e diátese hemorrágica. O risco de complicações é 25 vezes maior em adultos do que em crianças.[1]

Varicela na gestação

Fora do período perinatal e da fase embrionária, não há consequências para a maioria das crianças. Nas primeiras 20 semanas de gestação, em razão da ausência de uma resposta imune celular adequada, podem ocorrer defeitos congênitos na maioria dos fetos infectados, como lesões cicatriciais de pele, lesões ósseas, anormalidades do sistema nervoso central, coriorretinite, retardo do crescimento intrauterino (RCIU) e má evolução pós-natal. Os defeitos congênitos se devem aos efeitos secundários causados pelo desenvolvimento do herpes-zóster na vida intrauterina. Há também infecção dos gânglios nervosos, com destruição dos neurônios e consequente atrofia e contratura dos membros correspondentes. Um aspecto importante a ser considerado é a época de início da doença materna e do parto. O período entre o aparecimento das lesões maternas e fetais é de 9 a 15 dias, tempo de incubação mais curto do que o observado na vida extrauterina, provavelmente porque o inóculo no feto, sendo por via sanguínea, é maior.[5,6]

Varicela perinatal

Quando o recém-nascido (RN) apresenta varicela dentro de um período de até 10 dias após o parto, considera-se que houve infecção congênita. Caracteriza-se por formas clínicas muito graves, com acometimento cutâneo e visceral, manifestando-se como pneumonia, hepatite, encefalite e diátese hemorrágica. Pele, pulmões e fígado estão sempre comprometidos e apresentam focos necróticos múltiplos, por vezes com halo hemorrágico. Os locais menos acometidos são os rins, baço, pâncreas, coração, sistema nervoso e olhos. A placenta da mãe infectada pelo vírus V-Z é volumosa, pálida e friável, apresentando membranas hipotransparentes ao lado de áreas de necrose miliar disseminadas na placa vilosa. O exantema no RN costuma aparecer entre o 5º e o 10º dia após o parto. A mortalidade é em torno de 30%, quando o exantema materno ocorrer no período compreendido entre 5 dias antes e 2 dias após o parto. A gravidade é atribuída à transferência pequena ou nula de anticorpos maternos para o feto. A infecção não é considerada congênita quando o exantema ocorrer no RN de 13 a 15 dias após o surgimento da varicela materna.[4-6]

Infecção congênita tardia

Quando a gestante adquire varicela nas últimas 3 semanas pré-parto, 24% dos RN apresentam quadro de varicela neonatal. O quadro clínico no neonato é discreto, com raras vesículas e evolução favorável quando o exantema surge até o 4º dia de vida. A varicela materna, quando ocorre de 5 a 21 dias antes do parto, permite que o sistema imune da mãe elabore e transmita anticorpos para o feto.[3]

Herpes-zóster

Pode ocorrer reativação do vírus V-Z, que é capaz de permanecer latente nas células nervosas dos gânglios sensitivos da medula espinhal ou nos gânglios dos nervos cranianos. Após muitos anos, principalmente na ocorrência de depleção da imunidade celular, pode haver multiplicação viral nos gânglios nervosos e os vírus encaminham-se até a pele, através dos nervos sensitivos correspondentes, causando lesões cutâneas caracterizadas por vesículas e bolhas em base eritematosa de distribuição linear. Vírus provenientes das lesões cutâneas do herpes-zóster podem causar varicela em pessoas suscetíveis. Ocorre principalmente em adultos, sendo raro na infância. Quando incide em idade inferior a 2 anos, significa que houve exposição intrauterina ao vírus V-Z. O período de latência entre a infecção primária e o herpes-zóster é bem inferior quando a exposição ao vírus é pré-natal. O herpes-zóster materno não parece constituir risco para o feto. Pode ocorrer transmissão pós-natal por contato direto com a mãe que ainda apresentar lesão infectante.[7,8]

Quadro clínico

A doença no RN varia de assintomática a formas graves de varicela hemorrágica, com envolvimento intenso dos pulmões e do fígado, de acordo com o período de ocorrência da doença materna. A doença congênita assintomática somente pode ser diagnosticada imunologicamente ou, retrospectivamente, pelo aparecimento muito precoce de herpes-zóster na infância. A síndrome da varicela congênita caracteriza-se por:[4,7,8]

- Lesões cutâneas unilaterais distribuídas de acordo com os dermátomos, desnudamento cutâneo, escaras ou ulcerações, cicatrizes deprimidas e pigmentadas em zigue-zague.
- Microcefalia, hidrocefalia, atrofia cortical, síndrome de Horner, hipoplasia cerebelar, retardo mental, convulsões, surdez, bexiga neurogênica e disfunção do esfíncter anal.
- Catarata, microftalmia, coriorretinite e atrofia do nervo óptico.
- Hipoplasia de músculos e ossos dos membros, pé equinovaro, hipoplasia de escápula, clavícula, costelas e mandíbula e escoliose.
- Estenose duodenal, dilatação jejunal e atresia de intestino grosso.
- Agenesia renal, hidronefrose, hidroureter, criptorquidia e defeito da junção vesicoureteral.

Diagnóstico

O diagnóstico laboratorial específico consiste na identificação do vírus V-Z por teste de anticorpos fluorescentes contra antígenos de membrana (FAMA) ou por inoculação de líquido vesicular em cultura de tecido (fibroblasto ou âmnio humano), pelo efeito citopático específico, porém este último método é de alto custo e sua disponibilidade é limitada. O núcleo da célula infectada pelo vírus V-Z torna-se alargado, com partículas eosinofílicas no seu interior (corpúsculos de Guarnieri). A reação em cadeia da polimerase (PCR) é considerada o padrão-ouro para o diagnóstico da infecção pelo vírus V-Z, a partir do líquido das lesões vesiculares, do sangue e do liquor. Os testes sorológicos mais utilizados são o ensaio imunoenzimático, a aglutinação pelo látex e a imunofluorescência indireta (FAMA). FAMA é um teste rápido, prático, sensível e muito específico. Aumento em 4 vezes do título de anticorpos do RN, em relação ao materno, bem como a manutenção de titulação elevada, além dos 6 meses de idade, sugere o diagnóstico de infecção intrauterina pelo vírus V-Z. Os RN devem ser submetidos aos seguintes exames complementares: radiografia de ossos longos e tórax, tomografia computadorizada de crânio, fundo de olho, ultrassonografia de abdome total e de aparelho urinário e potencial evocado auditivo/visual.[1,3,4]

O diagnóstico pré-natal da varicela congênita pode ser realizado por meio de cordocentese (entre 19 e 22 semanas de gestação), amniocentese (utilizando o isolamento do vírus V-Z e a PCR), amostras de vilosidades coriônicas e ultrassonografia fetal (melhor método para avaliar a gravidade da infecção fetal).[5]

Tratamento

O aciclovir é um fármaco inibidor de DNA viral e deve ser administrado ao RN dentro de 3 dias após o início da varicela-zóster, da seguinte maneira: 20 mg/kg/dose, por via intravascular, de 8 em 8 horas, durante um período mínimo de 7 dias (14 dias nos casos mais graves). Gestantes com formas graves de varicela devem receber aciclovir em qualquer fase da gestação, mas não há evidências de que essa conduta possa alterar o curso clínico da doença no feto ou no RN.[1,3,4]

Varicela-zóster materna e amamentação

Recomenda-se a interrupção temporária da amamentação enquanto a mãe apresentar lesões ativas de pele.[9]

Prevenção

Imunoglobulina hiperimune para varicela-zóster (VZIG)[10-12]

- **Indicações:** gestantes suscetíveis; RN de alto risco para varicela grave; RN pré-termo com idade gestacional superior a 28 semanas, hospitalizados, cujas mães não tiveram varicela; RN pré-termo com idade gestacional inferior a 28 semanas ou peso menor do que 1.000 g, internados, independentemente da história materna de varicela; e RN imunocomprometidos.
- **Doses:** RN = 125 UI (1,25 mL) e adulto = 125 UI para cada 10 kg de peso (dose máxima: 625 UI = 6,25 mL), por via intramuscular.
- **Administração e eficácia:** deve ser aplicada até 96 horas após a exposição; quanto mais precocemente for administrada, maior será a eficácia. Não é eficaz no tratamento de varicela ou herpes-zóster.
- **Duração da proteção:** nova dose deve ser administrada se uma segunda exposição ocorrer após 3 semanas da sua aplicação.
- **Gestante:** se o estado imunitário da gestante for desconhecido ou não puder ser avaliado rapidamente, recomenda-se a administração empírica de VZIG. A imunização passiva da gestante, após o início da varicela, não altera a viremia materna e não previne a infecção fetal ou a embriopatia variceliforme.

Vacina

Foi descoberta por Takahashi e colaboradores, em 1974, sendo indicada para pessoas suscetíveis e expostas à varicela, até 72 horas após o contato. A eficácia da vacina na prevenção da doença é superior a 80%. É uma vacina segura, de vírus vivo atenuado. Os problemas decorrentes da varicela na gestação poderão ser afastados com estratégias vacinais adequadas:[1,3]

- **Doses:** 1 a 12 anos de idade = dose única (95% de soroconversão); a partir dos 13 anos = 2 doses, com intervalo mínimo de 1 mês (80% de soroconversão após a 1ª dose e 99% após a 2ª dose).
- **Contraindicações:** gestantes (pode causar lesões graves no feto e na placenta); pacientes imunocomprometidos; uso contínuo de corticosteroide sistêmico e ácido acetilsalicílico.
- **Vacinação após uso de VZIG:** pacientes que recebem VZIG devem posteriormente ser vacinados, após um período de 8 semanas, tempo em que os anticorpos residuais não interferem mais com a resposta imune à vacina.

Guia de medidas de prevenção após exposição à varicela no berçário, maternidade ou domicílio (Quadro 30.1)

Quadro 30.1 Medidas de prevenção após exposição à varicela.

Tipo de exposição ou doença	Presença de lesões		Conduta
	Mãe	RN	
A. Contactantes domiciliares com varicela em atividade e mãe/RN de alta hospitalar	Não	Não	**1. Mãe:** • Se tem história de varicela, pode retornar para casa. Se não tem história, deverá receber a VZIG e ter alta para casa **2. RN:** • Pode ir para casa com a mãe, se ela tiver história de varicela. Se a mãe não for imune, administrar VZIG à criança e dar alta. Se VZIG não disponível, colocar o RN em isolamento
B. Mãe sem história de varicela, exposta no período de 6 a 20 dias antes do parto	Não	Não	**1. Mãe e RN expostos:** • Alta precoce, a menos que os contactantes domiciliares tenham varicela com lesões infectantes. Nesses casos, pode-se administrar VZIG e dar alta **2. Outras mães e RN:** • Nenhum cuidado especial **3. Profissionais de saúde:** • Se houver história prévia de varicela, nenhuma precaução é indicada. Se história ausente de varicela, testar títulos de anticorpos para vírus V-Z. Evitar contato com pacientes até 21 dias após uma exposição íntima. Vacinação deve ser encorajada (profissionais que desenvolveram exantema após vacina devem ser afastados do trabalho até que o quadro tenha desaparecido) **4. Se a mãe desenvolver varicela 1 a 2 dias após o parto:** • RN deverá receber VZIG

(*Continua*)

Quadro 30.1 Medidas de prevenção após exposição à varicela. (*Continuação*)

Tipo de exposição ou doença	Presença de lesões		Conduta
	Mãe	**RN**	
C. Início da varicela materna antes ou após o parto (se a exposição ocorreu a menos de 6 dias antes do parto, a mãe não será potencialmente infectante até pelo menos 72 horas após o parto)	Sim	Não	**1. Mãe infectada:** • Isolamento até tornar-se não infectante. Se gravemente doente, tratar com aciclovir **2. RN de mães infectadas:** • Isolamento das mães e VZIG aos RN de mães com início de varicela a menos de 5 dias antes do parto. Alta com a mãe se nenhuma lesão se desenvolver no período em que a mãe é não infectante **3. Outras mães e RN:** • Alta precoce. VZIG pode ser administrada aos RN expostos **4. Profissionais de saúde:** • Como no item **B-3**
D. Início da varicela materna antes do parto (considerar não infectante quando nenhuma vesícula nova tiver aparecido em 72 horas e todas as lesões tiverem crostas)	Sim	Não	**1. Mãe:** • Isolamento desnecessário **2. RN:** • Isolamento de outras crianças. Alojamento conjunto mãe-filho em quarto individual **3. Outras mães e RN:** • Igual ao item **C-3** **4. Profissionais de saúde:** • Como no item **B-3**
E. Varicela congênita	Não	Sim	**1. Mãe e RN infectados:** • Como no item **D-2** **2. Outras mães e RN:** • Igual ao item **C-3** **3. Profissionais de saúde:** • Como no item **B-3**

Fonte: Elaborado pela autoria do capítulo.

Prognóstico

É melhor nos RN que já nascem com a infecção do que naqueles que desenvolvem as lesões dias após o nascimento, pois quanto mais anterior ao parto for a doença materna, maior a passagem de anticorpos protetores ao feto.[3]

Referências bibliográficas

1. American Academy of Pediatrics. Varicella-zoster infections. In: Pickering LK, Baker CJ, Kimberlin DW, Long SS, editors. Red Book: 2012 Report of the Committee on Infectious Diseases. 29th ed. Elk Grove Village: American Academy of Pediatrics; 2012. p. 774-89.
2. Ministério da Saúde. Varicela/herpes-zóster. [15 jan 2013]. Disponível em: http://portal.saude.gov.br.
3. Gershon AA. Chickenpox, measles, and mumps. In: Remington JS, Klein JO, editors. Infectious diseases of the fetus and newborn infant. 7th ed. Philadelphia: Elsevier Saunders; 2010. p. 661.
4. Bailey JE, Toltzis P. Perinatal viral infections. In: Martin RJ, Fanaroff AA, Walsh MC, editors. Neonatal-perinatal medicine: diseases of the fetus and infant. 9th ed. St. Louis: Elsevier Mosby; 2011. p. 841.
5. Centers for Disease Control and Prevention. Chickenpox and pregnancy. 2011. [acesso em 10 nov 2012). Disponível em: http://www.cdc.gov/pregnancy/infections-chickenpox.html.
6. Pastuszak AL, Levy M, Schick B, Zuber C, Feldkamp M, Gladstone J et al. Outcome after maternal varicella infection in the first 20 weeks of pregnancy. N Engl J Med. 1994;330:901-5.
7. David TJ, Williams ML. Herpes zoster in infancy. Scand J Infect Dis. 1979;11:185-6.
8. Dworsky M, Whitley R, Alford C. Herpes zoster in early infancy. Am J Dis Child. 1980;134:618-9.
9. Yoshida M, Yamagami N, Tezuka T, Hondo R. Case report: detection of varicella-zoster virus DNA in maternal breast milk. J Med Virol. 1992;38:108-10.
10. Lipton SV, Brunell PA. Management of varicella exposure in a neonatal intensive care unit. JAMA. 1989;261:1782-4.
11. Saji F, Samejima Y, Kamiura S, Koyama M. Dynamics of immunoglobulins at the feto-maternal interface. Rev Reprod. 1999;4:81-9.
12. Tebruegge M, Pantazidou A, Curtis N. Towards evidence-based medicine for paediatricians: how effective is varicella-zoster immunoglobulin (VZIG) in preventing chickenpox in neonates following perinatal exposure? Arch Dis Child. 2009;94:559-61.

capítulo 31

Herpes Viroses EBV, HHV-8, HHV-6 e HHV-7

- Maria Cássia Jacintho Mendes-Corrêa
- Tania Regina Tozetto Mendoza
- Em homenagem: Maria Cristina Domingues da Silva Fink (*in memoriam*)

Gama-herpes viroses, oncovírus EBV e HHV-8 Vírus Epstein-Barr

Introdução

O herpes-vírus humano 4 (HHV-4) ou vírus Epstein-Barr (EBV) é classificado filogeneticamente na subfamília Gammaherpesvirinae. A primeira identificação do EBV, pelos pesquisadores Michael Antony Epstein e Yvone Barr, foi realizada na Inglaterra, em 1964, por microscopia eletrônica de células cultivadas de um linfoma infantil mandibular e endêmico na África, que era fatal em poucos meses.[1] Esse tumor, denominado linfoma de Burkitt, foi pela primeira vez descrito pelo médico britânico Denis P. Burkitt, em 1958. Posteriormente, Henle e colaboradores, em 1966, desenvolveram uma técnica de imunofluorescência para detectar anticorpos específicos anti-EBV. Essa iniciativa ajudou a estabelecer umas das primeiras indicações da relação entre esse vírus e a etiologia de uma síndrome muito comum, denominada mononucleose infecciosa (ou febre glandular). Uma ampla variedade de estudos soroepidemiológicos veio posteriormente demonstrar a associação entre EBV e a mononucleose infecciosa (MNI).

EBV é um oncovírus, mas a sua infecção é majoritariamente assintomática, com distribuição ubíqua em cerca de 95% da população adulta do mundo. Hoje, é reconhecido como um componente comum do microbioma comensal humano. O contágio pelo vírus se dá principalmente pela saliva, sendo que as tonsilas exercem um papel fundamental no estabelecimento da infecção latente do vírus em linfócitos B. O EBV tem como alvo células B e células epiteliais, assim como células T e linfócitos *natural killer* (NK). Analogamente ao que ocorre nas infecções por outros herpes-vírus, o EBV pode ser reativado, de maneira assintomática e, durante esses episódios, é excretado na orofaringe e, ocasionalmente, no cérvix uterino.[2] O epissoma viral é a forma de latência no núcleo da célula hospedeira e pode se linearizar e ser liberado das células infectadas durante a transformação para a fase lítica/replicativa viral. Os genomas latentes desse vírus são reativados por vários estímulos, inclusive por outros patógenos, como *Plasmodium falciparum* e HIV, e podem sofrer interferência da composição da microbiota do hospedeiro.[3] A primoinfecção por EBV é comum durante a infância e até as duas primeiras décadas de vida. A infecção pode conduzir a uma resposta imune exacerbada de células T CD8+ e resulta no quadro MNI, caracterizada por ser uma linfoproliferação benigna em 20% a 50% dos casos, principalmente quando a infecção primária ocorre tardiamente, na adolescência, dando origem ao termo "doença do beijo".[4] Embora a MNI seja geralmente uma doença autolimitante, sua ocorrência é alta e clinicamente significativa, com duração de sintomas por várias semanas; os indivíduos afetados apresentam quadros de febre, faringite, linfadenopatia e achados laboratoriais de linfocitose e células mononucleares atípicas. A maioria dos casos de MNI é causada por EBV e, depois, por citomegalovírus (CMV), herpes-vírus humano 6, herpes-vírus simples tipo 1 e vírus da imunodeficiência humana (HIV).[5,6]

Tem sido enfatizada a carcinogênese induzida pela reativação do EBV, sendo ele classificado como um agente carcinogênico do tipo I pela International Agency for Research on Cancer (IARC) desde 1997.[7] EBV é associado a cerca de 1,5% de todos os casos de câncer.[6] Há quase 60 anos, desde a descoberta do vírus, os estudos têm apontado para a relação da infecção por EBV a uma ampla gama de malignidades, incluindo linfoma de Hodgkin, linfoma não Hodgkin, especificamente linfoma de Burkitt, carcinoma nasofaríngeo e carcinoma gástrico, mas também a doenças linfoproliferativas pós-transplante em hospedeiros imunocomprometidos; e, mais recentemente, tem sido considerado um fator importante para o desencadeamento da esclerose múltipla.[8-11] A incidência de cânceres associados ao EBV pode diferir quanto aos fatores socioeconômicos e etnogeográficos. O genoma complexo dos herpes-vírus dificulta a identificação clara da variabilidade genética viral em relação ao desenvolvimento de tumor, mas as novas tecnologias de estudo do genoma têm trazido mais entendimento a essa associação.[12]

Infecção materna, congênita e perinatal

A primoinfecção durante a gestação é um evento incomum. Apenas 1,3% a 4,2% das gestantes são soronegativas em países com índices socioeconômicos elevados. As taxas de soroconversão são mantidas baixas entre gestantes e podem variar entre 0,058% e 1,96%. Um estudo sorológico prospectivo realizado por Icart e colaboradores, com 2.750 gestantes, demonstrou a presença de anticorpos anti-EBV em 97% delas. Esse estudo demonstrou, ainda, a ocorrência de primoinfecção em menos de 0,2% das gestantes. A infecção ativa pelo vírus foi geralmente assintomática e apenas uma gestante teve diagnóstico de mononucleose infecciosa. Além disso, a reativação da infecção latente durante a gestação parece ser mais facilmente demonstrada pelas mudanças no perfil de anticorpos anti-EBV e pela excreção orofaríngea do vírus do que pela soroconversão.[13,14]

Como a gravidez é considerada um estado de respostas imunes celulares reprimidas, seria esperado que o controle imunológico das infecções por EBV fosse naturalmente alterado. No entanto, a maioria dos estudos realizados com gestantes com mononucleose infecciosa ou infecção primária assintomática em fases precoces da gestação falharam em documentar evidências sorológicas ou virológicas de infecção pelo EBV em sua prole.

A infecção pelo EBV é tipicamente retardada nos primeiros 6 meses após o nascimento; e quando os níveis de anticorpos maternos diminuem, as crianças começam a adquirir infecção pelo vírus em altas taxas, de modo que essas observações fazem assumir a hipótese do papel protetor dos anticorpos maternos anti-EBV. A precoce aquisição de EBV em crianças de mães infectadas por HIV ou com malária também parece encaminhar para a hipótese de que haja um papel efetivo de anticorpos neutralizantes para bloquear a infecção pelo vírus durante a gestação normal. Estudos em animais mostraram a capacidade do anticorpo neutralizante de proteger contra a linfomagênese do EBV ou o seu ortólogo *Linfocriptovirus rhesus*. No entanto, ainda é uma dificuldade metodológica medir se anticorpos neutralizantes maternos podem proteger contra a aquisição do EBV humano. Embora alguns estudos tenham mostrado reativação do EBV durante a gravidez utilizando a sorologia como marcador de reativação, outros estudos não encontraram diferenças significativas na prevalência do DNA do vírus entre mulheres grávidas e não grávidas.[15] De fato, o EBV raramente foi implicado na infecção *in utero* e poucos estudos relataram o risco de transmissão do vírus de mãe para filho. Até o momento, não há relação consistente entre EBV e teratogenicidade.[16,17]

Estudos que argumentaram sobre a relação da infecção por EBV e condições patológicas durante a gravidez incluem principalmente depressão (estresse psicossocial), pré-eclâmpsia e natimorto. Referem-se à infecção dos linfócitos B por EBV, confirmada por reação em cadeia da polimerase (PCR) ou testes sorológicos, os quais não envolvem informações histopatológicas.[17-19]

Kim e colaboradores, em 2017, detectaram pela primeira vez a expressão de genes de EBV em células da placenta. Além disso, por microscopia, descreveram suas principais características morfológicas, que foram distintas das das células não infectadas pelo vírus.[20] A despeito desses achados sobre a possibilidade de transmissão do EBV via placentária, seu papel no ambiente intrauterino tem sido pouco compreendido. Estudos da identificação e das características da infecção por EBV na placenta são escassos.[19-21] Alterações patológicas da placenta, caracterizadas por deciduítes e vilosites, foram descritas.[19]

Na condição de pós-nascimento, um aumento de risco de malignidades tem sido observado diante da reativação de EBV. Um estudo caso-controle, realizado na Finlândia, sugeriu a associação entre a infecção materna pelo vírus, da 12ª à 14ª semana de gestação, com anticorpos IgM+ e o aumento do risco de leucemia linfoblástica aguda na sua prole.[22] Do mesmo modo, o risco de linfoma de Burkitt endêmico parece aumentar em crianças precocemente expostas ao EBV, em razão da carga viral aumentada na saliva e no leite materno de gestantes em áreas holoendêmicas de malária.[23,16] A amamentação como fonte de transmissão desse vírus já tinha sido relatada em estudos anteriores.[24]

Poucos relatos de caso têm sugerido alterações congênitas ou perinatais, com casos raros de embriopatias de primoinfecção materna em fase precoce da gestação, variando desde problemas congênitos leves, como epispadias, até quadros mais graves, como micrognatia, doença cardíaca congênita, catarata, microftalmia, displasia de quadril, atresia biliar bilateral e anormalidades do sistema nervoso central.[25] Brown e Stenchever documentaram múltiplas anomalias congênitas graves em um bebê exposto ao EBV da concepção ao parto. A necropsia identificou múltiplas anomalias craniofaciais, bem como nos rins, nos pulmões, no coração e no cérebro.[26] Houve dois relatos de abortos com evidências microscópicas de miocardite.[19]

Diagnóstico laboratorial

A sorologia clássica para EBV se baseia em ensaios com compostos imunoenzimáticos, fluorescentes ou quimioluminescentes. Novos ensaios automatizados estão disponíveis para essa finalidade.[29] Os testes de pesquisa de anticorpos incluem as classes IgM e IgG anti-VCA (do inglês, *viral capsid antigen*), que são detectáveis durante a fase aguda ou tardia, respectivamente. Os IgG anti-EBNA (do inglês, EBV *nuclear antigen*) tornam-se detectáveis mais tardiamente, na fase latente, como biomarcador de prévia exposição. EBNA positivo implica que a infecção ocorreu pelo menos 3 a 4 meses antes do exame. É necessário analisar os testes conjuntamente, com uso de protocolos complementares, como a medida da avidez de IgG, ou a confirmação pela detecção do genoma viral usando métodos de biologia molecular.[27-29] Ainda há dificuldade de isolamento de EBV em culturas celulares.

A detecção de anticorpos heterofilos (monospot teste) em pacientes com mononucleose infecciosa é considerada tradicionalmente diagnóstica da infecção primária pelo EBV, com 100% de especificidade para a doença e sensibilidade perto de 85% para o teste.

A detecção de anticorpos anti-EBV deve ser combinada com a detecção de DNA ou transcritos de EBV no estágio inicial da doença. A reativação ou a infecção primária por EBV são diagnosticadas principalmente pela detecção de DNA viral em amostras de soro e plasma. O DNA plasmático de EBV tem alto valor diagnóstico, especialmente em crianças < 3 anos. A detecção de transcritos de EBV em células mononucleares do sangue periférico também tem sido alvo para distinguir infecção lítica e latente por multiplex PCR em tempo real.[30-33]

Plataformas comerciais baseadas em multiplex PCR em tempo real automatizadas têm sido usadas para a pesquisa de patógenos, entre eles o EBV, no líquido cefalorraquidiano, para identificação da etiologia de meningites e encefalites.[33]

Metodologias ultrassensíveis de biópsia líquida por meio de PCR digital (ddPCR) podem futuramente esclarecer as questões relacionadas à confirmação de alvos raros, como na infecção congênita por EBV, como já acontece na confirmação de outros contextos clínicos e câncer com o uso de multiplex digital PCR para DNA viral de CMV, HHV-6A, HHV-6B e EBV.[34]

Terapêutica

O tratamento é sintomático. Não há um tratamento específico para o vírus Epstein-Barr.

Vários medicamentos antivirais provaram ser inibidores eficazes da replicação do EBV, mas resultaram em sucesso clínico limitado, e nenhum deles foi aprovado para o tratamento de infecções pelo vírus. O aciclovir e outros fármacos não têm qualquer efeito sobre a infecção latente, que é dependente de epissomas persistentes do EBV (forma circular do genoma viral).[35]

Herpes-vírus humano 8

Introdução

O herpes-vírus humano 8 (HHV-8) foi identificado pela primeira vez em 1994 (Chang e colaboradores) como agente etiológico do sarcoma de Kaposi (SK) durante a epidemia de Aids (sigla do inglês *acquired immunodeficiency syndrome*). O HHV-8 está associado ao SK epidêmico (SK-Aids) e a todas as demais formas clínico-epidemiológicas do SK (clássico, endêmico e iatrogênico).

Como o EBV, o HHV-8 é um oncovírus pertencente à subfamília Gammaherpesvirinae. A forma clássica do tumor SK já havia sido descrita pela primeira vez há 150 anos, por Moritz Kaposi, ainda sem que o agente etiológico tivesse sido descoberto.[1,2] Esse vírus está também relacionado à síndrome inflamatória de citocinas (KICS) e a 4 doenças linfoproliferativas HHV-8+, a saber, linfoma de efusão primário (PEL), doença multifocal de Castleman (MCD), desordem germinotrófica (GLPD) e linfoma difuso de células B.[3]

Após a introdução da terapia antirretroviral (ART) para o tratamento dos pacientes infectados por HIV, observou-se concomitantemente uma significativa redução da incidência do SK-Aids. Apesar disso, ainda hoje o SK é reconhecido como o segundo câncer mais comum em pacientes HIV, com CD4 < 200 células/mm^3; é uma doença definidora de Aids.[2] A frequência da infecção por HHV-8 não foi reduzida após ART e casos graves de SK-Aids ou resistentes a quimioterapia são ainda observados; por isso, há uma preocupação de que o SK-Aids possa emergir como uma doença negligenciada, diante de dados subnotificados.[4]

HHV-8 é necessário, mas não é suficiente para o desenvolvimento do SK. O mecanismo para a reativação do vírus e o desenvolvimento do SK ainda não é claramente conhecido, porém é multifatorial. Uma parte da questão pode ser justificada por fatores imunológicos e de transativação do HHV-8 pela proteína Tat do HIV no contexto SK-Aids. No entanto, os fatores de predisposição do hospedeiro humano e os fatores virais são ainda investigados.[5]

Diferentemente das causadas por outros herpes-vírus, a infecção por HHV-8 não tem distribuição ubíqua. A soroprevalência é < 4% na população geral, no Brasil, nos Estados Unidos e no norte da Europa, por exemplo. Entretanto, em países como Grécia, Israel e, especialmente, no sudeste da Itália, a infecção é mais comum, em torno de 40% da população geral. Na população de ameríndios brasileiros, estudos apontaram soroprevalência > 70%.[6] No continente africano, a taxa de soropositividade para HHV-8 varia entre 2% e 100% na população pediátrica.[2]

A transmissão de HHV-8 pode ser por via sexual e não sexual. As vias exatas de transmissão podem diferir conforme a região etnogeográfica e o grupo de risco.[2] A saliva é a principal fonte de transmissão do vírus, especialmente da mãe para as crianças, sugerindo que a transmissão intrafamiliar é uma das modalidades de disseminação.[6]

Infecção materna, congênita e perinatal

De fato, casos raros de transmissão intrauterina e perinatal do HHV-8 foram documentados pela detecção do DNA do vírus no sangue de recém-nascido, tanto em áreas endêmicas quanto subendêmicas.[7-9] A reativação de HHV-8 durante a gravidez entre mulheres coinfectadas com HIV-1 foi observada, o que pode desempenhar um papel importante na transmissão vertical.[9] Além disso, foram relatadas correlações entre a infecção materna pelo HHV-8 e a restrição de crescimento intrauterino,[10] bem como entre títulos de anticorpos anti-HHV-8 e aborto.[11]

Além disso, foi mostrado anteriormente que a gravidez pode induzir a reativação do HHV-8 em mulheres infectadas pelo HIV-1 que vivem em áreas subendêmicas.[9] O aumento do nível de HHV-8 no sangue periférico e no compartimento genital tem sugerido, por sua vez, que possa afetar o risco de transmissão *in utero* ou perinatal do HHV-8.

Embora raros, alguns trabalhos sugerem que o HHV-8 possa afetar o desfecho da gravidez. Uma correlação entre aborto, baixo peso ao nascer e infecção por esse vírus foi demonstrada em 407 mulheres do Senegal.[10] Sarmati e colaboradores encontraram uma taxa de aborto mais alta em mulheres soropositivas para HHV-8 e demonstraram uma associação entre altos títulos de anticorpos e aborto.[11] Em contraste, não observaram anteriormente uma correlação entre restrição de crescimento intrauterino e reativação do HHV-8 em um grupo de 15 gestantes HIV-1/HHV-8-positivas.[9] No Brasil, um estudo apontou soroprevalência de HHV-8 de 0,8% entre gestantes.[12]

A transmissão vertical do HHV-8 é rara e sua incidência estimada é de 2%. Di Stefano e colaboradores (2008) descobriram que o vírus pode infectar produtivamente os trofoblastos placentários e as células endoteliais; demonstraram a presença de DNA viral e suas proteínas em tecidos placentários obtidos de mulheres soropositivas para HHV-8, indicando que a infecção da placenta por esse vírus também pode ocorrer *in vivo*.[13]

A presença de DNA de HHV-8 no leite materno não tem sido demonstrada por qPCR em mães soropositivas de região endêmica de SK na África subsaariana. Parece sugerir que o leite materno não é uma fonte importante de transmissão do vírus para os recém-nascidos. Contudo, o mesmo estudo detectou a presença de EBV e HSV-1 no leite materno dessas mães.[8]

Um estudo longitudinal durante 5 anos na Zâmbia verificou que a resposta de anticorpos maternos anti-HHV-8 foi maior em mães HHV-8-positivas cujos filhos permaneceram soronegativos ao compará-las com as mães de crianças com infecção por HHV-8.[15]

Diagnóstico laboratorial

O padrão-ouro para avaliar anticorpos IgG anti-HHV-8 dirigidos a antígenos da latente e lítica é a imunofluorescência (IF). O teste apresenta muitas limitações e ainda não é facilmente acessível aos laboratórios em geral. Os testes de PCR em tempo real têm sido úteis para a detecção do DNA viral em fluidos biológicos e tecidos e são acessíveis para o emprego.[15]

Terapêutica

Não existe, até o momento, terapêutica indicada para a infecção por HHV-8. As combinações de ganciclovir/valganciclovir, foscarnet/cidofovir e valacyclovir/fanciclovir mostraram ser úteis para tratar HHV-8 associado à doença e pode ter um potencial papel para prevenir KS.[15]

Roseolo-viroses – β-herpes viroses HHV-6A, HHV-6B e HHV-7 Herpes-vírus 6A, 6B e 7

Introdução

O gênero *Roseolovirus* inclui três herpes-vírus humanos: herpes-vírus 6A (HHV-6A), herpes-vírus 6B (HHV-6B) e herpes-vírus 7 (HHV-7). São vírus que pertencem à mesma subfamília do citomegalovírus humano (HHV-5), ou seja, são agrupados filogeneticamente como β-herpes-vírus.[1]

HHV-6 foi isolado pela primeira vez em 1986, a partir de células mononucleares de sangue periférico de pacientes adultos com doenças linfoproliferativas.[2] HHV-6A e HHV-6B são distintas espécies, que se replicam de modo mais eficiente *in vitro* em linfócitos T CD4+.[3] Quatro anos mais tarde, em 1990, o HHV-7 foi descrito pela primeira vez em amostras de sangue periférico de um indivíduo adulto sadio e de um infectado por HIV.[4]

As infecções por HHV-6 e HHV-7 são distribuídas de modo ubíquo mundialmente. São adquiridas geralmente na infância, entre 6 meses e 2 anos de idade, logo após a diminuição da interferência dos anticorpos maternos. A infecção primária pelo HHV-6B geralmente ocorre mais cedo, seguida posteriormente por HHV-7. Cerca de 90% das crianças entre 7 e 10 anos já também teriam sido expostas ao HHV-7. Os *Roseolovirus* são eliminados na saliva de portadores adultos assintomáticos, em que predomina a detecção de DNA de HHV-7. A saliva é a fonte mais provável de transmissão para crianças. No entanto, há ainda pouca informação sobre como o HHV-6A é disseminado. A infecção primária por HHV-6A raramente foi documentada em populações ocidentais. Esse comportamento biológico distinto entre os dois grupos HHV-6A e HHV-6B permanece pouco entendido.[4,5]

Infecções primárias sintomáticas por HHV-7 são raramente descritas. Infecção por HHV-6B comumente causa uma doença muito comum na infância, a roséola *infantum* ou exantema súbito ou sexta doença, também causada menos frequentemente por HHV-7. De modo clássico, ocorre um início agudo de febre alta por 3 a 5 dias, acompanhada de erupção papular rósea não pruriginosa, que está limitada ao tronco da criança. Em decorrência da febre alta e da capacidade do vírus de atravessar a barreira hematoencefálica, 15% das crianças também podem apresentar uma convulsão febril aguda.[5,6]

O papel patogênico oportunista é claramente estabelecido para a infecção por HHV-6, mas não é bem definido em relação à infecção por HHV-7. A infecção primária por HHV-6 está associada às doenças neurológicas em indivíduos imunocomprometidos, incluindo meningite e encefalite, que podem causar sequelas em longo prazo. O HHV-6B é a causa mais frequente de encefalite em receptores de transplante de células-tronco hematopoiéticas. Contudo, com maior ou menor grau, os três *Roseolovirus* podem causar doença.[6] Um potencial risco de transativação entre HHV-6B e HHV-7 pode ser sugerido para a coinfecção por ambos, visto que já foi demonstrado em sistemas *in vitro*.[7]

Diferentemente de todos os outros herpes-vírus, o HHV-6A e o HHV-6B têm a capacidade de se integrar ao genoma humano; é um vírus endógeno. A integração do HHV-6 aos gametas resulta na transmissão mendeliana para a prole. Cerca de 0,2% a 1% da população geral apresenta o DNA do HHV-6 integrado na região subtelomérica dos cromossomos celulares, sendo denominado ci-HHV-6.[8,9]

Infecção materna, congênita e perinatal

Dados demonstram que a infecção congênita por HHV-6 ocorre, mas pouco se sabe com relação ao HHV-7. As diferenças na transmissão entre HHV-6 e HHV-7 durante a gravidez e o pós-natal indicam distinções biológicas entre esses dois vírus intimamente relacionados. Estudos iniciais demonstraram que há presença do genoma de HHV-6B (19,4%) e HHV-7 (2,7%) nos tratos genitais de gestantes 6 semanas antes do parto, sugerindo a possibilidade de infecção congênita e perinatal.[10]

Há raros relatos de casos que têm demonstrado comprometimento do neurodesenvolvimento em decorrência da infecção congênita e perinatal por HHV-6.[11,12] Há evidências de transmissão vertical por HHV-6B em neonato com sequelas neurológicas avaliadas durante o seu seguimento.[11] Kim e colaboradores (2020) relataram o caso de uma criança nascida na 33ª semana de gestação com múltiplas alterações congênitas, hidrocefalia e uma derivação ventriculoperitoneal, com febres intermitentes e diagnosticada com meningite aguda por HHV-6. A criança foi encaminhada no 57º dia de vida ao centro de reabilitação de longo prazo.[12] Não se sabe o mecanismo exato que a infecção congênita por HHV-6 desempenha no período perinatal e neonatal, particularmente no neurodesenvolvimento.

Hall e colaboradores (2004) demostraram a presença de DNA de HHV-6 em 1% das amostras de sangue do cordão umbilical, enquanto HHV-7 não foi detectado nas amostras testadas. As infecções congênitas por HHV-6 diferiram das infecções pós-natais, que foram doenças febris agudas. As infecções congênitas foram assintomáticas, 10% demonstraram reativação viral ao nascimento e a persistência do DNA do HHV-6 em amostras de sangue foi significativamente mais frequente. Um terço das infecções congênitas foram HHV-6A, enquanto todas as infecções pós-natais foram HHV-6B.[13]

Estudos têm apontado uma proporção de mães com abortos espontâneos no 1º trimestre, com infecção aguda demonstrada pela presença de anticorpo anti-HHV-6 da classe IgM, incluindo a detecção de antígeno de HHV-6 na maioria dos tecidos vilosos abortivos, de modo a sugerir que a infecção viral pode predispor à perda fetal. Outro grupo detectou DNA viral em amostras de tecido em óbitos fetais, incluindo a detecção de HHV-6 e HHV-7.[12,14,15]

A infecção congênita, particularmente, pode se originar por transmissão hereditária de HHV-6 integrado em cromossomos humanos (ci-HHV-6), a qual é reconhecida como uma condição hereditária de transmissão. O ci-HHV-6 pode ser herdado do pai ou da mãe, ou de ambos. Embora a maioria dos casos HHV-6+ se deva ao ci-HHV-6 latente, uma proporção significativa de recém-nascidos HHV-6+ pode adquirir a infecção ativamente via transplacentária, geralmente de mães com ci-HHV-6 que se ativou e produziu virions replicantes durante a gravidez.[16]

Alguns estudos têm sido relevantes para contribuir ao entendimento do HHV-6 congênito. Hall e colaboradores mostraram que 86% de crianças com infecções congênitas foram principalmente por ci-HHV-6, enquanto a outra proporção era por infecções transplacentárias secundárias, que não herdaram ci-HHV-6. Indivíduos podem produzir anticorpos em resposta à replicação de HHV-6 adquirido no pós-natal ou por meio de HHV-6 integrado cromossomicamente.[8,13,16-20]

Infecções congênitas por HHV-6 são geralmente assintomáticas, possivelmente em razão dos anticorpos maternos. São escassas as informações sobre o impacto da ausência de anticorpos maternos específicos para HHV-6, no cenário de ci-HHV-6, no desenvolvimento de infecções congênitas. Com relação à imunidade celular, por exemplo, um estudo observou a ausência de resposta de célula T aos antígenos altamente imunodominantes de HHV-6, sugerindo o possível papel da imunidade materna de células T específicas para ci-HHV-6 no desenvolvimento de infecção congênita. O relato desse caso foi de uma gestante de 35 anos, que sofreu um aborto na 22ª semana de gestação, e a autopsia fetal apontou efusão pleural. HHV-6A havia sido detectado no líquido amniótico e posteriormente foi investigado nos tecidos fetais, incluindo cérebro e pulmão, confirmando a positividade para HHV-6A. Um teste imuno-histoquímico detectou infecção ativa pela presença de antígeno gp 116/64/54 no cérebro fetal. O monitoramento da carga viral do HHV-6 foi detectado por ensaio de qPCR para HHV-6 na mulher após 4 meses do aborto. O ci-HHV-6 foi investigado no folículo capilar dos pais e familiares da paciente, sendo positivo no pai e indetectável na mãe.[18-20]

Enquanto a transmissão transplacentária do HHV-6 ou do HHV-7 parece ser rara, tem sido bem demonstrado que a placenta humana é suscetível a infecção por outros herpes-vírus. Já foi demonstrada a infecção de células sinciciotrofoblásticas por HHV-6 e EBV *in vitro*.

Diagnóstico laboratorial

A pesquisa de anticorpos anti-β-herpes-vírus por imunofluorescência tem sido útil, mas há reatividade cruzada de anticorpos anti-HHV-6 e anti-HHV-7. No entanto, anticorpos anti-HHV-6A e anti-HHV-6B podem ser discriminados por teste de imunofluorescência tipo específica.

O diagnóstico molecular ou monitoramento da infecção por β-herpes-vírus se baseia na detecção de DNA por ensaio de PCR em tempo real (qPCR) dos alvos específicos em diferentes fluidos biológicos (sangue do cordão, sangue periférico, saliva, urina), visto que o ensaio de nested PCR tende a maior risco de contaminação cruzada por amplicons.

PCR tipo específico também tem sido usado para distinguir infecção por HHV-6A e por HHV-6B. Há necessidade de se fazer uma distinção clara entre HHV-6A e HHV-6B em estudos epidemiológicos e de patogenicidade, a fim de permitir definir estratégias específicas de diagnóstico e tratamento de maneira mais relevante em imunocomprometidos e gestantes.

Atualmente, plataformas automatizadas de PCR multiplex BioFire FilmArray meningitis/encephalitis tem sido empregadas, mas não incluem a pesquisa de HHV-7. A aquisição de painéis mais acessíveis de detecção de patógenos baseados em PCR na população neonatal pode possibilitar diagnósticos mais frequentes de HHV-6 e HHV-7 e melhor compreensão de sua epidemiologia e história natural.

A detecção de mRNA de HHV-6 por RT-PCR pode ajudar a distinguir entre vírus latente, replicante ou cromossomicamente integrado. Também pode ser uma ferramenta útil para investigar a multiplicação viral em diferentes tipos de células.

Terapêutica

As infecções por HHV-6 e HHV-7 são autolimitantes e não requerem tratamento específico. A maioria dos casos evolui sem complicações, mas em alguns casos se pode considerar o uso de terapia antiviral. Compostos antivirais ganciclovir, foscarnet e cidofovir são eficazes contra infecções ativas, mas atualmente não há consenso quanto às indicações de tratamento ou especificidades da administração do medicamento. Inúmeras questões sobre HHV-6A, HHV-6B, HHV-7 ainda estão pendentes, em particular sobre o impacto clínico e as opções terapêuticas em pacientes imunocomprometidos.[1,6]

Referências bibliográficas

Vírus Epstein-Barr

1. Epstein MA, Barr YM, Achong BG. Virus particles in cultured lymphoblasts from Burkitt's lymphoma. Lancet. 1964;15:702-70.
2. Sixbey J, Limon S, Pagano J. A second site for Epstein-Barr virus shedding: the uterine cervix. Lancet. 1986;2:1122-4.
3. Wen Y, Xu H, Han J, Jin R, Chen H. How does Epstein-Barr virus interact with other microbiomes in EBV-driven cancers? Front Cell Infect Microbiol. 2022 Feb 23;12:852066.
4. Vetsika E.-K, Callan M. Infectious mononucleosis and Epstein-Barr virus. Expert Reviews in Molecular Medicine. 2004 Nov 5;6(23):1-16.
5. Dunmire SK, Verghese PS, Balfour HH Jr. Primary Epstein-Barr virus infection. J Clin Virol. 2018;102:84-92. PMID: 29525635.
6. Farrell PJ. Epstein-Barr virus and cancer. Annual Review of Pathology. 2019 Jan 24;14:29-53.
7. IARC Working Group on the Evaluation of Carcinogenic Risks to Humans. Epstein-Barr and human herpesvirus 8. [s.l.]: International Agency for Research on Cancer; 1997.

8. Smatti MK, Al-Sadeq DW, Ali NH, Pintus G, Abou-Saleh H, Nasrallah GK. Epstein-Barr virus epidemiology, serology, and genetic variability of LMP-1 oncogene among healthy population: an update. Front Oncol. 2018 Jun 13;8:211.
9. Young LS, Yap LF, Murray PG. Epstein-Barr virus: more than 50 years old and still providing surprises. Nat Rev Cancer. 2016;16(12):789-802. PMID: 27687982.
10. Bjornevik K, Cortese M, Healy BC, Kuhle J, Mina MJ, Leng Y et al. Longitudinal analysis reveals high prevalence of Epstein-Barr virus associated with multiple sclerosis. Science. 2022. PMID: 35025605.
11. Jog NR, James JA. Epstein Barr virus and autoimmune responses in systemic lupus erythematosus. Front Immunol. 2020;11:623944. PMID: 33613559.
12. Kanda T, Yajima M, Ikuta K. Epstein-Barr virus strain variation and cancer. Cancer Sci. 2019 Apr;110(4):1132-9. doi: 10.1111/cas.13954. Epub 2019 Feb 21. PMID: 30697862; PMCID: PMC6447851.
13. Icart J, Didier J, Dalens M et al. Prospective study of Epstein-Barr virus (EBV) infection during pregnancy. Biomedicine. 1981;34:160-3.
14. Avgil M, Ornoy O. Herpes simples and Epstein-Barr infections in pregnancy: consequence of neonatal and intrauterine infections. Reprodutive Toxicology. 2006;21(4):436-45.
15. Haeri S, Baker AM, Boggess KA. Prevalence of Epstein-Barr virus reactivation in pregnancy. Am J Perinatol. 2010;27(9):715-9. doi: 10.1055/s-0030-1253098.
16. Minab R, Bu W, Nguyen H, Wall A, Sholukh AM, Huang ML et al. Maternal Epstein--Barr virus-specific antibodies and risk of infection in Ugandan infants. J Infect Dis. 2021 Jun 4;223(11):1897-904. doi: 10.1093/infdis/jiaa654. PMID: 33095855; PMCID: PMC8176630.
17. Zhu P, Chen YJ, Hao JH, Ge JF, Huang K, Tao RX et al. Maternal depressive symptoms related to Epstein-Barr virus reactivation in late pregnancy. Sci Rep. 2013;3:3096.
18. Elliott SE, Parchim NF, Kellems RE, Xia Y, Soffici AR, Daugherty PS. A pre-eclampsia-associated Epstein-Barr virus antibody cross-reacts with placental GPR50. Clin Immunol. 2016;168:64-71.
19. Tomai XH. Stillbirth following severe symmetric fetal growth restriction due to reactivation of Epstein-Barr virus infection in pregnancy. J Obstet Gynaecol Res. 2011;37:1877-82.
20. Kim Y, Kim HS, Park JS, Kim CJ, Kim WH. Identification of Epstein-Barr virus in the human placenta and its pathologic characteristics. J Korean Med Sci. 2017 Dec;32(12):1959-66. doi: 10.3346/jkms.2017.32.12.1959. PMID: 29115077; PMCID: PMC5680494.
21. Meyohas MC, Maréchal V, Desire N, Bouillie J, Frottier J, Nicolas JC. Study of mother-to--child Epstein-Barr virus transmission by means of nested PCRs. J Virol. 1996;70:6816-9.
22. Lehtinen M, Koskela P, Ögmundsdotti HM et al. Maternal herpesvirus infections and risk of acute lymphoblastic leukemia in the offspring. Am J Epidemiol. 2003;158:207-13.
23. Daud II, Ogolla S, Amolo AS, Namuyenga E, Simbiri K, Bukusi EA et al. Plasmodium falciparum infection is associated with Epstein-Barr virus reactivation in pregnant women living in malaria holoendemic area of Western Kenya. Matern Child Health J. 2015 Mar;19(3):606-14. doi: 10.1007/s10995-014-1546-4. PMID: 24951129; PMCID: PMC4272914.
24. Glenn WK, Withaker NJ, Lawson JS. High risk human papillomavirus and Epstein-Barr virus in human breast milk. BMC Research Notes. 2012;5:477.
25. Ornoy A, Duday M, Sadovsky E. Placental and fetal pathology in infectious mononucleosis: a possible indicator of Epstein-Barr virus teratogenicity. Diagn Gynecol Obstet. 1982;4:11-6.
26. Brown ZA, Stenchever MA. Infectious mononucleosis and congenital anomalies. Am J Obstet Gynecol. 1978;131:108-9.

27. Appak O, Ozkaratas MH, Sayiner AA. Evaluation of Abbott Architect, Siemens Immulite, bioMerieux Vidas, and Euroimmune assays for determination of Epstein-Barr virus serological diagnosis. J Med Virol. 2021 Nov;93(11):6309-16. doi: 10.1002/jmv.27262. Epub 2021 Aug 17. PMID: 34375007.
28. Ralf D. Hess routine Epstein-Barr virus diagnostics from the laboratory perspective: still challenging after 35 years. J Clin Microbiol. 2004;42:3381-7.
29. De Paschale M, Clerici P. Serological diagnosis of Epstein-Barr virus infection: problems and solutions. World J Virol. 2012;1(1):31-43. doi: 10.5501/wjv.v1.i1.31. PMID: 24175209.
30. Shi T, Huang L, Luo L, Yu Q, Tian J. Diagnostic value of serological and molecular biological tests for infectious mononucleosis by EBV in different age stages and course of the disease. J Med Virol. 2021 Jun;93(6):3824-34. doi: 10.1002/jmv.26558. Epub 2020 Oct 14. PMID: 32978964.
31. Kimura H, Ito Y, Suzuki R, Nishiyama Y. Measuring Epstein-Barr virus (EBV) load: the significance and application for each EBV-associated disease. Rev Med Virol. 2008 Sep-Oct;18(5):305-19. doi: 10.1002/rmv.582. PMID: 18494041.
32. Kubota N, Wada K, Ito Y, Shimoyama Y, Nakamura S, Nishiyama Y et al. One-step multiplex real-time PCR assay to analyse the latency patterns of Epstein-Barr virus infection. Journal of Virological Methods. 2008;147(Issue 1):26-36. ISSN 0166-0934. Disponível em: https://doi.org/10.1016/j.jviromet.2007.08.012.
33. Rhein J, Bahr NC, Hemmert AC, Cloud JL, Bellamkonda S, Oswald C et al.; ASTRO-CM Team. Diagnostic performance of a multiplex PCR assay for meningitis in an HIV-infected population in Uganda. Diagn Microbiol Infect Dis. 2016 Mar;84(3):268-73. doi: 10.1016/j.diagmicrobio.2015.11.017. Epub 2015 Dec 1. PMID: 26711635; PMCID: PMC4764472.
34. Kojabad AA, Farzanehpour M, Galeh HEG, Dorostkar R, Jafarpour A, Bolandian M et al. Droplet digital PCR of viral DNA/RNA, current progress, challenges, and future perspectives. J Med Virol. 2021 Jul;93(7):4182-97. doi: 10.1002/jmv.26846. Epub 2021 Mar 11. PMID: 33538349; PMCID: PMC8013307.
35. Pagano JS, Whitehurst CB, Andrei G. Antiviral drugs for EBV. Cancers (Basel). 2018 Jun 13;10(6):197. doi: 10.3390/cancers10060197. PMID: 29899236; PMCID: PMC6025560.

Herpes-vírus humano 8

1. Braz-Silva PH, Tozetto-Mendoza TR, Sumita LM, Freire W, Palmieri M, do Canto AM et al. Prospective study of human herpesvirus 8 oral shedding, viremia, and serological status among human immunodeficiency virus seropositive and seronegative individuals in Sao Paulo, Brazil. J Oral Microbiol. 2017 Oct 15;9(1):1384287. doi: 10.1080/20002297.2017.1384287. PMID: 29081916; PMCID: PMC5646624.
2. Bishop BN, Lynch DT. Kaposi sarcoma. [Updated 2022 Jun 11]. In: StatPearls [Internet]. Treasure Island (FL): StatPearls Publishing; 2022 Jan. Disponível em: https://www.ncbi.nlm.nih.gov/books/NBK534839.
3. Oksenhendler E, Meignin V. HHV-8 associated lymphoma. Curr Opin Oncol. 2022 Sep 1;34(5):432-8. doi: 10.1097/CCO.0000000000000884. Epub 2022 Jul 16. PMID: 35838208.
4. da Silva DT, Damasceno LS. Sarcoma de Kaposi uma avaliação da incidência na era pré e pós-terapia antirretroviral em pessoas que vivem com HIV/Aids. The Brazilian Journal of Infectious Diseases. 2022;26(Supplement 2):102624. ISSN 1413-8670. Disponível em: https://doi.org/10.1016/j.bjid.2022.102624.
5. Tozetto-Mendoza TR, Ibrahim KY, Tateno AF, de Oliveira CM, Sumita LM, Sanchez MCA et al. Genotypic distribution of HHV-8 in Aids individuals without and with Kaposi sarco-

ma: is genotype B associated with better prognosis of Aids-KS? Medicine (Baltimore). 2016 Nov;95(48):e5291. doi: 10.1097/MD.0000000000005291.

6. Jorges JD, Souza VA, Giambartolomei C, Dudbridge F, Freire WS, Gregório SA et al. Transmission of human herpesvirus type 8 infection within families in American indigenous populations from the Brazilian Amazon. J Infect Dis. 2012 Jun 15;205(12):1869-76. doi: 10.1093/infdis/jis278. Epub 2012 Apr 3. PMID: 22474036; PMCID: PMC3536469.
7. Mantina H, Kankasa C, Klaskala W, Brayfield B, Campbell J et al. Vertical transmission of Kaposi's sarcoma-associated herpesvirus. Int J Cancer. 2001:94:749-52.
8. Brayfield BP, Phiri S, Kankasa C, Muyanga J, Mantina H et al. Postnatal human herpesvirus 8 and human immunodeficiency virus type 1 infection in mothers and infants from Zambia. J Infect Dis. 2003;187:559-68.
9. Lisco A, Barbierato M, Fiore JR, Gasperini P, Favia A et al. Pregnancy and human herpesvirus 8 reactivation in human immunodeficiency virus type 1-infected women. J Clin Microbiol. 2006;44:3863-71.
10. Gaye-Diallo A, Toure AT, Gessain A, Gueye-Ndiaye A, Ndour AN et al. Preliminary study of human Herpesvirus type 8 infection in pregnant women in Dakar (Senegal). Bull Soc Pathol Exot. 2001;94:231-4.
11. Sarmati L, Ticconi C, Santangelo R, Montano M, Rezza G et al. Does the risk of abortion increase in women with high human herpesvirus-8 antibody titers? J Infect Dis. 2003;188:174-5.
12. Lopes AO, Lima LRP, Tozetto-Mendoza TR, Martinelli KG, Morgado MG, Pilotto JH et al. Low prevalence of human gammaherpesvirus 8 (HHV-8) infection among HIV-infected pregnant women in Rio de Janeiro, Brazil. J Matern Fetal Neonatal Med. 2019;34(20):3458-61. doi: 10.1080/14767058.2019.1685967. Epub 2019 Nov 21.
13. Di Stefano M, Calabrò ML, Di Gangi IM, Cantatore S, Barbierato M, Bergamo E et al. In vitro and in vivo human herpesvirus 8 infection of placenta. PLoS One. 2008;3(12):e4073. doi: 10.1371/journal.pone.0004073. Epub 2008 Dec 30. PMID: 19115001; PMCID: PMC2603597.
14. Poppe LK, Kankasa C, Wood C, West JT. Relationships between maternal antibody responses and early childhood infection with Kaposi sarcoma-associated herpesvirus. The Journal of Infectious Diseases. 2020 Nov 15;222(Issue 10):1723-30. Disponível em: https://doi.org/10.1093/infdis/jiaa288.
15. Rewane A, Tadi P. Herpes virus type 8. In: StatPearls [Internet]. Treasure Island (FL): StatPearls Publishing; 2022 Jan. [Updated 2022 Jul 19]. Disponível em: https://www.ncbi.nlm.nih.gov/books/NBK556023.

Herpes-vírus 6A, 6B e 7

1. Wofford AS, McCusker I, Green JC, Vensko TA, Pellett PE. Betaherpesvirus assembly and egress: recent advances illuminate the path. Adv Virus Res. 2020;108:337-92. doi: 10.1016/bs.aivir.2020.09.003. Epub 2020 Oct 7. PMID: 33837722.
2. Salahuddin SZ, Ablashi DV, Markham PD et al. Isolation of a new virus, HBLV, in patients with lymphoproliferative disorders. Science. 1986;234:596-601.
3. Ablashi D, Agut H, Alvarez-Lafuente R, Clark DA, Dewhurst S, DiLuca D et al. Classification of HHV-6A and HHV-6B as distinct viruses. Arch Virol. 2014;159:863-70.
4. Frenkel N, Schirmer EC, Wyatt LS et al. Isolation of a new herpesvirus from human CD4+ T cells. Proc Natl Acad Sci USA. 1990;87:748-52.
5. Yamanishi K, Okuno T, Shiraki K, Takahashi M, Kondo T, Asano Y et al. Identification of human herpesvirus-6 as a causal agent for exanthem subitum. Lancet. 1988;1:1065-7. Disponível em: http://dx.doi.org/10.1016/s0140-6736(88)91893-4.

6. Agut H, Bonnafous P, Gautheret-Dejean A. Human herpesviruses 6A, 6B, and 7. Microbiol Spectr. 2016 Jun;4(3). doi: 10.1128/microbiolspec.DMIH2-0007-2015. PMID: 27337451.
7. Katsafanas GC, Schirmer EC, Wyatt LS, Frenkel N. In vitro activation of human herpesviruses 6 and 7 from latency. Proc Natl Acad Sci USA. 1996 Sep 3;93(18):9788-92. doi: 10.1073/pnas.93.18.9788. PMID: 8790409; PMCID: PMC38507.
8. Tweedy J, Spyrou MA, Pearson M, Lassner D, Kuhl U, Gompels UA. Complete genome sequence of germline chromosomally integrated human herpesvirus 6A and analyses integration sites define a new human endogenous virus with potential to reactivate as an emerging infection. Viruses. 2016:8. Disponível em: http://dx.doi.org/10.3390/v8010019.
9. Luppi M, Marasca R, Barozzi P, Ferrari S, Ceccherini-Nelli L, Batoni G et al. Three cases of human herpesvirus-6 latent infection: integration of viral genome in peripheral blood mononuclear cell DNA. J Med Virol. 1993;40:44-52. Disponível em: http://dx.doi.org/10.1002/jmv.1890400110.
10. Okuno T, Oishi H, Hayashi K, Nonogaki M, Tanaka K, Yamanishi K. Human herpesviruses 6 and 7 in cervixes of pregnant women. J Clin Microbiol. 1995;33:1968-70.
11. Lanari M, Papa I, Venturi V, Lazzarotto T, Faldella G, Gabrielli L et al. Congenital infection with human herpesvirus 6 variant B associated with neonatal seizures and poor neurological outcome. J Med Virol. 2003;70:628-32.
12. Kim F, Reichman V, Hooven TA. Human herpesvirus-6 meningitis in a premature infant with fevers: a case and literature review. Clin Med Insights Case Rep. 2020 Apr 18;13:1179547620912952. doi: 10.1177/1179547620912952. PMID: 32341669; PMCID: PMC7169356.
13. Hall CB, Caserta MT, Schnabel KC, Boettrich C, McDermott MP, Lofthus GK et al. Congenital infections with human herpesvirus 6 (HHV6) and human herpesvirus 7 (HHV7). J Pediatr. 2004;145:472-7. Disponível em: http://dx.doi.org/10.1016/j.jpeds.2004.06.017.
14. Ando Y, Kakimoto K, Ekuni Y, Ichijo M. HHV-6 infection during pregnancy and spontaneous abortion. Lancet. 1992;340:1289.
15. Al-Buhtori M, Moore L, Benbow EW, Cooper RJ. Viral infection in hydropsfetalis, spontaneous abortion and unexplained fetal death in utero. J Med Virol. 2011;83:679-84.
16. Hall CB, Caserta MT, Schnabel KC, Shelley LM, Carnahan JA, Marino AS et al. Transplacental congenital human herpesvirus 6 infection caused by maternal chromosomally integrated virus. J Infect Dis. 2010;201:505-7. Disponível em: http://dx.doi.org/10.1086/650495.
17. Hall CB, Caserta MT, Schnabel K et al. Chromosomal integration of human herpesvirus 6 is the major mode of congenital human herpesvirus 6 infection. Pediatrics. 2008;122:513-20.
18. Machuca I, Aguado R, Veloza L, Marcos MA. Absence of maternal HHV-6-specific T-cell response in the setting of human Herpesvirus-6 chromosomal integration: potential impact on congenital infection. Enfermedades Infecciosas y Microbiología Clínica. 2021;39(Issue 2):104-6. ISSN 0213-005X. Disponível em: https://doi.org/10.1016/j.eimc.2020.04.003.
19. Arbuckle JH, Medveczky MM, Luka J, Hadley SH, Luegmayr A, Ablashi D et al. The latent human herpesvirus-6A genome specifically integrates in telomeres of human chromosomes in vivo and in vitro. Proc Natl Acad Sci USA. 2010;107:5563-8. Disponível em: http://dx.doi.org/10.1073/pnas.0913586107.
20. Clark DA, Ward KN. Importance of chromosomally integrated HHV-6A and -6B in the diagnosis of active HHV-6 infection. Herpes. 2008;15:28-32. 106 Scientific Letter/Enferm Infecc Microbiol Clin. 2021;39(2):102-10.

capítulo 32

Infecção pelo Vírus da Imunodeficiência Humana em Pediatria

- Heloísa Helena de Sousa Marques
- Maria Fernanda Bádue Pereira
- Camila Sanson Yoshino de Paula

Introdução

Os primeiros relatos da síndrome da imunodeficiência adquirida (Aids) no mundo são de 1977 e 1978, e a doença foi definida em 1982.[1,2] No Brasil, os primeiros casos ocorreram em 1980; em crianças, datam de 1982. De 1980 até junho de 2021, no Brasil foram notificados 1.045.355 casos de Aids. Estratégias para o diagnóstico da infecção pelo vírus da imunodeficiência humana (HIV) e o desenvolvimento de antirretrovirais têm possibilitado redução no número de casos. Desde o ano de 2012, observa-se redução na taxa de detecção de Aids no Brasil, de 22 casos por 100 mil habitantes em 2012 para 14,1 casos por 100 mil habitantes em 2020.[3]

A situação epidemiológica nas crianças brasileiras também mostra diminuição no número de casos. Nos menores de 5 anos de idade, houve redução de 4 casos por 100 mil habitantes em 2010 para 1,2 caso por 100 mil habitantes em 2020.[3] O principal modo de aquisição do HIV em pediatria é a transmissão vertical. Dessa maneira, o diagnóstico e o tratamento das gestantes, além dos cuidados perinatais e a profilaxia com antirretrovirais no lactente exposto ao HIV, podem reduzir ainda mais esse número.[1-3]

Em meados dos anos 1990, foi publicado um estudo que demonstrava a redução da transmissão vertical em cerca de 70% (do risco de 25,5% para 8,3%) por meio do uso de profilaxia antirretroviral na gravidez, no parto e para o recém-nascido (RN). Esse estudo, conhecido como protocolo ACTG 076, foi considerado um grande avanço e incluído no manejo das gestantes soropositivas para o HIV na maioria dos países desenvolvidos.[4] No Brasil, desde 1996, há a recomendação do oferecimento do teste sorológico anti-HIV para todas as grávidas e no momento do parto, o que possibilita a indicação das medidas de profilaxia da transmissão vertical, incluindo tratamento da gestante, escolha da via de parto, cuidados com o RN, profilaxia antirretroviral no RN, além do diagnóstico perinatal. As recomendações para profilaxia da transmissão vertical do HIV e terapia antirretroviral (TARV) em gestantes do Ministério da Saúde estão disponíveis para toda a rede de atenção à saúde. No Protocolo Clínico e Diretrizes Terapêuticas para Prevenção da Transmissão Vertical do HIV, Sífilis e Hepatites Virais 2022, estão detalhados os aspectos do tratamento, acompanhamento das gestantes infectadas pelo HIV, manejo do trabalho de parto, orientações acerca da suspensão da amamentação e inibição da lactação, profilaxia e cuidados para o RN exposto ao HIV.[5,6]

Etiologia e patogenia

A Aids é uma doença causada pelos vírus HIV-1 e HIV-2, que pertencem à família dos retrovírus, os *Lentivirinae*, que são compostos por um envelope externo recoberto por glicoproteínas (gp); o core é constituído pelo RNA e pelas enzimas, a transcriptase reversa e a integrase. Esses vírus apresentam genes que codificam a produção das principais proteínas estruturais; têm tropismo pelas células que apresentam receptores CD4 na sua superfície (CD4+), como os linfócitos T auxiliadores, os monócitos, os macrófagos e células neurogliais.[1,2]

A dinâmica da infecção pelo HIV atualmente é mais conhecida: a taxa de replicação viral é muito elevada, cerca de 10 bilhões de partículas por dia, e sua meia-vida é de 1,5 dia. Há uma renovação constante da população viral, com possibilidade de mutações genéticas, de escape do HIV do sistema imune ou ainda de os vírus se tornarem resistentes aos antirretrovirais. Os linfócitos T citotóxicos têm meia-vida inferior a 20 horas. Os vírus livres têm meia-vida de cerca de 6 horas e podem ser "clareados", pela ação dos anticorpos neutralizantes ou pela ligação a novas células-alvo.[1,2]

A infecção de células "perenes" em determinados locais, denominados santuários, causa a perpetuação da infecção, mesmo que o sistema imune atue de modo eficiente ou que o paciente esteja sob tratamento apropriado.[2]

Os estudos imunopatológicos em adultos têm revelado um padrão comum de eventos seguindo a infecção aguda, apesar de relatos de variação individual. Em crianças, há vários pontos não esclarecidos, mas em termos gerais o padrão é similar. A infecção aguda por células infectadas ou vírus circulantes pode ocorrer através da via parenteral (como a presença de uma quebra da integridade da barreira placentária) ou através da superfície mucosa (a ingestão pela criança de sangue materno contaminado durante o parto, pelo aleitamento materno).[1,2]

A partir de então as células infectadas migram pelo sistema linfoide e infectam outras células. Dentro de 2 a 6 semanas após a exposição, ocorre rápido aumento da multiplicação viral. Cerca de 50% a 70% dos adultos desenvolvem quadro agudo mononucleose-símile, que pode durar de dias a poucas semanas. Esse equivalente clínico de infecção primária em geral não é evidente em crianças.[1,2]

Depois de 1 a 2 semanas, a resposta celular antiviral citotóxica e a de anticorpos se estabelecem, o que coincide, no adulto, com queda significativa dos vírus circulantes e uma recuperação parcial da contagem de células T-CD4. Um período assintomático se segue à infecção primária, podendo durar anos nos adultos.

A história natural da doença em crianças, segundo observação anterior à disponibilidade da terapia antirretroviral altamente ativa (HAART), foi descrita de acordo com três padrões distintos de evolução. O primeiro é denominado progressão rápida, ocorre em cerca de 20% a 30% das crianças não tratadas, que evoluem com quadros graves no 1° ano de vida e podem morrer antes dos 4 anos. O segundo padrão de progressão da Aids, chamado de progressão normal, é mais lento e abrange a maioria (70% a 80%) dos casos; nesses pacientes, o desenvolvimento dos sintomas pode se iniciar na idade escolar ou mesmo na adolescência, com tempo médio de sobrevida de 9 a 10 anos, segundo dados prévios à disponibilidade de terapia específica. O terceiro padrão da doença ocorre em uma porcentagem pequena (< 5%) das crianças infectadas no período perinatal e é chamado de "progressão lenta"; são crianças que apresentam progressão mínima ou nula da doença, com contagem normal de LT-CD4+.[1,2]

Na criança com infecção pelo HIV, ao lado das alterações da imunidade celular, observa-se também precocemente anormalidades da função imune humoral e, desse modo, quase todas as crianças sintomáticas, infectadas pelo HIV, apresentam elevada predisposição a infecções bacterianas recorrentes e graves. Com a progressão da doença e a deterioração do sistema imune mediado por células, as infecções oportunistas manifestam-se e, entre as mais comuns na criança, estão a monilíase oral e esofágica e a pneumonia por *P. jirovecii*. A essas se acrescem várias outras, como: micobacterioses; infecções virais pelo citomegalovírus, Epstein-Barr, e outras do grupo herpes; e as determinadas por fungos e protozoários.[1,2,7]

O prognóstico da doença instalada é bastante precário para as crianças infectadas, não tratadas; estima-se que a taxa de mortalidade pelo HIV é aproximadamente 30 vezes maior do que a da população geral pediátrica nos Estados Unidos.[1,2,8]

O estudo Children with HIV Early Antiretroviral Therapy (CHER) Trial mostra que o diagnóstico e o tratamento precoce reduzem a mortalidade em 76% e a progressão da doença em 75% nas crianças infectadas pelo HIV em uso de HAART.[9]

Modo de transmissão

O HIV é encontrado no sangue, no sêmen, nas secreções vaginais e em outros líquidos corpóreos. Pode ser transmitido por meio de: relações sexuais desprotegidas; compartilhamento de seringas e agulhas contaminadas entre usuários de drogas injetáveis; transmissão vertical; e, mais raramente, em nosso país, transfusão de sangue e seus produtos contaminados.[1,2]

Quanto à transmissão vertical, trata-se da forma predominante na aquisição do HIV pelas crianças. A taxa de transmissão está situada entre 12% e 40%, sendo mais alta em países em desenvolvimento, quando nenhuma intervenção profilática é adotada. A transmissão pode ocorrer antes do parto, intraparto e pós-parto por meio da amamentação. O risco maior se dá no momento do parto, pela exposição da pele e/ou mucosa do RN ao sangue e às secreções do trato genital materno, transfusão materno-fetal e, em menor proporção, no período intrauterino e pós-natal, por meio do aleitamento materno.[1,2] O risco de transmissão materno-fetal do HIV é maior em gestantes que estão replicando HIV, ou seja, com carga viral materna detectável no momento da gestação e do parto. Outros fatores de maior risco para a transmissão vertical são: primoinfecção materna na gestação, carga viral materna elevada, CD4 materno baixo, doença materna avançada, corioamnionite, parto prematuro, trabalho de parto prolongado, exposição prolongada do feto ao sangue materno. As medidas de prevenção da infecção no RN dependem dessa avaliação de risco e são descritas a seguir.[2,5,10]

Orientações sobre a gestante vivendo com o vírus da imunodeficiência humana

A supressão da carga viral do HIV é um fator determinante na prevenção da transmissão vertical. O uso de TARV durante a gravidez reduz a taxa de transmissão vertical do HIV, de aproximadamente 30% para menos de 1%, quando se alcança a supressão da carga viral do HIV materna (CV-HIV plasmática < 50 cópias/mL) na gestação. A via de parto e a necessidade de uso materno de zidovudina (AZT) injetável dependem do controle da viremia do HIV na gestante.[5,6,10]

As recomendações para tratamento da gestante, via de parto e uso de AZT no intraparto estão descritas detalhadamente no Protocolo Clínico e Diretrizes Terapêuticas para Prevenção da Transmissão Vertical do HIV, Sífilis e Hepatites Virais 2022.[5]

Manejo de crianças nascidas de mães infectadas pelo vírus da imunodeficiência humana

As crianças nascidas de mães infectadas pelo HIV deverão ser atendidas, preferencialmente, em unidades especializadas, pelo menos até a definição de seu diagnóstico. As medidas a seguir são as recomendadas pelo Protocolo Clínico e Diretrizes Terapêuticas para Prevenção da Transmissão Vertical do HIV, Sífilis e Hepatites Virais 2022[5] e pelo Protocolo Clínico e Diretrizes Terapêuticas Manejo da Infecção pelo HIV em Crianças e Adolescentes Módulo 1 – Diagnóstico, manejo e acompanhamento de crianças expostas ao HIV.[10]

Cuidados com o recém-nascido e o lactente na maternidade

a) Imediatamente após o nascimento, limpar todo o sangue e todas as secreções visíveis na superfície corporal do RN, com compressas macias, e lavá-lo com água corrente e sabão.

b) Aspirar delicadamente, se necessário, as vias aéreas do RN, evitando traumatismo em mucosas.

c) Colocar o RN junto à mãe o mais brevemente possível.

d) Coletar amostra de sangue periférico para realização de carga viral do HIV.

e) Orientar a não amamentação e inibir a lactação com medicamento (cabergolina). Orientar a mãe a substituir o leite materno por fórmula láctea. O aleitamento misto também é contraindicado. Pode-se usar leite humano pasteurizado proveniente de banco de leite credenciado pelo Ministério da Saúde (p. ex., em RN pré-termo ou de baixo peso). Deverá ser assegurado o fornecimento contínuo de fórmula infantil.

f) Iniciar profilaxia antirretroviral para todas as crianças expostas ao HIV, conforme classificação de exposição ao vírus (ALTO ou BAIXO risco) (Quadro 32.1). A prescrição deve ser na sala de parto, após os cuidados imediatos, de preferência nas primeiras 4 horas após o nascimento.

Quadro 32.1 Classificação do risco de exposição ao HIV para criança nascida de mãe vivendo com HIV.

Risco	Critérios
Alto	• Mães sem pré-natal OU • Mães sem TARV durante a gestação OU • Mães com indicação de profilaxia no momento do parto e que não a receberam OU • Mães com início de TARV após a 2ª metade da gestação OU • Mães com infecção aguda pelo HIV durante a gestação OU • Mães com CV-HIV detectável no 3º trimestre, recebendo ou não TARV OU • Mães sem CV-HIV conhecida OU • Mães com teste rápido (TR) positivo para o HIV no momento do parto (sem diagnóstico e/ou seguimento prévio)
Baixo	Mães em uso de TARV na gestação e com CV-HIV indetectável a partir da 28ª semana (3º trimestre) e sem falha na adesão à TARV

Fonte: DCCI/SVS/MS.

Para os RN com ALTO risco de exposição e com idade gestacional acima de 37 semanas, a profilaxia deve ser realizada com três antirretrovirais.[5,6,10,11] O esquema preferencial é zidovudina (AZT), lamivudina (3TC) e raltegravir (RAL) durante 28 dias.[5,6,10,11]

Para os RN prematuros abaixo de 37 semanas de idade gestacional, não há estudos suficientes para se recomendar a prescrição de RAL. A lamivudina (3TC) e nevirapina estão liberadas para uso em RN a partir de 34 semanas de idade gestacional.[5,6,10]

Desta forma, para RN prematuros de ALTO risco com idade gestacional entre 34 e 37 semanas a profilaxia recomendada é com zidovudina (AZT) e lamivudina (3TC) durante 28 dias.[5,6,10]

Nos RN prematuros abaixo de 34 semanas, independentemente do risco, a profilaxia deve ser com AZT.

A profilaxia nos bebês de BAIXO risco deve ser com AZT.

Todos os esquemas profiláticos devem ser mantidos até a quarta semana de vida.[10]

As doses dos antirretrovirais são descritas a seguir. [5,6,10]

Zidovudina (solução oral, 10 mg/mL)

- **RN com 35 semanas de idade gestacional ou mais:** 4 mg/kg/dose, de 12 em 12 horas.
- **RN entre 30 e 35 semanas de idade gestacional:** 2 mg/kg/dose, de 12 em 12 horas, por 14 dias; e 3 mg/kg/dose, de 12 em 12 horas, entre o 15º e o 28º dia.
- **RN com menos de 30 semanas de idade gestacional:** 2 mg/kg/dose, de 12 em 12 horas, até a 4ª semana.

Excepcionalmente, quando a criança não tiver condições de receber o medicamento por via oral ou sonda enteral, pode ser utilizado o AZT injetável. A dose do AZT endovenosa, quando necessária, é 75% da dose oral, com o mesmo intervalo entre as doses.

Lamivudina (solução oral, 10 mg/mL)

- **RN com 32 semanas de idade gestacional ou mais:** do nascimento até 4 semanas de vida: 2 mg/kg/dose, de 12 em 12 horas.

Raltegravir (100 mg, granulado para suspensão oral)

- **RN com 37 semanas de idade gestacional ou mais e peso ≥ 2 kg:** 1ª semana: 1,5 mg/kg/dose, 1 vez ao dia; da 2ª até a 4ª semana: 3 mg/kg/dose, 2 vezes ao dia.

Nevirapina

- **RN entre 34 e 37 semanas de idade gestacional:** 1ª semana: 4 mg/kg por dose, 2 vezes por dia; a partir da 2ª semana: 6 mg/kg por dose, de 12 em 12 horas.
- **RN > 37 semanas de idade gestacional:** 6 mg/kg por dose, de 12 em 12 horas.

Outras medidas importantes para o recém-nascido exposto ao vírus da imunodeficiência humana

Assegurar que, ao ter alta da maternidade, o RN tenha consulta agendada em serviço de referência.

Iniciar sulfametoxazol + trimetoprima (SMX-TMP), 750 mg/m^2/dia de SMX, para profilaxia da pneumonia por *Pneumocystis jirovecii* (PPC), a partir de 4 a 6 semanas de vida.[10]

Esquema vacinal na maternidade

Todas as vacinas do Programa Nacional de Imunização poderão ser feitas na unidade neonatal se o RN atingir a idade cronológica apropriada para a vacinação, segundo o calendário nacional de imunizações.[10]

Aspectos que deverão ser observados:

1. Crianças nascidas pré-termo (< 37 semanas de gestação) ou de baixo peso (< 2.500 g) podem evoluir com intercorrências no período neonatal e internações prolongadas em unidades de terapia intensiva neonatal. Assim, muitas crianças ficam sem receber as vacinas necessárias e acabam expostas ao risco de adoecer. Entretanto, o pré-termo apresenta peculiaridades do desenvolvimento imunológico que requerem observação especial e, eventualmente, imunobiológicos especiais. A imunização do pré-termo extremo – crianças nascidas com menos de 1.000 g ou menos de 31 semanas de gestação – deverá ser composta pela DTP acelular e VIP (vacina inativada contra a poliomielite, de uso intramuscular).
2. A vacina BCG pode ser ministrada, imediatamente após o nascimento, em todas as crianças com peso de nascimento maior que 2.000 g (os linfócitos T podem ser encontrados no sangue periférico a partir da 28ª semana de idade fetal e permitem uma boa resposta celular no RN a termo).
3. A criança exposta ao HIV deverá ser vacinada, na maternidade, para o vírus da hepatite B, preferencialmente nas primeiras 12 horas de vida. A resposta de crianças prematuras a doses múltiplas de vacina contra a hepatite B, entretanto, pode ser menor do que a observada em RN a termo e crianças maiores.
4. A vacina antipoliomielite, a ser utilizada aos 60 dias de vida nas unidades neonatais, deverá preferencialmente ser a VIP (vacina inativada contra a poliomielite, de uso intramuscular).
5. A vacina DTPa (tríplice bacteriana acelular) deverá preferencialmente ser usada para essas crianças ainda internadas no berçário.

Rotina de acompanhamento clínico e laboratorial da criança exposta ao vírus da imunodeficiência humana

O acompanhamento das crianças expostas ao HIV deve ser mensal nos primeiros 6 meses e bimensal no 2º semestre de vida. Em todas as consultas, deve-se sempre registrar o peso, a altura, os perímetros, em especial o perímetro cefálico. As crianças infectadas podem, já nos primeiros meses de vida, apresentar dificuldade de ganho de peso, e recomenda-se vigilância mais amiúde para esses casos, avaliação da necessidade de iniciar a TARV e de suporte nutricional. Iniciar esquema vacinal adequado.[10]

As crianças nascidas de mães infectadas pelo HIV também podem ter maior risco de exposição a outros agentes infecciosos durante o período intrauterino e perinatal. Dentre eles, destacam-se *Treponema pallidum*, vírus das hepatites B e C, vírus HTLV-1/2, vírus do herpes simples, citomegalovírus, *Toxoplasma gondii* e *Mycobacterium tuberculosis*. Outros agentes infecciosos devem ser considerados segundo a prevalência regional (malária, leishmaniose, doença de chagas etc.).[10]

O reconhecimento precoce e o tratamento de possíveis coinfecções devem ser considerados prioritários no atendimento dessas crianças, devendo essa abordagem ser incluída ainda na maternidade e nas consultas subsequentes. No Quadro 32.2 é descrito um roteiro de acompanhamento laboratorial de crianças expostas ao HIV.[10]

Quadro 32.2 Roteiro para acompanhamento laboratorial de crianças expostas verticalmente ao HIV.

Exames	Idade				
	Ao nascer	2 semanas	6 semanas	12 semanas	12 a 18 meses
Carga viral HIV	sim	sim	sim	sim	
Hemograma	sim		sim	sim	sim
AST, ALT, GGT, FA, bilirrubinas	sim		sim		sim
Glicemia	sim		sim		sim
TORCH*	sim				
Sífilis	sim				
HBV e HCV					sim
HTLV ½**					sim
Sorologia HIV					sim

* Sorologias para toxoplasmose, rubéola, citomegalovírus e herpes simples. ** Se positivo, repetir aos 12 e aos 18 meses.

Fonte: Adaptado de DATHI/SVSA/MS.

Diagnóstico da infecção pelo vírus da imunodeficiência humana

Em pediatria, a suspeita da infecção pelo HIV deve surgir a partir do vínculo epidemiológico (exposição ao HIV na gestação, parto ou aleitamento materno) ou na presença de sinais ou sintomas na criança, independentemente do diagnóstico materno.[10]

Nos casos com vínculo epidemiológico, os exames sorológicos podem estar positivos pela presença de anticorpos maternos. A interpretação de métodos sorológicos tradicionais que medem os anticorpos por meio de testes como ensaio imunoenzimático (ELISA) e Western Blot ou imunofluorescência (IF) não permitem discernir se os anticorpos da classe IgG presentes no soro da criança são produzidos por ela ou se são de aquisição transplacentária. Em crianças menores de

18 meses, o diagnóstico da infecção pelo HIV NÃO deve ser realizado por meio de imunoensaio laboratorial ou teste rápido para detecção de anticorpos anti-HIV.[10,12]

As técnicas de biologia molecular têm sido as mais utilizadas para o diagnóstico precoce da infecção em crianças. A técnica da reação de cadeia de polimerase (PCR) possibilita o diagnóstico precoce, com alta sensibilidade e especificidade.[10,12]

Os ensaios quantitativos de RNA de HIV detectam RNA viral extracelular no plasma (carga viral do HIV). A carga viral na criança infectada pelo HIV é um exame com alta sensibilidade, pode detectar a partir de 20 a 40 cópias/mL, a partir de 10 a 20 dias da infecção.[10,12] A especificidade desse exame é de 100%. A carga viral HIV está disponível na rede pública no Brasil, conforme descrito a seguir.[10]

DNA pró-viral do HIV é uma técnica usada para detectar o DNA viral do HIV intracelular em células mononucleares do sangue periférico e também está disponível na rede pública no Brasil.[10]

Nas situações de dúvida no diagnóstico materno, recomenda-se sorologia ELISA 3ª ou 4ª geração na criança. Se sorologia reagente na criança, utilizar teste confirmatório virológico (carga viral HIV).[10,12]

Diagnóstico da infecção pelo vírus da imunodeficiência humana em expostos ao vírus na gestação e no parto e menores de 18 meses

Para o diagnóstico em crianças menores de 18 meses, são disponibilizados os seguintes exames: teste molecular para quantificação do HIV-RNA/carga viral do HIV (CV-HIV) e teste para a detecção do DNA pró-viral do HIV.[10]

A primeira coleta de CV-HIV deve ser realizada imediatamente após o nascimento. Essa carga viral tem o objetivo de identificar lactentes infectados no período intrauterino. O exame deverá ser coletado por meio de punção periférica (não deve ser feita a coleta de material de cordão umbilical), preferencialmente antes do início da profilaxia com antirretrovirais. No entanto, a coleta não deve atrasar a administração dos medicamentos. Todo exame cujo resultado apresentar CV-HIV detectável, independentemente do valor de viremia, exigirá nova coleta imediata de CV-HIV. O segundo exame, caso a primeira CV-HIV seja abaixo do limite de detecção, será coletado aos 14 dias de vida. Os casos não confirmados deverão continuar em investigação, com coletas de CV-HIV em 2 e 8 semanas após o término da profilaxia antirretroviral.[10]

Se as CV-HIV coletadas 2 e 8 semanas após o término da profilaxia antirretroviral persistirem abaixo do limite de detecção, pode-se estimar que a chance de a criança não estar infectada é superior a 92% e deve ser explicado para a família que não há indícios de infecção. A exclusão definitiva da infecção pelo HIV ocorre na soronegativação (mediante métodos de ELISA e testes confirmatórios, como Western Blot ou imunofluorescência) na criança com mais de 12 a 18 meses de idade. A soronegativação pode acontecer com mais de 24 meses de idade em algumas crianças.[10]

Quando CV-HIV com resultado detectável, independentemente do valor de viremia, deverá ser indicada a coleta imediata para realização de DNA pró-viral (preferencialmente) ou para uma nova CV-HIV. Se o resultado de DNA pró-viral for detectável ou o resultado da segunda CV-HIV for igual ou superior a 100 cópias/mL, finaliza-se a investigação diagnóstica e considera-se que houve transmissão vertical do HIV à criança.[10]

Caso o resultado da segunda CV-HIV seja inferior a 100 cópias/mL, deverá ser realizada a coleta imediata de DNA pró-viral. Caso este apresente-se detectável, finaliza-se a investigação diagnóstica, considerando-se criança infectada pelo HIV.[10]

Portanto, o diagnóstico da infecção pelo HIV em lactentes é confirmado na presença de duas CV-HIV detectadas ou uma carga viral e um teste de DNA pró-viral detectados.[10]

Caso o resultado da CV-HIV (primeira ou segunda coleta) ou do DNA pró-viral seja não detectável, as crianças deverão continuar em investigação, conforme os períodos recomendados de novas coletas de CV-HIV para definição diagnóstica (2 e 8 semanas após o término da profilaxia antirretroviral).[10]

Nas situações de criança com CV-HIV detectável, deve ser iniciado o tratamento preemptivo imediatamente, a fim de reduzir a morbimortalidade relacionada à Aids. O tratamento preemptivo deve ser mantido até a definição diagnóstica.[10]

O diagnóstico preciso possibilitará manejo adequado das crianças com infecção pelo HIV, resultando em melhoria do tempo e da qualidade da sobrevida pela redução da morbidade relacionada à doença por meio da indicação de terapêutica antirretroviral, intervenções profiláticas e orientação nutricional.[9,10]

Diagnóstico da infecção pelo vírus da imunodeficiência humana na criança maior de 18 meses

A partir de 18 meses, deve-se usar testes sorológicos para o diagnóstico.

O diagnóstico da infecção pelo HIV é descartado com um exame de triagem negativo. Infecção por HIV é confirmada se o exame de triagem for reagente, com exame confirmatório positivo.

Os testes sorológicos (ELISA ou testes rápidos) são usados para triagem por apresentarem alta sensibilidade e baixo custo, além de estarem disponíveis mesmo em locais sem estrutura laboratorial.

Os testes virológicos, como carga viral HIV, ou imunológicos (Western Blot ou IMuno Blot) são usados como testes confirmatórios.

Em lugares remotos, na ausência de estrutura laboratorial, dois testes rápidos coletados em amostras diferentes confirmam a infecção.

Na presença de sinais e sintomas sugestivos de infecção pelo HIV, a criança deve ser testada, independentemente do diagnóstico materno. Nessas situações, em qualquer idade, os testes sorológicos são indicados como triagem. Se o exame de triagem for não reagente, mas houver forte suspeita clínica, considerar teste virológico.[10,12]

Tratamento

O cuidado das crianças com infecção pelo HIV pode ser dividido em 3 tópicos: a) terapêutica antirretroviral; b) intervenções profiláticas; c) calendário de vacinações. Outros cuidados e terapêuticas recomendadas para doenças infecciosas e oportunistas, apoio psicossocial, cuidado integral e paliativo podem ser encontrados no guia de tratamento do Ministério da Saúde.[8,13]

Terapêutica antirretroviral

Nos casos em que o diagnóstico pelo HIV for confirmado na criança, deverá ser realizado teste de genotipagem, que é o sequenciamento genômico das regiões de codificação da transcriptase reversa, protease e integrase e tem como objetivo a identificação de mutações de resistência do vírus que expressem resistências aos antirretrovirais.[13]

A terapêutica antirretroviral (TARV) altamente ativa deve ser iniciada imediatamente após a confirmação do diagnóstico. A espera pelo resultado da genotipagem não deve atrasar o início da TARV.[8,13]

Para a escolha do esquema, devem ser contempladas características do paciente e das medicações: comodidade posológica, palatabilidade, eventos adversos, apresentação pediátrica, coinfecções, barreira genética, interação medicamentosa, entre outras. As principais dificuldades no acompanhamento da criança infectada são adesão ao tratamento e resistência aos antirretrovirais. Por essas razões, a escolha do esquema terapêutico adequado deve ser tomada, sempre que possível, com o auxílio de um especialista.[8,13]

Na introdução do tratamento, deve-se considerar as condições clínicas e laboratoriais, bem como o contexto familiar e social em que a criança se insere.[8,13]

Os medicamentos antirretrovirais utilizados comumente para crianças e adolescentes no Brasil estão incluídos em quatro grupos (alguns ainda não liberados para todas as faixas de idade):

1. **Inibidores de transcriptase reversa análogos de nucleosídeos ou nucleotídeos (ITRN):** abacavir (ABC), 3TC, AZT, tenofovir (TDF).
2. **Inibidores de transcriptase reversa não análogos de nucleosídeos (ITRNN):** efavirenz (EFV), NVP e etravirina.
3. **Inibidores de protease (IP):** atazanavir (ATV), lopinavir (LPV), darunavir (DRV) (todos esses devem ser prescritos com ritonavir para efeito *booster*).
4. **Inibidores de integrase:** RAL e dolutegravir.

A TARV altamente ativa é composta por pelo menos três antirretrovirais, em geral dois da classe dos ITRN e um da classe dos inibidores da integrase ou dos IP.[8,13,14]

Intervenções profiláticas

Pneumonia por *Pneumocystis jirovecii*

A pneumonia por *P. jirovecii* é a mais frequente infecção oportunista em crianças com Aids, sendo a faixa etária de maior risco aquela compreendida entre os 3 e os 6 meses de idade. A doença pode se manifestar de maneira rápida e resultar em óbito em decorrência de insuficiência respiratória aguda, justificando uma profilaxia primária. Como em crianças menores de 12 meses não se verifica relação entre os níveis de células CD4 e o risco de pneumocistose, a recomendação atual é de que todas as crianças infectadas pelo HIV, a partir de 6 semanas de idade, recebam profilaxia até completar 1 ano, exceto se a infecção pelo HIV puder ser afastada. A partir de 1 ano de idade, ela será indicada segundo a contagem de células CD4. O fármaco de escolha é o SMX-TMP.[7,13]

Sarampo

No paciente suscetível, aplicar imunoglobulina comum (*standard*) a 16%, 0,5 mL/kg, IM, até 6 dias após o contato com o caso-índice.[14,15]

M. tuberculosis

Em caso de contato intradomiciliar com indivíduo com baciloscopia positiva, ou reação de Mantoux positiva em qualquer valor, ou contagem de células CD4 < 350 células, indicar tratamento da tuberculose latente. Esquemas de tratamento estão disponíveis no Manual de Recomendações para o Controle da Tuberculose no Brasil.[13,16]

Varicela

Em pacientes suscetíveis, deve-se fazer uso da imunoglobulina específica contra o vírus da varicela-zóster (VZIG), na dose de 1,25 mL/10 kg, IM, até 96 horas após o contato.[14,15]

Calendário de vacinação

Quanto às imunizações, as crianças portadoras do HIV devem receber a maioria dos imunobiológicos. A vacina contra tuberculose (BCG) é contraindicada em criança infectada pelo HIV. Vacinas de vírus vivos atenuados (sarampo, caxumba, rubéola, varicela, febre amarela) são contraindicadas quando o sistema imunológico estiver comprometido, ou seja, classificação imunológica estágio 3, de acordo com o CDC.[14,]

O esquema completo de vacinação na criança vivendo com HIV no Brasil encontra-se no Manual dos centros de referência para imunobiológicos especiais.[15]

Profilaxia pós-exposição ao vírus da imunodeficiência humana em pediatria

A profilaxia pós-exposição de risco à infecção pelo HIV é uma medida para prevenir infecção em crianças/adolescentes expostos a acidente com material perfurocortante, violência sexual, leite materno de pessoa vivendo com HIV ou exposição sexual de risco. Nessas situações, recomenda-se consultar o Protocolo Clínico e Diretrizes Terapêuticas para Profilaxia Pós-Exposição (PEP) de Risco à Infecção pelo HIV, IST e Hepatites Virais, para orientação de medicações e doses.[17]

Para as crianças que foram amamentadas por pessoa-fonte com risco de transmissão de HIV, deve-se orientar a imediata interrupção da amamentação e cuidados com a mama, extração e descarte do leite ordenhado, enquanto se realiza investigação diagnóstica. Deverá ser realizado exame de CV-HIV e o início da PEP (até 72 horas da última exposição), simultaneamente à investigação diagnóstica.[10,17]

Referências bibliográficas

1. Nielsen-Saines K, Paul ME, Shearer WT. Human Immunodeficiency Virus and Acquired Immunodeficiency Syndrome. In: Feigin And Cherry's Textbook of Pediatric Infectious Diseases. 8th ed. Elsevier, Inc; 2018. p. 1922-1941.

2. Shetty AK, Maldonado YA. Human Immunodeficiency Virus/Acquired Immunodeficiency Syndrome in the Infant. In: Remington and Klein's Infectious Diseases of the Fetus and Newborn Infant. 8th ed. Elsevier Saunders; 2016. p. 619-674.
3. Brasil. Ministério da Saúde. Boletim Epidemiológico HIV Aids. Dez 2021. [acesso em 25 set 2022]. Disponível em: https://www.gov.br/aids/pt-br/centrais-de-conteudo/boletins-epidemiologicos/2021/hiv-aids/boletim_aids_2021_internet.pdf/view.
4. Connor EM, Sperling RS, Gelber R, Kiselev P, Scott G, O'Sulivan MJ. Reduction of maternal-infant transmission of human immunodeficiency virus type 1 with zidovudine treatment. N Engl J Med. 1994;331:1173-80.
5. Brasil. Ministério da Saúde. Protocolo clínico e diretrizes terapêuticas para prevenção da transmissão vertical do HIV, sífilis e hepatites virais [recurso eletrônico]. 2. ed. rev. Brasília: Ministério da Saúde; 2022. [acesso em 25 set 2022]. Disponível em: http://antigo.aids.gov.br/pt-br/pub/2022/protocolo-clinico-e-diretrizes-terapeuticas-para-prevencao-da-transmissao-vertical-de-hiv.
6. Recommendations for the use of antiretroviral drugs during pregnancy and interventions to reduce perinatal HIV transmission in the United States. 2022 Mar 17. [acesso em 25 set 2022]. Disponível em: https://clinicalinfo.hiv.gov/en/guidelines/perinatal/whats-new-guidelines.
7. Guidelines for the prevention and treatment of opportunistic infections in HIV-exposed and HIV-infected children. 2022 Sep 2. [acesso em 25 set 2022]. Disponível em: https://clinicalinfo.hiv.gov/en/guidelines/hiv-clinical-guidelines-pediatric-opportunistic-infections/updates-guidelines-prevention.
8. Guidelines for the use of antiretroviral agents in pediatric HIV infection. 2022 Apr 11. [acesso em 25 set 2022]. Disponível em: https://clinicalinfo.hiv.gov/en/guidelines/pediatric-arv/whats-new-guidelines.
9. Violari A, Cotton MF, Gibb DM et al.; CHER Study Team. Early antiretroviral therapy and mortality among HIV-infected infants. N Engl J Med. 2008 Nov 20;359(21):2233-44. doi: 10.1056/NEJMoa0800971. PMID: 19020325; PMCID: PMC2950021.
10. Protocolo Clínico e Diretrizes Terapêuticas Manejo da Infecção pelo HIV em Crianças e Adolescentes Módulo 1 – Diagnóstico, manejo e acompanhamento de crianças expostas ao HIV. [recurso eletrônico]. Brasília: Ministério da Saúde; 2022. [acesso em 8 março 2024]. Disponível em: https://www.gov.br/conitec/pt-br/midias/relatorios/2023/RR_PCDTHIVCrianasmdulo1_Final.pdf.
11. Nielsen-Saines K, Watts DH, Veloso VG et al.; NICHD HPTN 040/PACTG 1043 Protocol Team. Three postpartum antiretroviral regimens to prevent intrapartum HIV infection. N Engl J Med. 2012 Jun 21;366(25):2368-79. doi: 10.1056/NEJMoa1108275. PMID: 22716975; PMCID: PMC3590113.
12. Brasil. Ministério da Saúde. Manual técnico para o diagnóstico da infecção pelo HIV em adultos e crianças. 2018. [acesso em 25 set 2022]. Disponível em: https://www.sbac.org.br/wpcontent/uploads/2018/10/manual_tecnico_hiv_20_09_2018_web.pdf.
13. Protocolo Clínico e Diretrizes Terapêuticas Manejo da Infecção pelo HIV em Crianças e Adolescentes Módulo 2: Diagnóstico, manejo e tratamento de crianças e adolescentes vivendo com HIV. [recurso eletrônico]. Brasília: Ministério da Saúde; 2022. [acesso em 8 março 2024]. Disponível em: https://www.gov.br/conitec/pt-br/midias/relatorios/2023/RR_PCDTHIVCrianasmdulo2_Final.pdf.
14. American Academy of Pediatrics. Human immumodeficiency virus infection. In: Kimberlin DW, Barnett ED, Lynfield R, Sawyer MH, editors. Red Book: 2021 report of the Committee of Infectious Diseases. Itasca, IL: American Academy of Pediatrics; 2021. p. 427.

15. Brasil. Ministério da Saúde. Secretaria de Vigilância em Saúde e Ambiente. Departamento de Imunizações e Doenças Imunopreveníveis.Manual dos Centros de Referência para Imunobiológicos Especiais/Ministério da Saúde, Secretaria de Vigilância em Saúde e Ambiente, Departamento de Imunizações e Doenças Imunopreveníveis, Coordenação-Geral do Programa Nacional de Imunizações. 6. ed. Brasília: Ministério da Saúde, 2023.
16. Brasil. Ministério da Saúde. Secretaria de Vigilância em Saúde. Departamento de Vigilância das Doenças Transmissíveis. Manual de recomendações para o controle da tuberculose no Brasil. Brasília: Ministério da Saúde; 2019. [acesso em 25 set 2022]. Disponível em: http://antigo.aids.gov.br/pt-br/pub/2019/manual-de-recomendacoes-para-o-controle-da-tuberculose-no-brasil. 364 p.
17. Brasil. Ministério da Saúde. Protocolo clínico e diretrizes terapêuticas para profilaxia pós-exposição (PEP) de risco à infecção pelo HIV, IST e hepatites virais. Brasília: Ministério da Saúde; 2021. [acesso em 8 março 2024]. Disponível em: https://www.gov.br/aids/pt-br/centrais-de-conteudo/publicacoes/2021/protocolo-clinico-e-diretrizes-terapeuticas-para-profilaxia-pos-exposicao-pep-de-risco-a-infeccao-pelo-hiv-ist-e-hepatites-virais/view.

capítulo 33

Vírus das Hepatites A, B, C, D, E e G

- Alexandre Lopes Miralha
- Irene Kazue Miura

As hepatites virais são um grave problema de saúde pública no Brasil e no mundo. Têm distribuição universal, havendo grande variação regional na prevalência de cada etiologia. São de grande importância pelo número de indivíduos atingidos e pela possibilidade de complicações tanto das formas agudas como das crônicas. As hepatites virais (A, B, C, D, E e G) têm potencial para causar morbidade no período perinatal. As manifestações clínicas da infecção viral no feto e no recém-nascido (RN) serão descritas neste capítulo, assim como a imunoprofilaxia, o tratamento e as estratégias para reduzir a transmissão perinatal disponíveis atualmente.

Hepatite A

O vírus da hepatite A (HAV) é um vírus RNA não envelopado de 27 nm, membro da família Picornaviridae. É altamente infeccioso, relativamente estável à secagem, armazenamento no calor, frio, bem como desnaturação em condições ácidas, o que o torna resistente à desinfecção. Há somente um sorotipo e 7 genótipos. A transmissão do HAV está associada a superpopulação, higiene inadequada e condições sanitárias precárias.[5] É endêmica nos países em desenvolvimento, onde a maioria dos indivíduos são infectados antes dos 5 anos de idade. Nos países desenvolvidos, há grande população suscetível a epidemias periódicas.[1] Globalmente, estima-se que haja 1,4 milhão de casos de hepatite A por ano. As estimativas da Organização Mundial da Saúde (OMS) classificam o Brasil como de alta endemicidade; porém, o Inquérito Nacional de 2010 revelou que, para o conjunto das capitais de cada macrorregião e do Distrito Federal, a endemicidade foi de intermediária a baixa.[2,3]

De acordo com o Inquérito Nacional, o resultado global da prevalência para a exposição à infecção pelo HAV, referente ao conjunto de capitais do Brasil, nas faixas etárias de 5 a 19 anos, foi de 39,5%, sendo de 27% na faixa etária de 5 a 9 anos e de 44,1% para o grupo de 10 a 19 anos. A maior prevalência no grupo de 5 a 9 anos foi na Região Nordeste (41,3%) e a menor na Região Sul (18,9%). Entre os adolescentes de 10 a 19 anos, a prevalência mais alta foi na Região Norte (67,5%) e a mais baixa na Região Sul (34,5%).[2,3]

O principal modo de transmissão do HAV é o fecal-oral, por meio da ingestão de água e alimentos contaminados, contato íntimo pessoa a pessoa, em creches, instituições, contato sexual entre homossexuais; a transmissão por via parenteral ou vertical é rara. A transmissão é maior na fase prodrômica anictérica de 14 a 21 dias após a exposição, quando as concentrações do vírus nas fezes e no soro são altas. O período de incubação varia de 2 a 6 semanas, com média de 28 dias. O período de excreção viral pode durar até 3 semanas. As crianças podem excretar vírus por tempo maior que os adultos.[1,4]

Patogênese

O vírus A ingerido replica no intestino delgado e é transportado para o fígado através da veia porta. Entra no hepatócito por meio de um receptor específico; e ocorre então um processo bifásico: na primeira fase, há replicação viral no citoplasma dos hepatócitos; na segunda fase, citoplástica, há infiltração florida na zona portal, necrose e erosão da placa limitante. Após sua replicação, o VHA é secretado pela árvore biliar e excretado nas fezes, nas quais altas concentrações podem ser detectadas.[5]

O dano hepatocelular não é resultado do efeito citopático direto viral, e sim de processo mediado pelos linfócitos CD8 restritos pelo HLA, HVA específicos e células *natural killers*. O interferon-gama parece ter papel central no clareamento dos hepatócitos infectados. Um resposta excessiva do hospedeiro, refletida por acentuada redução do RNA do HAV durante a infecção aguda, está associada a hepatite grave e possível curso fulminante.[5]

Manifestações clínicas

Existem as formas assintomáticas, anictéricas, ictéricas, colestáticas e recidivantes.

A infecção pelo HAV na criança é tipicamente aguda, autolimitada e associada a sintomas gerais inespecíficos, como febre, mal-estar, anorexia, náuseas, vômitos, mialgia, dor abdominal e diarreia. Leucopenia, hepatomegalia e esplenomegalia podem ocorrer. A icterícia está presente em 10% das crianças menores de 6 anos de idade, 40% daquelas entre 6 e 14 anos e 70% das maiores de 14 anos de idade, em comparação a 70% a 80% dos adultos. A hepatite fulminante é rara e ocorre em menos de 1% dos casos.[1,5]

As manifestações extra-hepáticas incluem exantema, artralgias, vasculite, artrite, neurite óptica, mielite transversa, encefalite e depressão medular. Na forma colestática, a icterícia é prolongada e associa-se a prurido, febre, diarreia e perda de peso. A forma recidivante ocorre em 3% a 20% dos casos. A hepatite A pode ser desencadeante de hepatite autoimune e doença de Wilson; e pode ser mais grave nos portadores de doença de base, como hepatite C.[1]

Hepatite A e gravidez

De modo geral, a infecção da gestante pelo HAV não representa risco sério para o feto. A doença costuma ser autolimitada e não aumenta o risco de malformações congênitas, natimortalidade, retardo de crescimento intrauterino ou abortos espontâneos. Existem poucos relatos de transmissão intrauterina do HAV. Em dois relatos, ascite e peritonite meconial foram observados no feto na infeção durante a fase precoce da gravidez. Após o parto, o teste sorológico confirmou a infecção dos RN. Ambos necessitaram de intervenção cirúrgica para peritonite meconial, sendo a recuperação boa.[4]

Transmissão perinatal do vírus da hepatite A

O risco de transmissão perinatal é muito baixo. Uma epidemia de hepatite A foi observada em uma unidade neonatal a partir de um RN assintomático que adquiriu a infecção na fase tardia da gravidez ou ao nascimento. A transmissão no período neonatal também é rara. Surtos de hepatite A têm sido descritos em UTI neonatal atribuídos a transfusão de sangue e plasma fresco congelado contaminados e transmissão horizontal por meio de profissionais de saúde. Em uma UTI neonatal do Havaí, 13 RN, 22 enfermeiras, 8 profissionais e 4 contatantes familiares tiveram infecção pelo HAV. Dois RN que receberam transfusão de sangue contaminado foram identificados como casos primários.[4]

A maioria dos RN e lactentes com infecção pelo HAV são assintomáticos e anictéricos. Raros casos sintomáticos têm sido descritos: 6 crianças judias com idade variando de 2 semanas a 8 meses apresentaram perda de apetite e icterícia. Quatro tiveram febre e vômitos recorrentes. Todas desenvolveram hepatomegalia e evidência bioquímica de hepatite leve e tiveram recuperação bioquímica em 3 meses. Relatos com achados clínicos similares têm sido documentados em RN infectados pelo HAV. Hepatite fulminante pelo HAV nunca foi relatada em RN.[4]

Diagnóstico

O diagnóstico de hepatite aguda A pode ser feito pela detecção do anti-HAV IgM, que pode ser detectado no soro 5 a 20 dias após a exposição e persiste geralmente por 4 a 6 meses. Na infecção pregressa ou imunização prévia, aparece o anticorpo IgG anti-HAV, o qual pode persistir indefinidamente[1,5] (Figura 33.1).

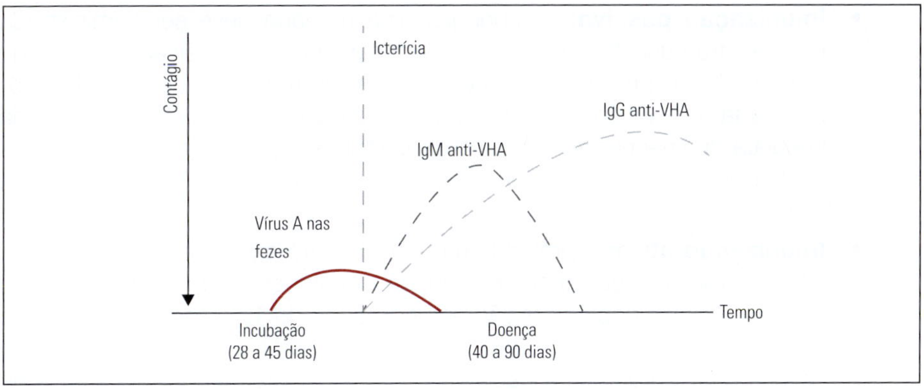

FIGURA 33.1 Curva de marcadores virais de hepatite A.
Fonte: Quirós-Tejeira RE, 2013.

Prognóstico

É geralmente bom. Apesar de não haver forma crônica da doença, há possibilidade de formas prolongadas e recorrentes, com elevação das transaminases por vários meses. O prognóstico é ruim na forma fulminante. O quadro clínico é mais intenso à medida que a idade do paciente aumenta.[1,5]

Tratamento

O tratamento de crianças e RN infectados pelo HAV é de suporte. Consiste na manutenção adequada do estado nutricional, incluindo reposição de fluidos na vigência de vômitos e diarreia. A dieta pode ser a habitual para a idade. O RN pode ter excreção fecal prolongada do HVA, sendo, portanto, infectante por muitos meses. Alguns expertos recomendam a administração de imunoglobulina normal (0,02 mL/kg) para o RN se as mães desenvolvem sintomas 1 a 2 semanas antes do parto, embora a sua eficácia não esteja determinada.[1,4,5]

Prevenção

Medidas de prevenção da infecção pelo HAV incluem melhoria das condições sanitárias, do suprimento de água e técnicas de preparo de alimentos. Higiene pessoal, lavagem das mãos e descarte adequado das fraldas contribuem para reduzir a transmissão viral. O HAV pode permanecer estável no ambiente por longos períodos e provocar surtos. A inativação do vírus pode ser feita cozinhando-se os alimentos em temperatura maior que 85 °C e utilizando-se solução de hipoclorito de sódio 1:100 (água sanitária) nas superfícies contaminadas. Nos pacientes hospitalizados, recomendam-se precauções de contato nos incontinentes ou que usem fraldas por pelo menos 1 semana após o início dos sintomas. Crianças e adolescentes com hepatite A aguda que lidam com alimentos ou que frequentam creches ou trabalho devem ficar isolados por pelo menos 1 semana após o início dos sintomas.[1,4,5]

Imunização

Pode ser passiva ou ativa.

- **Imunização passiva:** a imunoglobulina humana deve ser administrada por via intramuscular, dentro de 2 semanas após a exposição, na dose de 0,02 mL/kg. É protetora por até 3 meses, com eficácia de 85%. É recomendada para viajantes menores de 1 ano de idade, viajantes com partida imediata que necessitem de proteção, adultos maiores de 40 anos de idade e, possivelmente, viajantes gestantes. A dose de 0,06 mL/kg confere proteção de até 5 meses.[1,4,5]
- **Imunização ativa:** é preferida na proteção pré-exposição, a menos que haja contraindicação (hipersensibilidade a qualquer componente da vacina) e para profilaxia pós-exposição em indivíduos de 12 meses a 40 anos de idade. A imunização ativa é recomendada a partir de 1 ano nos Estados Unidos e na Europa. A eficácia vacinal é excelente, sendo a pesquisa de anticorpos pós-vacinal não recomendada.[1,4,5] Existem no Brasil quatro vacinas contra a hepatite A: Havrix®, da GSK; Vaqta®, da MSD; Avaxim®,

da Sanofi-Aventis; e Twinrix® (vacina combinada contra hepatite A+B), da GSK. São recomendadas 2 doses da vacina contra hepatite A. A 2ª dose deve ser dada de 6 a 12 meses após a 1ª quando se utiliza Havrix® ou Avaxim® e de 6 a 18 meses quando se usa a Vaqta®. Recomendam-se 3 doses de Twinrix®, nos tempos 0, 1 e 6 meses.

Hepatite C

O vírus da hepatite C (HCV) é um vírus RNA pequeno envelopado, membro da família Flaviviridae. É a maior causa de doença hepática crônica no mundo; e, entre os adultos, é uma das principais causas de transplante hepático nos países desenvolvidos. Estima-se que o HCV acometa cerca de 3% da população geral, havendo 170 milhões de portadores crônicos. A prevalência de HCV em gestantes varia de 0,15% a 2,4% nos Estados Unidos e na Europa, sendo maior em países em desenvolvimento, como o Egito, onde atinge 8,6%. A prevalência do HCV em crianças varia de 0,05% a 0,36% nos Estados Unidos e na Europa e é mais alta nos países em desenvolvimento, onde varia de 1,8% a 5%.[7] Há cerca de 28 mil novos casos por ano em menores de 18 anos e 68 mil a 100 mil crianças com infecção crônica. De acordo com a OMS, o Brasil é considerado um país de endemicidade intermediária para hepatite C, com prevalência da infecção situada entre 2,5% e 10%.[4] Entretanto, estudos e base populacional e com doadores de sangue revelam prevalências inferiores às estimadas, colocando o Brasil como de baixa endemicidade.[8]

Entre os modos de aquisição do HCV, podem ser citados: transfusão de sangue e derivados, transplante de órgãos infectados, hemodiálise em longo prazo, múltiplos parceiros sexuais, uso de drogas injetáveis, acidentes de punção com agulha infectada, transmissão perinatal, contato sexual/domiciliar com portador HCV, uso compartilhado de escova de dentes e barbeadores. Em cerca de 30% dos casos, a via de transmissão não é estabelecida. Antes de 1992, os principais modos de transmissão do HCV eram: transfusão de sangue e derivados; e transplante de órgãos. Após 1992, com a introdução da triagem sorológica para HCV, a transmissão materno-infantil tornou-se o principal modo de transmissão.[2,6,7,9,10]

Riscos de complicações obstétricas nas gestantes infectadas pelo HCV são variados. Os RN podem ter baixo peso ou serem pequeno para a idade gestacional ao nascimento; podem necessitar de cuidados intensivos ou de ventilação assistida. Outros estudos não mostram desfecho adverso em RN de mães infectadas pelo HCV. Gestantes HCV positivas têm risco maior de desenvolver colestase durante a gravidez.[7]

Patogênese

A infecção pelo HCV evolui para cronicidade em cerca de 2/3 dos casos. A imunidade celular parece ter papel crítico, sendo o papel da imunidade humoral menos conhecida. Tanto células CD4 como CD8 HCV específicas são detectáveis no sangue 3 a 4 semanas após a infecção. Infiltração do fígado pelas células T correlaciona-se com aumento sérico da alanina amino transferase (ALT), quando os linfócitos citotóxicos lisam as células infectadas pelo HCV. Após a recuperação da infecção pelo HCV, células T-HCV específicas podem ficar presentes por décadas, mesmo quando a resposta humoral diminui e os anticorpos anti-HCV se tornam indetectáveis. Mecanismos de persistência viral incluem escape da resposta imune inata, variações e mutações na sequência viral que eliminam os epítopos-alvo da imunidade humoral e celular, bem como falta de suscetibilidade do HCV a citocinas das células T.[6]

Transmissão vertical

Nos Estados Unidos, há cerca de 8 mil novos casos de hepatite C decorrentes da transmissão vertical (TV) por ano. De modo geral, a TV do HCV ocorre em 5% a 6% dos RN de mães com RNA-HCV detectável. A carga viral materna > 600.000 IU/mL aumenta o risco de TV. A coinfecção HCV e HIV aumenta em 2 a 3 vezes o risco de TV. O risco da mãe infectada pelo HIV com atividade controlada é igual ao da mãe monoinfectada.[9] São outros fatores de risco para transmissão materno-infantil do HCV (hepatite aguda C) no último trimestre da gestação: rotura prolongada de membranas (> 6 horas), colocação de eletrodos no escalpe fetal, exposição ao sangue materno contaminado, anóxia fetal à época do parto, amniocentese, genótipo 1 e presença de RHA-HCV no fluido amniótico, infecção pelo HCV de monócitos do sangue periférico da mãe. O tipo de parto (cesárea x vaginal), múltiplas gestações e o aleitamento materno não representam fator de risco para a transmissão do HCV, segundo a maioria dos estudos.[7] Cerca de 80% dos pacientes infectados pelo HCV se tornam portadores crônicos e a progressão para doença hepática crônica ocorre em uma significante proporção desses pacientes. Identificação de todos os RN infectados pelo HCV é essencial, em razão do potencial de evolução para cronicidade. O momento exato em que o vírus é transmitido da mãe para o filho é desconhecido. Pode ocorrer transmissão tanto intrauterina como intraparto. Estima-se que até um terço das crianças adquira a infecção intrauterina, evidenciada pelo PCR positivo nos primeiros 3 dias de vida, e que até 50% das infecções sejam intrauterinas tardias ou intraparto, com PCR positivo após 3 dias de vida. Outros estudos mostram que o RNA-HCV atinge níveis detectáveis várias semanas após o nascimento, sugerindo transmissão perinatal ou pós-natal.[7]

Embora o RNA-HCV seja detectado no leite materno e no colostro, o aleitamento materno parece não aumentar a taxa de transmissão viral. Atualmente, o Colégio Americano de Obstetras e Ginecologistas, a Academia Americana de Pediatria e o Centers for Disease Control and Prevention (CDC) recomendam o aleitamento materno pelas mães infectadas pelo HCV. Entretanto, deve-se considerar suspender o leite materno se os mamilos estiverem rachados ou sangrando.[4,7]

Manifestações clínicas

A hepatite aguda C é raramente detectada em crianças; e a hepatite fulminante é rara. As crianças com hepatite crônica C são tipicamente assintomáticas. Cerca de 20% apresentam sintomas inespecíficos, como dor abdominal, anorexia e astenia. Muitas cursam com elevação persistente ou intermitente da ALT.[6] O RN que adquire o HCV por TV geralmente não desenvolve sintomas e uma proporção significativa tem ALT normal ou pouco elevada.[4]

A taxa de progressão da doença hepática depende da idade de aquisição viral, presença de coinfecção HIV, outro tipo de imunossupressão, sobrecarga de ferro e ingestão crônica de álcool.[6]

Diagnóstico

O período de incubação varia de 2 semanas a 6 meses. O anticorpo anti-HCV é o marcador de triagem para hepatite C. Indica contato prévio com o vírus, mas não define se a infecção é aguda, crônica ou curada.

O HCV-RNA é o primeiro marcador a aparecer, entre 1 e 2 semanas após a infecção (Figura 33.2). É utilizado para confirmar o diagnóstico de hepatite C, para caracterizar TV, em acidentes com materiais biológicos, para o diagnóstico de infecção aguda, para confirmar a infecção em imunodeprimidos e portadores crônicos e para monitorar a resposta ao tratamento.[6-10]

De acordo com o Instituto Nacional de Saúde dos Estados Unidos, o diagnóstico de infecção vertical pode ser feito pela demonstração do RNA-HCV em duas ocasiões separadas, entre 2 e 6 meses de idade, ou pela ausência de anticorpos anti-HCV após 15 meses de idade. Ao redor de 1 ano de idade, 95% dos anticorpos maternos desaparecem.[6]

As características histológicas em crianças e adultos são semelhantes: agregados ou folículos linfoides portais, esteatose e linfócitos nos sinusoides. A necrose e a inflamação são geralmente leves e alguma fibrose é comum e progride lentamente com o aumento da idade e a duração da infecção.[6,10]

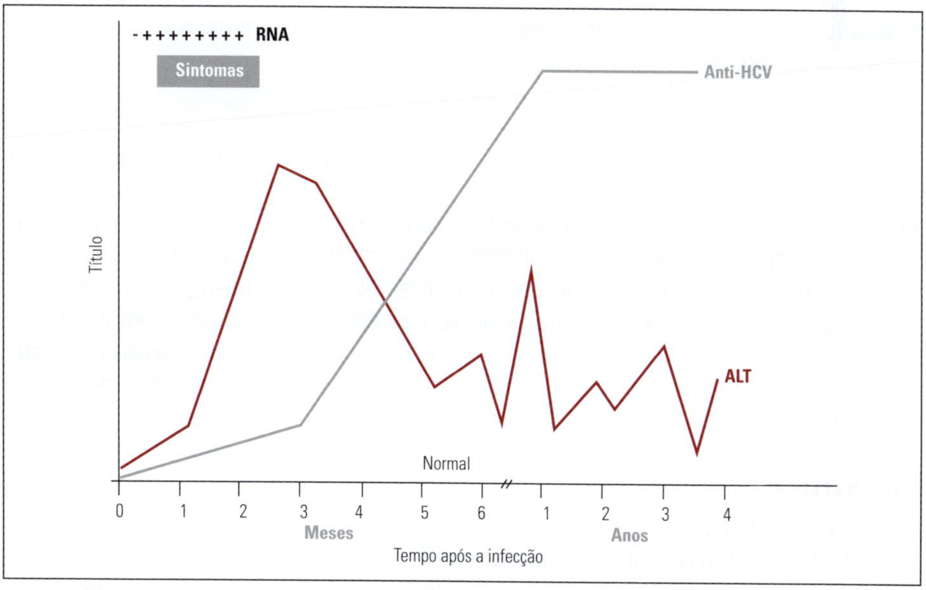

FIGURA 33.2 Marcadores da infeção pelo HCV.

Fonte: Brasil, Ministério da Saúde. Programa Nacional para a Prevenção e o Controle das Hepatites Virais. Manual de Aconselhamento em Hepatites Virais 2005.

Prognóstico

A história natural da hepatite C não é completamente conhecida em crianças. Embora a infecção crônica pelo HCV seja assintomática durante a infância, pode resultar em significante morbidade e mortalidade, como cirrose e carcinoma hepatocelular na infância tardia ou idade adulta. O grau de fibrose hepática geralmente se correlaciona com a idade e a duração da infecção, embora a progressão seja lenta. Clareamento viral espontâneo pode ocorrer na TV em 25% a 40% dos casos. A maioria ocorre nos primeiros 24 a 36 meses de idade. Maior taxa de resolução espontânea ocorre nos portadores de genótipo Rs12979860CC para o polimorfismo do gene IL28B; e os portadores de HLA DR13 têm menor probabilidade de cronificar a partir da T.[7,10] O risco de desenvolver doença crônica parece ser menor naqueles que apresentam hepatite aguda C sintomática.[6,7]

Prevenção

Nenhuma intervenção (tipo de parto, estratégias de manejo do parto, tipo de aleitamento) claramente reduz o risco de transmissão materno-infantil.[11] Não há profilaxia pós-exposição disponível. A hepatite C não é contraindicação para gravidez. O uso de imunoglobulina não é recomendado e ainda não existe vacina. Deve-se orientar crianças maiores e adolescentes sobre comportamentos de alto risco, como uso de *piercings* e tatuagens, compartilhamento de agulhas e uso de drogas endovenosas, bem como sobre o risco por transmissão sexual, embora este seja baixo. A OMS recomenda, como medidas de prevenção primária da infecção pelo VHC: higiene das mãos, uso de luvas para procedimentos, manipulação com segurança de dejetos e objetos cortantes, limpeza de equipamentos, triagem de doadores de sangue, melhorar acesso ao sangue seguro e treinamento dos profissionais de saúde.[6,7,9-11]

Tratamento

O tratamento visa a erradicação do HCV ou resposta virológica sustentada (RNA-HCV indetectável 24 semanas após o término do tratamento), impedir a progressão da doença hepática e prevenir o desenvolvimento de cirrose hepática e carcinoma hepatocelular. O uso combinado de interferon ou interferon peguilado com ribavirina é o tratamento de escolha atual. Novos medicamentos orais com baixa toxicidade e melhor resposta virológica estão sendo utilizados em adultos e poderão ser utilizados futuramente nos pacientes pediátricos. O transplante hepático é a indicação mais comum em adultos nos Estados Unidos, porém é raramente indicado em crianças, em razão da lenta evolução da doença.[9,10]

Hepatite E

O vírus da hepatite E (HEV) é uma partícula pequena icosaédrica, não envelopada, de 27 a 34 nm de diâmetro, contendo RNA. Pertence ao gênero *Herpesvirus*, da família Herpesviridae. Há somente um sorotipo e 4 genótipos. O genótipo 1 é o mais prevalente e ocorre principalmente na Ásia. O genótipo 2 aparece no México. Os genótipos 1 e 2 infectam somente os humanos, enquanto o 3 e o 4 infectam tanto homens como animais.[1]

O HEV tem distribuição universal e pode ser responsável tanto por casos esporádicos como por grandes epidemias nos países em desenvolvimento. Atualmente, a hepatite E é a causa mais frequente de hepatite aguda no mundo.[12] Globalmente, estima-se que ocorram cerca de 20 milhões de infecções por ano, 3,4 milhões de casos de hepatite aguda e 56,6 mil óbitos relacionados ao HVE. Tem maior prevalência no leste e no sul da Ásia. Na América Latina, a primeira evidência sorológica de infecção pelo HEV foi encontrada, em 1994, na Venezuela. Existe significativa variação regional da hepatite E, sendo baixa a endemicidade no Brasil e na Argentina.[13] No Brasil, foram relatadas as seguintes prevalências do HEV: 2% a 7,5% em doadores de sangue; 2,1% a 17,7% em casos de hepatite aguda; 0% a 6,2% em hemodialisados; 4,5% em crianças; 1% em gestantes; e 12% em usuários de drogas.[13] Surtos epidêmicos de hepatite E genótipo 1 foram demonstrados em Cuba e Venezuela. A soroprevalência em crianças foi de 5% em crianças menores de 10 anos de idade na Índia e mais de 60% em torno de 10 anos no Egito.

O principal modo de transmissão do HEV é pelas fezes ou por água contaminada em áreas com condições de saneamento inadequadas ou grandes enchentes. A infecção humana pode decorrer da ingestão de carne crua ou não bem cozida de animais infectados, como porcos, veados e javalis. Anti-HEV tem sido detectado em gados, cães, roedores e macacos.[1,12,13]

Patogênese

A patogênese da infecção pelo HEV ainda não está esclarecida. A principal via de entrada é a oral. Acredita-se que, após a replicação intestinal, o vírus chegue ao fígado pela veia porta. Há poucos dados sobre a histologia hepática, porque a doença é autolimitada; os achados são similares aos de qualquer hepatite viral aguda com alteração lobular, expansão dos espaços porta e infiltrado inflamatório misto polimorfonuclear e linfocitário.[12]

Manifestações clínicas

O curso da infecção pelo HEV é geralmente benigno e autolimitado, com resolução em 4 a 6 semanas. As manifestações clínicas são indistinguíveis das de outras hepatites agudas. A forma fulminante tem sido observada em mulheres grávidas e nos portadores de doença hepática de base. Nos surtos epidêmicos, a infecção tende a ocorrer em crianças maiores e adultos jovens, com maior incidência de hepatite grave e fatal nas gestantes no 3º trimestre de gravidez. Parto prematuro, óbito fetal e neonatal e alta mortalidade materna estão associados a infeção pelo HEV na fase tardia da gravidez.[1,4]

Transmissão vertical

A TV do HEV tem sido documentada. Em um relato de 8 RN de gestantes infectadas no 3º trimestre, foram 7 de termo e 1 RNPT de 34 semanas. Anti-HEV IgG foi detectado em todos, e o RNA-HEV em 5. Um RN era ictérico ao nascimento e tinha ALT elevada, enquanto 4 anictéricos também tinham aumento de ALT. Dois RN desenvolveram hipotermia e hipoglicemia após o nascimento e morreram em

24 horas; a biópsia hepática mostrou necrose hepática maciça nesses pacientes. Outras causas de hepatite neonatal foram excluídas. Outro estudo mostrou que 15/19 (78,9%) dos RN tinham evidência de TV do HEV (anti-VHE IgM positivo em 12 e RNA-HEV positivo em 10), 3 tinham IgG anti-HEV de curta duração, em decorrência da transmissão transplacentária do anticorpo. Sete pacientes tiveram hepatite ictérica, 5 hepatite anictérica e 3 apresentaram hiperbilirrubinemia com enzimas hepáticas normais. Sete RN faleceram na 1ª semana por prematuridade, hepatite E ictérica, hepatite E anictérica e hiperbilirrubinemia. Nove RN sobreviveram: 5 tinham RNA-HEV positivo, 3 tinham RNA-HEV indetectável 4 semanas após o nascimento, 1 após 8 semanas e o restante após 32 semanas. Todos os sobreviventes tiveram doença autolimitada, sem viremia prolongada. Embora os dados sejam limitados, a TV, quando ocorre, é associada a significante morbidade e mortalidade. Os sobreviventes têm doença autolimitada e viremia curta.[1,4]

Diagnóstico

O período de incubação varia de 3 a 8 semanas, com média de 40 dias. O período de transmissibilidade é desconhecido. O diagnóstico de infecção aguda pelo HEV pode ser feito pela detecção do IgM anti-HEV, o que pode ser feito 7 a 60 dias após o início dos sintomas. A infecção passada está associada à presença de IgG anti-HEV (Figura 33.3). A detecção do RNA viral pode ser feita no soro e nas fezes durante a infecção aguda. A infecção pelo HEV é subdiagnosticada por falta de teste diagnóstico sensível.[1,14]

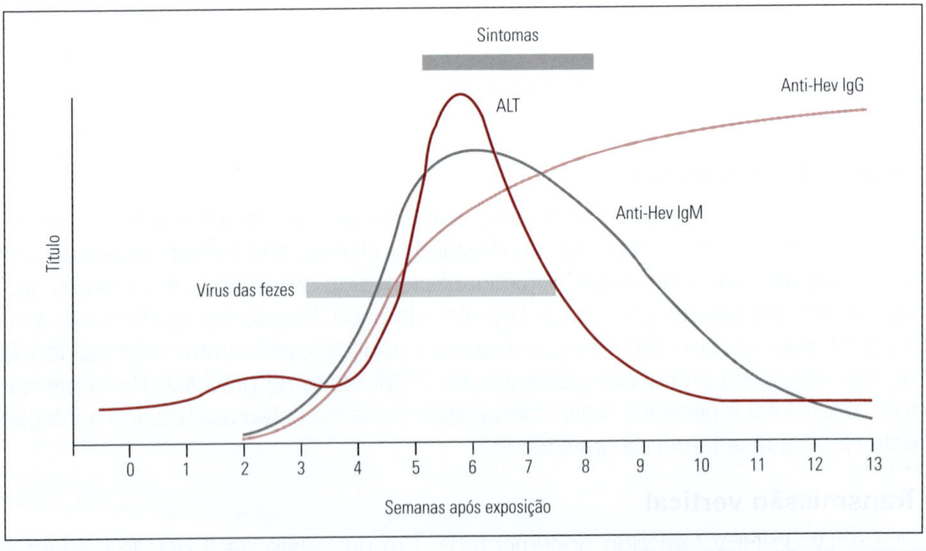

FIGURA 33.3 Dinâmica dos principais marcadores utilizados para o diagnóstico da infecção pelo HEV.

Fonte: Brasil, Ministério da Saúde. Programa Nacional para a Prevenção e o Controle das Hepatites Virais. Manual de Aconselhamento em Hepatites Virais 2005.

Prognóstico

A taxa de mortalidade global é de cerca de 0,2% a 4%, sendo de 15% a 25% em mulheres no 3º trimestre da gravidez. Infecção crônica pelo HEV progredindo para cirrose tem sido relatada em imunossuprimidos, como receptores de transplante de órgãos e portadores de HIV. Superinfecção pelo HEV em portadores de doença hepática de base pode causar descompensação hepática grave. Pode haver reativação viral em imunossuprimidos.[1,12-14]

Prevenção

Consiste em melhorar as condições sanitárias, assegurar higiene adequada e descarte adequado de dejetos. Durante uma epidemia, melhoria do suprimento de água pode diminuir rapidamente o número de novos casos. Fervura da água antes do consumo parece diminuir o risco de infecção aguda pelo HEV. Como a transmissão pessoa a pessoa é baixa, o isolamento do indivíduo afetado não é indicado. Já existe vacina produzida e licenciada na China em 2011.[1,12-14]

Tratamento

Não há tratamento específico para adultos, crianças e RN de mães infectadas pelo HEV, sendo aconselhável a observação cuidadosa. Recomenda-se terapia de suporte, incluindo hidratação, nutrição adequada e restrição da atividade. Deve-se evitar o uso de medicamentos hepatotóxicos. Interferon peguilado e ribavirina podem ser eficazes no tratamento da infecção crônica pelo HEV.[1,12,14]

Hepatite B

A hepatite B é uma das doenças infecciosas mais frequentes em todo o mundo. Estima-se que mais de um terço da população mundial já tenha sido infectada pelo seu vírus (VHB), com mais de 1 milhão de mortes por ano, por hepatite aguda ou crônica relacionada à infecção pelo vírus B, sendo a causa mais comum de cirrose e/ou hepatocarcinoma.[1,2] É uma doença infecciosa endêmica, causada por um DNA-vírus hepatotrópico, de fita dupla parcial, de forma circular, pertencente à família *Hepadnaviridae*, com estrutura complexa e apresentação clínica heterogênea. É um vírus relativamente resistente e estável, podendo eventualmente permanecer infeccioso em superfícies expostas às condições ambientais por pelo menos 1 mês.[3] Pode estar presente nos indivíduos infectados sob a forma de: partículas filamentosas e esféricas, medindo de 22 a 200 nm (nanômetros) de comprimento por 22 nm de diâmetro, não infectantes; e partículas de Dane, que medem de 42 a 45 nm, infectantes. Estas últimas representam toda a estrutura viral, sendo formadas por um envelope externo lipídico que contém: o principal determinante antigênico de superfície, o AgHBs; um core ou nucleocapsídeo constituído pelo antígeno do core do vírus da hepatite B, o AgHBc, pelo antígeno "e" do VHB, o AgHBe, e pelo genoma viral (HBV-DNA); e a sua própria DNA polimerase.[4,-6]

A hepatite B (HBV) crônica afeta cerca de 350 milhões de indivíduos em todo o mundo. É considerada causa importante de cirrose hepática e hapatocarcinoma, com uma mortalidade anual estimada em 600 mil a 800 mil.[7] A 69ª Assembleia Mundial da Saúde aprovou a Estratégia Global do Setor de Saúde para eliminação da hepatite viral até 2030.[8] Embora ainda não haja cura virológica para a infecção pelo vírus da hepatite B (HBV), existem terapias que podem controlar a replicação viral e profilaxia para minimizar a transmissão de mãe para filho e tornar viável a eliminação do HBV.[7,8]

Trata-se de uma doença que apresenta distribuição universal, exibindo áreas com diferentes perfis de endemicidade (Figura 33.4), classificadas como áreas de alta, média e baixa endemicidade.[6] Em áreas onde a endemicidade é elevada, com percentual acima de 8% da população com positividade para o marcador AgHBs, mais de 60% das pessoas apresentam evidências sorológicas de infecção prévia. Essa condição pode ser observada em regiões como África, América do Sul, Sudeste da Ásia, China, partes do Oriente Médio e ilhas do Pacífico. As regiões onde as taxas de prevalência de positividade ao marcador AgHBs encontram-se entre 2% e 8% são classificadas como de média endemicidade, com evidência sorológica pregressa em 10% a 60% da população local. Nessa categoria, encontram-se o Leste Europeu, os países europeus do Mediterrâneo, parte da América do Sul, Oriente Médio e Rússia. Já nos países do norte e do oeste do continente europeu, na América do Norte e na Austrália, a infecção pelo VHB ocorre de maneira rara, apresentando padrão de baixa endemicidade, com taxa de prevalência menor que 2%.[9-11]

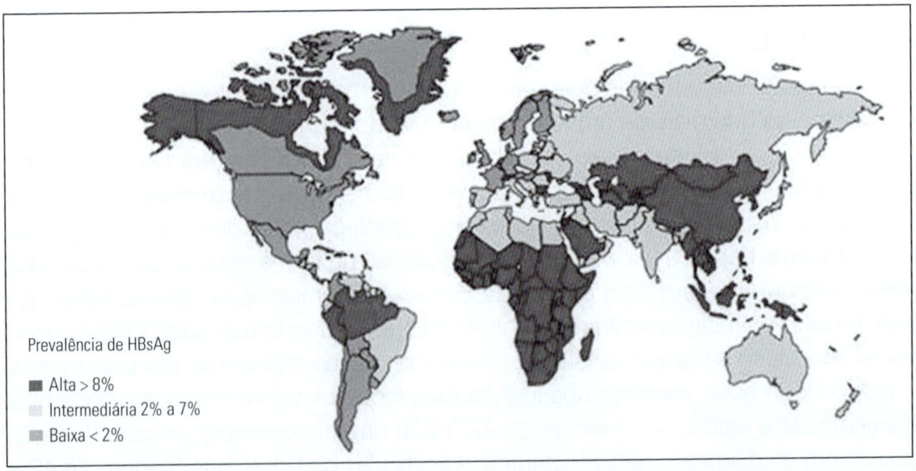

FIGURA 33.4 Distribuição mundial do HBV.
Fonte: Adaptada do CDC (www.who.int/entity/ith/diseases/hepatitisB/en/).

Os principais mecanismos envolvidos na transmissão da infecção pelo VHB estão relacionados a exposição percutânea de sangue e seus derivados, transmissão perinatal (vertical) e transmissão sexual. Na Amazônia brasileira, uma forma de transmissão em crianças, além da TV, poderia estar ocorrendo por meio da exposição intrafamiliar, especialmente entre crianças, provavelmente em razão de lesões de pele, como escabiose, impetigo e estrofuloderma. A transmissão do vírus por meio de insetos tem sido debatida há décadas, pois o vírus pode sobreviver no intestino de mosquitos e percevejos, porém sem evidências de replicação em seu interior. Dessa forma, os insetos poderiam atuar tão somente como um vetor mecânico da infecção, principalmente entre visitantes de regiões tropicais.[2,12]

Transmissão perinatal do vírus da hepatite B

Entre as rotas de transmissão do vírus da hepatite B (HBV), a TV (transmissão de mãe para filho durante a gravidez) é a mais comum, sendo tão elevada que ocorre entre 35% e 50% das gestantes portadoras do antígeno de superfície (AgHBs), geralmente após exposição do RN ao sangue materno contaminado durante o trabalho de parto. Entre as mulheres em idade fértil, estima-se que de 5% a 12% são portadoras do AgHBs, sendo a transmissão *in utero* considerada baixa, em torno de 6%. O risco de o concepto adquirir o vírus de mãe infectada é de 70% a 90% quando da infecção materna no 3º trimestre de gravidez, em comparação à aquisição da doença no 1º trimestre (em torno de 10%), especialmente se o *status* sorológico da mãe acusar positividade para AgHBs e AgHBe, com DNA PCR positiva, o que caracterizaria um estado de maior infectividade da gestante para o seu concepto. É importante ressaltar que mesmo indivíduos AgHBe negativos podem apresentar carga viral acima de 10^5 cópias/mL, o que indicaria o estado de portador ativo da infecção. A prevalência de hepatite B em gestantes varia muito, conforme a endemicidade da infecção na região geográfica e população estudada. Entretanto, ainda são escassas as pesquisas que mostram triagem durante o pré-natal, apesar da recomendação do Ministério da Saúde de que a gestante seja testada para hepatite B no último trimestre de gravidez. No Estado do Mato Grosso do Sul, foi verificado que 0,3% das gestantes eram portadoras do AgHBs na gestação. Em contrapartida, no Estado do Amazonas, encontrou-se uma prevalência geral de 3,2% de gestantes portadoras do AgHBs e 38,3% para anti-HBc, com variação entre 4% e 8% das gestantes pesquisadas na Amazônia Ocidental, em especial nas regiões dos rios Juruá e Purus. Em algumas regiões metropolitanas de Londrina, essa taxa é de 0,8%; e nas cidades do Rio de Janeiro e Goiânia, é de 0,6% e 0,5%, respectivamente.[2,3,11-13]

Manifestações clínicas

Podem ser divididas em infecções aguda e crônica. O período de incubação da doença é em média de 4 semanas (variando até 180 dias), com indivíduos infectados podendo desenvolver formas clínicas de hepatite aguda ou até mesmo, na maioria das vezes, formas subclínicas e anictéricas. A hepatite B, em sua forma sintomática, apresenta-se com: icterícia, colúria, acolia, fadiga, náuseas, febre baixa (geralmente inferior a 38 °C), desconforto, vômitos e dor abdominal. Os sintomas podem ter duração variável, de algumas semanas a 12 meses. Após 4 semanas do início da infecção, o AgHBs começa a surgir no soro, com tendência ao desaparecimento 24 semanas após o contato com o VHB. Os títulos de anti-HBc (IgG) começam a surgir por volta da 32ª semana. Na vigência dos sintomas, geralmente são detectáveis o AgHBs e os anticorpos anti-HBc das classes IgM e IgG. Admite-se que a infecção aguda pelo VHB possa evoluir para a cura em 90% a 95% dos casos de indivíduos infectados, permanecendo os anticorpos anti-HBc por toda a vida. Contudo, os títulos de anticorpos anti-HBs sofrem declínio ao longo do tempo, podendo não ser detectados em casos em que a infecção ocorreu há muitos anos.[2,14]

Patogênese

A lesão hepática relacionada à infecção pelo VHB é determinada, especialmente, por mecanismos imunológicos, mediados pela lise dos hepatócitos infectados pelos linfócitos T citotóxicos. A resposta imune do hospedeiro aos antígenos associados ao VHB é importante para determinar a evolução da forma aguda da infecção provocada por ele. A intensidade da resposta imune do hospedeiro é fundamental para eliminar o vírus. Os indivíduos que contraem a infecção crônica são incapazes de sustentar uma resposta imune contra o VHB e, por isso, sofrem episódios intermitentes de hepatite.[15,16]

A eliminação do HBV na infecção aguda está associada a uma resposta vigorosa, policlonal e multiespecífica dos linfócitos T CD4+ e T CD8+ aos epítopos do HBV. Na resposta aguda autolimitada, a maior parte dos vírions do HBV são eliminados na fase de incubação sem a destruição de células hepáticas em decorrência da ação de citocinas antivirais TNF e IFN-γ produzidas pela resposta inata e adaptativa por mecanismo não citolítico mediado por células não T. A resposta imune adaptativa ao VHB é detectada muitas semanas depois da inoculação e é iniciada com um aumento da replicação viral, podendo, nesse período, serem detectados linfócitos T específicos, tanto CD4+ como CD8+ (também chamados de linfócitos citotóxicos).[16]

Diagnóstico

O diagnóstico laboratorial específico da infecção pelo VHB pode ser realizado por meio de técnicas de imunodiagnóstico em que são pesquisados, no soro da mãe e/ou do RN, os antígenos AgHBs e AgHBe e os anticorpos anti-HBs, anti-HBc IgM, anti-HBc total e anti-HBe. As técnicas sorológicas mais utilizadas para o diagnóstico, por meio da identificação dos marcadores da hepatite B, são as obtidas por imunoensaios enzimáticos (ELISA), que apresentam boa sensibilidade e especificidade para confirmação da doença nas formas agudas e crônicas.[1,2,4,17]

Testes moleculares que pesquisam quantitativa e qualitativamente o HBV-DNA também podem ser utilizados, principalmente quando há suspeita de infecção crônica. O AgHBc, por se tratar de um antígeno intracelular e insolúvel, só pode ser pesquisado por meio de imuno-histoquímica em tecido hepático após realização de biópsia, não podendo ser detectado no soro como os outros antígenos.[2,17]

Os marcadores laboratoriais da hepatite B são caracterizados da seguinte forma[2,4,17] (Figuras 33.5 e 33.6):

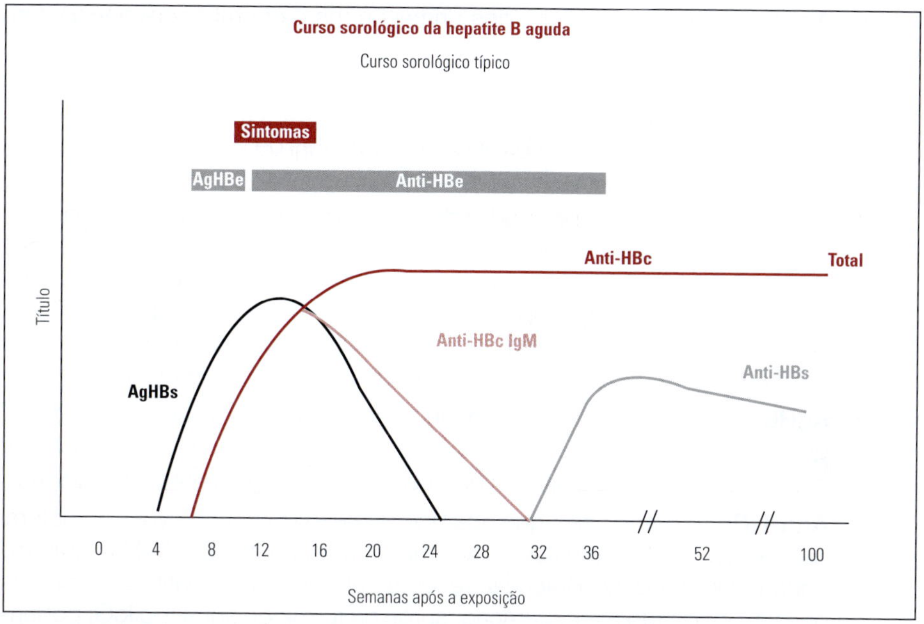

FIGURA 33.5 Infecção aguda da hepatite B.
Fonte: Brasil, 2008.[2]

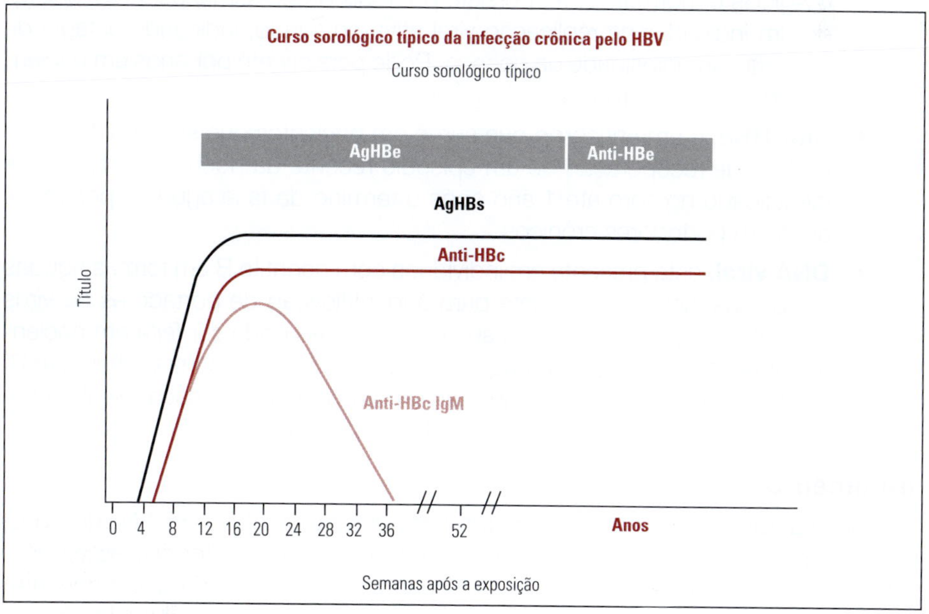

FIGURA 33.6 Infecção crônica da hepatite B.
Fonte: Brasil, 2008.[2]

- **AgHBs:** corresponde a um dos primeiros marcadores presentes no soro do paciente por volta de 2 a 6 semanas antes de iniciar-se a sintomatologia da hepatite B. Sua positividade permanece até, em geral, 4 a 6 meses após a exposição ao vírus. A sua persistência por tempo superior a 6 meses caracteriza a hepatite B crônica. As variantes de vírus mutantes podem não produzir o antígeno de superfície S.
- **Anti-HBs:** é o anticorpo produzido em resposta ao AgHBs que passa a ser detectável no soro logo após o desaparecimento do antígeno. É considerado um marcador de recuperação da doença, sendo encontrado, geralmente, 2 a 6 semanas após o desaparecimento do antígeno (AgHBs). É considerado o único anticorpo induzido pela imunização com as vacinas atualmente preconizadas. A sua presença isolada indica imunidade vacinal.
- **AgHBc:** caracteriza-se por ser um antígeno associado ao nucleocapsídeo do vírus, não identificável no soro, estando presente apenas nos hepatócitos e podendo ser detectado apenas por meio de técnicas de imuno-histoquímica.
- **Anti-HBc:** é o anticorpo que aparece primeiro durante a evolução natural da doença, sendo detectável inicialmente como anti-HBc IgM na infecção aguda, caracterizando infecção recente pelo vírus da hepatite B; à medida que vai ocorrendo a recuperação, surge na forma de anti-HBc IgG, podendo ainda ser detectados baixos títulos de anti-HBc IgM por longo período. Portanto, é um marcador que pode estar presente no soro de indivíduos na fase aguda e crônica, porém sem ter ação neutralizante contra o vírus.
- **AgHBe:** é um antígeno que, ao longo da evolução da doença, surge após o AgHBs e, normalmente, persiste por mais de 36 semanas. É considerado um indicador de replicação viral ativa no fígado, indicando estágio de elevada contagiosidade da doença. Pode persistir até por anos em pacientes com doença crônica.
- **Anti-HBe:** é um anticorpo que surge em pacientes que se encontram em estágio de recuperação de um episódio recente da doença, podendo ser identificado no soro até 1 ano após o término da fase aguda e por vários anos em portadores crônicos.
- **DNA viral:** está presente em indivíduos com hepatite B em formas agudas e crônicas, sendo importante para a identificação de portadores de vírus mutantes (região pré-core). A sua quantificação pode ser feita em pacientes antes do tratamento e naqueles durante a terapia contra a hepatite B, sendo reconhecido como importante marcador de replicação viral, geralmente associado à detecção do AgHBe no soro.

Tratamento

Não há tratamento eficaz para recém-nascidos expostos ao HBV. Na gravidez, embora haja recomendação para avaliação completa dos sintomas, esses nem sempre são aparentes com as enzimas flutuantes, o que faz com que, frequentemente, o tratamento seja postergado para o final da gestação. Frequentemente, os testes de função hepática e DNA viral podem flutuar durante o período gestacional e o puerpério. Logo, a decisão de tratar a gestante com ART deve ser adiada até que o perfil bioquímico se estabilize. Para pacientes com doença avançada e com exacerbação aguda ou insuficiência hepática, os benefícios de tratar a mãe substituem qualquer preocupação com a possibilidade teórica de prejudicar o feto com substâncias tóxicas. A eficácia da ART durante as exacerbações agudas tem sido relatada em mulheres grávidas e não grávidas, como no sucesso do tratamento da insuficiência hepática aguda ainda na gravidez.[9,10,18]

A supressão da atividade do vírus da HB durante a gravidez pode, pelo menos teoricamente, diminuir a chance de transmissão vertical (intrauterina e durante o nascimento). Lamivudina, telbivudina, adefovir, tenofovir disoproxil fumarato (TDF), entecavir e emtricitabina são antivirais que se distribuem livremente através da placenta e do compartimento fetal. A concentração no líquido amniótico varia, dependendo do composto e da idade gestacional. A lamivudina atinge uma concentração mais elevada no compartimento amniótico do que no soro materno. A lamivudina e o tenofovir foram encontrados para serem excretados no leite materno sem que aparecessem efeitos colaterais no RN.[19-21]

Em uma revisão sistemática com 26 estudos, reunindo 3.622 portadores de HBV, o uso da lamividuna e da telbivudine mostrou significante redução do nível de carga viral do vírus HBV (HBV-DNA) antes de 4 a 8 semanas após o nascimento. A soropositividade para HBV em lactentes com 6 e 12 meses de vida foi reduzida para 11,7% e 15,8%, respectivamente.[21] Em uma avaliação prospectiva de um banco de dados, foi observado que nenhuma das medicações antivirais esteve associada a aumento de teratogenicidade e outra complicação materna e/ou neonatal (hemorragia pós-parto, parto cesariano e elevação de creatinoquinase).[21,22] Entre todas elas, a TDF é o agente mais adequado, por sua potência, seu baixo risco de resistência e sua efetividade na infecção pelo HBV resistente, em relação ao uso de lamivudina ou telbivudine.[23,24]

Prognóstico e prevenção

As medidas de prevenção da TV no período perinatal são altamente eficazes e adquirem extrema importância, sobretudo porque não existe tratamento eficaz para a hepatite B aguda ou crônica, e os índices de cronicidade são tão maiores quanto mais cedo é adquirida a infecção. É importante salientar que os neonatos, ao adquirirem o vírus ao nascer, apresentam maiores chances de evoluir como portadores crônicos da doença; ou seja, tornam-se reservatórios e mantêm o vírus circulante na comunidade. Dessa maneira, o único meio de conferir máxima proteção da TV pelo VHB é a administração, logo após o nascimento e preferencialmente nas primeiras 12 a 24 horas, da vacina e da imunoglobulina específica anti-hepatite B, podendo esta última, em caráter excepcional, ser administrada até o final da 1ª semana de vida.[25,26] Portanto, a vacinação é, indiscutivelmente, a medida mais efetiva e de menor custo na prevenção da transmissão da doença e de suas consequências. A recomendação da OMS é a de que a vacina seja incluída no calendário de imunização em todos os países do mundo, com o objetivo inicial de prevenir as infecções crônicas e suas manifestações, reduzindo o número de novas infecções. Pelo menos 85% a 90% dos óbitos associados ao VHB são passíveis de prevenção por meio da imunização ativa com a vacina anti-hepatite B, que reduz o número de pessoas portadoras do vírus, impedindo que se tornem reservatórios circulantes do VHB.[2,4,10,12,27]

Atualmente, o Programa Nacional de Imunizações (PNI), do Ministério da Saúde brasileiro, recomenda o uso exclusivo de vacinas DNAr no território nacional. A vacina contra a hepatite B é considerada um marco na saúde pública, pois é a primeira vacina a utilizar tecnologia de engenharia genética para prevenir o câncer. O esquema de administração da vacina contra a hepatite B constitui-se de um protocolo que determina a aplicação de quatro doses, com a administração da primeira dose com a vacina monovalente e as demais doses juntamente com a vacina pentavalente (DPT-Hib-HepB), disponível em todo o País desde o ano de 2012. A dose a ser administrada corresponde a um volume de 0,5 mL (ou 10 mcg) para neonatos, lactentes, crianças e menores de 20 anos e, a partir dessa idade, a dose recomendada corresponde a 1 mL (ou 20 mcg). A via de administração recomendada é a via intramuscular, na região do músculo deltoide, na face externa superior do braço. Em crianças menores de 2 anos de idade, a administração deve ser feita na face lateral da coxa. É importante ressaltar que a região glútea deve ser evitada, pois nesse sítio, por haver uma quantidade de tecido adiposo maior, pode ocorrer a introdução da vacina no tecido adiposo, e não no músculo, o que pode interferir sensivelmente na resposta imunológica.[28]

No Brasil, as vacinas monovalentes disponíveis para a aplicação da primeira dose (via intramuscular), ainda na maternidade, conforme a região, são: Engerix® B (GlaxoSmithKline), Recombivax® HB (Merck Sharp and Dohme) e Buthang® (Bio-Manguinhos/Brasil).

Os esquemas de imunoprofilaxia para prevenir a transmissão perinatal em RN a termo ou prematuros, independentemente da idade gestacional, conforme o *status* sorológico da gestante, pode ser visualizado no Quadro 33.1.

Quadro 33.1 Imunoprofilaxia para a hepatite B em recém-nascidos a termo ou prematuros (< 2 kg).

Recém-nascidos filhos de mães HBsAg positivas	
Vacina recombinante (DNAr)/vacina monovalente IM e imunoglobulina (HBIG) IM (em locais diferentes) 0,5 mL	1ª dose com < 12 horas (ao nascer), na maternidade (se triagem materna desconhecida no pré-natal, a Imunoglobulina poderá ser administrada até o 7º dia (confirmação pós nascimento da infecção materna)
Vacina DNAr (monovalente/ combinada, líquida)	2ª dose com 30 dias (Vacina monovalente) se RN prematuro (< 2 kg), à 60 dias (DTP/HB/Hib – Pentavalente) para RN de termo
Vacina DNAr (combinada, líquida)	3ª dose com 60 dias para RN prematuro (DTP/HB/Hib), e 180 dias para RN de termo
Vacina DNAr (combinada, líquida)	4ª dose com 180 dias (DTP/HB/Hib) para recém-nascidos prematuros (< 2 kg)

IM: intramuscular.

Para a vacina básica com a pentavalente (DTPHib-HB), são 3 doses, com intervalos de 60 dias, podendo ser diminuídos para 30 dias em caso de necessidade de atualização do calendário vacinal.

Mães de prematuros < 2 kg sem triagem no pré-natal, devem receber Vacina monovalente + Imunoglobulina hiperimune para Hepatite B ao nascer (< 12 horas), e se houver confirmação pós-natal com HBsAg+, completar esquema com + 3 doses (30 dias, 60 dias e 180 dias).

Fonte: Diniz EMA et al., 2020.

Coinfecção – vírus da hepatite B e vírus da hepatite D

O vírus da hepatite D (Delta/VHD) é um vírus defectivo, com genoma de RNA circular e uma proteína com estrutura única, o antígeno Delta da hepatite. O vírus necessita do antígeno de superfície VHB (HBsAg) para envolver seu antígeno Delta. Essa função de ajuda do VHB é fundamental para a propagação do VHD. Até 5% da população mundial infectada pelo VHB estão também infectados pelo VHD. No entanto, algumas áreas endêmicas no mundo em desenvolvimento podem ter taxas muito elevadas. O vírus produz infecção concomitante pelo VHB, ou superinfecção em indivíduos já cronicamente infectados pelo VHB (Figura 33.7 e Quadros 33.2 e 33.3). A coinfecção evolui para a cronicidade somente em 2%, enquanto a superinfecção causa uma doença progressiva e cirrose em mais de 80% dos casos. A cirrose surge em idade mais jovem que nos pacientes monoinfectados pelo VHB.[29,30]

É importante ressaltar que, apesar de rara, a transmissão do vírus da hepatite D de mãe para filho (transmissão vertical) ocorre mais comumente durante o parto, assim como pelo contato com sangue ou outros fluidos corporais; há também a transmissão por meio de sexo com parceiro infectado, uso de drogas injetáveis que envolvem o compartilhamento de agulhas e seringas ou equipamentos de preparação de drogas e exposição a instrumentos pontiagudos por meio de acidentes com picada.[30]

A vacinação contra o VHB previne a coinfecção com VHD e, portanto, a expansão dos programas de imunização contra o VHB na infância resultou em um declínio na incidência de hepatite D em todo o mundo.[2,29,30]

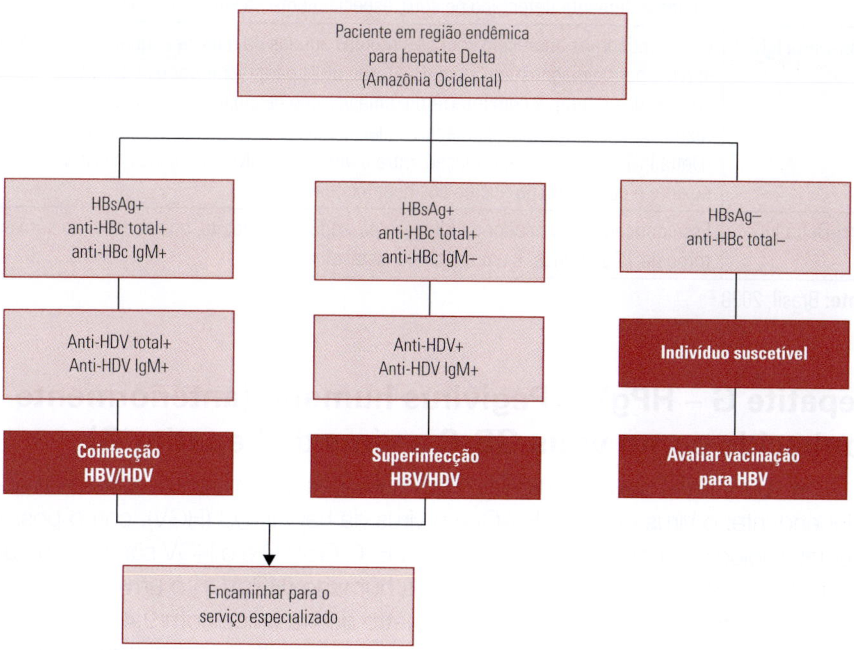

FIGURA 33.7 Fluxograma de investigação laboratorial da hepatite Delta.
Fonte: Brasil, 2008.[2]

Quadro 33.2 Hepatite Delta – interpretação dos resultados sorológicos.

Interpretação	HBsAg	Anti-HBc IgM	HDVAg	Anti-Delta IgM	Anti-Delta IgG
Coinfecção* ou superinfecção** recente	(+)	(–)	(+)	(–)	(–)
Coinfecção recente	(+)	(+)	(–)	(+)	(–)
Superinfecção recente	(+) (+)	(–) (–)	(+) (–)	(+) (+)	(–) (–)
Superinfecção antiga	(+)	(–)	(–)	(–)	(+)
Imunidade	(–)	(–)	(–)	(–)	(+)

* Coinfecção: infecção aguda simultânea pelos vírus B e Delta da hepatite.

** Superinfecção: infecção pelo vírus Delta da hepatite em paciente portador crônico do vírus B da hepatite.

Fonte: Brasil, 2008.[2]

Quadro 33.3 Hepatite Delta – interpretação dos marcadores sorológicos.[2]

Marcador	Interpretação
HDVAg	Existe controvérsia sobre a utilidade desse marcador na detecção de hepatite Delta. Segundo alguns autores, a antigenemia permite o diagnóstico em amostras de soro obtidas durante a 1ª semana da doença. Para outros, o HDVAg é marcador inconstantemente detectado no soro, especialmente na superinfecção
Anti-Delta IgM	Esses anticorpos aparecem com os sintomas agudos da doença e, quando disponíveis, servem para o diagnóstico; além disso, são úteis para monitorar os pacientes submetidos a terapia com interferon, uma vez que desaparecem quando a doença é resolvida. Constituem os marcadores mais estáveis e são detectados antes do anti-Delta IgG. Existe forte correlação entre o anti-Delta IgM, a presença de HDV-RNA no soro e de HDVAg no núcleo dos hepatócitos
Anti-Delta IgG	Esse anticorpo é marcador de infecção passada e imunidade, que aparece no soro em torno de 12 semanas. É um anticorpo instável

Fonte: Brasil, 2008.[2]

Hepatite G – HPgV – Pegivirus humano (anteriormente conhecido como vírus GB-C e vírus da hepatite G)

Em 1995, duas novas partículas virais humanas foram identificadas de maneira independente, o vírus GB-C (GBV-C) e o vírus da hepatite G (HGV), como possíveis agentes etiológicos para hepatite viral não A-E. O GBV-C e o HGV são considerados dois isolados do mesmo vírus. O Pegivirus humano (HPgV-1) é um vírus de RNA, envelopado, esférico, com 50 nm de diâmetro de fita única com 9,4 kb, classificado na família Flaviviridae; e foi encontrado em 1% a 2% dos doadores de sangue nos Estados Unidos. Não parece ser um patógeno perigoso para o ser humano e não provoca cronicidade. O HPgV inclui o tipo 1 e o tipo 2 (HPgV-1 e o HPgV-2).[1,2]

Foi descoberto em meados da década de 1990, com transmissão muito semelhante à da hepatite C (HCV), sendo a via parenteral a mais importante, mediante transfusões de sangue e hemoderivados,[2] com alta prevalência entre usuários de drogas endovenosas (28,8%), hemofílicos (35,2%), hemodialisados (6,8%) e após transfusão sanguínea (21,1%).[3]

O Pegivirus ou GBV-C/HGV é transmitido por via intravenosa, sexual e vertical (da mãe para o filho).[4,5] A maioria das infecções por Pegivirus ou GBV-C/HGV parece ser assintomática, persistente, não havendo correlação entre a infecção por vírus e disfunção hepática, embora a atividade indutora de doença pelo vírus ainda precise ser investigada.[2] As maiores frequências desse vírus são detectadas em grupos de alto risco de infecção para as hepatites B e C, que apresentam rotas de transmissão semelhantes.[3,6] O Pegivirus ou GBV-C/HGV pode ser detectado no sangue por RT-PCR e testes sorológicos.

Assim, são considerados de risco: pacientes com hepatite aguda ou crônica, pacientes transfundidos, usuários de drogas endovenosas, pacientes com distúrbios de coagulação e pacientes que estejam sendo submetidos a hemodiálise.[1,3,5] O vírus pode ser transmitido verticalmente (de mãe para filho) e por meio do ato sexual, o que o torna semelhante ao HCV (vírus da hepatite C) e ao HBV (vírus da hepatite B) em formas de transmissão.[5]

Sua epidemiologia é desconhecida, porém alguns estudos realizados entre doadores de sangue têm mostrado variações nas taxas de infecção, sugerindo que as rotas de TV e sexual exerçam importante papel na disseminação do vírus. Em uma pesquisa realizada por Berzsenyi e colaboradores (2005), foram analisados indivíduos considerados saudáveis, sem fatores de risco para doenças sexualmente transmissíveis e com taxas de transaminases normais. A pesquisa evidenciou que 1,9% dos pacientes eram positivos para o vírus da hepatite G e, destes indivíduos, 6,8% estavam em hemodiálise, 18,2% eram HIV positivo, 24,4% eram HCV positivo, 28,8% eram usuários de drogas endovenosas, 21,1% haviam realizado transfusão de sangue e 35,2% eram hemofílicos.[3]

A infecção pelo vírus da hepatite G está presente em cerca de 1% a 1,4% da população saudável nos países desenvolvidos e em 8% a 14,6% nos países em desenvolvimento.[2] Nos países ocidentais, 1% a 10% dos doadores de sangue apresentam positividade por meio da técnica do PCR. De maneira geral, as infecções agudas pelo vírus da hepatite G estão associadas a quadro de hepatite leve (com predomínio de icterícia como sintoma), com uma frequência em torno de 0,3%, a qual pode ser confundida com hepatites causadas por outros agente que são sejam os vírus mais frequentes (A, B ou E). Cerca de 10% a 20% das infecções se tornam cronicamente persistentes, mas não estão associadas a hepatite crônica ou outra doença conhecida.[4]

No Brasil, há poucos estudos sobre a transmissão do vírus da hepatite G. No Estado de Goiás, uma pesquisa foi realizada com o objetivo de investigar a prevalência do vírus G em 241 doadores de sangue e, destes, 17 (7,1%) tiveram resultado positivo para o GBV-C.[7]

Outro estudo realizado no Brasil com uma amostra de 1.039 indivíduos na cidade de São Paulo demonstrou que a prevalência do vírus G era maior entre os sexualmente ativos e que realizavam práticas sexuais de risco, como homens que fazem sexo com homens.[8]

A transmissão materno-infantil também tem sido documentada. Uma pesquisa, realizada com crianças africanas filhas de mães positivas para o vírus da hepatite G, encontrou taxas de 15% de crianças infectadas pelo mesmo vírus,[2] enquanto Halasz e colaboradores (2001) constataram 89% de TV, sugerindo que mais pesquisas fossem realizadas para verificar a persistência do vírus G e a cura espontânea em crianças infectadas por essa via de transmissão.[9]

Sua patogênese é obscura, apesar de já ter sido relatado como causa de hepatite fulminante.[8,9] A infecção pode ser benigna na maioria dos pacientes infectados, independentemente de seu estado imunológico, e raras vezes atinge os hepatócitos, tendo tropismo maior pelos linfócitos. Diante desses conflitos em relação à patogenicidade do vírus da hepatite G, a maioria dos autores acredita que o Pegivirus não seja virulento, nem um agente viral causador de doença hepática grave, não agravando doença hepática instalada, nem mesmo tendo o fígado como sítio primário de infecção. A infecção conjunta entre vírus G e B relaciona-se a um pior prognóstico dos indivíduos portadores de hepatite crônica, aumentando a prevalência de cirrose e hepatocarcinoma nesses casos.[7]

A hepatite G é detectada por meio de testes de amplificação genética, vulgarmente conhecidos por *polimerase chain reaction* (PCR), os quais permitem a pesquisa do RNA do vírus no sangue. A utilização da PCR deve-se ao fato de ainda não existirem testes para identificar os anticorpos anti-VHG no sangue, que constituem o procedimento mais comum para a detecção de um vírus no organismo.[10,11]

O diagnóstico molecular para detectar a exposição ao vírus da hepatite G é de grande importância. Testes de biologia molecular, como o *reverse transcription polymerase chain reaction* (RT-PCR), possibilitam a detecção do RNA viral no soro ou no plasma do paciente suspeito. A técnica de amplificação do ácido nucleico viral por RT-PCR, Nested PCR ou Real Time-PRC utiliza principalmente as regiões 5'UTR, NS3 e NS5 por serem as mais conservadas do genoma do vírus.[8,12,13]

Embora ainda não existam medidas específicas de prevenção, como o vírus se transmite por via sanguínea, deve-se ter especial cuidado quanto ao contato com sangue e produtos derivados do sangue. É igualmente aconselhável utilizar proteção durante as relações sexuais e evitar a partilha de objetos cortantes, com especial atenção para os utilizadores de drogas injetáveis ou inaladas. Ainda não existe qualquer vacina contra a hepatite G.[2,4]

Também não existe tratamento para a hepatite G, o que não parece ser muito problemático, já que o vírus não provoca lesões hepáticas, segundo os estudos já divulgados.[2,7]

Referências bibliográficas

Hepatites A, C e E

1. Rosenthal P. Hepatitis A and hepatitis E virus infection. In: Liver disease in children.
2. Brasil. Ministério da Saúde. Departamento de DST, Aids e Hepatites Virais. Secretaria de Vigilância em Saúde. Hepatites virais no Brasil: situação, ações e agenda. Brasília: Ministério da Saúde; 2011.

3. Brasil. Ministério da Saúde. Secretaria de Vigilância em Saúde. Departamento de Vigilância Epidemiológica. Hepatites virais: o Brasil está atento. 2. ed. Brasília: Ministério da Saúde; 2005.
4. O'Donovan DJ. Hepatitis viruses and the newborn: clinical manifestations and treatment. 2014 Jul. Disponível em: www.uptodate.com.
5. Quirós-Tejeira RE. Overview of hepatitis A virus infection in children. 2013 Nov 20. Disponível em: www.uptodate.
6. Jonas MM. Hepatitis C infection. In: Liver disease in children.
7. Arshad M, El-Kamary SS, Jhaveri R. Hepatitis C virus infection during pregnancy and the newborn period. Journal of Viral Hepatitis. 2011;18(4):229-36.
8. Brasil. Ministério da Saúde. Departamento de DST, Aids e Hepatites Virais. Secretaria de Vigilância em Saúde. Protocolo clínico e diretrizes terapêuticas para hepatite viral C e coinfecções. Brasília: Ministério da Saúde; 2011.
9. Khaderi S, Sheperd R, Goss JA, Leung DH. Hepatitis C in the pediatric population: transmission, natural history, treatment and liver transplantation. World Journal of Gastroenterology. 2014;20(32):11281-6.
10. Mack CL, Gonzalez-Peralta RP, Gupta N et al. NASPGHAN practice guidelines: diagnosis and management of hepatitis C infection in infants, children and adolescents. Pediatric Journal of Gastroenterology and Nutrition. 2012;54:838-55.
11. Cottrell EB, Chou R, Wasson N et al. Reducing risk for mother-to-infant transmission of hepatitis C virus: a systematic review for the U.S preventive services task force. Annals of Internal Medicine. 2013;158:109-13.
12. Pérez-Garcia MT, Suay B, Mateos-Lindemann ML. Hepatitis E: an emerging disease. Infection, Genetics and Evolution. 2014.
13. Echevarría JM, González JE, Lewis-Ximenez LL et al. Hepatitis E virus infection in Latin America: a review. Journal of Medical Virology. 2013;85:1037-45.
14. Hepatitis E. WHO. Disponível em: http://www.who.int/mediacentre/factsheets/fs280/en/#.

Hepatite B

1. Poland GA, Jacobson RM. Clinical practice: prevention of hepatitis B with the hepatitis B vaccine. N Engl J Med. 2004 Dec 30;351(27):2832-8.
2. Brasil. Ministério da Saúde. Secretaria de Vigilância em Saúde. Departamento de Vigilância Epidemiológica. Hepatites virais: o Brasil está atento. Série B. Textos Básicos de Saúde. 3. ed. Brasília: Ministério da Saúde; 2008.
3. Ferreira MS, Borges AS. Avanços no tratamento da hepatite pelo vírus B. Rev Soc Bras Med Trop. 2007 Jul;40(4):451-62.
4. Nunes HM, Monteiro MRCC, Soares MCP. Prevalência dos marcadores sorológicos dos vírus das hepatites B e D na área indígena Apyterewa, do grupo Parakanã, Pará, Brasil. Cad Saúde Pública. 2007 Nov;23(11):2756-66.
5. Petry A, Kupek EJ. Efetividade das vacinas anti-VHB (DNA-recombinante) em doadores de sangue de uma região endêmica para hepatite B no sul do Brasil. Rev Soc Bras Med Trop. 2006 Oct;39(5):462-6.
6. Alter MJ. Epidemiology and prevention of hepatitis B. Semin Liver Dis. 2003 Feb;23(1):39-46.
7. Shepard CW, Simard EP, Finelli L et al. Hepatitis B virus infection: epidemiology and vaccination. Epidemiol Rev. 2006;28:112-25.
8. Polaris Observatory Collaborators. Global prevalence, treatment, and prevention of hepatitis B virus infection in 2016: a modelling study. Lancet Gastroenterol Hepatol.

2018 Jun;3(6):383-403. doi: 10.1016/S2468-1253(18)30056-6. Epub 2018 Mar 27. PMID: 29599078.

9. Wang L, Li J, Chen H, Li F, Armstrong GL, Nelson C et al. Hepatitis B vaccination of newborn infants in rural China: evaluation of a village-based, 46 out-of-cold-chain delivery strategy. Bull World Health Organ. 2007 Sep;85(9):688-94.
10. Vimolket T, Poovorawan Y. An economic evaluation of universal infant vaccination strategies against hepatitis B in Thailand: an analytic decision approach to cost-effectiveness. Southeast Asian J Trop Med Public Health. 2005 May;36(3):693-9.
11. Tsebe KV, Burnett RJ, Hlungwani NP, Sibara MM, Venter PA, Mphahlele MJ. The first five years of universal hepatitis B vaccination in South Africa: evidence for elimination of HBsAg carriage in under 5-year-olds. Vaccine. 2001 Jul 16;19(28-29):3919-26.
12. Brasil LM, Fonseca JCF, Souza RB, Braga WSM, Toledo LM. Prevalência de marcadores para o vírus da hepatite B em contatos domiciliares no Estado do Amazonas. Rev Soc Bras Med Trop. 2003 Sep;36(5):565-70.
13. Chang M-H. Hepatitis B virus infection. Semin Fetal Neonatal Med. 2007;12:160-7.
14. Figueiró-Filho EA, Moraes OO, Shinzato DH, Melo DA, Barbosa RBO. Hepatite B e gestação: aspectos clínicos, epidemiológicos e obstétricos. Femina. 2007 Oct;35(9):591-8.
15. Barone AA, Viso ATR. Patogenia da hepatite B e Delta. Braz J infect Dis, Salvador. Ago 2008;10(1):11-4.
16. Baumert TF, Thimme R, Weizsäcker FV. Pathogenesis of hepatitis B virus infection. World J Gastroenterol. 2007 Jan;13(1):82-90.
17. Chang KM. Hepatitis B immunology for clinicians. Clin Liver Dis, Philadelphia. 2010 Aug;14(3):409-24.
18. Hung JH, Chu CJ, Sung PL et al. Lamivudine therapy in the treatment of chronic hepatitis B with acute exacerbation during pregnancy. J Chin Med Assoc. 2008;71(3):155-8.
19. Bennetto-Hood C, Bryson YJ, Stek A et al. Zidovudine, lamivudine, and nelfinavir concentrations in amniotic fluid and maternal serum. HIV Clin Trials. 2009;10(1):41-7.
20. Van Rompay KK, Hamilton M, Kearney B et al. Pharmacokinetics of tenofovir in breast milk of lactating rhesus macaques. Antimicrob Agents Chemother. 2005;49(5):2093-4.
21. Brown Jr RS, McMahon BJ, Lok AS, Wong JB, Ahmed AT, Mouchli MA et al. Antiviral therapy in chronic hepatitis B viral infection during pregnancy: a systematic review and meta-analysis. Hepatology. 2016;63(1):319e33.
22. Brown Jr RS, Verna EC, Pereira MR, Tilson HH, Aguilar C, Leu CS et al. Hepatitis B virus and human immunodeficiency virus drugs in pregnancy: findings from the Antiretroviral Pregnancy Registry. J Hepatol. 2012;57(5):953e9.
23. Hyun MH, Lee YS, Kim JH, Je JH, Yoo YJ, Yeon JE et al. Systematic review with meta--analysis: the efficacy and safety of tenofovir to prevent mother-to-child transmission of hepatitis B virus. Aliment Pharmacol Ther. 2017;45(12):1493e505.
24. Hu YH, Liu M, Yi W, Cao YJ, Cai HD. Tenofovir rescue therapy in pregnant females with chronic hepatitis B. World J Gastroenterol. 2015;21(8):2504e9.
25. Read JS, Cannon MJ, Stanberry LR, Schuval S. Prevention of mother-to-child transmission of viral infections. Curr Probl Pediatr Adolesc Health Care. 2008;38:274-97.
26. American Academy of Pediatrics. Hepatitis B. In: Pickering LK, Baker CJ, Kimberlin DW, Long SS, editors. Red Boob 2009: report of the Committee on Infections Diseases. 28. ed. IL: Elk Grove Vilage; 2009. p. 337-56.
27. Kiesslich D, Fraiji NA, Crispim MA, Pereira FR, Martinho AC, Campello SD et al. Prevalência de marcadores sorológicos e moleculares do vírus da hepatite B em gestantes do Estado do Amazonas, Brasil. Epidemiologia e Serviços de Saúde. 2003;12(3):155-64.

28. Brasil. Ministério da Saúde. Secretaria de Vigilância em Saúde. Departamento de Vigilância Epidemiológica. Coordenação-Geral do Programa Nacional de Imunizações. Informe técnico da introdução da vacina pentavalente: vacina adsorvida difteria, tétano, pertussis, hepatite B (recombinante) e Haemophilus inflenzae tipo b (conjugada). 2012. Disponível em: http://www.sgc.goias.gov.br/upload/arquivos/2012-06/informe-tecnico-vacina-pentavalente.pdf.
29. Wedemeyer H, Manns MP. Epidemiology, pathogenesis and management of hepatitis D: update and challenges ahead. Nat Rev Gastroenterol Hepatol. 2010;7:31-40.
30. Stockdale AJ, Kreuels B, Henrion MYR, Giorgi E, Kyomuhangi I, de Martel C et al. The global prevalence of hepatitis D virus infection: systematic review and meta-analysis. J Hepatol. Published online 23 April 2020. Disponível em: https://doi.org/10.1016/j.jhep.2020.04.008.

Hepatite G

1. Yu Y, Wan Z, Wang JH, et al. Review of human pegivirus: Prevalence, transmission, pathogenesis, and clinical implication. Virulence. 2022,13(1):324-341.
2. Abe K. GB virus C/hepatites G virus. Japanese Journal of Infectious Diseases. 2001;54:55-63.
3. Berzsenyi MD, Bowden DS, Roberts SK. GB virus C: insights into coinfection. Journal of Clinical Virology. 2005;33:257-66.
4. Heinsen A, Fomsgaard A. Hepatitis G-virus eller GB virus-C [Hepatitis G virus or hepatitis GB virus C]. Ugeskr Laeger. 1999 May 3;161(18):2653-6. Danish. PMID: 10434784.
5. Sarrazin C, Roth WK, Zeuzem S. GB-virus-C/Hepatitis-G-virus-Entdeckung, Epidemiologie, Diagnostik und Klinische Relevanz [GB virus-C/hepatitis G virus-discovery, epidemiology, diagnosis and clinical relevance]. Z Gastroenterol. 1998 Nov;36(11):997-1008. German. PMID: 9880826.
6. Novikov DV. Molecular biological characteristics of HCV. Abstract dissertation for Candidate of Medical Sciences. 2000;1-22.
7. Oliveira LA, Martins RM, Carneiro MA et al. Prevalence and genotypes of GB vírus C/hepatites G vírus among blood donos in central Brazil. Memórias do Instituto Oswaldo Cruz. 2002,97:953-7.
8. Ribeiro dos Santos G, Nishiya AS, Nascimento CM et al. Prevalence of GB virus C (hepatites G vírus) and risk factors for infection in São Paulo, Brasil. European Journal of Clinical. 2002;21:438-43.
9. Halasz R, Weillanda O, Sallberg M. GBV virus C/hepatites G virus. Scandinavian Journal of Onfectious Diseases. 2001,33:572-80.
10. Iichenko LY, Sharafanova Ti, Shepeleva SD et al. Antibodies to hepatites G virus in patients with chronic liver diseases. Hepatology. 2003;5:4-6.
11. Frey SE, Himan SM, Sokol-anderson M et al. Evidence for probable sexual transmission of the hepatites G vírus. Clinical Infectious Diseases. 2002;34:1033-8.
12. Leary TP, Muerhoff AS, Simons JN. Sequence and genomic organization of GBV-C: a novel member of the Flaviviridae associated with human non A-E hepatites. Journal Medicine Virology. 1996,48:60-7.
13. Stapleton JT. GB virus type C/hepatites G virus. Sem Liver Dis. 2003;23:137-48.

capítulo 34

Infecção pelo Parvovírus B19

- Fabíola Roberta Marim Bianchini
- Nicole Lee Udsen Luis

Introdução

O parvovírus humano B19 (PVB19) é um vírus DNA pequeno, de filamento único, não envelopado, e um dos menores vírus encontrados na natureza. Foi descrito por cientistas britânicos em 1975 e, desde então, tem sido etiologia de várias doenças, como eritema infeccioso, crises aplásicas na anemia falciforme e outras doenças hemolíticas, anemia crônica em indivíduos imunocomprometidos, artrite aguda e hidropisia fetal.[1]

O vírus tem a característica de ser um forte inibidor da hematopoiese, pois seu ciclo de replicação viral ocorre nos eritrócitos, o que explica seu tropismo pelas células progenitoras dos eritrócitos e megacariócitos. Entretanto, o antígeno-P, receptor presente na parede do eritrócito, também já foi encontrado na placenta, no miocárdio, no tecido sinovial e nas células endoteliais, esclarecendo as outras manifestações clínicas da infecção por PVB19.

Epidemiologia

O PVB19 é transmitido primariamente por secreções respiratórias; e a transmissão por transfusões de produtos sanguíneos é incomum. Seu período de incubação é de 4 a 14 dias, podendo chegar a até 20 dias.

A prevalência em crianças de 1 a 5 anos é de 2% a 15%, entre 6 e 19 anos é de 15% a 60%, nos adultos é de 30% a 60% e nos idosos é de mais 85%.[1] A incidência de infecção aguda em gestantes é de 3,3% a 3,8%, com variação de acordo com a ocupação de cada gestante, sendo maior entre professoras escolares.[2,3]

Alguns trabalhos descrevem que a infecção aguda por PVB19 na gestação complica em torno de 1% a 2% das vezes e está associada a uma taxa de transmissão vertical fetal em cerca de 30% a 50%.

O risco de desfecho para perda da gestação por abortamento, natimorto ou hidropisia fetal é inferior a 10%.[1]

Mecanismo de ação

Há possibilidade de a infecção materna aguda por PVB19 atingir de maneira adversa a gestação, podendo desde não provocar infecção fetal até causar hidropisia e morte.

O feto, por estar em rápida expansão do seu volume celular e apresentar sistema imunológico imaturo, quando infectado pelo vírus não consegue conter a infecção. Ocorre, então, indução de apoptose de células precursoras de eritrócitos, causando anemia fetal, que, em casos graves nos quais os níveis fetais de hemoglobina chegam a ser inferiores a 2 g/dL, pode resultar em insuficiência cardíaca fetal de alto débito, hidropisia e morte.[2,4-6]

O vírus também é capaz de infectar células do miocárdio, contribuindo para o agravamento do quadro.

A trombocitopenia também é observada em cerca de 37% dos fetos com hidropisia.

Dados recentes sugerem que a infecção pode provocar trombocitopenia fetal em 15% a 54% dos casos, havendo evidências de que isso ocorra pelo efeito citotóxico direto do PVB19 em megacariócitos.[5]

A megacariopoiese defeituosa, ou mielossupressão induzida pelas citocinas, provoca consumo de plaquetas, em decorrência da coagulação induzida por inflamação, do sequestro da circulação por fagocitose, do hiperesplenismo e da produção prejudicada de plaquetas. Esses mecanismos podem resultar, em casos de maior gravidade, em complicações hemorrágicas fetais.[5-9]

Quadro clínico

A viremia pelo PVB19 tem início em média 6 dias após a exposição, dura cerca de 7 dias em indivíduos imunocompetentes e costuma ser assintomática. A detecção do vírus no sangue ou em secreções é possível a partir do 5º dia da exposição.

Em crianças, o PVB19 é o agente causador do eritema infeccioso, doença comum e autolimitada, caracterizada por febre, eritema malar e exantema em tronco e extremidades, de aspecto rendilhado. A recrudescência da erupção é observada com estímulos como alteração de temperatura, luz solar ou estresse emocional.[1]

Outra manifestação clínica é o acometimento articular, causando artralgias e artrites, geralmente autolimitadas. A artrite costuma durar de 1 a 3 semanas, ser simétrica, envolvendo pequenas articulações das mãos, dos tornozelos, dos joelhos e dos pulsos; pode se assemelhar à artrite reumatoide e não causa destruição articular. O fator reumatoide pode ser positivo.

A aplasia eritrocitária também pode acontecer, principalmente em indivíduos com anomalias hematológicas, como anemia falciforme ou talassemia. Apesar de a eritropoiese estar temporariamente reprimida em todas as infecções por PVB19, os níveis de hemoglobina permanecem inicialmente estáveis, em razão da longa vida útil dos eritrócitos.

A crise aplástica transitória é, em geral, um evento único na vida do paciente, sugerindo indução de imunidade protetora duradoura. Está associada a uma morfologia estereotipada da medula óssea, à ausência de precursores eritroides em maturação e à presença de "pronormoblastos gigantes", que são o efeito citopático da infecção pelo PVB19. Contudo, mesmo que autolimitada, pode causar anemia severa, ocasionalmente fatal, que pode resultar em insuficiência cardíaca congestiva e acidentes vasculares cerebrais.

A síndrome das meias e luvas, um exantema localizado nas mãos e nos pés, constituído por edema, eritema, parestesia e prurido, foi descrita em associação com infecção por esse vírus.

Na gestação, as infecções agudas não costumam apresentar manifestações adversas para o feto; porém, em casos raros, podem acarretar hidropsia fetal e até óbito intrauterino. A infecção durante o 2º trimestre representa o maior risco para o desenvolvimento de um feto hidrópico. Não há evidências de sequelas no desenvolvimento neuropsicomotor em longo prazo nas crianças que não sofreram hidropsia intrauterina.

Outras manifestações da infecção incluem a síndrome de fadiga crônica e complicações neurológicas, como meningite asséptica, encefalite e outras.[2]

Diagnóstico na gestação

O diagnóstico da infecção aguda na gestação se faz, principalmente, com a detecção de anticorpos IgM e IgG pelo método ELISA.

Os anticorpos da classe IgM podem ser detectados 10 dias após a exposição ao vírus e persistem detectáveis por 3 meses ou mais. Os anticorpos da classe IgG tornam-se detectáveis dias após a positivação dos IgM e permanecem positivos por toda a vida.

Se houver forte suspeita de exposição e anticorpos IgM forem negativos, pode-se recorrer a métodos de detecção do DNA viral por PCR em amostra de líquido amniótico e tecidos fetais. O DNA pode ser encontrado no sangue até 2 meses após o início da doença.

Outra opção é a pesquisa de anticorpos IgM no sangue fetal por meio da coleta de sangue do cordão umbilical.

Interpretação do exame com método ELISA

As gestantes com diagnóstico ou forte suspeita de infecção aguda por PVB19 após coleta de IgM e IgG séricos podem apresentar as seguintes possibilidades de resultados:

- **IgM negativo e IgG positivo:** indica imunidade materna e não há risco de infecção fetal.

- **IgM positivo:** indica infecção aguda. Avaliar de acordo com a fase da gestação: antes de 20 semanas, demonstra um risco maior de perda fetal e hidropisia; após 20 semanas de gestação, realizar avaliação com ultrassonografia seriada semanal, a partir de 22 semanas, para vigilância de sinais de hidropisia.
- **IgM negativo e IgG negativo:** indica gestante suscetível. A gestante deve ser orientada a evitar contato com pessoas com sintomas que possam sugerir infecção por PVB19, lavar bem as mãos e evitar compartilhar alimentos e bebidas.

Tratamento

A terapêutica específica para tratamento de infecção por PVB19, na gestação, até o momento não está descrita. O suporte clínico e a transfusão intrauterina (TIU), nos casos de anemia fetal moderada a grave, têm mostrado uma queda na mortalidade por hidropsia fetal.[2,4]

O acompanhamento rigoroso do grau de anemia fetal pode ser realizado por meio da ultrassonografia obstétrica, dopplerfluxometria obstétrica e amniocentese.

Tendo em vista esses aspectos, é importante o acompanhamento rigoroso de gestantes expostas ao PVB19. As infecções detectadas antes de 20 semanas devem ser acompanhadas. Após 20 semanas, o acompanhamento rigoroso com ultrassonografia pode detectar sinais de anemia fetal e hidropsia, sendo a TIU uma opção viável de tratamento para o feto. Enders e colaboradores (2004)[7] mostraram uma incidência de hidropsia fetal de 3,9%, sendo oferecida transfusão intrauterina para os casos com hidropsia severa. O trabalho observou aumento de sobrevida em 84%. Todos os casos de hidropsia severa que não receberam TIU foram a óbito.

Hidropsia leve a moderada é bem tolerada pelo feto e pode se resolver espontaneamente.

Diante de casos de hidropsia severa, seja por sinais ultrassonográficos como edema cutâneo, ascite, derrame pleural e pericárdico, seja por um valor elevado do pico de velocidade sistólica do Doppler da artéria cerebral média (indicativo indireto de anemia fetal), é que se torna necessária a determinação do nível de hemoglobina fetal, por meio de coleta percutânea da veia umbilical.[10,11]

Deve-se também determinar o nível de plaquetas, pois, caso a anemia severa seja confirmada e a transfusão intrauterina indicada, pode ser necessário transfusão de plaquetas se houver trombocitopenia, a fim de evitar hemorragia. Haan e colaboradores (2008)[12] relataram que fetos que foram transfundidos apenas com hemácias (n = 14) apresentaram diminuição significativa das plaquetas após a transfusão. Da mesma maneira, Segata e colaboradores (2007),[13] em estudo com 6 fetos com infecção por PVB19 após transfusão de hemácias, relataram que a contagem de plaquetas diminuiu em todos eles.

A transfusão intrauterina é realizada entre 18 e 35 semanas de gestação e tem impacto na melhora de sobrevida.

O parto deve ocorrer em centro terciário de atendimento, com equipe completa de experientes obstetras, neonatologistas e enfermagem. Na maioria dos casos, os recém-nascidos hidrópicos necessitam de ventilação invasiva após o nascimento. A paracentese e a toracocentese para esvaziamento dos derrames cavitários, antes ou logo após o parto, podem ser realizadas para um suporte neonatal imediato com maior chance de sucesso.

Referências bibliográficas

1. Avery GB. Neonatologia: fisiopatologia e tratamento do recém-nascido. 4. ed. Rio de Janeiro: MEDSI; 1999. p. 1064-6.
2. Federação Brasileira das Associações de Ginecologia e Obstetrícia. Comissão de Doenças Infectocontagiosas. Parvovirose. São Paulo: Federação Brasileira das Associações de Ginecologia e Obstetrícia; 2017. p. 14-21.
3. Morel O, Chagnaud S, Laperrelle J, Clément D, Malartic C, Akerman G et al. Parvovirus B19 in pregnancy: literature review. Gynecol Obstet Fertil. 2007 Nov;35(11):1095-104.
4. Agra IKR, Filho AGA, Lin LH, Biancolin SE, Francisco RPV, Brizot ML. Parâmetros associados a desfechos fetais adversos na infecção congênita pelo parvovírus B19. Rev Bras Ginecol Obstet. 2017;39:596-601.
5. Raadsen M, Du Toit J, Langerak T, van Bussel B, van Gorp E, Goeijenbier MM. Thrombocytopenia in virus infections. J Clin Med. 2021;10(4):877.
6. Melamed N, Whittle W, Kelly EN, Windrim R, Seaward PGR, Keunen J et al. Fetal thrombocytopenia in pregnancies with fetal human parvovirus-B19 infection. American Journal of Obstetrics and Gynecology. 2015 Jun;212(Issue 6):793.e1-8.
7. Enders M, Weidner A, Zoellner I et al. Fetal morbidity and mortality after acute human parvovirus B19 infection in pregnancy: prospective evaluation of 1018 cases. Prenat Diagn. 2004 Jul;24(7):513-8.
8. Cosmi E, Mari G, Delle Chiaie L et al. Noninvasive diagnosis by Doppler ultrasonography of fetal anemia resulting from parvovirus infection. Am J Obstet Gynecol. 2002 Nov;187(5):1290-3.
9. Bizjak G, Blondin D, Hammer R et al. Acute infection with parvovirus B19 in early pregnancy. Ultrasound Obstet Gynecol. 2009 Aug;34(2):234-5.
10. Borna S, Mirzaie F, Hanthoush-Zadeh S et al. Middle cerebral artery peak systolic velocity and ductus venosus velocity in the investigation of nonimmune hydrops. J Clin Ultrasound. 2009 Sep;37(7):385-8.
11. Von Kaisenberg CS, Jonat W. Fetal parvovirus B19 infection. Ultrasound Obstet Gynecol. 2001 Sep;18(3):280-8.
12. Haan TR, Van Den Akker ES, Porcelijn L et al. Thrombocytopenia in hydropic fetuses with parvovirus B19 infection: incidence, treatment and correlation with fetal B19 viral load. BJOG. 2008 Jan;115(1):76-81.
13. Segata M, Chaoui R, Khalek N et al. Fetal thrombocytopenia secondary to parvovirus infection. Am J Obstet Gynecol. 2007;196(1):61.e1-4.

capítulo 35

Enteroviroses e Parecoviroses

• Maria Cristina Korbage de Araujo

Introdução

Enteroviroses são doenças encontradas frequentemente na população mundial e associadas a manifestações clínicas que variam desde sintomas leves respiratórios até manifestações graves, incluindo sepse neonatal, miocardites, meningite asséptica, paralisia aguda do tipo flácida e distúrbios intestinais, constituindo um problema de saúde pública em alguns países asiáticos.[1]

Mais de 100 sorotipos de enterovírus não pólio já foram reconhecidos, classificados como *enteric cytopathogenic human orphan viruses* (*Echo*) e *Coxsackievirus*, sendo que desde 1999 os previamente classificados como *Echo 22* e *23* foram reclassificados como *parecovírus 1* e *2*. Em 2004, um novo parecovírus foi identificado em associação com sepse neonatal, sendo denominado *parecovírus 3*. Em 2006, outro tipo de parecovírus, o *4,* foi isolado em recém-nascido de 6 dias de vida, com febre e poucos achados clínicos. Atualmente, mais de 16 tipos de parecovírus já foram identificados.[2]

Os enterovírus apresentam semelhanças entre si, na forma física, em propriedades bioquímicas e moleculares, epidemiológicas e patogênicas. Sabe-se, entretanto, que os parecovírus diferem geneticamente dos enterovírus.[1,2]

Ao longo da história, a enterovirose mais importante foi a poliomielite, descrita no Egito de 1580 a 1350 a.C., sendo o vírus somente isolado em 1908 e a doença praticamente erradicada após a descoberta da vacina antipólio em 1960. Os *Coxsackie* e *Echo* vírus foram associados a pleurodinia desde 1735, porém o *Coxsackievirus* somente foi isolado em 1948 por Dalldorf e Sickles. Outros novos vírus foram identificados em doenças humanas, entretanto sem reproduzir doença em animais de laboratório, e então foram agrupados, dando origem aos vírus *Echo*. Estudos sobre o genoma possibilitaram a diferenciação entre esses vírus.[1]

Infecções por enterovírus ocorrem principalmente na primavera e no verão em locais de clima temperado, mas ocorrem durante o ano todo em regiões tropicais. Infecções congênitas e neonatais podem ser causadas por diferentes sorotipos de enterovírus e de parecovírus. O período de incubação pode variar de 1 a 10 dias.[1,2]

Características virais

Enterovírus e parecovírus são vírus RNA, membros da família Picornaviridae, partículas de 30 nm, formadas por um nucleoide genômico de RNA envolto por capsídeos proteicos não envelopados. Na classificação original, os poliovírus continham 3 tipos antigênicos, *Coxsackievirus A* continham 24 tipos, *Coxsackievirus B* continham 6 tipos, *Echovirus* continham 34 tipos e outros enterovírus não tinham sido classificados.[1,2,3]

Em 2012, após a identificação por métodos moleculares, os enterovírus foram reclassificados em 4 classes genômicas, alfabeticamente designadas: enterovírus humanos **HEV-A**, **HEV-B**, **HEV-C** e **HEV-D**. Os antigos *Coxsackievirus A2-8, A10, A12, A14, A16* e os *Echovirus 71, 76, 89-91, A114* e *A119* atualmente pertencem à espécie **HEV-A**. Os *Coxsackievirus A9, B1-6*, *Echovirus 1-9,11-21, 24-27, 29-33* e *Enterovirus B69, B73-75, B77-88, B93, B97, B98, B100, B101, B106* e *B107* pertencem à espécie **HEV-B**. Os *Poliovirus 1-3*, os *Coxsackievirus A1, A11, A13, A17, A19-22* e *24* e *Enterovirus C95, C96, C99, C102, C104, C105, C109, C113* e *C116-118* pertencem à espécie **HEV-C**. Os *Enterovirus D68, D70, D94* e *D111* pertencem à espécie **HEV-D**.[1]

A replicação dos enterovírus se inicia pela adsorção dos vírus aos receptores da superfície celular, os quais geralmente são integrinas ou proteínas semelhantes às imunoglobulinas. Diversos receptores têm sido identificados para cada sorotipo de enterovírus, sabendo-se que há dois tipos de receptores principais: um de ligação; e outro de desencapsulamento celular.[4] São conhecidos vários fatores de ligação, como o de ligação CD55 para CVB (**HEV-B**). Recentemente, foi identificado o receptor Fc neonatal humano (FcRn), que é um receptor de desencapsulamento celular e atua especificamente para o *Coxsackie A9*. Os vírions penetram na célula e o genoma viral funciona como um RNA mensageiro para a poliproteína viral. Essa poliproteína contém 3 cadeias, P1, P2 e P3, e cada uma delas será quebrada em três a quatro pedaços por uma protease viral. P1 é inicialmente dividida por uma protease em 3 proteínas, VP0, VP1 e VP3, e a seguir VP0 será dividida em frações menores, VP4 e VP2. Porções de VP1, VP2 e VP3 são expostas à superfície dos vírus, enquanto VP4 fica na porção interna. As frações VP1, VP2 e VP3 conferem distintas antigenicidades a cada tipo de enterovírus. A replicação ocorre no citoplasma, com grandes acúmulos de vesículas membranosas, em curto espaço de tempo, 5 a 10 horas, associados a inibição da síntese proteica da célula hospedeira. Recentemente, foi identificado o papel do micro-RNA nessa interação dos enterovírus com a célula hospedeira.[3-5]

Os parecovírus replicam-se de modo semelhante, porém em pequenos focos do citoplasma e sem inibir a translocação e a transcrição proteica, e sem a clivagem de VPO, o que pode explicar o discreto e tardio efeito citopático dos parecovírus nas culturas celulares.[2]

Enterovírus e parecovírus são relativamente estáveis, ativos por vários dias em temperatura ambiente, podendo ser estocados por tempo indefinido em *freezer*, com temperatura de 20 °C abaixo de zero. São inativados rapidamente por calor, formaldeído, cloro e raios ultravioleta, mas são refratários a éter, etanol e isopropanol. Cepas de enterovírus crescem rapidamente e causam efeito citopático, em 2 a 7 dias, nas culturas de tecidos. O homem é o hospedeiro natural dos enterovírus; mas enterovírus já foram isolados em primatas não humanos, alguns geneticamente idênticos aos dos homens.[1]

A identificação dos enterovírus é geralmente realizada por meio da neutralização dos epítopes, VP1, VP2 e VP3, pelo antissoro referência. Cepas não identificadas pela neutralização podem ser reconhecidas pela análise genética sequencial de VP1 e, mais recentemente, por VP4. Teste de ELISA e fixação de complemento com uso de antígenos proteicos sintéticos podem detectar anticorpos IgG e IgM, entretanto são de baixa sensibilidade e não apresentam especificidade.[1,2] No Brasil, o Instituto Oswaldo Cruz (FIOCRUZ) é referência nacional para identificação genética de enterovírus, por cadeia de polimerase com transcrição reversa (RT-PCR), em amostras fecais.[12]

Epidemiologia

A transmissão dos enterovírus e parecovírus é feita geralmente de pessoa a pessoa, pelas vias: fecal-oral, em áreas com condições sanitárias precárias: e respiratória, em áreas com bons sistemas de saneamento e higiene. Sabe-se que a água vinda dos mananciais não tratados é contaminada com enterovírus, entre outros micro-organismos, podendo causar surtos de infecção. Existe também a transmissão pelas mãos com secreções e a autoinoculação para boca, olhos e nariz. Transmissão nosocomial tem sido documentada principalmente em berçários. Crianças são mais suscetíveis por serem imunologicamente imaturas e terem hábitos de pouca higiene. A recuperação de enterovírus é inversamente relacionada, enquanto a prevalência de anticorpos específicos é diretamente relacionada à idade, não havendo diferença entre os sexos. A transmissão pelo leite materno tem sido sugerida desde 2006.[1]

O comportamento epidemiológico dos enterovírus e dos parecovírus é semelhante ao dos poliovírus, sendo os casos assintomáticos muito mais numerosos do que os sintomáticos. Epidemias relacionadas a um ou outro tipo de vírus podem ocorrer regularmente.

Enterovírus e parecovírus apresentam distribuição mundial e observa-se uma flutuação frequente entre os tipos predominantes, independentemente da área. Assim, no período de 1970 a 2005, os cinco enterovírus mais frequentes nos Estados Unidos foram: *Echo 6, 9, 11* e *30* e *Coxsackie B5*. Já entre 2006 e 2008, os mais frequentes foram *Coxsackie B1* e *A9* e *Echo 6*, *9* e *18*. Em países asiáticos, o *Enterovirus D-68* (HEV-D) tem sido um sério problema de saúde pública. Mais recentemente, epidemias e surtos têm sido relatados internacionalmente pelo

Enterovirus D-68 (como causa de insuficiência respiratória grave) e pelo *Enterovirus 71* (como causa de doenças neurológicas).[7,8]

No Brasil, existem diversos relatos de surtos em diferentes regiões, com diversos tipos encontrados. Em 1999, em São Paulo e no Paraná, casos de meningite asséptica foram causados predominantemente pelo *Echo 30*; em Belém, no ano de 2005, o predomínio foi de *Echo 30* e *Echo 4*. Entre 2012 e 2015, no Rio Grande do Sul, meningite asséptica foi causada por diferentes tipos de echovírus, com predomínio do *Echo 6*; e, em 2014, em um surto de uma creche por doenças exantemáticas, o *Coxsackie A4* foi o agente causador.[12] Em 2014, Alves e colaboradores,[11] em estudo realizado entre 1996 e 2006 na Região Norte, com casos de paralisia flácida, encontraram como agentes: *Echo 1* e *11*, *Coxsackie A17* e *B6*, *Enterovirus 96* e *99*. Em 2017, Lima[13] relatou o primeiro caso no Brasil de *Coxsackie B2* como causador de insuficiência respiratória em lactente de 1 ano de idade.

A passagem transplacentária dos enterovírus é bem descrita em poliovírus e *Coxsackievirus*. A passagem transplacentária dos poliovírus pode resultar em aborto, óbito fetal ou doença neonatal, ou ainda em nenhum envolvimento.[1,6] Após a vacina antipólio, não há evidências de pesquisas sobre a passagem transplacentária desse vírus. Já a passagem de *Coxsackie A4, B2, B3, B4, B5* e *B6* tem sido bem identificada desde 1956, principalmente quando acontece no 3° trimestre da gestação, causando doença neonatal grave; porém, a infecção intrauterina no 1° e no 2° trimestre é menos clara. A infecção transplacentária pelo *Coxsackie B3* foi confirmada por meio de técnicas moleculares de fetos portadores de artrogripose, meningoencefalite necrótica, hipertrofia miocárdica e pneumonite. Mais recentemente, a infecção intrauterina com *Coxsackie B1* tem sido sugerida pela presença de sintomas em recém-nascidos no 1° dia de vida.[6] A placenta pode não apresentar anormalidades ou ainda apresentar vileíte crônica inespecífica, às vezes com pontos hemorrágicos endovasculares, bem como calcificações. A passagem transplacentária por echovírus tem sido descrita e *Echo 9* foi bem identificado em situação epidêmica, por meio de sorologia positiva em gestantes, sem confirmação de teratogênese, acreditando-se então na possibilidade de se obter infecção transplacentária assintomática. Infecção intrauterina pelo *Echo 71* foi demonstrada em feto prematuro com hidrocefalia unilateral, hepatoesplenomegalia e peritonite por meio do isolamento viral em líquido amniótico e do mesmo vírus em cordão umbilical, cérebro e fígado. *Echo 11* também foi identificado em líquido amniótico, no primeiro trimestre da gestação, sendo responsabilizado por hipoplasia pulmonar, bem como por óbito fetal de gemelar. Infecção intrauterina por *parecovírus 1* foi sugerida pelo encontro de IgM específica no sangue de cordão de RN sadio.[9]

A infecção ascendente parece ser rara com enterovírus, tendo sido sugerida em um caso em que o *Echo 11* foi recuperado do cérvix uterino materno e isolado em recém-nascido. Infecção ascendente por *Coxsackie B4* já foi demonstrada, sendo adquirida por inalação durante o parto.[1,6]

Infecção por enterovírus no período neonatal, ao contrário das anteriores, é frequente, e a principal via de transmissão é o contato humano, por meio das mãos, da mesma maneira que em outras populações. São fatores de risco para infecção neonatal o baixo nível socioeconômico, a falta de lavagem das mãos e a falta de aleitamento materno, além de prematuridade, baixo peso, uso de antibióticos, transfusão e uso de sonda nasogástrica.

Epidemias por *Coxsackievirus* em berçários têm sido descritas ao longo do tempo e são mais frequentes do que por echovírus ou parecovírus. Javett, em 1956, documentou uma epidemia aguda de miocardite associada ao *Coxsackie B3* em uma maternidade de Johannesburg, sendo que 5 recém-nascidos se tornaram doentes no 3º dia de vida. Brightman, em 1966, observou uma epidemia pelo *Coxsackie B5* em berçário de prematuros e sugeriu que o vírus foi introduzido por um recém-nascido com infecção intrauterina inaparente, havendo a seguir transmissão para o *staff* e daí para os outros recém-nascidos. Diversos estudos têm demonstrado que o curso inicial é a transmissão materno-fetal, seguida de disseminação. Entretanto, a introdução viral por meio do *staff* do berçário parece ser significativa. Modlin, em 1986, revisou 16 epidemias por echovírus, envolvendo 206 recém-nascidos doentes, e conseguiu identificar transmissão vertical inicial em apenas 4 dessas epidemias.[1]

Infecção neonatal por *parecovírus 1* pode ocorrer de maneira endêmica em berçários e ainda assim ser assintomática.

Patogênese

Infecção congênita por enterovírus resulta da passagem transplacentária para o feto, havendo recuperação do vírus na placenta, entretanto sem ocorrer alteração histológica na maioria das vezes. A infecção fetal pode se dar por disseminação hematogênica ou por ingestão de vírus presente no líquido amniótico, envolvendo a faringe e o trato gastrointestinal inferior. Nesta última forma, a sequência se dá de maneira semelhante à das outras idades, nas quais o vírus, após ter sido ingerido ou aspirado, dentro de 24 horas invade as tonsilas, os nódulos cervicais, a placa de Peyer ou os nódulos mesentéricos e, a partir de então, geralmente no terceiro dia, dissemina-se (viremia menor) para diversos órgãos: sistema nervoso central, coração, fígado, pâncreas, adrenais, trato respiratório, pele e mucosa, geralmente provocando sintomas; no período entre o 3º e o 7º dia, o vírus dissemina-se de qualquer desses órgãos (viremia maior) para o sistema nervoso central, fase em que cessa a viremia, aparecem os anticorpos e o conteúdo viral dos órgãos invadidos inicialmente se reduz, exceto no trato gastrointestinal inferior, no qual permanece por longo período.

A patogênese e a patologia dos enterovírus e dos parecovírus dependem de virulência, tropismo, concentração do inóculo e fatores específicos do hospedeiro. Enteroviroses apresentam diferenças marcantes no tropismo e principalmente na virulência, que pode ser o resultado das recombinações entre os enterovírus ou de mutações. Em recém-nascidos, infecção por enterovírus é mais grave do que em outras idades para o vírus *Coxsackie B* e provavelmente para *Coxsackie A*, *Echovirus* e vírus da poliomielite. O motivo da maior gravidade não está claro, podendo ser a imaturidade celular na produção de interferon, o aumento dos hormônios adrenocorticais, ou ainda a presença de sítios celulares receptores virais presentes em recém-nascidos (FnRn) e ausentes em outras idades. A resposta imune talvez contribua para a patologia, havendo sugestões em alguns estudos de que células T possam mediar o processo inflamatório agudo e a autoimunidade possa regular o processo inflamatório crônico, porém não parece ser relevante, como em crianças mais velhas. O efeito citopático viral também poderia ser o responsável pela lesão tecidual e a resposta das células T seria a consequência do dano, e não da causa. A genética do hospedeiro e a virulência também podem determinar o tipo de autoimunidade e o dano causado pela resposta celular.[1]

As manifestações clínicas causadas pelos diversos tipos de enterovírus têm se modificado ao longo dos tempos. Assim, *Echo 11*, que antes da década de 1950 era responsável por epidemias de infecções do trato respiratório superior, nos anos 1960 foi relacionado a exantema e meningite asséptica e, mais recentemente, a sepse grave e comprometimento hepático neonatal.[1,10] O *Enterovirus 71*, que inicialmente era associado a meningite asséptica, mais recentemente tem sido relacionado a epidemias na Austrália e países asiáticos, com síndrome mão-pé-boca e dano neurológico mais grave do que no passado.[7,8] Essas alterações podem ser resultado de mutações ou da recombinação entre os enterovírus. Em 2004, foram demonstradas evidências de recombinação entre o *Enterovirus 71* e o *Coxsackie A16*.[1]

Patologia

As infecções por enterovírus e parecovírus acometem diversos órgãos e sistemas, ocasionando uma grande variedade de manifestações clínicas, entretanto apenas uma pequena fração dessas infecções é fatal e é a que oferece material para estudos patológicos.

Coxsackie B é o vírus mais frequente nas infecções neonatais graves, provocando miocardite e meningoencefalite. O coração geralmente está alargado, com a musculatura flácida, e microscopicamente se encontram edema e focos de células inflamatórias no miocárdio, no pericárdio e no endocárdio, podendo haver infiltração difusa dessas células. O músculo cardíaco apresenta sinais de edema e degeneração eosinofílica, bem como sinais de necrose. Lesões semelhantes são encontradas nas meninges, no tecido cerebral e no cordão espinal, podendo haver áreas de liquefação necrótica. Fígado, pulmões, pâncreas e adrenais também podem apresentam lesões semelhantes.[1]

Echovirus raramente são responsáveis por doença neonatal fatal; entretanto, nos últimos anos, têm sido relatados casos fatais, nos quais o achado mais relevante é a necrose hepática generalizada, podendo haver necrose do miocárdio e dos túbulos renais associada. Miosite, sinais de coagulação intravascular disseminada, sangramentos adrenal, renal, hepático e cerebelar, bem como pneumonias e púrpura fulminante, têm sido descritos, nos diferentes sorotipos.[1]

Parecovírus 3 é raramente encontrado em infecções neonatais, mas o envolvimento do sistema nervoso central tem sido encontrado repetidamente quando ocorre infecção.[1,2]

Manifestações clínicas

Aborto

Foi bem descrito nas infecções maternas pelo vírus da poliomielite. Em 1992, também foi sugerido em infecção materna humana pelo *Coxsackie B*; e, em 2009, pelo parecovírus em animais.[2]

Prematuridade

Foi descrita com o vírus da poliomielite, *Coxsackie B2, B3* e *B4*.

Natimortalidade

Tem sido encontrada com *Coxsackie A9* e *B6*, *Echovirus 11* e *27*, geralmente durante surtos epidêmicos.

Malformações congênitas

Aconteceram em 4,1% das infecções maternas pelo poliovírus, anteriormente à vacina; e a sugestão de que a vacina antipólio com vírus atenuado (VOP) ofertada para gestantes possa causar malformações não foi confirmada. Nas infecções pelo vírus *Coxsackie*, têm sido sugeridas malformações congênitas mesmo em gestantes assintomáticas. Nas infecções maternas sintomáticas pelos sorotipos B2, B3 e B4, malformações cardíacas e urogenitais têm sido relatadas; já pelo sorotipo A9, anomalias digestivas podem ocorrer se a infecção materna acontecer no 1° trimestre de gestação. Não existe, até o momento, comprovação de malformações congênitas associadas a echovírus ou parecovírus.

Infecção neonatal pelos enterovírus e parecovírus

Pode apresentar sinais e sintomas bastante variados, dependendo do tipo de vírus, como apresentado no Quadro 35.1.

Infecção inaparente em recém-nascidos pode ocorrer com enterovírus e parecovírus, porém existe pouca documentação científica. Em 1984, Jenista e colaboradores encontraram 11,2% de enterovírus em culturas semanais de 666 recém-nascidos durante o 1° mês de vida, sendo que apenas 21% dos positivos apresentaram sintomas neonatais. Além disso, *parecovírus 1* tem sido identificado em recém-nascidos assintomáticos.

Quadro 35.1 Manifestações clínicas neonatais das infecções por enterovírus e por parecovírus.

Manifestação clínica específica	Comum em infecção pelos vírus	Mais rara em infecção pelos vírus
Infecção inaparente	*Parecovírus*	*Cox B1, B2, B4, B5, A9* *Echo 3, 5, 9, 11, 13, 14, 20, 30, 31*
Doença febril inespecífica	*Cox B5, Echo 5, 11, 33*	*Cox B1, B2, B3, B4, A9, A16* *Echo 4, 7, 9, 17, 30* *Parecovírus 1, 3, 4*
Sepse neonatal	*Cox B2, B3, B4, B5* *Echo 5, 11, 15* *Parecovírus 3*	*Cox B1, A9* *Echo 2, 3, 4, 6, 9, 14, 19, 21* *Parecovírus 1, 2*

(*Continua*)

Quadro 35.1 Manifestações clínicas neonatais das infecções por enterovírus e por parecovírus. (*Continuação*)		
Manifestação clínica específica	**Comum em infecção pelos vírus**	**Mais rara em infecção pelos vírus**
Doença respiratória geral	*Echo 11* *Parecovírus 1, 3*	*Cox B1, B4, B5, A9* *Echo 9, 17*
Herpangina **Coriza**		*Cox A5, A9* *Echo 11, 17, 18* *Parecovírus 1*
Faringite		*Cox B4* *Echo 11, 17, 18*
Laringotraqueíte ou broncoespasmo		*Cox B1, B4*
Pneumonia		*Cox B4, A9* *Echo 6, 9, 11, 17, 31*
Vômitos ou diarreia	*Echo 5, 17, 18*	*Cox B1, B2, B5* *Echo 4, 6, 8, 9, 11, 16, 19, 21* *Parecovírus 1, 3* *Enterovírus 71*
Hepatite	*Echo 11, 19*	*Cox B1, B3, B4, A9* *Echo 5, 6, 7, 9, 14, 20, 21* *Parecoviroses*
Pancreatite		*Cox B3, B4, B5*
Enterocolite necrotizante		*Cox B2, B3* *Parecovírus 1*
Miocardite e pericardite	*Cox B1, B2, B3, B4*	*Cox B5, A9* *Echo 11, 19*
Pele	*Cox B5* *Echo 5, 17* *Parecovírus 1, 3*	*Cox B1* *Echo 4, 7, 9, 11, 18* *Enterovírus 71*
Meningite asséptica	*Cox B2, B3, B4, B5* *Echo 3, 9, 11, 17*	*Cox B1, A9, A14* *Echo 1, 5, 13, 14, 21, 30* *Enterovírus 71* *Parecovírus 3*
Encefalite	*Cox B1, B2, B3, B4*	*Cox B5* *Echo 6, 9, 23* *Parecovírus 2* *Enterovírus 71*
Paralisia		*Cox B2*
Morte súbita		*Cox B1, B3, B4, A4, A5, A8* *Parecovírus 1, 3*

Fonte: Chery JD et al., 2016.

Doença febril inespecífica

Muito comum em crianças mais velhas, tem sido identificada em apenas 9% dos casos, sendo caracterizada por febre superior a 39 °C, irritabilidade e recusa alimentar, com duração de 2 a 5 dias. Tem sido descrita em recém-nascidos a termo, sem complicações, podendo aparecer em até 30 dias de vida. Quando a doença febril acontece após 7 dias de vida, frequentemente existe história familiar. O vírus pode ser localizado no sangue, urina e LCR. É comumente encontrada nas infecções por *Coxsackie B1-4, B5, A9* e *A16*, por *Echo 4, 5, 7, 9, 11, 17* e *33*, bem como por *Parecovírus 1, 3* e *4*.

Sepse neonatal

Ocorre frequentemente em até 20% das infecções por enterovírus neonatais; e tem sido um grande problema para neonatologistas a distinção entre infecção viral e bacteriana. História materna de febre alta e doença viral recente pode ser de grande valor, bem como ausência de fatores de risco para sepse bacteriana, como rotura prematura de membranas, prematuridade e APGAR baixo. O hemograma não auxilia, pois geralmente, nessas infecções virais, também ocorre aumento no número total de leucócitos e de neutrófilos. Em 1998, Barre e colaboradores relataram um recém-nascido de 3 a 4 dias de vida com síndrome hemofagocítica transitória (anemia, coagulopatia e trombocitopenia) associada a enterovirose. Em 2013, Yazurizara e colaboradores descreveram 9 recém-nascidos infectados pelo *parecovírus 3* que apresentavam linfoistiocitose hemofagocítica.

Doença das vias respiratórias – alta ou baixa

Pode ocorrer como sintoma principal das enteroviroses, sendo mais frequente em infecções pelo *Echo 11* e *parecovírus 1*. Herpangina, caracterizada pela presença de lesão vesicular com base eritematosa nas tonsilas ou pilares, foi encontrada em recém-nascidos infectados pelo *Coxsackie B5* e *B2.* Coriza, faringite, laringotraqueobronquite, broncoespasmo e pneumonia não têm sido descritas com frequência, entre os diversos tipos de enterovírus e parecovírus, no período neonatal.

Manifestações gastrointestinais

São comuns e geralmente estão associadas a outros sintomas, sendo encontradas em infecções por diversos tipos de enterovírus, mais frequentemente por echovírus e parecovírus. Hepatomegalia, hepatoesplenomegalia, hepatite neonatal e necrose hepática têm sido descritas em infecções pelos enterovírus, mais frequentemente pelo *Echo 11* e *19*, sendo infrequentes entre as infecções por parecovírus. Pancreatite tem sido encontrada em recém-nascidos infectados pelos vírus *Coxsackie B2, B3* e *B5*; e enterocolite necrosante já foi descrita pelo *Coxsackie B2, B3* e pelo *parecovírus 1.* No Brasil, recentemente foram encontrados *Echo 29* e *enterovírus C99* em crianças com diarreia.

Manifestações cardíacas

Associadas a infecções pelos enterovírus, geralmente envolvem o músculo cardíaco e o pericárdio. O *Coxsackie B* foi o vírus mais comumente associado a essa manifestação clínica, descrita em epidemias, podendo se iniciar por taquicardia, padrão bifásico no eletrocardiograma, hepatomegalia, progressão rápida para falência cardíaca e alta taxa de mortalidade. Nas últimas décadas, a miocardite tem sido menos comumente encontrada.

Exantema

Ocorre geralmente entre o 3º e o 5º dia da doença, como uma manifestação menor, e tem sido relatado em infecção neonatal por *Coxsackie B1, B3* e *B5, Echo 4, 5, 7, 9, 11, 16, 17, 18* e *21* e *parecovírus 1* e *3*.

Manifestações neurológicas

Meningite e menigoencefalite podem ocorrer em até 50% dos recém-nascidos com infecção por enterovírus. A distinção entre meningite e menigoencefalite é difícil no período neonatal, sendo que a meningoencefalite é comum nos casos com sinais clínicos semelhantes à sepse neonatal, sendo raro o encontro de convulsão. O líquido cefalorraquidiano é geralmente indistinguível das infecções bacterianas; hipercelularidade de 4.500 células/mm^3, com predomínio de leucócitos de até 85%, proteinorraquia entre 200 e 500 mg/dL e hipoglicorraquia menor do que 40 mg/dL já foram descritas em recém-nascidos infectados pelos vírus *Coxsackie B5*.

Paralisia facial persistente e perda do reflexo abdominal transitório foram descritas pelo *Coxsackie B2*. Em 2001, foi relatada infecção pelo *enterovírus 71* em recém-nascido de 30 dias de idade, com fraqueza nos membros inferiores associada à síndrome mão-pé-boca.

Morte súbita

Pode acontecer nessas infecções virais e, em 1996, o enterovírus foi isolado pela técnica da cadeia de polimerase em 54% das mortes súbitas de recém-nascidos com algum sinal de infecção. Em 2010, foi descrita morte súbita em um recém-nascido de 30 dias de idade e em um lactente de 4 meses, ambos infectados por *parecovírus 3* no trato respiratório.

A divisão das manifestações clínicas por agente etiológico pode ser útil quando se conhece o diagnóstico etiológico da infecção materna ou de alguém sintomático do *staff*.

Coxsackie A

Existem poucas publicações no período neonatal, mas já foi descrito associado a pneumonia e sepse, com coagulação intravascular disseminada (tipo *3*), morte súbita (tipos *5* e *8*), doença febril inespecífica ou infecção inaparente (tipo *16*), broncopneumonia letal, letargia, anorexia, miocardite, pericardite, meningite e hepatite (tipo *9*), meningite asséptica (tipo *14*) e herpangina (tipo *5*).

Coxsackie B

Tem sido associado mais frequentemente a miocardite e manifestações neurológicas, desde meningite asséptica, meningoencefalite a encefalomielite.

Coxsackie B1 já foi descrito no período neonatal associado a letargia isoladamente, crises de cianose com apneia seguida de necrose hepática, meningoencefalite, miocardite com óbito, sepse com hepatite e coagulação intravascular disseminada, miocardite, hepatite seguida de calcificações hepáticas progressivas, sepse fatal, disfunção de múltiplos órgãos, presença de vômitos com diarreia seguida de desconforto respiratório, edema generalizado, aumento da área cardíaca, hepatomegalia e óbito. Esse vírus já foi também descrito associado a epidemia de miocardite neonatal. Em 2007, foi o enterovírus mais frequente nos Estados Unidos e, no período neonatal, um aumento de doença grave foi também observado, com cinco casos fatais cuja manifestação clínica incluiu miocardite, meningite ou meningoencefalite, sepse, hepatite e coagulopatia.

Coxsackie B2 tem sido associado mais frequentemente a miocardite e manifestações neurológicas. Em uma epidemia em berçário anexo a maternidade, em 1974, 12 recém-nascidos foram atingidos, todos com meningite e 2 com miocardite, e 2 deles foram a óbito.

Coxsackie B3 e ***B4*** têm sido associados mais frequentemente a meningite ou meningoencefalite e miocardite no período neonatal, porém hepatite, exantema, doença febril inespecífica, sepse, necrose adrenocortical e morte súbita têm sido descritos ao longo dos anos.

Coxsackie B5, desde a década de 1970, foi causa de epidemias de meningite asséptica em berçários, podendo complicar com miocardite e havendo grande número de estudos a esse respeito. Em contraste com os outros tipos de *Coxsackie*, o B5 parece mais neurotrópico que cardiotrópico. De particular interesse é a presença de exantema maculopapular antecedendo a febre, com duração média de 4 dias.

Echoviroses

São descritas mais raramente em infecção neonatal.

- ***Echo 1, 2*** e ***3*** foram associados a meningite asséptica, complicada ou não, e recuperação viral no líquido cefalorraquidiano.
- ***Echo 4*** foi isolado, em 1974, em 11 recém-nascidos, todos com febre e irritabilidade, sendo que 4 deles apresentaram exantema.
- ***Echo 5*** foi identificado em seis estudos nos quais os recém-nascidos apresentaram febre alta, taquicardia, esplenomegalia e linfoadenomegalia. Em outra epidemia, com comprometimento de 56 recém-nascidos, todos tiveram febre de 3 a 5 dias, 20 apresentaram exantema 24 a 36 horas após o início da febre, vômitos e diarreia foram encontrados em mais da metade e 20% não apresentaram nenhum sintoma além da febre.
- Com relação ao ***Echo 6***, febre, diarreia e sintomas semelhantes a sepse com insuficiência hepática foram os achados mais relevantes nos estudos realizados. Entretanto, meningite e coagulopatia também já foram descritas em associação a esse vírus.
- ***Echo 7***, em 1983, foi encontrado em 3 recém-nascidos: 1 com febre, irritabilidade, exantema e diarreia; e os outros 2 com sinais de sepse e coa-

gulação intravascular disseminada. Outro estudo demonstrou grande elevação de proteína C reativa sem outra evidência de infecção bacteriana.

- ***Echo 8*** foi encontrado em associação com diarreia em neonatos.
- ***Echo 9*** é o mais prevalente dos echovírus em todos os estudos nacionais e internacionais, em todas as faixas etárias. Entretanto, doença neonatal por esse vírus parece ser incomum. Os sintomas parecem bastante variáveis, desde infecção assintomática até pneumonia fatal, meningoencefalite, meningite, gastroenterocolite e necrose hepática.
- ***Echo 11*** pode causar uma grande variedade de sintomas no período neonatal. Desde a década de 1960, tem sido isolado concomitantemente com epidemias, mas casos isolados, inclusive fatais, têm sido documentados. Febre, irritabilidade, letargia, distúrbios pulmonares, meningite asséptica, diarreia, sepse e letalidade são os sintomas mais frequentes.
- ***Echo 13*** foi pouco encontrado no período neonatal até o ano de 2000. Em 2001, esse vírus foi relacionado à meningite asséptica nos Estados Unidos. Em 2003, casos de meningite asséptica neonatal também foram relatados na Espanha e em Israel.
- ***Echo 14*** foi associado a sepse e necrose hepática neonatal, mas em epidemias foram relatados recém-nascidos assintomáticos.
- ***Echo 16*** foi identificado em recém-nascidos com sintomas de sepse, exantema e meningite neonatal.
- ***Echo 17*** tem sido isolado em recém-nascidos com otite média, em recém-nascidos com febre, coriza e exantema, mas na década de 1970 foi associado a meningite asséptica, diarreia e exantema.
- ***Echo 18*** foi associado a diarreia nas epidemias em berçários, na década de 1950. Em 2003, nova epidemia por esse vírus atingiu lactentes e recém-nascidos, provocando exantema e febre transitória, mas havendo também pacientes assintomáticos.
- ***Echo 19*** foi isolado em recém-nascidos com infecção de vias aéreas superiores, taquicardia paroxística e sinais de sepse, além de necrose hepática, coagulopatia e morte.
- ***Echo 20*** foi isolado em recém-nascidos assintomáticos na década de 1960, porém na de 1990 foi encontrado em recém-nascidos com hepatite.
- ***Echo 21*** foi encontrado em recém-nascidos com diarreia e icterícia em um estudo na década de 1960. Já na década de 1980, foi isolado em recém-nascidos com meningite asséptica e hepatite fulminante.
- ***Echo 25*** foi encontrado em um recém-nascido com febre e irritabilidade, sem outros sintomas específicos.
- ***Echo 30***, que é um dos vírus mais frequentes no Brasil, associado a meningite asséptica em todas as faixas etárias, também foi isolado em alguns recém-nascidos com meningite asséptica na década de 1980. Entretanto, em 2003, esse vírus foi isolado em gemelares com febre, trombocitopenia, coagulopatia e falência hepática. Outro estudo, em 2008, isolou esse ví-

rus em recém-nascidos com sintomas de sepse e hepatite, sem sequelas posteriores.

- ***Echo 31*** foi relacionado a encefalite, meningite, crises de apneia e pneumonia.
- ***Echo 33*** foi isolado em recém-nascidos com doença febril inespecífica.
- ***Echo 71*** foi identificado em recém-nascido com meningite, gastroenterocolite e síndrome mão-pé-boca.[2]

Parecovírus

- ***Parecovírus 1*** foi associado a epidemias em berçários, na década de 1960, e também em recém-nascidos assintomáticos ou sintomáticos com coriza, pneumonia, *rash* cutâneo ou conjuntivite. Em 2001, esse vírus foi associado a epidemia de enterocolite necrosante.
- ***Parecovírus 2*** foi associado a infecção assintomática seguida de encefalopatia.
- ***Parecovírus 3*** foi isolado em recém-nascidos, na Inglaterra, em 2006, em sintomáticos com febre, sinais de sepse, gastroenterocolite, sintomas neurológicos e respiratórios, alguns com sequelas neurológicas. No Canadá, em 2005, foi encontrado em recém-nascidos com febre, exantema e taquipneia.
- ***Parecovírus 4*** foi identificado em recém-nascido com febre inespecífica e recusa alimentar, em 2006.[1,2,9]

Diagnóstico diferencial

O diagnóstico diferencial é geralmente feito com sepse ou meningite bacteriana, cardiopatia congênita e infecções congênitas, perinatais e neonatais por outros vírus.

Prognóstico

Índices de mortalidade mais altos são encontrados em recém-nascidos com miocardite, encefalite e sepse com hepatopatia. A gravidade da doença depende do sorotipo, sendo geralmente mais graves as infecções causadas por *Coxsackie B1, B2, B3* e *B4*, por *Echo 11* e *parecovírus 3*. Sequelas neurológicas de infecções neonatais não parecem consistentes, embora casos esparsos e suspeitos tenham sido descritos, havendo apenas um estudo mais alarmante de infecção neonatal por *Echo 18*, no qual foi relatado dano neurológico persistente.[1,2,9,10]

Tratamento

Não há tratamento específico para nenhum tipo de infecção por enterovírus; entretanto, em infecções catastróficas e graves, pode ser tentado o uso de gamaglobulina humana em altas doses. Recém-nascidos que receberam gamaglobulina com altos títulos de anticorpos neutralizantes específicos para os sorotipos isolados tiveram menor tempo de viremia e de presença de vírus na urina. Pleconaril, um medicamento antipicornavírus não liberado no Brasil até o presente momento, tem sido usado em pacientes imunodeprimidos, com meningite e meningoencefalite viral, com significativa redução no período da doença. O uso de corticoides nas miocardites não está indicado e imunossupressores não oferecem efeitos benéficos. Como a possibilidade de meningoencefalite herpética geralmente é considerada, o tratamento empírico com aciclovir deve ser iniciado após coleta de exames para a pesquisa de herpes simples. Recém-nascidos com sinais de choque, hipotensão, necrose hepática ou coagulação vascular disseminada são os de maior risco e necessitam de controles específicos da hipotensão, da acidose e de adequada oxigenação. Em pacientes com hepatite, o uso de neomicina para suprimir o crescimento da flora bacteriana pode ajudar. Transfusões sanguíneas e vitamina K podem auxiliar no combate ao sangramento; e o uso de heparina deve ser considerado nos casos de coagulação intravascular disseminada. Pequenas quantidades de digoxina são necessárias para o controle da insuficiência cardíaca.[1,2]

Prevenção

Não há até o momento vacina acessível para enterovírus não pólio no Brasil. Vacina para *enterovírus 71* foi desenvolvida com vírus inativado e, em 2013, foi demonstrado que a vacina aplicada em crianças de 6 a 35 meses de idade apresentou eficácia de 90% para a proteção da síndrome mão-pé-boca e de 80% para outros sintomas.

Proteção passiva com imunoglobulina intramuscular na dose de 0,15 a 0,5 mg/kg, ou talvez intravenosa, pode ser útil em epidemias hospitalares nos berçários. Por exemplo, se vários casos de miocardite acontecerem, parece ser útil administrar gamaglobulina em todos os recém-nascidos. *Pool* de gamaglobulina humana pode conter anticorpos contra *Coxsackie B* e *Echo 11*, e esse procedimento pode oferecer proteção para recém-nascidos ainda não infectados.

Leite materno deve ser encorajado em todos os recém-nascidos. Em 2007, foi demonstrado que recém-nascidos alimentados exclusivamente com leite materno por mais de 2 semanas tiveram menos enteroviroses até 1 ano de idade do que os não alimentados dessa maneira.

Quando ocorre infecção hospitalar, é prudente isolar o caso infectado e não admitir novos casos no berçário, além de manter os cuidados de higiene, como lavagem das mãos, uso e controle do consumo de álcool gel para médicos, enfermeiras e acompanhantes.[1]

Referências bibliográficas

1. Cherry JD, Krogstad P. Enterovirus e Parechovirus infections. In: Wilson CB, Nizet V, Maldonado YA, Remington JS, Klein JO, editors. Infectious diseases of the fetus and newborn infant. 8th ed. Philadelphia: Elsevier; 2016. p. 782-827.
2. Romero JR, Selverangan R. The human parechoviruses: an overview. Advances in Pediatrics. 2011;58(issue 1):65-85.
3. Ho BC, Yang P-C, Yu S-L. MicroRNA and pathogenesis of enterovirus infections. Virus. 2016;8(1):11-8.

4. Zhao Y, Zhang G. Human neonatal Fc receptor is the cellular uncoating receptor for enterovirus B. Cell. 2019;177(6):1553-65.
5. Huang L, Yue J. The interplay of autophagy and enterovirus. Sem Cell & Develp Biol. 2020;101:12-9.
6. Konstantinidou A. Transplacental infection of coxsaquievirus B3 pathological findings in the fetus. J Med Virol. 2007;79:754-7.
7. Chow K. Congenital enterovirus 71 infection: a case study with virology and immunochemistry. Clin Infect Dis. 2000;31:509-14.
8. Chan YF, AbuBakar S. Recombinant human enterovirus 71 in hand, foot and mouth disease patients. Emerg Infect Dis. 2004;10:1468-70.
9. Beneschop KS. Fourth human parechovirus serotype. Emerg Infect Dis. 2006;12:1572-5.
10. Tassin M, Martinovic J, Miranda A et al. A case of congenital echovirus 11 infection acquiride early in pregnancy. J Clin Virol. 2014;59(1):71-3.
11. Alves JCS et al. Isolamento e identificação molecular dos enterovírus não pólio em casos de paralisia flácida aguda. Rev Pan-Amaz Saude. 2014;5(1):35-42.
12. Menegolla IA et al. Boletim epidemiológico. CEVS-RS. 2016;18(3-4):1-3.
13. Lima ST. Estudo da ocorrência de enterovírus humano como causa de insuficiência respiratória aguda em pacientes atendidos na cidade de Belém, Pará, Brasil [dissertação]. Ananindeua: Instituto Evandro Chagas, Programa de Pós-Graduação em Virologia; 2017.

capítulo 36

Rubéola Congênita

- Marco Antonio Cianciarullo
- Edna Maria de Albuquerque Diniz

Introdução

Embora conhecida desde a antiguidade com a denominação *hhamikah*, a rubéola somente foi descrita como entidade clínica quando Bergen, em 1752, e Orlow, em 1758, descreveram-na como sarampo alemão. Entretanto, somente em 1866 Veale a definiu com o termo "rubéola"; e no ano de 1881 foi reconhecida no Congresso Internacional de Medicina, em Londres.

A teratogenicidade da rubéola foi constatada a partir da epidemia na Austrália, com o nascimento de inúmeras crianças com catarata congênita. Gregg,[1] em 1941, estudou 78 recém-nascidos (RN) portadores de defeitos congênitos, de mães com infecção primária de rubéola durante os 2 primeiros meses de gestação. Posteriormente, observaram-se outros defeitos, como malformações cardíacas congênitas e deficiência auditiva. A descoberta de Gregg atribuiu a origem das malformações fetais a um agente infeccioso, e não a alterações genéticas.

Em países com campanhas de imunização em massa e recomendações para imunização de crianças, os casos de rubéola e rubéola congênita caíram drasticamente. Entretanto, em países em desenvolvimento sem programas de imunização contra rubéola, as mulheres em idade fértil permanecem suscetíveis à infecção, com possibilidade, na infecção, principalmente no 1º trimestre de gestação, do desenvolvimento da síndrome da rubéola congênita (SRC) em seus RN.

Terminologia

Dois termos são mais comumente utilizados:

- **Infecção congênita por rubéola:** termo mais amplo e que se refere ao desfecho da infecção intrauterina da rubéola, como aborto espontâneo, natimorto, combinações de defeitos congênitos e infecção assintomática.[2]
- **Síndrome da rubéola congênita:** é considerada uma subcategoria da infecção congênita por rubéola. Refere a variedade de defeitos congênitos, como deficiência auditiva, defeitos cardíacos congênitos, catarata/glaucoma congênito, retinopatia pigmentar.[2]

Epidemiologia

A imunização, em especial em regiões onde é praticada em larga escala, vem mudando a epidemiologia da rubéola. Nos Estados Unidos, de 2001 a 2004, a ocorrência de casos de SRC foi de 5, sendo 3 RN em 2001, 1 em 2003 e 1 em 2004.[2]

Na Europa, 47 casos de SRC foram relatados, sendo 21 em 2001 e 12 em 2003.[3]

No Brasil, 600 casos de SRC foram relatados em 2001. Com a implementação de uma vigilância ativa em todos os Estados e a vacinação de mulheres em idade fértil, houve importante redução dos casos, tendo ocorrido apenas 13 em todo o País em 2003. A vacinação em larga escala reduziu de maneira drástica a rubéola e a SRC. No entanto, algumas gestantes foram inadvertidamente vacinadas e seus RN expostos aos vírus da rubéola; nenhum apresentou manifestações clínicas compatíveis com a SRC.[4-7]

Nos países desenvolvidos com programas de imunização contra rubéola já estabelecidos, a SRC é rara. Os poucos relatos são de crianças de mães emigrantes de outros países sem o programa de imunização contra a doença.[8]

Em outros países em desenvolvimento no mundo, o controle tem sido acelerado por meio da implementação generalizada de programas de vacinas contra rubéola. Um plano de ação global de vacinas foi endossado pela Assembleia Mundial de Saúde. Os casos de rubéola diminuíram em 97%, de 670.894 casos relatados pela OMS em 2000 para 22.361 casos repostados em 2016. Foram estabelecidas metas de eliminação de rubéola e síndrome da rubéola.[9]

Patogenia

A rubéola congênita é o típico resultado de infecção materna primária. Acredita-se que o vírus invada o trato respiratório superior, com consequente viremia e disseminação desse vírus para diferentes lugares, inclusive para a placenta. A partir da infecção da placenta, há viremia fetal, com instalação em vários órgãos. Quando o feto é infectado durante as primeiras 16 semanas de gestação, particularmente nas primeiras 8 a 12 semanas, fica o risco de desenvolvimento de anormalidades e malformações. Pode ocorrer reabsorção do concepto (principalmente nas fases iniciais da gestação), aborto espontâneo, óbito fetal, infecção da placenta sem acometimento do concepto ou infecção de ambos.[10]

A teratogenicidade do vírus da rubéola é evidente, porém o seu mecanismo ainda não está elucidado por completo. A replicação viral desencadeia anormalidades mitocondriais e do esqueleto celular, com possibilidade de promover apoptose celular. Esse vírus pode acarretar danos enormes em múltiplos órgãos ainda em desenvolvimento, como sistema nervoso central, coração, sistema auditivo, sistema ocular etc.

As malformações ocorrem caracteristicamente dentro das primeiras 8 a 12 semanas de idade gestacional. O vírus da rubéola inibe a mitose e aumenta o número de fragmentações cromossômicas em cultura de tecido embrionário e, por isso, os órgãos acometidos ficam hipoplásicos. Observa-se, também, a presença de necrose celular, processo inflamatório e vasculite.[11,12]

A transmissão materno-fetal do vírus da rubéola ocorre por via hematogênica, em 5 a 7 dias após a inoculação materna do vírus. Após infectar a placenta, o vírus se espalha por meio do sistema vascular do feto em desenvolvimento. Os defeitos congênitos resultam de danos aos vasos sanguíneos e isquemia dos órgãos afetados.[13-16] A infecção é crônica, persistindo ao longo da gestação e após o nascimento.

Manifestações clínicas

A SRC é definida para qualquer combinação dos achados sabidamente resultantes da rubéola durante a gestação. A SRC clássica é caracterizada por defeitos cardíacos, oculares e auditivos.[17]

A infecção assintomática é muito mais comum do que a sintomática. A principal característica da rubéola congênita é sua cronicidade, e as manifestações existentes podem progredir ou novas alterações podem aparecer ao longo da vida.[10]

O Quadro 36.1 resume as manifestações clínicas, classificadas em transitórias, permanentes e tardias, listadas em ordem decrescente.

Quadro 36.1 Manifestações clínicas da doença da síndrome da rubéola congênita.

Manifestações transitórias	• Hepatoesplenomegalia, hepatite e icterícia	
	• Plaquetopenia e anemia hemolítica	
	• Adenopatia	
	• Meningoencefalite	
	• Pneumonia intersticial	
	• Miosite	
	• Miocardite	
	• Diarreia	
	• Distúrbios no crescimento ósseo	
Manifestações permanentes	Auditivas[10]	• Surdez neurossensorial
	Malformações cardíacas congênitas[18]	• Persistência do canal arterial com estenose de ramos pulmonares • Estenose de ramos pulmonares isolada • Persistência do canal arterial isolada
	Oftalmológicas[17]	• Catarata • Microftalmia • Retinopatia pigmentar (em "sal e pimenta") • Estrabismo

(Continua)

Quadro 36.1 Manifestações clínicas da doença da síndrome da rubéola congênita. *(Continuação)*		
Manifestações permanentes	Sistema nervoso central[10]	• Microcefalia • Retardo mental e motor • Distúrbios comportamentais e psiquiátricos • Autismo
Manifestações tardias	Endocrinopatias	• Diabete *mellitus* insulino-dependente • Disfunção tireoidiana – hipertireoidismo, hipotireoidismo, tireoidite
	Neurológicas[10]	• Panencefalite progressiva
	Oftalmológicas[10]	• Glaucoma • Alterações corneanas – opacidade, edema e ceratocone

Fonte: Lee e Bowden, 2000.[12]

Definição de caso clínico e critério de classificação para síndrome da rubéola congênita

O Quadro 36.2 define essas características.

Quadro 36.2 Definição de caso clínico.	
Doença, geralmente manifestada na infância, resultante da infecção intrauterina pelo vírus da rubéola e caracterizada por achados clínicos e categorizados:	
Categoria A: catarata/glaucoma congênita, doença cardíaca congênita (mais frequentemente persistência do canal arterial ou estenose de artéria pulmonar), deficiência auditiva, retinopatia pigmentar	
Categoria B: púrpura, hepatoesplenomegalia, icterícia, microcefalia, atraso no desenvolvimento, meningoencefalite, rarefação óssea	
Critérios laboratoriais (qualquer um dos seguintes)	
Isolamento do vírus da rubéola	
Demonstração de IgM específica	
Nível de anticorpos contra rubéola (IgG) que persiste em um nível mais alto e por mais longo tempo do que o esperado da transferência materna de anticorpos	
Reação em cadeia de polimerase para o vírus da rubéola	
Classificação	**Critério**
Suspeita	Crianças que não atendem aos critérios de caso provável ou confirmado, mas que têm um dos achados clínicos

(Continua)

Quadro 36.2 Definição de caso clínico. (*Continuação*)	
Classificação	**Critério**
Provável	Crianças sem etiologia alternativa que não tenham confirmação laboratorial de infecção por rubéola, mas que tenham: • Pelo menos 2 achados clínicos da categoria A ou • Um achado da **categoria A** ou um ou mais achados da **categoria B**
Confirmada	Crianças com pelo menos um dos achados clínicos que é clinicamente consistente com SRC e evidência laboratorial de infecção congênita por rubéola, como demonstrados nos critérios laboratoriais
Somente infecção	Criança assintomática, mas com evidência laboratorial de infecção, como demonstrada nos critérios laboratoriais

Fonte: Centers for Disease Control and Prevention. 2010.[19]

Diagnóstico e exames complementares

Deve ser feito o diagnóstico presuntivo de rubéola congênita para qualquer RN cuja mãe teve rubéola suspeita ou confirmada durante a gestação ou para qualquer RN com evidência de *restrição de crescimento intrauterino* associado a qualquer estigma da rubéola congênita.

O diagnóstico pode ser feito na mãe e no RN:

- Titulação da rubéola sérica.
- Detecção de vírus por meio de cultura e/ou transcrição reversa seguida de reação em cadeia de polimerase (RT-PCR) de amostras de líquido amniótico, nariz, garganta (preferível), urina, liquor ou sangue.

O diagnóstico na gestante é feito por um teste **positivo** para anticorpos IgM, soroconversão IgG ou elevação ≥ 4 vezes entre os títulos IgG da fase aguda e da convalescença. A cultura do vírus pode ser feita com material de esfregaço da nasofaringe, mas é difícil de obtê-la. A RT-PCR pode ser utilizada para a confirmação de resultados da cultura ou detecção de RNA viral diretamente nas amostras de pacientes, bem como permitir a genotipagem e o monitoramento epidemiológico de infecções por rubéola do tipo selvagem.

Nos lactentes, a detecção de anticorpos IgM específicos contra rubéola geralmente indica infecção por rubéola, mas há resultados falso-positivos. A persistência de IgG específica para rubéola após 6 a 12 meses sugere infecção congênita.

O manejo clínico envolve avaliação pediátrica completa, neurológica, cardíaca, oftalmológica e auditiva, complementada por hemograma, radiografia de ossos longos e análise do liquor para todos os RN com suspeita de rubéola congênita, sendo sintomáticos ou não.[7]

Tratamento

Não há tratamento específico disponível para a infecção, seja materna, seja congênita.

Gestantes expostas à rubéola em fase precoce de gestação devem ser informadas sobre o risco potencial para o feto.

Precauções de contato devem ser instituídas assim que houver suspeita de rubéola congênita, e as crianças com SRC devem ser consideradas infectantes durante o 1° ano de vida, a menos que culturas repetidas de secreção faríngea ou urina sejam negativas.

Um acompanhamento minucioso das crianças infectadas deve ser realizado, principalmente nos primeiros 6 meses de vida. Déficits auditivos e alterações psicomotoras são os problemas mais importantes, em razão da sua frequência. Assim, um tratamento interdisciplinar precoce é necessário. Os testes precisam ser repetidos, pois os problemas parecem ser progressivos e a abordagem terapêutica pode precisar ser revista.[10]

Conclusões

A SRC é uma doença grave, que pode acarretar diversas malformações fetais, sendo as mais comuns a surdez neurossensorial, as malformações cardíacas, a catarata e as alterações comportamentais e psiquiátricas.

Não há tratamento medicamentoso específico e as crianças afetadas demandam atendimento multidisciplinar precoce e por toda a vida, pois as alterações podem ser progressivas ou de aparecimento tardio.

A medida de maior impacto é a prevenção da SRC por meio da vacinação de crianças e de mulheres em idade fértil.

Referências bibliográficas

1. Gregg NM. Congenital cataract following German measles in the mother. Trans Ophtalmol Soc Aust. 1941;3:35-46.
2. Reef SE, Plotkin S, Cordero JF, Katz M, Cooper L, Schwartz B et al. Preparing for elimination of congenital Rubella syndrome (CRS): summary of a workshop on CRS elimination in the United States. Clin Infect Dis. 2000;31(1):85-95.
3. Reef SE, Redd SB, Abernathy E, Zimmerman L, Icenogle JP. The epidemiological profile of rubella and congenital rubella syndrome in the Unites States, 1998-2004: the evidence for absence of endemic transmission. Clin Infect Dis. 2006;43(Supp 3):S126.
4. Centers for Disease Control and Prevention. Progress toward elimination of measles and prevention of congenital rubella infection – European Region, 1990-2004. MMWR Morb Mortal Wkly Rep. 2001;54(7):175-8.
5. Sato HK. Estudo dos efeitos da vacina contra rubéola sobre o produto da gestação de mulheres vacinadas durante campanha realizada no Estado de São Paulo em 2001 [dissertação]. São Paulo: Faculdade de Medicina da Universidade de São Paulo; 2005.
6. Centers for Disease Control and Prevention. Current trends rubella vaccination during pregnancy. United States, 1971-1988. MMWR. 1989;38(17):289-93.

7. Plotkin S. Rubella vaccine. In: Plotkin AS, Orestein WA. Vaccines. 3rd ed. Philadelphia: WB Saunders; 2004. p. 409-39.
8. Eurosurveillance Editorial Team. The Americas region declares that rubella has been eliminated. Euro Surveill. 2015;20(18).
9. Rubella and congenital rubella, syndrome control and elimination – Worldwide, 2000-2016. Wkly. 2017;66(45):1256-60.
10. Cooper LZ, Alford CA Jr. Rubella. In: Remington JS, Klein JO, Baker C, Wilson CB. Infectious diseases of the fetus and the newborn infant. 6th ed. Philadelphia: Elsevier, Saunders; 2006. p. 893-926.
11. Pugachev KV, Frey TK. Rubella virus apoptosis in culture cells. Virology. 1998;250:359-70.
12. Lee JY, Bowden DR. Rubella virus replication and links to teratogenicity. Clin Microbiol Rev. 2000;13:571-87.
13. Webster WS. Teraton update: congenital Rubella. Teratology. 1998;58(1):13-23.
14. Woods WA, Johnson RT, Hostetler DD, Lepow ML, Robbins FC. Immunofluorescent studies on rubella-infected tissue cultures and human tissues. J Immunol. 1966;96(2):253-60.
15. Rawls WE. Congenital Rubella: the significance of virus persistence. Prog Med Virol. 1968;10:238-85.
16. Rork LB, Spiro AJ. Cerebral lesions in congenital rubella syndrome. J Pediatr. 1967; 70(2):243-55.
17. Duszak RS. Congenital rubella syndrome: major review. Optometry. 2009;80:36-43.
18. Oster ME, Riehle-Colarusso T, Correa A. An update on cardiovascular malformations in congenital rubella syndrome. Birth Defects Research (Part A). 2010;88:1-8.
19. Centers for Disease Control and Prevention. Rubella congenital syndrome: case definition. 2010. [acesso em 20 dez 2021]. Disponível em: https://ndc.services.cdc.gov/conditions/rubella-congenital-syndrome.

capítulo 37

Vírus Sincicial Respiratório

- Renata Amato Vieira
- Edna Maria de Albuquerque Diniz

Conceito

Morris, Blount e Savage, em 1956, notaram o desenvolvimento de resfriado, com coriza, em um grupo de 14 chimpanzés, que foram observados por 3 a 24 semanas. Um novo vírus foi isolado de um dos chimpanzés e recebeu o nome de agente da coriza do chimpanzé (CCA). Uma das pessoas que trabalhava com os animais adquiriu sintomas similares aos dos animais; e foi identificado anticorpo para o CCA nos chimpanzés infectados, confirmando suas doenças. No ano seguinte, Chanock e colaboradores isolaram um vírus indistinguível do CCA em dois lactentes com infecção do trato respiratório inferior. O agente foi renomeado como vírus sincicial respiratório (VSR), com base em seu efeito citopático.[1]

Epidemiologia

O VSR é o patógeno viral mais importante do trato respiratório em crianças com idade inferior a 3 anos, ocorrendo em surtos anuais com duração de 2 a 5 meses, desde o outono até o início da primavera, com picos no inverno nos países de clima temperado. Observa-se que nos países de clima tropical o pico de incidência ocorre no outono, durante a estação chuvosa. É um vírus endêmico, sendo isolado no mundo inteiro. É responsável por 50% a 90% dos casos de bronquiolite e por aproximadamente 50% de todas as pneumonias. Nos Estados Unidos, são mais de 100 mil hospitalizações por ano, segundo dados do National Respiratory and Enteric Virus Surveillance System, com evolução para óbito em 4,5 mil casos. Os custos para a saúde ultrapassam os 400 milhões de dólares por ano.[1,2]

Durante o 1° ano de vida, a partir dos 6 meses de idade, constata-se um declínio gradual na concentração dos anticorpos anti-VSR transmitidos passivamente para a criança, com duração média dos anticorpos maternos estimada entre 3 e 3,5 meses. O início da atividade anual do VSR é anunciado pelo aumento do número de casos de bronquiolite e pneumonia na comunidade. Cerca de 50% a 70% dos lactentes são infectados pelo VSR no 1° ano de vida e quase 100% das crianças se infectam entre os 2 e 3 anos de idade. Metade das crianças infectadas se reinfectam, sugerindo que a infecção natural não produz imunidade permanente. Das crianças previamente saudáveis infectadas no 1° ano de vida, 15% a 22% desenvolvem doença respiratória inferior, com taxa de hospitalização variando entre 0,5% e 2%. A mortalidade entre os pacientes hospitalizados pode variar de 0,5% a 3,5%.[3]

Entre 10% e 25% das crianças prematuras, com idade gestacional (IG) menor ou igual a 32 semanas e displasia broncopulmonar (DBP), que adquirem infecção pelo VSR necessitam de hospitalização, sendo que mais de 25% destas requerem cuidados intensivos. A mortalidade nesses pacientes de risco elevado pode variar de 35% a 50%. A prematuridade é o principal fator de risco para hospitalização pelo VSR, em razão da imaturidade do sistema imune, da reduzida transferência de anticorpos maternos, do menor calibre das vias aéreas e do desmame precoce frequente. O risco de hospitalização decresce com o aumento da IG.[4,5]

A presença de malformações cardíacas está relacionada a maior morbidade e a taxas de hospitalização elevadas em infecções causadas pelo VSR. A hiper-reatividade vascular pulmonar e a hipertensão pulmonar são responsáveis pela gravidade do quadro clínico. A taxa de admissão hospitalar nesses casos é 3 vezes maior do que na população sem doença de base, com internação em terapia intensiva 3 a 5 vezes mais frequente e mortalidade de 3,4%.[6]

A presença no leite humano de imunoglobulinas (anticorpos IgA específico, IgG e IgM) e de componentes não imunoglobulínicos parece oferecer proteção contra a infecção grave pelo VSR, principalmente nas populações de renda salarial mais baixa. Estudos realizados nesse campo mostram que esse efeito protetor é mais marcante nos primeiros meses de vida e com aleitamento materno exclusivo. É descrito também que o colostro humano apresenta atividade neutralizante *in vitro* contra o VSR.[7]

A disseminação do VSR ocorre por autoinoculação após toque em superfícies não porosas contaminadas com secreções, nas quais o vírus pode sobreviver de 4 a 7 horas, ou por inoculação direta de gotículas nos olhos e no nariz.[8]

Etiologia

O VSR é um RNA vírus encapsulado, não segmentado, pertencente à família Paramyxoviridae e ao gênero *Pneumovirus*. A replicação viral ocorre somente no citoplasma, sem necessitar das funções nucleares da célula hospedeira. É relativamente lábil, mantendo 10% de sua infectividade após 24 horas a 37 °C e 1% após 1 semana a 4 °C, sendo destruído rapidamente a 55 °C.[1]

As cepas do VSR são as mesmas em todo o mundo e estão classificadas em dois grupos distintos, A e B, que podem circular simultaneamente no mesmo surto sazonal; e a imunidade parcial conferida a um grupo de cepas não garante imunidade ao outro grupo. A glicoproteína de superfície F é a mesma nos dois grupos de VSR, sendo responsável pela fusão do envelope viral à membrana plasmática da célula hospedeira. Atua também como mediadora da fusão de uma célula infectada a uma adjacente, causando a formação dos sincícios. Já a glicoproteína G, também localizada no envelope viral, diverge nos dois grupos de cepas e está envolvida com a ligação do vírus ao receptor celular durante os estágios iniciais do ciclo infeccioso.[9-11]

Patogênese e patologia

O período de incubação do VSR é geralmente de 2 a 8 dias, com média de 5 dias. A excreção viral pode começar a ocorrer alguns dias antes do início dos sintomas e persistir por 3 a 8 dias; pode ser detectada por 3 a 7 semanas, especialmente em RN e pacientes imunocomprometidos.[12]

Em vírus encapsulados, como o VSR, a ativação proteolítica é um passo determinante para a fusão à célula hospedeira e para a infectividade viral, além de ser indispensável para a disseminação efetiva do patógeno. Tanto o muco quanto o surfactante presentes nas vias aéreas inibem a ativação proteolítica desses vírus. O desbalanço entre as proteases da célula hospedeira e os inibidores endógenos das vias aéreas parece estar envolvido na patogenicidade do VSR.[13]

Após a inoculação no trato respiratório superior, o VSR prolifera-se e dissemina-se por contiguidade, envolvendo as porções inferiores e mais distais do trato respiratório. O epitélio infectado perde seus apêndices ciliares e a presença de tecido necrótico nas vias aéreas promove estase do muco e acúmulo de material celular degenerado. Quando a infecção se estende às vias aéreas terminais, as células que revestem os alvéolos perdem sua integridade estrutural, resultando na diminuição da produção de surfactante, com formação de membranas hialinas e edema pulmonar. A resposta inflamatória no local do dano tecidual ocorre por meio da infiltração mononuclear da submucosa e das estruturas intersticiais, que podem contribuir para o estreitamento das vias aéreas e prejudicar as trocas de gases pelo bloqueio alveolocapilar, favorecendo a hipóxia e a hipercapnia. A obstrução expiratória relativa resulta em hiperinsuflação, enquanto a obstrução completa e os mecanismos de válvula produzem atelectasias.[12]

A recuperação histológica pulmonar pode se iniciar em alguns dias, mas a restauração completa pode demorar semanas, sendo possível que algumas alterações morfológicas, como glândulas submucosas aumentadas e hipertrofia muscular, permaneçam por tempo prolongado. A regeneração do epitélio inicia-se em 3 a 4 dias, enquanto as células ciliadas só aparecem após 2 semanas.[1]

São descritas cinco expressões patológicas nas infecções virais graves, que podem estar presentes simultaneamente, como bronquiolite aguda, bronquiolite obliterante, pneumonia intersticial, pneumonia alveolar e dano alveolar difuso. Os três fatores mais importantes que influenciam a expressão patológica das pneumonias virais em crianças são: anatomia, doença pulmonar de base e imunidade. Em RN pré-termo e lactentes, o pequeno calibre das vias aéreas terminais e a ausência de interconexões entre os espaços alveolares (poros de Kohn) contribuem para a sibilância e para as atelectasias lobulares. A incapacidade de eliminar o excesso de secreções desencadeado pela infecção em pacientes com DBP muitas vezes produzirá sibilância, atelectasia e insuficiência respiratória. Vários mecanismos imunopatológicos têm sido estudados para explicar a expressão clínica das infecções virais nessa faixa etária. A resposta humoral é conhecida por seu papel significante na prevenção das infecções pelo VSR. A IgA secretora protege contra as infecções de mucosa, enquanto a IgG sérica confere proteção parcial contra essas infecções. No entanto, os anticorpos não proporcionam proteção completa e as reinfecções pelo VSR ocorrem durante toda a vida. Crianças com títulos altos de anticorpos contra o VSR, adquiridos através da placenta, permanecem livres de infecção por períodos prolongados, em comparação com aquelas com títulos baixos.[13]

Vários mecanismos têm sido propostos para explicar a associação da infecção pelo VSR à hiper-reatividade brônquica e à sibilância, como: presença de neuropeptídeos e aumento da expressão de seus receptores específicos; liberação de leucotrienos e outros metabólitos celulares; ativação de mastócitos e eosinófilos; produção de imunoglobulina E (IgE); persistência das respostas celulares Th2; e desenvolvimento de citocinas pró-inflamatórias ou imunorregulatórias. Pode-se incluir entre os mecanismos que contribuem para a hiper-reatividade brônquica secundária à infecção pelo VSR a restrição anatômica da árvore brônquica nos primeiros meses de vida e o dano tecidual causado pela própria infecção. Durante a infecção aguda viral, o epitélio respiratório fica exposto a receptores irritantes ativados, os quais induzem a estimulação neurogênica da musculatura lisa brônquica e o espasmo brônquico. Os fatores neurogênicos são mais importantes na indução da hiper-reatividade brônquica no início da infância, em razão da anatomia das vias aéreas nessa faixa etária.[12]

Infecções bacterianas secundárias muitas vezes complicam as infecções virais, mas os mecanismos para que os vírus predisponham a doenças bacterianas não está completamente esclarecido. Avadhanula e colaboradores (2006)[14] sugeriram que a infecção pelo VSR aumenta a expressão de receptores para *Streptococcus pneumoniae* e *Haemophilus influenzae* nas células epiteliais brônquicas primárias, facilitando a colonização e a doença bacteriana.

Quadro clínico

As infecções virais agudas do trato respiratório inferior podem ser precedidas por 1 a 2 dias de coriza, recusa alimentar e febre baixa. O início em RN e lactentes geralmente é gradual, com irritabilidade, congestão nasal, letargia, vômitos e febre. A tosse, inicialmente seca, pode tornar-se paroxística, e alguns casos apresentam otite média aguda. Nas crianças, principalmente as prematuras, a febre costuma ser mínima, porém episódios de apneia e bradicardia podem ocorrer.[15]

Ao exame físico, pode-se encontrar taquipneia, taquicardia, gemência, batimentos de asas de nariz e retrações da parede torácica. Cianose geralmente acompanha os episódios de apneia ou crises de tosse, estando presente em 1/3 dos pacientes durante o repouso nos quadros mais graves. À ausculta pulmonar, sibilos e estertores crepitantes, difusos ou localizados, podem ocorrer. Algumas crianças evoluem com desidratação leve em decorrência da anorexia e do aumento das perdas insensíveis, pela febre e pela hiperventilação.[16]

O VSR, em crianças com idade inferior a 3 anos, manifesta-se como infecção do trato respiratório inferior, causando bronquiolite, pneumonia, traqueobronquite e apneia. Os RN pré-termo são mais suscetíveis à infecção grave pelo VSR e a reinfecções, assim como as crianças abaixo de 6 semanas de idade, os portadores de cardiopatia congênita, DBP e imunodeficiências. De 25% a 50% das crianças com menos de 6 semanas de vida apresentam manifestações clínicas diferentes do quadro clássico, lembrando choque séptico.[13,15,17,18]

Nas crianças com idade superior 3 anos, o quadro de reinfecção costuma ser mais brando, manifestando-se como infecções respiratórias superiores ou traqueobronquites. Eventualmente, esses pacientes podem ser assintomáticos. As infecções respiratórias inferiores são mais raras nessa faixa etária.[3]

Otite média aguda é mais comum nas infecções causadas pelo VSR do que naquelas decorrentes de outros vírus respiratórios. A duração da doença respiratória é, em média, de 7 a 12 dias. A infecção pelo VSR geralmente está limitada ao epitélio respiratório e, em raras ocasiões, pode se estender e infectar o miocárdio, os rins e o fígado. Manifestações incomuns são meningite, mielite, ataxia, hemiplegia, arritmias cardíacas e exantemas de tronco e face. A síndrome da morte súbita infantil é uma complicação possível da infecção pelo VSR, principalmente nos RN pré-termo de mães tabagistas. Há aumento do risco de broncoaspiração durante os episódios de bronquiolite, mesmo em crianças previamente saudáveis. Algumas crianças com infecção grave desenvolvem em longo prazo alterações da função pulmonar que podem ser assintomáticas ou manifestadas por chiado recorrente.[1,12]

A infecção pelo VSR pode predispor a infecção bacteriana secundária em 1,2% das crianças com pneumonia, sendo o *Streptococcus pneumoniae* e o *Haemophilus influenzae* os agentes mais frequentemente associados. A coinfecção bacteriana é mais comum nas crianças com idade inferior a 2 anos, encontrando-se em torno de 40% nos pacientes hospitalizados por pneumonia.[14]

Os critérios de internação hospitalar na bronquiolite viral aguda são:[8]

- Idade inferior a 6 semanas.
- Insuficiência respiratória aguda moderada e grave.
- Vômitos, desidratação, letargia, retrações torácicas, taquipneia, apneia, presença de comorbidades, como cardiopatias, imunodeficiências e dependência de oxigênio.
- Nível socioeconômico baixo, dificuldades de transporte e evolução rápida da sintomatologia.

Os critérios de internação em unidade de terapia intensiva são:[8]

- Pacientes com incapacidade de manter a saturação de oxigênio, apesar do aumento no fornecimento de oxigênio.
- Insuficiência respiratória grave.
- Apneias recorrentes.

Critérios clínicos mínimos para a alta hospitalar:[8]

- Frequência respiratória menor do que 60 respirações/minuto para idade inferior a 6 meses.
- Paciente estável em ar ambiente ($SO_2 \geq 90\%$) por pelo menos 12 horas antes da alta.
- Ingestão oral adequada para prevenir a desidratação.
- Responsáveis pela criança que saibam aspirar ou lavar as vias aéreas superiores, tenham bom grau de entendimento e confiança de que possam prestar cuidados em casa.

Aconselha-se às famílias de crianças que foram internadas com bronquiolite por VSR a procurar atendimento médico se a criança desenvolver sibilância ou dificuldade para respirar durante infecções respiratórias superiores subsequentes, em razão de seu conhecido risco aumentado de hiper-reatividade brônquica pós-bronquiolite viral.[8]

Diagnóstico laboratorial e radiológico

Não se recomenda realizar de rotina hemograma, proteína C-reativa, procalcitonina, hemocultura e radiografia de tórax em pacientes com bronquiolite pelo VSR, apenas naqueles com suspeita de coinfecção bacteriana (< 1%). Radiografia de tórax deve ser reservada para casos em que existam dúvidas no diagnóstico ou que tenham má evolução clínica. A realização de radiografia de tórax aumenta o uso desnecessário de antibióticos.[8]

O diagnóstico específico do VSR e de outros vírus respiratórios é realizado por meio da coleta de secreção respiratória. O melhor material para coleta é o lavado nasal (aspirado nasofaríngeo). Em crianças intubadas, podem ser realizadas coletas de aspirado traqueal.[19]

Os métodos laboratoriais disponíveis incluem: cultura de células, imunofluorescência, testes imunocromatográficos, sorologia e amplificação de ácido nucleico (PCR). A carga viral é importante para o diagnóstico, por isso quanto mais precoce a coleta mais sensível é o teste. As amostras de secreção respiratória coletadas necessitam ser estocadas em temperaturas a –20 °C e transportadas refrigeradas aos laboratórios de referência.

A cultura de células foi, por muitos anos, o método padrão-ouro para o diagnóstico viral e, atualmente, vem sendo substituído pelos métodos moleculares. Os meios utilizados são os de células humanas: HEp-2 (células de carcinoma de laringe humano), HeLa (células de carcinoma de cérvix humano) e NCI-H292 (células de carcinoma epidermoide de pulmão humano). A sensibilidade da cultura varia de 60% a 90%; e a especificidade é de aproximadamente 100%. A coleta inapropriada, o transporte sem resfriamento, o congelamento das amostras e a contaminação, bem como a inoculação em células inadequadas, diminuem a sensibilidade da cultura. A identificação do efeito citopático em cultura pode demorar de 4 a 14 dias, o que dificulta a sua utilização clínica. Os melhores resultados ocorrem se a coleta for realizada até 5 dias após o início dos sintomas.[8,15]

Nos últimos anos, houve um grande avanço nos métodos diagnósticos de agentes virais. Provas rápidas, utilizando a imunofluorescência, estão se tornando cada vez mais acessíveis. As técnicas mais rápidas de diagnóstico consistem na detecção dos antígenos virais. Pode ser realizada por meio de reação de imunofluorescência direta ou indireta, que apresenta sensibilidade de 80% e especificidade de 90%. A imunofluorescência direta ou indireta permite a identificação de sete vírus respiratórios: VSR, *influenza* A e B, *parainfluenza* 1, 2 e 3 e adenovírus. A amostra de secreção respiratória é preparada no laboratório e anticorpos monoclonais específicos contra os antígenos dos diferentes vírus respiratórios são colocados em lâmina e examinados em microscópio de fluorescência. Essa técnica é a de mais baixo custo entre as disponíveis, entretanto necessita de análise por um técnico habilitado.[12,15]

Os testes imunocromatográficos (testes rápidos ou *point of care*) são disponíveis para o VSR e para o vírus *influenza* e, apesar de terem custo elevado, apresentam execução simples e podem ser realizados pelo próprio médico. Os testes são mais sensíveis em crianças menores de 2 anos no início dos sintomas.[8]

Os testes sorológicos não têm utilidade em pediatria, em razão da presença de anticorpos maternos e da necessidade de coleta de duas amostras de sangue, nas fases aguda e de convalescência da doença viral.[8,15]

A reação em cadeia da polimerase-transcriptase reversa (RT-PCR) vem sendo mais utilizada nos últimos anos e é considerada, atualmente, o padrão-ouro para o diagnóstico dos vírus respiratórios, graças a sua maior sensibilidade. Além disso, essa técnica pode detectar vírus respiratórios não detectáveis por outros métodos, como é o caso do rinovírus, metapneumovírus, coronavírus (inclusive o SARS-CoV-2) e bocavírus. A RT-PCR é menos afetada pela qualidade do espécime e do seu transporte. A RT-PCR *real-time* determina resultados mais rápidos do que a RT-PCR convencional e pode proporcionar a quantificação de um único ou de múltiplos patógenos numa mesma amostra.[8,19]

Tratamento

A terapêutica da bronquiolite e da pneumonia pelo VSR consiste em:[8,20,21]

- **Medidas de suporte:** incluindo manutenção do equilíbrio térmico, metabólico, hidroeletrolítico e hemodinâmico.
- **Oxigenoterapia:** no desconforto respiratório grave e/ou cianose e/ou SO_2 < 92%.
- **Fluidoterapia:** nos quadros graves, com necessidade de intubação, considerar, inicialmente, hidratação por via intravenosa. Nos pacientes em uso de ventilação não invasiva, que estejam estáveis, é sugerido dieta por cateter orogástrico.
- **Broncodilatadores:** uso controverso; não se recomenda o uso sistemático de medicamentos β-2-agonistas e adrenalina nebulizada, bem como inalações com brometo de ipratrópio. Na necessidade de um broncodilatador, realizar prova terapêutica e somente continuar o tratamento se houver resposta clínica.

- **Solução salina hipertônica a 3%:** não há evidências atuais de benefício do uso de nebulização com NaCl 3%, acompanhada ou não de broncodilatadores.
- **Ventilação mecânica e não invasiva (VNI):** VNI, no modo CPAP ou no cateter nasal de alto fluxo, é eficaz em pacientes com dificuldade respiratória grave, hipercapnia ou apneias recorrentes. Tem poucos efeitos colaterais e é bem tolerada. Devem ser considerados para ventilação mecânica os pacientes que não apresentaram sucesso com a VNI. A ventilação de alta frequência oscilatória parece ser útil em pacientes com insuficiência respiratória com hipercapnia, apesar da ventilação mecânica convencional.
- **Heliox com VNI:** não se sugere o uso de heliox (mistura 70/30 ou 80/20 de hélio e oxigênio, respectivamente) no tratamento da bronquiolite viral, sendo sua administração complicada. Estudos de bronquiolite moderada ou grave concluíram que o heliox não reduz a taxa de intubação ou a duração do tratamento da doença respiratória.
- **Ribavirina em aerossol:** eficácia duvidosa; uso em pós-transplantados e em pós-cirurgia cardíaca.
- **Surfactante exógeno:** não há evidência suficiente para recomendar o seu uso. Sua função seria restabelecer a estrutura bronquioloalveolar, mantendo-a patente e restaurando a ventilação nas vias aéreas não ventiladas.
- **Fisioterapia respiratória:** é útil na aspiração de secreção respiratória excessiva. Evitar vibração e percussão torácicas.
- **Corticosteroides (inalatórios, orais e sistêmicos):** são contraindicados. Podem prolongar a excreção viral. Não reduzem o tempo de internação, o escore clínico de gravidade e as taxas de admissão ou readmissão hospitalar.
- **Antibióticos, incluindo os macrolídeos:** não é recomendado o uso rotineiro de antibióticos, mesmo na bronquiolite com atelectasia pulmonar. Recomenda-se o uso de antibióticos nos quadros graves, com infecção bacteriana suspeita ou detectada.
- **Antagonista do receptor de leucotrienos (montelucaste):** sem benefícios no tempo de internação, no escore clínico de gravidade e na hiper-reatividade brônquica pós-infecção viral.

Prevenção

Existem vários procedimentos eficazes na prevenção da infecção hospitalar pelos vírus respiratórios, incluindo o VSR, como lavagem de mãos e o uso de álcool gel, aventais, luvas, máscaras e óculos, que protejam os olhos e o nariz. Com essas medidas, pode-se reduzir o risco de infecção cruzada em até 8 vezes. As crianças com infecção pelo mesmo agente viral devem ser mantidas isoladas dos demais pacientes, podendo ficar em um só quarto.[12]

Em 1998, foi aprovado, nos Estados Unidos, o uso de anticorpos monoclonais contra o VSR (palivizumabe). Essa opção em imunização passiva surgiu com o desenvolvimento de anticorpos monoclonais humanizados contra os grupos A e B do

VSR. O palivizumabe age neutralizando a atividade da glicoproteína F, com bloqueio da fusão do VSR aos receptores presentes nas células respiratórias. É produzido por tecnologia de DNA recombinante e composto por 95% de sequências de aminoácidos humanos e 5% de camundongos. Reduz a atividade viral e a transmissão do VSR entre as células hospedeiras. O benefício primário da imunoprofilaxia é a redução da taxa de hospitalização associada à infecção pelo VSR.[8,12]

A dose de palivizumabe recomendada é de 15 mg/kg, por via intramuscular, a cada 30 dias, durante os meses de maior incidência do VSR, de acordo com cada região do Brasil. A sazonalidade do VSR ocorre, principalmente, entre os meses de março e julho, nas regiões Sudeste, Nordeste e Centro-Oeste. Na Região Norte, apresenta-se de fevereiro a junho; e na Região Sul, de abril a agosto. Recomenda-se que o início das aplicações de palivizumabe ocorra 1 mês antes da sazonalidade do VSR em cada região do País.[8]

Recém-nascidos hospitalizados durante a estação sazonal do VSR e que preencham critérios para profilaxia devem receber a primeira dose 48 a 72 horas antes da alta e a partir do 7º dia de vida, desde que hemodinamicamente estáveis e com infecções controladas. Crianças que tenham iniciado esquema com palivizumabe e que estejam hospitalizadas por qualquer causa, não necessariamente infecção viral, devem seguir com as doses de palivizumabe durante a internação, conforme previamente agendadas.[20]

A Sociedade Brasileira de Pediatria (SBP) e a Academia Americana de Pediatria (AAP) recomendam cinco doses de palivizumabe nos seguintes casos:[8,20]

- Pré-termo com IG inferior ou igual a 28 semanas e 6 dias, sem DBP, estando com menos de 12 meses de idade no início da sazonalidade do VSR.
- Crianças com idade inferior a 2 anos portadoras de DBP e em uso de oxigenoterapia, corticosteroide inalatório, broncodilatador ou diurético nos 6 meses que precederam o início do período de sazonalidade do VSR.
- Crianças com idade inferior a 2 anos portadoras de cardiopatia congênita com repercussão hemodinâmica significativa (necessidade de tratamento da insuficiência cardíaca ou presença de hipertensão pulmonar moderada a grave ou doença cardíaca cianótica). Na cirurgia com *by-pass*, realizar dose pós-operatória. **Cardiopatias que não necessitam de profilaxia:** comunicações interventricular e interatrial hemodinamicamente estáveis, cardiomiopatia moderada e as corrigidas totalmente por cirurgia, sem insuficiência cardíaca residual.

A SBP e a Sociedade Brasileira de Imunizações (SBIm) preconizam a profilaxia para crianças prematuras nascidas entre 29 e 31 6/7 semanas de IG, além da dos grupos contemplados pelo Ministério da Saúde. A recomendação baseia-se em diversas evidências de que esse é também um grupo vulnerável para desenvolver formas graves da infecção pelo VSR, especificamente nos primeiros 6 meses de vida. Disponibilização do rol estendido somente em clínicas privadas de vacinação.[8,22]

Em vigência de surto hospitalar por vírus respiratório, recomendam-se: práticas de controle de infecção, medidas de bloqueio hospitalar, higienização de mãos, uso de álcool gel, isolamento de contatos, identificação do agente viral e uso de palivizumabe em população específica, no caso de infecção nosocomial pelo VSR.[8]

Perspectivas em prevenção e tratamento para o vírus sincicial respiratório

- **Vacinas pediátricas, maternas e para uso em idosos:** em desenvolvimento.
- **Anticorpos monoclonais contra o VSR:** a serem empregados nos casos de resistência ao palivizumabe e em dose única.
- **Antivirais mais potentes:** RNA de interferência para reduzir a carga viral em pacientes com quadro grave.
- **Agentes anti-inflamatórios**.

Referências bibliográficas

1. Filippell MB, Rearick T. Respiratory syncytial virus. Nurs Clin North Am. 1993;28:651-71.
2. Berman S. Epidemiology of acute respiratory infections in children of developing countries. Rev Infect Dis. 1991;13:454-62.
3. Falade AG, Ayede AI. Epidemiology, aetiology and management of childhood acute community-acquired pneumonia in developing countries-a review. Afr J Med Med Sci. 2011;40:293-308.
4. Carbonell-Estrany X, Quero J. Hospitalization rates for respiratory syncytial virus infection in premature infants born during two consecutive seasons. Pediatr Infect Dis J. 2001;20:874-9.
5. Diniz EMA, Vieira RA, Ceccon MEJR, Ishida MA, Vaz FAC. Incidence of respiratory viruses in preterm infants submitted to mechanical ventilation. Rev Inst Med Trop. São Paulo. 2005;47:37-44.
6. Medrano C, Garcia-Guereta L, Grueso J, Insa B, Ballesteros F, Casaldaliga J et al. Respiratory infection in congenital cardiac disease. Hospitalization in young children in Spain during 2004 and 2005: the CIVIC Epidemiologic Study. Cardiol Young. 2007;17:360-71.
7. Victora CG, Vaughan JP, Lombardi C. Evidence for protection by breastfeeding against infant deaths from infectious diseases in Brazil. Lancet. 1987;2:319-22.
8. Sociedade Brasileira de Pediatria. Diretrizes para o manejo da infecção causada pelo vírus sincicial respiratório (VSR). [acesso em 14 set 2023]. Disponível em: http://www.sbp.com.br/pdfs/diretrizes_manejo_infec_vsr_versao_final1.pdf.
9. Peret TC, Hall CB, Hammond GW, Piedra Pa, Storch GA, Sullender WM et al. Circulation patterns of group A and B human respiratory syncytial virus genotypes in 5 communities in North America. J Infect Dis. 2000;181:1891-6.
10. Cintra OAL, Owe MA, Machado AA, Cerwi MC, Figueiredo LT, Rocha GM et al. Occurrence and severity of infections caused by subgroup A and B respiratory syncytial virus in children in Southeast Brazil. J Med Virol. 2001;65:408-12.
11. Oliveira TFM, Freitas GRO, Ribeiro LZG, Yokosawa J, Siqueira MM, Portes SAR et al. Prevalence and clinical aspects of respiratory syncytial virus A and B groups in children seen at Hospital de Clínicas of Uberlândia, MG, Brazil. Mem Inst Oswaldo Cruz. 2008;103:417-22.

12. Ogra PL. Respiratory syncytial virus: the virus, the disease and the immune response. Paediatr Respir Rev. 2004;5:119-26.
13. Bennett BL, Garofalo RP, Cron SG, Hosakote YM, Atmar RL, Macias CG et al. Immunopathogenesis of respiratory syncytial virus bronchiolitis. J Infect Dis. 2007;195:1532-40.
14. Avadhanula V, Rodriguez CA, Devincenzo JP, Wang Y, Webby RJ, Ulett GC et al. Respiratory viruses augment the adhesion of bacterial pathogens to respiratory epithelium in a viral species- and cell type-dependent manner. J Virol. 2006;80:1629-36.
15. Vieira RA, Diniz EMA, Vaz FAC. Clinical and laboratory study of newborns with lower respiratory tract infection due to respiratory viruses. J Matern Fetal Neonatal Med. 2003;13:341-50.
16. Hall CB, Walsh EE, Schnabel KC, Long CE, McConnochie KM, Hildreth SW et al. Occurrence of groups A and B of respiratory syncytial virus over 15 years: associated epidemiological and clinical characteristics in hospitalized and ambulatory children. J Infect Dis. 1990;162:1283-90.
17. Welliver R. The relationship of meteorological conditions to the epidemic activity of respiratory syncytial virus. Paediatr Respir Rev. 2009;10:6-8.
18. Panozzo CA, Fowlkes AL, Anderson LJ. Variation in timing of respiratory syncytial virus outbreaks: lessons from national surveillance. Pediatr Infect Dis J. 2007;26:41-5.
19. Vieira RA, Diniz EMA, Ceccon MEJR. Correlation between inflammatory mediators in the nasopharyngeal secretion and in the serum of children with lower respiratory tract infection caused by respiratory syncytial virus and disease severity. J Bras Pneumol. 2010;36:59-66.
20. Wainwright C. Acute viral bronchiolitis in children: a very common condition with few therapeutic options. Paediatr Respir Rev. 2010;11:39-45.
21. Seliem W, Sultan AM. Heliox delivered by high flow nasal cannula improves oxygenation in infants with respiratory syncytial virus acute bronchiolitis. J Pediatr (Rio J). 2018;94:56-61.
22. Anderson EJ, DeVincenzo JP, Simões EAF, Krilov LR, Forbes ML, Pannaraj PS et al. SENTINEL1: Two-season study of respiratory syncytial virus hospitalizations among U.S. Infants Born at 29 to 35 weeks' gestational age not receiving immunoprophylaxis. Am J Perinatol. 2020;37:421-9.

capítulo 38

Infecção por Adenovírus, *Influenza* e *Parainfluenza*

- Nicole Lee Udsen Luis
- Silvia Maria Ibidi

Introdução

Os recém-nascidos (RN), principalmente os prematuros de extremo baixo peso (RNEBP), são muito suscetíveis a quadros virais respiratórios, que podem causar impacto no curto e no longo prazo. Tem sido crescente o reconhecimento de que doenças virais podem ter maior influência no perfil infeccioso de unidades neonatais do que se imaginava previamente. O aumento da disponibilidade da *polymerase chain reaction* (PCR) para o diagnóstico de infecções virais tem grande importância no melhor reconhecimento da participação desses agentes nas infecções em Neonatologia, como as que acometem RN não só nas unidades de terapia intensiva (UTI), mas também nas unidades de cuidados intermediários, ou mesmo em alojamento conjunto. A possibilidade de identificação dos vírus nas infecções neonatais demonstrou que são relevantes agentes causais desses processos, sendo associados ao aumento de tempo de internação e gravidade de doença, com custo aproximado de 28 mil dólares por caso de infecção viral de trato respiratório.

Neste capítulo, vamos abordar a ocorrência de três vírus respiratórios na população neonatal, suas características, evolução, tratamento e prevenção, os vírus *influenza*, adenovírus e *parainfluenza*.

Etiologia

O *influenza* é um vírus RNA, da família Orthomyxoviridae, dividida nos tipos A, B e C. O *influenza* A é responsável pela maior parte das infecções em humanos, sendo o tipo B responsável por 11% dos casos. A transmissão ocorre por aerossóis, gotículas e autoinoculação, pelo contato com secreções ou superfícies contaminadas. O período de incubação varia de 1 a 5 dias, e a transmissão se inicia, em média, 1 dia antes da sintomatologia.

O vírus *parainfluenza* humano é um vírus respiratório comum, principalmente em crianças, responsável por infecções de vias aéreas alta e baixa, e divide-se em 4 tipos. Os tipos 1 e 2 são mais comuns em crianças e estão associados a laringite. O tipo 3 está mais associado a bronquiolite e pneumonia. Já o tipo 4 é menos comum e descrito como responsável por quadros mais leves. Tem um período de incubação de 1 a 7 dias e é transmitido por gotículas, contato direto e indireto (com duração de até 10 horas em superfícies),[22] com sazonalidade, prevalência e quadros clínicos variáves.[4]

O adenovírus é classificado em mais de 55 sorotipos, divididos em 7 espécies que infectam humanos, causando principalmente doença gastrointestinal e respiratória. A transmissão ocorre principalmente por contato direto ou indireto, com longa permanência em ambientes e objetos e tempo de transmissão prolongado após resolução de sintomas.[10] Uma das possibilidades de transmissão relatada é pela via vaginal durante o parto, pois evidências apontam para a presença viral em secreção vaginal, apesar de poder ocorrer transmissão transplacentária ou ascendente, além de transmissão horizontal pós-natal.[8]

Epidemiologia

Existe hoje pouca informação sobre a prevalência de infecções virais nas unidades neonatais, com relatos de 8% a 52% em unidades de terapia intensiva neonatal (UTIN). A investigação de etiologia viral em quadros infecciosos neonatais não ocorre rotineiramente na maioria dos serviços. A doença viral ocorre mais frequentemente em prematuros, quando comparados aos RN a termo. Além da prematuridade, a presença de displasia broncopulmonar é um importante fator de risco.

Em trabalhos que buscaram avaliar a ocorrência de vírus respiratórios com triagem periódica, foram encontrados números importantes de amostras positivas. Bennett encontrou, em seu trabalho, uma prevalência de 52% de infecções virais em RN abaixo de 33 semanas, as quais causaram aumento de tempo de ventilação mecânica, de necessidade de oxigenioterapia, de tempo de internação e de displasia broncopulmonar naqueles RN que foram positivos. Gonzalez-Carrasco, em uma coorte de RN prematuros e a termo, encontrou uma prevalência de 22% de infecções virais. Outro estudo encontrou uma prevalência de 38% na população estudada (RN menores de 32 semanas), sendo adenovírus o segundo agente mais encontrado. Dos pacientes positivos, 46% apresentaram alguma sintomatologia, sendo que somente 40% tiveram sintomas clássicos de infecção respiratória e 29% receberam antibioticoterapia em razão de uma piora clínica inespecífica.[1] Pacientes que apresentam quadro viral sintomático têm risco 11,5 vezes maior de apresentar sibilância recorrente.

Quando são considerados estudos de pesquisa viral na vigência de suspeita de sepse neonatal tardia, a prevalência varia de 6,6% a 8%. Em estudo etiológico de conjuntivite neonatal, foi encontrada prevalência global de 1,8%, sendo que 4,8% dos casos tiveram etiologia viral.[2]

Existem diversos relatos de surtos de infecção viral em UTIN, sendo os de *parainfluenza* os menos comuns. Surtos de *influenza* nessas unidades ocorreram principalmente em 2009/2010, durante a epidemia de H1N1. Relatos de surtos por adenovírus na população neonatal são descritos com maior frequência, associados a conjuntivite, em diversos casos por contaminação de equipamento utilizado para exame oftalmológico, com risco posterior de causar doença grave entre os pacientes.

Não existe consenso de como deve ser avaliada a presença desses vírus em pacientes assintomáticos e como deve ser realizado o rastreio de infecções virais.

Apresentação clínica

RNEBP, com frequência, não desenvolvem sinais clássicos de doença respiratória, apresentando sintomas inespecíficos, como apneia, aumento de necessidade de suporte ventilatório ou intolerância alimentar. Por isso, quadros virais são facilmente confundidos com quadros de sepse bacteriana, o que também leva a um maior uso de antibióticos.

Outra dificuldade encontrada é que a falha de identificação de casos de infecção viral pode aumentar o risco de transmissão intra-hospitalar. Nesse cenário, portadores virais assintomáticos podem ter particular importância, visto que o tempo de transmissão pode durar dias a semanas.

As descrições de doença por *parainfluenza* habitualmente são de quadros respiratórios pouco sintomáticos e autolimitados.

Relatos de infecções por *influenza* descrevem quedas de saturação, taquipneia, aumento de secreção de via aérea, apneia e aumento da necessidade de suporte ventilatório. Foram descritos ainda bradicardia, febre e estertores na ausculta pulmonar. A *influenza* pode se associar a infecção de sistema nervoso central, via fibras nervosas aferentes, após inoculação intranasal. Infecções graves causam aumento de citocinas inflamatórias, aumentando a permeabilidade vascular e permitindo entrada viral pela barreira hematoencefálica, afetando principalmente o hipocampo, cerebelo, tronco cerebral e substância nigra, causando apoptose neuronal e reduzindo a mielinização dos axônios.

Em gestantes, a infecção por *influenza* pode apresentar maior gravidade do que na população em geral, apesar de não serem completamente esclarecidos os mecanismos, estando associados a prematuridade, restrição de crescimento intrauterino, descolamento de placenta, rotura prematura de membranas ovulares, boletim de Apgar baixo e óbito fetal. Como o vírus da *influenza* tem pouca passagem transplacentária, acredita-se que mecanismos como uma resposta inflamatória e citotóxica exacerbada estão associados a esses desfechos negativos, provocando febre, inflamação com produção de citocinas e quimiocinas placentárias e alteração cardíaca e neurológica fetal.[17]

O adenovírus pode causar infecção em qualquer faixa etária, porém mais de 80% dos casos ocorrem em crianças menores de 4 anos. O quadro clínico mais comum relatado é a conjuntivite. Ele é pouco identificado nos casos de doenças sintomáticas neonatais, porém pode causar pneumonia ou doença disseminada, com mortalidade de até 50% no primeiro caso e 85% no segundo.[9] A apresentação clínica varia de infecção de vias aéreas superiores (76%) a doença fulminante com pneumonia (50%), apneia, hipotensão e hepatite. Pacientes menores de 14 dias têm maior probabilidade de doença disseminada e óbito.[13] Estudo recente demostrou presença viral em casos de enterocolite necrosante, inclusive adenovírus, evidenciando maior gravidade de doença nesses casos.[14] Relatos de caso descrevem a evolução de doença disseminada por adenovírus para linfoistiocitose hemofagocítica, em razão do processo inflamatório exacerbado.

A maioria dos pacientes admitidos em UTIN tem um sistema imune imaturo e sua resposta de citocinas pode ser inadequada ou excessiva, levando a piora do quadro clínico. O processo inflamatório associado a infecção respiratória viral pode ser determinante na piora da doença pulmonar crônica encontrada em prematuros.

O diagnóstico é feito por meio de PCR em aspirado ou *swab* nasofaríngeo, uma técnica com maior sensibilidade e especificidade, a qual permite teste para diversos patógenos em uma amostra única. A detecção precoce de quadros virais possibilita a instituição de medidas de isolamento corretas, além de reduzir o uso inapropriado de antibioticoterapia.

Tratamento

A maior parte das infecções respiratórias virais são autolimitadas; e deve ser oferecido tratamento de suporte, como hidratação e suporte ventilatório ou oxigenoterapia.

Casos de infecção por *influenza* têm indicação de tratamento com inibidor de neuraminidase (oseltamivir), que tem eficácia nos casos de *influenza* A e B. O tratamento deve ser iniciado dentro de 48 horas do quadro clínico, na dose de 3 mg/kg/dose, 2 vezes ao dia, para RN a termo, e de 1 mg/kg/dose, 2 vezes ao dia, para RN prematuros.

Existem relatos do uso de antivirais como o cidofovir nos casos de doença disseminada por adenovírus, porém sem consenso. Em casos graves de pneumonia por adenovírus, são descritos a indicação e o uso de oxigenação por membrana extracorpórea (ECMO), porém com 86% de mortalidade no período neonatal, principalmente em vigência de complicações renais, hemorrágicas, neurológicas ou cardiovasculares.[12]

Prevenção

Na prevenção contra infecção por *influenza*, o componente mais importante é a vacinação anual para *influenza* de pais, cuidadores e profissionais da saúde. A vacinação é recomendada também em gestantes, com no mínimo 14 dias entre a imunização e o parto. Diversos estudos demostraram não só a segurança da vacina como também a associação com menor incidência de doença materna por *influenza*, de febre materna, de descolamento de placenta, de óbito fetal, de baixo peso ao nascer e de admissão em UTIN,[16,17] o que, apesar de observado em vários estudos, não guarda necessariamente uma relação causal dos dados encontrados.

Além disso, ocorre a passagem de anticorpos pelo leite materno, aumentando a proteção pós-natal.

Se houver exposição de RN prematuros a casos de *influenza*, pode ser realizada profilaxia com oseltamivir, na dose de 1 mg/kg/dose, 1 vez ao dia, desde que iniciada em até 48 horas da exposição.[3]

Um dos focos mais importantes na prevenção e na contenção de infecções ou surtos virais em UTIN é uma intervenção objetiva e rigorosa de isolamento, coorte de pacientes e revisão de processos preventivos, como higienização das mãos, cuidados com os ambientes e desinfecção de materiais.

Cada vez mais, em UTIN, há a preocupação de envolvimento da família nos cuidados, incluindo maior abertura para a visita de familiares e de irmãos. Essa prática ainda causa receio às equipes de cuidados de diversos locais, principalmente em se falando de visita de irmãos, pelo potencial risco de transmissão de infecções virais. Estudos mostram que, com cuidados de triagem para sintomas respiratórios e lavagem de mãos, não há evidência de aumento de infecções com essa prática.[18] Um estudo demonstrou a eficácia do uso de máscaras na redução de infecções virais, principalmente em unidades de cuidados intermediários.[21]

Referências bibliográficas

1. Sánchez García LCC. Viral respiratory infections in very low birthweight infants at neonatal intensive care unit: prospective observational study. BMJ Paediatr Open. 2020 Sep 22;4(1):e000661.
2. Honkila MRM. Aetiology of neonatal conjunctivitis evaluated in a population-based setting. Acta Paediatr. 2018 May;107(5):774-9.
3. Pichler KAO. Viral respiratory infections in the neonatal intensive care unit: a review. Front Microbiol. 2018 Oct 19;9:2484.
4. Maykowski PSM. Seasonality and clinical impact of human parainfluenza viruses. Influenza Other Respir Viruses. 2018 Nov;12(6):706-16.
5. Kidszun A, Klein L, Winter J, Schmeh I, Gröndahl B, Gehring S et al. Viral infections in neonates with suspected late-onset bacterial sepsis: a prospective cohort study. Am J Perinatol. 2017 Jan;34(1):1-7.
6. Fell DB, Savitz DA, Kramer MS, Gessner BD, Katz MA, Knight M et al. Maternal influenza and birth outcomes: systematic review of comparative studies. BJOG. 2017 Jan;124(1):48-59. doi: 10.1111/1471-0528.14143.
7. Maeda H, Haneda K, Honda Y. Parainfluenza virus type 3 outbreak in a neonatal intensive care unit. Pediatr Int. 2017 Nov;59(11):1219-22.
8. Otto WR, Lamson DM, Gonzalez G, Weinberg GA, Pecora ND, Fisher BT et al. Fatal neonatal sepsis associated with human adenovirus type 56 infection: genomic analysis of three recent cases detected in the United States. Viruses. 2021 Jun 9;13(6):1105.
9. Censoplano N, Gorga S, Waldeck K, Stillwell T, Rabah-Hammad R, Flori H. Neonatal adenovirus infection complicated by hemophagocytic lymphohistiocytosis syndrome. Pediatrics. 2018 Apr;141(Suppl 5):S475-80. doi: 10.1542/peds.2017-2061. PMID: 29610175.
10. Sammons JS, Graf EH, Townsend S, Hoegg CL, Smathers SA, Coffin SE et al. Outbreak of adenovirus in a neonatal intensive care unit: critical importance of equipment cleaning

during inpatient ophthalmologic examinations. Ophthalmology. 2019 Jan;126(1):137-43. doi: 10.1016/j.ophtha.2018.07.008. Epub 2018 Sep 1. PMID: 30180976.

11. Hysmith ND, Tanner MR, Arnold SR, Buckingham SC, Patel AR, Dhanireddy R et al. Use of real-time semiquantitative PCR data in management of a neonatal intensive care unit adenovirus outbreak. Infect Control Hosp Epidemiol. 2018 Sep;39(9):1074-9. doi: 10.1017/ice.2018.162. Epub. PMID: 30019659.
12. Ramanathan K, Tan CS, Rycus P, MacLaren G. Extracorporeal membrane oxygenation for severe adenoviral pneumonia in neonatal, pediatric, and adult patients. Pediatr Crit Care Med. 2019 Nov;20(11):1078-84. doi: 10.1097/PCC.0000000000002047. PMID: 31274774.
13. Baserga M, Chan B. Hematochezia and thrombocytopenia in a 3-day-old infant: congenital adenoviral infection. J Neonatal Perinatal Med. 2018;11(3):335-8. doi: 10.3233/NPM-17129. PMID: 30010146.
14. Cheng C, He Y, Xiao S, Ai Q, Yu J. The association between enteric viruses and necrotizing enterocolitis. Eur J Pediatr. 2021 Jan;180(1):225-32. doi: 10.1007/s00431-020-03746-w. Epub 2020 Jul 22. PMID: 32700232.
15. Wang X, Lu L, Miao J, Ma J, Wu N, Cao Y et al. Blocking the prevalence of adenoviral conjunctivitis in premature infants by a combined disinfection method. Jpn J Infect Dis. 2022 Jan 24;75(1):5-9. doi: 10.7883/yoken.JJID.2021.099. Epub 2021 May 31. PMID: 34053959.
16. Blanchard-Rohner G, Eberhardt C. Review of maternal immunization during pregnancy: focus on pertussis and influenza. Swiss Med Wkly. 2017 Oct 27;147:w14526. doi: 10.4414/smw.2017.14526. PMID: 29120017.
17. Getahun D, Fassett MJ, Peltier MR, Takhar HS, Shaw SF, Im TM et al. Association between seasonal influenza vaccination with pre- and postnatal outcomes. Vaccine. 2019 Mar 22;37(13):1785-91. doi: 10.1016/j.vaccine.2019.02.019. Epub 2019 Feb 21. PMID: 30799158.
18. Horikoshi Y, Okazaki K, Miyokawa S, Kinoshita K, Higuchi H, Suwa J et al. Sibling visits and viral infection in the neonatal intensive care unit. Pediatr Int. 2018 Feb;60(2):153-6. doi: 10.1111/ped.13470. PMID: 29205682.
19. Taylor C, Tan S, McClaughry R, Sharkey D. Hospital-acquired viral respiratory tract infections in the neonatal unit: a comparison with other inpatient groups. Neonatology. 2020;117(4):513-6. doi: 10.1159/000506427. Epub 2020 Apr 6. PMID: 32252052.
20. Sánchez García L, Pellicer A, López-Martínez C, García-García ML, Casas I, Pozo F et al. Respiratory morbidity associated with viral respiratory infections during neonatal stage in premature infants. Pediatr Pulmonol. 2021 May;56(5):967-73. doi: 10.1002/ppul.25241. Epub 2021 Jan 6. PMID: 33406309.
21. Tong WY, Yung CF, Chiew LC, Chew SB, Ang LD, Thoon KC et al. Universal face masking reduces respiratory viral infections among inpatient very-low-birthweight neonatal infants. Clin Infect Dis. 2020 Dec 31;71(11):2958-61. doi: 10.1093/cid/ciaa555. PMID: 32406498.
22. Dunn GL, Tapson H, Davis J, Gobin M. Outbreak of Piv-3 in a neonatal intensive care unit in England. Pediatr Infect Dis J. 2017 Mar;36(3):344-5. doi: 10.1097/INF.0000000000001443. PMID: 27918381.
23. Kim JH, Yu JE, Chang BJ, Nahm SS. Neonatal influenza virus infection affects myelination in influenza-recovered mouse brain. J Vet Sci. 2018 Nov 30;19(6):750-8. doi: 10.4142/jvs.2018.19.6.750. PMID: 30173495; PMCID: PMC6265592.

capítulo 39

Repercussões no Feto e no Recém-Nascido da Infecção Materna pelo SARS-CoV-2

- Priscila Cristina João
- Edna Maria de Albuquerque Diniz

O surgimento da infecção pelo novo coronavírus, o SARS-CoV-2, teve início na China no final de 2019 e, em poucos meses, espalhou-se pelo mundo. Em março de 2020, a Organização Mundial de Saúde (OMS) declarou oficialmente a pandemia.[1] Desde então, A doença tem causado um impacto devastador, resultando em mais de 6,6 milhões de mortes em todo o mundo. O SARS-CoV-2 é um vírus altamente contagioso e pode causar, além da síndrome respiratória aguda grave (SARS), uma doença multissistêmica, com sinais e sintomas inespecíficos, ampliando ainda mais sua complexidade.[2]

Desde o início da pandemia, as gestantes, seus fetos e recém-nascidos (RN) representam uma população de alto risco.[1,3,4] No entanto, os mecanismos exatos de contaminação do feto ainda são controversos, assim como os fatores neonatais que podem influenciar na transmissão perinatal do vírus.[2a] Embora ainda haja uma lacuna significativa dos dados relacionados ao impacto da Covid-19 em recém-nascidos (RN) e fetos, estima-se que 116 milhões de bebês nasceram durante a pandemia, de acordo com o Fundo Internacional de Emergência das Nações Unidas (Unicef). Estudos sugerem que o nascimento prematuro afeta cerca de 47% das gestantes com Covid-19 confirmada.[2a]

Os RN de mães com Covid-19 podem apresentar uma variedade de achados clínicos, que vão desde assintomáticos até manifestações graves, como dificuldade respiratória requerendo suporte ventilatório, coagulação intravascular disseminada, disfunção de múltiplos órgãos e choque.[2a]

Etiologia

Os coronavírus pertencem à família Coronaviridae e são conhecidos por serem zoonóticos. São encontrados normalmente em morcegos e pangolins e a transmissão zoonótica ocorre após o vírus sofrer mutações. Até o momento, foram identificados sete coronavírus humanos (HCoVs): HCoV-229E; HCoV-OC43; HCoV-NL63; HCoV-HKU1; SARS-CoV (causa síndrome respiratória aguda grave); MERS-COV (causa síndrome respiratória do Oriente Médio); e o mais recente, novo coronavírus inicialmente denominado "2019-nCoV" e, depois, "SARS-CoV-2". Esse último é responsável pela doença Covid-19 (Coronavirus Disease-19). Os coronavírus são responsáveis por causarem infecções respiratórias em humanos, podendo provocar síndromes respiratórias graves, com alta mortalidade.[1,1a]

Fisiopatologia

O SARS-CoV-2 é um vírus RNA de fita simples composto por diversas proteínas, incluindo a glicoproteína Spike (proteína S). Essa proteína é responsável pela penetração do vírus nas células hospedeiras e tem alta afinidade pela enzima conversora de angiotensina 2 (ECA2) presente nessas células. O vírus utiliza a serinoprotease transmembrana 2 (TMPRSS2) do hospedeiro para a iniciação da proteína S e a fusão do vírus com as membranas celulares. Após a entra na célula hospedeira, ocorre a replicação viral e as cópias são liberadas para fora da célula por meio de vesículas, desencadeando uma cascata inflamatória com produção de interleucina e citocinas[1,5,5a] (Figura 39.1). Como resultado da endocitose do SARS-CoV-2, a ECA2 é reduzida em vários órgãos e sistemas, afetando todo o sistema renina-angiotensina, responsável pelo controle da pressão arterial e homeostase de vários órgãos.[1,5,6]

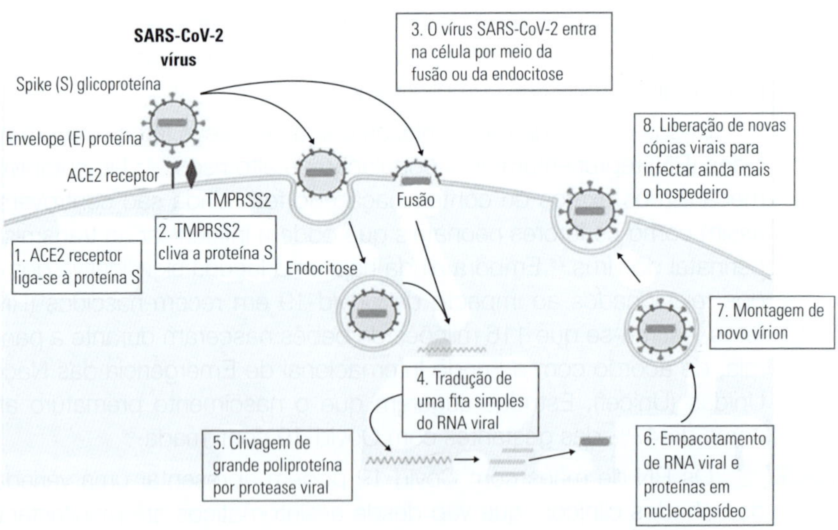

FIGURA 39.1 Entrada e replicação viral do SARS-CoV-2 no hospedeiro.
Fonte: Adaptada de Barrero-Castillero et al., 2020.[1]

A ECA2 é o receptor funcional do SARS-CoV-2 e faz parte do sistema renina--angiotensina. Produzida nas células epiteliais das vias aéreas, a ECA2 transforma a angiotensina II em angiotensina.[1-7] Fisiologicamente está associada à vasodilatação e à diminuição da pressão arterial, além de ações antioxidante, anti-inflamatória e antifibrótica. A ECA2 é encontrada em maior concentração no coração, íleo, rim, bexiga, trato respiratório e principalmente nos pneumócitos tipos I e II. Estudos recentes detectaram o SARS-CoV-2 no líquido cefalorraquidiano (LCR), confirmando a presença e a atividade viral no sistema nervoso central (SNC).[1,5,5a]

Durante a gestação, a expressão de ECA2 aumenta significativamente nos órgãos reprodutores e na placenta. Seus níveis também são elevados nos tecidos fetais, estão envolvidos no crescimento do miocárdio e dos pulmões e no desenvolvimento do cérebro e reduzem-se após o nascimento.[1,5,5a] A infecção do SARS-CoV-2 em gestantes pode causar hipoxemia, independentemente da gravidade do quadro e, consequentemente, má perfusão placentária, redução dos receptores da ECA2 e exacerbação da resposta imunológica.[6]

A transmissão do vírus para o feto pode ocorrer durante a gestação, principalmente em virtude da expressão da ECA2 e da TMPRSS2 envolvida no desenvolvimento fetal.[6,7] A transmissão mediada pela ECA2 pode se dar em dois momentos: no início da gestação, participando do desenvolvimento folicular e da ovulação, modulando a angiogênese e a degeneração lútea, alterações no tecido endometrial e o desenvolvimento do embrião; e no final da gestação, pois a expressão de ECA aumenta com a idade gestacional, atingindo o pico com 24 semanas gestacionais[6,7] (Figura 39.2).

A infecção placentária pelo SARS-CoV-2 pode gerar depósitos de fibrina e funisite (inflamação do tecido conjuntivo do cordão umbilical que sugere resposta inflamatória fetal), dificultando a troca gasosa maternofetal, o que resulta em sofrimento fetal e necessidade de parto prematuro.[1,6]

A resposta imunológica em gestantes infectadas promove a liberação excessiva de interferon tipo I (IFN) e citocinas, afetando o desenvolvimento fetal e aumentando o risco de doenças neurológicas nos recém-nascidos. Os IFN são produzidos na fase inicial da infecção e tentam inibir a replicação viral. Estudos *in vitro* demonstram que o aumento de IFN pode contribuir para aborto espontâneo, restrição de crescimento intrauterino (RCIU) e desenvolvimento cerebral anormal. O aumento de citocinas está associado a parto prematuro.[6] A prematuridade e a exposição à citocina no período fetal podem contribuir para comorbidade, como a displasia broncopulmonar e a leucomalácia.

As células *natural-killers* (NK) são linfócitos responsáveis pela morte da célula infectada e, durante a gestação, auxiliam também na remodelação vascular da placenta e, consequentemente, em melhor suprimento sanguíneo para o feto. No entanto, na infecção pelo Covid-19, tem sido observada má perfusão placentária, o que pode causar a morte fetal, RCIU, malformação congênita e pré-eclampsia.[6] Além disso, a infecção pelo SARS-CoV-2 pode causar alterações na hemoglobina (Hb) adulta. A hemoglobina é composta por quatro cadeias polipeptídicas, duas cadeias α e duas cadeias β mantidas unidas por meio de ligações não covalentes. Cada cadeia polipeptídica contém um grupo prostético heme, que tem por função ligar, de forma reversível, o oxigênio (O_2). O vírus age na cadeia β reduzindo o transporte de oxigênio pela Hb, o que resulta em hipóxia.[8]

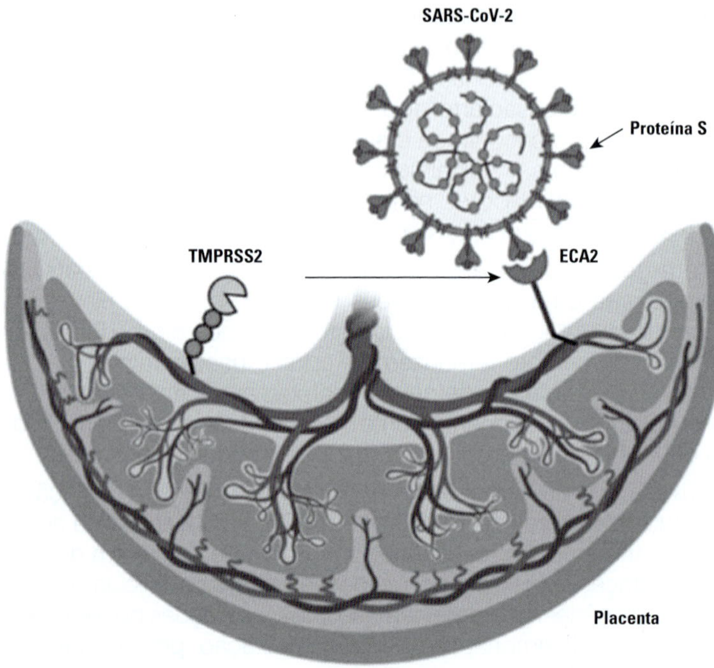

FIGURA 39.2 O possível mecanismo de transmissão vertical do SARS-CoV-2 em gestantes. No processo de infecção o SARS-CoV-2 se combina com a enzima conversora (ECA2) por meio da proteína S. Posteriormente, a TMPRSS2 ajuda a proteína S do SARS-CoV-2 a entrar na placenta e causar a infecção.

Fonte: Adaptada de Guo e Yang, 2021.[7]

Apesar dos riscos, o impacto da infecção pelo SARS-CoV-2 parece ser maior no período fetal do que no período neonatal. Os RN apresentam menor expressão dos mediadores (ECA2 e a TRMPSS2) necessários para a entrada do vírus no epitélio respiratório e uma resposta imunológica menos intensa quando comparados à população adulta.[8,9]

Epidemiologia

As mulheres grávidas apresentam risco significativamente maior de desfechos graves em comparação com mulheres não grávidas, o que pode estar relacionado a mudanças fisiológicas na gravidez (Quadro 39.1). Durante a gestação, há alterações fisiológicas importante, como o aumento da frequência cardíaca e do consumo de oxigênio (principalmente nos 2° e 3° trimestres), diminuição da capacidade pulmonar e mudanças na imunidade, o que pode tornar as gestantes mais suscetíveis ao Covid-19.[1,2,4,10] Além disso, gestantes com comorbidades, como diabetes *mellitus*, hipertensão e doenças cardiovasculares, têm risco aumentado de desenvolver complicações graves associadas à infecção pelo vírus.[1,2,11-13] Recentemente, foram identificados outros fatores de risco menos reconhecidos, como infecção por HIV, baixo peso prévio à gravidez e anemia.[27]

Quadro 39.1 Impacto das alterações fisiológicas cardiovasculares e respiratórias em grávidas com SARS-CoV-2.
Desequilíbrio do sistema imune materno – **risco de infecções virais**
Aumento do consumo de oxigênio: hipoventilação, apneia ou comprometimento da troca gasosa – **hipoxemia materna e fetal**
Diminuição da capacidade residual funcional pulmonar materna (10% a 25%) – **hipoxemia**
Hiperemia e edema de vias aéreas superiores – **dificuldade na intubação endotraqueal**
Aumento do volume das mamas e necessidade de intubação e sequência rápida em virtude de esvaziamento gástrico retardado – **risco de aspiração**
Redução da resistência vascular sistêmica – **hipotensão materna e hipoxemia**
Aumento da frequência cardíaca e do volume sistólico – **insuficiência cardíaca**
Ventilação mecânica • Hiperventilação e alcalose respiratória – **vasoconstrição uterina** • Hipoventilação e hipercapnia – **acidose respiratória fetal** • PaO_2 materna deve ser mantida ≥ 70 mmHg – **adequada oxigenação fetal**
Risco aumentado de tromboembolismo • Aumento nos fatores de coagulação (V, VIII, X e von Willebrand) • Redução nos níveis de proteína S • Compressão uterina da veia cava inferior e da veia ilíaca esquerda • Trauma local da veia cava inferior e da veia ilíaca esquerda durante o parto • Após parto cesárea

Fonte: Adaptado de Avila e Carvalho, 2020.[10]

Durante a preparação para o parto, tem se observado um estado de hipercoagulabilidade, com redução da atividade fibrinolítica e aumento da agregação plaquetária.[1,10] Essas alterações, quando associadas ao aumento de citocinas inflamatórias e distúrbios da coagulação, com predisposição à formação de trombose provocados pela Covid-19, predispõem as gestantes ao dobro de chance de tromboembolismo (trombose do seio venoso cerebral, trombose arterial, acidente vascular cerebral, embolia pulmonar ou trombose venosa profunda), principalmente as que apresentam o quadro de forma grave, quando comparadas a mulheres não gestantes.[12]

O infarto agudo do miocárdio (IAM) é mais frequente em mulheres gestantes com Covid-19 do que em gestantes sem a infecção. Esse fato está associado à inflamação sistêmica e à coagulopatia causadas pelo Covid-19, elevando o risco de ruptura da placa aterosclerótica.[10,13]

As gestantes Covid-19-positivas também têm maior risco de pré-eclampsia,[3] eclampsia,[3] síndrome HELLP (hemólise, enzimas hepáticas elevadas e baixa contagem de plaquetas). Consequentemente, o menor aporte de sangue e de oxigênio placentário resulta em sofrimento fetal, aborto, parto prematuro e natimorto.[1,2,4,7,11] Além das alterações fisiológicas, os desfechos neonatais têm se associado à sobrecarga universal do sistema de Saúde (crônica e agravada com as demandas da pandemia), em razão de piora do seguimento pré-natal de gestantes de risco, esse parece ser um fator para os piores desfechos maternos e neonatal.[11]

A descompensação respiratória e o óbito materno são mais frequentes no 3º trimestre da gestação e no período pós-parto. Uma coorte, multinacional, composta de 18 paises, refere que o risco de mortalidade materna é de 1,6%.[13]

O papel do sistema imunológico em gestantes é altamente complexo. Consequentemente, os desfechos maternos e neonatais podem variar consideravelmente entre diferentes gestantes, levando em conta fatores como idade gestacional, estado do sistema imunológico, duração e gravidade da infecção.

A chance de sofrimento fetal em mulheres grávidas com teste positivo para SARS-CoV-2 é de 6,63%, podendo resultar em RCIU, parto prematuro e descolamento prematuro da placenta. Aumento da taxa de natimortos também tem sido observado nessa população e pode estar relacionado à hipercoagulabilidade causada pelo vírus e/ou à piora na qualidade do atendimento às gestantes durante a pandemia de Covid-19.[11] Não há relatos de teratogenicidade ou de anomalias congênitas associadas à infecção por SARS-CoV-2 até o momento. O número de partos cesarianos tem sido mais elevado em gestantes Covid-19-positivas quando comparado ao número de partos em gestantes sem a infecção.[11] Tem sido ressaltado que a escolha da via de parto não deve ser influenciada pela presença da infecção materna por SARS-CoV-2, entretanto a cesárea deverá ser indicada se ocorrerem complicações maternas ou neonatal.[1,11,15] As complicações maternas como a necessidade de ventilação mecânica, ruptura prematura de membranas, principalmente no terceiro trimestre, aumentam a chance de cesárea de emergência.[3,15]

Estudos indicam que RN de mães com Covid-19 têm um risco três vezes maior de nascimento prematuro, com a necessidade de UTI logo após o parto.[1,2,4,14-16] Uma pesquisa de coorte realizada nos estados unidos, envolvendo 3.912 bebês nascidos vivos de gestantes com SARS-CoV-2, revelou que 12,9% desses bebês nasceram prematuramente, uma taxa superior à média nacional de 10,2%. Notavelmente, os nascimentos ocorreram com mais frequência entre a 34ª e a 37ª semana de gestação (9,1%). Os autores ainda comentam se essa maior incidência de prematuridade está relacionada às complicações maternas associadas à Covid-19 ou ao impacto direto da doença na gravidez.[16]

Durante o período de março a abril de 2020, a taxa de infecção neonatal (até 28 dias de vida) foi de 5,6 em cada 10 mil nascidos vivos, porém com uma taxa de mortalidade relativamente baixa de 5,46%.[16]

De acordo com a literatura, o melhor desfecho no recém-nascido parece estar associado a menor expressão ECA2, o receptor que o SARS-CoV-2 utiliza para a entrada no hospedeiro, além da menor resposta de citocinas pró-inflamatórias e uma proporção maior de linfócitos totais em números absolutos de células T e B. Entretanto, os RN de mães Covid-19-positivas, necessitam de acompanhamento a longo prazo, particularmente para acompanhar o seu desenvolvimento neuropsicomotor (DNPM).[8,17]

Quadro clínico (gestante e RN)

O quadro clínico da Covid-19 em gestantes é semelhante ao encontrado na população geral e pode variar de assintomático a grave.[4] O período médio de incubação do Covid-19 é de 5,2 dias (4,1 a 7 dias) com mais de 90% dos indivíduos infectados desenvolvendo sintomas nos primeiros 10 dias.[1,2,13-16]

Os sintomas mais comuns encontrados foram tosse, febre e mialgia, além de alterações radiológicas (opacidade em vidro fosco) e laboratoriais (leucopenia, reação em cadeia da polimerase elevada e nível elevado de dímero D) características da doença.[1,2,13-16]

Gestantes com Covid-19 têm maior probabilidade de complicações graves quando comparadas a gestantes não infectadas. Estudos revelaram que essas mulheres infectadas têm três vezes mais probabilidade de serem admitidas em UTI, quase três vezes mais chances de necessitarem de ventilação mecânica invasiva durante a hospitalização e cerca de 2,4 vezes mais chances de requererem ECMO (oxigenação por membrana extracorpórea) para sobreviver.[4,11] Uma metanálise com 74 estudos de coorte e de caso-controle demonstrou que gestantes infectadas pelo Covid-19 enfrentam um aumento significativo nos riscos de parto prematuro, mortalidade materna, internação na UTI neonatal (UTIN) e morte neonatal, em comparação com aquelas sem infecção pelo vírus.[26]

Os recém-nascidos de mães com Covid-19, embora a maior parte permaneça assintomática,[1,2,13-16] podem apresentar sintomas como desconforto respiratório, febre, sintomas gastrointestinais e neurológicos. Complicações como icterícia neonatal com necessidade de fototerapia (30% *versus* 7%), sepse e trombocitopenia também foram relatadas, embora ainda haja incertezas sobre a relação direta dessas complicações com a infecção viral. Lesão da substância branca cerebral e baixo escore de APGAR (0 a 3) foram observados em filhos de mãe com Covid-19,[3] porém ainda não está comprovado se esses sintomas estão relacionados à infecção viral ou a complicações pertinentes à prematuridade ou ao próprio período neonatal. Achados laboratoriais, como leucocitose, aumento da creatinafosfoquinase, alterações das enzimas hepáticas, aumento da PCR e alteração no LCR têm sido relatados.[1,2,13-16]

Transmissão do SARS-CoV-2 no recém-nascido

Os recém-nascidos (até 28 dias de vida) podem contrair SARS-CoV-2 durante o parto, por contato próximo com pessoas infectadas ou verticalmente da mãe para o feto. A transmissão vertical do SARS-CoV-2 varia de 5% a 30%, sendo mais frequente em RN de mulheres com infecção identificada em um período ≤ 14 dias antes do parto.

O diagnóstico da infecção em neonatos é desafiador. Será considerada infecção no período fetal se o vírus for detectado mediante a reação em cadeia da polimerase-transcriptase reversa (RT-PCR) no sangue do cordão umbilical, no líquido amniótico, no *swab* nasofaríngeo e no *swab* placentário do lado fetal, e também pela presença de anticorpos IgM anti-SARS-CoV-2 no sangue do cordão ou do RN nas primeiras 12 horas após o nascimento.[2a,6] A infecção será adquirida intraparto pelo RN se o vírus for detectado por RT-PCR em *swab* nasofaríngeo no período de 24 a 48 horas após o nascimento. Infecção pós-parto é confirmada se o RN apresentar sintomas após 48 horas de vida e se tiver o *swab* nasofaríngeo positivo, sendo negativo ao nascimento.[2a,7,15,18]

Em decorrência da falta de dados sobre a transmissão maternoinfantil do SARS-CoV-2, protocolos de cuidados peri e pós-natais são recomendados para garantir a segurança. É recomendado que, durante os partes, as gestantes usem máscara para prevenir a propagação pela transmissão de gotículas. Usando uma abordagem de tomada de decisão compartilhada, A equipe de Neonatologia deve discutir com os pais, antes do parto, o clampeamento tardio do cordão umbilical, A separação do RN da mãe *versus* alojamento conjunto e AS opções de alimentação.[6,7,15] O Ministério da Saúde orienta que neonato de mãe com diagnóstico suspeito ou confirmado de Covid-19, se estiver bem/assintomático, deve ficar em alojamento conjunto. Sabe-se que essa prática é reconhecida por fortalecer o vínculo entre mãe e bebê, além de se incentivar o aleitamento materno.

A possibilidade de transmissão do vírus pelo leite materno tem sido motivo de preocupação para muitas puérperas que, por vezes, são informadas de que a amamentação pode não ser segura. Uma revisão identificou material genético ácido ribonucleico (RNA) do SARS-CoV-2 no leite materno, entretanto as evidências ainda não são conclusivas quanto ao potencial de transmissão desse vírus por essa via.[28] Assim, tanto a OMS como instituições similares ao Ministério da Saúde, a Federação Brasileira das Associações de Ginecologia e Obstetrícia, a Sociedade Brasileira de Pediatria e a Academia Americana de Pediatria recomendam a continuidade da amamentação, uma vez que essa prática ajuda a reduzir os riscos de os bebês desenvolverem sintomas respiratórios graves. Ademais, foram detectados anticorpos para o SARS-CoV-2 no leite materno, o que sugere uma possível proteção contra a infecção pelo vírus.[29,30] A amamentação não apenas oferece proteção às mulheres contra várias doenças, mas também pode resultar em menos sintomas relacionados a problemas emocionais, além de fortalecer o vínculo entre mãe e filho, o que, por sua vez, pode reduzir a busca por atendimento médico pelas lactantes.[7,28-30]

Diagnóstico

Atualmente, o teste molecular RT-PCR é considerado o padrão-ouro para detectar o SARS-CoV-2. Esse teste pode identificar o vírus nas vias aéreas superiores ou nas secreções inferiores (esfregaço de nasofaringe ou aspirados traqueais [pacientes intubados], expectoração e lavado broncoalveolar), sangue, urina e fezes. Recomenda-se a coleta do esfregaço nasofaríngeo e orofaríngeo entre os 3° e 4° dias de sintomas para triagem ou diagnóstico precoce.[1,18]

A sensibilidade do teste RT-PCR pode variar de acordo com o tipo e qualidade da amostra, bem como com a fase da doença no momento do teste. O teste pode resultar em falso-negativo em pacientes com baixa carga viral (pacientes assintomáticos ou levemente sintomáticos), ou estágios precoce ou tardio da doença. Nos RN e bebês, a sensibilidade do teste pode ser reduzida, o que pode gerar resultados falso-negativos em virtude do quadro clínico frequentemente encontrado nessa população.[1,2a,18]

Todas as mulheres grávidas com manifestações clínicas atribuíveis ao Covid-19 devem ser submetidas ao teste RT-PCR. Se os sintomas persistirem e o teste for negativo, recomendam-se o isolamento por 14 dias e a repetição do teste após 2 a 5 dias. Os RN de mães com infecção por Covid-19 dentro de 14 dias após o parto ou até 28 dias após o nascimento, bem como neonatos expostos a contatos próximos de pessoas com a doença, devem ser testados. Após o nascimento, os RN de mães com infecção confirmada por Covid-19, sintomáticos ou assintomáticos, devem ser testados entre 2 e 12 horas após a limpeza do rosto. Recomenda-se a repetição do teste após 2 a 3 dias para resultados positivos e após 3 a 5 dias para resultados negativos.[6,18]

Os exames sorológicos, que detectam a presença de anticorpos específicos, podem ser úteis, mas a sensibilidade desses testes pode ser reduzida em RN consequentemente à baixa detecção do IgM específico e à possibilidade de reações cruzadas com outros vírus.[6,18] A IgM é detectada após o 7° dia do início dos sintomas, negativando em torno do 21° dia, portanto não são úteis no diagnóstico de infecção aguda. Em média, a partir do 14° dia após o início dos sintomas, a presença da IgG fica positiva. Em adultos, a sensibilidade dos testes sorológicos para o diagnóstico da Covid-19 varia de 77% a 87%, e a especificidade varia de 85% a 87%.

A tomografia de tórax é considerada padrão de referência para diagnosticar as alterações pulmonares decorrentes da Covid-19, cujos achados radiológicos típicos são representados por opacificações bilaterais e periféricas com a característica predominante de vidro fosco. No neonato, os exames de imagem podem variar de normal a evidências de pneumonia, com opacidade em vidro fosco unilateral ou bilateral. Na radiografia de abdome, é possível encontrar sinais sugestivos de íleo paralítico. Embora a tomografia de tórax seja o exame com maior sensibilidade para detectar pneumonia por SARS-CoV-2 em adultos, a solicitação de tomografia em RN deve ser ponderada em virtude da exposição à radiação no período neonatal e as preocupações a ela relacionadas.[6]

Cuidados com o recém-nascido de mãe com Covid-19 suspeita ou confirmada

A transmissão por aerossol do SARS-CoV-2 pode ocorrer em situações especificas, como durante a intubação traqueal, a aspiração de vias aéreas com sistema aberto, as nebulizações, a ventilação manual, a ventilação não invasiva e a desconexão do ventilador, entre outras. Para minimizar o risco de transmissão, são recomendadas várias medidas como o uso de equipamentos de proteção individual (EPI), a aspiração de vias aéreas com sistema fechado e filtros virais/bacterianos (filtros eletrostáticos – HMEF) nos equipamentos para suporte respiratório (Figura 39.3). Vale ressaltar que a Sociedade Brasileira de Pediatria (SBP) não recomenda o uso de filtros nos RN abaixo de 1.000 g em razão da escassa opção de filtros neonatais no mercado; em geral, os HMEF têm volume de espaço morto mínimo entre 8 e 10 mL. Caso o RN necessite de reanimação neonatal, o procedimento deverá ser realizado em uma sala separada ou pelo menos a 2 m de distância da área de parto devido à formação de aerossóis.[1,2a]

Tratamento

Até o momento, não há tratamento medicamentoso aprovado para Covid-19. A utilização de medicamentos para alívio de sintomas e controle da febre (paracetamol ou dipirona) são indicados frequentemente, em qualquer faixa etária. Os antivirais também têm sido utilizados de forma empírica, nas populações adulta e pediátrica, para reduzir a carga viral e prevenir complicações respiratórias potenciais, porém nenhum agente antiviral está aprovado para uso em RN.[1,3,5a,15]

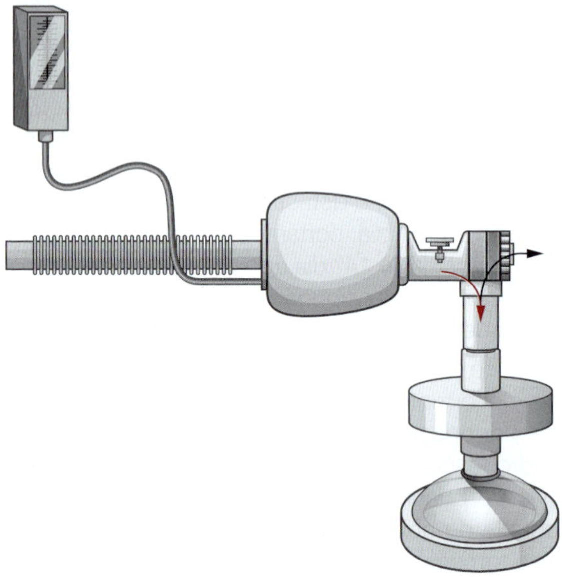

FIGURA 39.3 Montagem da bolsa autoinflável para assistência de RN com Covid-19 (SUSPEITA ou CONFIRMADA).
Fonte: Sociedade Brasileira de Pediatria, março/2020.

Em gestantes sintomáticas, o Ministério da Saúde recomenda antibioticoterapia empírica (azitromicina +ceftriaxona) nas pacientes que apresentam quadro clínico e radiológico de pneumonia. Na presença de febre, tosse, mialgia, artralgia ou cefaleia, tem sido utilizado o antiviral (oseltamivir) e por causa do impacto dos fenômenos tromboembólicos na morbimortalidade materna em gestantes com Covid-19 moderada e grave pode ser necessária a anticoagulação profilática (heparina) e a administração de corticosteroide deve ser considerada após 7 dias do início dos sintomas se a paciente mantiver quadro de comprometimento pulmonar grave. O uso de oxigenioterapia e de ventilação mecânica deverá ser indicado dependendo da condição clínica do paciente.[3,5a,7,15]

No momento, não existe ainda diretrizes para o tratamento do RN com SARS-CoV-2; recomenda-se, de todo modo, que o tratamento seja realizado de acordo com a prática clínica. A pressão positiva contínua nas vias aéreas (CPAP) continua sendo a terapia-padrão no tratamento para neonatos com insuficiência respiratória na UTIN, incluindo aqueles com Covid-19, pela menor propagação de aerossóis observada nessa população. A cânula nasal de alto fluxo umidificada e aquecida deve ser evitada, pois pode ocasionar maior dispersão do vírus decorrente de maior vazamento ao redor do nariz. Caso seja necessária a intubação traqueal, o modo de ventilação e a estratégia para o desmame devem se basear no processo da doença e na prática atual.[3,7,15]

Vacinas

Diversas vacinas foram criadas e autorizadas globalmente, demonstrando uma eficácia significativa (entre 69% e 95%) na diminuição do risco de doença moderada a grave. Embora as gestantes não tenham sido incluídas nos testes iniciais das vacinas contra a Covid-19 por preocupações com segurança, evidências subsequentes cada vez mais apontam que a vacinação pode ser eficaz na prevenção de casos graves de Covid-19 em mulheres grávidas.[23]

Quatro tipos diferentes de vacina Covid-19 estão disponíveis atualmente: as de vírus inativados/mortos; as genéticas de RNA mensageiro (mRNA); as que se baseiam em vetores virais não replicantes; e as que se baseiam em proteína do vírus.[19] A OMS recomenda o uso de vacinas contra a Covid-19 em mulheres grávidas, no entanto as estratégias de vacinação para gestantes variam de um país para outro.[23]

As vacinas de mRNA (Pfizer-BioNTech e Moderna) codificam para a proteína Spike SARS-CoV-2, que liga o vírus à ECA2 para iniciar o processo de infecção. As nanopartículas lipídicas facilitam a entrada na célula no local da injeção. O mRNA é, então, transcrito na célula hospedeira, produzindo a proteína Spike, que é subsequentemente apresentada na superfície celular às células B e T, resultando em resposta imune.[20] Esse tipo de vacina tem alta eficácia e protege contra diferentes variantes ou cepas[24] e não apresenta efeitos teratógenos. Um estudo recente demonstrou que a vacina de mRNA, além de imunizar as gestantes, pode imunizar passivamente o recém-nascido, uma vez que a imunoglobulina A foi encontrada no sangue do cordão umbilical e no leite materno.[15,20]

As vacinas com base no vetor viral (Oxford-AstraZeneca e Johnson & Johnson Janssen Ad26.CoV2.S) utilizam uma versão modificada de um adenovírus inofensivo (modificado não replicante) para entregar o RNA da proteína Spike na célula hospedeira. O produto final da vacina contém a proteína Spike encontrada no SARS-CoV-2 e induz uma resposta imune por meio de um mecanismo semelhante ao das vacinas com base em mRNA.[20]

A trombocitopenia trombótica induzida por vacina foi relatada em um pequeno número de mulheres vacinadas com vetor de adenovírus. Acredita-se que essa condição seja causada pelos anticorpos que se ligam ao fator plaquetário 4 (PF4), ativando as plaquetas e estimulando o sistema de coagulação, o que gera complicações tromboembólicas, como a trombose venosa. Embora seja uma complicação muito rara, ela foi associada à mortalidade. Como a gravidez mais do que duplica o risco de trombose venosa e a SARS-CoV-2 grave dobra o risco de trombose em gestantes, autores recomendam evitar as vacinas que utilizam adenovírus nessa população.[15,20]

Algumas vacinas podem usar o vírus Covid-19 inativado (CoronaVac) para desencadear uma resposta imunológica no hospedeiro. As vacinas de vírus inativados são consideradas seguras na gravidez, embora não haja ainda estudos relatando os efeitos dos adjuvantes de hidróxido de alumínio usados nessas vacinas durante a gestação.[15,20] A vacinação materna contra a Covid-19 demonstrou trazer benefícios significativos para os recém-nascidos, como uma menor incidência de prematuridade, restrição de crescimento intrauterino (PIG) e baixo índice de Apgar no 5º minuto (< 7). Além disso, não houve aumento do risco de internação na UTIN ou de outros desfechos neonatais adversos, como baixo peso ao nascer, síndrome de aspiração de mecônio, necessidade de ventilação mecânica, hipoglicemia, entre outros.[23]

Um amplo estudo de segurança envolvendo as vacinas BNT162b2 e mRNA-1273 concluiu que não há indícios de aumento de eventos adversos neonatais em bebês cujas mães receberam a vacina contra a Covid-19 durante a gestação. Pelo contrário, a exposição à vacina durante esse período foi associada a uma redução nas taxas de hemorragia intracraniana não traumática, encefalopatia hipoxicoisquêmica e mortalidade neonatal.[21] Resultados similares foram observados em um estudo com 142.006 bebês únicos, dos quais 85.670 foram expostos à vacinação materna contra a Covid-19 durante a gestação, revelando uma significativa redução no risco de morte neonatal em comparação com bebês nascidos de mães não vacinadas.[22] Uma pesquisa realizada com base na população brasileira constatou que o uso da CoronaVac durante a gravidez não resultou em aumento do risco de restrição do crescimento intrauterino, baixo peso ao nascer (BPN), baixo índice de Apgar em RN ou mortalidade neonatal (menos de 28 dias). Os resultados foram consistentes em diferentes subgrupos, considerando o trimestre da primeira dose administrada e o número total de três doses aplicadas durante a gestação.[25] Essas descobertas proporcionam tranquilidade para autoridades de Saúde Pública, médicos, gestantes e suas famílias, sugerindo que a vacinação contra a Covid-19 durante a gravidez não aumenta o risco de eventos adversos para os bebês.[21-25]

Conclusão

Gestantes têm maior facilidade de adquirir infecção pelo SARS-CoV-2 e maior mortalidade quando comparadas a gestantes sem a infecção, independentemente de comorbidades. Para os recém-nascidos filhos de mães Covid-19-positivas, o prognóstico parece favorável – o risco de transmissão é baixo e a maioria dos RN é assintomática possivelmente pela ação dos mecanismos de proteção que incluem menor expressão de ACE2 (receptor SARS-CoV-2), presença de hemoglobina fetal e resposta de citocina pró-inflamatória menos intensa.

O diagnóstico preciso e o manejo adequado são essenciais para mitigar os impactos da Covid-19 nessas populações vulneráveis. O teste molecular RT-PCR permanece como o padrão-ouro para diagnóstico, mas a sensibilidade pode variar, especialmente em RN. Além disso, os cuidados com a mãe suspeita ou confirmada de Covid-19 durante o parto e o tratamento do recém-nascido requerem abordagens cuidadosas para minimizar o risco de transmissão e garantir o melhor resultado possível para ambos.

As vacinas contra a Covid-19 têm desempenhado um papel crucial na proteção das mulheres grávidas e dos recém-nascidos. Embora inicialmente tenha havido hesitação em quanto à vacinação durante a gravidez por causa da falta de dados específicos, estudos recentes demonstraram a segurança e a eficácia das vacinas em gestantes e lactantes, destacando sua importância na prevenção da infecção e suas complicações.

Referências bibliográficas

1. Barrero-Castillero A, Beam KS, Bernardini LB, Ramos EGC. Davenport PE, Duncan AR et al.; Harvard Neonatal-Perinatal Fellowship Covid-19 Working Group. Covid-19: neonatal-perinatal perspectives. J Perinatol. 2020 Dec 8:1-12. doi: 10.1038/s41372-020-00874-x.

1a. Organização Mundial da Saúde. Histórico da pandemia de Covid-19. Disponível em: https://www.paho.org/pt/covid19/historico-da-pandemia-Covid-19.

2. Salem D, Katranji F, Bakdash T. Covid-19 infection in pregnant women: review of maternal and fetal outcomes. Int J Gynaecol Obstet. 2021 Mar;152(3):291-8. doi: 10.1002/ijgo.13533. Epub 2020 Dec 27. PMID: 33305352.

2a. de Carvalho WB, Gibelli MABC, Krebs VLJ, Calil LMLT, Johnston C. Expert recommendations for the care of newborns of mothers with Covid-19. Clinics. 2020;75:e1932. https://doi.org/10.6061/clinics/2020/e1932.

3. Harvey WT, Carabelli AM, Jackson B et al. SARS-CoV-2 variants, spike mutations and immune escape. Nat Rev Microbiol. 2021;19(7):409-4. doi:10.1038/s41579-021-00573-0.

4. Dang D, Wang L, Zhang C, Li Z et al. Potential effects of SARS-CoV-2 infection during pregnancy on fetuses and newborns are worthy of attention. J Obstet Gynaecol Res. 2020;46(10):1951-7. doi:10.1111/jog.14406.

5. Li MY, Li L, Zhang Y, Wang XS. Expression of the SARS-CoV-2 cell receptor gene ACE2 in a wide variety of human tissues. Infect Dis Poverty. 2020;9:45.

5a. Hayakawa S, Komine-Aizawa S, Mor GG. Covid-19 pandemic and pregnancy. J Obstet Gynaecol Res. 2020 Oct;46(10):1958-66. doi: 10.1111/jog.14384. Epub 2020 Aug 10. PMID: 32779342; PMCID: PMC7436660.

6. Huang C, Wang Y, Li X, Ren L et al. Clinical features of patients infected with 2019 novel coronavirus in Wuhan, China. Lancet. 2020;395:497-506.

7. Guo F, Yang X. A comprehensive review of the management of pregnant women with Covid-19: useful information for obstetricians. Infect Drug Resist. 2021;14:3363-78. Published 2021 Aug 24. doi:10.2147/IDR.S325496.

8. Dhochak N, Singhal T, Kabra SK, Lodha R. Pathophysiology of Covid-19: why children fare better than adults? Indian J Pediatr. 2020;87:537-46.

9. Song R, Preston G, Yosypiv IV. Ontogeny of angiotensin-converting enzyme 2. Pediatr Res. 2012 Jan;71(1):13-9. doi: 10.1038/pr.2011.7.

10. Avila WS, de Carvalho RC. Covid-19: um novo desafio para a cardiopatia na gravidez. Arquivos Brasileiros de Cardiologia [Internet]. 2020 [acesso em 1º out 2021];115(1):1-4. Disponível em: https://doi.org/10.36660/abc.20200511. Epub 7 ago 2020. ISSN 1678-4170. https://doi.org/10.36660/abc.20200511.

11. Lassi ZS, Ana A, Das JK et al. A systematic review and meta-analysis of data on pregnant women with confirmed Covid-19: clinical presentation, and pregnancy and perinatal outcomes based on Covid-19 severity. J Glob Health. 2021;11:05018. Published 2021 Jun 30. doi:10.7189/jogh.11.05018.

12. Jering KS, Claggett BL, Cunningham JW et al. Clinical characteristics and outcomes of hospitalized women giving birth with and without Covid-19. JAMA Intern Med. 2021;181(5):714-7. doi:10.1001/jamainternmed.2020.9241.

13. Villar J, Ariff S, Gunier RB et al. Maternal and neonatal morbidity and mortality among pregnant women with and without Covid-19 infection: The INTERCovid Multinational Cohort Study. JAMA Pediatr. 2021;175(8):817-26. doi:10.1001/jamapediatrics.2021.1050.
14. Sentilhes L, De Marcillac F, Jouffrieau C, Kuhn P et al. Coronavirus disease 2019 in pregnancy was associated with maternal morbidity and preterm birth. Am J Obstet Gynecol. 2020 Dec;223(6):914.e1-15. doi: 10.1016/j.ajog.2020.06.022. Epub 2020 Jun 15.
15. Hammad WAB, Al Beloushi M, Ahmed B, Konje JC. Severe acute respiratory syndrome (SARS) coronavirus-2 infection (Covid-19) in pregnancy: an overview. Eur J Obstet Gynecol Reprod Biol. 2021;263:106-16. doi:10.1016/j.ejogrb.2021.06.001.
16. Dumitriu D, Emeruwa UN, Hanft E, Liao GV et al. Outcomes of neonates born to mothers with severe acute respiratory syndrome Coronavirus 2 infection at a large medical center in New York City. JAMA Pediatr. 2020 Oct 12:e204298. doi: 10.1001/jamapediatrics.2020.4298.
17. Al-Lawama M, Badran E, Ghanim N, Irsheid A et al. Perinatal transmission and clinical outcomes of neonates born to SARS-CoV-2-positive mothers. J Clin Med Res. 2021 Aug;13(8):420-4. doi: 10.14740/jocmr4578. Epub 2021 Aug 30. PMID: 34527097; PMCID: PMC8425792.
18. Woodworth KR, Olsen EO, Neelam V, Lewis EL et al. CDC Covid-19 Response Pregnancy and Infant Linked Outcomes Team; Covid-19 Pregnancy and Infant Linked Outcomes Team (PILOT). Birth and infant outcomes following laboratory-confirmed SARS-CoV-2 infection in pregnancy: SET-NET, 16 jurisdictions, March 29-October 14, 2020. MMWR Morb Mortal Wkly Rep. 2020 Nov 6;69(44):1635-40. doi: 10.15585/mmwr.mm6944e2.
19. Kalafat E, O'Brien P, Heath PT, Le Doare K, von Dadelszen P, Magee L et al. Benefits and potential harms of Covid-19 vaccination during pregnancy: evidence summary for patient counseling. Ultrasound Obstet Gynecol. 2021 May;57(5):681-6. doi: 10.1002/uog.23631. PMID: 33734524; PMCID: PMC8250523.
20. Garg I, Shekhar R, Sheikh AB, Pal S. Covid-19 vaccine in pregnant and lactating women: a review of existing evidence and practice guidelines. Infect Dis Rep. 2021 Jul 31;13(3):685-99. doi: 10.3390/idr13030064. PMID: 34449637; PMCID: PMC8395843.
21. Norman M, Magnus MC, Söderling J et al. Neonatal outcomes after Covid-19 vaccination in pregnancy. JAMA. 2024;331(5):396-407. doi:10.1001/ jama.2023.26945.
22. Jorgensen SCJ, Drover SSM, Fell DB et al. Newborn and early infant outcomes following maternal Covid-19 vaccination during pregnancy. JAMA Pediatr. 2023;177(12):1314-1323. doi:10.1001/jamapediatrics.2023.4499.
23. Zhang D, Huang T, Chen Z, Zhang L et al. Systematic review and meta-analysis of neonatal outcomes of Covid-19 vaccination in pregnancy. Pediatr Res. 2023 Jul;94(1):34-42. doi: 10.1038/s41390-022-02421-0. Epub 2023 Jan 3. PMID: 36596943; PMCID: PMC9808682.
24. Al-Jighefee HT, Najjar H, Ahmed MN, Qush A et al. Covid-19 Vaccine platforms: challenges and safety contemplations. Vaccines (Basel). 2021 Oct 18;9(10):1196. doi: 10.3390/vaccines9101196. PMID: 34696306; PMCID: PMC8537163.
25. Tavares Veras Florentino P, Cerqueira-Silva T, Freire De Carvalho L, Jôse Oliveira Alves F et al. Safety of BNT162b2 and CoronaVac during pregnancy on birth outcomes and neonatal mortality: a cohort study from Brazil. Int J Epidemiol. 2023 Dec 25;52(6):1708-1715. doi: 10.1093/ije/dyad120. PMID: 37690066; PMCID: PMC10749744.

26. Simbar M, Nazarpour S, Sheidaei A. Evaluation of pregnancy outcomes in mothers with Covid-19 infection: a systematic review and meta-analysis. J Obstet Gynaecol. 2023 Dec;43(1):2162867. doi: 10.1080/01443615.2022.2162867. PMID: 36651606.
27. Smith ER, Oakley E, Grandner GW, Rukundo Get al. Clinical risk factors of adverse outcomes among women with Covid-19 in the pregnancy and postpartum period: a sequential, prospective meta-analysis. Am J Obstet Gynecol. 2023 Feb;228(2):161-177. doi: 10.1016/j.ajog.2022.08.038. Epub 2022 Aug 24. PMID: 36027953; PMCID: PMC9398561.
28. Caparros-Gonzalez RA, Pérez-Morente MA, Hueso-Montoro C, Álvarez-Serrano MA et al. Congenital, intrapartum and postnatal maternal-fetal-neonatal SARS-CoV-2 infections: a narrative review. Nutrients 2020, 12, 3570. https://doi.org/10.3390/nu12113570.
29. Souza SRRK, Pereira AP, Prandini NR, Resende ACAP et al. (2022). Breastfeeding in times of Covid-19: a scoping review. Revista da Escola de Enfermagem da USP, 56, e20210556. https://doi.org/10.1590/1980-220X-REEUSP-2021-0556en.
30. Mitoulas LR, Schärer-Hernández NG, Liabat S. Breastfeeding. Human milk and Covid-19 – what does the evidence say? Front Pediatr. 2020 Nov 20;8:613339. doi: 10.3389/fped.2020.613339. PMID: 33330294; PMCID: PMC7714759.

capítulo 40

Doenças Virais Emergentes (Dengue, SARS-Coronavírus e Ebola)

- Thomaz Bittencourt Couto
- Carolina Batista

Apesar de serem vírus de famílias, modos de transmissão e fisiopatologias diferentes, com manifestações clínicas na maioria das vezes distintas, os três vírus citados têm em comum um aumento importante nos casos neonatais documentados e um reconhecimento crescente da sua atividade no período neonatal. Sem um olhar atento e a preocupação em seu reconhecimento, por vezes podem passar desapercebidos, já que suas manifestações clínicas iniciais podem ser indistinguíveis das de doenças mais frequentes nessa faixa etária, como sepse neonatal ou pneumonia.

Dengue

Conceito e etiologia

Arbovirose mais comum no mundo, é causada por vírus RNA de simples fita, da família Flaviviridae, com quatro sorotipos (DEN1 a 4). Trata-se de sério problema de saúde pública em países tropicais, onde seu vetor principal, o mosquito *Aedes aegypti*, prolifera-se com mais facilidade, com epidemias recentes nas Américas, sul da Europa, norte da África, leste do mediterrâneo, Ásia, Austrália, ilhas no Pacífico e Caribe.[1]

No mundo, a doença atingia classicamente crianças e, por isso, sua incidência em gestantes sempre foi baixa. No Brasil, parece ocorrer o contrário, sendo classicamente uma doença de adultos jovens, com acometimento recente em crianças. Fato é que casos de transmissão vertical da dengue, apesar de raros, têm sido documentados desde a década de 2000, em diversos relatos e séries de caso no mundo, inclusive no País.[2-4]

Entre 1950 e 2000, a incidência de dengue no mundo cresceu mais de 30 vezes, com expansão para países diversos e, desde então, para regiões urbanas. Estimam-se 50 milhões de infecções por ano; e 2,5 bilhões de pessoas vivem em regiões endêmicas. As Figuras 40.1 e 40.2, adaptadas da Organização Mundial da Saúde (OMS), mostram a distribuição da dengue no mundo.[5]

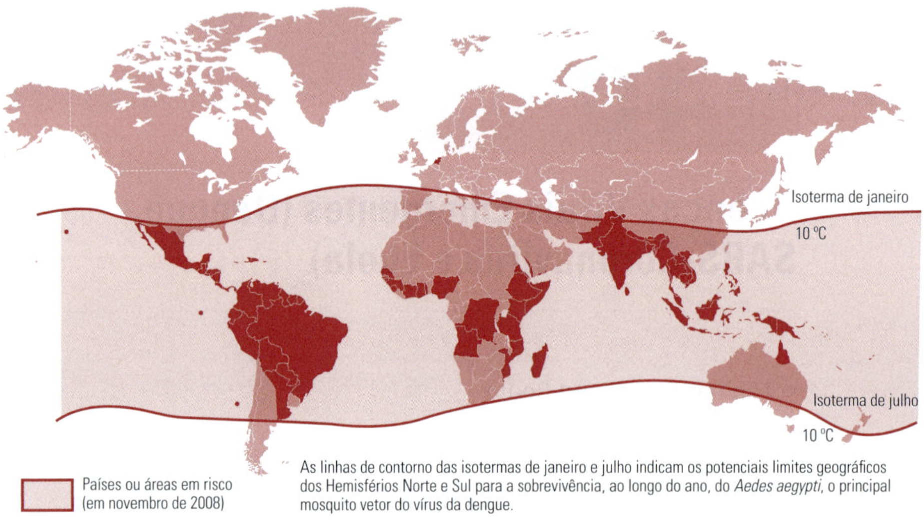

FIGURA 40.1 Países/áreas em risco de transmissão de dengue (2008).
Fonte: Adaptada de Organização Mundial da Saúde (OMS), 2009.[5]

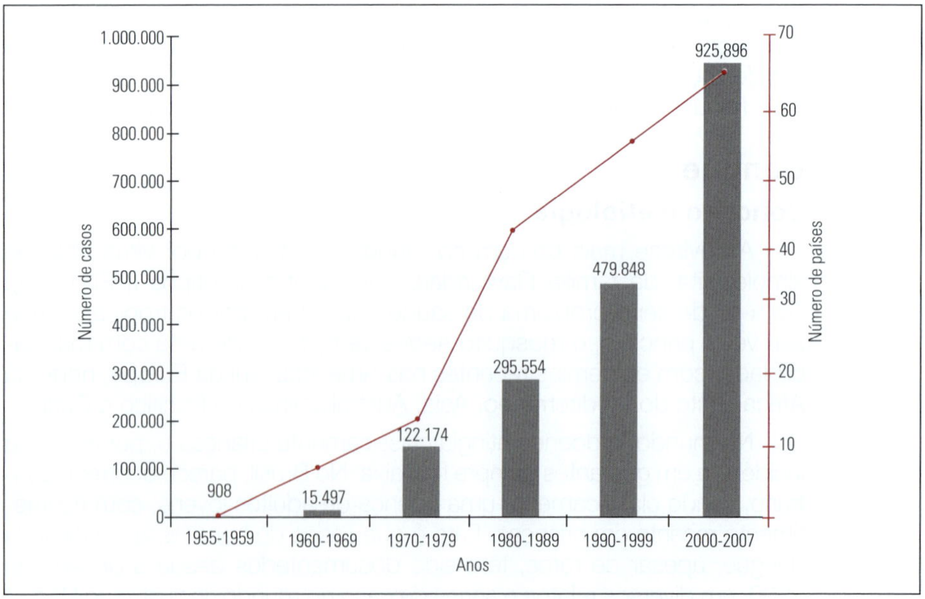

FIGURA 40.2 Média anual de casos de dengue e de dengue hemorrágica relatados à Organização Mundial da Saúde e de países relatando dengue (1955-2007).
Fonte: Adaptada de OMS, 2009.[5]

Patogenia

O período de incubação da dengue em adultos e crianças é de 4 a 10 dias. É difícil saber ao certo o tempo de incubação da dengue por transmissão vertical, mas nos relatos publicados o tempo máximo de aparecimento da febre foi de 11 dias de vida ou de 13 dias após o início da febre materna.[1]

O vírus entra na corrente sanguínea e sua presença está aparentemente relacionada à febre, coincidindo a defervescência com o desaparecimento dele. Tanto imunidade inata quanto humoral e celular têm papel na reposta ao vírus, com presença de anticorpos sorotipos específicos e reativos a qualquer sorotipo detectável.

Extravasamento de plasma, hemoconcentração e anormalidades na homeostase caracterizam dengue grave. Os mecanismos pelos quais a forma grave ocorre não são esclarecidos. Aparentemente, um desbalanço transiente e reversível de mediadores inflamatórios, citocinas e quimiocinas ocorre durante ela, provavelmente em decorrência da alta carga viral, que causa disfunção de endotélio vascular, desarranjos da coagulação, extravasamento de plasma, choque e sangramentos.[5]

Há relatos de aumento de mortalidade do feto, bem como de possível relação com defeitos de tubo neural, em mães que apresentaram dengue no 1º trimestre de gravidez.[3]

Quadro clínico

O quadro clínico da dengue é resumido na Figura 40.3, adaptada de manual da OMS.

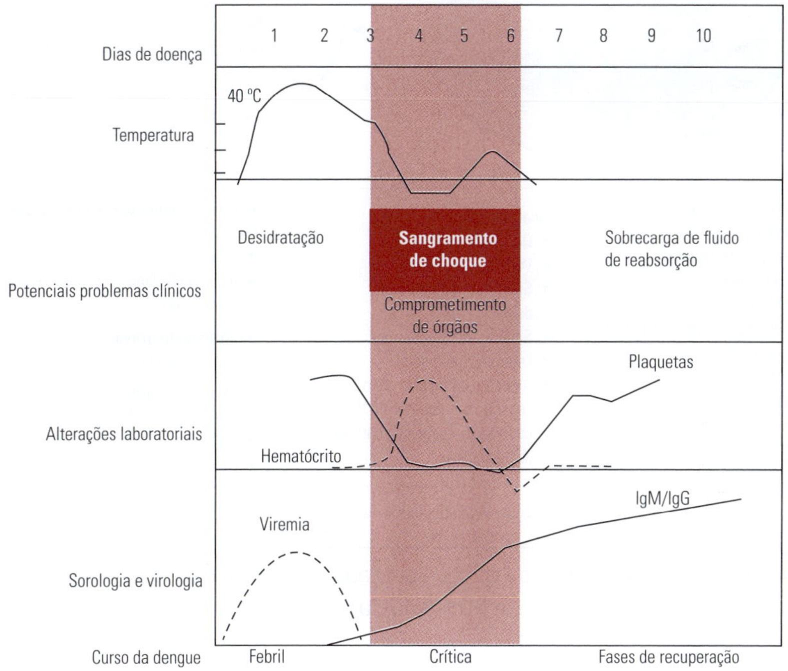

FIGURA 40.3 Quadro clínico da dengue.
Fonte: Adaptada de OMS, 2009.[5]

A dengue inicia-se com fase febril que dura até 7 dias. Em crianças e adultos, há também mialgia, cefaleia retro-orbitária, prostração, recusa alimentar, exantema maculopapular, vômitos ou diarreia. A defervescência está associada ao período de maior risco de complicações, chamado "fase crítica". Nela, podem ocorrer extravasamento de plasma e aumento do hematócrito. Leucopenia progressiva, seguida de trombocitopenia, geralmente precede o aumento de hematócrito. Derrames cavitários podem ocorrer, a depender de quanto extravasamento ocorre, e já foram descritos no período neonatal.

Choque pode ocorrer se o extravasamento de plasma chegar a um nível crítico, com consequente lesão de órgãos-alvo, acidose, coagulação intravascular disseminada e hemorragias. Caso o paciente sobreviva às 48 a 72 horas de fase crítica, ocorre a fase de recuperação, com igual tempo de duração, cujo maior risco é o de hipervolemia, caso não seja observada diminuição da reposição volêmica. A classificação atual da dengue adotada pela OMS está resumida na Figura 40.4.[5,6]

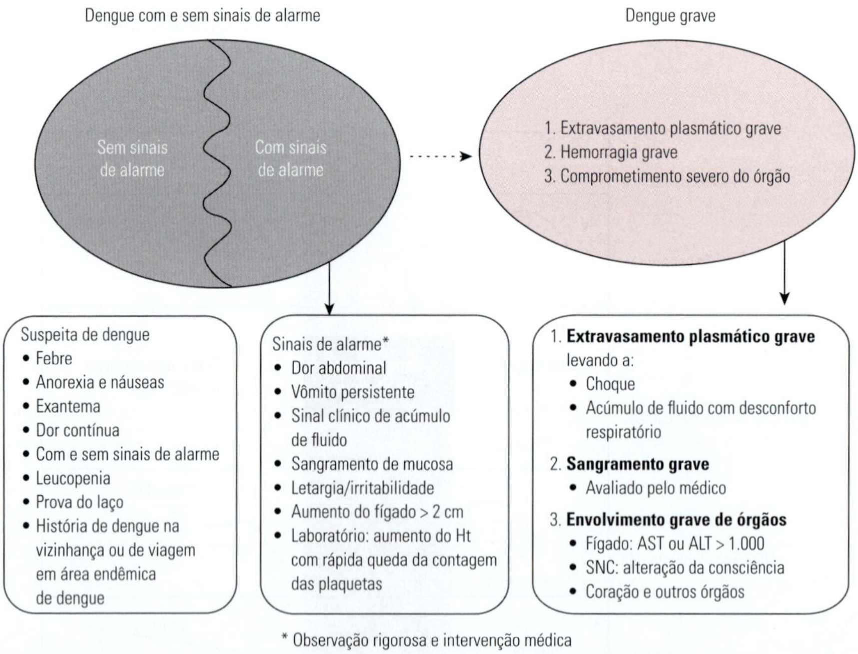

FIGURA 40.4 Classificação atual da dengue adotada pela Organização Mundial da Saúde.
Fonte: Adaptada de OMS, 2009;[5] e Ministério da Saúde, 2011.[6]

Em recém-nascidos, descreve-se febre em todos os casos relatados e hepatomegalia na maioria deles. A complicação mais comum aparenta ser plaquetopenia.[1-4]

Nos relatos disponíveis na literatura, a incidência de complicações hemorrágicas graves não foi frequente, apesar de comumente descrita plaquetopenia. Aparentemente, não existe diferença na gravidade da apresentação da dengue de filhos de mãe com primeira infecção ou que tiveram a doença mais de uma vez.[1]

Diagnóstico

Dengue deve ser considerada em qualquer recém-nascido com mãe com dengue ou doença febril de origem indeterminada no 3º trimestre e que apresente febre. Também deve ser suspeitada em qualquer recém-nascido que, vivendo ou tendo viajado para zona endêmica, apresente quadro febril.

Em seu estágio inicial, a dengue pode ser indistinguível da sepse neonatal, por dividirem muitas características clínicas e laboratoriais, como febre, irritabilidade, recusa alimentar, presença de leucopenia e plaquetopenia.

O diagnóstico pode ser feito por meio da detecção do vírus durante a fase febril, com RT-PC, por imuno-histoquímica para detecção do antígeno NS1 e do anticorpo com sorologia Elisa IgM (que costuma positivar após o 6º dia da doença) ou IgG (que está presente após o 9º dia na infecção primária e a partir do 1º dia na secundária). Nos casos de suspeita de transmissão vertical, mãe e recém-nascido devem ser testados.

Prognóstico

A casuística existente é pequena para chegar a um dado confiável, porém aparentemente a dengue neonatal é de bom prognóstico, com raras complicações hemorrágicas graves e sem sequelas.

Tratamento

O tratamento da dengue depende de sua classificação. Todos os recém-nascidos devem ser considerados, no mínimo, com dengue com sinais de alarme (a própria idade já é um sinal de alarme). Nesses casos, deve ser observada hidratação endovenosa em valores basais.

Caso haja hemoconcentração, é recomendado soro fisiológico ou ringer lactato, de 5 a 7 mL/kg/h, por 1 a 2 horas, seguidos de 3 a 5 mL/kg/h, por 2 a 4 horas, e depois de 2 a 3 mL/kg/h ou menos, a depender da resposta. O hematócrito deve ser monitorado e a infusão deve ser titulada de acordo com a resposta. Quando o paciente estiver com hematócrito abaixo do basal, diurese adequada e aceitação de líquidos oral, a hidratação deve ser suspensa.

Nos pacientes com choque compensado, a infusão deve ser de 10 mL/kg/h na 1ª hora e, no descompensado, de 20 mL/kg em até 15 minutos, podendo ser repetida se não houver melhora clínica ou do hematócrito.

Além disso, suporte com antitérmicos, transfusão de plaquetas, plasma e hemácias, se necessário, e antibióticos até a confirmação do diagnóstico são indicados.[5] A Tabela 40.1 contém valores basais de hematócrito nos primeiros dias de vida.[6]

Idade	Sangue do cordão	1º dia	3º dia	15 dias
Eritrócitos	5,1 ± 1	5,6 ± 1	5,5 ± 1	5,2 ± 0,8
Hemoglobina	16,8 ± 3,5	18,8 ± 3,5	17,5 ± 3,5	17 ± 3
Hematócrito	54 ± 10	58 ± 10	56 ± 10	52 ± 8
VCM	106 ± 5	103 ± 6	102 ± 6	98 ± 6

Tabela 40.1 Eritograma: valores de referência (média ± 2 desvios-padrões); eritócritos: M/μL; hemoglobina: g/dL; hematócrito: % VCM: fL.

Fonte: Ministério da Saúde, 2011.[6]

SARS-Coronavírus

Conceito e etiologia

Coronavírus humanos (HCoVs) são conhecidos, desde a década de 1960, como um grupo de vírus capazes de infectar humanos e animais. Até o isolamento do SARS-Coronavírus (SARS-CoV) em 2003 como causador da síndrome respiratória aguda grave (do inglês, *severe acute respiratory syndrome,* daí a sigla SARS), acreditava-se em importância marginal para pediatria desses vírus, que seriam causadores apenas de infecções agudas de vias aéreas superiores.[7] Neste capítulo, não abordaremos SARS-CoV-2, causador da Covid-19, uma vez que há um capítulo específico para esse vírus (Capítulo 39).

O SARS-CoV surgiu em novembro de 2002 e desapareceu em abril de 2004. Naqueles 18 meses, infectou 8.098 pessoas e causou 774 mortes. Menos de 5% dos casos eram de crianças, nenhuma abaixo de 12 anos morreu, apenas 5% dos casos pediátricos necessitaram de UTI e menos de 1% necessitou de ventilação mecânica.[7,8] Apesar de casos serem descritos em gestantes, por vezes determinando a interrupção da gestação, não há relatos de transmissão vertical do SARS-CoV.[9,10]

A identificação do SARS-Coronavírus, de três novos coronavírus desde então, e a descoberta da presença do vírus em animais enjaulados na China, incluindo-se civetas, texugos, além de morcegos selvagens, causou maior preocupação de que animais selvagens possam ser reservatórios do vírus e, em circunstâncias especiais, infectar humanos e causar epidemias. Dessa maneira, pode-se classificar o SARS-Coronavírus como zoonose.[7]

Patogenia

Os coronavírus têm incubação entre 2 e 10 dias, causam infecções respiratórias altas, como resfriado comum e faringite aguda, com recuperação espontânea. O SARS-CoV é mais agressivo, embora menos severo em crianças que em adultos. O vírus tem transmissibilidade baixa, por gotículas e contato pessoa-pessoa.

Embora raras, infecções respiratórias graves podem ser ocasionadas pelos coronavírus não SARS, sendo a população neonatal mais suscetível a elas, com surtos descritos em unidade intensiva neonatal francesa.[11]

Manifestações extrarrespiratórias do SARS-CoV foram descritas em adultos, notavelmente neurológicas; porém, não houve descrição em crianças. Os outros coronavírus podem ter manifestações gastrointestinais e neurológicas associadas.

Quadro clínico

Manifestações iniciais de SARS-CoV são similares às de outras infecções virais, como febre, cefaleia e mialgia. Sintomas respiratórios ocorrem do 2º ao 7º dia de doença, com tosse não produtiva e dispneia. Sintomas de coriza e dor de garganta podem ocorrer, porém são incomuns. Praticamente todos os pacientes com evidência laboratorial de SARS-CoV desenvolveram evidência radiológica de pneumonia do 7º ao 10º dia de doença; e a maioria (70% a 90%) desenvolveu linfopenia.[12]

Diagnóstico

O diagnóstico de SARS-CoV pode ser feito por meio de técnicas moleculares (RT-PCR) e detecção de anticorpos por ensaio imunoenzimático (EIA). Entretanto, por se tratar de uma doença rara e associada a epidemiologia específica, somente devem ser testados pacientes que sigam os seguintes critérios:

- Pneumonia radiologicamente confirmada ou síndrome do desconforto respiratório agudo de etiologia desconhecida e pelo menos um dos critérios de risco nos 10 dias anteriores ao início dos sintomas:
  - Viagem a China, Hong Kong, Taiwan ou contato próximo com uma dessas áreas.

    ou
  - Trabalho em ocupação associada a risco de exposição ao SARS-CoV (trabalhador de saúde em contato direto com paciente suspeito ou técnico de laboratório que contenha amostras vivas do vírus).

    ou
  - Parte de um grupo de casos de pneumonia atípica sem diagnóstico alternativo.[13]

Prognóstico

A letalidade geral é de 10%, sendo que é acima de 50% em maiores de 60 anos. A mortalidade em crianças aparenta ser muito mais baixa, sem casos de óbitos descritos em menores de 12 anos. Uma vez que não há casos neonatais descritos de SARS-CoV, é difícil estimar a mortalidade específica nessa população.

Tratamento

Apesar de vários tratamentos, incluindo ribavirina, lopinavir com ritonavir, interferon, gamaglobulina e corticosteroide, terem sido utilizados durante a emergência do SARS-CoV, não há consenso quanto à eficácia de nenhum dos esquemas propostos, já que estudos observacionais são os únicos publicados, com uma ampla variação de doses e regimentos utilizados. A orientação da OMS, em caso de reemergência de SARS-CoV, é tentar, na medida do possível, organizar estudos randomizados controlados para estabelecer o melhor tratamento possível.[8]

Ebola

Conceito e etiologia

Os vírus Ebola são causadores da mais grave febre hemorrágica viral do homem conhecida, com altos índices de letalidade. Por causa dessa letalidade, combinada com a ausência de tratamento curativo ou vacina efetiva, o Ebola é um risco de saúde pública, seja nas regiões onde é endêmico (na África Central), seja como ameaça de bioterrorismo.

Os vírus Ebola e Marburg constituem a família dos filovírus, que têm esse nome em razão de partículas filamentosas presentes em sua estrutura. São vírus RNA de cadeia negativa com morfologia variável.

Apesar de avanços desde a década de 1990 no estudo dos vírus Ebola, ainda não são claros os mecanismos de virulência e a resposta aos vírus, bem como não existe terapêutica específica. A despeito de alguns avanços experimentais em vacinas para o vírus, não há vacina disponível no momento.

Os primeiros casos de Ebola foram descritos em 1976, com surtos em localidades vizinhas no Sudão e no antigo Zaire, atual República Democrática do Congo (RDC). Anos depois, descobriu-se que a doença havia sido causada por dois subtipos do vírus, Ebola Zaire e Ebola Sudão. Em 1994, um novo tipo foi descoberto, o Ebola Costa do Marfim, em um único caso que surgiu após autópsia de um macaco que havia morrido por doença hemorrágica. Um quarto tipo foi encontrado na África equatorial, o Ebola Bundibugyo. O quinto tipo de Ebola é encontrado nas Filipinas, com alta letalidade em primatas, porém nunca foi responsável por infecção em humanos, o Ebola Reston.

Febre hemorrágica por Ebola é problema de saúde pública na África equatorial, com aumento do número de surtos a partir dos anos 2000, do Ebola Zaire (na região de Gabão e RDC) e do Ebola Sudão (no Sudão e em Uganda), sendo os últimos surtos em 2012.[14]

Patogenia

Ebola é considerado zoonose, com macacos e o homem como hospedeiros acidentais. Apesar de grande procura, ainda não foi determinado o reservatório natural, nem possíveis vetores do vírus. Como morcegos foram associados ao vírus Marburg, acredita-se serem eles possíveis hospedeiros do Ebola, porém o vírus nunca foi isolado em morcegos selvagens.

O vírus espalha-se do sítio inicial da infecção para linfonodos, fígado e baço. Apesar de não infectar linfócitos, a rápida perda por apoptose é característica proeminente da doença. Há perda substancial de linfócitos, provavelmente resultante de uma combinação de fatores, incluindo disfunção de células dendríticas mediada pela infecção e liberação de fatores solúveis dos monócitos e macrófagos. Esses fatores também contribuem para disfunção do endotélio vascular. Replicação do vírus, desregulação da resposta imune do hospedeiro, alterações de coagulação, disfunção de endotélio, hipotensão e distúrbios de coagulação resultam em choque e falência múltipla de órgãos.

Quadro clínico

A transmissão dos vírus Ebola aparenta ser por superfícies mucosas, abrasões da pele ou parenteral. As transmissões durante surto são associadas ao contato direto com pacientes ou seus cadáveres. Por isso, profissionais de saúde compõem população vulnerável e medidas de isolamento e higiene devem ser enfatizadas para controle do contágio da doença.[15]

Após período de incubação de 2 a 21 dias (média de 4 a 10 dias), caracterizado por febre, mialgia, prostração e calafrios, inicia-se a febre hemorrágica, com acometimento multissistêmico. Há sintomas gastrointestinais (p. ex., anorexia, náuseas e vômitos, dor abdominal, pancreatite e diarreia), respiratórios (p. ex., dor torácica, dispneia, tosse e coriza), vasculares (p. ex., conjuntivite, hipotensão postural e edema) e neurológicos (p. ex., cefaleia, confusão ou coma).

Manifestações hemorrágicas aparecem no pico da doença e incluem petéquias, equimoses, hemorragias mucosas e viscerais. Um *rash* maculopapular aparece normalmente do 5º ao 7º dia da doença. Em estágio avançado, choque, convulsão, distúrbios metabólicos e coagulação intravascular difusa podem surgir.

Pacientes com curso fatal geralmente complicam entre o 6º e o 16º dia da doença; entretanto, sobreviventes do Ebola costumam apresentar melhora após 6 a 11 dias, quando a resposta humoral passa a ser detectada.[14]

A convalescência é longa e associada a sequelas como mielite, hepatite, psicose ou uveíte. Gestantes têm alto risco de aborto e a sobrevida dos recém-nascidos de mãe com Ebola é muito baixa. Não está claro se isso se deve à transmissão vertical, ao leite materno ou simplesmente ao contato prolongado com pessoas doentes.[15]

Diagnóstico

Alterações laboratoriais dos vírus Ebola descritas são leucopenia, linfopenia, desvio à esquerda e presença de linfócitos atípicos, aumento de transaminases com AST tipicamente excedendo ALT, hiperproteinemia e proteinúria. Coagulograma apresenta aumento tanto do tempo de protrombina quanto do tempo de tromboplastina parcial ativada.

O diagnóstico específico pode ser feito por ELISA para antígenos específicos ou Rt-PCR. Anticorpos anti-Ebola, tanto IgM quanto IgG, podem ser detectados por ELISA a partir de 6 dias de doença.[14]

Prognóstico

A letalidade dos vírus Ebola dependem do tipo. Aparentemente, o Ebola Zaire tem maior letalidade, em torno de 60% a 90%. O Ebola Sudão tem letalidade de

40% a 60%. O único caso de Ebola Costa do Marfim não causou morte; e o único surto de Bundibugyo teve letalidade de 25%. O acometimento de crianças e recém-nascidos é relativamente raro, cerca de 10% dos casos de Ebola, provavelmente em razão de menor exposição ocupacional.[16]

Tratamento

Não há tratamento específico comprovadamente eficaz para os vírus Ebola. O paciente deve ser isolado e tratado a partir das possíveis complicações.

Conclusão

A emergência de doenças virais ocasiona risco à população neonatal. Suas manifestações podem muitas vezes ser confundidas com patologias neonatais comuns e, por isso, é necessário grande índice de suspeita e epidemiologia positiva para essas doenças, a fim de diagnosticá-las e tratá-las corretamente.

Referências bibliográficas

1. Sirinavin S, Nuntnarumit P, Supapannachart S, Boonkasidecha S, Techasaensiri C, Yoksarn S. Vertical dengue infection: case reports and review. The Pediatric Infectious Disease Journal. 2004 Nov;23(11):1042-7. PubMed PMID: 15545860.
2. Waduge R, Malavige GN, Pradeepan M, Wijeyaratne CN, Fernando S, Seneviratne SL. Dengue infections during pregnancy: a case series from Sri Lanka and review of the literature. Journal of Clinical Virology: the official publication of the Pan American Society for Clinical Virology. 2006 Sep;37(1):27-33. PubMed PMID: 16843056.
3. Maroun SL, Marliere RC, Barcellus RC, Barbosa CN, Ramos JR, Moreira ME. Case report: vertical dengue infection. Jornal de Pediatria. 2008 Nov-Dec;84(6):556-9. PubMed PMID: 18949127.
4. Phongsamart W, Yoksan S, Vanaprapa N, Chokephaibulkit K. Dengue virus infection in late pregnancy and transmission to the infants. The Pediatric Infectious Disease Journal. 2008 Jun;27(6):500-4. PubMed PMID: 18434933.
5. World Health Organization; Special Programme for Research and Training in Tropical Diseases. Dengue: guidelines for diagnosis, treatment, prevention, and control. New ed. Geneva: TDR: World Health Organization; 2009. 147 p.
6. Brasil. Ministério da Saúde. Secretaria de Vigilância em Saúde. Departamento de Vigilância Epidemiológica. Dengue: diagnóstico e manejo clínico: criança. Brasília: Ministério da Saúde; 2011.
7. Principi N, Bosis S, Esposito S. Effects of coronavirus infections in children. Emerging Infectious Diseases. 2010 Feb;16(2):183-8. PubMed PMID: 20113545. Pubmed Central PMCID: 2957994.
8. Stockman LJ, Bellamy R, Garner P. SARS: systematic review of treatment effects. PLoS Medicine. 2006 Sep;3(9):e343. PubMed PMID: 16968120. Pubmed Central PMCID: 1564166.
9. Whyte H, Tai KF, Dunn M. SARS and the maternal neonatal unit. Paediatrics & Child Health. 2003 Dec;8(10):602-3. PubMed PMID: 20019848. Pubmed Central PMCID: 2795274.

10. Robertson CA, Lowther SA, Birch T, Tan C, Sorhage F, Stockman L et al. SARS and pregnancy: a case report. Emerging Infectious Diseases. 2004 Feb;10(2):345-8. PubMed PMID: 15030710. Pubmed Central PMCID: 3322896.
11. Gagneur A, Vallet S, Talbot PJ, Legrand-Quillien MC, Picard B, Payan C et al. Outbreaks of human coronavirus in a pediatric and neonatal intensive care unit. European Journal of Pediatrics. 2008 Dec;167(12):1427-34. PubMed PMID: 18335238.
12. World Health Organization. WHO guidelines for the global surveillance of severe acute respiratory syndrome (SARS). Geneva: World Health Organization; 2004.
13. Knobler S, Mahmoud A, Lemon S, Mack A, Sivitz L, Oberholtzer K, editors. Learning from SARS: preparing for the next disease outbreak: workshop summary. The National Academies Collection: reports funded by National Institutes of Health. Washington (DC); 2004.
14. Feldmann H, Geisbert TW. Ebola haemorrhagic fever. Lancet. 2011 Mar 5;377(9768):849-62. PubMed PMID: 21084112. Pubmed Central PMCID: 3406178.
15. Francesconi P, Yoti Z, Declich S, Onek PA, Fabiani M, Olango J et al. Ebola hemorrhagic fever transmission and risk factors of contacts, Uganda. Emerging Infectious Diseases. 2003 Nov;9(11):1430-7. PubMed PMID: 14718087. Pubmed Central PMCID: 3035551.
16. Mupere E, Kaducu OF, Yoti Z. Ebola haemorrhagic fever among hospitalised children and adolescents in northern Uganda: epidemiologic and clinical observations. African Health Sciences. 2001 Dec;1(2):60-5. PubMed PMID: 12789118. Pubmed Central PMCID: 2141551.

capítulo 41

Toxoplasmose Congênita

- Edna Maria de Albuquerque Diniz
- Flávio Adolfo Costa Vaz (*in memoriam*)

Introdução

A toxoplasmose é uma zoonose disseminada mundialmente, causada pelo protozoário *Toxoplasma gondii* (*T. gondii*), descoberto em 1908 por Splendore,[41] no roedor *Ctenodactylus gundi*, no Brasil. No mesmo ano, foi observado também por Nicolle e Manceaux, no Norte da África.[30]

Aproximadamente 25% a 30% da humanidade está infectada pelo *T. gondii* em todo o mundo, embora haja acentuada variação (de cerca de 10% a 80%) entre as populações das diferentes áreas geográficas e países e até mesmo dentro dos países.[8,18,37] Soroprevalências baixas (de 10% a 30%) são relatadas no Sudeste Asiático, na América do Norte e na Europa,[45] porém soroprevalências elevadas são observadas na América Latina e em países da África tropical. De acordo com vários autores, a explicação para essas soropositividades diferentes está provavelmente relacionada aos fatores ambientais, com prevalência de cistos e oocistos de *T. gondii* no meio ambiente.[10,17,24,28,36,37]

A infecção pelo parasita é também causa importante de infecção congênita e abortamento em ovelhas e cabras.

A maioria das infecções pelo *T. gondii* é assintomática em pessoas imunocompetentes, bem como em muitas espécies de hospedeiros animais; no entanto, o parasita pode causar doença grave em fetos humanos e pessoas imunocomprometidas.[13-15,29,36,37]

O *Toxoplasma gondii* é um protozoário intracelular obrigatório que pode infectar humanos e quase todos os animais de sangue quente.[15,19,36]

Os gatos (domésticos e selvagens) são os únicos hospedeiros definitivos do parasita e são essenciais em sua epidemiologia. Ocorre também naturalmente em animais herbívoros, em omnívoros (incluindo todos os mamíferos) e em alguns pássaros e répteis, constituindo-se em uma das infecções mais comuns no mundo. Em humanos, a prevalência de testes sorológicos positivos aumenta com a idade, o que indica exposição passada, não parecendo haver diferença entre os sexos.[16]

Parasita protozoário, membro do filo Apicomplexa, o *Toxoplasma gondii* é dotado de um complexo apical polar que utiliza para se ligar à membrana celular da célula hospedeira. Existe em três estágios infectantes: taquizoítos, bradizoítos e oocistos. O primeiro estágio corresponde a sua fase de proliferação; e os outros dois têm função importante na incidência e na transmissão da doença em humanos.[36,37]

Sabe-se que três formas diferentes do parasita podem infectar o ser humano: taquizoítos, bradizoítos e esporozoítos. Oocistos de toxoplasma, formados no intestino de Felidae (gatos), são excretados nas fezes desses animais para o meio ambiente e, 2 ou 3 dias após a excreção, sofrem esporulação e se tornam uma forma infectante contendo esporozoítos. Essas formas são resistentes a fatores ambientais e podem permanecer infectantes por mais de 1 ano.[37]

Os taquizoítos têm forma de meia-lua, representam um estágio de divisão rápida e invadem células nucleadas do hospedeiro, onde se multiplicam por endodiogenia, um método assexuado de replicação em que duas progênies se formam dentro do parasita.

O estágio de bradizoíto resulta da conversão de taquizoítos em organismos de multiplicação lenta que se replicam também por endodiogenia e formam cistos nos tecidos por todo o corpo.[27a,36] Os cistos intracelulares variam em tamanho (de 5 a 100 μm) e podem conter milhares de bradizoítos em seu interior. Sua forma varia de acordo com a sua localização: no cérebro, são esferoidais e seu diâmetro é inferior a 70 μm; já nos músculos, são alongados e podem ter 100 μm de comprimento, estar presentes nos músculos de suínos e bovinos e ser transmitidos ao homem por meio do consumo de carne malcozida. Cistos intactos podem durar toda a vida do hospedeiro e, em geral, não causam danos a indivíduos imunocompetentes.[16]

Os oocistos são produzidos somente no intestino do gato e de outros felinos e requerem reprodução sexual, formando os esporozoítos, que estão contidos dentro de oocistos maduros, sendo inicialmente eliminados não esporulados nas fezes desses animais. A parede do oocisto apresenta uma forte estrutura de cinco camadas, a qual permite que o parasita sobreviva no meio ambiente.[28a] A esporulação começa dentro de 1 a 5 dias após a excreção dos oocistos pelo felino, dependendo das condições do ambiente. Oocistos podem sobreviver cerca de 12 meses nas fezes e por 54 meses em água fria. São resistentes ao congelamento e a tratamentos da água, como cloração, ozonização e luz ultravioleta. Hospedeiros intermediários são infectados por ingestão de cistos presentes na carne crua ou malcozida ou oocistos que estão presentes na comida, na terra ou na água. Nesse caso, os cistos se rompem no trato digestivo e os taquizoítos invadem as células epiteliais do intestino antes de se disseminar dentro do novo hospedeiro. Os taquizoítos podem entrar em quase todas as células nucleadas e, após a invasão, convertem-se em bradizoítos, formando os cistos teciduais, que podem persistir por vários meses e talvez por toda a vida, dependendo do hospedeiro e das cepas.[17,23]

Os taquizoítos, uma vez na circulação, iniciam o processo de penetração por meio do seu complexo polar apical na célula hospedeira, migrando da extremidade apical para a posterior final. O genoma nuclear do *T. gondii* compreende 14 cromossomos, que variam em tamanho, de 2 a 7 mega, em pares de bases.[40] Existem três genótipos principais do *Toxoplasma gondii* (tipos I, II e III), com diferentes padrões de virulência e de epidemiologia, predominando na Europa e na América do Norte.[4,50] Além desses três principais clones de linhagens, existem também genótipos atípicos, mais complexos e com maior diversidade genética. Dardé (2008)[8] sugere que existem relações entre o genótipo e a doença humana, mas esses mecanismos ainda são pouco compreendidos. Na América do Sul, pesquisas têm revelado parasitas com alta diversidade genética, muitos dos quais são virulentos para camundongos, embora o tipo II seja muito raro.[6]

A incidência de toxoplasmose varia largamente dentro das comunidades humanas, dependendo dos hábitos alimentares, do contato com animais portadores da doença e das condições climáticas. Como já mencionado, aproximadamente 25% a 30% da população mundial é infectada com o *T. gondii*, com soroprevalência em torno de 10% a 80% entre as diferentes áreas geográficas e países. No Brasil, vários inquéritos epidemiológicos têm mostrado uma prevalência elevada para a toxoplasmose, que varia de 50% a 80% em algumas cidades, sendo a soroconversão em torno de 6,2 por mil gestantes.[36,37]

Patogênese

A infecção primária materna durante a gravidez pode causar infecção fetal como resultado de transmissão hematogênica do parasita através da placenta (ver Capítulo 4 – Infecções da Gestante (Doenças Virais, Incluindo HIV, Bacterianas, Protozoários e Fúngicas) e suas Repercussões no Feto e no Recém-Nascido).

Raramente ocorre infecção pelo *T. gondii* após infecção materna primária em mulheres imunocompetentes durante os 3 meses imediatamente anteriores à concepção. Em geral, quando a infecção primária materna é anterior à concepção por mais de 6 meses, há pouco ou nenhum risco para o feto. Os mecanismos para esses casos permanecem especulativos (reinfecção ou reativação).[20,46]

Após a infecção primária materna durante a gravidez, o risco geral de transmissão é de cerca de 30%. Esse risco aumenta consideravelmente dependendo do período no qual a infecção materna foi adquirida: 15% em 13 semanas; 44% em 26 semanas; e 71% em 36 semanas.[43]

Quando o feto é infectado entre o 1º e o 2º trimestre de gestação, em geral ao nascimento apresenta manifestações clínicas evidentes e, por vezes, graves.

Entretanto, quando a infecção materna ocorre ao final da gravidez, na grande maioria das vezes a criança nasce com a forma subclínica da toxoplasmose.[11,12,37,44]

Ainda com relação à patogênese, vários fatores estão associados à infecção pelo *T. gondii*. Alguns estão relacionados à própria virulência do parasita, como a sua diversidade genética. Na Europa, o tipo I é altamente virulento em camundongos, para os quais um inóculo de menos de 10 taquizoítos é letal em 10 dias. Os tipos II e III são considerados menos virulentos, e os camundongos podem sobreviver após a inoculação de mais de 103 taquizoítos. O tipo II é dominante na América do Norte e Europa, onde a maioria das infecções adquiridas é subclínica, porém há relatos de que podem ocorrer lesões deletérias em pacientes imunocomprometidos ou na toxoplasmose congênita adquirida no início da gravidez. Em humanos, vários estudos na Europa, América do Norte e América do Sul têm mostrado que as manifestações clínicas e a gravidade da toxoplasmose humana são determinadas em parte pelo genótipo do parasita. Na Guiana Francesa, a infecção de pacientes imunocompetentes por cepas atípicas tem resultado em infecções graves, com comprometimento de múltiplos órgãos.[5,20,25,48,49]

No hospedeiro humano, dois fatores têm sido associados à infecção pelo *T. gondii*: fase de gestação, isto é, a idade em que a infecção materna primária é adquirida; e a carga parasitária no líquido amniótico. Se uma gestante se infecta com o toxoplasma durante as primeiras semanas de gestação, a probabilidade de transmissão vertical para o feto é relativamente baixa. No entanto, se ocorrer, o embrião pode sofrer lesões graves e pode até mesmo haver perda fetal. A probabilidade de transmissão aumenta de acordo com o tempo de gestação, atingindo cerca de 80% até o final da gravidez, porém a maioria dos fetos é assintomático, com risco baixo de lesões. A avaliação da concentração de *T. gondii* no líquido amniótico por *polymerase chain reaction* (PCR) quantitativa é um bom indicador de risco para infecção fetal em humanos.[38] Fatores genéticos podem também contribuir para o risco de infecção. Vários genes envolvidos na resposta imune inata e adaptativa do hospedeiro são induzidos durante a infecção ativa na gestante, o que pode ajudar a controlar os taquizoítos de replicação rápida.[2,21-23,26,31,32,34,35,51]

Outro aspecto importante indica que a imunidade a determinada cepa não protege necessariamente o hospedeiro contra a infecção por *T. gondii* de outro tipo de genótipo.[1,36]

Recorrências da infecção pode ser desencadeada por alterações senescentes em cistos teciduais, acompanhadas pela liberação de parasitas ou antígenos, por flutuações hormonais e por mudanças transitórias nas respostas imunes humorais ou celulares do hospedeiro, incluindo a gravidez.[1,37,39,44]

A infecção congênita pode ocorrer como consequência de infecção materna primária adquirida durante a gestação ou como consequência de reativação ou reinfecção, embora estas últimas possibilidades sejam raras. Gestantes portadoras de imunodepressão adquirida podem reativar uma infecção toxoplásmica latente, apresentar novamente parasitemia e, desse modo, infectar o feto.[4] A presença de parasitemia materna com infecção placentária (placentite) pode causar disseminação hematogênica do parasita para o feto. No entanto, a infecção materna primária não obrigatoriamente se dissemina para o feto. Várias pesquisas têm demonstrado que a taxa de transmissão se aproxima de 40% e é inversamente proporcional ao tempo de gestação no qual a infecção materna ocorreu.[7,11,12,36,37]

Após a replicação na placenta, o parasita atinge todos os sistemas orgânicos, principalmente o sistema nervoso central (SNC) e as túnicas oculares. A extensão das lesões parece depender do grau de maturidade imunológica do feto, bem como da passagem transplacentária de anticorpos maternos. O risco da infecção fetal varia segundo a idade gestacional, tendo sido estimado por Desmonts e Couvreur (1974) em 20%, 50% e 80% para o 1º, o 2º e o 3º trimestres de vida, respectivamente.[11] De modo geral, a gravidade das lesões é inversamente proporcional à idade gestacional.[7,12-15,36]

Estudos têm demonstrado que o tratamento da gestante com espiramicina pode diminuir a chance de transmissão do *T. gondii* em cerca de 4%, 20% e 50%, respectivamente para os 3 trimestres de gestação.[7,11,12]

Do ponto de vista patológico, o SNC e as membranas oculares são os tecidos mais acometidos. No cérebro, ocorre sempre um processo inflamatório, acompanhado por áreas de necrose que podem sofrer calcificações precoces. De maneira semelhante, podem ser observadas também calcificações no fígado, nos pulmões, no miocárdio, nos músculos esqueléticos, no baço e em outros órgãos.[9,15,23,29,33]

Quadro clínico

O reconhecimento da infecção materna pelo toxoplasma não é fácil, porque a maioria das gestantes que adquirem a infecção durante a gravidez não apresentam sintomatologia específica ou apresentam apenas sintomas benignos inespecíficos e que muitas vezes não são relatados.

Em gestantes imunocompetentes, linfadenopatia e fadiga são as manifestações mais comuns e aparecem, em média, 1 semana após a infecção ser adquirida, sendo a manifestação clínica mais típica os linfonodos cervicais posteriores aumentados, podendo ainda envolver outros grupos ganglionares (axilares, supraclavicular, inguinal, retroperitoneal ou mesentérica). A fadiga pode também estar associada a febre baixa, dores de cabeça, mal-estar, faringite e mialgia. A evolução clínica é geralmente autolimitada e os sintomas desaparecem dentro de algumas semanas ou meses.[22a,36]

Com relação ao recém-nascido (RN) portador de toxoplasmose congênita, cerca de 15% a 20% apresentam, ao nascer, sintomatologia da doença, que tem sido classificada, do ponto de vista clínico, em quatro formas principais:[13-15,36]

1. Doença neonatal.
2. Doença sintomática observada nos primeiros meses de vida, podendo as manifestações clínicas da toxoplasmose congênita sintomática ser generalizadas: predominantemente viscerais ou neurológicas e oftalmológicas.
3. Sequela ou recidiva, na infância ou na adolescência, de infecção não diagnosticada.
4. Infecção subclínica.

Nos RN sintomáticos, as principais manifestações clínicas da doença generalizada (visceral e neurológica) ocorrem em cerca de 80% a 90% dos casos e podem serem vistas no Quadro 41.1.

Quadro 41.1 Sinais e sintomas clínicos na toxoplasmose congênita.	
Sistemas hematológico, visceral e outros	• Anemia por hemólise, redução na produção ou sangramento • Trombocitopenia • Hipoprotrombinemia • Petéquias • Icterícia (bilirrubina direta aumentada) • Linfadenopatia • *Rash* maculopapular • Hepatoesplenomegalia
Sistema cardiopulmonar	• Pneumonite intersticial • Miocardite • Endocardite • Pericardite • Opistótono • Dificuldade de deglutição • Hipotermia ou hipertermia
Olhos	• Retinocoroidite (60% a 80%) • Uveíte (21%) • Microftalmia (22%) • Iridociclite (7%) • Catarata (8%) • Glaucoma (22%) • Estrabismo (30%) • Nistagmo (22%)
Sistema nervoso central	• Calcificações intracranianas • Convulsões • Hipotermia ou hipertermia • Microcefalia • Hidrocefalia • Macrocefalia • Retardo do desenvolvimento

Fonte: Adaptado de Desmonts e Couvreur, 1974;[11] Desmonts e Couvreur, 1974;[12] Diniz et al., 2020;[13] Diniz et al., 2022;[14] Diniz, 2022;[15] Elsheikha et al., 2020;[23] Peyron et al., 2016;[36] e Thiébaut e Leproust, 2007.[43]

A anemia hemolítica, embora seja referida em RN com infecções congênitas, não parece ter uma causa específica definida. Esse tipo de anemia pode simular ainda a eritroblastose fetal, constituindo sinal clínico frequente, não só na forma visceral como também na neurológica. Petéquias decorrentes de trombocitopenia e hepatoesplenomegalia são frequentemente constatadas nas crianças sintomáticas.

A microcefalia, apesar de ser menos frequente que a hidrocefalia, reflete sempre lesão cerebral grave e a grande maioria das crianças falece antes dos 5 anos de idade. A hidrocefalia na toxoplasmose congênita é do tipo obstrutivo e constitui manifestação clássica e frequente. É reconhecida em cerca de 25% dos casos de toxoplasmose congênita sintomática, porém pode ocorrer isoladamente com uma frequência variável de 16% a 80%.[13-15]

Em torno de 15% dos RN infectados têm coriorretinite (retinocoroidite) como único sinal clínico. As lesões oculares primárias são localizadas na retina e na coroide e podem ser acompanhadas por lesões secundárias, como iridociclite, catarata, glaucoma, estrabismo, nistagmo e descolamento da retina. A retinocoroidite é a lesão ocular clássica mais frequentemente observada na toxoplasmose congênita e, quando presente, é bilateral em cerca de 60% a 80% dos casos.[5,6] Tem sido constatada ao nascimento em cerca de 75% a 80% dos RN com a forma sintomática da doença, mas pode aparecer mais tardiamente, após semanas ou meses.

As lesões retinianas ativas podem se curar, com ou sem tratamento, por volta de 4 semanas a alguns meses, deixando cicatrizes (retinocoroidite residual).

A microftalmia constitui uma das alterações oculares mais graves, ocorrendo em cerca de 20% das crianças com lesões oftálmicas. É frequentemente associada a uveíte anterior e posterior, catarata ou à total disrupção do globo ocular.

Entre as lesões oculares periféricas, destacam-se a uveíte anterior, que pode ocorrer com sinequia posterior e nódulos na íris e no corpo ciliar. Além dessas alterações, estrabismo e/ou nistagmo podem ocorrer como sinais iniciais e persistentes, sendo observadas, em torno de 50% dos casos, catarata cortical posterior, anisometropia e leucocoria. Na Tabela 41.1, observam-se as principais lesões oftalmológicas e suas incidências aproximadas.[11-15,23,36,43]

Diagnóstico

Clínico

Além do conhecimento dos antecedentes epidemiológicos e obstétricos, é importante ressaltar que, para o diagnóstico da toxoplasmose congênita, é necessário suspeitar dos sinais e sintomas clínicos no RN que possam sugerir uma infecção congênita, como anemia, icterícia, hepatomegalia, esplenomegalia, peso baixo de nascimento, entre outros, conforme podem serem vistos nas Tabelas 41.1 e 41.2, com base em estudo, realizado por Diniz, com 19 RN portadores de toxoplasmose congênita sintomática na forma generalizada.

Tabela 41.1 Principais sinais e sintomas clínicos observados em 19 recém-nascidos portadores de toxoplasmose congênita.		
	Casos	**%**
Esplenomegalia	17	89,4
Hepatomegalia	16	84,2
Icterícia	12	63,2
Baixo peso	11	61,1
Petéquias	9	47,3
Anemia	8	12
Pneumopatia	8	42
Prematuridade	7	37
Cardiopatia	6	31
Acolia fecal	5	26,3
Alterações radiológicas em ossos longos	5	26,3
Diarreia	5	26,3
Vômitos	5	26,3

Fonte: Diniz, 2022.[15]

Tabela 41.2 Principais sinais e sintomas clínicos neurológicos observados em 19 recém-nascidos portadores de toxoplasmose congênita.		
	Casos	**%**
Líquido cefalorraquidiano anormal	18	95
Retinocoroidite	11*	73,3
Calcificações intracranianas	11	58
Microcefalia	11	58
Hipotermia	7	38
Convulsões	7	37
Hipertermia	4	21
Macrocefalia	4	21
Catarata	3	16

* Exames de fundo de olho realizados em 15 crianças.

Fonte: Diniz, 2022.[15]

Laboratorial

Achados hematológicos

No hemograma, podem-se constatar: anemia, plaquetopenia e reticulocitose, geralmente resultante de sangramento e/ou hemólise. Leucocitose pode estar presente, bem como eosinofilia, que pode exceder 30% da contagem diferencial.

Líquido cefalorraquidiano

O exame do líquido cefalorraquidiano (LCR) é de grande importância tanto na infecção sintomática como na assintomática. Achados anormais nesse exame são sempre indicativos de comprometimento do SNC.

O liquor apresenta-se em geral xantocrômico, com concentração baixa de glicose e valores elevados de proteinorraquia (gramas), tanto no LCR lombar como no suboccipital e no ventricular. A presença de valores elevados de proteína no LCR ventricular em crianças com toxoplasmose congênita durante o período neonatal constitui um achado único e característico da doença. A taxa de proteína liquórica constitui também um indicador de prognóstico do desenvolvimento neurológico no 1° ano de vida.[36]

A citometria e a citomorfologia do LCR caracterizam-se por pleocitose à custa de células linforreticulomonocitárias e porcentagem elevada de eosinófilos.

Bioquímica

Hiperbilirrubinemia sempre está presente à custa da bilirrubina direta. A bilirrubina indireta também pode estar elevada. A hiperbilirrubinemia é mais frequente nas formas mistas ou viscerais da doença. As enzimas hepáticas podem estar alteradas, principalmente nos casos em que há acometimento hepático importante.

Exames específicos

Os exames específicos são aqueles realizados com o objetivo de definir o diagnóstico da toxoplasmose congênita, sendo de grande importância o diagnóstico materno durante o pré-natal. Desse modo, é imprescindível certificar-se da infecção materna, por meio da história clínica e epidemiológica. Gestantes soronegativas devem realizar os exames sorológicos mensalmente, a fim de detectar a viragem sorológica e, dessa maneira, iniciar o tratamento específico para a toxoplasmose. Pode-se instituir o tratamento precoce com espiramicina e/ou tratamento alternativo com pirimetamina, sulfadiazina e ácido folínico, após a 16ª ou 18ª semana de idade gestacional, sempre que o feto estiver infectado.[13,15,36]

O diagnóstico principal da toxoplasmose congênita baseia-se no encontro de anticorpos imunoglobulina M (IgM) específicos ou na persistência de anticorpos IgG antitoxoplasma no soro da criança quando comparado com o soro materno. Resultados sorológicos falsos negativos ou falsos positivos podem ocorrer.

Os testes sorológicos mais comumente empregados são:

- Testes para anticorpos antitoxoplasma (IgG):
  - Teste de imunofluorescência.
  - *Enzyme-linked immunosorbent assay* (ELISA).
- Testes para pesquisa de anticorpos IgM:
  - Teste de imunofluorescência – IgM.
  - ELISA – IgM (teste de imunocaptura).
  - Os testes de imunocaptura IgM são mais sensíveis para a identificação de anticorpos IgM antitoxoplasma.

- Outros testes, além da sorologia:
  - *Polymerase chain reaction* (PCR), que pode ser realizada no sangue, na urina e no LCR, sendo uma reação de sensibilidade elevada.
  - Reação de Western Blot, que é um teste que identifica anticorpos IgG de origem fetal, diferenciando-os dos maternos.
- Pesquisa direta do *T. gondii* em líquidos e fluidos corporais: o encontro do toxoplasma em sedimento do liquor, sangue de cordão ou periférico, urina ou recuperação do organismo após inoculação em cérebro ou peritônio de camundongo confirma o diagnóstico (veja Capítulo 4).

Achados radiológicos e outros exames

- **Radiografia simples de crânio:** as calcificações intracranianas são detectáveis em 30% das crianças nos primeiros 3 meses de vida e em 80% até os 2 anos de idade.[6] O aumento no número e no tamanho das calcificações durante períodos de meses ou anos é sugestivo de evolução do processo.
- **Tomografia computadorizada encefálica:** é importante, uma vez que pode detectar não apenas a presença de calcificações intracranianas, mas também lesões do parênquima cerebral.
- **Raio X de ossos longos:** no qual se pode constatar a presença de estrias longitudinais na epífise dos ossos longos, bem como radioluscência óssea.
- **Raio X de tórax:** nos casos de comprometimento pulmonar, possibilita o diagnóstico de pneumonite intersticial toxoplásmica.
- **Ultrassonografia cerebral**.
- **Exame oftalmológico (fundo de olho):** deve ser realizado rotineiramente, assim como um **eletroencefalograma**.

Diagnóstico diferencial

Cabe lembrar que a maioria das infecções do grupo TORCHS apresentam manifestações clínicas muito semelhantes entre si, devendo serem diferenciadas, para o que é necessário, por vezes, lançar mão de exames laboratoriais mais específicos e rápidos, como a realização da PCR para as diversas patologias desse grupo. Nesse aspecto, é importante o diagnóstico diferencial principalmente com citomegalia congênita, rubéola, doença de Chagas, sífilis e infecção pelo vírus herpes simples.[13-15,36]

Tratamento (veja capítulo 4)

Atualmente, o melhor tratamento para toxoplasmose congênita é a associação de pirimetamina e sulfadiazina. Como a pirimetamina é um antifólico, é necessário controlar o tratamento com hemograma completo e contagem de plaquetas, além de realizar a contagem de reticulócitos semanalmente. Na Tabela 41.3, constam o tratamento da gestante, seguido pelo tratamento da toxoplasmose congênita, de acordo com Peyron e colaboradores.[36]

Tabela 41.3 Esquemas terapêuticos utilizados para o tratamento da gestante, do recém-nascido e de crianças maiores*.

Quadro clínico	Medicamento	Doses utilizadas	Duração do tratamento
Gestante			
Toxoplasmose aguda: 1. Primeiras 18 semanas de gestação ou até o nascimento em fetos não infectados diagnosticados por meio da amniocentese	Espiramicina	1 g, de 8 em 8 horas, sem alimentação	Até a infecção fetal ser diagnosticada ou excluída
2. Se a infecção fetal for confirmada após a 18ª semana de gestação e nas gestantes infectadas após 24 semanas	Pirimetamina	DA: 50 mg, 2 vezes ao dia, por 2 dias, seguida por 50 mg/dia	Até o termo
	Sulfadiazina	DA: 75 mg/kg/dia, em 2 doses por 2 dias, seguida por 50 mg/kg 2 vezes ao dia	Até o termo
	Leucovorin (ácido folínico) alternando espiramicina	10 a 20 mg/dia	Durante 1 semana após o término da pirimetamina

Recém-nascido

Tratamento da toxoplasmose congênita*:

1. Formas graves de toxoplasmose congênita (hidrocefalia, mais de 3 calcificações cerebrais, coriorretinite macular)*

- Pirimetamina: 1 mg/kg/dia, durante 6 meses; depois, 0,5 mg/kg/dia, durante 6 meses
- Sulfadiazina: 100 mg/kg/dia, em duas doses diárias divididas, durante 1 ano
- Ácido folínico: 10 mg, 3 vezes por semana; ou 25 mg, 2 vezes semana; durante 1 ano

2. Formas subclínicas e moderadas de toxoplasmose congênita:
   Dois esquemas terapêuticos possíveis:*

Esquema A:

Regime primário:

- Pirimetamina: 1 mg/kg/dia, durante 2 meses; depois, 0,5 mg/kg/dia, durante 10 meses
- Sulfadiazina: 100 mg/kg/dia, em duas doses diárias divididas, durante 1 ano
- Ácido folínico: 10 mg, 3 vezes por semana; ou 25 mg, 2 vezes por semana; durante 1 ano

Regime alternativo: pode-se usar para formas subclínicas/leves e/ou para dificuldades na adesão e/ou efeitos adversos hematológicos frequentes:

- Pirimetamina e sulfadoxina (Fansidar): 1,25 mg/kg, a cada 10 dias; e 25 mg/kg, a cada 10 dias; respectivamente, durante 1 ano
- Ácido folínico: 10 mg, 3 vezes por semana; ou 25 mg, 2 vezes por semana; durante 1 ano

Obs.: Tem sido recomendado iniciar com o **regime primário** de pirimetamina mais sulfadiazina durante os **primeiros 2 meses** e depois continuar o tratamento com pirimetamina mais sulfadoxina, que tem uma meia-vida mais longa e é mais conveniente, pois é administrada a cada 10 dias.

(*Continua*)

Tabela 41.3 Esquemas terapêuticos utilizados para o tratamento da gestante, do recém-nascido e de crianças maiores*. (*Continuação*)			
Quadro clínico	**Medicamento**	**Doses utilizadas**	**Duração do tratamento**
Esquema B:* **Tratamento pós-natal do lactente e da criança** • Pirimetamina: dose de ataque de 1 mg/kg, a cada 12 horas, por 2 dias; depois, do 3º dia em diante, 1 mg/kg por dia, durante 2 ou 6 meses; então, essa dose 3 vezes por semana, durante 1 ano • Sulfadiazina: 50 mg/kg, a cada 12 horas, durante 1 ano • Ácido folínico (leucovorin): 10 mg, 3 vezes por semana, durante 1 ano • Corticosteroides (prednisona): 0,5 mg/kg, a cada 12 horas, quando a proteína do LCR for ≥ 1 g/dL ou na presença de retinocoroidite ativa			

* Com qualquer regime, a contagem de leucócitos deve ser acompanhada desde o 1º dia, após 15 dias e depois mensalmente. A terapia deve ser descontinuada sempre que os neutrófilos diminuam abaixo de 750/mm^3 (com exceção do ácido folínico, que deve ser mantido).

Fonte: Esquemas e recomendações terapêuticas de acordo com: Peyron et al., 2016.[36]

O principal efeito adverso da pirimetamina é a sua toxicidade hematológica. As contagens de células sanguíneas devem ser realizadas semanalmente e, depois, mensalmente, dependendo da tolerância inicial e do regime de dosagem usado para pirimetamina. Anemia e trombocitopenia ocorrem, mas ambos são raros. Entretanto, a neutropenia (< 1.000/mm^3) tem sido vista em mais da metade das crianças tratadas com pirimetamina e sulfadiazina. A adição de ácido folínico (leucovorin) durante todo o tratamento reduz o risco de neutropenia. Na presença de neutropenia grave (< 750 mm^3), deve-se: descontinuar o tratamento com pirimetamina e sulfonamida; e aumentar a dose de ácido folínico para 75 a 100 mg por semana. O tratamento geralmente pode ser reiniciado 1 a 2 semanas mais tarde, uma vez que a neutropenia foi resolvida.

Os corticosteroides podem ser usados somente em conjunto com o tratamento com pirimetamina, sulfadiazina e ácido folínico e devem ser continuados até os sinais de inflamação (proteína elevada no LCR, ≥ 1 g/dL) ou coriorretinite ativa que ameaça a visão diminuírem; pode-se, então, reduzir a dosagem e interromper o corticosteroide.[27,29,36,42]

Prevenção

A prevenção pode ser obtida ao evitar-se o risco de exposição entre as gestantes suscetíveis, sendo muito importante a realização do pré-natal e do acompanhamento sorológico. Autores[36,47] recomendam o acompanhamento sorológico durante o pré-natal pelo menos mensalmente, a fim de detectar a viragem sorológica e, assim, iniciar a terapêutica indicada para a gestante.

As pessoas podem ser infectadas pelo *T. Gondii* por meio da ingestão de vegetais, frutas ou água, contaminados com esporozoítos. Entretanto, mais comumente, infectam-se ingerindo carne crua, defumada ou malcozida, particularmente cordeiro e porco, os quais costumam conter cistos teciduais com bradizoítos.[17-19] A carne de frango é uma fonte de infecção, não somente para gatos, mas também para humanos, se ingerida malcozida.[18] Galinhas são um dos mais importantes hospedeiros do toxoplasma. A prevalência de toxoplasmose em galinhas criadas em quintais chega a 100%, porque se alimentam em solo potencialmente contaminado.[18] Isso torna as galinhas de pasto um risco significativo para adquirir-se infecção pelo toxoplasma. Assim, a gestante deve evitar o consumo de carnes cruas, principalmente de carneiro e porco, e o contato com animais sabidamente vetores da doença, particularmente o gato. Outros autores sugerem que comer moluscos crus, como ostras e mexilhões, podem ser considerados um novo fator de risco para infecção por toxoplasma. Como os moluscos são filtradores, o parasita se concentra em seus organismos. Outra fonte potencial de transmissão é o leite, bem como produtos lácteos não pasteurizados. Portanto, a gestante deve ser orientada, durante o pré-natal, sobre como evitar se contaminar com o *T. gondii*.[17,18,36]

Prognóstico

Os casos do tipo encefalítico têm em geral sobrevida mais ou menos longa, evoluindo quase sempre com retardo neuropsicomotor grave. Nas formas predominantemente viscerais, o prognóstico é melhor, observando-se regressão do quadro clínico até o final do 1° ano de vida. O tratamento é indispensável durante todo o 1° ano de vida.[11-15,36]

Referências bibliográficas

1. Andrade GM, Vasconcelos-Santos DV, Carellos EV et al. Congenital toxoplasmosis from a chronically infected woman with reactivation of retinochoroiditis during pregnancy. J Pediatr (Rio J). 2010;86:85-8.
2. Ajzenberg D, Cogne N, Paris L et al. Genotype of Toxoplasma gondii isolates associated with human congenital toxoplasmosis, and correlation with clinical findings. J Infect Dis. 2002;186:684-9.
3. Attias M, Teixeira DE, Benchimol M, Vommaro RC, Crepaldi PH, De Souza W. The life-cycle of Toxoplasma gondii reviewed using animations. Parasites Vectors. 2020;13:1-13.
4. Aubert D, Ajzenberg D, Richomme C et al. Molecular and biological characteristics of Toxoplasma gondii isolates from wildlife in France. Vet Parasitol. 2010;171:346-9.
5. Carme B, Demar M, Ajzenberg D et al. Severe acquired toxoplasmosis caused by wild cycle of Toxoplasma gondii, French Guiana. Emerg Infect Dis. 2009;15:656-8.
6. Carneiro AC, Andrade GM, Costa JG et al. Genetic characterization of Toxoplasma gondii revealed highly diverse genotypes for isolates from newborns with congenital toxoplasmosis in southeastern Brazil. J Clin Microbiol. 2013;51:901-7.
7. Daffos F, Forestier F, Capella-Pavlovsky M et al. Prenatal management of 746 pregnancies at risk for congenital toxoplasmosis. N Engl J Med. 1988;318:271-5.
8. Dardé ML. Toxoplasma gondii, "new" genotypes and virulence. Parasite. 2008;15:366-71.
9. Delhaes L, Ajzenberg D, Sicot B et al. Severe congenital toxoplasmosis due to a Toxoplasma gondii strain with an atypical genotype: case report and review. Prenat Diagn. 2010;30:902-5.

10. Demar M, Ajzenberg D, Maubon D, Djossou F, Panchoe D et al. Fatal outbreak of human toxoplasmosis along the Maroni River: epidemiological, clinical, and parasitological aspects. Clin Infect Dis. 2007;45:e88-95.
11. Desmonts G, Couvreur J. Congenital toxoplasmosis: a prospective study of 378 pregnancies. N Engl J Med. 1974;290:1110-6.
12. Desmonts G, Couvreur J. Toxoplasmosis in pregnancy and its transmission to the fetus. Bull NY Acad Med. 1974;50(2):146-59.
13. Diniz EMA, Vargas NSO, Vaz FAC. Toxoplasmose congênita. In: Vaz FAC, Diniz EMA, Ceccon MEJR, Krebs VLJ. Neonatologia. Barueri: Manole; 2020. (Schvartsman BGS, Maluf Jr PT, editores. Coleção Pediatria. Instituto da Criança HC-FMUSP; n. 16, p. 490-503).
14. Diniz EMA, Vargas NSO, Vaz FAC. Toxoplasmose congênita. In: Grisi SJFE, Carneiro--Sampaio MMS, Carvalho WB, Tannuri U, Odone Filho V, Silva CAA. Série Pediatria: Manual do médico residente. Rio de Janeiro: Atheneu; 2022. p. 333-9.
15. Diniz EMA. Infecções congênitas e perinatais: toxoplasmose congênita. In: Gilio AE, Escobar AMU, Grisi S. Pediatria geral: neonatologia, pediatria clínica, terapia intensiva: Hospital Universitário da Universidade de São Paulo. Rio de Janeiro: Atheneu; 2022. p. 873-9.
16. Dubey JP. Duration of immunity to shedding of Toxoplasma gondii oocysts by cats. J Parasitol. 1995;81:410-5.
17. Dubey JP, Jones JL. Toxoplasma gondii infection in humans and animals in the United States. Int J Parasitol. 2008;38:1257-78.
18. Dubey JP. Toxoplasma gondii infections in chickens (Gallus domesticus): prevalence, clinical disease, diagnosis and public health significance. Zoonoses Public Health. 2010;57:60-73.
19. Dubey JP, Lago EG, Gennari SM, Su C, Jones JL. Toxoplasmosis in humans and animals in Brazil: high prevalence, high burden of disease and epidemiology. Parasitology. 2012;139:1375-424.
20. Dubremetz JF, Lebrun M. Virulence factors of Toxoplasma gondii. Microbes Infect. 2012;14:1403-10.
21. Dunn D, Wallon M, Peyron F et al. Mother-to-child transmission of toxoplasmosis: risk estimates for clinical counselling. Lancet. 1999;353:1829-33.
22. Dupont CD, Christian DA, Hunter CA. Immune response and immunopathology during toxoplasmosis. Semin Immunopathol. 2012;34:793-813.
22a. Durlach RA, Kaufer F, Carral L et al. Toxoplasmic lymphadenitis: clinical and serologic profile. Clin Microbiol Infect. 2003;9:625-31.
23. Elsheikha HM, Marra CM, Zhu X-Q. Epidemiology, pathophysiology, diagnosis, and management of cerebral toxoplasmosis. Clin Microbiol Rev. 2020;34:1-28.
24. Glasner, PD, Silveira C, Kruszon-Moran D, Martins MC, Burnier Junior M et al. An unusually high prevalence of ocular toxoplasmosis in southern Brazil. Am J. Ophthalmol. 1992;114:136-44.
25. Howe DK, Sibley LD. Toxoplasma gondii comprises three clonal lineages: correlation of parasite genotype with human disease. J Infect Dis. 1995;172:1561-6.
26. Jones JL, Dargelas V, Roberts J, Press C, Remington JS, Montoya JG. Risk factors for Toxoplasma gondii infection in the United States. Clin Infect Dis. 2009;49:878-84.

27. Konstantinovic N, Guegan H, Stäjner T, Belaz S, Robert-Gangneux F. Treatment of toxoplasmosis: current options and future perspectives. Food and Waterborne Parasitology. 2019;12:e00036.

27a. Lyons RE, McLeod R, Roberts CW. Toxoplasma gondii tachyzoite-bradyzoite interconversion. Trends Parasitol. 2002;18:198-201.

28. Maenz M, Schluter D, Liesenfeld O et al. Ocular toxoplasmosis past, present and new aspects of an old disease. Prog Retin Eye Res. 2014;39:77-106.

28a. Mai K, Sharman PA, Walker RA et al. Oocyst wall formation and composition in coccidian parasites. Mem Inst Oswaldo Cruz. 2009;104:281-9.

29. McLeod R, Boyer KM, Lee D, Mui E, Wroblewski K et al. Prematurity and severity are associated with Toxoplasma gondii alleles. Clin Infect Dis. 2012;54:1595-605.

30. Nicolle C, Manceaux L. Sur une infection a corps de Leishman (ou organismes voisins) du gondi. C R Seances Acad Sci. 1908;147:763-6.

31. Opsteegh M et al. Intervention strategies to reduce human Toxoplasma gondii disease burden. Clin Infect Dis. 2015;60(1):101-7.

32. Ortiz-Alegria LB, Caballero-Ortega H, Canedo-Solares I et al. Congenital toxoplasmosis: candidate host immune genes relevant for vertical transmission and pathogenesis. Genes Immun. 2010;11:363-73.

33. Ozgonul C, Besirli CG. Recent developments in the diagnosis and treatment of ocular toxoplasmosis. Ophthalmic Res. 2017;57:1-12.

34. Pappas G, Roussos N, Falagas ME. Toxoplasmosis snapshots: global status of Toxoplasma gondii seroprevalence and implications for pregnancy and congenital toxoplasmosis. Int J Parasitol. 2009;39:1385-94.

35. Pena HF, Gennari SM, Dubey JP et al. Population structure and genotype of Toxoplasma gondii isolates associated with toxoplasmosis in immunocompromised patients and correlation with clinical findings. J Infect Dis. 199:1155-67.

36. Peyron F, Wallon M, Kieffer F, Garweg J. Toxoplasmosis. In: Wilson CB, Nizet V, Maldonado YA, Remington JS, Klein JO. Remington and Kelin's. Infectious diseases of the fetus and newborn infant. 8th ed. Philadelphia: Elsevier; 2016. p. 947-1042.

37. Robert-Gangneux F, Dardé ML. Epidemiology of and diagnostic strategies for toxoplasmosis. Clin Microbiol Rev. 2012;25:264-96.

38. Romand S, Chosson M, Franck J et al. Usefulness of quantitative polymerase chain reaction in amniotic fluid as early prognostic marker of fetal infection with Toxoplasma gondii. Am J Obstet Gynecol. 2004;190:797-802.

39. Sasai M, Pradipta A, Yamamoto M. Host immune responses to Toxoplasma gondii. Int Immunol. 2018;30:113-9.

40. Sibley LD, Boothroyd JC. Construction of a molecular karyotype for Toxoplasma gondii. Mol Biochem Parasitol. 1992;51:291-300.

41. Splendore A. An nuovo protozoa parassita de'conigli incontrato nelle lesioni anatomiche d'une malattia che ricorda in molti punti il Kala-azar dell uomo. Nota preliminare pel. Rev Soc Scient. São Paulo. 1908;3:109-12.

42. Szewczyk-Golec K, Pawłowska M, Wesołowski R, Wróblewski M, Mila-Kierzenkowska C. Oxidative stress as a possible target in the treatment of toxoplasmosis: perspectives and ambiguities. Int J Mol Sci. 2021;22(5705):1-24.

43. Thiébaut R, Leproust S et al.; SYROCOT (Systematic Review on Congenital Toxoplasmosis) Study Group. Effectiveness of prenatal treatment for congenital toxoplasmosis: a meta-analysis of individual patients' data. Lancet. 2007;369:115-22.

44. Tait ED, Hunter CA. Advances in understanding immunity to Toxoplasma gondii. Mem Inst Oswaldo Cruz. 2009;104:201-10.
45. Villena I et al. Congenital toxoplasmosis in France in 2007: first results from a national surveillance system. Euro Surveill. 2010;15(25):19600.
46. Vogel N, Kirisits M, Michael E et al. Congenital toxoplasmosis transmitted from an immunologically competent mother infected before conception. Clin Infect Dis. 1996;23:1055-60.
47. Wallon M, Peyron F, Cornu C et al. Congenital Toxoplasma infection: monthly prenatal screening decreases transmission rate and improves clinical outcome at age 3 years. Clin Infect Dis. 2013;56:1223-31.
48. Wallon M, Peyron F. Congenital toxoplasmosis: a plea for a neglected disease. Pathogens. 2018;7(1):25. doi:10.3390.
49. Wang ZD et al. Toxoplasma gondii infection in immunocompromised patients: a systematic review and meta-analysis. Front Microbiol. 2017;8:389 doi:10.3389.
50. Wolf A, Cowen D, Paige B. Human toxoplasmosis: occurrence in infants as an encephalomyelitis verification by transmission to animals. Science. 1939;89:226-7.
51. Yarovinsky F. Innate immunity to Toxoplasma gondii infection. Nat Rev Immunol. 2014;14:109.

capítulo 42

Doença de Chagas Congênita

- Nadia Sandra Orozco Vargas
- Edna Maria de Albuquerque Diniz

Introdução

A doença de Chagas, ou tripanossomíase americana, é uma patologia grave e de evolução crônica, constituindo ainda um problema de saúde pública importante na América Latina. Trata-se de uma antropozoonose, cujo agente etiológico é o *Trypanosoma cruzi* (*T. cruzi*).[1]

A doença de Chagas foi descoberta em 1909, por Carlos Chagas, que também descreveu a transmissão vertical pela primeira vez em 1911.[1] O grande pesquisador brasileiro descreveu a doença em todas as suas formas: no intestino de hemípteros, onde encontrou numerosos flagelados com características morfológicas de um tripanossomatídeo; e no sangue de uma criança portadora de anemia, febre, hepatoesplenomegalia e linfadenopatia. Demonstrou, desde modo, que o *T. cruzi* era uma causa importante de uma doença endêmica muito frequente no interior de Brasil. No mesmo ano, Chagas publicou, em nota prévia, essa nova entidade mórbida do homem. Durante as últimas décadas, os conhecimentos sobre a doença de chagas aumentaram bastante, embora muitos pontos ainda permaneçam pouco claros, e vários fatores têm influenciado na maior ou menor variabilidade epidemiológica da doença, particularmente sobre os mecanismos e marcadores de variabilidade do *T. Cruzi*.

No Brasil, de acordo com dados do Ministério da Saúde, há cerca de 4,6 milhões de pessoas infectadas por *T. cruzi*, o que corresponde a aproximadamente 1% a 2,4% da população. Atualmente, predominam os casos crônicos decorrentes de infecção por via vetorial com aproximadamente 3 milhões de indivíduos infectados, gerando impactos sociais, previdenciários e assistenciais. De 2007 a 2018, a ocorrência de doença de Chagas aguda (DCA) tem sido observada em diferentes estados, em especial na região da Amazônia Legal, apesar das campanhas de combate ao inseto transmissor, a doença permanece sendo adquirida por vias alternativas, como: transmissão por transfusão de sangue, por transplantes, congênita.

É uma patologia de evolução crônica e geralmente grave, constituindo um problema de saúde pública importante nas Américas, principalmente no Cone Sul, que abrange: Argentina, Bolívia, Brasil, Chile, Uruguai, Paraguai e Peru. Estimativas apontam para 12 a 14 milhões de pessoas infectadas em toda a América Latina e cerca de 60 milhões de pessoas sob risco de infecção no mundo.[2-4]

De acordo com dados do Ministério da Saúde, há cerca de 4,6 milhões de infectados no Brasil e campanhas de combate ao inseto transmissor obtiveram sucesso, a ponto de a Organização Pan-Americana de Saúde/Organização Mundial da Saúde (OPAS/OMS) ter declarado a Brasil livre de transmissão por vetor em 2005.[5]

Com o controle da transmissão vetorial e da transfusional, a vertical passa a ser um dos principais mecanismos de transmissão do *T. Cruzi* no Brasil.[1,5-7]

Etiopatogenia

Agente etiológico

O *Trypanosoma cruzi* é um protozoário flagelado pertencente à ordem Kinetoplastida, à família Trypanosomatidae e ao gênero *Trypanosoma*. São protozoários cujos membros apresentam um flagelo e uma organela autorreplicável que contém DNA (cinetoplasto), e seu ciclo biológico ocorre em duas fases: uma no hospedeiro definitivo vertebrado (geralmente, o homem); e a outra em um vetor invertebrado (o barbeiro, também conhecido como chupão ou chupança).

Esses hospedeiros intermediários são insetos hemípteros, grandes, hematófagos estritos, da família Reduviidae e da subfamília Triatominae, com mais de 100 espécies diferentes. Alguns só vivem em matas e outros alcançaram a área urbana, sendo estes que vivem em ambiente doméstico os mais perigosos para a contaminação humana.[3]

O barbeiro se contamina ao se alimentar do sangue de um hospedeiro previamente infetado. No seu tubo digestório, os parasitas se multiplicam e são eliminados nas fezes durante sua alimentação (hematofagia) e, entrando na corrente sanguínea pela mucosa ou soluções de continuidade na pele, como o orifício da picada, infectam células do sistema fagocítico mononuclear do homem.[3]

Ao penetrar na célula, multiplicam-se, por divisão binária, até romperem a célula, liberando diversas formas do parasita no interstício, induzindo resposta inflamatória e disseminando-se pela corrente sanguínea e linfática até atingir qualquer órgão ou tecido, sendo o coração, o trato digestório e as células nervosas os mais frequentemente acometidos.[3]

No sangue circulante do hospedeiro vertebrado, esses protozoários se apresentam sob a forma de tripomastigotas, com cinetoplasto terminal ou subterminal, um núcleo central e um flagelo, que emerge de porção posterior. Seu tamanho é de 15 a 20 μm. Morfologicamente, há dois tipos de parasitas no sangue periférico dos hospedeiros vertebrados: as formas largas, que apresentam núcleo ovalado, flagelo longo na sua porção livre e cinetoplasto subterminal; e as formas delgadas, com núcleo alongado, cinetoplasto subterminal e flagelo livre e longo.[3,11]

As formas de tripomastigotas circulam no sangue dos vertebrados e podem infectar diversos tipos celulares: macrófagos, fibras musculares esqueléticas, células da musculatura cardíaca e células da glia. Os tripomastigotas, ao penetrar na célula, transformam-se em amastigotas ovalados, que se multiplicam a cada 12 horas, por divisão binária, tornando-se tripomastigotas novamente e, após rotura da célula, penetram na circulação sanguínea. O tempo decorrido, desde a penetração na célula até a sua ruptura, é de cerca de 3 a 6 dias, variando de acordo com o tamanho da célula e a cepa do parasita.[3,11]

Os tripomastigotas circulantes são infectantes para os triatomíneos vetores da doença; e esses insetos, quando sugam o sangue do vertebrado, aspiram os parasitas para o interior do seu tubo digestório. No estômago do artrópode, o *T. cruzi* evolui, inicialmente, para uma forma arredondada, com flagelo circulando o corpo, denominada esferomastigota, que se transforma em epimastigota, forma flagelada que mede cerca de 20 μm de comprimento, dotada de grande mobilidade, e migra para o intestino posterior, onde se desenvolve em tripomastigota metacíclico, a forma infectante para o hospedeiro vertebrado.[3,11]

O homem pode ser infectado pela contaminação da pele ou da mucosa, pelas fezes e pela urina dos insetos, que são eliminadas durante ou logo após a picada do inseto. Os tripomastigotas metacíclicos, contidos nas excreções dos vetores, penetram por pequenas soluções de continuidade da pele ou das mucosas íntegras, infectando posteriormente os macrófagos tissulares locais.[3]

Patologia

A doença de Chagas apresenta duas fases evolutivas distintas. A fase aguda ocorre logo após a contaminação pela transfusão de sangue, por via intrauterina (congênita) e pelo próprio vetor (ingestão de alimentos contaminados). Apresenta um período de incubação entre 7 e 10 dias após a contaminação pelo vetor, podendo esse período ser mais longo na transmissão transfusional. Após esse período, inicia-se a fase indeterminada e/ou crônica, de longa duração, caracterizada por parasitemia baixa e aumento dos anticorpos da classe IgG, praticamente não se detectando anticorpos tipo IgM.[8] Em geral, a fase crônica se instala após a forma indeterminada, sempre assintomática, cuja duração é indefinida, podendo ser muito longa (ou mesmo permanente), evoluindo para uma forma clínica definida após 10 ou 20 anos de curso da infecção. A cura espontânea tem sido registrada em casos raros da forma indeterminada, podendo também ocorrer cura parasitológica após terapêutica específica em uma proporção variável de casos. As formas crônicas (cardiopatia, digestória, neurológica ou mista) evoluem na maioria dos casos de forma insidiosa. Cerca de 5% a 10% dos pacientes podem evoluir para as formas graves e progressivas da cardiopatia crônica chagásica, podendo falecer precocemente.

A transmissão congênita do *T. cruzi* para o feto pode ocorrer em qualquer fase da doença materna. Entretanto, para a gestante chagásica na fase aguda, na qual a parasitemia é mais intensa e persistente, o risco de contaminação fetal é maior. Pode ser causa de abortamento, natimortos e neomortos.[8-10]

Na fase crônica da doença materna, e mesmo em mães assintomáticas (indeterminadas), o feto pode também se infectar, uma vez que surtos de parasitemia podem ocorrer e, assim, resultar em contaminação placentária e fetal. Entretanto, a transmissão durante a parasitemia materna não é 100%, e ainda não se sabe quais fatores dificultariam a maior ou a menor passagem transplacentária do *T. cruzi*.[9,11]

Não é recomendado o tratamento da gestante chagásica, em virtude da toxicidade dos fármacos disponíveis.[1]

A doença é causa importante de abortamento e prematuridade, e a contaminação fetal pode ocorrer em gestações subsequentes.

Uma vez que o *T. cruzi* ganha acesso à circulação fetal, dissemina-se em todos os órgãos e, de maneira semelhante à da fase aguda no adulto, acomete vários órgãos e tecidos, podendo causar lesões em vísceras e no sistema nervoso central (SNC).

Nisida e colaboradores (1999) estudaram a transmissão congênita em 57 gestantes com doença de Chagas, bem como em seus 58 recém-nascidos (RN). As formas clínicas maternas presentes foram: forma indeterminada (47,4%); cardíaca (43,8%); e digestora (8,8%). A transmissão da doença para o feto foi confirmada em 3 (5,17%) dos 58 casos estudados, sendo 1 provavelmente de doença de Chagas congênita.[22]

A taxa de transmissão vertical varia de cerca de 1% no Brasil para cerca de 4% a 12% em países como a Bolívia, com variações que parecem depender de características ligadas ao parasito, ao hospedeiro e à situação epidemiológica na localidade.[12]

Fisiopatologia

A infecção pelo *T. cruzi* provoca uma resposta inflamatória, com lesões celulares que evoluem para fibrose. Esses processos são sequenciais, podem ser simultâneos e inter-relacionados, além de localizar-se em qualquer tecido ou órgão, sendo o coração, o trato digestório e o SNC os locais mais frequentemente atingidos.[3]

O *T. cruzi* parasita macrófagos, fibroblastos, células de Schwann e miócitos estriados e lisos. Enquanto as células parasitadas permanecem íntegras, não ocorre inflamação em torno delas. Durante o ciclo evolutivo do parasito, o ninho de parasitas rompe a célula, liberando no interstício as formas epimastigotas, tripomastigotas e amastigotas do parasita (íntegras ou degeneradas) e restos da célula hospedeira, induzindo a resposta inflamatória, que parece dever-se a vários fatores relacionados ao próprio parasita, e a resposta imunitária celular do hospedeiro, sendo esta a responsável principal pelas lesões observadas na doença de Chagas.[3]

A forma aguda da doença começa com a penetração do *T. cruzi* no homem. Após um período de incubação de 5 a 7 dias, os parasitas invadem a corrente sanguínea e linfática, indo localizar-se em praticamente todos os órgãos e tecidos do corpo.[3]

Quando o *T. cruzi* penetra pela conjuntiva por meio da picada do barbeiro, origina-se o sinal de Romaña; e quando a penetração se dá na pele, formam-se os chagomas de inoculação. Em geral, são comprometidos, também, os linfonodos-satélites, que, com as lesões conjuntivas ou cutâneas, formam os denominados complexos oftalmolinfonodal ou cutaneolinfonodal.[11]

O sinal de Romaña ou complexo oftalmolinfonodal é de instalação súbita e caracteriza-se por: edema bipalpebral unilateral, elástico e indolor, coloração róseo-violácea das pálpebras, congestão e edema conjuntival e das regiões vizinhas; linfadenite-satélite (pré-auriculares, submandibulares e outros; os linfonodos se tornam aumentados de volume e palpáveis, mas não aderentes aos planos superficiais ou profundos); celulite periorbitária e palpebral, formando os chagomas metastáticos, por vezes com necrose do tecido gorduroso, grande número de parasitas, especialmente nos macrófagos e nos linfonodos.[11]

O complexo cutaneolinfonodal é caracterizado pelo aparecimento, em qualquer parte da pele, especialmente no rosto e nos membros, dos chagomas de inoculação. Estes consistem em lesões endurecidas, róseo-violáceas, de aparência furunculoide e com edema central discreto. Microscopicamente, há inflamação aguda focal, rica em parasitas, na derme e na hipoderme. Em consequência da propagação do parasita por via linfática, ocorre a reação de linfonodo satélite, com enfartamento ganglionar. Nessa forma da doença, o comprometimento cardíaco é frequente, podendo haver epicardite, miocardite e endocardite parietal, associadas a lesões do sistema nervoso autônomo intracardíaco. No sistema digestório, os processos patológicos principais são encontrados predominantemente nas camadas musculares e nos plexos nervosos intramurais das vísceras ocas. Há miosite focal, com lesões das células musculares e dos componentes do interstício. Nos plexos intramurais, há lesões inflamatórias de distribuição irregular, encontrando-se gânglios aparentemente normais ao lado de outros alterados. Além das lesões no sistema nervoso autônomo, nos pacientes com manifestações neurológicas graves há meningoencefalite multifocal, caracterizada por um exsudato inflamatório, constituído por células mononucleadas. Amastigotas do *T. cruzi*, com frequência, são encontrados nos focos inflamatórios, ou em células gliais, do tecido adjacente. A meningoencefalite chagásica está sempre associada a miocardite chagásica aguda, geralmente intensa, sendo essa associação a responsável pela gravidade do quadro e pela mortalidade nesses pacientes. Lesões morfológicas podem ocorrer também nos músculos esqueléticos, no fígado, no baço etc., porém são discretas.[11]

Na forma indeterminada, as lesões cardíacas são menos acentuadas, em comparação à forma cardíaca da doença de Chagas. Há cardite focal, discreta em 80% dos casos e de grau moderado ou intenso em 20%. O comportamento morfológico do sistema de condução revela discretas lesões inflamatórias e/ou fibróticas ou ausência de alterações.[11]

A cardiopatia chagásica crônica é caracterizada por uma miocardite crônica progressiva e fibrosante. Pode ser assintomática ou clinicamente sintomática, manifestando-se como uma síndrome congestiva e/ou com alterações do ritmo cardíaco e da condução do estímulo elétrico.[11]

Quadro clínico

De modo semelhante às outras infecções congênitas na sua forma sintomática, a grande maioria dos RN com doença de Chagas congênita são de baixo peso ou prematuros, podendo a doença se manifestar no nascimento ou após alguns meses. A taxa de mortalidade é de 2% a 14%.[12]

A infecção congênita pelo *T. Cruzi* é assintomática na maior parte dos casos (60% a 90%), assim como na maioria das infecções congênitas perinatais.

Além de prematuridade e baixo peso, os sintomas mais encontrados são as manifestações de acometimento disseminado de vários órgãos e tecidos pelo *T. cruzi*. A hepatoesplenomegalia é uma das mais importantes e frequentes. A anemia e a icterícia constituem os sintomas principais dessa enfermidade; causadas por hemólise, podem ser tão graves a ponto de serem consideradas uma doença hemolítica perinatal. Sintomas neurológicos têm sido observados em cerca de 50% dos casos, sendo caracterizados por meningoencefalite, que se apresenta na forma de síndrome convulsiva, tremores, hipotonia, sucção débil e hidrocefalia. O liquor pode mostrar pleocitose, com predomínio de linfócitos, aumento da proteinorraquia e, inclusive, a presença do próprio *T. cruzi*. O controle ultrassonográfico é necessário quando há suspeita de complicação com hidrocefalia.[8,13] O acometimento cardíaco, com menor frequência caracterizado por miocardiopatia chagásica, não é muito registrado; e as complicações cardíacas comuns nos casos de doença de Chagas adquirida são raras na forma congênita. Do ponto de vista hematológico, a trombocitopenia manifesta-se por lesões purpúricas, com petéquias e equimoses. Lesões necróticas de pele e mucosas são observadas, correspondendo à disseminação hematogênica de chagomas. Para o sistema gastrointestinal, o RN pode apresentar, já ao nascimento, envolvimento tanto do esôfago quanto do colo, com quadros de disfagia, regurgitações, vômitos e obstipação, sendo necessária investigação para megacolo e distúrbios de peristaltismo e megaesôfago.[17,18,21] Entre os sinais oculares, queratite parenquimatosa, coriorretinites, opacificação do corpo vítreo e lesões maculares podem ser observadas. E pneumonites associadas a parasitismo da parede alveolar são descritas em anatomias patológicas.[8,13]

Na ausência de manifestações graves que envolvam o SNC, costuma haver evolução favorável, com recuperação nos primeiros meses de vida. As manifestações clínicas mais graves costumam ter relação com coinfecção pelo vírus da imunodeficiência humana (HIV).[8,9,11]

Diagnóstico laboratorial

A condição básica para a definição de um caso de transmissão vertical é a confirmação sorológica da mãe. Uma vez confirmada a infecção materna, realiza-se o exame parasitológico no RN, com demonstração direta do parasita, que é o melhor método de diagnóstico neonatal.[19]

Na doença de Chagas congênita, em vista da parasitemia elevada, o melhor método para o diagnóstico laboratorial é a demonstração direta do parasita, que poderá ser feita: no sangue e no liquor fresco; em esfregaço corado; em gota espessa; em creme leucocitário. Pelo fato de a parasitemia não ser tão elevada nos primeiros dias de vida, pode-se enriquecer o material com centrifugação prévia. Na experiência de alguns autores, o micro-hematócrito é muito útil para o diagnóstico, detectando infecção congênita em 97,4% das crianças com menos de 6 meses de idade.[6,8,14]

Métodos parasitológicos indiretos, como a hemocultura e o xenodiagnóstico, têm valor diagnóstico absoluto quando positivos, porém são muito mais custosos e demorados, além de não estarem disponíveis rotineiramente. O xenodiagnóstico é considerado o padrão-ouro no diagnóstico de infecção chagásica.[6,8,14]

A pesquisa de anticorpos anti-*Trypanosoma cruzi* deverá ser feita não só no RN, mas também em sua mãe. Os testes sorológicos mais utilizados no momento são: imunofluorescência para anticorpos IgG (IFIgG); imunofluorescência para anticorpos IgM (IFIgM); e a reação de hemaglutinação indireta (HAI), *enzyme linked immunosorbent assay* (ELISA). A presença de anticorpos maternos de transferência passiva no sangue do RN pode alterar a resposta imunológica ao parasita. Reações com títulos baixos ou negativos não afastam o diagnóstico, necessitando acompanhamento sorológico em longo prazo a partir dos 9 meses de idade, quando se acredita que os anticorpos maternos de transferência passiva já tenham sido clareados. Exames persistentemente positivos ou aumento dos títulos a partir dessa época são indicativos de infecção no paciente.[6,8,14]

Outras técnicas

A *polymerase chain reaction* (PCR) pode ser usada tanto para o diagnóstico parasitológico da fase crônica como para o diagnóstico no RN com infecção congênita. A partir de amostra de sangue, permite ampliar parte do parasita milhares de vezes, demonstrando vantagens sobre as técnicas convencionais não só para detecção precoce do *T. cruzi*, mas também para o seguimento e a monitorização de crianças tratadas.[23] A técnica denominada *immunoblotting with trypomastigote excreted-secreted antigens* (TESA *blot*) tem sido recentemente utilizada no diagnóstico sorológico da doença de Chagas congênita, na infecção aguda e crônica, por vários autores.[1,15,16]

Umezawa e colaboradores (1996) estudaram 512 pacientes, sendo 401 chagásicos (dos quais 361 eram casos crônicos, 36 casos agudos e 4 casos congênitos em RN e crianças). Os autores demonstraram que, em todos os casos agudos e congênitos, os testes para anticorpos IgM e IgG TESA *blots* foram positivos, enquanto nos casos crônicos 100% dos pacientes eram positivos para anticorpos IgG. Segundo os autores, o teste TESA *blot* parece ser útil como teste diagnóstico sensível e específico nos casos de infecção aguda ou congênita pelo *T. cruzi*, servindo também como teste confirmatório em relação à sorologia convencional para a doença de Chagas.[24]

O emprego de antígenos recombinantes, produzidos por engenharia genética utilizando a técnica de ELISA, tem obtido sucesso, principalmente quando dois ou mais antígenos são empregados concomitantemente.

A Figura 42.1 mostra o fluxograma do diagnóstico em casos suspeitos de transmissão vertical da doença de Chagas, de acordo com o Consenso Brasileiro em Doença de Chagas (2005).[1]

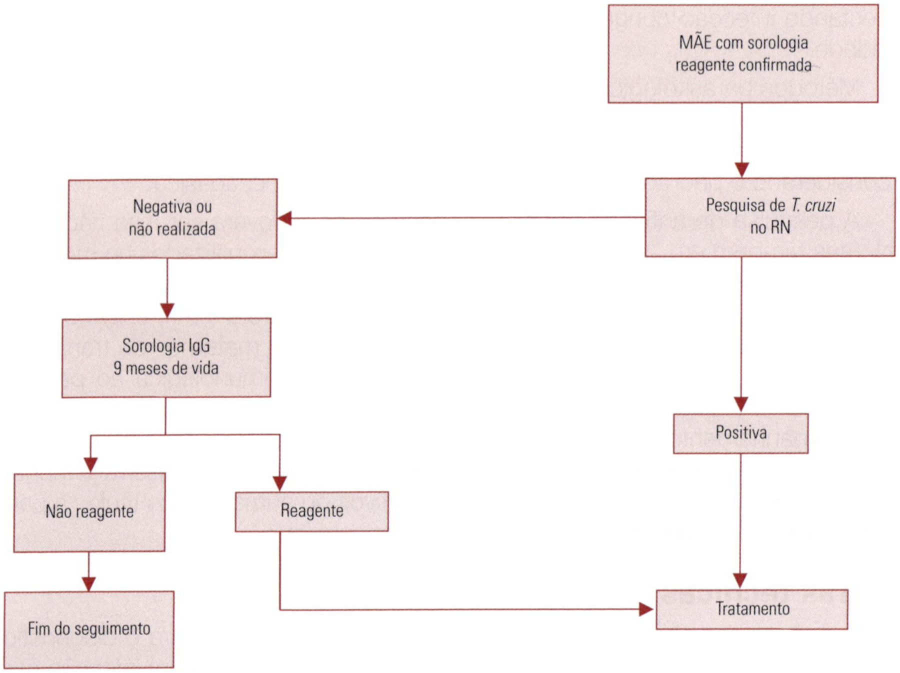

FIGURA 42.1 Fluxograma do diagnóstico em casos suspeitos de transmissão vertical da doença de Chagas.
Fonte: Consenso Brasileiro em Doença de Chagas, 2005.[1]

Além do diagnóstico específico para doença de Chagas, outros exames também devem ser realizados, particularmente no RN e em crianças maiores, como:

- **Hemograma:** para verificar anemia, eosinofilia e plaquetopenia.
- **Bilirrubinas totais e enzimas hepáticas:** nos casos de acometimento visceral grave, pode ocorrer icterícia, à custa do aumento de bilirrubina direta, além de aumento das transaminases (TGO e TGP).
- **Radiografia de tórax**.
- **Tomografia e ultrassonografia do crânio:** possibilidade de hidrocefalia; calcificações intracranianas.
- **Estudo liquórico:** meningoencefalite pode ser assintomática; eosinofilia pode estar presente, bem como o *T. cruzi*.

- **Eletrocardiograma:** é importante para afastar doença de Chagas congênita ou complicações cardíacas.
- **Fundo de olho e emissões otoacústicas (BERA)**.

Diagnóstico diferencial

O diagnóstico diferencial deverá ser feito como nas outras infecções congênitas mais frequentes no período neonatal, como rubéola, citomegalovírus, toxoplasmose e sífilis, e com a doença hemolítica perinatal, nos casos de anemia e icterícia importantes.

Tratamento

Atualmente, dois medicamentos têm sido utilizados na terapêutica da doença de Chagas: o nifurtimox, derivado nitrofurânico (Lampit); e o benzonidazol, um derivado nitroimidazólico (Rochagan). Esses fármacos são eficazes na fase aguda da doença, porém na fase crônica os resultados são ainda controversos. Hoje, o benzonidazol é o único fármaco disponível no Brasil. O tratamento deve ser instituído assim que possível a todos os casos congênitos.[12,20]

O benzonidazol (Rochagan), em comprimidos de 100 mg, pode ser utilizado na dose de 7,5 a 10 mg/kg/dia, de 2 a 3 vezes ao dia, por 60 dias, com boa resposta clínica e laboratorial, além de ótima tolerabilidade. O acompanhamento laboratorial com esse medicamento tem mostrado negativação da pesquisa direta do *T. cruzi* após cerca de 8 a 10 dias do início do tratamento.[20]

Em termos de efeitos colaterais, pode haver dermatopatia urticariforme em até 30% dos casos, geralmente na 2ª semana de tratamento, depressão medular com leucopenia, alterações digestórias e polineuropatia periférica, não prevenível com uso de complexo B. As manifestações costumam desaparecer com a suspensão da medicação, devendo ser avaliados os riscos e os benefícios, caso a caso. Novos medicamentos têm sido testados, alguns deles com ação maior que a do benzonidazol, com menos efeitos colaterais. São antifúngicos de última geração, que atuam impedindo a síntese de esteróis, substâncias importantes para o parasita.

O nifurtimox, um pouco mais antigo, é um nitrofurânico que se apresenta sob a forma de comprimidos de 120 mg, devendo ser administrado na dose de 10 a 15 mg/kg/dia para crianças, em 3 doses diárias (de 8 em 8 horas), por 60 a 90 dias. Seus efeitos colaterais principais são anorexia, perda de peso, náuseas, vômitos, dores abdominais, insônia e alguns distúrbios do comportamento.

A doença de Chagas congênita, quando diagnosticada e tratada precocemente, pode ser curada completamente, com negativação das sorologias, em geral, ao final do 1º ano de vida. Qualquer exame parasitológico positivo nessa fase deve ser considerado como falha terapêutica.

De fato, todas as crianças infectadas congenitamente podem ser curadas com quase 100% de sucesso se o tratamento for instituído antes de 1 ano de idade.

Prognóstico

Na ausência de acometimento grave no SNC, a evolução é boa e a recuperação ocorre já nos primeiros meses de vida no caso de infecção congênita. O acompanhamento em longo prazo de alguma dessas crianças tem sido muito bom e não foram constatadas alterações neurológicas e cardíacas durante os primeiros anos de vida.

Prevenção

É realizada por meio de melhoria das condições higiênicas nas habitações, desinsetização e educação sanitária. A amamentação por mulheres com doença de Chagas não é aconselhável, pela possibilidade de encontrar-se o *T. cruzi* no leite materno, particularmente na fase aguda; porém, pode-se tentar relactação ao término do tratamento. A mãe chagásica crônica não deve ser doadora de leite; e a amamentação do seu filho deve ser considerada individualmente, pincipalmente levando-se em conta as condições socioeconômicas.

O controle do vetor tem sido cada vez mais difícil, tendo em vista as espécies domésticas serem exterminadas e substituídas por outras espécies não domésticas ou selvagens, além da migração cada vez maior da população da área rural para a urbana.

O Consenso Brasileiro em Doença de Chagas, da Secretaria de Vigilância em Saúde, do Ministério da Saúde, considera como melhor estratégia, para a identificação de transmissão vertical, a sua inserção no Programa Nacional de Triagem Neonatal.[1]

Conclusões

A doença de Chagas congênita é importante no Brasil, uma vez que se trata de área endêmica, apesar da distribuição irregular ao longo de todo o território nacional. Deve ser sempre lembrada como diagnóstico diferencial nas investigações das infecções congênitas do grupo TORSCH (toxoplasmose, rubéola, sífilis, citomegalia e herpes simples), principalmente se apresentar epidemiologia positiva.[3,4]

Todo RN de mãe chagásica, ainda que aparentemente sadio, deverá ter continuidade clínica e laboratorial pelo menos durante o 1° ano de vida, a fim de detectar manifestações tardias da doença.

Acompanhamento da evolução neurológica no sentido de diagnosticar sequelas é necessário, principalmente no 1° ano de vida. Sorologias seriadas nos primeiros meses de vida são importantes, principalmente nos casos duvidosos, a fim de se detectar elevação ou não dos títulos. Controles ultrassonográficos devem ser frequentemente realizados, principalmente na suspeita de hidrocefalia.

Também devem ser feitas visitas domiciliares, além de pesquisa do *T. cruzi* nos outros membros da família.

Referências bibliográficas

1. Consenso Brasileiro em Doença de Chagas. Revista da Sociedade Brasileira de Medicina Tropical. 2005;38(Suplemento III).
2. Dias JCP. Globalização, iniquidade e doença de Chagas. Cad Saúde Pública. 2007;23(Suppl.1):S13-22.
3. Ferreira MS, Lopes ER, Chapadeiro E, Dias JCP, Ostermayer AL. Doença de Chagas. In: Veronesi R, Foccacia R. Tratado de infectologia. Rio de Janeiro: Atheneu; 1997. p. 1175-213.
4. Bittencourt AL, Mota E, Ribeiro FR, Fernandes LG, Almeida P, Sherlock I et al. Incidence of congenital Chagas disease in Bahia, Brazil. J Trop Pediatric. 1985;3(5):242-8.
5. Andrade AQ, Gontijo ED. Triagem neonatal para infecção chagásica congênita: aplicação de análise de classe latente para avaliação dos testes diagnósticos. Rev Soc Bras Med Trop. 2008;41(6):615-20.
6. Diniz EMA, Sakano KMK. Doença de Chagas congênita. In: Vaz FAC, Diniz EMA, Ceccon MEJR, Krebs VLJ, editores. Neonatologia. Barueri: Manole; 2011. p. 329-36. (Schvartsman BGS, Maluf Jr PT, editores. Coleção Pediatria. Instituto da Criança HC-FMUSP).
7. Diniz EMA. Infecções congênitas: Parte 2: aspectos neonatais. In: Isfer EV, Sanchez RC, Sato M, editores. Medicina fetal: diagnóstico pré-natal e conduta. Rio de Janeiro: Revinter; 1996. p. 545-80.
8. Bittencourt AL, Medina Lopes MD, Camargo ME. Doença de Chagas. Rio de Janeiro: Atheneu; 1991. p. 73-89.
9. Fragata Filho AA, Correia EB, Borges Filho RB, Vasconcelos MO, Janczuk D, Martins CSS. Sequência de transmissões não habituais da infecção chagásica em uma mesma família: transfusional para a mãe e congênita para o filho, de cepa de Tripanosoma cruzi resistente ao tratamento. Rev Soc Bras Med Trop. 2008;41(1):73-5.
10. Bittencourt AL. American trypanosomiasis (Chagas disease). In: MacLeod C. Parasitic infections in pregnancy and the newborn. Oxford: Oxford Med Publ; 1988. p. 62-86.
11. Diniz EMA. Doença de Chagas congênita. In: Marcondes E, editor. Pediatria básica. 9. ed. São Paulo: Sarvier; 2002. p. 547.
12. Carlier Y, Torrico F. Congenital infection with Trypanosoma cruzi: from mechanisms of transmission to strategies for diagnosis and control. Rev Soc Bras de Med Trop. 2003;36(6):767-71.
13. Maldonado YA. Less common protozoan and helminth infections. In: Remington JS, Klein JO, Wilson CB, Baker CJ, editors. Infections disease of the fetus and newborn infant. Philadelphia: Elsevier- Saunders; 2006. p. 1094-6.
14. Mora MC, Negrette OS, Marco A, Barrio A, Ciaccio M, Segura MA et al. Early diagnosis of Trypanosoma cruzi infection using PCR, hemoculture, and capillary concentration, as compared with delayed serology. J Parasitol. 2005;91(6):1468-73.
15. Médecins Sans Frontières. Campaign for access to essential medicines. International meeting: new diagnostic tests are urgently needed to treat patients with Chagas disease. Rev Soc Bras de Medicina Trop. 2008;41(3):315-9.
16. Diez CN, Manattini S, Zanuttini JC, Bottaso O, Marcipar I. Short report: the value of molecular studies for the diagnosis of congenital Chagas disease in northeastern Argentina. Am I Trop Med Hyg. 2008;78(4):624-7.
17. Atias A. A case of congenital chagasic megaesophagus: evolution until death caused by esophageal neoplasm, at 27 years of age. Rev Med Child. 1994;122(3):319-22.

18. Howaed J, Rubio M. Congenital Chagas disease: I clinical and epidemiological study of thirty cases. Bol Chil Parasit. 1968;23:107.
19. Moya P, Moretti E, Paolasso R, Basso B, Blanco S, Sanmartino C et al. Neonatal Chagas' disease: laboratory diagnosis during first year of life. Medicina. 1989;49(6):595-9.
20. Moya PR, Paolasso RD, Blanco S, Lapasset M, Sanmartino C, Basso B et al. Treatment of Chagas' disease with nifurtimox during the first months of life. Medicine. 1985;45(5):553-8.
21. Muñoz C, Del VP, Thiermann E et al. Enfermedad de Chagas congénita sintomática en recién nacidos y lactantes. Rev Chil Pediatr. 1992;63:196-202.
22. Nisida IV, Amatoneto V, Braz LM, Duarte MI, Umezawa ES. A survey of congenital Chagas' disease, carried out at three Health Institutions in Sao Paulo city, Brasil. Rev Inst Med Trop. 1999;41(5):305-11.
23. Russomando G, Tomassone MM, De Guillen I, Acosta N, Vera N, Amiron M et al. Treatment of congenital Chagas' disease diagnosed and follow up by the polymerase chain reaction. Am J Trop Med Hyg. 1998;59(3):487-91.
24. Umezawa ES, Nascimento MS, Kesper NJ, Coura JR, Borges-Pereira AC, Camargo ME. Immunoblot assay using excreted-secreted antigens of Trypanosoma cruzi in serodiagnosis of congenital, acute, and chronic Chagas' disease. J Clin Microbiol. 1996;34(9):2143-7.

capítulo 43

Malária Congênita

- Rita do Socorro Uchôa da Silva
- Suiane da Costa Negreiros do Valle
- Ana Maria Revoredo da Silva Ventura
- Marinete Marins Póvoa

Epidemiologia

A malária ainda é considerada um problema de saúde pública mundial. Segundo dados da Organização Mundial da Saúde, foram estimados 241 milhões de casos de malária em 2020, em 85 países endêmicos para a doença, o que representa um aumento de 6,2% em relação a 2019 (227 milhões), a maioria em países do continente africano.[34]

Nas Américas, o Brasil, a Colômbia e a República Bolivariana da Venezuela respondem por 80% dos casos estimados da doença, sendo que em nosso país houve redução de 7,8% no número de casos (de 157.457 em 2019 para 145.205 em 2020); e os dados preliminares de 2021 apontaram uma diminuição de 4,1% em comparação ao ano anterior. Esse panorama motivou o Brasil a estabelecer a meta de eliminar a malária em todo o seu território até 2035.[7]

No Brasil, a transmissão da malária ocorre principalmente na Região Amazônica (99,9% dos casos). Na região extra-amazônica, embora ocorra um pequeno percentual de casos, o diagnóstico e a correspondente notificação obrigatória dos casos (em todo o território nacional) são de capital importância, pois, em geral, associam-se ao retardo na suspeição clínica da doença, com negativa repercussão sobre internação hospitalar e óbitos. Assim, no que concerne à gravidade da malária, observou-se um aumento no número de internações pela doença de 4,9% (de 1.457 para 1.528 entre os anos de 2020 e 2021, respectivamente); o mesmo ocorreu em relação aos óbitos: de 44 óbitos em 2020 para 49 em 2021.

Em ambos os casos, o ônus maior recai sobre a região extra-amazônica, em que, por exemplo, a letalidade por malária foi 123 vezes maior (2,04%) se comparada a aproximadamente 0,02% na Amazônia.[7]

Em 2021, a quase totalidade dos casos (99%) de malária do Brasil foram autóctones, ou seja, adquiridos no país. A maioria (83%; 114.449 casos) determinados por *Plasmodium* não *falciparum*; e o restante (17%; 23.408 casos), pelo *Plasmodium falciparum* e malária mista.[7]

Nos formulários do Sistema de Informação do SIVEP-Malária, designa-se malária não *falciparum* quando, na gota espessa e/ou no distendido sanguíneo, identificam-se as seguintes espécies parasitárias: *Plasmodium vivax* (V), *Plasmodium malariae* (M) ou *Plasmodium ovale* (O) (este último em pacientes que tenham história de viagem para o continente africano, haja vista essa espécie não ser encontrada no Brasil). Malária *falciparum* (F) corresponde ao achado de formas assexuadas do *Plasmodium falciparum* e/ou de gametócitos de *Plasmodium falciparum* (Fg). Trata-se de malária mista quando se encontram diferentes combinações de plasmódios, registrando-se em primeiro lugar a espécie dominante: V + Fg para formas de *P. vivax* + gametócitos de *P. falciparum*; F + V para *P. falciparum* + *P. vivax;* F + M para *Plasmodium falciparum* + *P. malariae*; V + M para *P. vivax* + *P. malariae*.[5]

Em 2020, cerca de 35% das grávidas, na África, estiveram expostas à malária no período gestacional, resultando em uma estimativa de 819 mil crianças com baixo peso ao nascer, um importante fator de risco para mortalidade neonatal e infantil, número que diminuiria considerando-se atendimento pré-natal adequado e tratamento preventivo intermitente com três doses de antimaláricos.[34]

Na América Latina, 4 milhões de grávidas estão em risco de adquirir malária. Em 2020, o Ministério da Saúde do Brasil notificou 1.772 (0,35%) grávidas positivas para a doença na Região Amazônica, a maioria (77,6%) pelo *P. vivax*.[8] No cenário atual de eliminação da malária, no mundo e em especial nas Américas, os casos na gravidez devem merecer especial atenção, pois com muita frequência as mulheres apresentam quadros assintomáticos. Costumam ter episódios repetidos de malária por *P. vivax* pela contraindicação do uso da primaquina, que age sobre os hipnozoítos, formas responsáveis pelas recaídas na malária por *P. vivax*.[18]

No Brasil, os casos de malária ocorridos na Amazônia Legal devem ser notificados ao Sistema de Vigilância Epidemiológica da Malária, do Ministério da Saúde, em uma ficha específica em que constam dados demográficos do paciente, espécie de plasmódio causadora da infecção, parasitemia, tratamento realizado, entre outras informações. Nessa ficha, os campos 14 e 15 devem ser respectivamente preenchidos com a data de nascimento e com a idade do paciente, marcando-se com um "X" o quadrinho correspondente: Dia: quando o paciente for um bebê de menos de 1 mês de vida; Mês: quando o paciente for um bebê de 1 mês até 11 meses de vida (quando ainda não completou 1 ano de idade); Ano: quando o paciente tiver 1 ano de idade ou mais.[10] Apesar dessas recomendações, ao se consultar o SIVEP-Malária para obtenção de dados, os registros apresentam os casos de malária notificados por faixas etárias, englobando-se aqueles ocorridos em recém-nascidos juntamente com os casos em menores de 1 ano de idade, o que dificulta avaliar a real prevalência de malária congênita e/ou neonatal na população amazônica.[33]

Conceito

Doença infecciosa, causada por um protozoário do gênero *Plasmodium*, que apresenta atualmente cinco espécies capazes de causar doença no Homem: *P. vivax, P. falciparum, P. malariae, P. ovale e P. knowlesi.* Plasmódios que infectam macacos também podem causar doença em seres humanos como o *P. simum*. A malária é transmitida naturalmente pelas fêmeas dos mosquitos do gênero *Anopheles.* Além da forma vetorial, a doença também pode ser adquirida por transfusão sanguínea, da mãe ao concepto, compartilhamento de seringas e agulhas contaminadas e por acidentes de laboratório.

Quadro clínico

Habitualmente, o período de incubação da malária varia de 7 a 14 dias, podendo se estender até 40 dias. O quadro clínico pode ser leve, moderado ou grave, na dependência da espécie de *Plasmodium* envolvida, da quantidade de parasitos circulantes, da duração da doença e do nível de imunidade adquirida pelo indivíduo. As gestantes, as crianças e os primoinfectados estão sujeitos a maior gravidade, especialmente nas infecções pelo *P. falciparum*, as quais poderão ser fatais. O diagnóstico precoce e o tratamento correto e oportuno são os meios mais adequados para reduzir a gravidade e a letalidade por malária.

Febre, cefaleia, calafrios e sudorese são as manifestações mais frequentes, porém pode ocorrer palidez cutaneomucosa, mialgia, dor abdominal, astenia, anorexia, náuseas e/ou vômitos, diarreia, icterícia, hemorragias, redução do volume urinário, tosse seca, lombalgia, hepatomegalia e esplenomegalia, entre outros sinais e sintomas.

No Quadro 43.1 observam-se as manifestações clínicas e laboratoriais indicativas de malária grave e complicada.

Quadro 43.1 Manifestações clínicas e laboratoriais indicativas de malária grave e complicada.
Manifestações clínicas
• Dor abdominal intensa (ruptura de baço, mais frequente em *P. vivax*)
• Mucosas amareladas, icterícia (não confundir com mucosas hipocoradas)
• Mucosas muito hipocoradas (avaliadas fora do ataque paroxístico febril)
• Redução do volume de urina a menos de 400 mL em 24 horas
• Vômitos persistentes que impeçam a tomada da medicação por via oral
• Qualquer tipo de sangramento
• Falta de ar (avaliada fora do ataque paroxístico febril)
• Extremidades azuladas (cianose)
• Aumento da frequência cardíaca (avaliar fora do acesso malárico)
• Convulsão ou desorientação (não confundir com o ataque paroxístico febril)
• Prostração (em crianças)
• Comorbidades descompensadas

(Continua)

Quadro 43.1 Manifestações clínicas e laboratoriais indicativas de malária grave e complicada. (*Continuação*)

Manifestações laboratoriais
• Anemia grave • Hipoglicemia • Acidose metabólica • Insuficiência renal • Hiperlactatemia • Hiperparasitemia (> 250.000/mm³ para *P. falciparum*)

Fonte: Adaptado de Organização Mundial da Saúde, 2015 (BRASIL, MS, 2020).

Diagnóstico laboratorial

A Organização Mundial da Saúde preconiza, como ferramentas essenciais para o controle da malária, o diagnóstico laboratorial rápido e correto e a administração imediata do tratamento específico, adequado e eficiente para a cura do paciente e a interrupção da transmissão.

No Brasil, para todo e qualquer grupo de pacientes e apesar dos avanços em técnicas imunológicas de diagnóstico, o teste diagnóstico recomendado pelo Programa Nacional de Controle da Malária (PNCM) é o da gota espessa (GE). Essa técnica consiste na pesquisa do parasito no sangue periférico pelo método de Walker corado pelo Giemsa e baseia-se na visualização do protozoário por meio da microscopia ótica, permitindo a identificação das espécies do gênero *Plasmodium* e sua fase de desenvolvimento, além de quantificar as formas parasitárias observadas. Assim, por ser de fácil e simples execução, apresenta baixo custo e sensibilidade e especificidade satisfatórias.

Como a técnica da GE apresenta fatores limitantes, como a não fixação do sangue na lâmina, a deformação morfológica do parasito e a necessidade de técnicos especializados capazes de realizar a análise crítica da lâmina, é possível obter-se resultados falsos negativos diante de infecções maláricas mistas, baixos níveis de parasitemia e inexperiência de microscopistas. Por esses fatores, métodos alternativos à GE, utilizando detecção de antígeno plasmodial, como os testes de diagnóstico rápido (TDR), ou ferramentas moleculares para detecção do parasito, como a técnica de reação em cadeia da polimerase (em inglês, *polymerase chain reaction* – PCR), vêm sendo desenvolvidos ao longo das últimas décadas.

Os TDR para a malária humana são de execução rápida, simples e de menor custo em relação às outras ferramentas laboratoriais alternativas à GE e com acurácia no diagnóstico tanto de *P. falciparum* quanto de *P. vivax*. O desenvolvimento dessas técnicas depende da proteína-alvo, normalmente a HRP2 (proteína rica em histidina), específica para *P. falciparum*, e a pDHL (enzima desidrogenase lática) para as quatro espécies, isto é, diferencia o *P. falciparum* das demais espécies de *Plasmodium*.

No Brasil, o PNCM recomenda dar prioridade ao uso dos TDR em localidades cujo acesso ao diagnóstico microscópico é dificultado por distância geográfica ou incapacidade local do serviço de saúde (região extra-amazônica), bem como com o intuito de ampliar a capacidade de diagnóstico, como nos casos de utilização nos finais de semana e após o horário de expediente.

A PCR vem sendo utilizada como ferramenta complementar para o diagnóstico laboratorial em indivíduos suspeitos de portar a infecção malárica e, principalmente, para detecção dos portadores assintomáticos. Todavia, um dos fatores limitantes do uso da PCR para portadores assintomáticos, além do custo elevado, é o fato de essa técnica detectar DNA de parasitos inviáveis (mortos) e assim produzir resultado falso-positivo. Além disso, deve ser ressaltado que um resultado de PCR negativo exclui a possibilidade de haver infecção malárica, o que conduz à investigação de outras hipóteses diagnósticas. Vários protocolos de PCR estão disponíveis na literatura e normalmente é adotado o de menor custo e mais alta eficácia.[30]

Malária em gestantes

Considerações gerais

A infecção plasmodial da placenta pode ter como consequências, para o binômio materno-fetal, abortamento, parto prematuro, baixo peso ao nascimento (BPN), restrição ao crescimento intrauterino (RCIU), natimortalidade e malária congênita. Essas consequências são observadas principalmente em primigestas em zonas de baixa endemicidade para a malária, onde a transmissão é instável e as pessoas acometidas apresentam imunidade menor para a doença, que se manifesta de maneira mais expressiva.[2,22]

As gestantes, quando acometidas pela malária, em especial pelo *P. falciparum*, estão sujeitas a maior gravidade. Na placenta, existem receptores em grande quantidade e exclusivos desse sítio, como o sulfato de condroitina A (SCA) e o ácido hialurônico (AH). A placenta, então, constitui-se em um reservatório dos plasmódios, no qual esses receptores facilitam a adesão dos eritrócitos parasitados, o que, consequentemente à multiplicação do parasito, resulta em baixo fluxo venoso e acúmulo de eritrócitos infectados nos espaços intervilosos, infiltração de células inflamatórias e liberação de mediadores pró-inflamatórios. Esses eventos fisiopatológicos implicam mudanças no binômio materno-fetal, pois o espaço interviloso é o principal compartimento para a troca de nutrientes e fornecimento de oxigênio para o feto, com extrema importância para o desenvolvimento fetal.[15,17,24]

Primigestas são altamente suscetíveis a maiores parasitemias e à infecção crônica, pois não têm anticorpos para parasitos da malária aderidos ao SCA, os quais costumam ser adquiridos em gestações sucessivas. Na placenta, os eritrócitos infectados pelo *Plasmodium falciparum* se ligam ao CSA, como já mencionado, porém não se ligam aos receptores endoteliais comuns, como CD36 e ICAM-1, os quais são alvo da resposta de anticorpos desenvolvidos nas infecções prévias por malária e que contribuem para a eliminação dos eritrócitos infectados.[17]

Salienta-se que as infecções pelo *P. vivax* também determinam eventos fisiopatológicos na placenta, resultando em anemia, aborto, parto prematuro e baixo peso, os quais são diferentes dos provocados pelo *P. falciparum* e necessitam ser mais bem estudados.[15,17,20]

Na gravidez, o sistema imune materno previne a rejeição de células semialogênicas do feto na interface materno-fetal mediante mecanismos parcialmente conhecidos, com participação de linfócitos T regulatórios, células *natural killer*, macrófagos e monócitos.[19] Se por um lado esse *status* fisiológico da gestação protege o feto contra a ação do sistema imunológico, por outro o deixa menos resistente às infecções, como a malária. Outros fenômenos relacionados diretamente à imunossupressão são a elevação na concentração de corticosteroides de origem placentária e adrenal, em especial a cortisona livre, e o aumento de α-2-glicoproteína, inibindo a transformação blástica dos linfócitos. Ambas são consideradas substâncias imunossupressoras e elevadas no soro das gestantes, colaborando também para a patogênese da doença.[25]

Na gestação, a resposta imune predominante é do tipo Th2, pois um perfil direcionado para Th1 (pró-inflamatório) resulta em aborto espontâneo por efeito citotóxico direto aos trofoblastos e à placenta. A infecção plasmodial pode causar um desequilíbrio no perfil de resposta de citocinas com atividades Th1 ou Th2, aumentando essa resposta Th1 nos trofoblastos e na placenta e causando complicações como anemia, aborto, natimorto e baixo peso ao nascer.[35] Esse resultado foi recentemente corroborado por Dobaño e colaboradores (2020)[14] ao pesquisarem a resposta de citocinas em infecções pelo *P. vivax* em 572 grávidas de áreas endêmicas de malária de cinco países, concluindo que a resposta Th1 (principalmente IL-12) e outros marcadores proinflamatórios (IL-6, IL-1β, CCL4, CCL2, CXCL10) predominaram durante a infecção por essa espécie de plasmódio na gravidez, porém citocinas anti-inflamatórias compensariam essa inflamação excessiva, evitando desfecho desfavorável para o concepto.

As grávidas acometidas por malária têm anemia como complicação frequente, que pode inclusive ser causa de óbito materno. Pode ser observada em todas as formas de malária, sendo mais grave quando causada pelo *P. falciparum*, espécie que tem a propriedade de invadir hemácias jovens e senescentes, podendo resultar em um nível elevado de parasitemia, hemólise acentuada dos eritrócitos, e determinar doença mais severa. A fisiopatologia da anemia é multifatorial e resulta da hemólise de eritrócitos infectados e não infectados, destruição direta do parasito decorrente da sequestração dos eritrócitos infectados na placenta, podendo ainda resultar de resposta imunológica específica e não específica e da supressão da hematopoiese.[21]

Infecções por *P. vivax*, embora consideradas mais benignas, podem estar associadas ao desenvolvimento de anemia na gravidez. A formação de rosetas (eritrócitos infectados pelo plasmódio aderem a células não infectadas) nessas infecções pode contribuir significativamente para esse evento na gravidez, como demonstraram Marín-Menéndez e colaboradores (2013)[20] ao compararem o fenômeno em amostras de mulheres grávidas, não grávidas e de homens.

Apesar de a malária estar associada à anemia na gravidez, estudos associam a deficiência prévia de ferro ao risco reduzido de infecção malárica e a suplementação de ferro na gestação a um aumento desse risco. Ensaio clínico conduzido em Papua Nova Guiné, em 1.888 grávidas, concluiu que baixos níveis de ferritina (indicador de anemia) na primeira visita do pré-natal estiveram associados a um baixo risco de infecção malárica, principalmente em primigestas.[31]

Tratamento

Por ser endêmica no Brasil, a malária é alvo de políticas públicas para seu tratamento e controle, o que inclui a disponibilização gratuita de recursos de diagnóstico e de tratamento. São de responsabilidade das secretarias de saúde dos Estados da Federação o armazenamento dos antimaláricos e sua distribuição às regionais de saúde e aos municípios. Por essa razão, os medicamentos para malária não são disponibilizados comercialmente em farmácias privadas, evitando-se desse modo a automedicação.[9]

O tratamento para malária deve ser realizado mediante resultado laboratorial confirmatório (em geral, pela gota espessa, que constitui padrão-ouro para o diagnóstico da doença). Caso o exame parasitológico seja negativo e haja suspeita clínica e epidemiológica de malária, repetir a gota espessa. Nessa eventualidade, lembrar que há antibióticos com alguma ação antiplasmódica que, se estiverem sendo utilizados, podem gerar resultados falsos negativos (baixa parasitemia, que pode não ser detectada).

No Guia de Tratamento da Malária no Brasil (2020),[9] as doses dos antimaláricos são apresentadas segundo o grupo etário do paciente, porém a recomendação é, sempre que possível, ajustar as doses pelo peso (ajustando-as sempre para mais se o cálculo não for exato).

Malária pelo *P. vivax, P. malariae* ou *P. ovale*

Independentemente da idade gestacional, o tratamento dos casos de malária não grave em gestantes, cujo agente etiológico é *P. vivax*, *P. malariae* ou *P. ovale*, deverá ser realizado exclusivamente com cloroquina por via oral (VO), na dose total de 25 mg/kg, divididos em 3 dias consecutivos (10 mg/kg no dia 1 e 7,5 mg/kg nos dias 2 e 3), o que equivale, para uma gestante adulta de cerca de 70 kg, à dose-padrão de 4 comprimidos de cloroquina de 150 mg no 1° dia e 3 comprimidos por dia durante os 2 dias subsequentes. A cloroquina deve ter tomada única diária após uma refeição, sendo a dose máxima total permitida de 1.500 mg (10 comprimidos de 150 mg).[9]

Nas gestantes, há contraindicação absoluta de prescrição de primaquina ou de tafenoquina, em razão de poderem causar hemólise no concepto. A primaquina atuaria sobre as formas hipnozoíticas, responsáveis pelas recaídas na malária por *P. vivax* e *P. ovale*. Nesses casos, para essa finalidade, prescreve-se cloroquina profilática (5 mg/kg/semana), iniciando-se na semana seguinte ao término do tratamento com cloroquina por 3 dias e mantendo-se até o fim do 1° mês de lactação.[9]

Habitualmente, a cloroquina não determina evento adverso grave, podendo, porém, determinar sintomas gastrointestinais e prurido. Este costuma ocorrer principalmente nas palmas das mãos e nas plantas dos pés e não indica interrupção do tratamento.

No Guia de Tratamento da Malária no Brasil,[9] encontram-se as doses de cloroquina segundo a faixa etária das gestantes (Tabela 43.1).

Tabela 43.1 Tratamento da malária por *P. vivax* ou *P. ovale* em gestantes.

Idade/Peso	Dia 1	Dia 2	Dia 3	Cloroquina semanal (até 1 mês de aleitamento)
9 a 11 anos 25 a 34 kg	CQ CQ	CQ CQ	CQ CQ	CQ
12 a 14 anos 35 a 49 kg	CQ CQ CQ	CQ CQ CQ	CQ CQ CQ	CQ CQ
> 15 anos 50 a 69 kg	CQ CQ CQ CQ	CQ CQ CQ	CQ CQ CQ	CQ CQ
70 a 89 kg				
90 a 120 kg				

CQ Cloroquina 150 mg.

Importante:

- Gestantes, puérperas até 1 mês de lactação e crianças menores de 6 meses não podem usar a primaquina.
- Pacientes que pesem mais de 120 kg (não contempladas nesta tabela) devem ter sua dose de primaquina calculada pelo peso.
- Se surgir urina escura, icterícia, pele e olhos amarelos, tontura ou falta de ar, buscar urgentemente auxílio médico.
- Sempre que possível, supervisionar o tratamento.
- Administrar os medicamentos preferencialmente após as refeições.

Fonte: Brasil, MS, 2020.[9]

Malária por *P. falciparum* ou infecções mistas (*P. vivax* + *P. falciparum*)

O Guia de Tratamento da Malária no Brasil[9] disponibiliza dois tipos de tratamento para as gestantes com malária por *P. falciparum* ou com malária mista:

- **Opção 1:** combinação de artemeter 20 mg + lumefantrina 120 mg (4 comprimidos, de 12 em 12 horas, por 3 dias, para gestantes com ≥ 50 kg).
- **Opção 2:** combinação de artesunato 100 mg + mefloquina 200 mg (2 comprimidos por dia, durante 3 dias).

Após o tratamento (Tabelas 43.2 e 43.3), recomenda-se seguir a mãe durante todo o período gestacional – com realização mensal de lâmina de verificação de cura (LVC) – e monitorar o bebê após o nascimento.

Tabela 43.2 Tratamento da malária por *P. falciparum* em gestantes – opção 1.						
Idade/Peso	**Dia 1**		**Dia 2**		**Dia 3**	
	🌞	🌙	🌞	🌙	🌞	🌙
9 a 14 anos 25 a 34 kg	AL AL AL	AL AL AL	AL AL AL	AL AL AL	AL AL AL	AL AL AL
> 15 anos 50 kg ou mais	AL AL AL AL	AL AL AL AL	AL AL AL AL	AL AL AL AL	AL AL AL AL	AL AL AL AL
AL: artemeter 20 mg + lumefantrina 120 mg.						

Importante:

- Gestantes, puérperas até 1 mês de lactação e crianças menores de 6 meses não podem usar a primaquina.
- Pacientes que pesem mais de 120 kg (não contempladas nesta tabela) devem ter sua dose de primaquina calculada pelo peso.
- Caso surja urina escura, icterícia, pele e olhos amarelos, tontura ou falta de ar, buscar urgentemente auxílio médico.
- Sempre que possível, supervisionar o tratamento.
- Administrar os medicamentos preferencialmente após as refeições.

Fonte: Brasil, MS, 2020.[9]

Tabela 43.3 Tratamento da malária por *P. falciparum* em gestantes – opção 2.			
Idade/Peso	**Dia 1**	**Dia 2**	**Dia 3**
12 a 14 anos 35 a 49 kg	100/200 100/200	100/200 100/200	100/200 100/200
> 15 anos 50 a 69 kg	100/200 100/200	100/200 100/200	100/200 100/200
70 a 89 kg	100/200 100/200	100/200 100/200	100/200 100/200
90 a 120 kg	100/200 100/200	100/200 100/200	100/200 100/200
100/200 artesunato 100 mg + mefloquina 200 mg.			

Importante:

- Gestantes, puérperas até 1 mês de lactação e crianças menores de 6 meses não podem usar a primaquina.
- Pacientes que pesem mais de 120 kg (não contempladas nesta tabela) devem ter sua dose de primaquina calculada pelo peso.
- Caso surja urina escura, icterícia, pele e olhos amarelos, tontura ou falta de ar, buscar urgentemente auxílio médico.
- Sempre que possível, supervisionar o tratamento.
- Administrar os medicamentos preferencialmente após as refeições.

Fonte: Brasil, MS, 2020.[9]

Malária grave

Um quadro grave de malária é uma emergência médica, independentemente da espécie de plasmódio determinante da infeção (*P. falciparum*, *P. vivax*, *P. malariae*). Em qualquer trimestre da gestação, a paciente deve ter garantida permeabilidade das vias aéreas, com avaliação constante dos parâmetros de respiração e circulação, além de acesso venoso para administrar os antimaláricos. Antibióticos de amplo espectro costumam ser associados aos antimaláricos, pois os casos de malária grave geralmente são conduzidos como sepse, com possibilidade de coinfecção bacteriana.[9]

Deve-se realizar exame clínico-neurológico, com atenção especial para o estado de consciência da paciente, registrando-se o escore da escala de coma. Exames laboratoriais como glicemia, hemograma, provas de função hepática e renal, gasometria arterial e quantificação da parasitemia, entre outros, devem ser solicitados para auxiliar na condução do caso.[9]

Mulheres em todos os trimestres da gestação e crianças (independentemente da faixa etária) com malária grave devem receber artesunato intravenoso (IV) ou intramuscular (IM), antimalárico potente e de ação rápida, por no mínimo 24 horas, até que tenham condições de deglutir e receber a medicação preconizada para a espécie parasitária por via oral. No caso de crianças menores de 20 kg, e portanto nos recém-nascidos, a dose parenteral de artesunato deve ser maior (3 mg/kg/dose) do que nas crianças com mais de 20 kg e em adultos (2,4 mg/kg/dose).[9]

Na eventualidade de não estar disponível artesunato injetável para uso imediato, deve-se fazer terapia combinada com algum derivado de artemisinina (ACT) enquanto se aguarda a forma injetável. O uso da clindamicina (20 mg/kg/dia, divididos em 3 doses por 7 dias) é uma opção, apesar de sua ação esquizonticida lenta (Tabela 43.4).[9]

Tabela 43.4 Artesunato injetável para malária grave.

Apresentação	**Artesunato injetável** • artesunato em pó, 60 mg • ampola de 1 mL de bicarbonato de sódio a 5% • ampola de 5 mL de cloreto de sódio a 0,9%
Dose	**< 20 kg = 3 mg/kg** **≥ 20 kg = 2,4 mg/kg**
Via de administração	**Endovenosa (<u>preferencial</u>) lentamente (de 3 a 4 mL/minuto)** Intramuscular lentamente; dividir as doses superiores a 5 mL em locais diferentes
Modo de preparo	**1) Etapa de reconstituição:** • Injete o conteúdo da ampola de bicarbonato de sódio no frasco de artesunato. Agite até dissolver. A solução ficará turva. Depois de 1 minuto, a solução reconstituída deverá ficar transparente (despreze se não ficar transparente)

(*Continua*)

Tabela 43.4 Artesunato injetável para malária grave. *(Continuação)*	
	2) Etapa de diluição: artesunato reconstituído + solução de cloreto de sódio a 0,9% • **Uso endovenoso:** solução de artesunato reconstituído + 5 mL de solução de cloreto de sódio a 5% = total 6 mL; concentração = 10 mg/mL • **Uso intramuscular:** solução de artesunato reconstituído + 2 mL de solução de cloreto de sódio a 5% = total 3 mL; concentração = 20 mg/mL
Posologia	**Pelo menos 3 doses por via parenteral** **Dia 1** • **Dose 1** na admissão – hora 0 • **Dose 2** – 12 horas depois **Dia 2** • **24 horas após a dose 1** **Dia 3** • Se o paciente **não puder tomar medicação oral**, manter a via parenteral por no máximo 7 dias ou até que a medicação oral possa ser administrada • Se o paciente **puder tomar medicação oral**, prescrever por essa via um curso de 3 dias completos de terapia combinada de derivados de artemisinina (ACT)
Exemplo	**Via endovenosa – RN ou lactente de 4 kg = 3 mg/kg** • **3 x 4 = 12 mg (10 mg/mL do artesunato reconstituído)** • **1,2 mL** (sempre arredondar para o número inteiro mais próximo) • **Então, 2 mL IV lento (em cerca de 1 minuto)** **Via intramuscular – RN ou lactente de 4 kg = 3 mg/kg** • **3 x 4 = 12 mg (ampola 20 mg/mL)** • **0,6 mL** (sempre arredondar para o número inteiro mais próximo) • **Então, 1 mL IM lentamente**
Importante • Prepare uma solução nova para cada administração. • Descarte qualquer solução não usada.	

Fonte: Adaptada de Brasil, MS, 2020.[9]

Malária no feto e no recém-nascido

O RN pode apresentar malária congênita se a infecção for transmitida por via transplacentária ou durante o trabalho de parto; ou adquirida, se a infecção for transmitida pela picada do anofelino infectado. Em áreas endêmicas, essa diferenciação nem sempre é possível na prática clínica, uma vez que os sintomas da doença costumam se manifestar na 3ª semana de vida. Nesse caso, em razão de o período de incubação mínimo ser de 7 dias, já há tempo suficiente para ter ocorrido a transmissão pela picada do anofelino. Por essa razão, talvez seja preferível usar o termo malária neonatal em vez de malária congênita, o qual abrange as duas possibilidades.

A malária congênita pode ser causada por qualquer espécie, sendo mais comum pelo *P. vivax* ou *P. falciparum*. Há várias hipóteses para explicar o mecanismo, incluindo troca sanguínea materno-fetal, que pode ocorrer durante a gravidez ou durante o trabalho de parto, e penetração direta do parasito através das vilosidades placentárias. Não há consenso sobre a definição de malária congênita. Alguns a definem como a presença de forma assexuada do parasito no sangue periférico do RN, acompanhada ou não de sintomas. Entretanto, há autores que a definem exclusivamente diante da detecção do parasito no cordão umbilical.[22]

Quadro clínico

Na suspeição de malária congênita, os aspectos epidemiológicos relacionados à gestante devem ser valorizados, incluindo-se história de malária durante todo o período gestacional e o estado de imunidade materna frente ao plasmódio. Na literatura, encontram-se vários relatos de casos de malária congênita ocorridos em países não endêmicos para a doença, com histórico de viagem da gestante a área malarígena, ressaltando-se assim a necessidade de sempre incluir na anamnese da grávida aspectos relacionados a viagens recentes.[13,28,32]

No recém-nascido, a malária pode apresentar dois espectros clínicos: assintomático ou com sintomatologia semelhante à das demais infecções neonatais, com sintomas gerais inespecíficos, como irritabilidade, ganho ponderal inadequado, aceitação parcial da alimentação, palidez progressiva, febre, hepatomegalia e esplenomegalia; ou com manifestações clínicas de doença grave, com comprometimento neurológico, quadro séptico, com indicação para hospitalização, em virtude do risco iminente de morte. Assim, há indicação para rastreamento das infecções TORCH (como parte das infecções mais prevalentes desse período): toxoplasmose (T), rubéola (R), citomegalovírus (C), herpes-vírus (H) e outras (O), como sífilis, doença de Chagas, HIV e hepatite B, além da própria malária.[11]

Na maioria das vezes, os recém-nascidos com malária são assintomáticos. Os sintomas, quando presentes, surgem dias ou semanas após o parto, mais frequentemente entre a 3ª e a 6ª semana, embora haja relatos de aparecimento até os 15 meses de vida (sendo, então, necessário diferenciar de malária adquirida por via vetorial), ocorrência possivelmente relacionada à redução da meia-vida de anticorpos maternos IgG adquiridos.[22,26]

Nos 5 casos de malária congênita (a maioria por *P. vivax*) relatados por Piñeros-Jimenez e colaboradores (2011),[27] em Urubá (Colômbia), envolvendo 116 gestantes e seus conceptos (4,3%; 5/116), 4 eram assintomáticos ao nascer e assim permaneceram durante o período de acompanhamento clínico-laboratorial de 21 dias, tendo sido possível o diagnóstico pela valorização de dados epidemiológicos, com ênfase na história de malária durante a gravidez. Situação clínica oposta foi relatada por Olupot-Olupot e colaboradores (2018)[26] em 4 pacientes de malária congênita por *P. falciparum* em uma área endêmica de malária no leste de Uganda, os quais tiveram quadro clínico similar a sepses.

Em área endêmica para malária, a gestante pode estar assintomática ao dar à luz, mas o recém-nascido pode se apresentar sintomático. Bhatia e colaboradores (2016)[3] descreve um caso de malária congênita em um recém-nascido com 6 dias de vida que apresentava recusa alimentar, febre e fezes amolecidas há 48 horas. O exame físico revelou palidez, icterícia, letargia, febre e hepatoesplenomegalia. Diagnóstico de sepses foi estabelecido; e iniciou-se esquema antibiótico de ampicilina com gentamicina. Exame de sangue periférico revelou presença de trofozoítas e esquizontes de *P. vivax*, instituindo-se então terapêutica com cloroquina, com pronto desaparecimento da febre e regressão gradual do tamanho do fígado e do baço. Investigação epidemiológica da mãe revelou que estava sem febre e com ausência de parasitos em exame periférico de sangue e no teste de diagnóstico rápido. Informou ter tido febre e calafrios no 9º mês de gestação, os quais tiveram resolução espontânea, não buscando atendimento médico. Esse caso ilustra a necessidade de se investigar malária em recém-nascidos com quadro suspeito de sepses nessas mães de área endêmica de malária ou mesmo naquelas com história recente de viagem para áreas endêmicas.

A associação causal entre abortamento, natimortalidade, prematuridade e retardo de crescimento intrauterino em filhos de mães que apresentaram malária durante a gestação nem sempre é fácil de ser estabelecida, inclusive em área endêmica para malária, pois condições inerentes à gestação e/ou complicações da gestação e agravos de natureza infecciosa e nutricional também concorrem para o aparecimento dessas manifestações.[1]

Estudo coorte prospectivo, realizado na Amazônia brasileira entre janeiro de 2013 e abril de 2015, com 329 grávidas acompanhadas até o momento do parto, revelou que em algumas a infecção por *P. vivax* durante o 1º trimestre gestacional esteve associada a um desfecho adverso: parto prematuro (*odds ratio* ajustado 8,12, 95% intervalo de confiança [95%CI] 2,69 a 24,54, p < 0,0001) e a um menor diâmetro do perímetro cefálico (*odds ratio* ajustado 3,58, 95%CI, 1,29 a 9,97, p = 0,01).[15]

Estudo realizado também na Amazônia brasileira, do tipo descritivo, em grávidas com malária por *P. vivax*, avaliou os fatores de risco associados a prematuridade e baixo peso ao nascer, tendo observado que foram menos frequentes em multigrávidas (OR, 0,36 [95% CI, 0,16 a 0,82]; p = 0,015; OR 0,24 [95% CI, 0,10 a 0,58]; p = 0,001, respectivamente). Houve diminuição do risco de prematuridade nas grávidas de mais idade (OR 0,43 [95% CI, 0,19 a 0,95]; p = 0,037) e naquelas que tiveram maior número de consultas de pré-natal (OR, 0,32 [95% CI, 0,15 a 0,70]; p = 0,005).[4]

No Brasil, Simões (2006),[29] ao avaliar cerca de 12 mil usuárias do Sistema Único de Saúde, atendidas em um hospital em Porto Velho, Rondônia, observou o registro de 927 partos prematuros, dos quais 67 (7,2%) ocorreram em mulheres com malária, sendo 52,2% em infecções por *P. vivax* e 47,8% por *P. falciparum*.

No Estado do Amazonas, Chagas e colaboradores (2009)[12] acompanharam 417 gestantes, que apresentaram 535 episódios de malária, tendo observado 25,1% (74/295) de partos prematuros e 1% de aborto (2/192).

Diagnóstico laboratorial

Os recém-nascidos com malária costumam ter baixa densidade parasitária, principalmente no sangue periférico, o que dificulta o diagnóstico ao exame microscópico. Por essa razão, para tornar máxima a detecção de malária congênita, os neonatos cujas mães tiveram malária nos últimos 7 dias antes do parto devem ser investigados por gota espessa semanalmente até os 30 dias de vida.[22,26]

Outro sítio para investigação diagnóstica é a placenta, cuja biópsia deve ser realizada dentro de 30 minutos após o parto. Nesse caso, o teste padrão-ouro é o método histológico e, na dependência do trimestre da gravidez em que ocorra a infecção malárica, pode ser observado o pigmento malárico associado a fibrina (infecção antiga) ou parasitas e/ou células mononucleares (infecção ativa).[24] Salienta-se a necessidade de mais estudos referentes à patologia placentária na infecção causada pelo *P. vivax*. Nesses casos, não se observa o mesmo grau de comprometimento de monócitos e da quantidade de parasitos no sítio placentário. Convém associar o estudo histopatológico da placenta ao teste da GE, aos TDR e à PCR.

Nos casos de malária congênita, a parasitemia é de baixa densidade no sangue do cordão umbilical e no sangue periférico umbilical pelo exame de gota espessa, o que dificulta a detecção dos parasitos. Convém lembrar que, assim como ocorre em gestantes, um exame de GE negativo não exclui o diagnóstico da infecção malárica, devendo-se repetir a pesquisa, especialmente se houver suspeita clínica da doença. Dessa maneira, os métodos moleculares, principalmente PCR, podem melhorar a eficácia do diagnóstico, o que é essencial para a instituição da terapêutica antimalárica específica.[16]

Tratamento da malária

Em áreas de transmissão instável, como a Região Amazônica e toda a América Latina, os RN "assintomáticos" devem ser tratados tão logo seja feito o diagnóstico por meio da visualização do parasito no sangue periférico, independentemente da densidade parasitária. Entretanto, em áreas de alto grau de endemicidade da doença, como a África Subsaariana, a presença do parasito *per se* não é o suficiente para se cogitar o tratamento, sendo necessário considerar também a densidade parasitária, pois pode haver resolução espontânea da infecção.[11]

Em virtude de o RN com malária frequentemente apresentar manifestações clínicas a partir da 3ª semana de vida, é aconselhável em áreas endêmicas classificar se o caso se enquadra em malária congênita ou neonatal.

Malária pelo *P. vivax, P. malariae, P. ovale, P. falciparum* e infecções mistas

Na Tabela 43.5, encontram-se as duas opções de tratamento com ACT: combinação de artemeter 20 mg + lumefantrina 120 mg (diluir o comprimido e administrar de 12 em 12 horas) e combinação de artesunato 25 mg + mefloquina 50 mg (diluir o comprimido e administrar 1 vez ao dia), ambas por 3 dias. Em RN e lactentes menores de 6 meses, em razão da imaturidade hepática, está contraindicado o uso da primaquina ou da tafenoquina para eliminação das formas hepáticas latentes do parasito (hipnozoítos). Seu uso inadvertido pode causar hemólise.[9]

Tabela 43.5 Tratamento da malária por *P. vivax* em crianças menores de 1 ano de idade.*

Opção 1										
Idade/Peso	**Dia 1**		**Dia 2**		**Dia 3**		**Dia 4**	**Dia 5**	**Dia 6**	**Dia 7**
	☀	☾	☀	☾	☀	☾				
< 6 meses < 5 kg	AL	AL	AL	AL	AL	AL				
6 a 11 meses 5 a 9 kg	AL	AL 5	AL	AL 5	AL	AL 5	5	5	5	5

(AL) artemeter 20 mg + lumefantrina 120 mg. (5) primaquina 5 mg.

Opção 2										
Idade/Peso	**Dia 1**		**Dia 2**		**Dia 3**		**Dia 4**	**Dia 5**	**Dia 6**	**Dia 7**
< 6 meses < 5 kg	25/50		25/50		25/50					
6 a 11 meses 5 a 9 kg	25/50	5	25/50	5	25/50	5	5	5	5	5

(25/50) artesunato 25 mg + mefloquina 50 mg. (5) primaquina 5 mg.

* A primaquina está contraindicada em crianças menores de 6 meses. Preferencialmente, administrar os medicamentos após as refeições; em caso de vômitos até 60 minutos depois da tomada, devem ser repetidos. Se possível, supervisionar o tratamento e, caso haja o aparecimento de icterícia, urina escura, tontura ou falta de ar, procurar com urgência atendimento médico.

Fonte: Adaptada de Brasil, MS, 2020.[9]

O RN que apresente algum sinal ou sintoma de doença grave (Quadro 43.1) deve ser conduzido do mesmo modo que os demais pacientes com malária, isto é, devem receber artesunato injetável (preferencialmente endovenoso). Assim como em gestante com malária grave, deve ser considerada associação de antibióticos de amplo espectro para cobertura de agentes infecciosos determinantes de meningite e/ou septicemia, pela possibilidade da apresentação de quadro clínico semelhante, ou ainda pela possibilidade de coinfecção.[9]

Controle de cura na malária

Durante os 7 primeiros dias de tratamento, o ideal é a realização diária para pesquisa do parasito pela técnica da GE, pois essa medida poderá evidenciar se o tratamento está sendo eficaz na redução ou negativação da parasitemia. Habitualmente, observam-se o desaparecimento da febre e a negativação da parasitemia até o 4º dia a partir do início do tratamento.[9]

Após o término do tratamento, tanto as gestantes como os RN com malária devem ser direcionados aos Postos de Notificação de Malária, distribuídos nos municípios e Estados da Região Amazônica, ou aos Centros de Referência da Extra-Amazônia, visando-se à realização do controle de cura.[9]

No tratamento e no controle pós-tratamento, é de grande valia a parceria com os profissionais da Estratégia de Saúde da Família (ESF). Sempre que possível, procurar supervisionar a tomada das medicações antimaláricas, especialmente em crianças menores de 1 ano, gestantes, idosos, pessoas com outras doenças descompensadas, pessoas iletradas ou com alguma dificuldade de compreender o modo de tomada das medicações.[9]

Referências bibliográficas

1. Bader E, Alhaj AM, Hussan AA, Adam I. Malaria and stillbirth in Omdurman Maternity Hospital, Sudan. International Journal of Gynecology and Obstetrics. 2010;109:144-6.
2. Beeson JG, Scoullar MJL, Boeuf P. Combating low birth weight due to malaria infection in pregnancy. Sci Transl Med. 2018 Mar 7;10(431):eaat1506.
3. Bhatia R, Rajwaniya D, Agrawal P. Congenital malaria due to Plasmodium vivax in a neonate. Case Rep Pediatr. 2016;2016:1929046. doi:10.1155/2016/1929046.
4. Bôtto-Menezes C, dos Santos MCS, Simplício JL, de Medeiros JM, Gomes KCB, Costa ICC et al. Plasmodium vivax malaria in pregnant women in the Brazilian Amazon and the risk factors associated with prematurity and low birth weight: a descriptive study. PLoS One 2015 Dec 16;10(12):e0144399. doi: 10.1371/journal.pone.0144399.
5. Brasil. Ministério da Saúde. Secretaria de Vigilância em Saúde. Manual de diagnóstico laboratorial da malária. Brasília: Ministério da Saúde; 2005.
6. Brasil. Ministério da Saúde. Secretaria de Vigilância em Saúde. Malária. Boletim Epidemiológico. Nov 2020;(número especial).
7. Brasil. Ministério da Saúde. Secretaria de Vigilância em Saúde. Coordenação-Geral de Vigilância de Zoonoses e Doenças de Transmissão Vetorial do Departamento de Imunização e Doenças Transmissíveis (CGZV/DEIDT/SVS). Panorama epidemiológico da malária em 2021: buscando o caminho para a eliminação da malária no Brasil. Boletim Epidemiológico. Maio 2022;53(17).
8. Brasil. Ministério da Saúde. Secretaria de Vigilância em Saúde. DATASUS. Sistema de Informação de Vigilância Epidemiológica: Notificação de Casos de Malária (SIVEP/MALARIA). Relatórios. Resumo epidemiológico, Região Malária. [acesso em 20 abr 2021]. Disponível em: http://www.saude.gov.br/sivep_malaria.
9. Brasil. Ministério da Saúde. Secretaria de Vigilância em Saúde. Departamento de Imunização e Doenças Transmissíveis. Guia de tratamento da malária no Brasil. 2. ed. atual. Brasília: Ministério da Saúde; 2020. 84 p. il. ISBN 978-65-5993-096-8.
10. Brasil. Ministério da Saúde. Secretaria de Vigilância em Saúde. GT-MALÁRIA/CGZV. Biblioteca Virtual em Saúde do Ministério da Saúde. Orientações para o preenchimento do SIVEP-malária. Brasília: Ministério da Saúde; 2020. Disponível em: www.saude.gov.br/bvsde. SVS-OS0120/2020.
11. Carlier Y, Truyens C, Deloron P, Peyron F. Congenital parasitic infections: a review. Acta Tropica. 2012;121(2):55-70.
12. Chagas EC, do Nascimento CT, Filho FSS, Bôtto-Menezes CH, Martinez-Espinosa FE. Malária durante a gravidez: efeitos sobre o curso da gestação na Região Amazônica. Revista Panamericana de Salud Pública. 2009;26(3):203-8.
13. Del Castillo Calderón JG, Silva AMC. Congenital malaria by Plasmodium falciparum. Rev Chil Pediatr. 2020 Oct;91(5):749-53.

14. Dobaño C, Bardají A, Arévalo-Herrera M, Martínez-Espinosa FE, Bôtto-Menezes C, Padilla N et al. Cytokine signatures of Plasmodium vivax infection during pregnancy and delivery outcomes. PLoS Negl Trop Dis. 2020 May 4;14(5):e0008155. doi: 10.1371/journal.
15. Dombrowski JG, Barateiro A, Peixoto EPM, da Silva Barros ABC, de Souza RM, Clark TG et al. Adverse pregnancy outcomes are associated with Plasmodium vivax malaria in a prospective cohort of women from the Brazilian Amazon. PLoS Negl Trop Dis. 2021 Apr 29;15(4):e0009390. doi: 10.1371/journal.pntd.0009390.
16. Fitri LE, Widaningrum T, Endharti AT, Prabowo MH, Winaris N, Nugraha RY. Malaria diagnostic update: form conventional to advanced method. J Clin Lab Anal. 2022 Apr;36(4):e24314.
17. Fried M, Duffy PE. Malaria during pregnancy. Cold Spring Harb Perspect Med. 2017 Jun 1;7(6):a025551. doi:10.1101/cshperspect.a025551. PMID: 28213434.
18. Gavina K, Gnidehou S, Maestre A. Impact of malaria in pregnancy as Latin America approaches elimination. Trends Parasitol. 2016;32(5):416-27. doi: 10.1016/j.pt.2016.01.008.
19. Kieffer TEC, Faas MM, Scherjon SA, Prins JR. Pregnancy persistently affects memory T cell populations. Journal of Reproductive Immunology 2017;119:1-8. Disponível em: https://doi.org/10.1016/j.jri.2016.11.004.
20. Marín-Menéndez A, Bardaji A, Martienz-Espinosa FE, Bôtto-Menezes C, Lacerda MV, Ortiz P et al. Rosetting in Plasmodium vivax: a cytoadhesion phenotype associated with anaemia. PLoS Negl Trop Dis. 2013 Apr 4;7(4):e2155. doi:10.371/journal.pntd.
21. Menéndez C. Malaria during pregnancy: a priority area of malaria research and control. Parasitology Today. 1995;11(5):178-82.
22. Menéndez C, Mayor A. Congenital malaria: the least know consequence of malaria in pregnancy. Seminars in Fetal & Neonatal Medicine, Amsterdam. 2007;12(3):207-13.
23. Menéndez C, Ordi J, Ismail MR, Ventura PJ, Aponte JJ, Kahigwa E et al. The impact of placental malaria on gestational age and birth weight. The Journal of Infectious Disease. 2000;181(5):1740-5.
24. Milner Jr DA. Malaria pathogenesis. Cold Spring Harb Perspect Med. 2018 Jan 2;8(1):a025569. doi: 10.1101/cshperspect.a025569.PMID 28533315.
25. Nosten F, McGready R, Simpson JA, Thwai KL, Balkan S, Cho T et al. Effects of Plasmodium vivax malaria in pregnancy. Lancet. 1999;354(9178):546-9. doi: 10.1016/s0140-6736(98)09247-2.
26. Olupot-Olupot P, Eregu EIE, Naizuli K, Ikiror J, Acom L, Burgoine K. Neonatal and congenital malaria: a case series in malaria endemic Eastern Uganda. Malaria J. 2018;17:171. Doi: 10.1186/s12936-018-2327-0.
27. Piñeros-Jimenez JG, Álvarez G, Tobón A, Arboleda M, Carrero S, Blair S. Congenital malaria in Urubá, Colombia. Malar J. 2011 Aug 16;10:239. doi: 10.1186/1475-2875-10-239.
28. Romani L, Pane S, Severini C, Menegon M, Foglietta G, Bernardi S et al. Challenging diagnosis of congenital malaria in non-endemic areas. Malar J. 2018 Dec 14;17(1):470. doi: 10.1186/s12936-018-2614-9.
29. Simões MCR. Prevalência de partos prematuros no hospital de Base "Dr. Ary Pinheiro" (Porto Velho, RO) causados por malária durante a gestação no período de 2001 a 2003, em usuárias do SUS [dissertação de Mestrado em Ciências da Saúde]. Porto Velho: Universidade de Brasília; 2006. p. 76.
30. Siwal N, Shyamsunder U, Dash M, Kar S, Rani S, Rawal C et al. Malaria diagnosis by PCR revealed differential distribution of mono and mixed species infections by Plasmo-

dium falciparum and P. vivax in India. PLoS ONE. 2018;13(3):e0193046. Disponível em: https://doi.org/10.1371/journal.pone.0193046.

31. Unger HW, Bleicher A, Ome-Kaius M, Aitken EH, Rogerson J. Associations of maternal iron deficiency with malaria infection in a cohort of pregnant Papua New Guinean women. Malar J. 2022 May 26;21(1):153. doi: 10.1186/s12936-022-04177-8.

32. Velasco E, Gomez-Barroso D, Varela C, Diaz O, Cano R. Non-imported malaria in non--endemic countries: a review of cases in Spain. Malar J. 2017 Jun 29;16(1):260. doi: 10.1186/s12936-017-1915-8. PMID:28662650.

33. Ventura AMRS, Sequeira CG, do Monte CRS, Machado RL, Libonati RMF, Chaves TSS. Malária. In: Burns DAR, Campos Junior D, Silva LR, Borges WG. Tratado de Pediatria. 5. ed. Manole: Barueri, São Paulo; 2021. Seção 16: Infectologia. ISBN: 978-85-204-4612-6.

34. World Health Organization. World Malaria Report 2021. Geneva: World Health Organization; 2021. Licence: CC BY-NC-SA 3.0 IGO.

35. Yasnot MF, Perkins DJ, Corredor M, Yanow S, Carmona-Fonse CAJ, Maestre A. The effects of Plasmodium vivax gestational malaria on the clinical and immune status of pregnant women in Northwestern Colombia. Colomb Med (Cali). 2013 Sep 30;44(3):172-7.

capítulo 44

Infecções Fúngicas no Recém-Nascido

- Vera Lúcia Jornada Krebs
- Maria Augusta Bento Cicaroni Gibelli
- Fernanda Marques de Deus

A candidíase invasiva neonatal representa uma causa importante de morbidade e mortalidade em recém-nascidos pré-termo. A compreensão dos fatores de risco e da patogênese são fundamentais para a prevenção da doença. Devido à dificuldade no diagnóstico definitivo e alto risco de morte ou comprometimento neurológico, mesmo com tratamento adequado, é fundamental a implementação de medidas preventivas eficazes.[1] Nos Estados Unidos, entre recém-nascidos com peso inferior a 1.000 g a incidência de candidíase invasiva varia de 7% a 9% durante a internação em Unidade de Tratamento Intensivo Neonatal (UTIN), com mortalidade de 20% e sequelas neurológicas em 50% dos sobreviventes.[2,3]

Patogênese

A colonização é a condição primária para que ocorra infecção no RN. Os principais sítios são a pele, o sistema digestório e a mucosa respiratória. Sabe-se que 26,7% a 62,5% dos RN pré-termos (RNPT) colonizados logo após o nascimento ficam doentes, geralmente nas primeiras 2 semanas de vida. Em 85% dos casos, a transmissão do fungo é horizontal, enquanto em 15% dos RN a transmissão é vertical.[4-7]

No RN pré-termo, a pele apresenta imaturidade de camada córnea, com risco de aparecimento de áreas de solução de continuidade. A presença de cateter venoso central é um dos principais fatores de risco para sepse fúngica, em razão do depósito em sua parede interna de matriz proteica contendo fibrina, fibrinogênio e trombina, facilitando a adesão fúngica. A *Candida albicans* é a causa mais frequente de infecção fúngica invasiva em recém-nascidos pré-termo e/ou com muito baixo peso ao nascer, seguida pela *Candida parapsilosis*.[8] A colonização do sistema digestório é frequente, e cerca de 60% dos indivíduos saudáveis têm *C. albicans* identificada em cavidade oral. A colonização intestinal aumenta na vigência de uso de antibióticos de amplo espectro. Os períodos de jejum prolongado e a menor motilidade intestinal de RN pré-termo de muito baixo peso facilitam a proliferação de fungos e sua translocação através da parede intestinal.[9]

Além da *Candida albicans* e *C. parapsilosis* outras espécies podem ocorrer, como *C. parapsilosis*, *C. tropicalis*, *C. lusitaniae* e *C. glabrata*.[10] O aumento da virulência das cepas de fungo foi relatado por Bliss e colaboradores, que compararam 27 RN colonizados com 81 RN com candidíase invasiva e demonstraram aumento da virulência em 61% das amostras de *C. albicans* e em 42% das amostras de *C. parapsilosis* nos casos de doença invasiva. As cepas mais virulentas ocorreram nos RN com menor idade ou evolução desfavorável.[11]

Se o neonato colonizado for exposto a fatores de risco, delineia-se a condição ideal para que ocorra infecção. Entre os fatores de risco, destacam-se: baixo peso ao nascimento, prematuridade, cateter venoso central, ventilação pulmonar mecânica, internação em UTI com alta prevalência de infecção fúngica, uso de antibióticos de amplo espectro, especialmente cefalosporina de 3ª geração ou carbapenêmicos, nutrição parenteral prolongada, doença abdominal e/ou cirurgia abdominal, jejum prolongado, uso de aminofilina, corticosteroides ou bloqueadores H_2 e candidíase genital materna.[6,11,12,15]

Em estudo realizado na rede americana de pesquisa neonatal, entre 1.515 RNPT extremos, houve 136 com candidíase sistêmica. Nestes, a idade gestacional média foi de 24,9 semanas (mín = 24, máx = 25,9), o peso de nascimento médio foi de 683 g (mín = 615, máx = 820) e a idade média ao diagnóstico foi de 20 dias (mín = 12, máx = 33).[16]

Em estudo de 187 RN pré-termo de muito baixo peso, internados na UTI do Centro Neonatal do Instituto da Criança e do Adolescente do Hospital das Clínicas da Faculdade de Medicina da Universidade de São Paulo (ICr-HC-FMUSP), foi demonstrado que o peso de nascimento menor que 1.000 g aumentou o risco de sepse fúngica em 23 vezes, sendo que a cada aumento de 10 g no peso este risco diminuiu em 4%. Cada dia de exposição a cateter venoso central provocou aumento do risco de sepse fúngica de 8,1%.[4]

Quadro clínico

O início em geral é insidioso, com sinais e sintomas inespecíficos, que podem ser confundidos com aqueles observados na sepse bacteriana ou na enterocolite necrosante. A ausência de bactéria nas culturas e a persistência dos sintomas em neonatos com fatores de risco sugerem fortemente o diagnóstico de infecção fúngica. Um estudo multicêntrico, incluindo 6.172 pacientes admitidos em Unidades de Terapia Intensiva Neonatais, todos com peso de nascimento menor que 1.250 g, os autores identificaram como fatores fortemente relacionados à candidemia: plaquetopenia, uso de cefalosporinas de terceira geração ou carbapenêmicos e prematuridade extrema.[14]

Entre os sintomas observados, destacam-se febre, hipotermia, hipoatividade, icterícia, distensão abdominal, sangramento digestivo, fezes guaiaco-positivas, hematúria, hiperglicemia, hepatomegalia, esplenomegalia, ascite.[4,10]

Em pacientes com cateter venoso central, a fungemia poderá ocorrer sem achados clínicos evidentes. Entretanto, a apresentação mais frequente da doença no RN se caracteriza pelo comprometimento multissistêmico.[9,10,12,17] A meningite é uma complicação frequente e grave, podendo ocorrer em cerca de 30% dos casos, com sequelas como hidrocefalia e atraso do desenvolvimento neuropsicomotor. A endoftalmite ocorre com frequência relativamente alta, observada em 13% em estudo realizado no ICr-HC-FMUSP.[10] A endocardite deve ser pesquisada em todos os casos, especialmente nos neonatos com cateter venoso central. O ecocardiograma mostra lesões vegetativas, localizadas mais frequentemente no lado direito do coração, ou presença de trombo.

Na pele, podem ocorrer lesões eritematosas generalizadas, ou a formação de abscessos no tecido subcutâneo.

Diagnóstico

O aspecto mais importante no diagnóstico da candidíase sistêmica é manter um alto índice de suspeita da doença, principalmente nos RNMBP com fatores de risco. O diagnóstico é feito por meio do isolamento do agente em hemocultura, ou na cultura de qualquer líquido corporal ou outro tecido presumidamente estéril. Os exames laboratoriais para o diagnóstico de sepse fúngica incluem:

a) **Hemocultura:** apresenta especificidade de 100% e sensibilidade de 65%.[18] O sangue deve ser colhido em veia periférica.

b) **Culturas de materiais normalmente estéreis (urina, líquido articular, líquido peritonial):** a urocultura deve ser obtida por punção suprapúbica ou sondagem vesical. A *Candida* spp. pode também ser isolada em material de abscessos ou biópsia tecidual.

c) **Exame do líquido cefalorraquiano (LCR):** o isolamento de *Candida* spp. no LCR é difícil e as alterações no número de células, concentração de proteína ou glicose podem ser pouco evidentes ou estar ausentes. O achado mais consistente é a diminuição da glicorraquia. Considera-se que, na presença de hemocultura positiva para *Candida* spp., qualquer anormalidade no exame do LCR é indicativa de meningite fúngica, mesmo que a cultura de LCR seja negativa.

d) **PCR para *Candida* spp.:** embora exista uma grande quantidade de artigos na literatura descrevendo o PCR para o diagnóstico de infecções fúngicas invasivas, o uso clínico de rotina ainda não está disponível, em razão do alto custo, da complexidade da técnica e da baixa sensibilidade dos testes.[19]

Tratamento

O medicamento de escolha para o tratamento da sepse fúngica no período neonatal é a anfotericina B, macrolídeo polieno que liga o ergosterol à membrana celular fúngica, provocando sua lise. Está disponível na apresentação convencional ou em preparados lipídicos, que apresentam menor toxicidade, permitindo o uso de doses diárias maiores e duração menor do tratamento. A presença de complicações como meningite, endocardite, endoftalmite devem ser consideradas na definição do tempo de tratamento.[20,21]

a) **Anfotericina B convencional:** dose: 1 mg/kg/dia, diluída em soro glicosado a 5% (não utilizar soro fisiológico) e infundida em 6 horas. A diluição deve ter concentração máxima de 0,1 mg/mL. O frasco e o equipo de soro devem ser protegidos da luz. O tratamento deve ser mantido até se atingir dose total cumulativa de 25 a 30 mg/kg. Efeitos colaterais: febre, nefrotoxicidade, hipopotassemia, necrose hepática e supressão da medula óssea.

b) **Formulações lipídicas de anfotericina B (p. ex., anfotericina B lipossomal e anfotericina B em suspensão coloidal):** mostram menos efeitos tóxicos, possibilitando tratamentos mais curtos, com doses mais altas. Dose diária: 3 a 5 mg/kg. O tratamento é iniciado com dose de 1 mg/kg/dia, aumentando-se 1 mg/kg/dia até atingir-se a dose preconizada, infusão endovenosa, em 2 horas. A diluição deve ter concentração < 2 mg/mL. Utilizar soro glicosado. Não misturar com solução salina. Duração do tratamento: com o uso de anfotericina lipídica, o tratamento deve ser mantido até 2 semanas após a obtenção de hemocultura negativa. Na presença de complicações graves, o tratamento deverá ser mais prolongado, até a cura delas.

c) **Fluorocitosina:** antimetabólito que inibe a síntese de ácidos nucleicos nos fungos que apresentam sensibilidade ao fármaco. Apresenta sinergismo quando associada à anfotericina B, sendo bem absorvida por via oral e excretada pelos rins. A difusão liquórica é boa e atinge de 60% a 75% das concentrações verificadas no plasma, sendo indicada em associação com anfotericina B nos casos de infecção do sistema nervoso central. Dose: 100 a 150 mg/kg/dia, via oral, divididos em 4 doses diárias. Efeitos colaterais: distúrbios gastrointestinais, nefrotoxicidade, hepatotoxicidade e depressão medular.

d) **Fluconazol:** triazólico, inibe a síntese do ergosterol. Não é o tratamento de primeira escolha na sepse neonatal fúngica. Doses: ataque: 12 mg/kg/dia; manutenção: 6 mg/kg/dia, 1 vez ao dia, em RN termo, EV, em 30 minutos ou via oral. O intervalo é ajustado de acordo com a idade gestacional e a idade pós-natal. Efeitos colaterais: nefrotoxicidade, hepatotoxicidade e eosinofilia.

e) **Equinocandinas (caspofungina, micafungina):** antifúngicos eficazes no tratamento de *Candida albicans*, com alta concentração inibitória mínima para fluconazol e de cepas resistentes de *Candida glabrata* e *Candida krusei*. No entanto, o único estudo clínico randomizado, duplo-cego, na infecção invasiva pediátrica, não mostrou diferença nas taxas de sucesso entre o micafungina (73%) e a anfotericina B lipossomal (76%).[22,23]

Controles durante o tratamento

a) **Hemocultura:** deve ser obtida semanalmente, até que o resultado seja negativo.

b) **Exame de LCR:** deve ser realizado no momento do diagnóstico, no 21° dia e semanalmente até a sua normalização.

c) **Exame de fundo de olho:** deve ser realizado em todas as crianças com candidíase sistêmica. A lesão inicialmente é coriorretiniana, aumentando gradualmente até soltar-se e atingir o vítreo, onde se apresenta caracteristicamente como flocos brancos, que flutuam livremente. O exame deve ser repetido semanalmente até a cura.

d) **Ecocardiograma, USG de abdome e USG de crânio:** devem ser realizados em todos os casos para detectar complicações ou acompanhar lesões já diagnosticadas.

e) **Recém-nascidos com cateter central:** deve ser retirado o mais rapidamente possível, sendo a ponta enviada para cultura.

f) **Avaliação de toxicidade do tratamento:** semanalmente, realizar hemograma, função renal (Na, K, ureia, creatinina) e função hepática (transaminases).

Profilaxia

Dentre as estratégias preventivas, destacam-se: adotar medidas de precaução universais, recomendadas para o controle de infecção hospitalar; evitar jejum prolongado, prescrevendo dieta enteral mínima em casos em que a progressão alimentar rotineira não é possível; utilizar preferencialmente o leite humano da própria mãe; implementar a racionalização do uso de antibióticos e de medicamentos como aminofilina e bloqueadores H_2. É fundamental que as unidades neonatais tenham protocolo de implantação e manutenção de cateter venoso central.

A quimioprofilaxia com fluconazol para RN de muitíssimo baixo peso tem sido recomendada em locais onde a taxa de infecção fúngica é elevada. Alguns autores preconizam o uso de fluconazol em RN com peso de nascimento < 1.000 g na dose de 3 mg/kg endovenoso, com início precoce, durante 6 semanas, em centros com frequência de candidíase sistêmica superior a 10%.[24]

Kaufman recomenda a profilaxia com fluconazol para RN com peso < 1.000 g ou IG ≤ 27 semanas, na dose de 3 mg/kg, EV, 2 vezes por semana, em 30 a 60 minutos, com início até o 2° dia de vida, mantendo-se a medicação enquanto houver necessidade de acesso venoso. Como medidas para prevenir a resistência ao fluconazol, o autor recomenda tratar os casos de sepse fúngica com anfotericina convencional ou lipídica, com controle rotineiro de fungigrama.[25]

Rolnitsky e colaboradores estabeleceram a introdução de fluconazol profilático na presença de dois critérios maiores (PN ≤ 1.000 g ou idade gestacional corrigida ≤ 28 semanas e uso de antibióticos, exceto ampicilina e gentamicina) e de pelo menos dois critérios menores (ventilação mecânica, invasiva ou não, uso de inotrópico, nutrição parenteral com dieta enteral < 100 mL/kg/dia, enterocolite necrosante ou cirurgia abdominal, cateter venoso central, uso de corticosteroide sistêmico ou uso de bloqueador H_2). A dose utilizada foi de 6 mg/kg/dose. Na comparação entre 130 neonatos com uso profilático e 319 controles históricos, os autores observaram diminuição da taxa de candidíase invasiva, porém sem reduzir a mortalidade ou as complicações da prematuridade. No controle de toxicidade, houve aumento de bilirrubina direta em 12% dos RN e de transaminases plasmáticas em 4% dos RN após profilaxia.[26]

Manzoni e colaboradores constataram que a profilaxia com fluconazol diminuiu a frequência de candidíase invasiva nos RN com colonização precoce, porém não naqueles com colonização tardia. Em RN com idade gestacional e peso de nascimento maiores, observou-se maior frequência de colonização precoce (≤ 72 horas vida), enquanto a *C. parapsilosis* foi mais frequentemente observada na colonização tardia (> 72 horas de vida). Os autores concluíram que a resposta do RN à profilaxia com fluconazol depende de fatores maternos e gestacionais, da capacidade genética de aderência do fungo, de diferenças individuais desde o nascimento (contra a aderência fúngica) e da carga infectante transmitida pela mãe.[27]

Em 2013, uma metanálise incluindo 7 estudos e 880 RN mostrou que, embora a profilaxia com fluconazol tenha diminuído a prevalência de candidíase sistêmica em RNMBP, esse fato deve ser interpretado com cautela, pois a incidência da doença foi elevada nos controles da maioria dos estudos e não houve diferença significativa na mortalidade. Os autores destacaram que os dados sobre desenvolvimento neurológico em longo prazo são limitados e há necessidade de mais estudos sobre o efeito da intervenção (profilaxia com fluconazol) e emergência de resistência a antifúngicos.[28]

Frente ao exposto, é evidente que estudos adicionais, considerando características demográficas e genotípicas dos RN de risco, são recomendados para o desenvolvimento de novas estratégias de prevenção da candidíase invasiva em RNMBP. Para minimizar a medicalização do RNPT, medidas preventivas não farmacológicas são altamente desejáveis nessa população.

Referências bibliográficas

1. Kilpatrick R, Scarrow E, Hornik C, Greenberg RG. Neonatal invasive candidiasis: updates on clinical management and prevention. Lancet Child Adolesc Health. 2022 Jan;6(1):60-70. doi: 10.1016/S2352-4642(21)00272-8. Epub 2021 Oct 19. PMID: 34672994.
2. Benjamin DK Jr, Stoll BJ, Fanaroff AA, et al. Neonatal candidiasis among extremely low birth weight infants: risk factors, mortality rates, and neurodevelopmental outcomes at 18 to 22 months. Pediatrics 2006; 117: 84-92.

3. Benjamin DK, Stoll BJ, Gantz MG et al.; for the Eunice Kennedy Shriver National Institute of Child Health and Human Development Neonatal Research Network. Neonatal candidiasis: epidemiology, risk factors, and clinical judgment. Pediatrics. 2010;126:e865.
4. Gibelli M, Krebs V. Risk factors for fungemia in very low birth weight infants. Clin Microbial. 2013;2:6.
5. Kaufman D. Strategies for prevention of neonatal invasive candidiasis. Semin Perinatol. 2003;27(5):414-24.
6. Saiman L, Ludington E, Dawson J et al. Risk factors for Candida species colonization of neonatal intensive care unit patients. Pediatr Infect Dis J. 2001;20:119-24.
7. Kicklighter SD, Springer SC, Cox T, Hulsey TC, Turner RB. Fluconazole for prophylaxis against candidal rectal colonization in the very low birth weight infant. Pediatrics. 2001;107(2):293-8.
8. Ferrando G, Castagnola E. Prophylaxis of invasive fungal infection in neonates: a narrative review for practical purposes. J Fungi (Basel). 2023 Jan 26;9(2):164.
9. Bendel CM. Colonization and epithelial adhesion in the pathogenesis of neonatal candidiasis. Semin Perinatol. 2003;27:357-64.
10. Pedroso CPA, Krebs VLJ. Complications of systemic candidiasis in NICU. Cl Med Biol. 2008;7(3):280-7.
11. Bliss JM, Wong AY, Bhak G et al.; for the Candida Subcommittee of the Eunice Kennedy Shriver National Institute of Child Health and Human Development Neonatal Research Network. Candida virulence properties and adverse clinical outcomes in neonatal candidiasis. J Pediatr. 2012;161(3):441-7.
12. Guida JD, Kuning AN, Leef KH, Mckenzie SE, Paul DA. Plaquet count and sepsis in very low birth weight neonates: is there an organism-specific response? Pediatrics. 2003;111:1411-5.
13. Benjamin DK Jr, Ross K, Mc Kinney RE Jr, Benjamin DK, Auten R, Fisher RG. When to suspect fungal infection in neonates: clinical comparison of Candida parapsilosis fungemia with Coagulase negative staphylococcal bacteremia. Pediatrics. 2000;106:712-8.
14. Fay EM, Neal TJ, Subhedar NV. Risk factors for invasive fungal infection in neonates. Acta Paediatr. 2002;91:198-202.
15. Mehta R, Weinberger B, Usmani SS, Wapnir RA, Harper RG. Theophylline alters neutophil function in preterm infants. Biol Neonate. 2002;81:176-81.
16. Greenberg RG, Benjamin JDK, Gantz MG et al.; for the Eunice Kennedy Shriver National Institute of Child Health and Human Development Neonatal Research Network. Empiric antifungal therapy and outcomes in extremely-low-birth-weight infants with invasive candidiasis. J Pediatr. 2012;161(2):264-9.
17. Faix RG. Systemic Candida infections in infants in intensive care nurseries: high incidence of central nervous system involvement. J Pediatr. 1984;105:616.
18. Makhoul IR, Kassis I, Smolkin T, Tamir A, Sujov P. Review of 49 neonates with acquired fungal sepsis: further characterization. Pediatrics. 2001;107:61-6.
19. Fricke S, Fricke C, Schimmelpfennig C, Oelkrug C et al. A real-time PCR assay for the differentiation of Candida species. Journal of Applied Microbiology. 2010;109:1150-8.
20. Scarcella A, Pasquariello MB, Giugliano B, Vendemmia M, De Lucia A. Liposomal amphotericin B treatment for neonatal fungal infections. Pediatr Infect Dis J. 1998;17:146-8.
21. Benjamin DK Jr, DeLong ER, Steinback WJ, Cotton CM, Walsh TJ, Clark RH. Empirical therapy for neonatal candidemia in very low birth weight infants. Pediatrics. 2003;112:543-47.

22. Ericson J, Benjamin DK Jr. Old and new: appropriate dosing for neonatal antifungal drugs in the nursery. Early Hum Dev. 2013;89(1):S25-7.
23. Steinbach WJ, Roilides E, Berman D, Hoffman JA et al.; International Pediatric Fungal Network. Results from a prospective, international, epidemiologic study of invasive candidiasis in children and neonates. Pediatr Infect Dis J. 2012;31:1252-7.
24. Groll AH, Tragiannidis A. Update on antifungal agents for paediatric patients. Clin Microbiol Infect. 2010;16(9):1343-53.
25. Kaufman DA. "Getting to zero": preventing invasive Candida infections and eliminating infection-related mortality and morbidity in extremely preterm infants. Early Human Development. 2012;S45-9.
26. Rolnitsky A, Levy I, Sirota L, Shalit I, Klinger G. Targeted fluconazole prophylaxis for high-risk very low birth weight infants. Eur J Pediatr. 2012:171:1481-7.
27. Manzoni P, Mostert M, Latino MA, Pugni L et al.; Italian Task Force for the Study and Prevention of Neonatal Fungal Infections; Italian Society of Neonatology. Clinical characteristics and response to prophylactic fluconazole of preterm VLBW neonates with baseline and acquired fungal colonisation in NICU: data from a multicentre RCT. Early Hum Dev. 2012;88(2):S60-4.
28. Austin N, Mc Guire W. Prophylactic systemic antifungal agents to prevent mortality and morbidity in very low birth weight infants. Cochrane Database Syst Rev. 2013 Apr 30;4:CD0003850.

capítulo 45

Biologia Molecular e Genômica nas Doenças Infecciosas Neonatais

- Carlos Alberto Moreira-Filho
- Hátylas Felype Zaneti de Azevedo

Introdução

Este capítulo se centra nas aplicações da biologia molecular e da genômica para a investigação dos mecanismos moleculares das doenças infecciosas neonatais, bem como para o desenvolvimento de testes visando ao seu diagnóstico e prognóstico. O foco desta revisão está na sepse neonatal, complicação infecciosa que representa um importante desafio na unidade de terapia intensiva neonatal (UTIN). Sua prevalência de 1 a 8 por mil nascidos vivos e sua mortalidade variando de 10% a 50%, de acordo com o nível de assistência da população,[1] fazem com que a sepse neonatal represente a principal causa de mortalidade e morbidade em recém-nascidos, principalmente para aqueles de baixo peso. Neste capítulo, a sepse neonatal é revisada de acordo com sua fisiopatologia, tratamento, fatores de risco, diagnóstico, biomarcadores e uso da biologia molecular, da genômica e da análise de redes biológicas para a classificação e a descoberta de novos alvos terapêuticos e biomarcadores de prognóstico e diagnóstico.

Sepse neonatal

A sepse neonatal é uma síndrome clínica determinada por sinais sistêmicos de infecção e bacteremia, apresentando formas precoce e tardia de manifestação clínica. A infecção de início precoce ocorre em dois terços dos casos, manifesta-se nas primeiras 48 a 72 horas de vida e é adquirida no período periparto, sendo comumente causada por germes do trato geniturinário materno. Já a sepse tardia ocorre após 72 horas de vida e pode ser causada por micro-organismos do trato genital materno e, principalmente, por aqueles de origem hospitalar.[2,3] A sepse neonatal tardia é mais frequente nos recém-nascidos que necessitam de hospitalização prolongada e procedimentos invasivos.

A sepse neonatal de início precoce é usualmente atribuída a infecções com estreptococo do grupo B (GBS) e *Escherichia coli*.[4] Cerca de 20% das mulheres têm seu trato genital colonizado pelo GBS, o que torna a infecção por essa bactéria a mais frequente no desenvolvimento da sepse neonatal. As formas de manifestação mais comuns são sepse com bacteremia sem localização da infecção (25% a 40% dos casos), pneumonia (35% a 55%) e meningite (5% a 15%). Já a doença de início tardio, que ocorre em um terço dos casos, manifesta-se em geral entre 7 dias e 12 semanas de idade e pode ser consequência de transmissão vertical ou nosocomial. As infecções por estafilococos coagulase negativos são as mais frequentes, embora infecções de bactérias de outros gêneros pertencentes à flora do ambiente hospitalar (*Klebsiella*, *Proteus* e *Pseudomonas*) também estejam presentes.[4] Apresentam-se como meningite em 30% dos casos. As taxas de letalidade são baixas (2% a 6% dos casos), mas 25% a 50% dos sobreviventes têm sequelas neurológicas permanentes.[5]

Fisiopatologia e tratamento da sepse neonatal

O reconhecimento do patógeno pelas células imunes sentinelas é o primeiro passo para o desenvolvimento da resposta imune inata, uma vez que a função de barreira local tenha sido comprometida.[2,6] O reconhecimento é iniciado por meio da ativação de receptores que reconhecem padrões moleculares associados aos patógenos (PAMP), incluindo os receptores do tipo *Toll-like* (TLR), *Nod-like* (NLR) e *RIG-like* (RLR). A partir da ativação desses receptores, a produção de citocinas pró-inflamatórias ocorre por meio da ativação de vias de sinalização intracelulares, como a via de sinalização das proteínas cinases ativadas por mitógenos (MAPK) e do fator de transcrição nuclear NF-κB, resultando na amplificação da resposta inata dirigida aos organismos invasores. Alguns exemplos de citocinas pró-inflamatórias elevadas durante a sepse são as interleucinas IL-1β, IL-6, IL-8, IL-12, IL-18, o interferon-gama (IFN-γ) e o fator de necrose tumoral (TNF-α). A ativação do sistema complemento durante a sepse também é importante e ocorre a partir da hiperexpressão de receptores de superfície celular nos leucócitos. Esse sistema participa da resposta imune inata por meio da opsonização dos patógenos e atividade microbicida direta (complexo de ataque à membrana). Estudos prévios sugerem que a desregulação desse sistema esteja relacionada à sepse neonatal, considerando os níveis baixos de proteínas do sistema complemento em recém-nascidos.[7] Mais recentemente, a análise transcriptômica da resposta de neonatos à sepse mostrou que estes apresentam respostas inflamatória e imunoprotetora diminuídas às infecções.[8] Nesse sentido, a compreensão das diferenças do sistema imune do neonato, da criança e do adulto pode oferecer novas pistas em relação às causas da sepse neonatal.

Apesar de a terapia antimicrobiana representar a base do tratamento atual, os agentes imunomoduladores deverão ser crescentemente utilizados para melhorar os resultados clínicos nessa população vulnerável.[9] A antibioticoterapia empírica é indicada no caso em que fatores de risco estejam presentes.[3] Além disso, estratégias de prevenção baseadas em quimioprofilaxia intraparto possibilitam a redução da transmissão vertical e das infecções perinatais em mulheres de risco. Recomenda-se o tratamento profilático intraparto com penicilina G, utilizando-se dose de ataque a cada 4 horas até o parto. Como alternativa, pode ser empregada a ampicilina no tratamento. Para o período pós-natal, antes que os resultados da cultura estejam disponíveis, o esquema empírico contempla a utilização de ampicilina e um aminoglicosídeo, como a gentamicina, para a sepse neonatal de início precoce, ou terapia com vancomicina mais aminoglicosídeo para a sepse de início tardio. A monitorização terapêutica deve ser considerada para recém-nascidos que receberam vancomicina ou aminoglicosídeos. Quando houver suspeita de meningite, a combinação de ampicilina e cefotaxima pode ser considerada. Após a identificação do organismo causador e a realização de testes *in vitro* de sensibilidade, pode-se utilizar antibioticoterapia específica ao micro-organismo por 10 a 14 dias. Para os neonatos com infecções invasivas, novos agentes antifúngicos melhoraram significativamente o prognóstico nos últimos anos. A profilaxia com fluconazol mostrou resultados de eficácia em múltiplos estudos clínicos, principalmente em pacientes com baixíssimo peso (< 1.000 g). Adicionalmente, o tratamento empírico com anfotericina B é uma opção para prematuros com menos de 1.500 g e fatores de risco para infecção fúngica.

Em termos de estratégias preventivas, diversos estudos multicêntricos têm investigado a segurança e a eficácia da lactoferrina oral como um agente imunoprofilático para a prevenção da sepse neonatal.[10] Mostrou-se também que vacinação de neonatos com BCG leva a uma rápida indução de granulopoiese e subsequente aumento do número de neutrófilos, um fator de proteção contra a sepse.[11] Por fim, vacinas contra o GBS estão em desenvolvimento e poderão ser utilizadas em mulheres grávidas com fatores de risco.[12] Essas vacinas permitirão o aumento dos níveis de anticorpos maternos contra GBS e, provavelmente, resultarão em níveis mais elevados de anticorpos neonatais, oferecendo proteção adicional aos neonatos contra a infecção bacteriana e choque séptico.

Fatores de risco

O Quadro 45.1 sumariza os principais fatores de risco para a sepse neonatal, de acordo com Herrmann e colaboradores em 2008[13] e Silveira e Procianoy em 2012.[14] Considera-se a presença dos fatores de risco maternos a seguir como justificativa para a quimioprofilaxia intraparto ou para antibioticoterapia empírica após o nascimento: a) parto com menos de 37 semanas; b) temperatura materna ≥ 37,5 °C; c) ruptura de membranas por tempo igual ou superior a 18 horas; d) histórico de feto anterior acometido com estreptococo do grupo B; e) infecção urinária por estreptococo do grupo B na gestação; e f) presença de líquido amniótico com mecônio. Adicionalmente, alguns fatores de risco do neonato podem ser indicativos para antibioticoterapia empírica, como taquicardia acima de 180 batimentos por minuto, baixo peso (< 1.500 g), sexo masculino, escala de Apgar em 5 minutos menor do que 7, procedimentos de ventilação mecânica e cateterização vascular, neutropenia, diminuição das concentrações séricas basais de IgG, estadia hospitalar prolongada, presença de petéquias, pústulas ou vesículas na pele e vômito, além de secreção purulenta nos olhos, umbigo e ouvidos. Revisões sobre fatores de risco para a sepse neonatal precoce e tardia podem ser encontradas em Procianoy e Silveira[2] e Glaser e colaboradores.[3]

Quadro 45.1 Fatores de risco para a sepse neonatal.

Maternos	Neonatos
Febre materna (> 37,5 °C)	Taquicardia fetal (> 180 bat/min), neutropenia, diminuição das concentrações séricas basais de IgG
Infecção urinária no parto	Prematuridade, baixo peso e estadia hospitalar prolongada
Colonização por GBS	Escala de Apgar 5 min < 7
Ruptura de membranas > 18 horas	Sexo masculino
Infecção do trato por estreptococo do grupo B na gestação	Primeiro gemelar
Feto anterior acometido com estreptococo do grupo B	Ventilação mecânica e cateterização vascular
Líquido amniótico com mecônio	Presença de petéquias, pústulas ou vesículas na pele, vômito e secreção purulenta nos olhos, umbigo e ouvidos

GBS: estreptococos do grupo B; Escala de Apgar: frequência cardíaca, esforço respiratório, tônus muscular, irritabilidade reflexa e cor da pele, com pontuação de 0, 1 ou 2. A pontuação é relatada em 1 e 5 minutos após o nascimento.

Fonte: Adaptado de Herrmann et al., 2008;[13] e Silveira e Procianoy, 2012.[14]

Diagnóstico

O diagnóstico da sepse neonatal se baseia na identificação dos fatores de risco supramencionados, manifestações clínicas e exames laboratoriais de culturas de micro-organismos e testes por biologia molecular. O isolamento do agente etiológico em qualquer líquido ou secreção do neonato é o padrão-ouro para esse diagnóstico. As principais modalidades são hemocultura, exame de liquor (no caso de suspeita de meningite), urocultura e cultura de aspirado traqueal. Testes hematológicos e imunológicos para avaliação de marcadores inflamatórios são também utilizados como auxiliares.[4]

O papel do microbiologista é fundamental para auxiliar no diagnóstico da sepse neonatal precoce (originada a partir de micro-organismos presentes no trato genital materno) ou tardia (de origem ambiental).[15] As técnicas de biologia molecular envolvendo reações em cadeia de polimerase (PCR) e PCR em tempo real (qPCR) para análise do gene 16S ribossomal,[16,17] conservado em genomas bacterianos, têm elevada sensibilidade e valor preditivo negativo, servindo, portanto, para monitorar a sensibilidade aos antimicrobianos, o que é fundamental para o cuidado clínico.[16] A técnica de *multilocus sequence typing* (MLST), baseada no sequenciamento de fragmentos em um painel de sete genes *house-keeping*, gera um perfil alélico que permite a identificação de isolados bacterianos[18] e tem se mostrado útil para o diagnóstico molecular de infecções neonatais, principalmente das infecções por GBS,[19] permitindo um manejo mais ágil da sepse neonatal. A detecção diferencial por MLST dos micro-organismos etiológicos relacionados à sepse pode auxiliar na identificação de espécies de micro-organismos com maior risco para a indução da sepse, além de possibilitar a identificação da origem da infecção.[19,20]

Com o advento das tecnologias de microarranjos de DNA e sequenciamento de DNA de nova geração (NGS), novas metodologias têm sido utilizadas para a investigação dos micro-organismos etiológicos na sepse neonatal. Por exemplo, utilizando microarranjos de DNA contendo 213 sondas de DNA para genes associados a fatores de virulência em GBS, Zürn e colaboradores[21] tiparam 475 isolados de GBS quanto àqueles fatores, definindo *clusters* genéticos associados a fenótipos clínicos. O emprego de NGS para identificar ácidos nucleicos circulantes (*cell-free* DNA) no plasma de pacientes com sepse permitiu identificar os patógenos clinicamente relevantes com sensibilidade superior à obtida por cultura de sangue.[22] A mesma estratégia foi empregada num estudo multicêntrico prospectivo, observacional e não intervencional (Next GeneSiPS Trial), conduzido por Schmoch e colaboradores,[23] no qual o diagnóstico de bacteremia por NGS se mostrou mais rápido e mais sensível em relação ao método microbiológico convencional baseado em cultura de sangue, urina e/ou secreções. Resultados semelhantes foram obtidos utilizando-se a tecnologia de NGS por Nanopore[24] para sequenciamento rápido dos patógenos diretamente das amostras clínicas.[25] Esses resultados indicam que a tecnologia de NGS tem o potencial para ser uma inovação disruptiva que substituirá o padrão-ouro do diagnóstico microbiológico baseado em cultura.

Biomarcadores para o diagnóstico da sepse neonatal

O diagnóstico da sepse neonatal pode ser difícil, porque o quadro clínico é por vezes inespecífico, as culturas bacterianas são demoradas e outros testes laboratoriais comumente disponíveis apresentam sensibilidade e especificidade limitadas.[26-28] O diagnóstico precoce e preciso da sepse neonatal permite ganhar tempo para o início do tratamento específico e evita que neonatos não infectados sejam expostos a antibioticoterapia. Idealmente, um bom biomarcador para a sepse neonatal deve apresentar valores alterados antes do aparecimento dos sinais clínicos e apresentar alta sensibilidade e rápido tempo de resposta. Como já mencionado, culturas bacterianas (a partir de sangue total na sepse precoce e de sangue, urina e fluido cerebroespinhal na sepse tardia) são o padrão-ouro para o diagnóstico, mas os resultados tipicamente demoram de 48 a 72 horas e menos de 1% das culturas de sangue de neonatos com suspeita de sepse dão resultado positivo,[27] o que torna essencial a busca por novos biomarcadores.

Apesar das reconhecidas limitações de sensibilidade e especificidade, os parâmetros laboratoriais com bons resultados para a detecção da sepse neonatal ainda são o hemograma completo (leucopenia, neutropenia, aumento da relação neutrófilos imaturos/neutrófilos totais) e as dosagens da proteína C reativa (PCR) e da procalcitonina (PCT), proteínas de fase aguda cuja concentração plasmática é elevada na sepse.[27,28] Outros marcadores séricos e de superfície celular também têm sido considerados. A dosagem das citocinas pró-inflamatórias IL-6 e IL-8, que apresentam níveis séricos elevados na sepse, tem mostrado boa especificidade e sensibilidade quando utilizada em conjunto com dosagens de PCR e PCT.[27] Os níveis séricos das citocinas IL-10 (anti-inflamatória), TNF-α (inflamatória) e IL-35 (imunossupressora) também estão elevados na sepse neonatal e podem servir como biomarcadores em combinação com outros parâmetros laboratoriais.[27] Alguns antígenos de superfície celular, como a molécula solúvel de adesão intercelular (sICAM), o CD64 em neutrófilos e o CD69 em linfócitos, são outros marcadores potenciais da sepse neonatal.[27,28] A presepsina, subtipo solúvel da glicoproteína CD14 com alta afinidade por lipopolissacarídeos, tem sido apontada como melhor do que a PCR e a PCT para o diagnóstico da sepse neonatal precoce e estimativa de sua gravidade, uma vez que seus níveis séricos se elevam já nas primeiras 24 horas pós-infecção.[29,30] Na sepse neonatal tardia, níveis mais baixos da alarmina S100a8/A9, uma proteína essencial para a adaptação imune pós-natal[31] e presente no leite materno,[32] *parecem* ter bom valor preditivo para o risco de sepse em neonatos pré-termo.[33]

No que tange ao uso de polimorfismos genéticos como marcadores para suscetibilidade à sepse, ainda não se registram avanços significativos. Diversos genes candidatos têm sido investigados, como *MBL*, que codifica a lecitina ligante de manose, e variantes alélicas em IL-6, IL-10 e TNF-α, com resultados contraditórios e inconclusivos. Deve ainda ser mencionado que começam a aparecer na literatura estudos utilizando NGS para identificar variantes genéticas raras associadas a imunodeficiências primárias em neonatos com sepse.[34]

A investigação sobre novos e melhores biomarcadores para a sepse neonatal – testes rápidos, com adequada sensibilidade e que subsidiem o manejo do paciente – exige abordagens também novas que, em larga medida, passam pela integração entre a pesquisa clínica e avanços nas áreas das ciências ômicas (genômica, proteômica, metabolômica) e bioinformática.[28]

Biologia molecular e genômica na investigação da sepse neonatal

A biologia molecular e a genômica vêm sendo utilizadas no contexto da sepse neonatal não só para identificar os micro-organismos etiológicos, mas também para: a) caracterizar subclasses de pacientes com base na integração de dados clínicos com dados genômicos; e b) descobrir potenciais alvos terapêuticos e biomarcadores de prognóstico e diagnóstico. A correlação entre as aplicações da biologia molecular e da genômica com a investigação da sepse neonatal pode ser representada conforme a Figura 45.1.

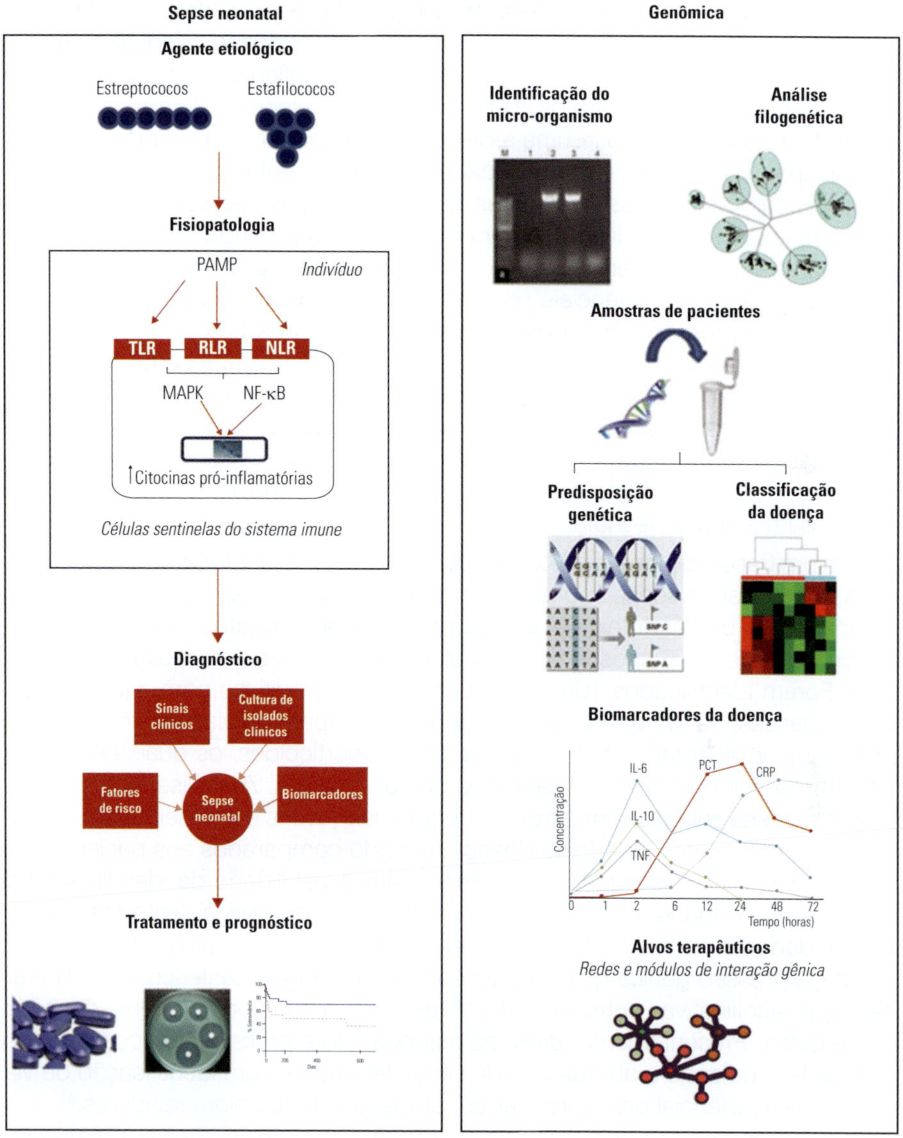

FIGURA 45.1 Aplicações da biologia molecular e genômica para a investigação da sepse neonatal. Paralelo entre a sepse neonatal e a aplicação da genômica na identificação molecular e análise filogenética dos micro-organismos etiológicos, avaliação da predisposição genética à sepse neonatal a partir de polimorfismos de nucleotídeo único (SNP), classificação da doença com base em dados genômicos e descoberta de novos biomarcadores e alvos terapêuticos. **Fonte:** Acervo da autoria do capítulo.

A utilização de microarranjos de DNA para estudos da expressão gênica global em leucócitos, comparando-se pacientes pediátricos com sepse e controles pareados por idade, contribuiu para mudar a compreensão da patofisiologia da sepse. No paradigma clássico, o choque séptico é considerado produto de um sistema imune inato disfuncional, em que respostas pró-inflamatórias descontroladas causam danos a tecidos e órgãos.[35] Os estudos genômicos revelaram que, no choque séptico pediátrico, ocorre uma repressão dos programas de expressão gênica dos principais componentes da imunidade adaptativa, afetando vias de sinalização essenciais para as funções das células T e B e para a apresentação de antígenos pelo complexo principal de histocompatibilidade.[36] Mais ainda, os neonatos com sepse apresentam um perfil próprio de expressão gênica, caracterizado pela hipoexpressão em vias essenciais para a imunidade inata e adaptativa, enquanto os perfis de expressão gênica dos pacientes nos outros grupos etários diferem minimamente. É interessante notar que o timo de neonatos apresenta um rápido e acentuado declínio da população de timócitos duplo-positivos, o qual só é revertido no 2º mês de vida.[37] Essas fases de declínio e recuperação estão temporalmente associadas a módulos transcricionais específicos no timo.[38] Assim, conclui-se que a idade de desenvolvimento deve ser levada em conta na investigação de novas terapias para a sepse neonatal.

Em um trabalho pioneiro, Wong e colaboradores[36,39] identificaram três subclasses (A, B e C) para a sepse neonatal com base no perfil de expressão gênica global proveniente de células totais de sangue periférico de neonatos, crianças de até 1 ano, crianças de 1 a 5 anos, crianças maiores de 6 anos e controles pareados por idade. Foram identificados 100 genes com valores preditivos para a identificação das subclasses, sendo que 44 desses genes participam de vias de sinalização do sistema imune adaptativo e do receptor de glicocorticoides, os quais estão reprimidos transcricionalmente em pacientes da subclasse A. A análise fenotípica dos pacientes dessa subclasse mostrou que eram mais jovens e apresentavam aumento da gravidade e mortalidade da doença, quando comparados aos pacientes das subclasses B e C. Esses resultados evidenciam a viabilidade da identificação de subclasses do choque séptico pediátrico com fenótipos clinicamente relevantes a partir de dados genômicos. Posteriormente, Wynn e colaboradores,[40] também com base na expressão gênica global de leucócitos do sangue periférico, identificaram diferenças significativas entre os perfis de expressão de neonatos com sepse precoce e tardia. Presentemente, diversos estudos sobre perfis genômicos na sepse neonatal têm utilizado a abordagem de séries temporais para identificação de vias e genes com potencial para serem alvos terapêuticos e/ou biomarcadores.[41]

A validação de novos biomarcadores da sepse neonatal demanda a determinação de parâmetros estatísticos de sensibilidade, especificidade e valores preditivos positivos e negativos.[27,28] Esses parâmetros permitem a comparação do real valor de cada biomarcador e do seu potencial de utilização em estudos de validação clínica. As elevações precoces de citocinas pró-inflamatórias, como TNF-α, IL-6 e IL-8, não apresentam sensibilidade ou especificidade suficientes para serem utilizadas isoladamente como biomarcadores da sepse neonatal.[27] Assim, a busca por marcadores com alto valor preditivo que possibilitem, por exemplo, reduzir a exposição desnecessária de neonatos à antibioticoterapia, tem dependido cada vez mais da utilização da genômica, da proteômica e da metabolômica.[42] Entretanto, em pacientes com sepse os biomarcadores também podem oferecer informações sobre o risco de desfechos negativos, bem como identificar subgrupos de pacientes que sejam elegíveis para terapias alvo-orientadas.

No campo da genômica, os sucessivos estudos **PE**diat**R**ic **SE**psis Biomark**E**r **R**isk Mod**E**l (PERSEVERE) têm combinado múltiplos marcadores, selecionados a partir de estudos de expressão gênica em leucócitos do sangue periférico, para a avaliação do risco prognóstico de pacientes com choque séptico pediátrico. Foi inicialmente selecionado um painel de 12 genes candidatos que codificam para proteínas séricas envolvidas na resposta imune. Verificou-se que a combinação de cinco desses marcadores – *C-C chemokine ligand 3* (CCL3), IL-8, *heat shock protein 70 kDa* 1B (HSPA1B), granzima B (GZMB) e metaloproteinase de matriz 8 (MMP8) –, aos quais se adicionou a contagem de plaquetas na admissão do paciente, permitia distinguir sobreviventes de não sobreviventes, com uma área sob a curva (AUC) ROC de 0,86, sensibilidade de 90% e especificidade de 69%.[43] Recentemente, os biomarcadores PERSEVERE foram usados para estimar os riscos de injúria renal aguda na sepse pediátrica, com AUC de 0,95, sensibilidade de 92% e especificidade de 89%.[43] Dessa maneira, novos estudos avaliando distintas combinações de biomarcadores em crianças com sepse permitirão a melhoria da sensibilidade e da especificidade dos biomarcadores.

Outra contribuição promissora da genômica na busca de marcadores para sepse e para a compreensão de sua patofisiologia vem da investigação do papel dos microRNAs (miRNAs) no sistema imune dos neonatos. Os miRNAs são importantes reguladores pós-transcricionais da expressão gênica.[44] As diferenças entre neonatos e adultos, quanto à constituição de populações celulares no sistema imune, padrões específicos de secreção de citocinas e expressão de moléculas envolvidas na imunidade humoral e celular, têm sido associadas à modulação do sistema imune por miRNAs, cujo perfil de expressão varia entre essas duas classes etárias.[45] Um estudo caso-controle retrospectivo de Ernst e colaboradores[46] mostrou diferenças na expressão de miRNAs no sangue de cordão umbilical e no plasma de pacientes com sepse neonatal precoce em relação a controles não infectados. Cabe ainda considerar a investigação de mecanismos epigenéticos na sepse neonatal. A epigenética inclui todos os mecanismos que modulam o perfil de expressão gênica sem alterar a sequência do DNA. A metilação do DNA é um desses mecanismos e é um importante regulador do sistema imune.[47] Ao investigar diferenças no metiloma de pacientes com sepse neonatal, Lorente-Pozo e colaboradores[48] descobriram alterações dos níveis de metilação em regiões do genoma envolvidas no funcionamento da imunidade inata e adaptativa que permitiram diferenciar esses pacientes de controles não infectados, bem como diferenciar os casos precoces e tardios. A confirmação dos resultados com miRNAs e metilação em estudos multicêntricos com maior número de pacientes poderá abrir novos caminhos para o diagnóstico, o prognóstico e a compreensão da sepse neonatal.

Análise de redes para interpretação de dados genômicos na sepse neonatal

Genes e proteínas interagem física e funcionalmente entre si. O estudo da interação entre genes ou proteínas é objeto de uma área da biologia conhecida como análise de redes biológicas. Essas análises utilizam conceitos das redes sociais e da teoria dos grafos para a identificação das propriedades emergentes de redes biológicas e alterações na topologia dessas redes.[49] As redes são representadas na teoria dos grafos por meio de nós conectados a arestas. Nas redes genômicas, por exemplo, os nós representam genes expressos em determinado tecido e as arestas representam as conexões entre esses genes, obtidas a partir de dados de coexpressão gênica, ou de interação física entre as proteínas codificadas por esses genes.[50-52] A configuração das conexões entre os nós ilustra de maneira gráfica a complexidade molecular associada a um fenômeno biológico. Redes biológicas são livres de escala, havendo relativamente poucos nós com muitas ligações, ou *hubs.* A centralidade dos nós (quão central é um gene em uma rede) também é um parâmetro relevante. Nas redes biológicas, nós com muitas ligações e alta centralidade correspondem a genes (ou proteínas) com alta relevância funcional em uma célula ou tecido em dado momento.[52-54] Esses genes também podem ser enriquecidos funcionalmente a partir de bancos de dados específicos, como o Gene Ontology (GO) e o Kyoto Encyclopedia of Genes and Genomes (KEGG), para a detecção de funções biológicas hiper-representadas por genes alterados na sepse.[52]

A abordagem de redes biológicas vem sendo crescentemente utilizada para o estudo do sistema imune, permitindo investigar as bases moleculares da variação da resposta imune na saúde e na doença, inclusive em neonatos e crianças.[38,55-57] Ao mesmo tempo, têm surgido trabalhos com foco em redes para a análise de dados genômicos na sepse pediátrica. Em 2014, Smith e colaboradores[58] estudaram a expressão gênica global das células do sangue de pacientes com sepse neonatal e controles normais utilizando microarranjos de DNA. Os autores obtiveram, após análise estatística com limiares elevados de corte (*fold change* ≥ 4, valor-p ajustado $\leq 10^{-5}$), uma rede de coexpressão *dual* que integrava 52 genes de 2 sub-redes de genes hipoexpressos e hiperexpressos, associados, respectivamente, às vias das repostas imunes adaptativa e inata e ao metabolismo de açucares e lipídeos. Essa análise permitiu uma inequívoca separação entre casos infectados e não infectados, abrindo caminho para a futura tradução do conhecimento sobre as vias de resposta do hospedeiro no diagnóstico, no prognóstico e na terapêutica da sepse neonatal. Abordagens similares, com estudo transcricional do sangue total a partir de dados de sequenciamento de RNA (RNAseq) e análise de redes, confirmaram que na sepse neonatal há um desequilíbrio da homeostase imunometabólica.[59] A análise de redes também permitiu identificar potenciais marcadores para a sepse neonatal com base na expressão de RNAs competitivos endógenos (ceRNA), que são transcritos que regulam a expressão gênica competindo com os miRNAs.[60] Evidentemente, a tradução desses achados para a prática clínica ainda dependerá de validações e adaptação para o uso em testes diagnósticos.

Outro avanço significativo em termos metodológicos é a abordagem modular para análise das redes gênicas.[61] Há uma diferença fundamental entre a análise modular e a análise baseada em conjuntos de genes com expressão diferencial. Módulos são conjuntos de genes cujos padrões de expressão são mutualmente correlacionados.[61] Assim como os genes com expressão correlacionada tendem a ter funções biológicas similares, os módulos, numa escala mais ampla, contêm genes com funções similares.[62] Os módulos em geral são obtidos a partir de coeficientes de clusterização, que determinam sub-redes cujos genes apresentam um número significativamente maior de interações intramodulares do que intermodulares. A análise modular de coexpressão, usualmente realizada por meio de algoritmos como o Weighted Gene Co-Expression Network Analysis (WGCNA),[61] permite associar módulos de coexpressão com características clínicas ou demográficas presentes num conjunto de dados. Se o valor médio de expressão de um módulo é, por exemplo, mais elevado nos pacientes com um fenótipo mais grave de determinada patologia, os genes desse módulo podem estar associados a esse fenótipo. A associação módulo-característica pode revelar genes relevantes para o mecanismo molecular de uma doença, os quais podem também se tornar novos alvos terapêuticos ou biomarcadores.[52,62] A abordagem modular e a ferramenta computacional WGCNA têm sido crescentemente empregadas no estudo da imunidade em neonatos[38,56,63] e na investigação de marcadores de diagnóstico na sepse neonatal.[64-65]

A contribuição da genômica tem permitido melhor compreensão temporal das modificações dos perfis de expressão gênica na sepse neonatal, abrindo novas perspectivas para o entendimento de sua fisiopatologia e para a busca de novos e melhores marcadores de diagnóstico e prognóstico. O desafio agora é adaptar os métodos de investigação genômica para o seu uso corrente nas unidades de terapia intensiva, nas quais a rapidez no diagnóstico e no tratamento é essencial.

Referências bibliográficas

1. Fleischmann C, Reichert F, Cassini A, Horner R, Harder T et al. Global incidence and mortality of neonatal sepsis: a systematic review and meta-analysis. Arch Dis Child. 2021:archdischild-2020-320217. doi: 10.1136/archdischild-2020-320217. Epub ahead of print.
2. Procianoy RS, Silveira RC. The challenges of neonatal sepsis management. J Pediatr (Rio J). 2020 Mar-Apr;96(Suppl 1):80-6.
3. Glaser MA, Hughes LM, Jnah A, Newberry D. Neonatal sepsis: a review of pathophysiology and current management strategies. Adv Neonatal Care. 2021;21:49-60.
4. Shane AL, Sánchez PJ, Stoll BJ. Neonatal sepsis. Lancet. 2017;390:1770-80.
5. Hentges CR, Silveira RC, Procianoy RS, Carvalho CG, Filipouski GR et al. Association of late-onset neonatal sepsis with late neurodevelopment in the first two years of life of preterm infants with very low birth weight. J Pediatr (Rio J). 2014;90:50-7.
6. Wynn JL, Wong HR. Pathophysiology and treatment of septic shock in neonates. Clin Perinatol. 2010;37:439-79.
7. Schlapbach LJ, Mattmann M, Thiel S, Boillat C, Otth M et al. Differential role of the lectin pathway of complement activation in susceptibility to neonatal sepsis. Clin Infect Dis. 2010;51:153-62.
8. Raymond SL, Stortz JA, Mira JC, Larson SD, Wynn JL et al. Immunological defects in neonatal sepsis and potential therapeutic approaches. Front Pediatr. 2017;5:14.
9. Schüller SS, Kramer BW, Villamor E, Spittler A, Berger A et al. Immunomodulation to prevent or treat neonatal sepsis: past, present, and future. Front Pediatr. 2018;6:199.

10. Pammi M, Suresh G. Enteral lactoferrin supplementation for prevention of sepsis and necrotizing enterocolitis in preterm infants. Cochrane Database Syst Rev. 2020;3(3):CD007137.
11. Brook B, Harbeson DJ, Shannon CP, Cai B, He D et al. BCG vaccination-induced emergency granulopoiesis provides rapid protection from neonatal sepsis. Sci Transl Med. 2020;12(542):eaax4517.
12. Carreras-Abad C, Ramkhelawon L, Heath PT, Le Doare K. A vaccine against Group B Streptococcus: recent advances. Infect Drug Resist. 2020;13:1263-72.
13. Herrmann DMML, Amaral LMB, Almeida SC. Fatores de risco para o desenvolvimento da sepse neonatal tardia em uma unidade de terapia intensiva. Pediatria (São Paulo). 2008;20:228-36.
14. Silveira RC, Procianoy RS. Uma revisão atual sobre sepse neonatal. Boletim Científico de Pediatria. 2012;1:29-35.
15. Paolucci M, Landini MP, Sambri V. How can the microbiologist help in diagnosing neonatal sepsis? Int J Pediatr. 2012;2012:120139.
16. Stranieri I, Kanunfre KA, Rodrigues JC, Yamamoto L, Nadaf MI et al. Usefulness of a 16S rDNA real-time PCR to monitor neonatal sepsis and to assist in medical decision to discontinue antibiotics. J Matern Fetal Neonatal Med. 2016;29:2141-4.
17. Wang Y, Zhao J, Yao Y, Yang L, Zhao D et al. The accuracy of 16S rRNA polymerase chain reaction for the diagnosis of neonatal sepsis: a meta-analysis. Biomed Res Int. 2021;2021:5550387.
18. Jolley KA, Maiden MC. Using multilocus sequence typing to study bacterial variation: prospects in the genomic era. Future Microbiol. 2014;9:623-30.
19. Schindler Y, Rahav G, Nissan I, Madar-Shapiro L, Abtibol J et al. Group B Streptococcus serotypes associated with different clinical syndromes: asymptomatic carriage in pregnant women, intrauterine fetal death, and early onset disease in the newborn. PLoS One. 2020;15(12):e0244450.
20. Cerezer VG, Bando SY, Pasternak J, Franzolin MR, Moreira-Filho CA. Phylogenetic analysis of Stenotrophomonas spp. isolates contributes to the identification of nosocomial and community-acquired infections. Biomed Res Int. 2014;2014:151405.
21. Zürn K, Lander F, Hufnagel M, Monecke S, Berner R. Microarray analysis of Group B Streptococci causing invasive neonatal early- and late-onset infection. Pediatr Infect Dis J. 2020;39:449-53.
22. Grumaz S, Grumaz C, Vainshtein Y, Stevens P, Glanz K et al. Enhanced performance of next-generation sequencing diagnostics compared with standard of care microbiological diagnostics in patients suffering from septic shock. Crit Care Med. 2019;47(5):e394-402.
23. Schmoch T, Westhoff JH, Decker SO, Skarabis A, Hoffmann GF et al. Next-generation sequencing diagnostics of bacteremia in pediatric sepsis. Medicine (Baltimore). 2021;100(25):e26403.
24. Clarke J, Wu HC, Jayasinghe L, Patel A, Reid S et al. Continuous base identification for single-molecule nanopore DNA sequencing. Nat Nanotechnol. 2009;4:265-70.
25. Irwin AD, Coin LJM, Harris PNA, Cotta MO, Bauer MJ et al. Optimising treatment outcomes for children and adults through rapid genome sequencing of sepsis pathogens: a study protocol for a prospective, multi-centre trial (DIRECT). Front Cell Infect Microbiol. 2021;11:667680.
26. Simonsen KA, Anderson-Berry AL, Delair SF, Davies HD. Early-onset neonatal sepsis. Clin Microbiol Rev. 2014;27:21-47.

27. Hincu MA, Zonda GI, Stanciu GD, Nemescu D, Paduraru L. Relevance of biomarkers currently in use or research for practical diagnosis approach of neonatal early-onset sepsis. Children (Basel). 2020;7(12):309.
28. Cantey JB, Lee JH. Biomarkers for the diagnosis of neonatal sepsis. Clin Perinatol. 2021;48:215-27.
29. van Maldeghem I, Nusman CM, Visser DH. Soluble CD14 subtype (sCD14-ST) as biomarker in neonatal early-onset sepsis and late-onset sepsis: a systematic review and meta-analysis. BMC Immunol. 2019;20(1):17.
30. Pietrasanta C, Ronchi A, Vener C, Poggi C, Ballerini C et al. Presepsin (Soluble CD14 Subtype) as an early marker of neonatal sepsis and septic shock: a prospective diagnostic trial. Antibiotics (Basel). 2021;10(5):580.
31. Viemann D. S100-Alarmins are essential pilots of postnatal innate immune adaptation. Front Immunol. 2020;11:688.
32. Pirr S, Richter M, Fehlhaber B, Pagel J, Härtel C et al. High amounts of S100-Alarmins confer antimicrobial activity on human breast milk targeting pathogens relevant in neonatal sepsis. Front Immunol. 2017;8:1822.
33. Pirr S, Dauter L, Vogl T, Ulas T, Bohnhorst B et al. S100A8/A9 is the first predictive marker for neonatal sepsis. Clin Transl Med. 2021;11(4):e338.
34. Borghesi A, Trück J, Asgari S, Sancho-Shimizu V, Agyeman PKA et al. Whole-exome sequencing for the identification of rare variants in primary immunodeficiency genes in children with sepsis: a prospective, population-based cohort study. Clin Infect Dis. 2020;71(10):e614-23.
35. Wynn JL, Wong HR. Pathophysiology and treatment of septic shock in neonates. Clin Perinatol. 2010;37(2):439-79.
36. Wong HR. Genome-wide expression profiling in pediatric septic shock. Pediatr Res. 2013;73(4 Pt 2):564-9.
37. Varas A, Jiménez E, Sacedón R, Rodríguez-Mahou M, Maroto E et al. Analysis of the human neonatal thymus: evidence for a transient thymic involution. J Immunol. 2000;164:6260-7.
38. Bertonha FB, Bando SY, Ferreira LR, Chaccur P, Vinhas C et al. Age-related transcriptional modules and TF-miRNA-mRNA interactions in neonatal and infant human thymus. PLoS One. 2020;15(4):e0227547.
39. Wong HR, Cvijanovich N, Allen GL, Lin R, Anas N et al. Genomics of pediatric SIRS/ septic shock investigators: genomic expression profiling across the pediatric systemic inflammatory response syndrome, sepsis, and septic shock spectrum. Crit Care Med. 2009;37(5):1558-66.
40. Wynn JL, Guthrie SO, Wong HR, Lahni P, Ungaro R et al. Postnatal age is a critical determinant of the neonatal host response to sepsis. Mol Med. 2015;21:496-504.
41. Meng Y, Cai XH, Wang L. Potential Genes and Pathways of Neonatal Sepsis Based on Functional Gene Set Enrichment Analyses. Comput Math Methods Med. 2018;2018:6708520.
42. Ng S, Strunk T, Jiang P, Muk T, Sangild PT et al. Precision medicine for neonatal sepsis. Front Mol Biosci. 2018;5:70.
43. Wong HR. Pediatric sepsis biomarkers for prognostic and predictive enrichment. Pediatr Res. 2021;14:1-6.
44. Bartel DP. Metazoan microRNAs. Cell. 2018;173(1):20-51.
45. Yu HR, Huang LH, Li SC. Roles of microRNA in the immature immune system of neonates. Cancer Lett. 2018;433:99-106.

46. Ernst LM, Mithal LB, Mestan K, Wang V, Mangold KA et al. Umbilical cord miRNAs to predict neonatal early onset sepsis. PLoS One. 2021;16(5):e0249548.
47. Calle-Fabregat C, Morante-Palacios O, Ballestar E. Understanding the relevance of DNA methylation changes in immune differentiation and disease. Genes (Basel). 2020;11(1):110.
48. Lorente-Pozo S, Navarrete P, Garzón MJ, Lara-Cantón I, Beltrán-García J et al. DNA methylation analysis to unravel altered genetic pathways underlying early onset and late onset neonatal sepsis: a pilot study. Front Immunol. 2021;12:622599.
49. Newman MEJ. Networks: an introduction. New York: Oxford University Press; 2010.
50. Barabási AL, Oltvai ZN. Network biology: understanding the cell's functional organization. Nat Rev Genet. 2004;5:101-3.
51. Zhu X, Gerstein M, Snyder M. Getting connected: analysis and principles of biological networks. Genes Dev. 2007;21:1010-24.
52. van Dam S, Võsa U, van der Graaf A, Franke L, de Magalhães JP. Gene co-expression analysis for functional classification and gene-disease predictions. Brief Bioinform 2018;19:575-92.
53. Moreira-Filho CA, Bando SY, Bertonha FB, Silva FN, Costa L da F. Methods for gene coexpression network visualization and analysis. In: Passos GA, editor. Transcriptomics in health and disease. Cham (ZG), Switzerland: Springer International Publishing AG; 2014. p. 79-94.
54. Azevedo H, Moreira-Filho CA. Topological robustness analysis of protein interaction networks reveals key targets for overcoming chemotherapy resistance in glioma. Sci Rep. 2015;5:16830.
55. Chaussabel D, Baldwin N. Democratizing systems immunology with modular transcriptional repertoire analyses. Nat Rev Immunol. 2014;14:271-80.
56. Moreira-Filho CA, Bando SY, Bertonha FB, Ferreira LR, Vinhas CF et al. Minipuberty and sexual dimorphism in the infant human thymus. Sci Rep. 2018;8:13169.
57. Chu X, Zhang B, Koeken VACM, Gupta MK, Li Y. Multi-omics approaches in immunological research. Front Immunol. 2021;12:668045.
58. Smith CL, Dickinson P, Forster T, Craigon M, Ross A et al. Identification of a human neonatal immune-metabolic network associated with bacterial infection. Nat Commun. 2014;5:4649.
59. Ng S, Strunk T, Lee AH, Gill EE, Falsafi R et al. Whole blood transcriptional responses of very preterm infants during late-onset sepsis. PLoS One. 2020;15(6):e0233841.
60. Liu L, Wang H, Zhang X, Chen R. Identification of potential biomarkers in neonatal sepsis by establishing a competitive endogenous RNA network. Comb Chem High Throughput Screen. 2020;23:369-80.
61. Langfelder P, Horvath S. WGCNA: an R package for weighted correlation network analysis. BMC Bioinformatics. 2008;9:559.
62. Gaiteri C, Ding Y, French B, Tseng GC, Sibille E. Beyond modules and hubs: the potential of gene coexpression networks for investigating molecular mechanisms of complex brain disorders. Genes Brain Behav. 2014;13:13-24.
63. Vieira SE, Bando SY, de Paulis M, Oliveira DBL, Thomazelli LM et al. Distinct transcriptional modules in the peripheral blood mononuclear cells response to human respiratory syncytial virus or to human rhinovirus in hospitalized infants with bronchiolitis. PLoS One. 2019;14(3):e0213501.
64. Li Z, Huang B, Yi W, Wang F, Wei S et al. Identification of potential early diagnostic biomarkers of sepsis. J Inflamm Res. 2021;14:621-31.
65. Zhang X, Cui Y, Ding X, Liu S, Han B et al. Analysis of mRNAlncRNA and mRNAlncRNA-pathway coexpression networks based on WGCNA in developing pediatric sepsis. Bioengineered. 2021;12:1457-70.

capítulo 46

Terapia Nutricional no Recém-Nascido em Sepse

- Maria Esther Jurfest Rivero Ceccon
- Patrícia Zamberlan
- Artur Figueiredo Delgado

Introdução

A nutrição adequada no recém-nascido pré-termo (RNPT) e a termo (RNT) deve fornecer substrato para a manutenção do metabolismo, a melhora da composição corpórea e da função imune, bem como para o desenvolvimento neuropsicomotor futuro. A subnutrição no RN gravemente doente, associada ou não à doença de base, sabidamente tem impacto negativo na recuperação, podendo aumentar a morbimortalidade e prolongar o tempo de internação hospitalar, com custos crescentes.

Dados recentes associam o pior resultado de recuperação à deprivação proteico-calórica cumulativa. Associações foram relatadas entre piora aguda do estado nutricional, diminuição da eficiência da função respiratória, déficit na cicatrização, disfunção imune e gastrointestinal.[1] Recém-nascidos gravemente doentes têm uma taxa metabólica de repouso elevada e uma limitada reserva energético-proteica.

A terapia nutricional (TN) é uma importante intervenção no tratamento e na recuperação de RN gravemente doentes; e deve promover adequação das funções metabólicas e incremento da massa corporal. Embora existam poucos estudos conclusivos, muitas vezes limitados por questões éticas, é evidente que uma TN adequada é essencial para pacientes em risco nutricional de alguma magnitude.[2] O tratamento adequado requer: o conhecimento do estado nutricional, por intermedio de avaliação detalhada; e o conhecimento das demandas calóricas e nitrogenadas, especialmente das relacionadas à condição clínica de base.

Avaliação nutricional

O estado nutricional de uma criança ao nascer varia de acordo com as condições de vida intrauterina às quais esteve submetida. Além disso, o RN tem grande chance de desenvolver deficiências nutricionais, principalmente pela sua enorme velocidade de crescimento.

Antropometria

A antropometria é um componente básico da avaliação do estado nutricional, especialmente de crianças. Os dados antropométricos nessa população refletem sua condição de saúde, bem como seu crescimento e seu desenvolvimento.[3]

O uso da antropometria requer dois itens essenciais: um indicador; e um ponto de corte (referencial). O indicador, chamado de índice antropométrico, é uma medida ou uma combinação de medidas, com dados adicionais, como a idade, por exemplo, e reflete diferentes componentes da condição nutricional do indivíduo. O referencial auxilia na distinção de um estado nutricional "normal" de um estado de desnutrição (má nutrição).

Na avaliação do RN saudável, as principais medidas utilizadas são peso (P), comprimento (C) e perímetro cefálico (PC), para as quais existem referenciais (curvas) de crescimento. Pela aferição das medidas de P e C, é possível obter-se ainda os três índices antropométricos preconizados pela Organização Mundial da Saúde (OMS)[4] para a classificação nutricional (P/I, E/I e P/E), que podem ser expressos em percentuais de adequação (percentis) ou escore Z.

Os referenciais atualmente utilizados são o do Centers for Disease Control and Prevention/National Center for Health Statistic (CDC/NCHS), dos Estados Unidos, versão do ano 2000,[5] disponível em www.cdc.gov/nchs/; e os do estudo da OMS,[6] disponíveis (acompanhados de um *software* de cálculo, com acesso livre e gratuito) no site www.who.int/childgrowth/standards/en/.

Tradicionalmente, a avaliação nutricional do RN baseia-se nas curvas "padrão" de medidas antropométricas, pelas quais, de acordo com a adequação do crescimento intrauterino, ele pode ser classificado em:

- **Pequeno para a idade gestacional (PIG):** peso de nascimento abaixo do p10 da curva de crescimento de referência*.
- **Adequado para a idade gestacional (AIG):** peso de nascimento entre o p10 e o p90 da curva de crescimento de referência*.
- **Grande para a idade gestacional (GIG):** peso de nascimento acima do p90 da curva de crescimento de referência*.

  *Curva de crescimento intrauterino no caso de RNPT (Figura 46.1).[7]

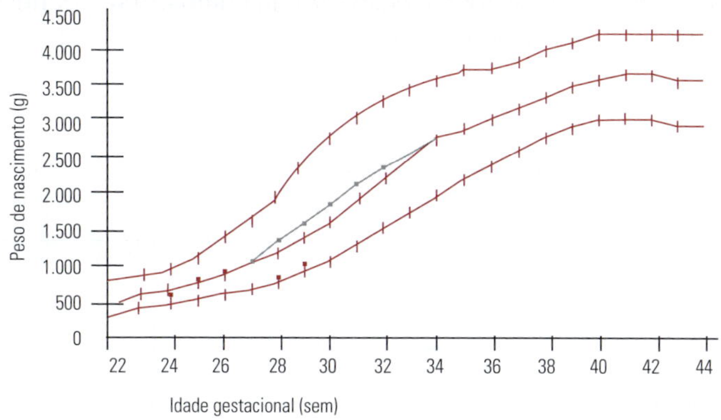

FIGURA 46.1 Curva de crescimento intrauterino.
Fonte: Adaptada de Alexander et al., 1996.[7]

Os RN também podem ser classificados de acordo com o peso de nascimento (PN), independentemente da idade gestacional:

- **Baixo peso (BP):** PN < 2.500 g.
- **Muito baixo peso (MBP):** PN < 1.500 g.
- **Muitíssimo baixo peso (MMBP):** PN < 1.000 g.

Além dos parâmetros simples, o uso de medidas combinadas ou relações antropométricas são úteis para descrever a composição e a proporcionalidade corpórea. Os índices mais utilizados são: a razão entre P e C (índice ponderal (IP) de Rohrer), índice de massa corpórea (IMC) e razão entre a CB e o PC.

O IP é importante para demonstrar a desnutrição intrauterina, refletindo na evolução prognóstica do RN:

- **IP < p10**** **(RNPIG assimétrico ou desproporcionado):** ocorre na desnutrição intrauterina aguda.
- **IP entre p10 e p90**** **(RNPIG simétrico ou proporcionado):** ocorre na desnutrição intrauterina crônica, na qual os RN podem cursar evolutivamente com déficit pôndero-estatural e do desenvolvimento neuropsicomotor.

  **Curva de índice ponderal (Figura 46.2).[8]

A razão perímetro torácico (PT)/PC pode ser utilizada para a classificação de desnutrição. Do nascimento até os 6 meses de vida, o PC e o PT são aproximadamente iguais, resultando em uma relação igual a 1. Dos 6 meses aos 5 anos de idade, uma relação normal é sempre maior que 1 e uma relação menor que esse valor pode ser indicativa de desnutrição (atrofia do músculo torácico e redução do tecido adiposo).

A relação CB/PC ao nascimento representa a nutrição fetal, portanto tem uma relação com a morbidade perinatal. Já sua avaliação seriada reflete o aporte calórico-proteico neonatal.

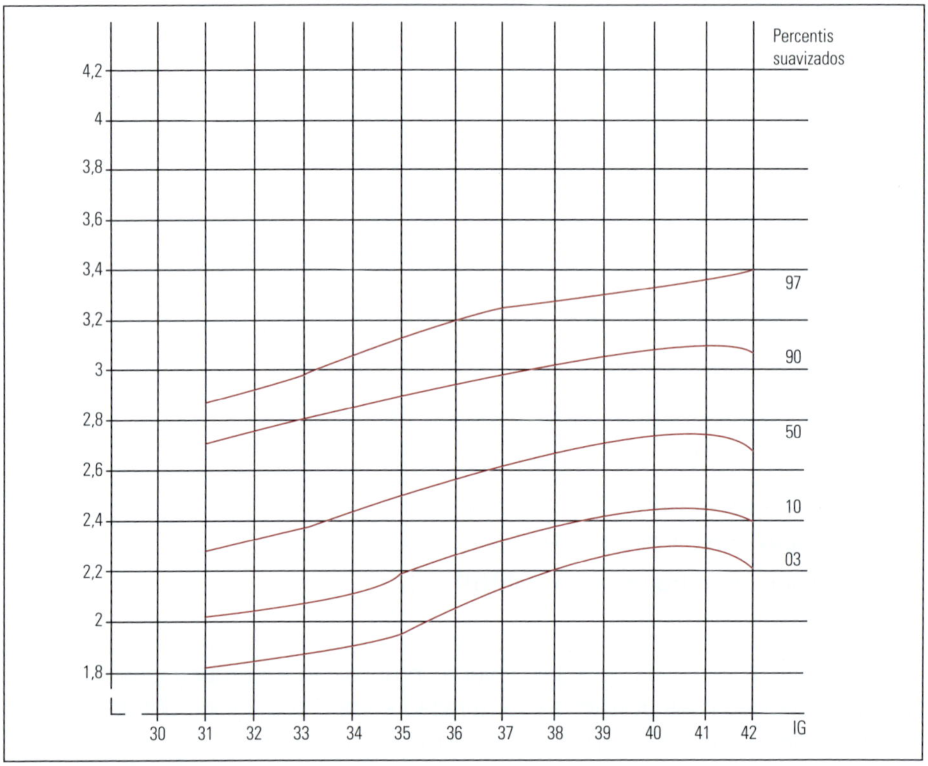

FIGURA 46.2 Curva de índice ponderal.
Fonte: Adaptada de Ramos,1983.[8]

Recentemente, o IMC foi validado para crianças entre 0 e 36 meses de idade, sendo uma relação bastante útil na detecção da desproporcionalidade do crescimento, já que também tem sido utilizado como marcador de adiposidade ou como parâmetro de crescimento harmônico. Nos últimos anos, tem sido estudado também em RN, porém com poucos relatos em prematuros, necessitando de novas pesquisas para obtenção de uma curva-padrão.

Na monitorização do crescimento pós-natal, o peso é o parâmetro antropométrico mais utilizado. Nos primeiros 6 meses de vida, o ganho de peso mensal é a medida de maior importância para a avaliação nutricional da criança, sendo considerado adequado um incremento de 20 a 40 g diários nos primeiros 6 meses de vida. O comprimento reflete o potencial genético de crescimento e espera-se um aumento de 3,5 cm por mês no 1º trimestre. A medida do PC até os 6 meses tem relação direta com o tamanho do encéfalo, e o seu aumento proporcional indica crescimento adequado e melhor prognóstico neurológico. É a medida menos afetada por uma nutrição inadequada e é a primeira que cresce ao atingir uma oferta proteico-calórica ideal. Espera-se crescimento de 2 cm mensais até o 3º mês.

Laboratorial

A monitorização laboratorial deve ser realizada mais frequentemente após a instalação da TN. A glicemia deve ser controlada conforme os incrementos da velocidade de infusão de glicose (VIG); após estabilização desta, a glicosúria eventualmente poderá auxiliar como controle.[9] A hiperglicemia é a complicação mais comum da terapia nutricional parenteral (TNP) no paciente em síndrome da resposta inflamatória sistêmica (SIRS)/sepse.[9,10] Outros dados, como dosagem das concentrações de proteínas viscerais (associada à avaliação das concentrações de proteínas de reação inflamatória), hemoglobina, zinco, selênio e outros micronutrientes, podem ser úteis na associação aos dados clínicos.

Necessidades nutricionais

A desnutrição pode surgir em consequência de oferta inadequada de nutrientes, perdas excessivas ou aumento significativo das necessidades nutricionais, que são definidas como as menores quantidades de um nutriente específico que podem promover um ótimo estado de saúde.[11]

Na criança, em razão da grande velocidade de crescimento e de maior necessidade de substratos energéticos, os efeitos da subnutrição costumam ser mais rápidos e graves, prejudicando o desenvolvimento físico e intelectual.

Crianças gravemente doentes apresentam maior risco nutricional, em decorrência das modificações no metabolismo intermediário, ocasionadas pelo estresse e caracterizadas por aumento da taxa metabólica basal e intenso catabolismo proteico.[12,13]

Energia

A estimativa dessas necessidades permanece difícil em relação à multiplicidade de estados metabólicos em diferentes situações clínicas.

Embora possam apresentar aumento do gasto energético em razão do estresse metabólico, RN gravemente doentes em cuidados intensivos não utilizam energia para o crescimento e para atividade física. Assim, o cálculo do gasto energético deve considerar a taxa metabólica basal, respeitando-se as limitações metabólicas do estresse agudo e contemplando um acréscimo, somente para compensar a agressão. A necessidade de energia, porém, tende a aumentar durante o período de convalescença. Apesar das vantagens da medida de calorimetria, o equipamento é especializado e de custo elevado, o que não permite seu uso rotineiro. Assim, algumas equações auxiliam no cálculo dessas estimativas, como a da Dietary Reference Intakes (DRI)[14] (Tabela 46.1) e a de Holliday e Segar[15] (Tabela 46.2).

Tabela 46.1 Equação para estimar requerimento energético de RN e lactentes.	
Idade	**Estimativa de requerimento energético (ERE = gasto energético + TMB)**
0 a 3 meses	ERE = {89 x P (kg) – 100} + 175
4 a 6 meses	ERE = {89 x P (kg) – 100} + 56

TMB: taxa metabólica basal.

Fonte: National Academy of Sciences Institute of Medicine Board, 2005.[14]

Tabela 46.2 Necessidades energéticas diárias para crianças, obtidas pela equação de Holliday e Segar.	
Peso corporal	**Necessidade calórica**
Até 10 kg	100 mL*/kg/dia
De 11 a 20 kg	1.000 mL* + 50 mL/kg acima de 10 kg
Acima de 20 kg	1.500 mL* + 20 mL/kg acima de 20 kg
*1 mL = 1 kcal.	

Fonte: Holliday e Segar, 1957.[15]

Aminoácidos, carboidratos e lipídeos

No paciente gravemente doente, ocorre significativa autofagia proteica. Assim, há necessidade de maior oferta proteica, depois de adequada estimativa, de acordo com sua faixa etária. O maior consumo de aminoácidos de cadeia ramificada (leucina, isoleucina e valina) é comum em casos de estresse metabólico; e alguns aminoácidos podem se tornar condicionalmente essenciais nesse tipo de paciente, por exemplo glutamina, taurina e cisteína. A relação caloria/nitrogênio pode indicar uma estimativa inicial de oferta adequada de nutrientes; como regra, a oferta máxima de proteínas, para RN gravemente doentes, deveria ser de 3 a 4 g/kg/dia.[16]

A hiperglicemia e a intolerância à glicose são frequentes. A produção hepática de glicose é elevada, ocorrendo aumento da resistência periférica à insulina e ao hormônio de crescimento. A cetonemia é significativamente suprimida, mesmo com a redução da lipogênese e o aumento da lipólise, com consequente mobilização e oxidação de ácidos graxos de cadeia média e longa.

A Tabela 46.3 resume as recomendações parenterais e enterais para RN/lactentes.

Tabela 46.3 Recomendações diárias parenterais e enterais de macronutrientes para RN/lactentes.		
Macronutriente	**Parenteral[17]**	**Enteral[14]**
Proteínas	1,5 a 4 (g/kg/dia)	9,1 (g/dia)
Carboidratos	5 a 12 (mg/kg/min)	60 (g/dia)
Lipídeos (g/kg)	1 a 3,5 (g/kg/dia)	31 (g/dia)

Fonte: Adaptada de National Academy of Sciences Institute of Medicine Board, 2005;[14] e Carney et al., 2010.[17]

Vitaminas

No paciente gravemente doente, as necessidades de vitaminas se encontram aumentadas; contudo, não há estudos que determinem exatamente de quanto deveria ser a reposição ideal. Nas crianças com hipermetabolismo, há aumento das necessidades, principalmente das vitaminas A, C e E. As vitaminas do Complexo B podem, eventualmente, estar depletadas em pacientes com neoplasias, doenças hematológicas ou em pacientes submetidos a quimioterapia. A Tabela 46.4 mostra as quantidades recomendadas de vitaminas por via parenteral e enteral para RN e lactentes.

Tabela 46.4 Quantidades recomendadas de vitaminas por via parenteral e enteral para RN e lactentes.

Vitamina	Parenteral (dose/kg/dia)[18]	Enteral (dose/dia)[14]
Ácido ascórbico (mg)	15 a 25	40
Tiamina (mg)	0,35 a 0,5	0,2
Riboflavina (mg)	0,15 a 0,2	0,3
Piridoxina (mg)	0,15 a 0,2	0,1
Niacina (mg)	4 a 6	2
Vitamina B12 (mcg)	0,3	0,4
Ácido pantotênico (mg)	1 a 2	1,7
Biotina (mcg)	5 a 8	5
Ácido fólico (mg)	56	65
Vitamina A (mcg)*	150 a 300	400
Vitamina D (mcg)	0,8 (32 UI)	5
Vitamina E (mg)	2,8 a 3,5	4
Vitamina K (mcg)	10	2

*1 mcg retinol = 3,33 UI vitamina A.

Fonte: Adaptada de National Academy of Sciences Institute of Medicine Board, 2005;[14] e Koletzko et al., 2005.[18]

Minerais e oligoelementos

De maneira semelhante à das vitaminas, além da oferta basal, muitos pacientes deverão receber dose adicional em situações clínicas específicas, como nos casos de hipermetabolismo. As quantidades a serem suplementadas nesses casos não estão totalmente estabelecidas, mas deficiências de zinco, selênio e manganês podem surgir durante a evolução clínica.

A Tabela 46.5 mostra a quantidade recomendada de cálcio, fósforo, magnésio e oligoelementos por via parenteral/enteral para RN e lactentes.

Tabela 46.5 Quantidades recomendadas de cálcio, fósforo e magnésio por via parenteral e enteral para RN/lactentes.		
Elemento	**Parenteral[18]**	**Enteral[14]**
Cálcio	0,8 (mmol/kg/dia)	210 (mg/dia)
Fósforo	0,5 (mmol/kg/dia)	100 (mg/dia)
Magnésio	0,2 (mmol/kg/dia)	30 (mg/dia)
Ferro	50 a 100 (mcg/kg/dia)	0,27 (mg/dia)
Cromo	20 (mcg/kg/dia)	0,2 (mg/dia)
Iodo	1 (mcg/kg/dia)	110 (mcg/dia)
Manganês	1 (mcg/kg/dia)	0,003 (mg/dia)
Molibdênio	0,25 (mcg/kg/dia)	2 (mcg/dia)
Selênio	–	15 (mcg/dia)
Zinco	100 a 250 (mcg/kg)	2 (mg/dia)

Fonte: Adaptada de National Academy of Sciences Institute of Medicine Board, 2005;[14] e Koletzko et al., 2005.[18]

Água e eletrólitos

As necessidades hídricas basais dependem da massa corpórea e do estado de hidratação e, normalmente, seguem a regra de 100 mL de líquido por 100 kcal metabolizadas.[15] Não havendo necessidade de restrição hídrica, um acréscimo de até 50% sobre esse volume pode ser efetuado, objetivando-se aumentar a oferta de nutrientes. A Tabela 46.6 ilustra as recomendações diárias parenterais e enterais de água e eletrólitos para RN e lactentes.

Tabela 46.6 Recomendações diárias parenterais e enterais de água e eletrólitos para RN e lactentes.						
	Parenteral[18]			**Enteral[19]**		
Faixa etária	**Água (mL/kg/dia)**	**Sódio (mmol/kg/dia)**	**Potássio (mmol/kg/dia)**	**Água (mL/kg/dia)**	**Sódio (mEq/kg)**	**Potássio (mEq/kg)**
RN	140 a 160	2 a 3	1,5 a 3	60 a 150	2 a 5	1 a 4
Lactentes	120 a 150	2 a 3	1 a 3	100	2 a 6	2 a 3

Fonte: Adaptada de Koletzko et al., 2005;[18] e Food and Nutrition Board (FBN) e National Research Council (NAS), 1989.[19]

Terapia nutricional

Terapia nutricional parenteral

Durante a fase aguda da agressão, os RN gravemente doentes estão expostos a desnutrição e balanço energético/nitrogenado negativo, resultante de oferta calórica e de proteínas insuficiente.

A terapia nutricional parenteral (TNP) pode ser uma eficiente terapêutica na oferta precoce e adequada de macro e micronutrientes, em fases em que há dificuldade total ou parcial de utilização do trato digestório. No RNPT, a ausência de aporte nutricional por mais de 24 horas pode ser extremamente prejudicial; e a TNP deveria ser iniciada no 1º dia e, se possível, estar associada à terapia nutricional enteral (TNE), principalmente se esta é administrada em mínimos volumes.

A TNP tem como objetivos recuperar ou manter o estado nutricional e promover o crescimento. Está indicada no paciente desnutrido ou em risco de desnutrição, quando o trato gastrointestinal estiver comprometido por doença ou algum tipo de tratamento, ou se a via enteral for insuficiente para suprir as necessidades nutricionais. A TNP tem sido utilizada, principalmente, nos pacientes desnutridos crônicos, naqueles com risco de desnutrição por doença aguda ou em pós-operatório complicado, na síndrome de má absorção intestinal e no tratamento do RNPT.[9]

As formulações para a TNP devem atender às necessidades nutricionais e metabólicas individuais estimadas para cada RN. As quantidades de nutrientes podem variar, dependendo da função orgânica, do metabolismo e da idade gestacional.

Os pacientes que recebem TNP com a utilização de cateteres venosos centrais perifericamente inseridos (PICC) apresentam menores taxas de infecção relacionada ao cateter. Essa é uma maneira útil para administrar TNP com um cateter de única via que tem fino calibre e não possibilita o uso para outras funções, como a monitorização hemodinâmica. As contraindicações de uso incluem dermatite, celulite, queimaduras no local de inserção ou nas proximidades ou trombose venosa prévia isolateral. Esses cateteres devem ser instalados com técnica totalmente asséptica. Os cateteres umbilicais têm elevado risco de infecção quando associados ao uso de TNP, devendo ser evitados ou utilizados o menor tempo possível (preferencialmente abaixo de 72 horas).[9,10]

A incompatibilidade entre os íons cálcio e fosfato implica basicamente em dois riscos: a infusão de cristais de fosfato de cálcio, podendo ocasionar embolia pulmonar, em decorrência da infusão com precipitados; e oferta insuficiente de cálcio e fósforo, aspecto crítico tratando-se do RNPT.[20]

No RN de baixo peso (RNBP), cujo sistema antioxidante não está completamente desenvolvido, a probabilidade de desenvolver doenças pulmonares crônicas aumenta com a atividade de radicais livres. A TNP exposta à luz gera peróxidos que contribuem para aumento na carga oxidante. Estudos sugerem que a fotoproteção da nutrição parenteral reduziria em 30% a incidência de displasia broncopulmonar em RNPT. A concentração de vitaminas na formulação está intimamente relacionada à quantidade de peróxidos. Formulações destinadas aos neonatos contêm em geral doses de vitaminas proporcionalmente mais elevadas comparadas às de adultos, além da baixa velocidade de infusão para administração da nutrição parenteral, motivo a mais para promover-se a fotoproteção das bolsas.

A suplementação nutricional com terapia parenteral combinada com a enteral pode ser uma alternativa efetiva para atingir os 100% dos objetivos calóricos e proteicos, principalmente nos primeiros dias de internação, quando a TNE pode ser insuficiente.[9,10]

As complicações da TNP podem ser as relacionadas ao cateter venoso, infecciosas, metabólicas, hepáticas, hematológicas e respiratórias (aumento na produção de dióxido de carbono). As complicações relacionadas ao excesso de oferta de macro e micronutrientes são muito comuns, embora ainda sejam descritas complicações relacionadas à oferta inadequada de nutrientes. O Quadro 46.1 resume as principais complicações (causas e tratamento/prevenção) relacionadas à TNP.[10]

Quadro 46.1 Complicações relacionadas à terapia nutricional parenteral.

Complicação	Causa	Tratamento/prevenção
Relacionada ao cateter		
Inserção Obstrução mecânica Trombose Flebite/extravasamento	Procedimento Precipitado na solução Coágulo Hiperosmolalidade	Seguir protocolos para técnica de inserção, manipulação e uso de cateter venoso central
Sepse		
Relacionada ao cateter Relacionada à solução	Contaminação	Seguir protocolos para técnica de inserção, manipulação e uso de cateter venoso central; via exclusiva para infusão da NP
Metabólicas		
Glicose	Hiper ou hipoglicemia	Controlar níveis glicêmicos
Eletrólitos	Variações das necessidades	Monitorizar eletrólitos e ajustar oferta
Uremia	Excesso de oferta proteica	Monitorizar U/Cr; reduzir a oferta de aminoácidos
Hepáticas		
Colestase, aumento de enzimas hepáticas	Excesso de oferta lipídica	Dosar TG e enzimas hepáticas; reduzir a oferta lipídica, introduzir novas emulsões lipídicas, nutrição enteral
Hematológicas		
Trombocitopenia, eosinofilia, hemólise	Excesso de oferta lipídica	Realizar hemograma seriado; suspender temporariamente lipídeos; reintroduzir após normalização
Respiratórias		
Aumento do CO_2	Excesso de oferta de carboidratos	Reduzir oferta de glicose; aumentar oferta lipídica e proteica

Fonte: Adaptado de National Advisory Group on Standards and Practice Guidelines for Parenteral Nutrition, 1998.[10]

Terapia nutricional enteral

A terapia nutricional enteral (TNE) demonstrou-se útil e extremamente importante na terapêutica do RN gravemente doente, pois é mais fisiológica e estimula os mecanismos de digestão e imunológicos do trato digestório. Com base nos conceitos de que o jejum prolongado causa atrofia da mucosa intestinal, rompendo a integridade imunológica do trato digestório e aumentando o risco de translocação bacteriana, o alimento constitui importante estímulo para manter a função e a estrutura intestinal da mucosa, liberando secreções pancreáticas, biliares e fatores hormonais. Os estudos têm revelado que o impacto da TNE precoce é mais importante (com adequado aporte calórico-proteico) do que as potenciais vantagens da adição de nutrientes que possam ter algum efeito na melhora da função imunológica. Os pacientes que a recebem precocemente atingem mais rapidamente as necessidades de macro e micronutrientes, apresentam evolução mais favorável nos marcadores nutricionais e significante adequação da permeabilidade da mucosa.

Por esse motivo, a introdução precoce da alimentação por via enteral com leite humano (preferencialmente, o da própria mãe) tem sido cada vez mais enfatizada e utilizada nos RN infectados e com sepse. O leite materno é a dieta nutricionalmente completa e preferencialmente utilizada para esses bebês.

Na ausência ou insuficiência do leite materno, recomenda-se o uso de fórmulas infantis de partida para os RNT e, para os RNPT, fórmulas criadas para atender suas demandas nutricionais, visando contemplar em sua composição a imaturidade digestiva e a grande velocidade de crescimento dessa população.

Os RN devem ser alimentados por sonda oro ou nasogástrica, preferencialmente de silicone ou poliuretano. O modo de administração deverá ser o intermitente (por ser mais fisiológico) por gavagem, ou contínua naqueles que apresentem intolerância alimentar. Os incrementos diários de volume devem obedecer à tolerância do RN, que é avaliada pela presença de alterações gastrointestinais, como a existência de resíduo gástrico e distensão abdominal.

Referências bibliográficas

1. Hulst JM, van Goudoever JB, Zimmermann LJ, Hop WC, Büller HA, Tibboel D et al. Adequate feeding and the usefulness of the respiratory quotient in critically ill children. Nutrition. 2005;21:192-8.
2. Agus MSD, Jaksic T. Nutritional support of the critically ill child. Curr Opin Pediatr. 2002;14:470-81.
3. Koletzko B. Pediatric nutrition in practice. Basel: Karger; 2008.
4. World Health Organization (WHO). Physical status: the use and interpretation of anthropometry. Report of a WHO Expert Committee. Geneva: World Health Organization; 1995. (WHO Technical Report Series 854).
5. Centers for Disease Control and Prevention (CDC). National Center for Health Statistic (NCHS). Growth curves children birth-18. Washington, DC: National Center for Health Statistic; 2000.
6. World Health Organization (WHO). Multicentre Growth Reference Study Group. WHO child growth standards based on length/height, weight and age. Acta Paediatr. 2006;450:76-85S.
7. Alexander GR, Himes JH, Kaufman RB, Mor J, Kogan M. A United States national reference for fetal growth. Obstet Gynecol. 1996;87:163-8.

8. Ramos JLA. Avaliação do crescimento intrauterino por medidas antropométricas do recém-nascido [tese]. São Paulo: Universidade de São Paulo, Faculdade de Medicina; 1983.
9. Falcone RA, Warner BW. Pediatric parenteral nutrition. In: Rombeau JL, Rolandelli RH, editors. Clinical nutrition: parenteral nutrition. 3rd ed. Philadelphia: WB Saunders; 2001. p. 476-96.
10. National Advisory Group on Standards and Practice Guidelines for Parenteral Nutrition. Safe practices for parenteral nutrition feeding formulations. JPEN J Parenter Enter Nutr. 1998;22:49-66.
11. Delgado AF, Falcão MC, Carrazza FR. Princípios do suporte nutricional em pediatria. J Pediatr (Rio J). 2000;76(Supl 3):S330-8.
12. Lavery GG, Glover P. The metabolic and nutritional response to critical illness. Curr Opin Crit Care. 2000;6:233-8.
13. Slone DS. Nutritional support of the critically ill and injured patient. Crit Care Clin. 2004;20:135-57.
14. National Academy of Sciences Institute of Medicine Board. Dietary reference intakes for energy, carbohydrate, fiber, fat, fat acids, cholesterol, protein, and amino acids (macronutrients). 2005.
15. Holliday MA, Segar WE. The maintenance need for water in parenteral fluid therapy. Pediatrics. 1957;19:823-32.
16. Matthesws DE, Fong Y. Amino acids and protein metabolism. In: Rombeau JL, Caldwell MD, editors. Clinical nutrition: parenteral nutrition. 2nd ed. Philadelphia: WB Saunders; 1993. p. 75-122.
17. Carney LN, Nepa A, Cohen SS, Dean A, Yanni C, Markowitz G. Parenteral and enteral support: determining the best way to feed. In: Corkins MR. The A.S.P.E.N pediatric nutrition support core curriculum. Silver Spring: American Society for Parenteral and Enteral Nutrition; 2010. p. 433-47.
18. Koletzko B, Goulet O, Hunt J, Krohn K, Shamir R; Parenteral Nutrition Guidelines Working Group; European Society for Clinical Nutrition and Metabolism; European Society of Paediatric Gastroenterology, Hepatology and Nutrition (ESPGHAN); European Society of Paediatric Research (ESPR). 1. Guidelines on Paediatric Parenteral Nutrition of the European Society of Paediatric Gastroenterology, Hepatology and Nutrition (ESPGHAN) and the European Society for Clinical Nutrition and Metabolism (ESPEN), Supported by the European Society of Paediatric Research (ESPR). J Pediatr Gastroenterol Nutr. 2005;41(Suppl 2):S1-87.
19. Food and Nutrition Board (FBN). National Research Council (NAS). Recommended dietary allowances. 10th ed. Washington (DC): National Academy Press; 1989.
20. Veltri M, Lee CK. Compatibility of neonatal parenteral nutrient solutions with selected intravenous drugs. Am J Health Syst Pharm. 1996;53:2611-3.
21. Irving SY, Simone SD, Hicks FW, Verger JT. Nutrition for the critically ill child: enteral and parenteral support. AACN Clin Issues. 2000;11:541-58;quiz 637-8.
22. Alison L, Dorling J, Kempley S, McCormick K, Mannix P, Linsell L et al. Early or delayed enteral feeding for preterm growth-restricted infants: a randomized trial. Pediatrics. 2012;129:e1260-8.

capítulo 47

Uso de Antibióticos pela Gestante e Excreção no Leite Materno

- Valdenise Martins Laurindo Tuma Calil
- Fabíola Roberta Marim Bianchini
- Edna Maria de Albuquerque Diniz

O aleitamento materno é a prática que garante benefícios inigualáveis à saúde da criança e de sua mãe, devendo ser incentivado e protegido. Além das características nutricionais do leite humano, existem ainda vantagens para o lactente nos aspectos imunológico, ortodôntico, fonoaudiológico e afetivo. Considerando esses benefícios, o Ministério da Saúde orienta que a amamentação seja realizada de maneira exclusiva até o 6º mês de vida e complementada por 2 ou mais anos.[1,3,4]

A excelência do leite materno deverá ser respeitada e, em situações nas quais houver necessidade de algum tipo de tratamento farmacológico materno, o profissional de saúde terá que considerar o risco/benefício da terapia medicamentosa a ser empregada, escolhendo o fármaco com critério para evitar o desmame precoce.

O uso de qualquer medicamento pela nutriz durante a lactação tem sua expressão no leite materno, porém em pequenas quantidades; quando presentes no leite, os fármacos podem ou não ser absorvidos no trato gastrointestinal do lactente. Portanto, a amamentação somente deve ser interrompida quando existem evidências de que o medicamento a ser usado é nocivo para o lactente, ou quando não há informação a respeito, ou ainda quando não pode ser substituído por outro compatível com a amamentação.[5]

Como orientação geral, as mães que amamentam devem evitar o uso de quaisquer medicamentos; e recomenda-se consultar seu médico antes de utilizar qualquer produto diferente do habitual. Para que a orientação médica seja precisa, é necessário que o profissional que atende ao binômio tome suas decisões com base em evidências científicas confiáveis, e não apenas na avaliação da bula do remédio, já que esta não é uma fonte confiável para consulta acerca desse tema.

A passagem de fármacos do sangue para o leite materno pode ocorrer por quatro mecanismos: difusão transcelular, difusão passiva, difusão intercelular e ligação com proteínas carreadoras, sendo a difusão passiva o principal mecanismo. A transferência para o leite também sofre interferência de fatores ligados à mãe, às características do leite, ao lactente e à farmacodinâmica do medicamento.[5,6]

Os fatores maternos estão relacionados às condições fisiológicas e de saúde da nutriz e com as características do seu leite. É importante monitorar as funções renal e hepática maternas, pois influenciam o nível sérico do medicamento e, portanto, sua concentração no leite.

As proteínas e lipídeos presentes no leite materno exercem papel importante como transportadores de medicamentos ingeridos pela mãe. Quanto maior sua afinidade por proteínas plasmáticas, menor a concentração no leite; quanto maior sua lipossolubilidade, maior é a quantidade transferida para o leite. A composição lipídica do leite varia de acordo com as fases do aleitamento (colostro, leite de transição e maduro) e com a etapa de cada mamada, leite anterior ou leite posterior, influenciando na quantidade do fármaco nele contido. O pH do leite humano é um pouco menor do que o do plasma, favorecendo a concentração láctea de substâncias com características básicas por mecanismo de ionização.[3,5]

Entre os fatores relacionados ao lactente, a idade é uma das variáveis a ser considerada no momento de determinar a segurança para o uso do medicamento, já que a maioria dos efeitos adversos é descrita em recém-nascidos e lactentes jovens pelo grau de maturidade dos principais sistemas de eliminação de fármacos. Também é sabido que existe imaturidade da barreira hematoencefálica desses lactentes, havendo maior passagem de fármacos lipossolúveis que poderão atuar no sistema nervoso central. Outras condições clínicas, como hipóxia, septicemia, acidose metabólica e várias doenças que interferem no metabolismo, podem afetar a excreção desses fármacos, determinando maior risco para o lactente. A taxa de absorção dos fármacos pelo trato gastrointestinal também influencia o efeito da medicação.[3,5]

Os fatores relacionados ao medicamento estão associados às características farmacológicas e às vias de administração. No que se refere às características farmacológicas, deve-se considerar: o peso molecular, a lipossolubilidade, a capacidade de ligação às proteínas plasmáticas, o grau de ionização, a meia-vida de eliminação, a biodisponibilidade e a concentração sanguínea materna. Então, a excreção do fármaco do sangue para o leite é facilitada por baixo peso molecular, elevada lipossolubilidade, baixa capacidade de ligação às proteínas plasmáticas, forma não ionizada, elevada meia-vida de eliminação, alta biodisponibilidade e elevado poder de concentração no plasma materno. A via de administração da medicação também deve ser considerada, sendo que a tópica e a inalatória deverão ter preferência, quando possível, pela menor absorção. Outro aspecto importante é o pico sérico do medicamento, que usualmente coincide com o pico no leite materno, sendo menor neste, facilitando adequar os horários de administração para a mãe.[3,5]

A exposição do lactente a um fármaco por meio do leite materno pode ser avaliada quantitativamente. As medidas mais utilizadas são a razão leite-plasma e a dose relativa no lactente.

A razão leite-plasma estima a quantidade do fármaco transferida para o leite e é dada pela divisão da concentração do fármaco no plasma e no leite em estado de equilíbrio. Essa medida não considera o potencial tóxico do medicamento.[2,3]

Razão leite-plasma = Concentração do fármaco no leite / Concentração do fármaco no plasma

A dose relativa no lactente é uma estimativa da porcentagem da dose materna recebida pelo lactente através do leite. Deve ser menor que 10% para que o fármaco seja considerado seguro. Quando superior a 25%, existe risco elevado para efeitos adversos em lactentes. Esse método também tem limitações para aplicação prática, pois se baseia no princípio de que mãe e filho apresentam mesma absorção, metabolização e excreção.

Dose relativa do lactente (%) = Dose absoluta no lactente (mg/kg/dia) / Dose materna (mg/kg/dia) x 100

De acordo com essas considerações, a escolha do medicamento a ser prescrito para uma nutriz é um momento de grande responsabilidade do profissional da área de saúde e a decisão pela manutenção do aleitamento materno deve ser priorizada. É necessário avaliar, ainda, se existe necessidade real da terapia medicamentosa, se o fármaco é conhecido e sabidamente seguro para a criança e se está liberado para o uso em recém-nascidos e lactentes.

O horário de administração do medicamento à mãe deve ser programado, evitando-se que o pico do medicamento no sangue e no leite materno coincida com o horário das mamadas. A maioria dos medicamentos atinge nível no plasma e no leite 1 a 3 horas após sua ingestão por via oral. Recomenda-se evitar fármacos de ação prolongada pela maior dificuldade de excreção pelo lactente.

A família do lactente deve estar esclarecida e orientada sobre os possíveis efeitos do fármaco para o seu filho. O médico pode considerar a dosagem na corrente sanguínea do lactente em casos de risco, principalmente nos tratamentos maternos prolongados (p. ex., com anticonvulsivantes).

Frente à necessidade de interromper temporariamente a lactação, a nutriz deve estar orientada a retirar o seu leite com antecedência e estocar em congelador para alimentar o bebê, de acordo com as recomendações dos bancos de leite humano (http://www.bvsam.icict.fiocruz.br/normastecnicas/doadoras.pdf).

Considerando-se a alta frequência do uso de antibióticos prescritos à mãe durante o período da amamentação, trabalhos científicos foram realizados no intuito de avaliar a segurança dos fármacos aos recém-nascidos e lactentes.

As principais preocupações com relação ao uso desse tipo de medicação pela nutriz são: a alteração da flora intestinal da criança, causando diarreia e monilíase oral, bem como a interferência na interpretação do resultado de culturas do lactente.

Os quadros a seguir descrevem a compatibilidade com o aleitamento materno dos vários grupos de antimicrobianos.[2,3]

Penicilinas

São medicamentos de uso frequente no tratamento da nutriz, os quais atingem baixas concentrações no leite materno. Quando utilizados com segurança em recém-nascidos e crianças, raramente provocam reações; dentre os efeitos colaterais descritos, destacam-se as reações alérgicas. Nesses casos, deve-se substituir o antimicrobiano e orientar as mães a evitar o uso do medicamento na criança (Quadro 47.1).

Quadro 47.1 Penicilinas e sua compatibilidade com a amamentação.

Penicilinas	Compatibilidade com a amamentação
Amoxicilina	Compatível com a amamentação
Ampicilina	Compatível com a amamentação
Bacampicilina	Compatível com a amamentação
Benzilpenicilina benzatina	Compatível com a amamentação
Benzilpenicilina procaína	Compatível com a amamentação
Benzilpenicilina – Penicilina G cristalina	Compatível com a amamentação
Carbenicilina	Compatível com a amamentação
Cloxacilina	Compatível com a amamentação
Dicloxacilina	Compatível com a amamentação
Fenoxietilpenicilina	Compatível com a amamentação
Floxacilina	Compatível com a amamentação
Metampicilina	Compatível com a amamentação
Meticilina	Compatível com a amamentação
Nafcilina	Compatível com a amamentação
Oxacilina	Compatível com a amamentação
Piperacilina	Compatível com a amamentação
Ticarcilina	Compatível com a amamentação

Fonte: Hale TW, 2010; Brasil. Ministério da Saúde. Secretaria de Atenção à Saúde. Departamento de Ações Programáticas e Estratégicas, 2010.

Cefalosporinas

As cefalosporinas apresentam elevada ligação com proteínas plasmáticas maternas, sendo baixa, portanto, a passagem para o leite materno. Pode apresentar como efeitos colaterais diarreia e monilíase oral, provocadas pela possibilidade de alteração da flora intestinal desses lactentes (Quadro 47.2).

Quadro 47.2 Cefalosporinas e sua compatibilidade com a amamentação.	
Cefalosporinas	**Compatibilidade com a amamentação**
Cefaclor	Compatível com a amamentação
Cefadroxila	Compatível com a amamentação
Cefalexina	Compatível com a amamentação
Cefalotina	Compatível com a amamentação
Cefamandol	*Uso criterioso durante a amamentação. Associado a sangramento e reações alérgicas*
Cefapirina	Compatível com a amamentação
Cefazolina	Compatível com a amamentação
Cefdinir	Compatível com a amamentação
Cefditoren	*Uso criterioso durante a amamentação* *Não há dados sobre transferência para o leite materno*
Cefepima	Compatível com a amamentação
Cefixima	Compatível com a amamentação
Cefmetazol	*Uso criterioso durante a amamentação. Associado a sangramento e reações alérgicas*
Cefonicida	Compatível com a amamentação
Cefoperazona	*Uso criterioso durante a amamentação. Associado a sangramento e reações alérgicas*
Ceforanida	Compatível com a amamentação
Cefotaxima	Compatível com a amamentação
Cefotetan	*Uso criterioso durante a amamentação. Associado a sangramento e reações alérgicas*
Cefoxitina	Compatível com a amamentação
Cefpodoxime proxetil	Compatível com a amamentação
Cefprozil	Compatível com a amamentação
Cefradina	Compatível com a amamentação
Ceftamet pivoxila	Compatível com a amamentação
Ceftazidima	Compatível com a amamentação
Ceftibuten	Compatível com a amamentação
Ceftizoxima	Compatível com a amamentação
Ceftriaxona	Compatível com a amamentação
Cefuroxima	Compatível com a amamentação

Fonte: Hale TW, 2010; Brasil. Ministério da Saúde. Secretaria de Atenção à Saúde. Departamento de Ações Programáticas e Estratégicas, 2010.

Outros β-lactâmicos (Quadro 47.3)

Quadro 47.3 Carbapenêmicos, monobactâmicos, carbacefemas e sua compatibilidade com a amamentação.

Carbapenêmicos	**Compatibilidade com a amamentação**
Ertapenem	Compatível com a amamentação
Imipenem-cilastina	Compatível com a amamentação
Meropenem	*Uso criterioso durante a amamentação* *Não há dados sobre segurança para uso durante o período da lactação*
Monobactâmicos	
Aztreonam	Compatível com a amamentação
Carbacefemas	
Loracarbef	Compatível com a amamentação

Fonte: Hale TW, 2010; Brasil. Ministério da Saúde. Secretaria de Atenção à Saúde. Departamento de Ações Programáticas e Estratégicas, 2010.

Aminoglicosídeos

Os aminoglicosídeos têm acentuada passagem para o leite materno, principalmente se utilizados por via endovenosa. São considerados seguros durante a amamentação pela baixa absorção no trato gastrointestinal do lactente; contudo, podem determinar alteração da flora intestinal dele (Quadro 47.4).

Quadro 47.4 Aminoglicosídeos e sua compatibilidade com a amamentação.

Aminoglicosídeos	**Compatibilidade com a amamentação**
Amicacina	Compatível com a amamentação
Espectinomicina	*Uso criterioso durante a amamentação* *Não há dados sobre segurança para uso durante o período da lactação*
Estreptomicina	*Uso criterioso durante a amamentação. Descritos exantema e diarreia no lactente*
Gentamicina	Compatível com a amamentação
Kanamicina	Compatível com a amamentação
Netilmicina	*Uso criterioso durante a amamentação* *Não há dados sobre segurança para uso durante o período da lactação*
Tobramicina	*Uso criterioso durante a amamentação* *Não há dados sobre segurança para uso durante o período da lactação*

Fonte: Hale TW, 2010; Brasil. Ministério da Saúde. Secretaria de Atenção à Saúde. Departamento de Ações Programáticas e Estratégicas, 2010.

Sulfonamidas

As sulfonamidas interferem na ligação entre a bilirrubina e a albumina, aumentando o risco de encefalopatia bilirrubínica. Deve-se dar preferência às sulfonamidas de ação curta e intermediária e manter vigilância quanto a icterícia, exantema e diarreia no lactente.

Recomenda-se usar com cuidado em recém-nascido pré-termo, lactentes com hiperbilirrubinemia e/ou com deficiência de glicose-6-fosfato desidrogenase (G-6-PD). A primeira escolha deve ser o sulfisoxazol (Quadro 47.5).

Quadro 47.5 Sulfonamidas e sua compatibilidade com a amamentação.

Sulfonamidas	Compatibilidade com a amamentação
Sulfisoxazol	Compatível com a amamentação
Sulfacetamida	*Uso criterioso durante a amamentação* *Não há dados sobre segurança para uso durante o período da lactação*
Sulfadiazina	*Uso criterioso durante a amamentação* *Não há dados sobre segurança para uso durante o período da lactação*
Sulfadiazina de prata	*Uso criterioso durante a amamentação* *Evitar uso em áreas extensas, em mães de recém-nascidos pré-termo e/ou com deficiência de G-6-PD*
Sulfadoxina	*Uso criterioso durante a amamentação*
Sulfametazina	*Uso criterioso durante a amamentação* *Não há dados sobre segurança para uso durante o período da lactação*
Sulfametizol	*Uso criterioso durante a amamentação* *Não há dados sobre segurança para uso durante o período da lactação*
Sulfametoxazol + trimetropim (cotrimoxazol)	*Uso criterioso durante a amamentação* *Compatível com a amamentação em crianças nascidas a termo e maiores de 1 mês de vida*
Sulfametoxipiridazina	*Uso criterioso durante a amamentação* *Não há dados sobre segurança para uso durante o período da lactação*
Sulfasalazina	*Uso criterioso durante a amamentação*

Fonte: Hale TW, 2010; Brasil. Ministério da Saúde. Secretaria de Atenção à Saúde. Departamento de Ações Programáticas e Estratégicas, 2010.

Quinolonas

As quinolonas são pouco indicadas em pacientes pediátricos pelo seu potencial de afetar o desenvolvimento da cartilagem de crescimento. Entretanto, estudos recentes descrevem a segurança das quinolonas nessa faixa etária (Quadro 47.6).

Quadro 47.6 Quinolonas e sua compatibilidade com a amamentação.

Quinolonas	Compatibilidade com a amamentação
Ofloxacina	Compatível com a amamentação (primeira escolha)
Moxifloxacina	Compatível com a amamentação

(*Continua*)

Quadro 47.6 Quinolonas e sua compatibilidade com a amamentação. (*Continuação*)	
Quinolonas	**Compatibilidade com a amamentação**
Ciprofloxacina	*Uso criterioso durante a amamentação*
Enoxacina	*Uso criterioso durante a amamentação*
Grepafloxacina	*Uso criterioso durante a amamentação*
Levofloxacina	*Uso criterioso durante a amamentação*
Lomefloxacina	*Uso criterioso durante a amamentação*
Norfloxacina	*Uso criterioso durante a amamentação*
Perfloxacina	*Uso criterioso durante a amamentação*
Trovafloxacina	*Uso criterioso durante a amamentação*
Ácido nalidíxico	*Uso criterioso durante a amamentação*

Fonte: Hale TW, 2010; Brasil. Ministério da Saúde. Secretaria de Atenção à Saúde. Departamento de Ações Programáticas e Estratégicas, 2010.

Macrolídeos (Quadro 47.7)

Quadro 47.7 Macrolídeos e sua compatibilidade com a amamentação.	
Macrolídeos	**Compatibilidade com a amamentação**
Azitromicina	Compatível com a amamentação
Claritomicina	Compatível com a amamentação
Diritromicina	*Uso criterioso durante a amamentação* *Não há dados sobre segurança para uso durante o período da lactação*
Eritromicina	Compatível com a amamentação
Roxitromicina	Compatível com a amamentação
Telitromicina	*Uso criterioso durante a amamentação*

Fonte: Hale TW, 2010; Brasil. Ministério da Saúde. Secretaria de Atenção à Saúde. Departamento de Ações Programáticas e Estratégicas, 2010.

Outros anti-infecciosos (Quadro 47.8)

Quadro 47.8 Outros agentes anti-infecciosos e sua compatibilidade com a amamentação.	
Outros anti-infecciosos	**Compatibilidade com a amamentação**
Ácido clavulânico	Compatível com a amamentação
Clindamicina	Compatível com a amamentação
Cloranfenicol	*Uso criterioso durante a amamentação*
Clortetraciclina	Compatível com a amamentação
Daptomicina	*Uso criterioso durante a amamentação*

(*Continua*)

Quadro 47.8 Outros agentes anti-infecciosos e sua compatibilidade com a amamentação. *(Continuação)*	
Outros anti-infecciosos	**Compatibilidade com a amamentação**
Doxiciclina	*Uso criterioso durante a amamentação*
Espiramicina	Compatível com a amamentação
Furazolidona	Compatível com a amamentação
Lincomicina	Compatível com a amamentação
Linezolida	*Uso contraindicado durante a amamentação. Descritas mielossupressão em animais e trombocitopenia em adultos*
Metronidazol	Compatível com a amamentação
Minociclina	Compatível com a amamentação
Nitrofurantoína	Compatível com a amamentação
Novobiocina	Compatível com a amamentação
Oxitetraciclina	Compatível com a amamentação
Quinupristina-dalfopristina	*Uso criterioso durante a amamentação*
Sulbactam	Compatível com a amamentação
Teicoplanina	Compatível com a amamentação
Trimetoprim	Compatível com a amamentação
Vancomicina	Compatível com a amamentação
Rifaximina	*Uso criterioso durante a amamentação* *Não há dados sobre segurança para uso durante o período da lactação*

Fonte: Hale TW, 2010; Brasil. Ministério da Saúde. Secretaria de Atenção à Saúde. Departamento de Ações Programáticas e Estratégicas, 2010.

Antifúngicos (sistêmicos) (Quadro 47.9)

Quadro 47.9 Agentes antifúngicos sistêmicos e sua compatibilidade com a amamentação.	
Antifúngicos	**Compatibilidade com a amamentação**
Anfotericina B	*Uso criterioso durante a amamentação* *Não há dados sobre segurança para uso durante o período da lactação*
Cetoconazol	*Uso criterioso durante a amamentação*
Fluconazol	Compatível com a amamentação
Fluocitosina	*Uso criterioso durante a amamentação* *Não há dados sobre segurança para uso durante o período da lactação*
Griseofulvina	Compatível com a amamentação
Itraconazol	*Uso criterioso durante a amamentação*
Nistatina	Compatível com a amamentação

Fonte: Hale TW, 2010; Brasil. Ministério da Saúde. Secretaria de Atenção à Saúde. Departamento de Ações Programáticas e Estratégicas, 2010.

Antivirais (Quadro 47.10)

Quadro 47.10 Agentes antivirais e sua compatibilidade com a amamentação.

Antivirais	Compatibilidade com a amamentação
Aciclovir	Compatível com a amamentação
Amantadina	*Uso criterioso durante a amamentação. Possível bloqueio da produção de prolactina*
Didanosina	*Uso criterioso durante a amamentação* *Não há dados sobre segurança para uso durante o período da lactação*
Fanciclovir	*Uso criterioso durante a amamentação*
Foscarnet	*Uso criterioso durante a amamentação. Observar toxicidade renal, convulsões e deposição nos ossos e dentes no lactente*
Ganciclovir	*Contraindicado durante a amamentação*
Idoxuridina	Compatível com a amamentação
Interferon	Compatível com a amamentação para os subtipos α-N3, β-1a e β-1b
Lamivudina	Compatível com a amamentação
Nevirapina	Compatível com a amamentação
Oseltamivir	Compatível com a amamentação
Penciclovir	*Uso criterioso durante a amamentação*
Ribavirina	*Uso criterioso durante a amamentação* *Contraindicado se uso por período maior que 6 meses*
Rimantadina	*Uso criterioso durante a amamentação*
Saquinavir	*Uso criterioso durante a amamentação*
Valaciclovir	Compatível com a amamentação
Vidarabina	*Uso criterioso durante a amamentação* *Não há dados sobre segurança para uso durante o período da lactação*
Zanamivir	*Uso criterioso durante a amamentação* *Não há dados sobre segurança para uso durante o período da lactação*
Zidovudina	*Uso criterioso durante a amamentação*

Fonte: Hale TW, 2010; Brasil. Ministério da Saúde. Secretaria de Atenção à Saúde. Departamento de Ações Programáticas e Estratégicas, 2010.

Conclusões

Frente a tudo o que foi abordado neste capítulo, pode-se compreender a importância de disponibilizar esses dados ao neonatologista ou ao pediatra para que sejam facilmente consultados em caso de necessidade. Pode-se, dessa maneira, evitar a suspensão desnecessária do aleitamento materno e preservar a segurança do pequeno paciente.

Referências bibliográficas

1. American Academy of Pediatrics. Policy statement breastfeeding and the use of human milk. Pediatrics. 2012;108(129):e827.
2. Hale TW. Medications and mothers' milk: a manual of lactational pharmacology. 14th ed. Amarillo: Hale Publishing; 2010.
3. Brasil. Ministério da Saúde. Secretaria de Atenção à Saúde. Departamento de Ações Programáticas e Estratégicas. Amamentação e uso de medicamentos e outras substâncias. 2. ed. Brasília: Ministério da Saúde; 2010.
4. World Health Organization. Report the expert consultation on the optimal duration of exclusive breastfeeding: conclusions and recommendations. Genebra: WHO; 2001. Document A54/INF. DOC/4.
5. Ruocco RMSA, Zugaib M. Drogas no leite humano. In: O aleitamento materno no contexto atual: políticas, práticas e bases científicas. São Paulo: Sarvier; 2008. p. 483-95.
6. Rego JD, Nader SS, Santiago LB, Chaves RG; Departamento Científico de Aleitamento Materno da Sociedade Brasileira de Pediatria. Aleitamento materno em situações especiais. In: Manual aleitamento materno. Barueri, SP: Manole; 2013. p. 145-87.

capítulo 48

Imunização Materna na Prevenção de Infecções no Feto e no Recém-Nascido

• Denise Gomes Miyazato
• Alfredo Elias Gilio

Indicações, manuseio e calendário

A vacinação da gestante é uma prática realizada há décadas. É utilizada com o objetivo de proteger a mulher contra doenças imunopreveníveis, bem como beneficiar o recém-nascido por meio transferência de anticorpos pela via transplacentária e pelo leite materno. Anticorpos maternos específicos, produzidos após imunização ativa contra determinadas doenças, são transportados através da placenta, protegendo a criança no início da vida, quando ainda não completou a maturação do sistema imune e ainda não iniciou o esquema básico de vacinação.

Quando se considera a promoção de imunidade ao concepto pela vacinação materna, há duas questões fundamentais: a transferência de anticorpos será suficiente para conferir imunidade nos primeiros meses de vida? Há interferência na resposta vacinal do lactente nascido de mãe vacinada durante a gestação?

As vacinas aplicadas rotineiramente na gestante e que conferem imunidade pós-natal temporária ao concepto são as contra tétano, coqueluche e *influenza*.

Tétano

O tétano é uma doença infecciosa aguda, não contagiosa, causada pela ação de exotoxinas produzidas pelo *Clostridium tetani*. O uso de vacinas com toxoide tetânico (TT) combinado com toxoide diftérico (dT), ou apenas TT, vem sendo empregado em gestantes desde a década de 1960, ocasionando redução significativa do tétano neonatal em todo o mundo.

A vacinação prévia da mãe, que compreende esquema de 3 doses da vacina antitetânica, com o mínimo de 2 doses, confere imunidade ao recém-nascido. Nos casos em que a vacinação se iniciou tardiamente, a 2ª dose da vacina contendo TT deve ser administrada em até 20 dias antes da data provável do parto, tempo necessário para a formação e a transferência de anticorpos ao feto. Os filhos de mulheres vacinadas nos 5 anos anteriores à gestação apresentam imunidade passiva e transitória até 2 meses de vida, graças à passagem de anticorpos por via transplacentária.[1] Portanto, se a gestante recebeu a última dose da vacina há mais de 5 anos, deverá receber um reforço durante a gestação.

Coqueluche

A coqueluche, doença infecciosa aguda transmissível, causada pela bactéria *Bordetella pertussis*, vem ganhando especial importância nos últimos anos, com um aumento considerável de casos por todo o mundo, mesmo nos países em que as coberturas vacinais no 1º ano de vida são elevadas. No Brasil, segundo dados registrados no Sistema Nacional de Agravos de Notificação (SINAN), houve um incremento de 97% dos casos confirmados até a última semana epidemiológica de 2012, em relação ao mesmo período de 2011 (Figura 48.1).

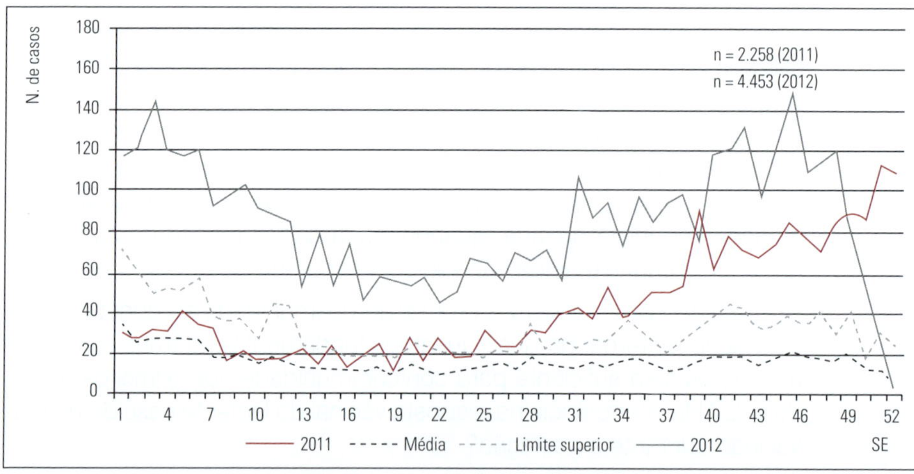

FIGURA 48.1 Diagrama de controle da coqueluche (Brasil, 2011 e 2012*).
* Dados sujeitos a revisão.
Fonte: Brasil. Ministério da Saúde. Guia de vigilância epidemiológica, 2010.

A incidência da doença foi maior em crianças menores de 1 ano de idade, correspondendo a 65% dos casos de coqueluche no País, com 100% dos óbitos restritos a essa faixa etária (Tabela 48.1). Entre os menores de 1 ano de idade, observa-se que 85% dos casos confirmados ocorreu entre os menores de 6 meses, com maior incidência nos primeiros 2 meses de vida (Figura 48.2 e Tabela 48.2), quando ainda não iniciaram o esquema básico de vacinação.[2]

Tabela 48.1 Incidência e mortalidade dos casos de coqueluche por faixa etária (Brasil, 2011 e 2012*, por 100 mil habitantes).

Faixa etária	2011				2012			
	Casos	Incidência	Óbito	Coef. de mortalidade	Casos	Incidência	Óbito	Coef. de mortalidade
Menores de 1 ano	1.687	61,6	54	1,97	2.924	105,9	74	2,68
1 a 4 anos	208	1,9	1	0,01	721	6,4	0	0,00
5 a 9 anos	80	0,5	0	0,00	307	2,0	0	0,00
10 a 14 anos	71	0,4	0	0,00	181	1,0	0	0,00
15 a 19 anos	42	0,2	0	0,00	77	0,4	0	0,00
20 a 29 anos	67	0,2	0	0,00	95	0,3	0	0,00
30 a 39 anos	46	0,2	0	0,00	88	0,3	0	0,00
40 a 49 anos	35	0,1	1	0,00	39	0,2	0	0,00
50 a 59 anos	9	0,0	0	0,00	12	0,1	0	0,00
60 a 69 anos	8	0,1	0	0,00	8	0,1	0	0,00
70 a 79 anos	1	0,0	0	0,00	0	0,0	0	0,00
80 anos e mais	0	0,0	0	0,00	1	0,0	0	0,00
Total	**2.254**	**1,2**	**56**	**0,03**	**4.453**	**2,3**	**74**	**0,04**

* Dados sujeitos a revisão.

Fonte: Brasil. Ministério da Saúde. Guia de vigilância epidemiológica, 2010.

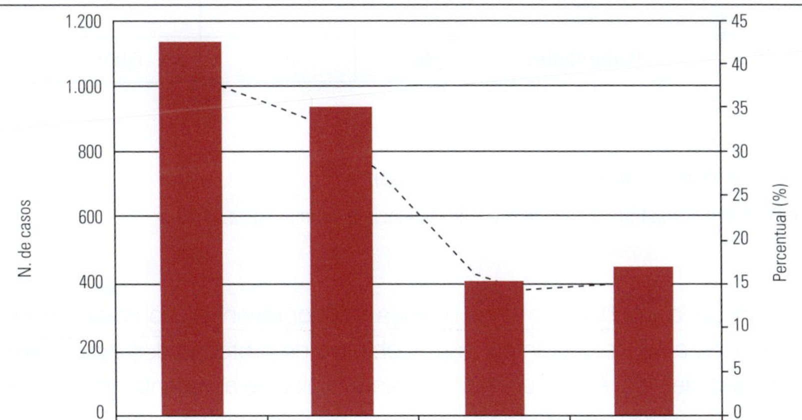

	< 2 meses	2 a 3 meses	4 a 5 meses	6 a 11 meses
N. de casos	1.134	938	406	446
Percentual (%)	39	32	14	15

FIGURA 48.2 Distribuição de casos de coqueluche, estratificada por faixa etária até 1 ano de idade (Brasil, 2012*).

* Dados sujeitos a revisão.

Fonte: Brasil. Ministério da Saúde. Guia de vigilância epidemiológica, 2010.

Tabela 48.2 Distribuição de casos confirmados, óbitos, coeficiente de incidência e letalidade por coqueluche, segundo ano de início de sintomas e faixa etária, em menores de 1 ano (Estado de São Paulo, de 2011 a 2014).

Ano		≤ 2 meses	3 a 6 meses	7 a 11 meses	< 1 ano
2011	Casos	436	246	34	716
	Óbitos	23	3	0	26
	CI	–	–	–	133,22
	Letalidade	5,28	1,22	0,00	3,63
2012	Casos	445	246	54	745
	Óbitos	17	5	0	22
	CI	–	–	–	137,55
	Letalidade	3,82	2,03	0,00	2,95
2013	Casos	671	329	61	1.061
	Óbitos	39	10	3	52
	CI	–	–	–	195,89
	Letalidade	5,81	3,04	4,92	4,90
2014	Casos	374	172	39	585
	Óbitos	13	0	0	13
	CI	–	–	–	109,72
	Letalidade	3,48	0,00	0,00	2,22

* Dados provisórios em 22/05/2014.

População não disponível.

CI: coeficiente de incidência (por 100 mil habitantes).

Fonte: Brasil. Ministério da Saúde. Guia de vigilância epidemiológica, 2010.

Sendo a coqueluche uma doença imunoprevenível, torna-se indispensável a imunização ativa de gestantes, com o objetivo de proteção dos lactentes nos primeiros meses de vida, época em que o quadro clínico se apresenta de forma mais grave.

Desde 2005, o Comitê Consultivo em Práticas de Imunização (ACIP), do Centers for Disease Control and Prevention (CDC), dos Estados Unidos, recomenda que mulheres não vacinadas recebam no período pós-parto 1 dose de vacina tríplice acelular tipo adulto (DPAT), como parte da estratégia de "casulo" (*cocooning*),[3] visando proteger seus filhos contra a coqueluche. Há passagem transplacentária de anticorpos de mães vacinadas para os recém-nascidos, sendo que a meia-vida desses anticorpos é de 6 semanas e, portanto, não interfere na vacinação do lactente, que se inicia com 8 semanas de vida. A presença de anticorpos confere proteção para doença grave no lactente. Em outubro de 2011, novas recomendações do ACIP para diminuir a incidência de coqueluche infantil passaram a indicar que gestantes não vacinadas previamente devem receber 1 dose de DPAT a partir de 20 semanas de gestação.[4] Em outubro de 2012, recomendações atualizadas propõem o uso de 1 dose de DPAT a cada gestação, independentemente da história vacinal prévia da paciente, uma vez que a imunidade conferida pela vacina não é permanente e decresce com o tempo. Para otimizar a resposta vacinal materna e a transferência de anticorpos para o bebê, o momento ideal para a administração da DPAT é entre 27 e 36 semanas de gestação, embora a DPAT possa ser utilizada durante toda a gravidez.[5]

A recomendação para a vacinação da mulher, para tétano e coqueluche, de acordo com a Sociedade Brasileira de Imunizações (SBIm), está referida no Quadro 48.1.

Quadro 48.1 Vacinação contra difteria, tétano e coqueluche na gestação.

Histórico vacinal	Conduta na gravidez	Conduta após a gravidez
Previamente vacinada, com pelo menos 3 doses de vacina contendo o toxoide tetânico	1 dose de DTPa a cada gestação	Fazer DTPa no puerpério, se não vacinada durante a gestação
Em gestantes que receberam vacinação incompleta tendo recebido **1 dose** de vacina contendo o toxoide tetânico na vida	1 dose de DTPa, seguida de 1 dose de dT, no esquema 0-2 meses. Se em falta, a dT pode ser substituída por DTPa	Fazer DTPa no puerpério, se não vacinada durante a gestação, e completar esquema para o tétano
Em gestantes que receberam vacinação incompleta para tétano, tendo recebido **2 doses** de vacina contendo o toxoide tetânico na vida	1 dose de DTPa	Fazer DTPa no puerpério, se não vacinada durante a gestação
Em gestantes com vacinação desconhecida	1 dose de DTPa, seguida de 2 doses de dT, no esquema 0-2-4 ou 0-2-6 meses. Se em falta, dT pode ser substituída por DTPa	Fazer DTPa no puerpério, se não vacinada durante a gestação, e completar esquema para o tétano

Fonte: Brasil. Ministério da Saúde. Guia de vigilância epidemiológica, 2010; Brasil. Ministério da Saúde. Ministério da Saúde alerta sobre a situação epidemiológica da coqueluche no Brasil. Brasília: Ministério da Saúde, 2013.

Influenza (gripe)

Trata-se de uma doença respiratória infecciosa de origem viral, de elevada transmissibilidade e distribuição global, com tendência a se disseminar facilmente em epidemias sazonais. Gestantes e puérperas constituem grupos de alto risco para complicações dessa infecção, com maior chance de desenvolvimento de formas clinicamente graves e óbito.[6]

Na pandemia de 1918, de 1.350 gestantes com *influenza*, 50% desenvolveram pneumonia e 27% evoluíram para óbito.[7] Já na pandemia de 1957, 50% dos óbitos das mulheres em idade reprodutiva ocorreram em gestantes.[8] No primeiro mês da pandemia de 2009, nos Estados Unidos, o risco de uma mulher grávida ser internada por *influenza* foi 4 vezes maior que o da população geral,[9] sendo que o risco relativo de internação da gestante na época epidêmica da *influenza* aumenta progressivamente durante a gestação e é maior em pacientes com comorbidades.[10]

A principal intervenção preventiva para a infecção pelo vírus *influenza* é a vacinação. Campanhas anuais são realizadas no Brasil desde 1999, entre os meses de abril e maio, contribuindo significativamente ao longo dos anos para a prevenção da doença nos grupos vacinados.[11] A vacinação contra esse vírus em gestantes e puérperas é um modo eficaz de proteção para a mãe e o lactente. Há redução de 63% dos casos de *influenza* nas crianças abaixo de 6 meses de idade, quando se vacina a gestante, uma vez que só podem ser vacinadas crianças acima de 6 meses de idade.[12]

No Brasil, as vacinas utilizadas contra a *influenza* são produzidas com vírus inativados e purificados, sendo compostas de dois subtipos de *influenza* A e um subtipo de *influenza* B. Em razão das frequentes mutações virais, são atualizadas anualmente, de acordo com os vírus circulantes no último período epidêmico.

Diversos estudos demonstraram a eficácia e a segurança da imunização contra *influenza* em gestantes, sendo o uso da vacina seguro em qualquer idade gestacional. Não há evidências de danos ao feto após o uso de vacinas com vírus inativados, não sendo detectado aumento do risco de malformações, abortamento ou mortalidade fetal.[6]

A vacinação de rotina contra *influenza* está indicada para todas as gestantes, em qualquer idade gestacional, com a aplicação de 1 dose durante os meses de outono e inverno. O Programa Nacional de Imunizações (PNI) disponibiliza a vacinação para todas as gestantes durante a campanha anual contra *influenza* sazonal. As puérperas também estão incluídas no grupo-alvo a ser vacinado e, desde 2013, o PNI disponibiliza a vacina para todas as mulheres no período de até 45 dias após o parto.

Referências bibliográficas

1. Brasil. Ministério da Saúde. Guia de vigilância epidemiológica. 7. ed. Brasília: Ministério da Saúde; 2009. Disponível em: http://portal.saude.gov.br/portal/arquivos/pdf/guia_vigilancia_epidemio_2010_web.pdf.
2. Brasil. Ministério da Saúde. Ministério da Saúde alerta sobre a situação epidemiológica da coqueluche no Brasil. Brasília: Ministério da Saúde; 2013. Disponível em: http://portalsaude.saude.gov.br/portalsaude/noticia/9243/785/ministerio-da-saude-alerta-sobre-a-situacao-epidemiologica-da-coqueluche-no-brasil.html.
3. Guiso N. Cocooning (maternal and family/household vaccination). In: Summaries of evidence in support of proposed recommendations and conclusions. Disponível em:

http://www.who.int/immunization/sage/Summaries_of_evidence_in_support_of_proposed_recommendations_Final.pdf.

4. Centers for Disease Control and Prevention. Advisory Committee on Immunization Practices. Update recommendations for use of tetanus toxoid, reduced diphtheria toxoid and acellular pertussis vaccine (Tdap) in pregnant women and persons who have or anticipate having close contact with an infant aged < 12 months. MMWR. 2011;60:1424-6.
5. Centers for Disease Control and Prevention. Advisory Committee on Immunization Practices. Update recommendations for use of tetanus toxoid, reduced diphtheria toxoid and acellular pertussis vaccine (Tdap) in pregnant women. MMWR. 2013;62:131-5.
6. Centers for Disease Control and Prevention. Advisory Committee on Immunization Practices. Prevention and control of seasonal influenza with vaccines: recommendations of the Advisory Committee on Immunization Practices (ACIP). MMWR. 2013;62(RR-07):1-43.
7. Harris JW. Influenza occurring in pregnant women. JAMA. 1919;72:978-80.
8. Freeman DW, Barno A. Deaths from Asian influenza associated with pregnancy. Am J Obstet Gynecol. 1959;78:1172-5.
9. Jamieson DJ, Honein MA, Rasmussen SA et al. H1N1 2009 influenza virus infection during pregnancy in the USA. Lancet. 2009;374:451-8.
10. Dodds L, McNeil AS, Fell DB et al. Impact of influenza exposure on rates of hospital admissions and physician visits because of respiratory illness among pregnant women. CMAJ. 2007;176:463-8.
11. Brasil. Ministério da Saúde. Informe Técnico "Campanha Nacional de Vacinação Contra a Influenza", ano 2014. Brasília: Ministério da Saúde; 2014.
12. Zaman E et al. Effectiveness of maternal influenza immunization in mothers and infants. N Engl J Med. 2008;359:1555-64.

capítulo 49

Recém-Nascido com Risco Infeccioso

- Daniela Matos Fiorenzano
- Maria Augusta Bento Cicaroni Gibelli
- Luiza Fortunato Visconti de Lima
- Vera Lúcia Jornada Krebs

Apesar de avanços nos cuidados perinatais e da redução da incidência de infecção na última década, a sepse neonatal continua entre as principais causas de morte entre recém-nascidos.[1] A incidência de sepse neonatal varia de acordo com as condições de cada local, sendo essenciais para a sua redução a disponibilidade de acompanhamento pré-natal e a estruturação dos serviços de Saúde com foco no atendimento seguro ao recém-nascido (RN) com base em boas práticas. Além da mortalidade, a sepse neonatal aumenta a morbidade e o tempo de internação dos recém-nascidos afetados, com consequente elevação dos custos da assistência em Saúde. A incidência e a mortalidade da sepse neonatal são inversamente proporcionais à idade gestacional e ao peso de nascimento. Em um estudo, a incidência de sepse neonatal precoce em recém-nascido de termo foi 0,53/1.000 nascidos vivos,[2] de 3,71/1.000 nascidos vivos nos pré-termo, e de 10,96/1.000 nascidos vivos em RN de muito baixo peso.[3] Dados da literatura apontam para uma incidência de sepse de 1 a 8 a cada mil RN vivos, com uma taxa de mortalidade variável de 3% a 50%. Segundo o portal DATASUS/SIM, houve 2.146 óbitos por sepse neonatal no Brasil em 2022.[4]

Conforme o tempo de vida, classifica-se a sepse neonatal em precoce, que ocorre até 72 horas de vida; e tardia, diagnosticada após 72 horas de vida. As principais diferenças entre os dois momentos de apresentação dizem respeito à forma de contaminação e aos agentes etiológicos envolvidos.

Na sepse neonatal precoce, foco deste capítulo, a transmissão é vertical, por via hematogênica ou pela ascensão de bactérias presentes na vagina ou, ainda, por contaminação durante o trabalho de parto e passagem pelo canal de parto. Os agentes mais comuns são estreptococos do grupo B (*S. agalactiae* – EGB), bactérias Gram-negativas entéricas, *Listeria monocytogenes* e *Candida albicans*. A infecção por EGB é mais comum em RN de termo e os Gram-negativos são mais comuns em RN pré-termo.[1]

A sepse tardia está associada à assistência em Saúde. É mais frequente em RN com dispositivos invasivos, nutrição parenteral, antibioticoterapia de amplo espectro, entre outros. As infecções são causadas por estafilococos coagulase-negativos, *S. aureus*, bactérias Gram-negativas e *Candida* sp.[1]

Alguns fatores são sabidamente associados ao aumento do risco de sepse neonatal precoce. Cabe ao médico envolvido no cuidado do recém-nascido identificá-los, possibilitando a detecção precoce dos sinais de infecção e o pronto início do tratamento. Por outro lado, naqueles em que a suspeita de infecção foi descartada e as culturas coletadas permanecem negativas após 48 horas, a suspensão da antibioticoterapia também é de suma importância e possibilita atuar na redução dos efeitos adversos causados pela antibioticoterapia de amplo espectro.

Os principais fatores de risco (amplamente conhecidos como "riscos infecciosos") são (Anvisa, 2017):[5]

- Bolsa rota maior ou igual a 18 horas.
- Cerclagem ou pessário.
- Trabalho de parto em gestação menor que 37 semanas.
- Procedimentos de medicina fetal nas últimas 72 horas.
- Infecção materna do trato urinário sem tratamento ou em tratamento a menos de 72 horas.
- Febre materna nas últimas 48 horas.
- Colonização pelo EGB em gestante, sem profilaxia intraparto, quando indicada.
- Corioamnionite ("Triplo I").

Aproximadamente 10% a 30% das gestantes, nos Estados Unidos, e 20% a 22% das mulheres, em São Paulo, são colonizadas pelo EGB. Durante o trabalho de parto, pode ocorrer colonização do feto; a bactéria ascende pelo canal vaginal até o líquido amniótico (LA) após a rotura das membranas ou, até mesmo, com as membranas intactas, atingindo o concepto. É possível também a infecção do feto durante a passagem pelo canal de parto ou por aspiração de LA contaminado. Estima-se que taxa de transmissão, da gestante colonizada ao RN, é de 50%, e até 2% destes manifestarão doença precoce.[6]

Uma vez que o EGB é o principal agente de sepse precoce, desde 1996 o ACOG (American College of Obstetricians and Gynecologists – Colegiado Americano de Obstetras e Ginecologistas) e o CDC (Centers for Disease Control and Prevention – Centros de Controle e Prevenção de Doenças) recomendam a profilaxia da infecção neonatal pelo EGB com antibioticoterapia intraparto (PIP). Houve uma drástica redução da incidência de sepse neonatal precoce por EGB, levando esses órgãos à recomendação adicional, no ano de 2002, e reiterada em 2010, de triagem universal das gestantes entre 35 e 37 semanas de idade gestacional.[6]

Recentemente, em 2020, em documento da ACOG endossado pela AAP (Academia Americana de Pediatria), foi modificado o momento da coleta para 36 a 37 semanas.[7]

Atualmente, a PIP para EGB está indicada nas seguintes situações:[6,7]

- RN anterior com doença invasiva pelo EGB.
- Bacteriúria por EGB na gestação atual.
- Triagem pra EGB positiva na gestação atual.
- *Status* de colonização desconhecido e um dos seguintes:
  - TP < 37 semanas e IG.
  - Rotura espontânea das membranas ovulares (RPMO) ≥ 18 horas.
  - Temperatura intraparto ≥ 38 °C.

Quanto ao esquema antibiótico para a PIP, a penicilina cristalina é o fármaco de escolha, mas, alternativamente, podem ser utilizadas ampicilina e cefazolina. O uso de clindamicina e da vancomicina deve ser reservado para gestantes com alergia comprovada à penicilina.[7]

Além da infecção pelo EGB, considera-se a corioamnionite um fator de risco isolado para ocorrência de sepse precoce. Por corioamnionite ou infecção intrauterina entende-se inflamação, com ou sem infecção, do LA, das membranas ovulares, da placenta ou da decídua. A intensa resposta inflamatória maternofetal, muitas vezes, resulta em trabalho de parto prematuro espontâneo, interpretado como como uma medida evolutiva de preservação materna. Aproximadamente 40% a 70% dos partos prematuros estão associados à corioamnionite.[8]

Embora o diagnóstico inequívoco de corioamnionite seja histopatológico, comumente considera-se que a combinação de febre materna com dois dos seguintes critérios: leucocitose materna e/ou taquicardia materna ou fetal e/ou amolecimento uterino e/ou fisometria caracteriza a corioamnionite clínica (Critérios de Gibbs).[8,9] No entanto, autores demonstraram que 24% dos diagnósticos de corioamnionite clínica não tinham evidência de inflamação ou infecção intra-amniótica e que 66% das culturas de LA são negativas, sugerindo que os critérios clínicos são pouco acurados.[8]

A imprecisão do diagnóstico e a apresentação clínica variada, recentemente, fizeram o NICHD (National Institute of Child Health and Human Development – Instituto Nacional de Saúde da Criança e Desenvolvimento Humano) sugerir a substituição do termo "corioamnionite" pelo termo descritivo "infamação ou infecção intrauterina ou ambos", indicado pela abreviação "Triplo I" (*intrauterine inflammation or infection or both*, ou Triple I). A suspeita de Triplo I é caracterizada por febre materna associada a um ou mais dos sintomas: leucocitose materna (> 15.000 cel/mm^3, sem uso de corticosteroide), taquicardia fetal e LA purulento. A confirmação do Triplo I deve ser acompanhada de evidência de infecção do LA (positividade do Gram no LA, redução da glicose no LA, aumento dos leucócitos no LA, cultura positiva do LA) ou evidência histopatológica de infecção/inflamação da placenta, das membranas ovulares ou dos vasos do cordão umbilical. A gravidade da inflamação é classificada em estágios 1 a 3 de acordo com a progressão das regiões afetadas e graus 1 a 3 de acordo com a intensidade da inflamação.[8]

Abordagem do recém-nascido com fator de risco de infecção

Investigação laboratorial

- **Hemocultura (HMC):** recomenda-se 0,5 a 1 mL para aumentar a positividade. O valor preditivo positivo da hemocultura na sepse precoce é de 94%, porém o valor preditivo negativo é de apenas 87%.[10]
- **Cultura líquido cefalorraquiano (LCR):** obrigatória quando for feito o diagnóstico de sepse clínica ou laboratorial. Se houver bacteremia, a taxa de meningite pode atingir 23% dos casos.[11] Não deve ser colhido LCR em RN assintomáticos sem evidências laboratoriais de infecção. De 38% a 61% dos RN com meningite têm hemocultura negativa; por isso, a hemocultura isoladamente não deve ser critério para coleta de LCR.[12] Os critérios para a coleta do LCR são: evolução clínica ou laboratorial indicativa de sepse; piora clínica na vigência do uso de antibióticos; ou hemocultura positiva.[12,13]
- **Hemograma (HMG):**
  - **Neutrófilos:** a contagem de neutrófilos normal pode servir para excluir os pacientes com menor probabilidade de estarem infectados. A neutropenia pode ser um marcador melhor do que a neutrofilia para infecção porque sofre menos influência de fatores externos, como o trabalho de parto.[10,12,13]
  - **Índice neutrofílico (IN):** o IN é a relação do número de formas jovens sobre o total de neutrófilos e pode dar mais informações do que a contagem absoluta de neutrófilos e formas jovens na circulação sanguínea. O IN é < 0,22 em 96% dos RN com IG < 32 semanas e < 0,27 em até 90% dos RN de termo sem infecção. Um exame isolado tem valor preditivo positivo baixo, mas tem um bom valor preditivo negativo. O IN pode estar elevado em 25% a 50% dos RN saudáveis.[12,13]
  - **Plaquetas:** a contagem de plaquetas não tem valor diagnóstico para sepse precoce.[10,13]
- **Proteínas da fase aguda:** a proteína de fase aguda mais útil no diagnóstico de sepse precoce é a proteína C-reativa (PCR). Situações clínicas não infecciosas que podem aumentar a PCR como asfixia perinatal, síndrome do desconforto respiratório, hemorragia intracraniana e pneumonite com aspiração de mecônio. Essas situações podem estar presentes em 5% a 15% dos casos, resultando em falso-positivos.[10,12] A sensibilidade da PCR para o diagnóstico de sepse precoce varia de 50% a 90%; e sua especificidade, de 85% a 95%. Os valores preditivos negativos e positivos são extremamente variáveis, de 30% a 95%. Por isso, a PCR isoladamente não deve ser utilizada para o diagnóstico da doença. No entanto, a PCR combinada a outros exames e a análise de coletas seriadas podem ajudar na detecção ou exclusão de infecções.[12] Dois exames normais de PCR colhidos entre 8 e 24 horas de vida têm valor preditivo negativo de 99,7%.[10,13]

Tratamento

Para a abordagem do recém-nascido com risco infeccioso, deve-se levar em consideração a idade gestacional e o quadro clínico. Todos os RN com sinais clínicos de infecção devem receber antibioticoterapia. Quanto aos assintomáticos, os < 34 semanas habitualmente recebem avaliação laboratorial completa e antibioticoterapia empírica até descartada infecção (se culturas negativas após 48 horas de incubação). Em se tratando de pré-termos tardios (PTT) e RN de termo (RNT) assintomáticos, estudos recentes têm demonstrado que, em grande parte das vezes, eles podem ser acompanhados clinicamente, sem a introdução de antibioticoterapia.

A seguir, proposta de avaliação de RN de ≥ 35 semanas após resultado de pesquisa de EGB positiva na mãe (Figura 49.1).[6]

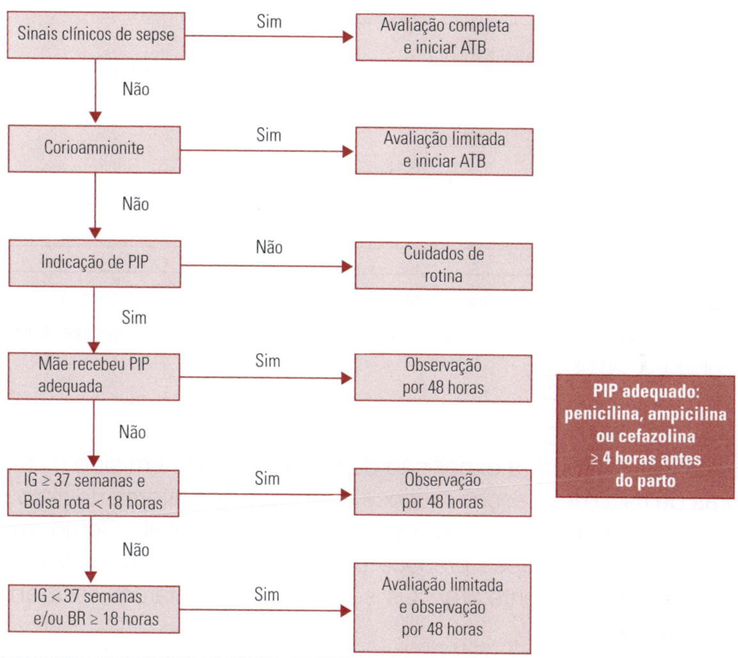

FIGURA 49.1 Avaliação de RN maior ou igual a 35 semanas após resultado de cultura para EGB positiva na gestante.
Fonte: CDC, 2010.[6]

Na recomendação inicial, ainda que assintomático, o RN exposto à corioamnionite sempre receberá antibioticoterapia. No entanto, estudos demostraram que, num serviço com prevalência de sepse ≤ 0,65/1.000 nascidos vivos, 9.370 RN assintomáticos receberiam antibioticoterapia empírica para tratar um RN com sepse (NNT – número necessário para tratar). O NNT reduziria para 823 em um local com prevalência de infecção de 0,65 a 1,54/1.000 nascidos vivos, ainda assim um número expressivo de RN expostos ao tratamento antibiótico desnecessariamente (Figura 49.2), com possíveis repercussões na microbiota.[14] Importante lembrar que, para administrar antibioticoterapia, é necessária a internação do RN, acarretando separação do binômio, atraso no aleitamento materno, aumento do uso de fórmula láctea, chance de desenvolvimento de resistência bacteriana, além de aumento do custo do tratamento.

Apresentação clínica	Risco de sepse ao nascer estimado por fatores de risco maternos		
	< 0,65/1.000 nascidos vivos	0,65 a 1,54/1.000 nascidos vivos	≥ 1,54/1.000 nascidos vivos
Parecendo bem	**Observação continuada** 85% dos nascimentos vivos NNT = 9.370	**Observar e avaliar** 11% dos nascidos vivos NNT = 823	
Apresentação equívoca	**Observar e avaliar** 11% dos nascidos vivos NNT = 823	**Tratar empiricamente** 4% dos nascidos vivos NNT = 118	
Doença clínica			

FIGURA 49.2 Risco de sepse ao nascer estimado por fatores de risco materno.
NNT: número de RN tratados desnecessariamente para cada RN com sepse diagnosticada.
Fonte: Escobar GJ, 2014.[14]

Na tentativa de reduzir a exposição de PTT e de RNT, têm sido desenvolvidas calculadoras de risco de infecção precoce com base nos fatores de risco materno, nos sinais clínicos do RN e na prevalência de sepse do local.[2] Como exemplo de calculadora de risco de sepse precoce pode ser visto em: https://neonatalsepsiscalculator.kaiserpermanente.org/. Os serviços que adotarem essa abordagem deverão estabelecer:[15]

- Processo de avaliação seriada, estruturada e documentada.
- Critérios claros para detectar sinais clínicos.
- Critérios claros de coleta de HMC e LCR.
- Critérios claros para iniciar antibiótico (ATB) empírico.
- Tempo de internação de 48 horas.
- Seguimento pós-alta hospitalar.

A equipe de profissionais de Saúde e os pais devem estar cientes que o aparecimento de sinais de infecção em RN previamente saudável não significa falha na atenção.

As Figuras 49.3 a 49.6 representam sugestão de abordagem do RN com risco para sepse precoce.

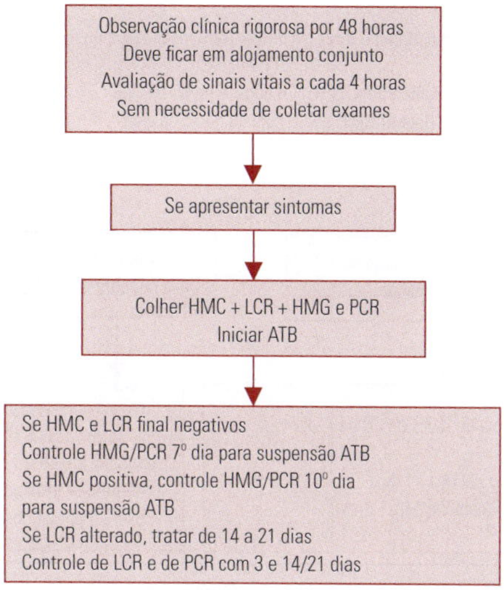

FIGURA 49.3 Manejo do RN IG > 34 semanas assintomático – Prevalência de infecção < 0,65/1.000 – nascidos vivos; 85% população.

IG: idade gestacional; SRC: *sepse risk calculator*, com base na prevalência de infecção do serviço; NV: nascidos vivos; HMC: hemocultura; LCR: líquido cefalorraquidiano; HMG: hemograma; PCR: proteína C-reativa, ATB: antibiótico.

Fonte: Adaptada de Escobar GJ, 2014[14] e AAP, 2019.[16]

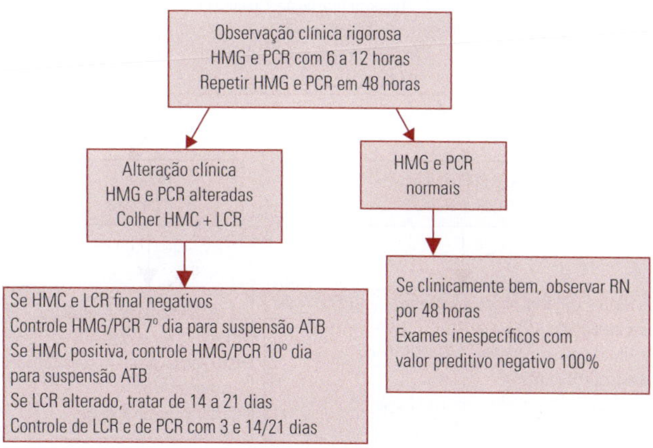

FIGURA 49.4 Manejo do RN IG > 34 semanas – Assintomático, SRC – 0,65 a 1,54/1.000 NV – Clínica duvidosa, SRC – 0,65/1.000 NV – 11% da população.

IG: idade gestacional; SRC: *sepse risk calculator*, com base na prevalência de infecção do serviço; NV: nascidos vivos. HMC: hemocultura; LCR: líquido cefalorraquidiano; HMG: hemograma; PCR: proteína C-reativa, ATB: antibiótico.

Fonte: Adaptada de Escobar GJ, 2014[14] e AAP, 2019.[16]

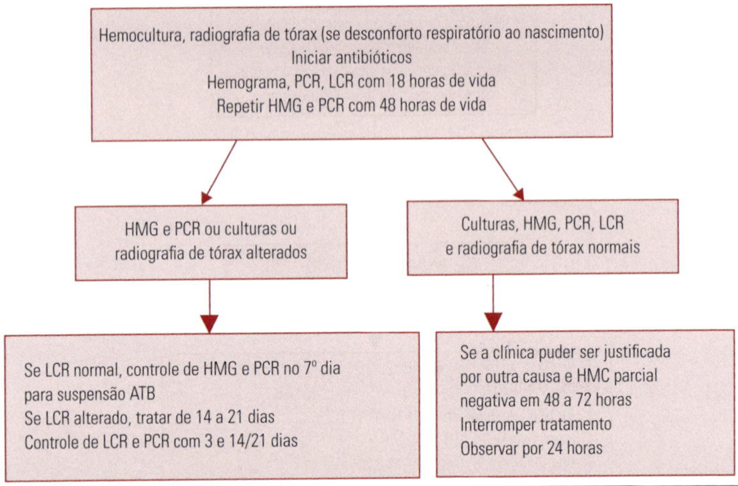

FIGURA 49.5 Manejo do RN IG > 34 semanas – Sintomático e independente do SRC ou Clínica duvidosa – SRC 0,65 a 1,54/1.000 NV ou > 1,54/1.000 NV – 4% da população.

IG: idade gestacional; SRC: *sepse risk calculator*, com base na prevalência de infecção do serviço; NV: nascidos vivos. HMC: hemocultura; LCR: líquido cefalorraquidiano; HMG: hemograma; PCR: proteína C-reativa, ATB: antibiótico.

Fonte: Adaptada de Escobar GJ, 2014[14] e AAP, 2019.[16]

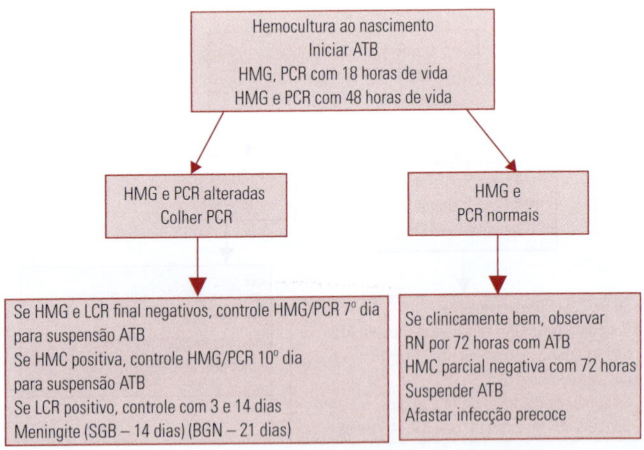

FIGURA 49.6 Manejo do RN IG < 34 semanas – Risco para SGB sem PIP ou BR > 18 horas ou febre materna – ou ITU materna com < 72 horas de tratamento ou TPP sem causa.

IG: idade gestacional; SRC: *sepse risk calculator*, com base na prevalência de infecção do serviço; NV: nascidos vivos. HMC: hemocultura; LCR: líquido cefalorraquidiano; HMG: hemograma; PCR: proteína C-reativa, ATB: antibiótico.

Fonte: Adaptada de Escobar GJ, 2014[14] e AAP, 2019.[16]

Referências bibliográficas

1. Shane AL, Sánchez Pj, Stoll Bj. Neonatal Sepsis. Lancet. 2017,14;390(10104):1770-1780. Doi: 10.1016/S0140-6736(17)31002-4. Epub 2017 Apr 20. Pmid: 28434651.
2. Puopolo KM, Draper D, Wi S, et al. Estimating the probability of neonatal early-onset infection on the basis of maternal risk factors. Pediatrics 2011 Nov;128(5):e1155-63. doi:10.1542/peds.2010-3464. Epub 2011 Oct 24. PMID: 22025590; PMCID: PMC3208962.
3. Stoll BJ, Hansen NI, Sanchez PJ, et al. Eunice Kennedy Schriver National Institute of Child Health and Human Development Neonatal Research Network. Early onset neonatal sepsis: the burden of group B streptococcal and E. coli disease continues. Pediatrics 2011;127:817-26.
4. https://datasus.saude.gov.br/informacoes-de-saude-tabnet/ acesso em março de 2024.
5. ANVISA. Gerência de Vigilância e Monitoramento em Serviços de Saúde (GVIMS), Gerência Geral de Tecnologia em Serviços de Saúde (GGTES). Critérios Diagnósticos de Infecção Associada à Assistência à Saúde Neonatologia, 2017.
6. Centers for Disease Control and Prevention. [Prevention of Perinatal Group B Streptococcal Disease Revised Guidelines from CDC]MMWR 2010;59.
7. Prevention of Group B Streptococcal Early-Onset Disease in Newborns: ACOG Committee Opinion, Number 797. Obstet Gynecol. 2020 Feb;135(2):e51-e72. doi: 10.1097/AOG.0000000000003668. Erratum in: Obstet Gynecol. 2020 Apr;135(4):978-979. PMID: 31977795.
8. Viral GJ, Willis KA, Jobe A, Ambalavanan N. Chorioamnionitis and neonatal outcomes. Pediatr Res. 2022 Jan;91(2):289-296. doi: 10.1038/s41390-021-01633-0. Epub 2021 Jul 1. PMID: 34211129; PMCID: PMC8720117.
9. Gibbs RS, Duff P. Progress in pathogenesis and management of clinical intraamniotic infection. Am J Obstet Gynecol. 1991 May;164(5 Pt 1):1317-26. doi: 10.1016/0002-9378(91)90707-x. PMID: 2035575.
10. Weinberg GA, D'Angio CT. Laboratory aids for diagnosis of neonatal sepsis. In: Remington JS, Klein JO, Wilson CB, Nizet V, Maldonado YA (eds.). Infectious diseases of the fetus and newborn infant. 7th ed. Philadelphia: Saunders; 2012. p. 1144-60.
11. Krebs VLJ, Costa GAM. Clinical outcome of neonatal bacterial meningitis according to birth-weight. Arq Neuropsiquiatr. 2007;65(4-B):1149-53.
12. Nizet V, Klein JO, Marcy SM. Bacterial sepsis and meningitis. In: Remington JS, Klein JO, Wilson CB, Nizet V, Maldonado YA (eds.). Infectious diseases of the fetus and newborn infant. 7th ed. Philadelphia: Saunders; 2012. p. 223-75.
13. Polin RA; The Committee on Fetus and Newborn. Management of neonates with suspected or proven early-onset bacterial sepsis. Pediatrics. 2012;129:1006.
14. Escobar GJ, Puopolo KM, Wi S, Turk BJ, Kuzniewicz MW, Walsh EM, Newman TB, Zupancic J, Lieberman E, Draper D. Stratification of risk of early-onset sepsis in newborns ≥ 34 weeks' gestation. Pediatrics. 2014 Jan;133(1):30-6. doi: 10.1542/peds.2013-1689. Epub 2013 Dec 23. PMID: 24366992; PMCID: PMC4079292.
15. Dhudasia MB, Flannery DD, Pfeifer MR, Puopolo KM. Updated guidance: prevention and management of perinatal group B Streptococcus infection. Neoreviews. 2021 Mar;22(3):e177-e188. doi: 10.1542/neo.22-3-e177. PMID: 33649090.
16. Puopolo KM, Lynfield R, Cummings JJ; American Academy of Pediatrics, Committee on Fetus and Newborn, Committee on Infectious Diseases. Management of Infants at Risk for Group B Streptococcal Disease. Pediatrics. 2019;144(2):e20191881. Pediatrics. 2019 144(4):e20192350. Doi: 10.1542/peds.2019-2350. Erratum for: Pediatrics. 2019 Aug;144(2): Pmid: 31570651.

capítulo 50

Diagnóstico por Imagem nas Doenças Infecciosas Fetais e Neonatais

(Indicação, Técnica e Correlação Clínica)

- Lisa Suzuki
- Luiz Antônio Nunes de Oliveira
- Márcia Wang Matsuoka
- Suely Fazio Ferraciolli

Introdução

Com o avanço tecnológico, atualmente estão disponíveis múltiplas modalidades de imagem para o estudo das afecções dos fetos e neonatos, além da sensível melhora na qualidade e no tempo de aquisição das imagens, permitindo seu uso em fetos e em crianças pequenas, por vezes sem sedação e com detalhamento maior. O objetivo deste capítulo é abordar de maneira prática as principais indicações dos métodos de imagem no diagnóstico das doenças fetais e neonatais e demonstrar o fluxo que deve ser seguido em casos mais complexos.

Entre os métodos de imagem disponíveis, a radiografia simples (raio X) e a ultrassonografia (USG) são os primeiramente solicitados, pela fácil execução e disponibilidade, reservando-se os outros métodos para os casos em que seja necessário o prosseguimento na avaliação diagnóstica. A tomografia computadorizada (TC) habitualmente é reservada para os casos em que o raio X ou a USG não são conclusivos ou quando há necessidade de informações adicionais para o diagnóstico e a conduta clínica. Já a ressonância magnética (RM) tem o seu papel fundamental para uma avaliação mais detalhada do sistema nervoso central (SNC) e do sistema musculoesquelético.

É importante ressaltar que tanto a radiografia como a TC utilizam radiação ionizante, fator que deve ser considerado ao indicar-se esses exames, em razão do potencial risco de aumento na incidência de tumores,[1] sendo maior o risco quanto menor a idade do paciente e quanto maior o número de exames realizados, por causa do efeito cumulativo da radiação. Em contrapartida, os equipamentos modernos apresentam recursos mais efetivos de redução de dose e protocolos dedicados para a faixa pediátrica, desenvolvidos ao longo dos últimos anos utilizando o conceito *as low as reasonably achievable* (ALARA), em que a dose de radiação é reduzida o máximo possível, desde que as imagens adquiridas tenham qualidade suficiente para o diagnóstico. Com esses recursos, por exemplo, a dose de radiação da TC de tórax pode ser efetivamente reduzida a algumas radiografias simples de tórax em determinados protocolos.[2] Importante lembrar ainda que alguns exames de TC e particularmente a RM, dependendo da indicação clínica e da criança, necessitam de uso de contraste intravenoso e/ou sedação. No entanto, ressalta-se que alguns equipamentos de TC modernos disponíveis no mercado são tão rápidos que tornaram factível a realização de tomografia sem contraste intravenoso em neonatos e crianças pequenas, bem como sem anestesia, muitas vezes com qualidade superior e com menor radiação. Em algumas situações, também é possível a realização de RM em neonatos sem a anestesia, com qualidade suficiente para responder às hipóteses clínicas.[3]

As infecções neonatais podem ser classificadas de acordo com a sua forma de transmissão, sendo: congênita, quando ocorre da mãe para o feto pela placenta; perinatal, quando ocorre via contato com canal de parto infectado no nascimento; e pós-natal, quando ocorre de qualquer indivíduo para o neonato após o parto.

Serão abordadas neste capítulo as situações em que a imagem apresenta relevância, seja no diagnóstico, na decisão da conduta terapêutica ou no acompanhamento da evolução clínica, além de alguns agentes mais prevalentes.

Sepse

A sepse é uma condição sistêmica que inclui infecção em local estéril; sangue, urina e líquor são os mais comumente acometidos, mas outros, como peritônio, pleura, pericárdio, articulações e ossos, podem também ser infectados. A infecção por *Candida albicans* é a mais patogênica dos patógenos, podendo ter disseminação em órgãos intraperitoneais, sistema osteoarticular, no endocárdio, em cateteres, peritonite e rins. O papel da imagem nessa condição é detectar infecções focais, que podem ocorrer nos pulmões, na meninge, em ossos, articulações, no trato urinário e na pele, assim como a associação entre elas, sendo possível detectar foco pulmonar e lesão óssea concomitante, por exemplo. A USG pode ser útil na caracterização de abscesso renal; e o raio X, para auxiliar no diagnóstico diferencial entre infecção, atelectasia, efusão e sequelas em pacientes intubados com doença crônica, muitas vezes associadas.

Sistema nervoso central

Agentes infecciosos atuam no SNC em desenvolvimento e o diagnóstico precoce é fundamental, pois o atraso no tratamento pode ter consequências devastadoras, acarretando deficiências neurológicas, auditivas e visuais, como a coriorretinite, entre outras. A resposta é variada em pacientes muito jovens e os sintomas dependem da idade do feto e da virulência do agente. Se a infecção ocorrer no 2º trimestre, pode haver malformações do desenvolvimento cortical, como microcefalia, lisencefalia e polimicrogiria; se ocorrer no 3º trimestre, são mais comuns lesões destrutivas, como estenose de aqueduto cerebral, hidrocefalia, porencefalia, calcificações, desmielinização e atrofia.[4,5]

Os fatores causais e as apresentações clínicas são diferentes em crianças, em comparação com adultos expostos aos mesmos patógenos. As infecções congênitas exigem reconhecimento precoce, porque o atraso no diagnóstico e no início do tratamento pode ter consequências catastróficas. Apesar das melhorias na triagem pré-natal, da segurança da vacina e dos antibióticos, as infecções do SNC continuam a ser importante causa de deficiências neurológicas em todo o mundo.[5]

No período neonatal, as causas mais comuns de infecções cerebrais são as doenças infecciosas do grupo TORCH: toxoplasmose, outras (zika, sífilis, varicela-zóster, parvovírus B19, HIV, Covid etc.), rubéola, citomegalovírus e herpes[6] (Quadro 50.1).

Quadro 50.1 Principais agentes infecciosos congênitos potencialmente associados a infecções intrauterinas do sistema nervoso central.

Vírus	Protozoários	Outros
1. Citomegalovírus 2. Rubéola 3. Herpes tipo 2 4. HIV 5. Varicela 6. Coriomeningite linfocítica	1. *Toxoplasma gondii* 2. *Plasmodium* sp. 3. *Trypanosoma cruzi*	1. *Treponema pallidum*
Zika virus		

Fonte: Adaptado de Bale, 2002.[6]

A avaliação inicial dos recém-nascidos geralmente é feita por meio da ultrassonografia (USG). A realização adequada da USG para a avaliação do parênquima cerebral depende da presença de janelas acústicas satisfatórias. No período neonatal, esse estudo é possível pela patência da fontanela anterior, que vai reduzindo de tamanho com o avançar da idade. Um dos sinais que geram a suspeita de alguma infecção é a presença de calcificações. À USG, as calcificações aparecem como focos ecogênicos, com ou sem sombra acústica; e, a depender de suas dimensões e sua localização, é possível sugerir a etiologia delas.[7,8] Entretanto, vale ressaltar que a USG, apesar de ser um método bastante útil na avaliação cerebral de recém-nascidos (RN) para diversas patologias, é um método de imagem pouco sensível e pouco específico para o diagnóstico de calcificações.

As causas mais comuns para calcificações relacionadas ao TORCH são as infecções por citomegalovírus (CMV) e toxoplasmose (TXP). No CMV, a localização mais comum da calcificação é periventricular ou subependimária;[7] já na TXP, as calcificações podem estar difusas, porém mais frequentemente se localizam na periferia do parênquima, em comparação às calcificações do CMV.[9-12]

Mediante a USG, é possível também realizar o diagnóstico e o acompanhamento do aspecto do líquido cefalorraquidiano (LCR) no interior dos ventrículos laterais, habitualmente anecogênico. Na vigência de processo infeccioso, o LCR assume um aspecto ecogênico, heterogêneo, podendo sugerir a presença de abscesso (Figura 50.1).

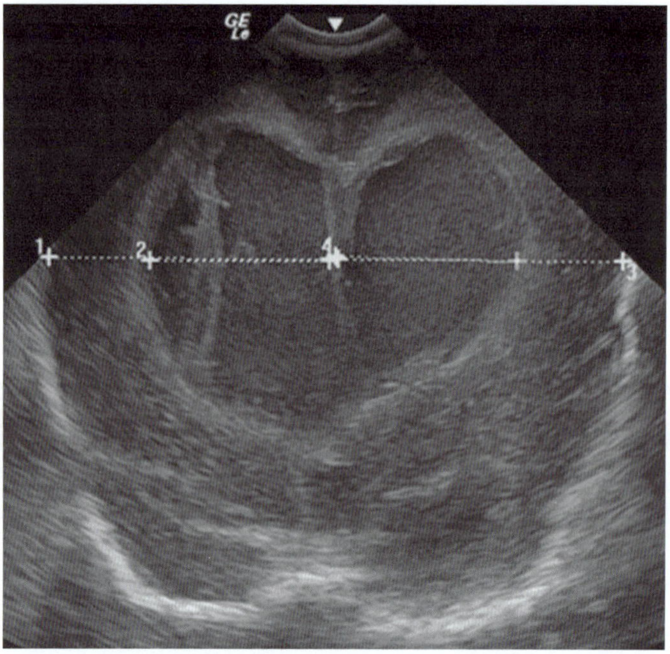

FIGURA 50.1 USG (abscesso). Ventrículos laterais dilatados, com paredes espessas, ecogênicas e irregulares, contendo material espesso e heterogêneo no interior, por infecção do cateter de derivação liquórica.
Fonte: Acervo da autoria do capítulo.

Toxoplasmose

É a segunda infecção cerebral mais comum entre as TORCH, causada por um parasita, o *Toxoplasma gondii*. O ser humano é um hospedeiro intermediário, sendo os meios mais frequentes de transmissão para a gestante, a ingestão de carne crua ou contato com fezes de gatos. O risco de infecção fetal é de 40% após a infecção materna, sendo que 80% a 90% dos fetos infectados são assintomáticos. Os fetos sintomáticos se apresentam, como principais sintomas sistêmicos, hepatoesplenomegalia, trombocitopenia, petéquias e coriorretinite (bilateral em 85% dos pacientes) e, como sintomas neurológicos, meningoencefalite, hidrocefalia e convulsões.

Os achados de imagem dependem principalmente da idade gestacional no momento da infecção:

- **Antes de 20 semanas:** hidrocefalia, porencefalia e calcificações.
- **De 20 a 30 semanas:** hidrocefalia e calcificações.
- **Após 30 semanas:** calcificações pequenas.

Esses achados podem ser observados pela USG, como descrito previamente, e mais bem avaliados à TC (no caso de calcificações) e à RM (no caso das malformações do desenvolvimento cortical e possíveis alterações da substância branca). Na TXP congênita, as malformações do desenvolvimento cortical são menos comuns que no CMV congênito, que as apresenta com maior frequência. As principais localizações das calcificações são: núcleos da base, regiões periventriculares, substância branca subcortical e região cortical (Figuras 50.2 a 50.4). Essas calcificações podem desaparecer após a terapia adequada.[5]

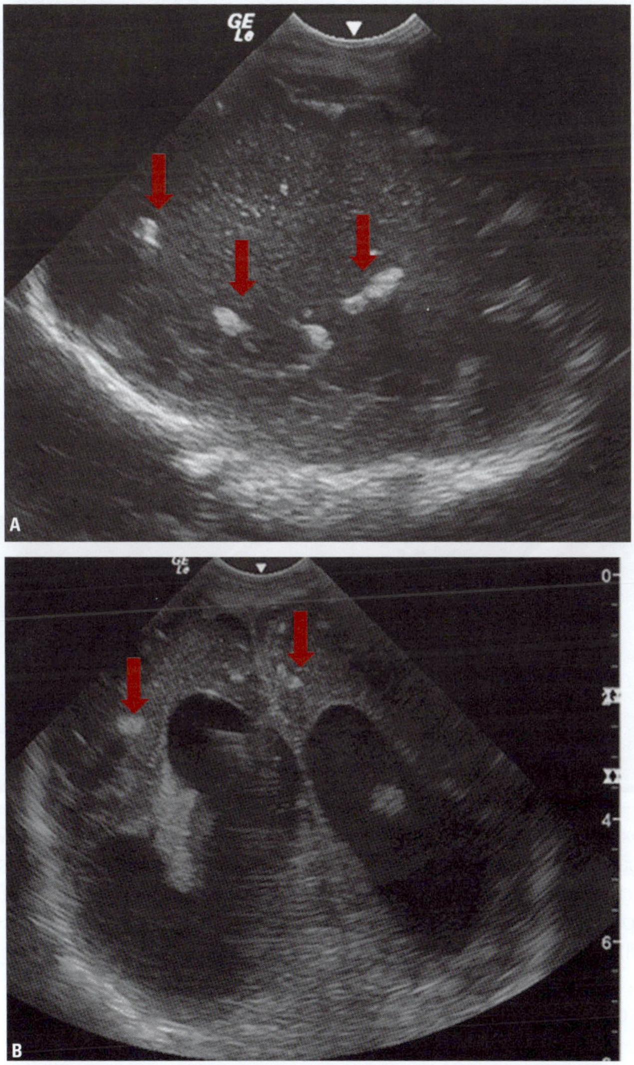

FIGURA 50.2 Toxoplasmose congênito. USG transfontanelar: múltiplos focos ecogênicos no parênquima cerebral, corticais e subcorticais (setas em **A** e **B**) e ventriculomegalia (**B**) em um recém-nascido com toxoplasmose.
Fonte: Acervo da autoria do capítulo.

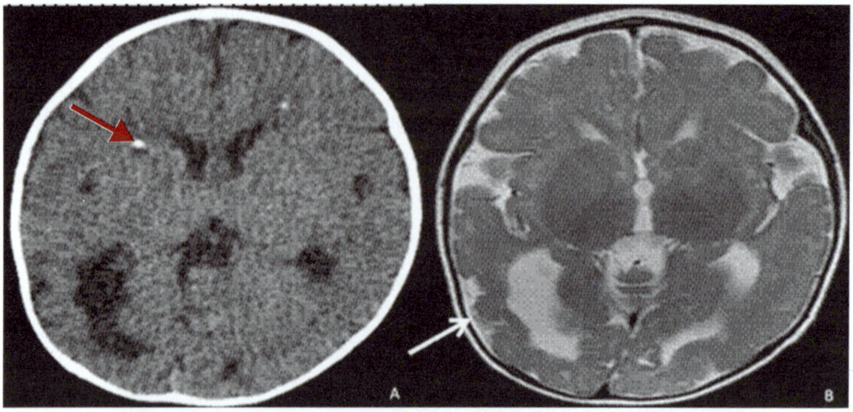

FIGURA 50.3 Toxoplasmose congênito. TC (**A**) e RM – sequência T2 (**B**): notam-se focos de alteração de atenuação/sinal da substância branca dos hemisférios cerebrais, mais evidentes e associados à redução volumétrica nas regiões periventriculares junto aos cornos posteriores dos ventrículos laterais, com dilatação ventricular, de aspecto compensatório (em **A** e **B**). Os focos de calcificação geralmente se apresentam esparsos pelo parênquima cerebral (como mostrado pela seta vermelha em **A**). Nesse caso, pode-se observar pequenas áreas de malformação do desenvolvimento cortical, caracterizadas por giros pequenos e agrupados (polimicrogiria) nas regiões temporais e occipitais (seta branca em **B**).
Fonte: Acervo da autoria do capítulo.

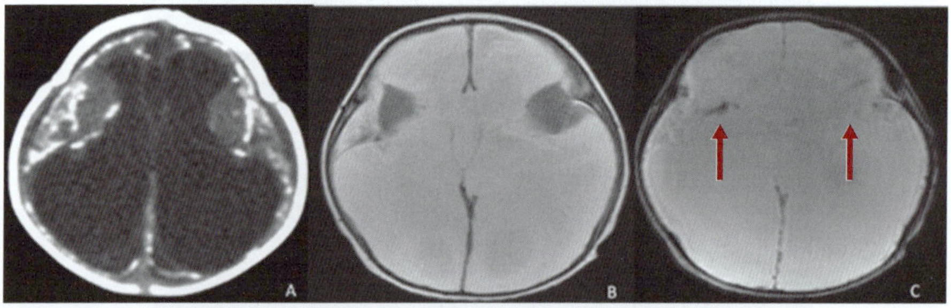

FIGURA 50.4 Toxoplasmose congênito. TC (**A**) e RM (sequências T2 em **B** e SWI em **C**): caso grave de infecção congênita com redução volumétrica, perda tecidual extensa e áreas glióticas, associada a múltiplos focos de calcificação esparsos pelo parênquima remanescente (focos hiperatenuantes em **A** e focos de baixo sinal na sequência de suscetibilidade magnética (SWI) em **C** (setas). Há acentuada dilatação do sistema ventricular, de aspecto compensatório.
FONTE: Acervo da autoria do capítulo.

Citomegalovírus

A primoinfecção ocorre em 2,2% das gestantes e em cerca de 40 mil RN ao ano, o que corresponde a cerca de 1% dos nascimentos. Desses RN infectados,

10% apresentam sintomas sistêmicos, como hepatoesplenomegalia, sendo que 6,5% a 13,5% deles podem apresentar déficits neurológicos, como microcefalia e alteração auditiva.[9,10]

Os achados de imagem dependem principalmente da idade gestacional no momento da infecção:

- **Antes de 18 semanas:** lisencefalia, hipoplasia cerebelar e dilatação ventricular; alteração da substância branca e calcificações (Figura 50.5).
- **De 18 a 24 semanas:** polimicrogiria, hipoplasia cerebelar e esquizencefalia (Figura 50.6).
- **Após 26 semanas:** alterações relacionadas a desmielinização e calcificações.

Cerca de 34% a 70% dos pacientes infectados com acometimento do SNC podem apresentar calcificações, geralmente grosseiras e com distribuição periventricular; 10% podem apresentar malformações do desenvolvimento cerebral (principalmente relacionadas a alterações migracionais); e 22% podem apresentar alterações na substância branca, geralmente de aspecto gliótico e multifocais.

A ressonância magnética fetal é capaz de mostrar alterações no SNC com mais sensibilidade que a ultrassonografia (92% *versus* 38%), o que pode influenciar no prognóstico dessas crianças.[11]

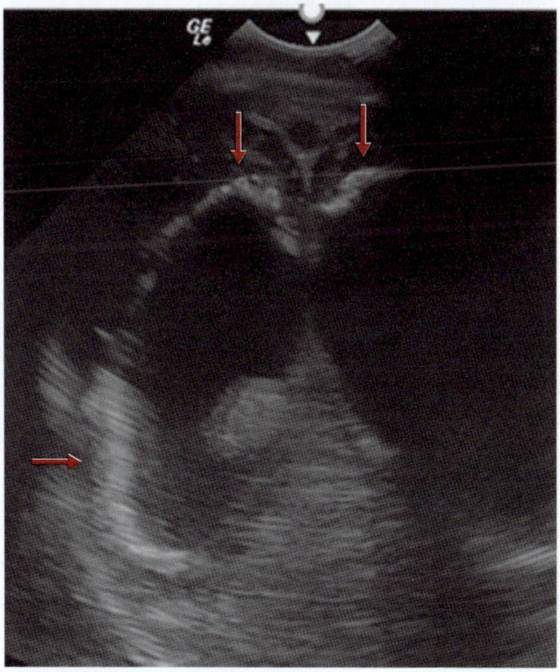

FIGURA 50.5 USG transfontanelas (CMV congênito). Ventrículos laterais dilatados, com paredes irregulares e calcificações grosseiras nas paredes (setas).
Fonte: Acervo da autoria do capítulo.

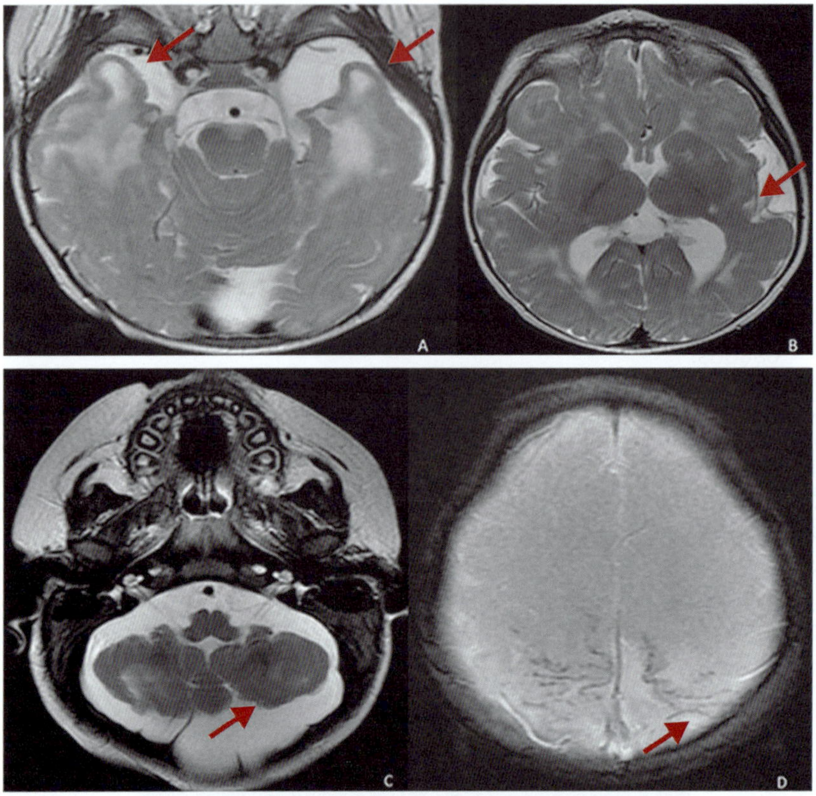

FIGURA 50.6 CMV congênito. RM (sequências T2 em **A** a **C** e SWI em **D**): presença de cistos temporais anteriores, achado típico de CMV congênito (setas vermelhas em **A**). Focos de alteração da substância branca dos hemisférios cerebrais, mais evidentes e associados à redução volumétrica nas regiões periventriculares junto aos cornos posteriores dos ventrículos laterais, com dilatação ventricular, de aspecto compensatório (**B**). Também se observa malformação do desenvolvimento cortical caracterizada por polimicrogiria perisylviana (seta vermelha em **B**), bem como sinais de displasia cortical e redução volumétrica dos hemisférios cerebelares (seta vermelha em **C**). Na sequência de suscetibilidade magnética (SWI em **D**), observam-se múltiplos focos de calcificação esparsos na região frontoparietal bilateral (seta).
Fonte: Acervo da autoria do capítulo.

Outras

Como outras infecções, serão abordados os vírus *Zika* e HIV. Existem relatos de transmissão congênita de Covid-19, porém sua atuação no SNC do feto ainda é controversa na literatura.

Zika

Com a epidemia de 2017, em razão das alterações catastróficas no SNC, que podem estar relacionadas à infecção congênita por *Zika virus*, houve uma comoção mundial quanto a essa doença. Sua transmissão ao feto ocorre via transplacentária e os principais achados neurológicos são: microcefalia, desproporção craniofacial, protuberância occipital, calcificações intracranianas e coriorretinite (Figura 50.7).[13]

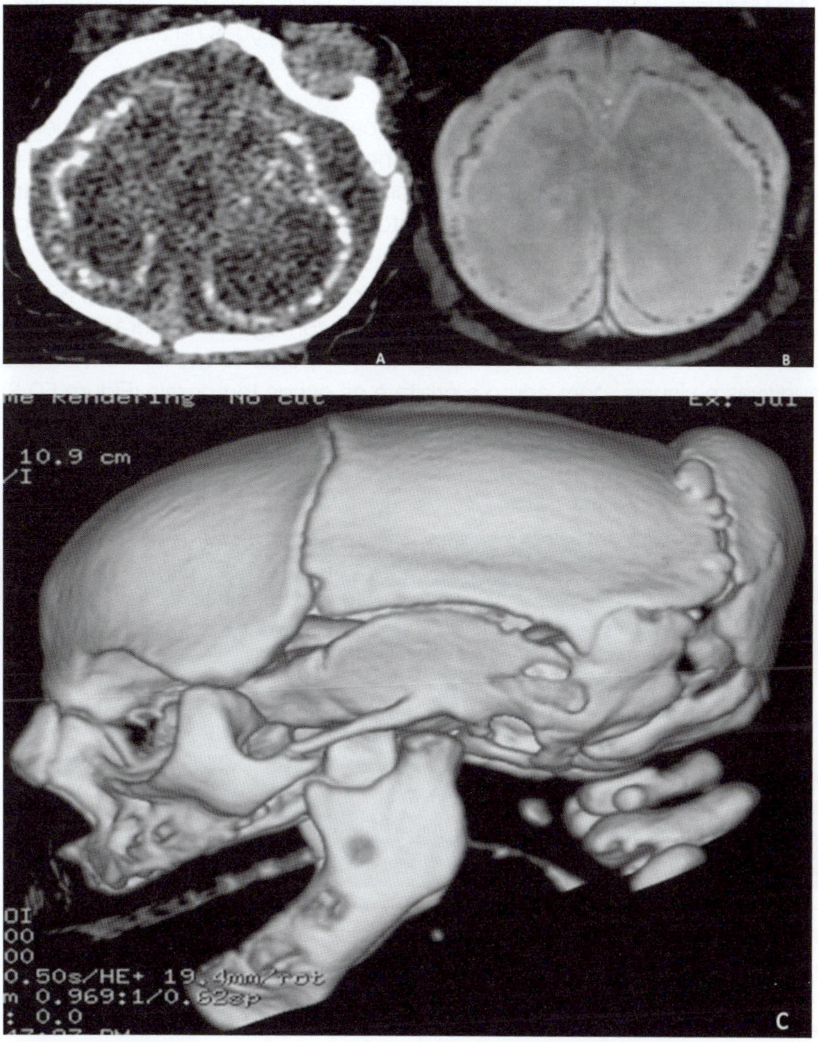

FIGURA 50.7 Zika. TC sem contraste (**A**) e sua reconstrução em 3D (**C**); RM sequência SWI (**B**): há microcefalia com perda tecidual e atrofia difusa do parênquima cerebral, com múltiplos focos de calcificação esparsos pelo parênquima cerebral remanescente, por vezes apresentando, nesse caso, uma distribuição predominantemente cortical. Notam-se focos de polimicrogiria e disgenesia do corpo caloso, bem como acentuada dilatação ventricular, de aspecto compensatório. Na reconstrução tridimensional da tomografia na janela óssea, pode-se observar protrusão occipital e cavalgamento parietoccipital.

Fonte: Acervo da autoria do capítulo.

Vírus da imunodeficiência humana

Cerca de 78% das crianças infectadas com o vírus da imunodeficiência humana (HIV) adquiriram a infecção por transmissão materna (intrauterina, periparto ou na amamentação). Os sintomas neurológicos usualmente surgem entre 2 meses e 5 anos de idade, relacionados a alterações no desenvolvimento neuropsicomotor. Os achados de imagem não são muito específicos, podendo-se observar atrofia cerebral, focos de calcificação nos núcleos da base e alterações na substância branca.[4]

Rubéola

A rubéola, como infecção congênita, é caracterizada pela tríade: doença cardíaca, catarata e surdez. Como sintomas neurológicos, pode-se observar microcefalia e impedimento mental. Com a vacina, houve uma redução importante no número de infecções congênitas; no entanto, até 20% dos fetos infectados podem apresentar meningoencefalite.[4]

Os principais achados de imagem são: focos de calcificação nos núcleos da base, regiões periventriculares e córtex; ventriculomegalia; e alterações na substância branca. Nesses casos, é sempre muito importante avaliar com cuidado as vias auditivas e visuais, bem como a órbita e os ossos temporais (Figura 50.8).

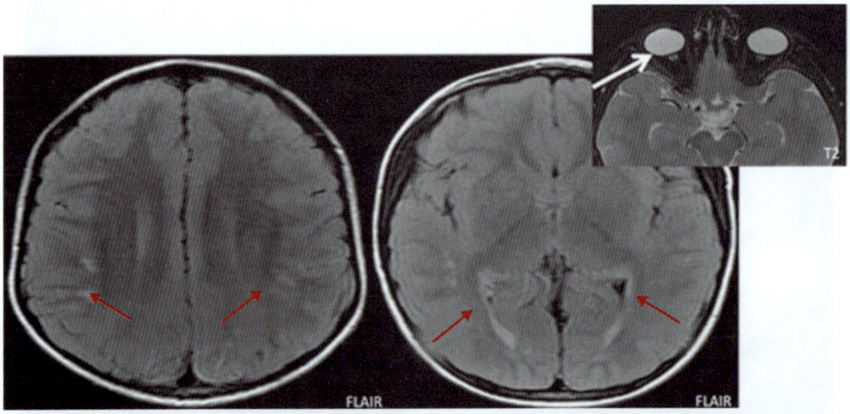

FIGURA 50.8 Rubéola congênito. RM com sequências FLAIR apresentando os focos de alteração de sinal na substância branca dos hemisférios cerebrais, de forma mais evidente nas regiões periventriculares (setas vermelhas); e sequência T2 mostrando microftalmia (seta branca). **Fonte:** Acervo da autoria do capítulo.

Herpes

A infecção congênita por herpes geralmente é catastrófica, em sua maioria ocorrendo por transmissão do HSV2 no canal de parto. Ocorre em cerca de 1 RN a cada 2 mil a 5 mil ao ano, com cerca de 30% dos RN infectados apresentando alterações no SNC e 80% não sobrevivendo à infecção.

Os principais achados de imagem são lesões multifocais na substância branca e cinzenta, com envolvimento dos lobos temporais e da substância cinzenta profunda, com focos hemorrágicos e infartos em áreas de fronteira vascular. Ocasionalmente, pode haver envolvimento do tronco encefálico e do cerebelo.[4]

Resumo e considerações gerais

Os achados de imagem sugestivos de infecções congênitas podem ser rastreados por USG e mais bem estudados por TC e RM, podendo-se observar focos de calcificação, alterações na substância branca, atrofia cerebral e dilatação ventricular. Para cada uma das TORCH, pode haver alguns achados sugestivos, como: cistos subcorticais temporais e focos de calcificação com distribuição predominantemente periventricular no CMV; calcificações esparsas e difusas na TXP; protuberância occipital e cavalgamento parietoccipital no *Zika*; bem como alterações oculares e auditivas na rubéola (especificados na Figura 50.9).

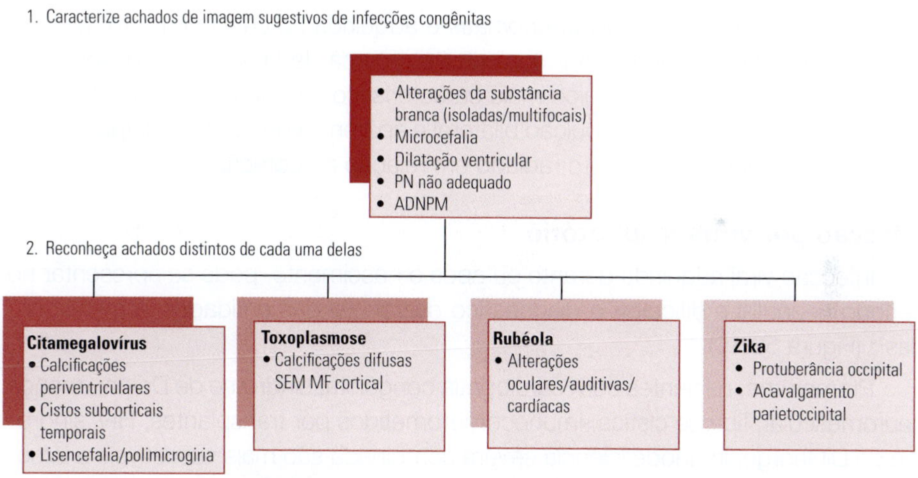

FIGURA 50.9 Resumo dos achados de imagem em infecções congênitas do sistema nervoso central: dicas.
Fonte: Elaborada pela autoria do capítulo.

Pulmões

Radiografia

A radiografia de tórax permanece como método central e, na maioria das vezes, é o primeiro exame na avaliação de diversas condições clínicas. As doenças que afetam o tórax neonatal têm significativa sobreposição nos aspectos radiográficos e até mesmo clínicos.[14] Por isso, a troca de informações entre o neonatologista e o radiologista é fundamental na interpretação eficiente dessas imagens. No presente capítulo, será dada ênfase às infecções e a seus diagnósticos diferenciais. Um fator importante relaciona-se à maturidade pulmonar, considerando-se a prematuridade e as afecções correlatas, como a Síndrome de Desconforto Respiratório (Doença das Membranas Hialina e Displasia Broncopulmonar).

Pneumonia bacteriana

Ocorre em menos de 1% dos neonatos e pode ser adquirida intraútero, durante o parto ou logo após. O fator de risco mais frequente é a ruptura prolongada das membranas. Alguns micro-organismos podem permear a placenta. *Streptococcus* do Grupo B é o agente causal mais frequente de pneumonia. Pode ser difícil diferenciar de doença das membranas hialina sob aspecto estritamente radiológico. O derrame pleural está associado à pneumonia em até 67% dos casos.

Outros agentes bacterianos podem produzir aspectos idênticos, que são opacidades de limites imprecisos, frequentemente de localização única.

Pneumonia por *Chlamydia*

A infecção por *Chlamydia trachomatis* é adquirida no canal de parto. Metade dos pacientes podem apresentar conjuntivite e cerca de 10% a 20% desenvolver pneumonia. O padrão radiológico mais característico são opacidades peribroncovasculares e lineares, de distribuição bilateral e aparência de "coração felpudo", por serem opacidades com aspecto radiado em relação ao coração.

Infecção por vírus respiratório

Infecção viral adquirida durante ou após o nascimento, pode se apresentar no período neonatal e dificultar o diagnóstico diferencial das entidades já mencionadas[14] (Figura 50.10).

Prematuros, pacientes com cardiopatia congênita, síndrome de Down, doença neuromuscular, fibrose cística, imunocomprometidos por transplantes, HIV, síndrome de DiGeorge, imunodeficiência severa combinada são mais suscetíveis à infecção de vírus respiratório. O diagnóstico é realizado por PCR dos principais vírus respiratórios: rinovírus humano, *influenza* A e B, adenovírus, metapneumovírus, *parainfluenza*, coronavírus e, mais importante, vírus sincicial respiratório (VSR). O VSR facilita a infecção por *Pseudomonas aeruginosa* secundário.

A infecção por adenovírus pode ser grave, resultando em sequelas, como as de bronquiolite obliterante e síndrome de Swyer-James.

SARS-CoV-2

Não há indicação de realização de raio X de tórax em crianças imunocompetentes com quadro leve, mas sim em quadro moderado/grave ou na presença de comorbidade ou imunodeficiência, bem como no controle evolutivo desses pacientes.

A grande maioria dos RN de mães infectadas com Covid é assintomático, ou seus sintomas estão mais comumente relacionados a doenças inerentes à faixa etária.[15]

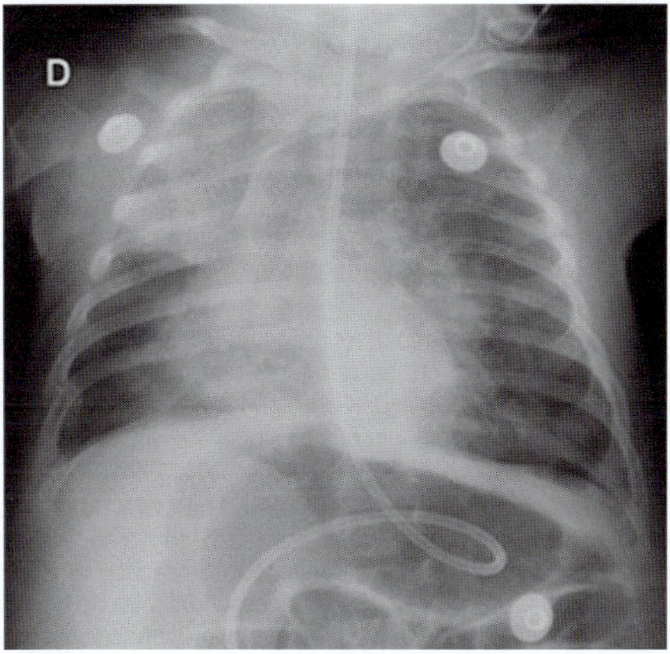

FIGURA 50.10 Raio X (pneumonia por múltiplos agentes). Extensa consolidação acometendo os lobos superior e médio à direita e lobo inferior esquerdo..
Fonte: Acervo da autoria do capítulo.

Diversos estudos têm demonstrado que o raio X de tórax pode ser normal, principalmente nas fases iniciais ou leves. Os achados mais comuns descritos são: opacidades em vidro fosco, espessamento peribrônquico, consolidação e ingurgitamento vascular, geralmente bilateral, periférico e em lobos inferiores, exceto consolidação, que pode ser frequentemente unilateral.[16,17] O espessamento peribrônquico, apesar de ser o achado mais comum, também é o mais inespecífico, não sendo útil para diferenciar de outras infecções pulmonares. Outros achados frequentes incluem derrame pleural e opacidades lineares. Em caso de piora ou resposta não satisfatória ao tratamento clínico, a tomografia computadorizada poderá ser indicada.

Tuberculose no neonato

É a infecção mundial mais comum, com cerca de 1 milhão de casos por ano, representando o maior número de infecção na gravidez e, portanto, infecção perinatal. A transmissão vertical via placentária é rara. A sua transmissão geralmente se dá por inalação de gotículas, que atingem a via aérea distal e podem disseminar-se por macrófagos, linfonodos e pela via hematogênica, sendo os locais mais frequentes de acometimento: linfonodos, fígado, baço, meninge e ossos.

O raio X de tórax é inicialmente normal. Após a disseminação, ocorre o padrão miliar, com adenopatia, atelectasia segmentar ou pneumonia lobar.

Ultrassonografia

A USG é um método de imagem consagrado no diagnóstico das afecções pulmonares, incluindo a pneumonia e suas complicações. Tem papel relevante, principalmente na faixa pediátrica, graças à ausência de radiação e à facilidade de realização, além de não necessitar de qualquer tipo de sedação em nenhuma faixa etária. O seu uso em pediatria é favorecido pelas características anatômicas ósseas do tórax, que é menos ossificado em relação ao do adulto e com espessura menor da musculatura e do tecido adiposo, facilitando a caracterização da superfície pulmonar. Com o avançar da idade, o aumento da ossificação reduz as janelas acústicas para a avaliação do tórax.[18]

Na neonatologia, a USG tem sido utilizada na avaliação de patologias pulmonares, algumas inerentes ao período neonatal, como: síndrome do desconforto respiratório (SDR), taquipneia transitória do recém-nascido (TTRN), displasia broncopulmonar (DBP), síndrome da aspiração meconial (SAM), pneumonias, hemorragias pulmonares, pneumotórax, atelectasias e efusões pulmonares.[19,20]

A sua importância se tornou mais evidente na pandemia da Covid-19, principalmente pela possibilidade de realização à beira leito, sem a necessidade de transportar o paciente, por vezes em estado grave, com limitação de mobilização entre os setores, além de reduzir a exposição desnecessária dentro do hospital pelo risco de contágio. As características do acometimento pulmonar do vírus, que predomina na periferia, tornaram-se vantajosas ao método, cujo acesso é através da parede torácica e que tem se mostrado mais sensível do que a radiografia de tórax.[19,21]

Estudos sistemáticos têm demonstrado alta sensibilidade e especificidade da USG (94% a 97% e 87% a 96%, respectivamente) no diagnóstico das pneumonias, em comparação ao raio X (87% a 90% e 94% a 98%, respectivamente);[19] e, em alguns trabalhos, demonstram resultados melhores da USG em relação ao raio X.[22] Apesar desses estudos, a USG ainda não foi implementada como método de diagnóstico oficialmente, substituindo o raio X, pois apresenta algumas limitações. Consolidações em localizações mais profundas que não se estendem até a pleura e apresentam aeração normal ao seu redor (região peri-hilar, p. ex.) e regiões de acesso limitado pelas estruturas ósseas (p. ex., retroescapular, retroclavicular e glenoumeral) podem não ser diagnosticadas. Há ainda a discussão sobre o significado clínico das consolidações subpleurais menores que 1 cm, pois elas podem estar presentes em pacientes assintomáticos, sendo caracterizadas incidentalmente.[19]

Cabe lembrar que o timo apresenta dimensões maiores no período neonatal e nos lactentes quando comparado ao de crianças mais velhas e adultos. Essa característica pode mimetizar consolidações pulmonares na radiografia de tórax, facilmente identificáveis à USG.

À USG, as pneumonias apresentam alguns padrões, podendo ser desde aumento das linhas B, linhas B confluentes, consolidações com áreas de aspecto sólido hipoecogênicas subpleurais ou extensas, com broncogramas aéreos (formações ecogênicas lineares em seu interior) ou líquidos de permeio.[23] Alguns achados podem sugerir sua provável etiologia (viral, bacteriana, SARS-CoV-2 ou bronquiolite), porém nem sempre será possível chegar ao diagnóstico definitivo, em razão da superposição de achados[19,24,25] (Quadro 50.2). Consolidação focal, geralmente extensa, e broncogramas aéreos associados a derrame pleural são sugestivos de pneumonia bacteriana, enquanto consolidações subcentimétricas, subpleurais, bilaterais, associadas a linhas B múltiplas ou confluentes, são mais sugestivas de infecção viral (Quadro 50.2).

Para a avaliação do paciente com Covid, o exame idealmente deve incluir 6 regiões pulmonares de cada lado, através da parede torácica anterior, lateral e posterior, sendo nos quadrantes superior e inferior em cada região, totalizando 12 regiões em um exame completo. Os padrões mais comumente vistos são: múltiplas linhas B, linhas B confluentes, irregularidade pleural, consolidação subpleural, consolidação e "pulmão branco". Na SARS-CoV-2, a ultrassonografia é variável, apresentando desde pequenas consolidações até consolidações pulmonares mais extensas (Figura 50.11), com a caracterização de pulmão hipoecogênico, com broncogramas aéreos de permeio, que são vistos como linhas ecogênicas de permeio ao pulmão consolidado. As alterações de imagens pulmonares podem estar presentes em RN assintomáticos; e sintomas clínicos respiratórios podem estar relacionados a doenças inerentes à faixa etária, como a taquipneia transitória do RN (Figura 50.12) e a síndrome do desconforto do respiratório, e não relacionados ao Covid propriamente dito.[26] O sinal ultrassonográfico de derrame pleural não é habitualmente observado no Covid.[5] Esse aspecto variado deve ser correlacionado à clínica, pois as imagens ultrassonográficas podem mostrar alterações extensas em RN assintomático.

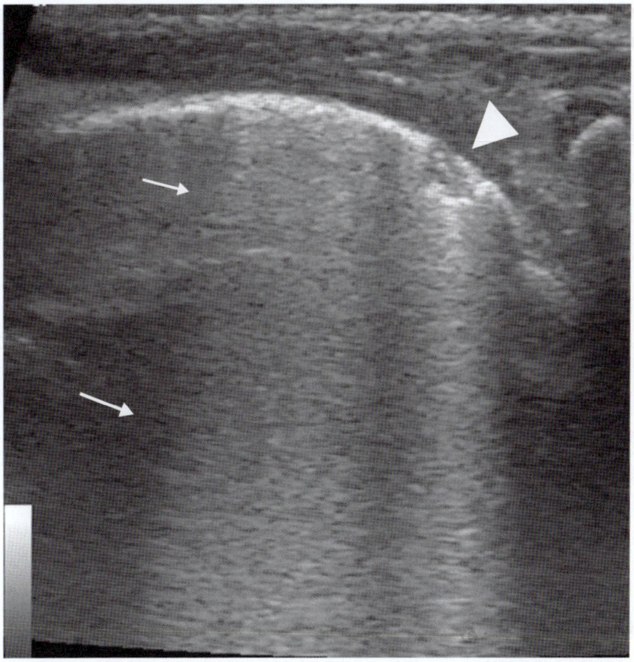

FIGURA 50.11 RN com Covid positivo, assintomático. Presença de espessamento e irregularidade pleural com múltiplas linhas B confluentes (setas) e consolidação subpleural (ponta de seta).
Fonte: Acervo da autoria do capítulo.

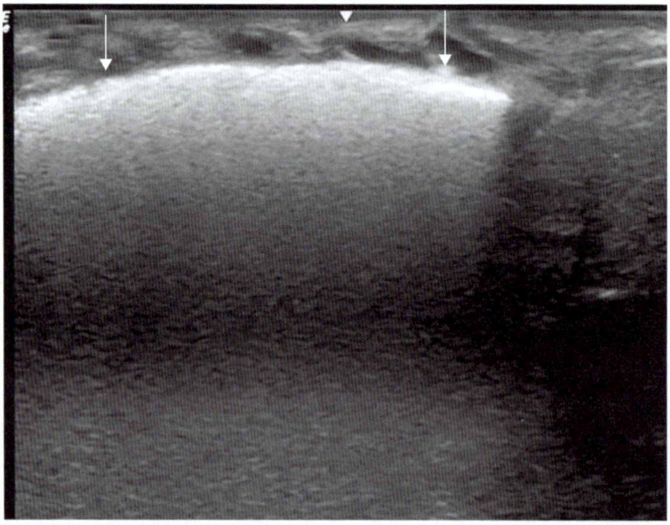

FIGURA 50.12 Pulmão difusamente ecogênico (setas), sem linhas A, observado na taquipneia transitória do recém-nascido, Covid +.
Fonte: Acervo da autoria do capítulo.

Quadro 50.2 Principais achados na USG das infecções pulmonares.				
	PN bacteriana	**PN viral**	**SARS-CoV-2**	**Bronquiolite**
Distribuição mais prevalente	Focal, posterior	Difusa	Posterior/lateral inicialmente, múltiplas	Difusa
Linha pleural	Irregular, adjacente a consolidação	Irregular, espessa	Irregular, espessa	Irregular, espessa
Parênquima	Linhas B discretas; broncograma aéreo	Linhas B confluentes	Linhas B confluentes; pode haver broncograma aéreo	Linhas B múltiplas e/ou confluentes; pode haver broncograma aéreo
Consolidação	Consolidação (hepatização)	Consolidação subcentimétrica	Consolidação subpleural	Consolidação subpleural
Derrame pleural	Comum	Raro, pequeno	Raro	Raro

Fonte: Adaptado de Dietrich et al., 2021;[19] e Kharasch et al., 2020.[24]

Abdome

Enterocolite necrosante

Enterocolite necrosante é uma doença inflamatória intestinal grave da prematuridade, com grande potencial de complicações, e permanece uma das principais causas de morbimortalidade entre os prematuros, apesar dos avanços em Neonatologia. Afeta mais de 10% dos RN com idade gestacional inferior a 28 semanas, com taxas de mortalidade maiores quanto mais prematura for a criança, com pior prognóstico quanto mais tardio o diagnóstico.[27]

A presença de inflamação intestinal pode desencadear necrose e perfuração nos casos graves que, quando não tratada adequadamente, resulta em óbito.[28]

Sua etiologia ainda não está totalmente elucidada, entretanto já são conhecidos alguns fatores predisponentes, como prematuridade e alimentação enteral.

Acomete principalmente o íleo e o cólon e habitualmente a suspeita clínica é confirmada pela radiografia simples de abdome.[28]

Os sinais radiográficos habitualmente observados são: *Pneumatosis intestinalis* (Figura 50.13), com gás na parede intestinal; gás portal de situação centrífuga no fígado e pneumoperitônio no caso de perfuração. Pode ser observada também distensão das alças intestinais, entretanto esse sinal não é específico para enterocolite necrosante.

A classificação radiográfica mais utilizada para estadiar a doença é o estadiamento modificado de Bell:

- **Estágio I:** suspeito.
- **Estágio II:** definitivo (dilatação, íleo, gás, ascite).
- **Estágio III:** avançado/cirúrgico = pneumoperitônio.

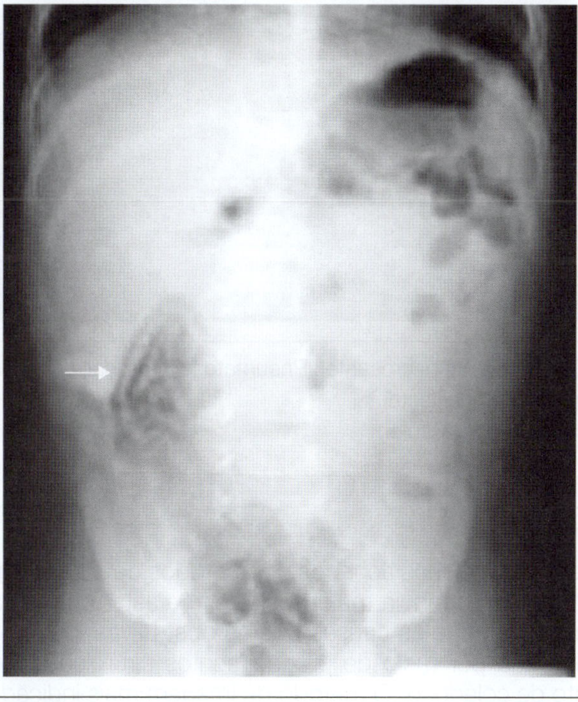

FIGURA 50.13 Raio X (enterocolite necrosante). Pneumatose intestinal, com ar delineando a parede do ceco e cólon ascendente (seta).
Fonte: Acervo da autoria do capítulo.

Atualmente, têm sido publicados muitos trabalhos sobre a importância da USG para esse diagnóstico, porém seu uso na prática diária ainda é relativamente pequeno, podendo estar relacionado à operador-dependência, à qualidade dos equipamentos disponíveis na realização do exame e às condições clínicas do paciente, favorecendo ou limitando a realização do exame, como no paciente em uso de ventilação mecânica.[28]

Alguns sinais ultrassonográficos têm sido descritos, a depender da gravidade da doença, como presença de gás na parede intestinal (Figura 50.14), aumento na vascularização da parede intestinal, presença de gás no sistema portal (Figura 50.15), ausência de peristalse e, nos casos de perfuração, presença de líquido livre e/ou gás na cavidade abdominal, fator que está relacionado a maior gravidade.[29]

Apesar de alguns trabalhos citarem baixa sensibilidade e especificidade do método para esse diagnóstico, o uso da USG permite a caracterização de alterações não visíveis à radiografia de abdome, como perda da peristalse intestinal, presença de pequena quantidade de líquido livre (o que pode ocorrer nas perfurações recentes) e afilamento da parede intestinal, muitas vezes auxiliando o clínico no diagnóstico precoce da afecção.[29,30]

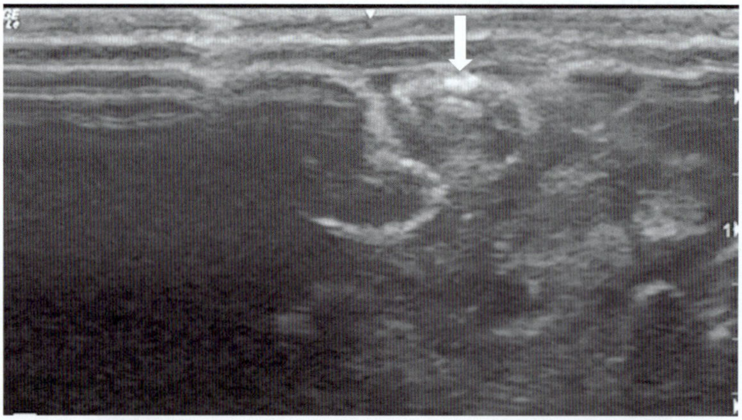

FIGURA 50.14 USG (enterocolite necrosante). Pneumatose intestinal, caracterizada por focos ecogênicos na parede intestinal (seta).
Fonte: Acervo da autoria do capítulo.

Hepatite neonatal

Nas hepatites neonatais, os achados por métodos de imagem geralmente são inespecíficos e a sua importância maior reside em afastar outras causas de icterícia neonatal, principalmente as causas biliares obstrutivas, que podem ter o seu prognóstico melhorado por meio de procedimentos cirúrgicos, como atresia de vias biliares e cisto de colédoco. O método de imagem mais indicado é a ultrassonografia, que pode ser desde normal até mostrar achados sugestivos de hepatite, como hepatomegalia, redução difusa da ecogenicidade com proeminência dos vasos (aspecto conhecido como "céu estrelado").

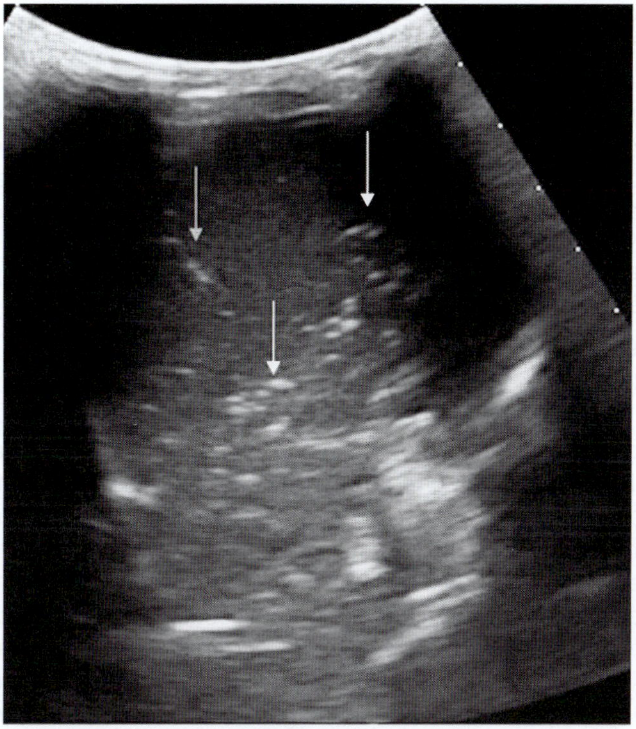

FIGURA 50.15 USG (enterocolite necrosante). Aeroportia, com focos ecogênicos no sistema venoso portal do fígado (setas).
Fonte: Acervo da autoria do capítulo.

Abscesso hepático

Abscesso hepático é uma condição infrequente no período neonatal, porém potencialmente fatal, em decorrência da dificuldade no diagnóstico e no tratamento. Fatores predisponentes são prematuridade, baixo peso ao nascimento, sepse, cateterização umbilical e enterocolite necrosante, entre outros. Os agentes etiológicos podem ser diversos, incluindo *Staphylococcus aureus*, pseudomonas aeruginosa, enterobacter, *Candida albicans* e *Klebsiella*.[31,32] O exame inicial de escolha é a USG. O aspecto pode ser variável, desde uma área heterogênea imprecisa até formação com paredes espessas e área cística/necrose central. Quando o diagnóstico não for definido pela USG, um método axial é indicado, podendo ser TC ou RM, avaliando fatores de risco/benefício, como necessidade de anestesia e radiação.[33]

Infecção urinária

Um dos objetivos mais importantes dos métodos de imagem nas infecções urinárias na fase aguda é descartar presença de pielonefrite e abscessos renais, além de detectar causas associadas a infecções, como dilatação congênita das vias urinárias e outras malformações. A USG é o método de escolha na avaliação inicial.

Os achados que podem sugerir a presença de uma pielonefrite são: aumento difuso das dimensões e ecogenicidade do rim, áreas focais hipoecogênicas, unilaterais ou bilaterais, sem fluxo vascular ao Doppler colorido. Na presença de uma hidronefrose, é importante definir se existe uma provável causa obstrutiva e o seu nível, a fim de diferenciar entre estenoses da junção pieloureteral (JUP), vesicoureteral (JUV) ou uretral (válvula de uretra posterior). Para tanto, a análise da espessura da parede vesical é mandatória, lembrando-se de que eventualmente a parede vesical poderá estar espessada, por uma condição inflamatória/infecciosa. A análise do conteúdo nas vias urinárias também é importante, a fim de descartar uma pionefrose. Embora a USG possa detectar sinais indiretos de infecção urinária, a definição da sua etiologia é muito difícil.

SARS-CoV, alterações que possam ser detectadas ao USG são extremamente infrequentes. Quando presentes, alguns autores citam a presença de formação ecogênica ("bola de fungos"), sem artefato acústico, habitualmente na junção ureteropiélica.[34] Entretanto, é importante salientar que esse sinal não é patognomônico para infecção fúngica, cujo aspecto é semelhante nos coágulos sanguíneos, cálculos urinários radioluscentes.[35] A presença da "bola de fungo" deve ser questionada nos casos de sepse persistente sem melhora com o tratamento habitual com antifúngicos, podendo a USG ser útil nesse diagnóstico. Raramente a retirada cirúrgica da "bola de fungo" pode ser necessária.[36] E, apesar da baixa incidência de "bolas de fungo", o atraso no seu diagnóstico pode ter consequências graves. O uso da USG, por se tratar de um método de imagem não invasivo e com relativo baixo custo, ainda é necessário para esse diagnóstico.[37]

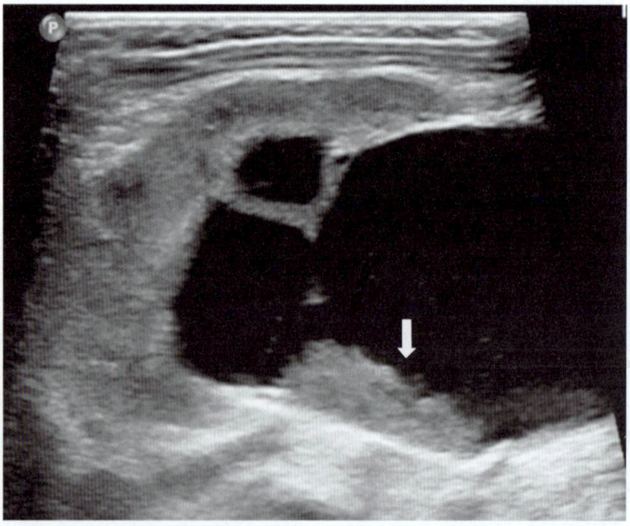

FIGURA 50.16 USG (infecção por *Candida*). Acentuada dilatação pielocalicinal com conteúdo ecogênico amorfo (seta) no seu interior.
Fonte: Acervo da autoria do capítulo.

Infecção musculoesquelética

A infecção óssea é devastadora no grupo pediátrico. A patogênese da osteomielite na população pediátrica é específica, pois, na sua maioria, é secundária à disseminação hematogênica, com início na região metafisária após episódio transitório de bacteremia.

A osteomielite envolve mais frequentemente as regiões de maior crescimento dos ossos longos, sendo a metáfise ou a metaepífise o local mais comum de osteomielite na infância, o que se atribui à peculiaridade da vasculatura metafisária com fluxo lento em veias sinusoidais. Até os 12 a 18 meses de vida, as vasculaturas da metáfise e da epífise se comunicam diretamente através da placa de crescimento, permitindo livre comprometimento epifisário e o atingimento da articulação simultaneamente. Após os 18 meses, as circulações meta e epifisária serão independentes.

Na avaliação diagnóstica por imagem, a radiografia convencional é recomendável como primeira linha no diagnóstico e na evolução de casos suspeitos de osteomielite. O papel mais importante da radiografia inicial é detectar causas alternativas dos sintomas, como trauma ou lesão agressiva maligna. Os achados radiológicos ósseos surgem 1 ou 2 semanas após o início dos sintomas e quando há perda de aproximadamente 33% do osso mineral. O achado clássico é de lesão osteolítica de padrão permeativo, com ou sem reação periosteal.[38]

A USG pode demonstrar edema no tecido de partes moles, líquido subperiosteal e complicações como trombose venosa profunda. É ideal para avaliação superficial de infecção de partes moles e artrites sépticas, além de guiar a aspiração para o diagnóstico definitivo e drenagem de líquido.

A imagem por ressonância magnética tem maior sensibilidade e especificidade para o diagnóstico das infecções do músculo esquelético e complicações associadas. Essa escolha vai depender muito do grupo etário e da disponibilidade dos métodos. A RM tem 97% de sensibilidade para o diagnóstico de osteomielite aguda, comparável à cintilografia óssea, com superior resolução espacial e especificidade.

A TC apresenta benefício limitado no contexto de infecção óssea na fase aguda, porém é relevante para caracterização de sequestro ósseo, lise cortical e gás intraósseo.[38]

Artrite séptica

Artrite séptica é a artropatia secundária à infecção intra-articular.

A USG é mais útil na avaliação da artrite séptica do que na osteomielite, porém não distingue se o líquido articular está infectado ou não (Figura 50.17).

A radiografia convencional pode excluir outras patologias ósseas e demonstrar o alargamento do espaço articular e o abaulamento das partes moles circunjacentes.

A TC e a RM têm menor utilização nessa faixa etária, principalmente por causa da radiação (TC) e da necessidade de anestesia (RM).

Algumas situações clínicas são relevantes no grupo pediátrico, como sinovite transitória, especialmente no quadril.[39]

Quando não realizado ou postergado o diagnóstico, pode haver graves sequelas ósseas, como deformidades com encurtamentos significativos dos membros, apresentando-se alterações radiológicas que podem até ser confundidas com doença displásica (Figura 50.18). Em casos graves de meningococemia, pode-se observar também a amputação de falanges.

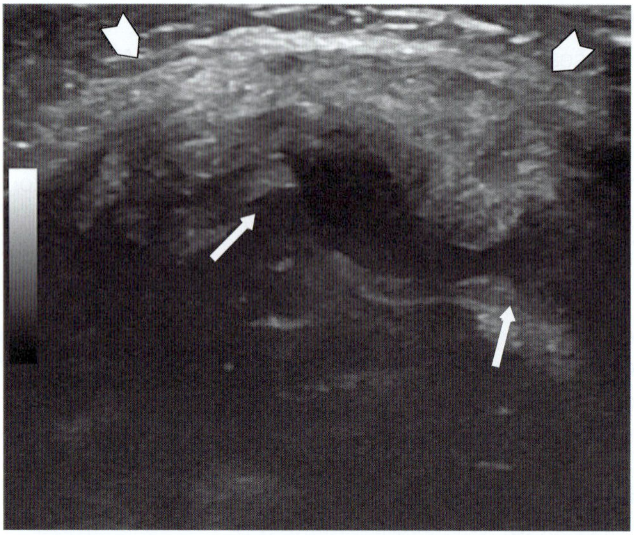

FIGURA 50.17 USG (sífilis congênita). Com acometimento osteoarticular: USG: derrame articular, sinovite e processo inflamatório de tecidos adjacentes.
Fonte: Acervo da autoria do capítulo.

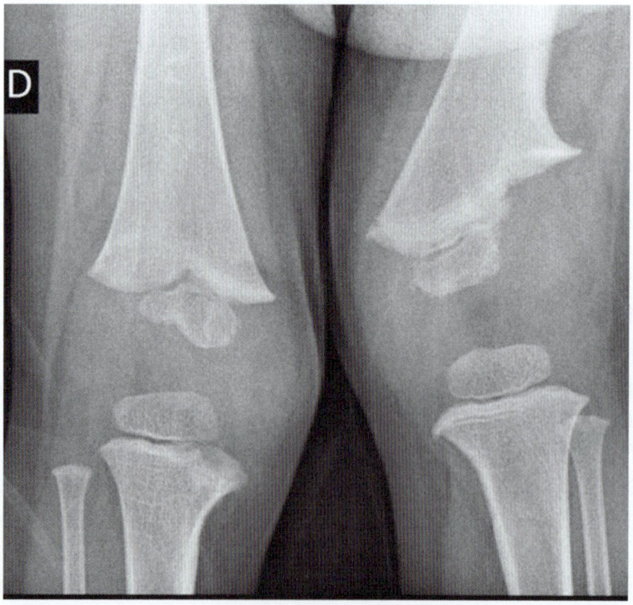

FIGURA 50.18 Sequela de osteomielite por septicemia. Raio X: deformidade em valgo, acometimento da metáfise distal femoral bilateral com esclerose à esquerda e encurtamento do membro. Osteólise metafisária/placa fisária medial da tíbia direita. Tíbia esquerda sem alterações significativas.
Fonte: Acervo da autoria do capítulo.

Sífilis

A sífilis congênita é um importante problema de saúde pública no Brasil. Sua epidemiologia, sua etiopatogenia e os aspectos relacionados a seu quadro clínico e diagnóstico estão pormenorizados no capítulo 19 deste livro.

Em fetos acometidos por sífilis durante a gestação, foram descritos achados como hepatomegalia, ascite, polidrâmnio, alteração da artéria cerebral média e placentomegalia à USG, os quais apresentaram regressão após o tratamento. Apesar da regressão das alterações com o tratamento, observou-se também maior incidência de sífilis congênita pós-natal em fetos acometidos durante a gestação, sendo a hepatomegalia o achado mais comum.[40]

A investigação diagnóstica por imagem em RN de mães com sífilis inclui radiografias dos ossos longos e, se necessário, USG das articulações, se houver suspeita de acometimento articular (Figura 50.17).

Os achados radiológicos são:

- Lesão óssea com osteocondrite e periostite (Figura 50.19).
- Fraturas subepifisárias e epifisiolistese.
- Pseudoparalisia de Parrot.
- Hepatoesplenomegalia.

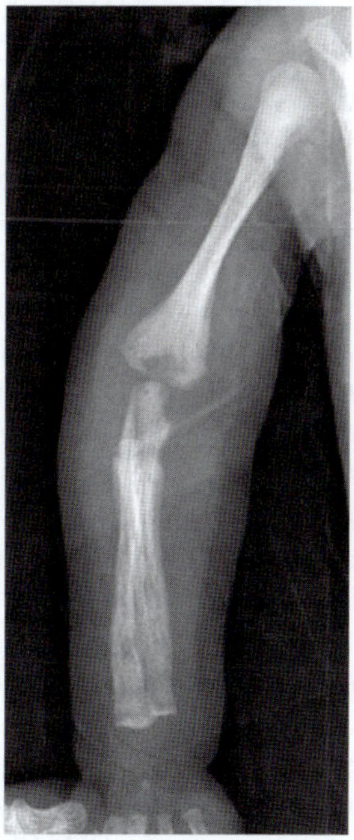

FIGURA 50.19 Raio X (membro superior direito): sífilis congênita. Lesão lítica permeativa envolvendo o úmero distal, rádio e ulna, com remodelagem óssea por espessamento cortical e reação periosteal.
Fonte: Acervo da autoria do capítulo.

Conclusões

Agentes infecciosos atuam no desenvolvimento dos fetos e recém-nascidos, e o diagnóstico precoce é fundamental, pois o atraso no tratamento pode ter consequências devastadoras, acarretando deficiências em múltiplos órgãos, assim como deformidades musculoesqueléticas, incluindo amputações de extremidades.

Referências bibliográficas

1. Willis C, Slovis T. The ALARA concept in pediatric CR and DR: dose reduction in pediatric radiographic exams: a white paper conference. AJR Am J Roentgenol. 2005;184(2):373-4.
2. Tschauner S, Zellner M, Pistorius S, Gnannt R, Schraner T, Kellenberger CJ. Ultra-low--dose lung multidetector computed tomography in children: approaching 0.2 millisievert. Eur J Radiol. 2021;139:109699.
3. Barkovich MJ, Xu D, Desikan RS, Williams C, Barkovich AJ. Pediatric neuro MRI: tricks to minimize sedation. Pediatr Radiol. 2018;48(1):50-5.
4. Neuberger I, Garcia J, Meyers ML, Feygin T, Bulas DI, Mirsky DM. Imaging of congenital central nervous system infections. Pediatr Radiol. 2018;48(4):513-23.
5. Arbelaez A, Restrepo F, Davila J, Castillo M. Congenital brain infections. Top Magn Reson Imaging. 2014;23(3):165-72.
6. Bale JF. Congenital infections. Neurol Clin. 2002;20(4):1039-60, vii.
7. Gonçalves FG, Caschera L, Teixeira SR, Viaene AN, Pinelli L, Mankad K et al. Intracranial calcifications in childhood: Part 1. Pediatr Radiol. 2020;50(10):1424-47.
8. Gonçalves FG, Caschera L, Teixeira SR, Viaene AN, Pinelli L, Mankad K et al. Intracranial calcifications in childhood: Part 2. Pediatr Radiol. 2020;50(10):1448-75.
9. Diogo MC, Glatter S, Binder J, Kiss H, Prayer D. The MRI spectrum of congenital cytomegalovirus infection. Prenat Diagn. 2020;40(1):110-24.
10. Fink KR, Thapa MM, Ishak GE, Pruthi S. Neuroimaging of pediatric central nervous system cytomegalovirus infection. Radiographics. 2010;30(7):1779-96.
11. Doneda C, Parazzini C, Righini A, Rustico M, Tassis B, Fabbri E et al. Early cerebral lesions in cytomegalovirus infection: prenatal MR imaging. Radiology. 2010;255(2):613-21.
12. Barkovich AJ, Lindan CE. Congenital cytomegalovirus infection of the brain: imaging analysis and embryologic considerations. AJNR Am J Neuroradiol. 1994;15(4):703-15.
13. Vasco Aragao MF, van der Linden V, Brainer-Lima AM, Coeli RR, Rocha MA, Sobral da Silva P et al. Clinical features and neuroimaging (CT and MRI) findings in presumed Zika virus related congenital infection and microcephaly: retrospective case series study. BMJ. 2016;353:i1901.
14. Cleveland RH. A radiologic update on medical diseases of the newborn chest. Pediatr Radiol. 1995;25(8):631-7.
15. Rao SPN, Minckas N, Medvedev MM, Gathara D, Y N P, Estifanos AS et al. Small and sick newborn care during the Covid-19 pandemic: global survey and thematic analysis of healthcare providers' voices and experiences. BMJ Glob Health. 2021;6(3):e004347.
16. Desoky SM, Andronikou S, Brody AS, Hirsch FW. Re: International Expert Consensus Statement on Chest Imaging in Pediatric Covid-19 Patient Management: imaging findings, imaging study reporting and imaging study recommendations. Radiol Cardiothorac Imaging. 2020;2(3):e200305.

17. Katal S, Johnston SK, Johnston JH, Gholamrezanezhad A. Imaging findings of SARS-CoV-2 infection in pediatrics: a systematic review of Coronavirus Disease 2019 (Covid-19) in 850 patients. Acad Radiol. 2020;27(11):1608-21.
18. Rea G, Sperandeo M, Di Serafino M, Vallone G, Tomà P. Neonatal and pediatric thoracic ultrasonography. J Ultrasound. 2019.
19. Dietrich CF, Buda N, Ciuca IM, Dong Y, Fang C, Feldkamp A et al. Lung ultrasound in children, WFUMB review paper (part 2). Med Ultrason. 2021.
20. Fei Q, Lin Y, Yuan TM. Lung ultrasound, a better choice for neonatal pneumothorax: a systematic review and meta-analysis. Ultrasound Med Biol. 2021;47(3):359-69.
21. Ammirabile A, Buonsenso D, Di Mauro A. Lung ultrasound in pediatrics and neonatology: an update. Healthcare (Basel). 2021;9(8).
22. Liu J, Lovrenski J, Ye Hlaing A, Kurepa D. Neonatal lung diseases: lung ultrasound or chest x-ray. J Matern Fetal Neonatal Med. 2021;34(7):1177-82.
23. Singh Y, Tissot C, Fraga MV, Yousef N, Cortes RG, Lopez J et al. International evidence-based guidelines on Point of Care Ultrasound (POCUS) for critically ill neonates and children issued by the POCUS Working Group of the European Society of Paediatric and Neonatal Intensive Care (ESPNIC). Crit Care. 2020;24(1):65.
24. Kharasch S, Duggan NM, Cohen AR, Shokoohi H. Lung ultrasound in children with respiratory tract infections: viral, bacterial or Covid-19? A narrative review. Open Access Emerg Med. 2020;12:275-85.
25. Malla D, Rathi V, Gomber S, Upreti L. Can lung ultrasound differentiate between bacterial and viral pneumonia in children? J Clin Ultrasound. 2021;49(2):91-100.
26. Matsuoka MW, da Rocha SMS, Gibelli MABC, Nicolau CM, de Carvalho WB, Suzuki L. Use of lung ultrasound in neonates during the Covid-19 pandemic. Radiol Bras. 2020;53(6):401-4.
27. Kim JH, Sampath V, Canvasser J. Challenges in diagnosing necrotizing enterocolitis. Pediatr Res. 2020;88(Suppl 1):16-20.
28. Alexander KM, Chan SS, Opfer E, Cuna A, Fraser JD, Sharif S et al. Implementation of bowel ultrasound practice for the diagnosis and management of necrotising enterocolitis. Arch Dis Child Fetal Neonatal Ed. 2021;106(1):96-103.
29. Silva CT, Daneman A, Navarro OM, Moore AM, Moineddin R, Gerstle JT et al. Correlation of sonographic findings and outcome in necrotizing enterocolitis. Pediatr Radiol. 2007;37(3):274-82.
30. Epelman M, Daneman A, Navarro OM, Morag I, Moore AM, Kim JH et al. Necrotizing enterocolitis: review of state-of-the-art imaging findings with pathologic correlation. Radiographics. 2007;27(2):285-305.
31. Simeunovic E, Arnold M, Sidler D, Moore SW. Liver abscess in neonates. Pediatr Surg Int. 2009;25(2):153-6.
32. Sharma D, Choudhary M, Shastri S, Sharma PK. Neonatal liver abscesses due to Candida infection in a preterm infant, secondary to malpositioned umbilical lines: a rare entity. Pathog Glob Health. 2015;109(2):84-7.
33. Semerci SY, Babayigit A, Cebeci B, Buyukkale G, Cetinkaya M. Hepatic abscesses in preterm infants: report of three cases and review of the literature. J Trop Pediatr. 2016;62(3):255-60.
34. Kale H, Narlawar RS, Rathod K. Renal fungal ball: an unusual sonographic finding. J Clin Ultrasound. 2002;30(3):178-80.
35. Ilegbodu VA, Christensen BL, Wise RA, Ilegbodu AE, Kale OO. Source of drinking water supply and transmission of guinea worm disease in Nigeria. Ann Trop Med Parasitol. 1987;81(6):713-8.

36. Raghunath BV, Gowrishankar BC, Narendrababu M, Ramesh S. Successful management of a renal fungal ball in a pretermature neonate: a case report and review of literature. J Indian Assoc Pediatr Surg. 2013;18(3):121-3.
37. Devrim F, Besin D, Colak R, Kantar A, Sorguc Y, Gülfidan G et al. Ultrasonographic evaluation of the children with candiduria for the fungal ball: is it necessary? J Pediatr Urol. 2021.
38. Butt FE, Lee EY, Chaturvedi A. Pediatric musculoskeletal infections: imaging guidelines and recommendations. Radiol Clin North Am. 2022;60(1):165-77.
39. Jaramillo D, Treves ST, Kasser JR, Harper M, Sundel R, Laor T. Osteomyelitis and septic arthritis in children: appropriate use of imaging to guide treatment. AJR Am J Roentgenol. 1995;165(2):399-403.
40. Rac MW, Bryant SN, McIntire DD, Cantey JB, Twickler DM, Wendel GD et al. Progression of ultrasound findings of fetal syphilis after maternal treatment. Am J Obstet Gynecol. 2014;211(4):426.e1-6.

Índice remissivo

A

B

C

D

E

F

G

H

I

L

M

N

O

P

Q

R

S

T

Y

Z